移植器官
质量与安全指南

（原书第8版）

Guide to the quality and safety of
**ORGANS FOR
TRANSPLANTATION (8ᵗʰ Edition)**

欧洲器官移植专家委员会
（CD-P-TO）
欧洲药品质量管理局 编
（EDQM）

张 雷 主译

科学出版社
北 京

内 容 简 介

人体器官捐献和移植关系人民群众的生命健康，关系生命伦理和社会公平，是国家医学发展和社会文明进步的重要标志。欧洲委员会于1987年开始在这一领域开展工作，1999年成立了工作组开始编写《移植器官质量与安全指南》，第1版于2002年出版，其后多次修订。第8版指南中所有章节均根据最新技术进行了全面修订，增加了新的重要章节，并在编写方面进行了一些创新。各章节的撰写专家不仅分享了各自的专业积累，兼顾了该领域的最新文献，还从众多国际指南、合作项目，以及各种出版物和网站中提取了重要补充信息，目的是确保向专业人员和管理部门提供该领域中最新且全面的知识。第8版指南中译本在上版翻译团队的基础上又增加了数位专家，他们工作在器官捐献和移植的管理与临床一线，大多是国内或国际相关培训课程的讲师，具有扎实的理论基础和丰富的实践经验。

器官捐献和移植一直受到我国监管部门的高度重视，各人体器官获取组织都在努力通过规范严格的工作标准及综合系统的质量评估来控制风险、提高质量。本指南正是服务于上述诉求，将国际同行的最新经验介绍给读者，适合本行业监管和质控专家、人体器官获取组织及负责人、捐献协调员，以及全国移植医学同道参考、使用。

图书在版编目（CIP）数据

移植器官质量与安全指南：原书第8版 / 欧洲器官移植专家委员会（CD-P-TO），欧洲药品质量管理局（EDQM）编；张雷主译. -- 北京：科学出版社，2025.3. -- ISBN 978-7-03-081396-1

Ⅰ. R617

中国国家版本馆CIP数据核字第20258J8F48号

责任编辑：闵 捷 / 责任校对：谭宏宇
责任印制：黄晓鸣 / 封面设计：殷 靓

科学出版社 出版
北京东黄城根北街16号
邮政编码：100717
http:// www. sciencep. com
南京展望文化发展有限公司排版
上海锦佳印刷有限公司印刷
科学出版社发行　各地新华书店经销

*

2025年3月第 一 版　开本：889×1194 1/16
2025年3月第一次印刷　印张：25
字数：714 000

定价：285.00元
（如有印装质量问题，我社负责调换）

《移植器官质量与安全指南》
（原书第8版）
译者名单

顾 问 朱有华 薛武军

主 译 张 雷

译 者（按姓氏笔画排序）

丁晨光（西安交通大学第一附属医院）

王 璐（北京市房山区卫生健康委员会）

王振迪（华中科技大学同济医学院附属协和医院）

叶伯根（上海交通大学医学院附属仁济医院）

朱红飞（复旦大学附属华山医院）

华 燚（重庆医科大学附属儿童医院）

刘 锋（复旦大学附属儿科医院）

江文诗（中国人体器官捐献管理中心）

李 超（昆明市第一人民医院）

李培良（复旦大学附属华山医院）

张 更（空军军医大学唐都医院）

张 明（复旦大学附属华山医院）

张 雷（复旦大学附属华山医院）

张玮晔（天津市第一中心医院）

张桓熙（中山大学附属第一医院）

陈 瑞（复旦大学附属儿科医院）

陈小松（上海交通大学医学院附属仁济医院）

陈卫碧（首都医科大学宣武医院）

陈国庆（上海市第一人民医院）

范晓礼（武汉大学中南医院）

林　俊（首都医科大学附属北京友谊医院）

林　涛（四川大学华西医院）

赵　杰（上海交通大学医学院附属仁济医院）

袁小鹏（深圳市人民医院）

高新谱（海南省海口市卫生健康委员会）

屠振华（浙江大学医学院附属第一医院）

董建辉（广西医科大学第二附属医院）

蒋继贫（华中科技大学同济医学院附属同济医院）

审　校　曾　力　张　恂

黄洁夫序

器官移植技术已经发展成为治疗终末期器官衰竭的最优疗法,拯救了无数患者的生命并改善了其生活质量。但是,器官来源的短缺严重限制了移植的发展,使许多患者在等待移植的过程中逝去,这是全世界共同面临的难题。党和国家对于人民的生命与健康一直关注有加,党的二十大提出:"推进健康中国建设。人民健康是民族昌盛和国家强盛的重要标志。把保障人民健康放在优先发展的战略位置,完善人民健康促进政策。"

我国近年来高度重视器官捐献和移植的发展,2007年国务院颁布《人体器官移植条例》,标志着我国器官捐献和移植事业开启了法制化、规范化的新阶段。随后,在2015年1月1日,公民自愿捐献成为我国移植器官唯一的合法来源;2016年,建立了人体捐献器官转运绿色通道;2017年,通过红十字会法修订案,明确把遗体和人体器官捐献列为红十字会的法定职责;2020年5月,我国首部《中华人民共和国民法典》表决通过,其中对器官捐献的相关内容作了明确规定。这些重要法规政策明确了我国器官捐献和移植工作始终坚持"人民至上、生命至上"的原则。

时隔17年,国务院对《人体器官移植条例》进行了修订,2024年5月1日起新颁布的《人体器官捐献和移植条例》(以下简称《条例》)正式施行。《条例》进一步明晰了各相关部门的责任与义务,确保了整个器官捐献流程在公正、透明、合法的轨道上运行,标志着我国在器官捐献和移植领域的法制建设迈出了新的步伐,为推动器官捐献和移植事业的健康发展提供了坚实的法律保障。

为了更好地满足人民群众对生命健康和器官移植的需求,相关医务工作者正在努力提高相应医疗服务的供给和质量。2015~2023年,中国累计完成遗体器官捐献4.67万例,捐献大器官突破14.02万个。年捐献和移植数量均位居世界第2位。但是我们仍然要看到,这些成绩与广大人民的需求还有一定的差距。器官捐献过程复杂,对于我国而言,还是相对新生的事物,借鉴先进经验无疑十分重要。

从2002年的首版到最新的第8版,《移植器官质量与安全指南》积累了欧洲各国多年来在器官捐献和移植全流程中的成熟标准与宝贵经验,旨在为参与人体器官捐献和移植的所有专业人员提供健全的信息与指导。第6版的中译本于2019年出版,为我国人体器官捐献和移植工作增加捐献器官数量、提高移植成功率的同时,提升捐献器官的质量并降低风险起到了重要指导作用。至今,器官捐献和移植领域又出现了许多创新与进展,本书的第8版系统荟萃了这些最新的宝贵经验。我很高兴,复旦大学附属华山医院的张雷教授组织近三十位中青年专家将其引进并翻译为中文,方便读者学习和参考。

在此,谨希望《移植器官质量与安全指南》(原书第8版)对促进我国人体器官捐献和移植事业的健康发展产生新的积极影响。

黄洁夫
中国人体器官捐献与移植委员会主任委员
中国器官移植发展基金会顾问委员会主席
原卫生部副部长
2025年1月16日

吴幼民序

中国器官捐献和移植事业经历了几代中国移植人艰苦卓绝的努力，从无到有、从弱到强，逐步取得了世界公认的辉煌成就。这一进程不仅反映了中国在国民经济、上层建筑、人权事业和医学领域的巨大进步，也彰显了中国在国际舞台上的责任与担当。2007年，中国颁布了《人体器官移植条例》，标志着中国器官捐献和移植事业从技术进步迈向了法制化和规范化的轨道。2024年《人体器官捐献和移植条例》（以下简称《条例》）的出台，则标志着中国器官捐献和移植事业完成了长达17年的改革，成功构建了一个既符合中国特色，又符合世界卫生组织伦理标准的完整体系，也为中国器官捐献和移植事业的进一步发展设立了更高的标准。

我们欣喜地看到，中国新一代移植专家秉承着中国移植事业的光荣传统，立足本国、放眼世界，以"他山之石，可以攻玉"的精神，与国际同行并肩同行。2019年，在张雷教授的带领下，数十位国内顶级中青年移植专家协同努力，翻译了EDQM和CD-P-TO共同编写的《移植器官质量与安全指南》（第6版），并持续跟踪其发展与更新。他们以专业知识为桥梁，将欧盟成熟的器官捐献和移植规范与中国的实际情况相结合，在《条例》发布的新征程之时，及时翻译了《移植器官质量与安全指南》（第8版）。这无疑为行业内的医务工作者、协调员及志愿者提供了一个内容翔实、权威可靠的经典指南，必将在推动中国器官移植事业的健康发展中起到事半功倍的作用。

"不可否认，我国的器官捐献和移植事业仍处于发展的初期阶段。因此，进一步提高这一体系的公平性和效率性，将成为帮助公众建立信任、提升捐献意愿，推动器官捐献和移植事业健康发展的关键。"正如指南翻译专家们所言，这也是我们所有器官捐献和移植工作者的共同目标与努力方向。专家们深刻认识到，准确把握中国器官捐献和移植事业的发展定位，对其未来走向具有重要意义。中国器官捐献和移植事业的生生不息、不断进步，正是基于这种精准把握和清醒认识。

在阅读和使用该指南时，我们要特别强调与中国实际相结合。借鉴国际上器官捐献和移植的成功经验，学习并吸取其经验教训，深入研究并同步推进技术规范、管理规范、政策法规等方面的建设。在器官捐献和移植工作中，我们要始终坚持"人民至上、生命至上"的原则，致力于实现公平公正，以赢得全体中国人民的信任，进而显著提高器官捐献率。这是新条例、新时期下对中国器官捐献和移植事业的新挑战。

吴幼民

美国爱荷华大学、阿肯色大学、纽约医学院外科学终身教授及阿肯色大学原器官移植中心主任

中国人体器官分配与共享计算机系统科学委员会国际顾问

原卫生部器官移植与捐献技术应用委员会顾问

2024年12月1日

译 者 的 话

人体器官移植意味着器官在个体之间的转移，因而存在疾病从供者传播给受者的风险，必须采用适当的供者筛查和器官选择标准来控制这种风险。此外，每一位供者的基础状况、每一次捐献过程伴随的缺血损伤、每一项器官保护的医疗措施，都会影响移植器官的功能，并对受者的生命和健康产生重大影响。因此，必须在人体器官捐献和移植工作中建立标准化的操作流程与质控体系，以确保取得最佳结局。

临床指南作为医学临床实践中重要的指导性文件，对于规范疾病诊疗实践、提高医疗服务质量具有非常重要的意义。通过制定和更新指南，可为医生和患者提供最新、最科学的指导。自2002年以来，欧洲委员会的CD-P-TO专家一直致力于制定、更新有关器官捐献和移植的质量与安全方面的指南。2019年我们翻译了该指南第6版，对促进我国器官捐献和移植事业的健康发展起到了积极作用。

基于最新的临床研究和科学证据，该指南一直在持续更新。近年来，我们始终关注着这本重要指南的更新进展，今年在前版指南原有译者的基础上又增加了几位国内优秀的器官捐献和移植专家，共同将《移植器官质量与安全指南》（第8版）的中译本带给大家。

本指南整理了器官捐献和移植领域的最新信息，为专业人员提供该领域的最新进展及技术指导，以确保用于移植的人体器官的质量和安全。所有章节都根据最新技术进展进行了全面修订，增加了新的重要章节，并在编写方面进行了一些创新。例如，第三章"按神经系统标准判定死亡"经过了全面的修订和更新，与第四章"与遗体器官捐献者家属面谈并获得其同意/授权"一样，被认为具有重大价值。第九章"恶性肿瘤的传播风险"经过全面审查，为有恶性肿瘤既往史和现病史的供者其器官的移植风险评估提供了最新证据。对第十章"使用有其他状况和疾病的供者器官的相关风险"也进行了修订，就如何使用患有遗传性疾病或自身免疫性疾病等病症的供者，以及既往接受过器官移植的供者的器官提出了建议。在本指南中，第十三章除了阐述活体器官捐献的社会心理方面外，还探讨了胰腺、小肠和子宫活体捐献的各个方面。新的第十四章"儿童器官捐献"详细阐述了根据神经系统标准或循环系统标准判定死亡的儿童遗体器官捐献的各个方面，并讨论了儿童供者器官的结局。第十五章"带血管复合组织移植物的捐献"经过修订，对子宫移植进行了详细介绍。第十六章"生物警戒和监管"经过深入修订，就如何识别、报告、评估、管理严重不良反应和（或）事件（SARE）提供了明确指导。新的第十九章"风险沟通和共同决策的制定"阐述了活体器官捐献和器官移植同意书的问题，并为面临SARE时的危机管理和沟通提供了指导。大部分章的末尾都新增了一个部分，即研究议题，以确定那些证据不足或应在未来临床研究方案中予以优先考虑的基本主题。

本书涉及广泛的医学领域，内容又相对艰涩，感谢朱有华教授和薛武军教授给予的支持、指导与鼓励；感谢各位译者在繁忙的医教研工作之余担负起翻译重任，用扎实、精湛的学识完成各章内容的精准表达；感谢张恂女士对全书的审校，将专业内容用优美流畅的文字呈现给读者。

不可否认，我国的器官捐献和移植事业还处于快速发展期，因此，进一步提高这一体系的公平和效率、质量和安全，是帮助公众建立信任、提高捐献意愿，推动器官捐献和移植事业健康发展的关键，也是所有从事器官捐献和移植工作的同道们的努力方向。

张 雷

2024年9月9日

原 书 序

欧洲委员会成立于1949年，是欧洲历史最悠久、规模最大的机构，目前有46个成员国。其创立原则之一是加强成员国之间的合作，提高欧洲公民的生活质量。在这种政府间合作的背景下，欧洲委员会一直致力于解决健康卫生领域的伦理问题。欧洲委员会所奉行的最重要的伦理原则之一，是禁止人源性物质（血液、器官、组织和细胞）的商业化。

欧洲委员会有关移植的工作由EDQM负责协调。该管理局是欧洲参与药品、输血、移植、制药、药学监护、消费者健康，以及化妆品和食品包装的统一、协调、标准化、监管、质量控制的主要机构。

近几十年来，器官移植取得了前所未有的进展。然而，对可移植器官的需求仍然远远超过了可用器官的供应。这对公民健康产生了重要影响，因为器官移植是治疗终末期器官衰竭的最佳方法，往往也是唯一有效的治疗方法。与透析这种肾脏替代治疗相比，肾移植也更具成本效益，即使在资源匮乏的环境中也是如此。人体器官移植也意味着生物材料在个体之间的转移，因此存在疾病从供者传播给受者的风险，必须采用适当的供者筛查和选择标准来控制这种风险。此外，还必须在移植过程中建立全面的质量体系，以确保取得最佳结局。

指导和标准

自2002年以来，欧洲委员会的CD-P-TO（部分协议）一直在出版有关器官、组织和细胞捐献与移植的质量及安全方面的指南。本指南是《移植器官质量与安全指南》（第8版）。本指南整理了器官移植领域的最新信息，旨在为专业人员提供该领域的最新进展及技术指导，以确保用于移植的人体器官的安全和质量。至关重要的是，所有的利益相关方（参与识别可能的器官捐献者的专业人员、管理遗体捐献及活体捐献流程的协调员、负责人体器官分配和临床使用的专业人员、捐献和移植过程的质量管理人员，以及负责监督捐献和移植计划的卫生行政部门）都能方便地获取这些信息。本指南满足了这一需求，在实际操作层面为各方提供支持，以提高器官移植的成功率和安全性。

有关人体组织和细胞捐献及临床应用的技术指南现已移至专门的《人体组织和细胞临床应用质量与安全指南》（现已出版至第5版）中。至于血液和血液制品，读者可以参考欧洲委员会的《血液成分的制备、使用和质量保证指南》（现已出至第20版）。

本指南包含了被视为最低标准的指导性说明，因为它们符合欧洲委员会的基本原则和欧盟在该领域的相关指令。指南还为那些考虑在其法规中采用欧盟要求的欧盟以外的国家提供了帮助。这些最低标准规定了"必须做什么"。不过，本指南在这些标准的基础上，根据与当前科学知识和专家意见相一致的最佳实践，提供了更多的建议。指南通过解释"为什么"和"怎么做"，介绍了在政策决策和宣教活动中应考虑的背景信息。指南还提到了尚未纳入欧盟指令的发展动态，从而提供了有关该领域最新进展的超前信息和建议。在本指南中，使用"必须"一词表示必须遵守欧洲委员会条约和欧盟指令，而使用"应该"一词则表示建议遵守良好做法。

术语

在讨论遗体器官捐献时，本指南使用脑死亡器官捐献（DBD）和心死亡器官捐献（DCD）[①]这两个术语。这种区分不应被理解为偏离统一的死亡概念。生与死的基本判据取决于大脑的功能。死亡的最终决定因素是大脑功能不可逆的停止，这种情况可能是源于特重型颅脑损伤（DBI）或脑循环停止。可根据大脑功能不可逆的停止（即脑死亡），或脑循环的永久性停止来判定死亡。

指南作者承认所用术语的局限性，但由于这两个术语及其缩写被广泛使用，为了简单起见，指南还是保留了这两个术语及其缩写。因此，DBD 一词用于描述根据脑功能不可逆停止而判定死亡后的捐献过程，DCD 一词则指根据脑循环永久性停止而判定死亡后的捐献过程。指南有意避免使用已过时的术语，如"心脏死亡捐献（donation after cardiac death）""循环死亡捐献（donation after circulatory death）""无心跳捐献（non heart beating donation）"。指南还使用了术语"原位（*in situ*）"和"离体（*ex situ*）"来说明器官保存策略，避免使用术语"体内（*in vivo*）"和"体外（*ex vivo*）"，以澄清保存策略是在从被宣告死亡的人身上获取器官之前（原位）或之后（离体）实施的。

第 8 版指南的变更内容

在第 8 版指南中，所有章节都根据最新技术进行了全面修订，增加了新的重要章节，并在编写方面进行了一些创新。

为了能酌情提出循证建议，指南编写组为第五章"潜在供者管理"和第十一章"器官的获取、保存和运输"制定了一系列的临床问题，采用的是 PICOS 方法（P：研究对象，population；I：干预措施，intervention；C：对照措施，comparator；O：结局，outcomes；S：研究类型，study design）。工作组确定的这些问题已送交器官移植证据中心（CET），该中心对文献进行系统性回顾，并提供了研究结果的总结。这项工作使我们能够就指南这两章中的部分内容提出更有力的建议。CET 开展的工作以附录形式呈现，其中详细介绍了临床问题、PICOS 制定、检索策略、研究结果总结和结论。

此外，大部分章的末尾都新增了一个部分，即研究议题。该议题确定了那些证据不足或不存在的、应在研究方案中予以优先考虑的基本主题。第二章"潜在遗体器官捐献者的识别和转介"介绍了遗体器官捐献路径这一基本阶段，探讨了具有挑战性的做法，如选择性非治疗性通气（ENTV）和入住重症监护室（ICU），以便将器官捐献纳入临终（EOL）关怀，同时还介绍了这一领域的最佳做法。第三章"按神经系统标准判定死亡"经过了全面的修订和更新，与第四章"与遗体器官捐献者家属面谈并获得其同意/授权"一样，被认为具有重大价值。第三章详述了按神经系统标准判定死亡所必须进行的体格检查和辅助检查，包括缺氧等情况。在这些情况下，常规的辅助检查可能会引发质疑。第四章介绍了关于器官捐献同意和授权的欧洲现行法律框架，以及在支持遗体器官捐献者亲属和传递坏消息（包括传达时间）方面的最佳做法。

第五章"潜在供者管理"已根据该领域的最新专业知识进行了更新，其中包括一个算法，涵盖了从识别潜在供者到他们成为供者的整个过程。此外，还增加了营养支持章节。

第六章"一般供者的特征收集、评估和选择标准"已经过修订，其中包括捐献过程的流程图，并指出了每个步骤可以具体参考指南中的哪一章。第六章还对影像学技术进行了详细说明。第七章"特定器官的特征收集、评估和选择标准"提供了对每个器官进行评估所需的信息。

第八章"感染性疾病的传播风险"经过全面修订，纳入了包括新型冠状病毒在内的新型病原体领域的最新进展，对多种病原体的筛查算法进行了更新，还考虑到了治疗丙型肝炎病毒（HCV）感染的新型直接

译者注：① DCD 是指按循环系统标准判定死亡后的捐献，为简化描述，本书按习惯将其翻译为"心死亡器官捐献"，以与"脑死亡器官捐献"作区分。

抗病毒药物的影响，并更新了关于使用感染HCV的供者器官的建议。第八章还讨论了使用人类免疫缺陷病毒（HIV）阳性供者器官的问题。第九章"恶性肿瘤的传播风险"经过全面审查，为有恶性肿瘤既往史和现病史的供者其器官的移植风险评估提供了最新证据，且新增了两处有价值的内容：一是对供者致癌病毒导致的受者恶性肿瘤的回顾，二是对具有恶性肿瘤遗传倾向的供者的回顾。对第十章"使用有其他状况和疾病的供者器官的相关风险"也进行了修订，就如何使用患有遗传性疾病或自身免疫性疾病等病症的供者，以及既往接受过器官移植的供者的器官提出了建议。

第十一章"器官的获取、保存和运输"经过全面审查，提供了有关器官获取，以及原位和离体保存技术的最新信息，包括适用于DCD的技术。

第十二章"心死亡器官捐献"和第十三章"活体器官捐献"讨论了需要特别考虑捐献程序的主题，这两种捐献程序与适用于DBD过程的捐献程序有很大不同。由于活体器官捐献和DCD在欧洲的应用范围不断扩大，这两章被认为有很大的附加价值，因此进行了大量修订。第十二章详细阐述了实现DCD路径的最佳做法，包括不可控型DCD（心脏停搏且复苏失败后的器官捐献）和可控型DCD（决定撤除被认为对患者不再有利的生命支持治疗后的器官捐献）。此外，第十二章还首次提到了在医疗协助死亡或安乐死情况下的DCD，这一捐献路径在某些欧洲国家已成为现实。

在本版指南中，第十三章除了阐述活体器官捐献的社会心理方面外，还探讨了胰腺、小肠和子宫活体捐献的各个方面。新的第十四章"儿童器官捐献"详细阐述了根据神经系统标准或循环系统标准判定死亡的儿童遗体器官捐献的各个方面，并讨论了取自儿童供者的器官的结局。第十五章"带血管复合组织移植物的捐献"经过修订，对子宫移植进行了详细介绍。

第十六章"生物警戒和监管"经过深入修订，就如何识别、报告、评估和管理SARE提供了明确指导，与《人体组织和细胞临床应用质量与安全指南》保持一致。它不仅适用于报告任何SARE的医务工作者，也适用于需要建立生物警戒系统的医疗机构。第十七章"实现与衡量器官捐献和移植的质量"和第十八章"移植结局量化评估"已更新。第十七章详细介绍了器官捐献和获取，以及移植活动的质量管理原则。第十八章回顾了在测量移植结局时需要考虑的因素。

最后，新的第十九章"风险沟通和共同决策的制定"阐述了活体器官捐献和器官移植同意书的问题，并为面临SARE时的危机管理和沟通提供了指导。

专家参与和鸣谢

为编写本指南，我们成立了一个专门的工作组，成员包括欧洲委员会成员国的国家卫生行政部门指派的知名专家。该工作组由Betriz Domínguez-Gil（西班牙国家器官移植组织）和Carl-Ludwig Fischer-Fröhlich（德国器官移植基金会）担任主席。该专家组为指南的编写做出了卓越的贡献，他们分享了各自的专业知识，回顾了各自专业领域的文献，并从众多国际指南、合作项目，以及各种出版物和网站中提炼了知识，目的是确保向专业人员和监管人员提供、普及所有这些最新信息。专家组成员协调了各章节的编写工作，并通过聘请更多的外部专家来确保获得各领域的最佳专业知识，这些专家共同撰写了本指南的各个章节，并参与了讨论。参与本指南编写的所有专家名单详见附录三十三。

最终的指南草案被提交给了利益相关者研讨会，由各国卫生行政部门、相关专业协会，以及这些部门和协会指派的其他专家对文稿进行了慎重修订，并提出意见和建议。在第8版指南的研讨期间，共收到了301条意见，工作组对所有意见进行了认真分析，其中84%的修改意见被采纳；在某些情况下（7%），意见被认为是切题的、有价值的，但需要进行广泛的研究和（或）讨论，因此这些意见被推迟到以后的版本中纳入；还有5%的意见认为无须对文稿进行任何修改。我们对所有在此次利益相关者研讨会中提供了极为有用的反馈意见的个人表示感谢。

欧洲器官移植学会（ESOT）和CET分享了他们的专业知识与经验，并通过之前介绍的一系列循证报告丰富了第 8 版指南的内容，在此一并致谢。

第 8 版指南的起草与出版工作由 Jaime Marco（科学助理）和 Marta López Fraga（欧洲委员会 CD-P-TO 的科学主任）负责协调，并得到了 Janet Latzel、Mar Lomero、Stéphanie Pierre-Charles、David Crowe 和 Gerard M. F.Hill 的协助。最终，在 EDQM 长期积累的专业技能和知识的基础上，本指南成为欧洲共同标准。

最后，同样重要的是，我们要向所有奋战在抗疫一线的医务工作者致敬。他们为抗击新型冠状病毒疫情所做的努力、奉献和不懈的工作，使他们成为这场健康危机的真正英雄。他们不仅为我们和我们所爱之人的生命而战，还确保了作为生命馈赠的捐献器官能够在这段难以想象的时期内继续拯救患者的生命，并提高其生活质量。

Marta López Fraga
欧洲委员会 CD-P-TO

目　　录

第一章　绪　　论

1.1　本指南的范围和目的

自1954年首次成功进行肾移植以来，器官移植已经拯救了成千上万患者的生命，并改善了其生活质量（QoL）。如今，器官移植是终末期器官衰竭的最优疗法，并已在全世界111个国家内开展了临床实践。据全球器官捐献与移植观察站数据显示，2019年共进行了153 863例实体器官移植（肾脏、肝脏、心脏、肺脏、胰腺、小肠），其中100 097例为肾移植，其次为35 784例肝移植[1]。然而，据估计，这只占全球需求的不到10%。长时间等待器官移植可能会导致患者死亡，或在移植前忍受糟糕的QoL。截至2019年底，欧洲有92 574名患者在等待器官移植，每天有18名患者因没有可用的器官而死亡[2]。

为满足移植需求，器官捐献和移植领域不得不迅速发展，但发展的同时也迎来了固有挑战。这些挑战包括确保有效地组织、协调、控制所有相关活动和服务，以及必须防止器官剥削和滥用[3]。为了克服这些障碍，使所有欧洲公民获得安全和合乎伦理的移植治疗，欧洲委员会早在1987年就开始在这方面开展工作。1999年，指南编写工作组成立，目的是编写一份适用于成员国的人体器官、组织和细胞的捐献、获取及移植质量与安全标准的指南。第1版指南于2002年出版，其后多次修订。

本书为欧洲委员会的第8版《移植器官质量与安全指南》。本指南有两个主要目标。第一，旨在为所有参与人体器官捐献和移植的专业人员提供全面可靠的信息与指导，以提高复杂的捐献和移植手术的质量，并将风险降至最低。所有人源性材料都有疾病传播风险，必须采用严格的捐献者评估和筛选标准，以及全面的质量评估系统对风险进行控制。编写本指南旨在在实践层面为专业人士提供床旁简单易用的信息，从而提高器官移植的成功率。第二，本指南体现了在捐献和移植人体器官时应考虑的伦理原则与准则。

目前，器官捐献和移植领域在许多国家都受到高度监管。在欧盟（EU），欧洲议会和理事会第2010/53/EU号指令规定了移植用人体器官质量与安全的强制性标准，欧盟委员会第2012/25/EU号执行指令规定了欧盟成员国之间交换移植用人体器官的信息沟通程序。这两项指令都已被纳入欧盟27个成员国的国家立法。本指南酌情提及这些要求，提供了如何执行这些要求的技术实例，除此之外，本指南还介绍了一些被普遍接受的良好做法。因此，作为实用信息来源，本指南将为欧盟立法框架内的工作人员，以及欧洲委员会成员国和非成员国的国家法律框架内的工作人员提供切实有效的帮助。总而言之，本指南并不试图提供一个共同的法律框架，而是根据欧洲层面普遍接受的最佳做法提出技术指导。

在本指南中，"卫生行政部门"一词贯穿全文，指的是经国家级或地区级（有时甚至是超国家级）政府授权，负责确保适当推动、管理与监督器官捐献和移植工作的机构，以保障患者安全及相关工作的公开透明度。文中"管理机构"和"管理局"，或者欧盟的"主管机构"和"授权机构"等其他词，均可被认为与"卫生行政部门"同义。

本指南是CD-P-TO成员和观察员组成的特别专家组（详见附录三十三和三十四）共同努力的成果，汇集了众多专家的专业知识和经验。除非另有说明，否则"成员国"指的是欧洲委员会成员国。

附录一列出了本指南中使用的缩写，附录二是关键术语词汇表。

关于组织和细胞的使用，以及血液或血液制品的使用，请分别参阅欧洲委员会最新版的《人体组织和细胞临床应用质量与安全指南》和《血液成分的制备、使用和质量保证指南》[4]。

1.2　欧洲器官移植委员会、欧洲药品质量管理局和欧洲委员会

总部设在法国斯特拉斯堡的欧洲委员会是一个国际组织，旨在促进所有欧洲国家在人权、民主、法治、文化和公共卫生领域的合作。1987年，关于器官移植的伦理、组织和立法层面的欧盟卫生部长第三次会议[5]在法国巴黎举行，之后便成立了欧

洲委员会器官移植合作组织专家委员会（Council of Europe Committee of Experts on the Organisational Aspects of Cooperation in Organ Transplantation, SP-CTO）。该委员会由器官移植领域的不同专家组成，包括免疫学家、外科医生、内科医生、捐献协调员（DC），以及器官共享组织和人体器官获取组织（OPO）的代表。2007年，负责器官、组织和细胞捐献与移植事宜的秘书处迁至隶属于欧洲委员会的EDQM[6]，新任命的CD-P-TO接任指导委员会[7]。这一将秘书处迁至EDQM的举措促进了与欧盟更紧密的合作，并推动了协同增效，除实现其他目标外，旨在避免重复劳动。

本指南是在CD-P-TO的授权和主持下精心编写的。现今，CD-P-TO由来自欧洲委员会成员国、观察员国、欧盟委员会和世界卫生组织（WHO）的世界公认的专家们，以及来自欧洲委员会生物伦理委员会（Committee on Bioethics of the Council of Europe, DH-BIO）和数个非政府组织的代表们组成。CD-P-TO积极推动人体器官的非商业化，打击器官贩运和以切除器官为目的的人口贩运，制定器官、组织和细胞移植领域的伦理、质量与安全标准，以及成员国和机构之间的知识与技能的转移。

1.3 捐献和移植的一般原则

1.3.1 最新进展

在过去的50年里，由于器官捐献和移植领域取得的医学进步，以及各种类型人体器官移植方面取得的优异成果，器官移植已经成为一种稳固的治疗方法。肾移植是治疗终末期肾病最具成本效益的治疗方法。与透析治疗（肾脏替代疗法）相比，肾移植可以延长患者寿命（肾移植患者的平均寿命比透析患者多10～15年），提高其QoL，减少医疗并发症（如与透析治疗相关的贫血、骨病、心血管疾病），并降低医疗保障系统的成本。对于肝脏、肺脏和心脏等器官的终末期衰竭，移植是唯一有效的治疗方法。

自20世纪90年代以来，大多数欧洲国家的遗体器官捐献者人数均有所增加，其中四个国家每年的捐献者人数超过1 000人（图1.1、图1.2）。就肾脏而言，活体捐献者的人数也在普遍上升。然而，器官移植等待名单仍然存在，并且由于器官长期短缺，一些移植临床医生对列入等待名单的患者会进行非常严格的筛选。

移植器官短缺有许多错综复杂的原因，包括：移植适应证的扩大；未能识别和转介合适的器官捐献者；不同意继续进行器官获取；更普遍的原因是，一些国家对遗体器官捐献，以及对医疗卫生体系和移植体系的组织与管理方式的制度性支持有限。尽管所涉及的问题可能很复杂，但有一个明确的事实：在人口老龄化，以及高血压、糖尿病和肥胖症（这些疾病既会影响潜在供者池，也会影响等待移植的患者数量）发病率上升的背景下，器官短缺是一个日益严重的问题。

在这种情况下，为解决器官短缺问题，需要考虑采取不同的策略来提高器官可用率，包括活体器官捐献、DCD、使用扩大标准捐献者（ECD）和非标准风险捐献者的器官，以及确定ICU以外器官捐献的可能性。所有这些方面都在本指南的专门章节中进行了详细讨论。

1.3.2 移植的风险和益处

移植并非无风险，只有在严格的质量和安全参数下获得的器官才有可能正常发挥功能，并为受者提供最佳的临床结局。器官移植存在手术操作本身的风险、不可避免的终身免疫抑制风险和疾病传播风险。影响器官移植临床结局的因素是复杂的，尤其是供者和受者两个不同的生物系统之间存在相互作用。因此，在评估移植风险时，应同时考虑供者和受者。

必须按照具体情况具体处理的原则，对供者和受者因素进行风险评估。在实务中可能存在一些因素，使得供者的特定器官完全不适合特定受者，而同一器官却可以有效地用于另一受者并挽救其生命。移植团队有责任通过个体风险-效益分析来仔细地评估供者和受者因素。应为登记在移植等待名单上的每位患者制作个体化的供者或器官概况，将疾病传播风险或移植器官质量下降的风险与等待名单上受者死亡或病情恶化的风险进行权衡。这种方法有助于最大限度地利用所有合适的器官。必须强调的是，与移植相关的风险永远不可能被完全消除。

就活体供者而言，应评估其与受者的短期和长

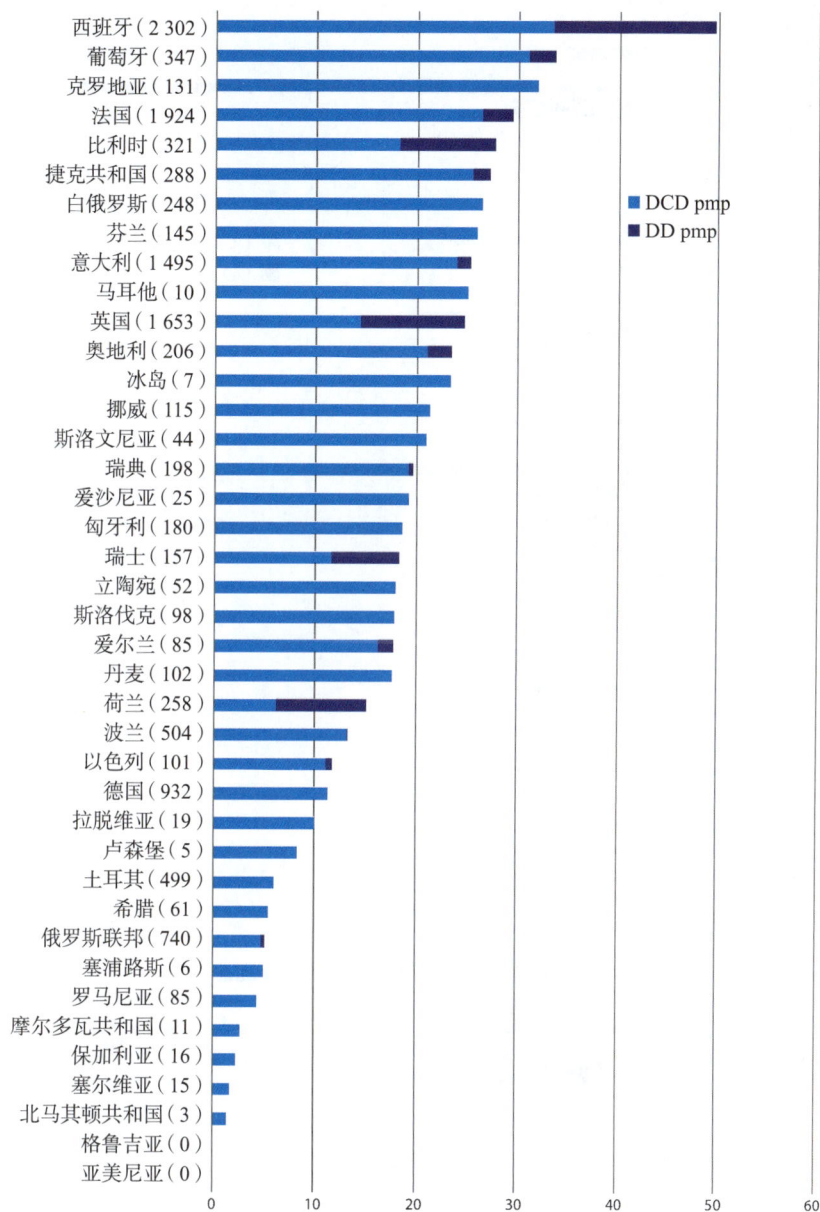

图1.1 欧洲各国每百万人口的遗体器官捐献率

注：pmp，每百万人口器官捐献率（per million population donation rate）。括号内数据为2019年遗体器官捐献者总数
资料来源：*Newsletter Transplant* (2019年数据)

期结局，以记录活体移植的利弊。不论是遗体捐献，还是活体捐献，移植手术的潜在好处均应超过风险。捐献者在捐献器官前必须经过仔细的疾病筛查；在临床治疗无望的情况下不得捐献，并且必须在捐献后接受定期的长期随访护理。在捐献过程中，各方之间对这些风险进行公开透明的信息交流是至关重要的。

带血管复合组织移植是一种治疗复合组织缺损的方法，在过去的15年里已成为一个日益活跃的领域。与大多数实体器官移植不同，带血管复合组织移植的首要目的通常并非挽救生命，而是改善患者的QoL。迄今为止，这类移植主要应用于手部和面部（部分和全部），不过也报道了其他几种带血管复合组织移植病例（包括喉、膝关节、子宫或腹壁）。带血管复合组织移植物（VCA）是人体组织的不同部分，包括皮肤、肌肉、骨骼、肌腱和血管，需要通过手术连接血管和神经，以实现同种异体移植物的功能。这些人体组织一旦被移植，能高度自发地

亚美尼亚
奥地利
白俄罗斯
比利时
波黑
保加利亚
克罗地亚
塞浦路斯
捷克共和国
丹麦
爱沙尼亚
芬兰
法国
格鲁吉亚
德国
希腊
匈牙利
冰岛
爱尔兰
以色列
意大利
拉脱维亚
立陶宛
卢森堡
马耳他
黑山
荷兰
挪威
波兰
葡萄牙
摩尔多瓦共和国
北马其顿共和国
罗马尼亚
俄罗斯联邦
塞尔维亚
斯洛伐克
斯洛文尼亚
西班牙
瑞典
瑞士
土耳其
英国

■ DCD pmp 2019 vs 2010
■ DD pmp 2019 vs 2010

-5 0 5 10 15 20 25

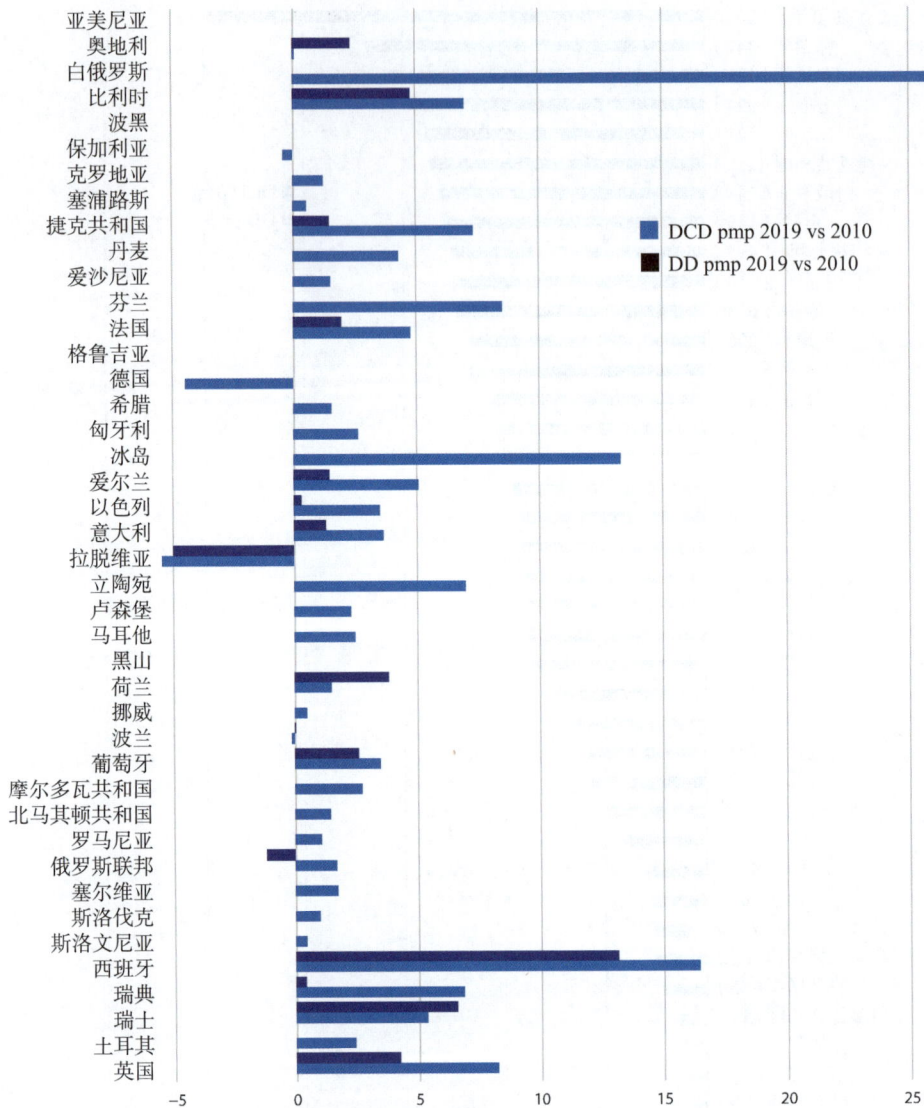

图1.2　欧洲各国遗体器官捐献活跃情况差异（每百万人口）（2019 vs 2010）
注：DD，遗体器官捐献（deceased donation，即为 DBD + DCD）
资料来源：*Newsletter Transplant*

保持其结构体、维持血管形成和维护发挥生理功能的能力。由于易发生缺血、缺乏储存方案，以及需要免疫抑制治疗，VCA 与器官一样受到缺血时间的限制。因此，VCA 被视为器官[8]。

任何医疗行为（包括外科手术）通常都需要得到患者的知情同意。关于移植医学中移植器官质量和个体手术风险的知情同意难以详述，本指南后续章节有概述其局限性和问题所在。与其他医疗程序相比，移植医学没有供受者个体风险相关性的有效科学数据，该数据要基于规模足够大的供受者群体才能计算出来。

当患者在移植等待名单上登记时，不仅应告知其移植手术的一般风险，还应告知疾病从供者传播到受者的可能性。应告知患者，有关疾病传播风险的其他信息或检测结果可能在移植术后才能知晓。在这种情况下，应提供适当的移植后检测、预防和（或）治疗，以减轻疾病的传播风险或危害程度。此外，患者在免疫抑制的情况下，还存在潜伏性传染病新暴发的风险，如巨细胞病毒（CMV）再激活。免疫抑制治疗引起的并发症可能会增多，特别是在使用免疫抑制强化方案（使用单克隆抗体或多克隆抗体作为诱导治疗）的情况下。

最好在患者登记等待器官移植时，向其解释他们可以选择接受或不接受来自非标准风险捐献者的器官，以及相关的潜在风险有哪些。同时还应阐明，器官在提供时可能存在未被识别的风险因素，在移植术后可能还会发现其他风险相关数据。

应使患者放心，参与器官捐献和移植过程的医生与所有人员都是依照"最扎实的医学知识和最高标准的操作技能"工作的，并会提供适当的疾病筛查和治疗，以减少任何疾病传播的可能性。然而，有时可能无法获得捐献者病史的所有详细信息，因为捐献者的家属或负责个人卫生保健的全科医生出于各种原因并不知晓所有数据。

进行移植手术时，在器官分配程序中应考虑到受者明确的知情同意及意愿。然而，随着时间的推移，某个特定受者接受器官的标准可能会因其病情的恶化而改变。因此，应定期重新评估受者接受非标准风险器官的意愿，特别是当其病情发生变化时。例如，与病情稳定的受者相比，ICU中仅剩几天或几周预期寿命的危重心脏移植受者可能会愿意接受风险高得多的捐献器官。

在过去的20年里，移植医学领域的知识已经发展到了极高的水平。鉴于全球实施的移植手术数量很多，而报道的不良事件数量很少，因此，器官移植的风险可能不会被视为太高。然而，移植医学中的一些判定除了依赖于高标准的医学常识之外，还要依赖于临床经验。临床经验基本上是唯一的数据来源，因为随机临床试验并不总是可行的。

关于疾病从某个供者传播给一个或多个受者的风险判定应基于最专业的科学知识，这种判定的预期结果应通过移植后的随访加以核实。

所有被列入器官移植候补名单的患者（或未成年患者的父母/法定监护人）或等待名单上病情变化的患者，都应该了解这些风险。在讨论与捐献和移植相关的所有风险时，所有人一定要谨记一点，即由于器官短缺而不能将器官移植给等待治疗的患者是移植医学中最大的风险。在这种情况下，专业医疗人员必须确保风险规避行为（无论任何理由）不会导致器官浪费。

1.3.3　器官捐献和移植过程

器官捐献和移植仍然是快速发展的领域，需要控制其中所有关键的技术活动和服务，使器官能够从一个人身上取出并移植到另一个人体内，这些技术活动和服务包括：捐献者的识别、转介和维护，器官的获取、运输和保存，质量管理，费用报销和服务费，以及防止器官剥削或滥用的保障措施（如在获取材料之前必须征得潜在捐献者同意的正式规定）。

遗体器官捐献过程在许多方面与活体器官捐献过程大不相同。然而，无论是哪种捐献，器官捐献和移植的各个环节之间相互协作所构建的复杂网状系统，是人体器官、组织和细胞能以多种方式由一人惠及多人的基础所在，并且一连串复杂的中介人或中介机构也需要参与其中。图1.3以遗体器官或组织捐献为例，对供者与受者之间的复杂联系进行了总结。

可以从组织流程和工作流程的角度来观察整个过程。就遗体器官捐献而言，只有满足以下条件，才能进行移植：安排了训练有素的专业人员与潜在捐献者家属接洽；配备了必要的基础设施和人力资源在规定时限内获取器官与组织（包括进一步处理的步骤）；充分做好了器官和组织运输服务保障工作；有外科/内科医生参与移植手术。

同样，为了实现活体器官捐献，专业医疗人员必须仔细筛选和评估潜在捐献者，并确保患者的术后随访工作。

必须强调的是，器官捐献的相关政策必须考虑到捐献过程中涉及的复杂流动和参与其中的多个中介人或中介机构。这种政策意识凸显了组织与组织结构在人体器官、组织和细胞捐献及后续使用中所必然发挥的核心作用。

在医疗中使用器官和多种形式的人体组织造福他人的可能性越来越大，这给成员国满足患者的移植需求带来了更大的压力。医院需要不断识别捐献者，以维持人体器官、组织和细胞的充足供应。由于需要根据免疫学标准或年龄来选配移植物，因此供应短缺可能会影响特定的患者亚群。人体对器官和组织的"需求"在本质上是可变的，因为科学发展会改变治疗方案。通过移植治疗终末期器官衰竭的需求可能会增加，而替代方案的开发，如终末期器官衰竭的防治策略（如治疗丙型肝炎的新型抗病毒药物）可能会减少移植需求。公众对医药科学成就的期望会给移植需求带来进一步的上行压力。

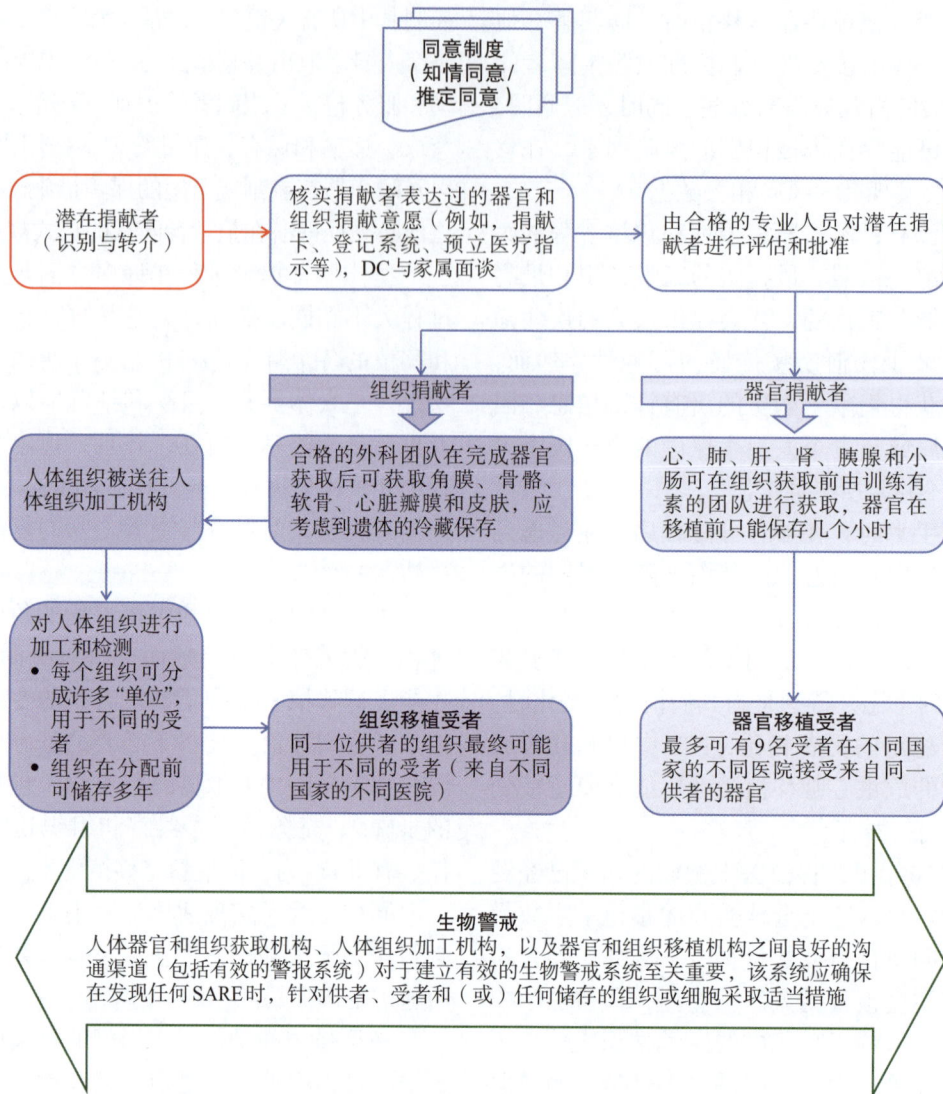

图1.3　供者与受者之间的复杂联系（遗体器官或组织捐献）

　　从"供应"与"需求"的角度来谈论可能会引起许多专业医疗人员和患者（潜在受者）的共鸣，他们深刻体会到了器官和组织的供应短缺所带来的影响。在要求供者和受者之间高度匹配或表型相似的情况下，短缺的情况更加严重，需要从少数族裔中招募捐献者并开展国际合作。但同时，这可能意味着对器官的来源有失人性化考虑。重要的是，在使用这些缺乏人情味的术语时，要始终强调在"供应"与"需求"的背后是捐献者个人及其生命。

1.3.4　器官分配制度

　　移植用人体器官的分配是器官捐献和移植过程中一个具有挑战性的阶段。分配标准应主要基于医疗标准，并根据伦理原则进行制定。此外，明确的分配制度应考虑到自给自足原则和移植等待名单的管理。

　　应对所有罹患终末期脏器疾病的患者进行评估，以评估其是否适合列入移植等待名单。遗体捐献者捐献的供移植用的器官应进入公共池，按需使用，而不应被指定给某一特定个人或特定的一群人。除了直系亲属活体捐献的器官外，必须按照公开透明、客观公正和正当合法的规则将器官分配给患者。由适当人员组成的委员会制定的分配规则应是公平公正的、具有外部合法性的、公开透明且能接受公众监督的。必须在此框架内，指派负责做出分配决策的人员或官方机构[9]。

器官分配规则的主要目标是在移植后达到最优整体结局。由于人体器官所代表的救命资源稀缺，因此，医疗决策应与最相关的伦理原则相平衡。在这方面，"效用""公平公正"和"患者自主权"是实现移植器官公平公正分配的指导性伦理原则[10]。分配过程中主要考虑的是尽量减少移植等待名单上患者的死亡人数，以及在患者因病情恶化而变得无法接受移植之前对其实施移植手术。等待名单上的优先顺序体现了伦理原则与道德原则之间的操作性平衡，这两个原则有时会发生冲突。尽管有些等待名单会优先考虑儿童，但另一些名单会优先考虑那些在一定时期内死亡风险最高的人，还有一些名单则可能优先考虑那些预计移植后存活时间最长的人。器官分配的附加准则应确保接受紧急救命手术的受者与供者之间尽可能最相合，并且这种准则需要特别审查。

现有的做法和要求可能因国家或机构而异，也可能因器官类型而异。实际上，器官分配制度主要有三种类型：以患者为导向；以移植中心为导向；混合导向。

这三种类型的器官分配制度在患者结局和对器官捐献方案的影响方面各有优缺点。以移植中心为导向的器官分配制度对当地的捐献方案具有很大的影响和激励作用。另一方面，以患者为导向的器官分配制度提供了更多的可能性，以达到符合所有重要医疗方面的最佳匹配。

明确规定器官移植等待名单的准入标准，是器官分配的基本前提。器官衰竭患者的医护人员有责任对移植等待者和评估等待者进行适当转介。地理和社会经济学方面的问题也可能会影响器官移植等待者的转介。需定期审查主要基于移植名单等待时间的器官分配做法，以确保不同的做法不会歧视某些患者群体。

在分配决策中，道德原则（如自主权的概念）和公众舆论都很重要。对这一观点的支持源于以下事实：器官移植是一种公共服务；其依靠公共资金进行研究和开发；且在大多数情况下由公共资金支付。此外，器官移植取决于民众的捐献意愿，不公平的分配制度可能会对分配决策产生不利影响[11]。公众能够灵活且缜密地确定移植优先顺序，他们的优先权侧重于移植后成果最大化，优先考虑本国公民或居民，将器官留在当地使用，并在分配决策中考虑成本问题[12]。

由于器官分配决策制度的复杂性，应明确规定国家移植组织（NTO）或卫生行政部门的职责。NTO通过在国家政策层面与医院系统协调器官的捐献和移植活动，执行法律措施，以及组织器官及移植团队运输，而在建立和支持整个捐献过程的系统中发挥了重要作用。管理器官移植等待名单、捐献/移植登记处和统计数据的任务也主要属于NTO的职权范围。为了促进器官共享，NTO与合适的移植中心和器官共享中心相互沟通，以促进在国家和国际层面交换患者及捐献者数据。在一些国家，NTO会协调整个器官获取过程。

虽然肾移植目前在大多数国家都很常见，但并非所有国家都具备移植和（或）获取所有类型器官的能力。为了制定这类计划、向患者提供其他治疗方案，并避免器官丢失，许多国家通过双边（两国或两个行政管理机构之间）或多边协议（例如，在欧洲有欧洲移植组织、斯坎迪亚移植组织或南方移植联盟）开展国际器官交换。就国际器官交换约定而言，交换程序还必须确保以考虑到每个国家内部互助原则的方式，在参与国之间进行合理且有效的器官分配。

1.3.5 卫生行政部门和（或）国家移植组织

移植是一个复杂的过程，需要卫生行政部门有效地管理大量职能部门。优化器官移植结局需要一个规则导向的过程，该过程包括临床干预和手术（从供者的筛选到移植受者的长期随访）。理想情况下，这些职能部门都应由一个被称为NTO的公共机构负责。不过，倘若现有的框架能够确保问责制的贯彻落实、职能部门间的合作和工作效率，那么地方、区域、国家和（或）国际机构可以合作共事，以对器官的捐献、分配和（或）移植进行协调整合。

卫生行政部门（或NTO）应负责移植中心的授权（包括认证、许可和指定），以及人体器官、组织、细胞捐献和移植活动的组织与监督，并应具备明确规定其架构、权力和职责的法定依据。

根据欧洲委员会部长委员会发布的第（2006）15号建议书[13]，卫生行政部门应具备组织和监督整个移植过程的职能与机制，包括：器官（和组织）

捐献与获取的公众教育；器官移植；国家移植受者等待名单；器官（和组织）分配；器官（和组织）运输（包括国际交换）；器官获取和移植团队/机构的授权；器官（和组织）溯源；移植结局和活体捐献者供器官结局的监测。其他职能可能包括对移植进行研究，以及负责查明任何违反国家移植法的行为，并向有关行政部门报告。

NTO（及其咨询委员会）的基本职能包括：

1）设立中央办公室管理国家或国际器官分配，每周 7 d、每天 24 h 运作，所有捐献者都必须在此登记。

2）确保收集所有相关的供者数据（包括筛查结果），并将其传递给受者的移植团队。

3）根据全国统一和公开透明的接纳标准，管理全国特定器官和组织（如适用）的移植等待名单，收集足够的受者最新数据以确保配型最优。

4）确保所有捐献的器官按照国家统一和公开透明的分配规则分配给最合适的受者，以尽可能确保所有能够从器官移植中受益的患者平等地获得移植机会。

5）确保落实各项安排部署，将器官从供者所在医院安全、快速地运送到受者所在医院。

6）确保维护所有供者和受者的移植数据库（包括活体供者和受者的随访数据），以确保可追溯性，并审核移植方案的结局。

7）负责运行符合国际公认标准的移植质量保证体系。

8）向专业医疗人员提供有关器官和组织捐献，以及移植结局的准确信息，负责提供移植方面的职业教育，提高公众对人体器官和组织捐献及移植的认识。

9）确保国家移植程序和过程完全透明，以维护或提高公众和患者的信任度。

10）确保对每个移植器官进行追踪，以确保对捐献过程和移植过程的质量进行适当的生物警戒检查与分析，并在必要时根据最新技术进行调整。

11）在器官和组织捐献及移植方面承担国家/国际责任。

此外，以下职能最好应由 NTO 或其咨询委员会负责。或者，其他机构可与 NTO 合作履行以下职能。第 2010/53/EU 号指令要求欧盟成员国指定一个或多个主管部门（和授权机构）来执行涵盖下列若干职能的任务，并全面明确其任务和职责：

1）在所有具有遗体器官捐献潜力的大医院招聘、培训和任命 DC。

2）对捐献者和（或）其他 DC 进行协调与管理。

3）开展区域/国家潜在捐献者审核，以评估潜在捐献者"池"，评估实现捐献过程的有效性，并确定需要改进的地方。

4）管理国家器官捐献者/非捐献者登记处（同意捐献登记处）（如适用）。

5）审查供者筛查方法和要求，以确保其符合国际标准，并酌情调整，使其适应当地的任何具体要求（如适用）。

6）确定器官和组织捐献者的具体信息要求。

7）制定供者管理标准。

8）制定器官获取程序的标准，尤其是多器官获取手术的标准，以最大限度地提高器官质量和维持器官功能。

9）组织协调器官捐献和获取程序。

10）制定器官和组织的包装、标识与运输标准。

11）安排将器官和组织从捐献者所在医院运送到受者所在医院或人体组织加工机构。

12）制定将患者纳入国家器官或特定组织等待名单的标准。

13）审查和分析全国移植等待名单，将根据人口学、地理学、患者病情等确定的等待时间作为建议修改器官分配规则的依据，以确保器官分配最优化。

14）通过捐献过程管理和移植数据分析（包括器官分配情况的分析），确保分配规则得到正确应用，并防止器官贩运。

15）如果没有组织配型相容的受者和（或）没有依据国际合作协定，则向其他 NTO 提供器官。

16）维护所有供者（包括活体供者）及所有移植受者的登记表，和（或）设计并运行一个全国移植综合信息系统。

17）在某一疾病传播给某一受者的情况下，查明使用同一供者其他器官或组织的所有受者，和（或）确保所有未被使用的器官或组织被妥善处理。

18）就国家医疗卫生系统应负担的移植类型，以及私营机构可能被批准实施的任何移植类型提供咨询意见。

19）对被批准实施器官移植的移植团队和（或）

机构进行授权。

20）管理和监督造血祖细胞移植，包括造血祖细胞的进口。

21）从移植团队和相关科室收集移植结局与随访数据。

22）审核移植程序和结局，以不断提高器官移植的安全性和质量。

23）将移植结局数据提交至国际移植登记处。

24）组织和管理有关全国移植事宜的公共关系与传播策略。

25）查明和揭露可能的器官贩运案件。

26）制定潜在活体供者的筛查和筛选标准。

27）对活体捐献移植进行授权。

鉴于潜在的利益冲突，根据神经系统标准或循环系统标准（若在国家法律的范围内）制定死亡判定标准不应由NTO负责，而应由另一个独立机构负责。该独立机构必须承担职责，确保能够在患者符合相关死亡判定标准的情况下毫不拖延地按规定开具死亡证明书。

想要在跨国家组织框架内开展合作的成员国应考虑到，NTO仍然负责决定国际机构的职能分配。

1.3.6　捐献协调员的核心作用

如前所述，器官捐献和移植是一个复杂的过程，依赖于各种服务，因此需要有效地组织和协调专业医疗人员。在许多成员国，DC的培训和聘用增加了移植器官与组织的捐献率，提高了获取效率，改善了地方和全国移植系统的运作。DC还有其他叫法，如移植协调员或捐献关键人员。在欧洲，DC的组织结构和专业背景各不相同。

欧洲委员会部长委员会发布的第（2004）19号建议书详细说明了这些专业人员应发挥的作用和应接受的培训。应在每一家设有ICU的医院指派DC，负责识别合适的遗体捐献者。这些DC应接受过职业培训并具备相关经验，独立于任何移植工作组且职责明确，主要负责建立、管理和审计以医院为基础的捐献者识别与器官（或组织）获取系统。这些专业人员不仅应负责监督器官（或组织）的捐献和获取过程，还应负责查明改进之处并执行改进措施。

这些专业人员应适时向相关医疗卫生机构的高级管理层和任何区域性移植组织或NTO汇报工作。DC可得到其他区域级或国家级DC的支持，或向其报告。

DC应接受符合国际公认标准的持续性职业培训，以确保用最专业、最合乎伦理的做法来实施器官捐献和获取。成员国应为捐献协调活动/DC制定正式的国家或国际培训计划和认证方案。

DC的临床工作职责不仅包括器官捐献，还包括组织捐献。他们应管理、记录和评估活体捐献程序是否符合公开透明、自主自愿原则，并且还应将其他法律法规和伦理道德考虑在内。他们的专业活动应包括：

1）发现和识别合适的捐献者。

2）必要时，支持参与捐献过程的其他专业医疗人员。

3）监督供者的维护、评估和检测，以维持良好的器官灌注，并确保移植器官和组织的质量与安全。

4）与潜在捐献者的亲属接洽，并征得其捐献同意。

5）监督捐献的整个行政和法律程序，包括必要时取得法庭颁令。

6）安排器官和（或）组织的获取与分配，协调获取器官和（或）组织所需的可用资源（手术室、麻醉、护理、手术团队等），以及后续将官和（或）组织配送运输至最终目的地。

7）将尽可能多的人体组织潜在捐献者转介至该区域的人体组织加工机构。

1.4　伦理考量

由于人体器官只能取自人体，因而人体器官的使用会带来伦理质疑。本指南介绍了一个人可以捐献器官的不同情况。捐献者可以是活体捐献者，也可以是遗体捐献者。如果捐献者是以遗体进行器官捐献，那么专业医疗人员可以使用神经学或循环标准来判定死亡。无论如何，人体器官的处理和处置必须以尊重捐献者的基本权利与尊重人体的方式进行。

器官、组织和细胞捐献与移植各方面的伦理标准都必须符合《人权与生物医学公约》（又称《奥维耶多公约》）（1997年）[14]和《人权和生物医学公约有关人体器官和组织移植的附加议定书》（2002年）[15]。此外，所有欧盟成员国都必须遵守现行的欧盟指令（详见1.5.3）。从伦理角度来看，其他必须遵守的重要准则包括：为协调成员国关于人体物质切除和移植而立法的《部长委员会第29号决议》（1978年）[16]、《世界卫生组织人体细胞、组织和器官移植指导原则》[17]、关于反对器官贩运和器官移植旅游的《伊斯坦布尔宣言》[18, 19]，以及欧洲委员会发布的《关于落实禁止在人体方面获得经济利益原则的指南》[20]。

1.4.1 知情同意

《奥维耶多公约》规定，只有在当事人自主给予知情同意后，才可以进行医疗干预[14]。当事人必须在没有任何不当影响的情况下做出自由选择，并且必须事先被告知有关干预的目的、性质及其后果和风险的适当信息。当事人可随时自由撤回其同意。在当事人逝世后遗体捐献器官的情况下，可由知晓或能够推断逝者捐献意愿的亲属给予同意。在逝者意愿不明的情况下，亲属可以根据自己的判断给予同意。

《人权和生物医学公约有关人体器官和组织移植的附加议定书》针对捐献和移植的具体情况，进一步扩大了这些规定[15]。这些规定及关于遗体捐献的其他相关信息，将在第四章中作进一步详细说明。与DCD同意和活体捐献同意有关的具体案例，将分别在第十二章和第十三章中作概述。

必须严格遵守"先死亡后捐献"规则（该规则规定，在获取任何重要器官或组织之前，必须宣告患者死亡）[21]。除非根据国家法律可证实当事人已经死亡，并且医疗机构已获得同意或授权，否则不得从逝者体内摘取器官。如果逝者生前反对捐献，则不得获取其器官或组织。

最后，必须强调的是，在建立与维护公众对专业医疗人员和医疗卫生系统的整体信任方面，知情同意至关重要。对医学缺乏信心或对医疗卫生系统不信任，是人们不愿捐献器官的原因之一。这可能与公众对同意制度的担忧有关，因为同意条款可能被滥用（例如，以不符合同意条款的方式使用他人捐献的材料），或者医疗机构可能在未经他人明确同意的情况下获取更多的人体材料。在捐献者捐献器官、组织或细胞时，诚实和信任是维系医患关系的核心。因此，明确规定、详细说明且严格遵守同意

的限定范围至关重要。

必要时，必须事先向受者和为移植提供授权的个人或官方机构提供适当信息，说明手术的目的、性质及其后果和风险，以及干预的替代方案。

总而言之，所有捐献和移植方案都依赖于善意与自愿捐献。因此，按照良好做法的标准来维护公共信任是至关重要的。通过征得同意来获取捐献者的信任和承诺，将减少不法交易和使用器官可能造成人身伤害的风险。

1.4.2 利益冲突

为尽量避免潜在的利益冲突，证明捐献者死亡的医生不得参与器官或组织的分配程序，不得直接参与从逝者处获取器官或组织及后续移植程序，也不得负责护理潜在器官或组织受者。

卫生行政部门应制定判定死亡的法律标准，并具体说明死亡判定标准与过程是如何制定和实施的。

1.4.3 捐献和移植的财务因素

围绕如何增加人体器官供应的讨论往往集中在捐献者的动机问题上，即如何最好地鼓励个人捐献。然而，必须回顾《奥维耶多公约》，该公约的第21条明确规定，人体及其组成部分本身不得产生经济利益[14, 22]。该公约的《附加议定书》第21条[15]重申了这一规定，并致使欧洲委员会出版了一份指南以推动这一规定的执行[20]。该指南强调，禁止经济获益并不妨碍活体捐献者因收入损失和医疗费用报销而获得补偿，也不妨碍活体捐献者因器官、组织切除或细胞清除造成的不必要的损害而获得补偿。

欧洲委员会颁布的《禁止人体器官贩运公约》[23]明确指出了构成"人体器官贩运"的不同活动，公约批准国有义务将这些活动认定为非法活动。其核心概念是"非法摘取器官"，包括在活体捐献者（或第三方）获得经济利益或类似利益的情况下摘取其器官，或在第三方获得经济利益或类似利益的情况下摘取遗体捐献者的器官。

这些规定并不阻止不构成经济获益或类似利益的付款，特别是：

1）补偿活体捐献者因器官摘取或相关医学检查而造成的收入损失或其他合理费用。

2）支付与移植有关的合法医疗服务或相关技术

服务的合理费用。

3）赔偿活体捐献者因器官切除而造成的不必要的损害。

在器官捐献方面，消除捐献障碍不应导致非利他性捐献决定。减少捐献障碍的倡议应只促进个人出于对受者健康与安全的关心而倾向于采取的行动。从这个意义上说，纳菲尔德生物伦理学委员会建议区分两种类型的干预，这两种干预的目的都是通过改变捐献的成本和收益来增加捐献[21]。第一种干预是"以利他主义者为核心的干预"，通常包括消除各种阻碍捐献行动的因素，并在此过程中消除可能阻碍潜在捐献者按照利他主义动机行事的补贴问题。在本指南中，这些干预被称为"补偿"。第二种干预是"以非利他主义者为核心的干预"，这种干预的目标人群对于通过捐献自己的人体材料来救助他人的动机不强，但如果向其提供不同的行动理由（例如，以远远超出费用报销金额的报酬或奖励的形式），那么他们可能会倾向于捐献。这些激励措施尤其令人担忧，因为它们可能会改变捐献者对人体材料捐献的相对风险和收益的看法。捐献本身并非没有潜在的健康危害和不良的心理影响，而这种激励措施针对的是贫困群体和弱势群体。

总之，自愿无偿捐献必须继续在器官捐献过程中发挥核心作用。给予捐献者的补偿应严格限于补偿与捐献有关的费用和收入损失，而不应（直接或间接）作为一种奖励或诱导。

如果有关器官是通过剥削、胁迫，或者给予捐献者（或遗体捐献者的近亲）报酬而获得的，那么医生和其他专业医疗人员不得参与移植手术，并且医疗保险方或其他资金提供方不应承保此类手术。

可依据本国法规，通过广告或公开呼吁的方式促进人体器官的无偿捐献。不过，必须禁止刊登器官需求或器官供应广告，以期向捐献者本人或第三方（如遗体捐献者的近亲）提供/谋取经济利益或类似利益。向捐献者或第三方提供报酬的中介活动也必须禁止。

1.4.4 获得平等的移植机会

总的来说，医疗保健是一项人权，因为它可以切实保护人们获得常规医疗保健服务的机会，使人类能够健康发展。鉴于健康对总体福祉的重要性，

每个人（无论其收入或经济能力如何）都应该获得良好的医疗保健服务。

在许多情况下，对人体器官的需求超过了供应。关于如何分配这些有限的资源，出现了有关效率和公平的重大现实问题与伦理问题。《人权和生物医学公约关于人体器官和组织移植的附加议定书》第3条规定，必须建立移植系统，为患者提供平等的移植服务。

1.4.5 捐献公平

个人的动机和选择只是捐献活动的一部分，不应低估组织团队、组织程序和专业人员在促进捐献方面的核心作用，也不应低估公众对捐献体系信任的重要性。举例来说，每当团队发现某个患者逝世后有捐献的可能性，则应提高这种可能性。

国家在捐献方面的作用应被理解为一种管理，即积极推进能够提高大众健康水平的举措（从而减少对某些形式的人体材料的需求），并促进器官捐献[21]。这种管理作用应延伸到采取行动，以消除在捐献方面影响弱势群体或个人的不平等现象。捐献公平是指具有不同程度的潜在社会优势或劣势（即在社会等级中处于不同的地位）的社会群体之间，在捐献负担方面没有系统性差异。捐献方面的系统性不平等会使那些已经因贫穷、身为女性和（或）在种族、族裔或宗教群体中被剥夺权利而处于社会不利地位的群体，在健康方面进一步处于不利地位。

如上所述，对捐献实行经济奖励会使某些社会群体特别容易受到社会经济地位差异所带来的影响。

必须建立保障措施，以保证所有活体捐献者（无论其出身如何）都能得到同等级别的护理和定期复查。为防止滥用国外的供器官，必须实施明确的溯源管理，以确保转介医院对捐献者进行初步评估，确保捐献者自愿且明确同意捐献，并能够接受长期的后续护理[22]。

1.4.6 匿名

供者和受者的身份应严格保密（私人关系密切的个人之间的活体器官捐献除外）。这些预防措施可防止捐献器官被滥用，并保护供者和受者的家属免受因情感牵连、回报恩惠的义务或内疚而产生的焦虑情绪的影响。

1.4.7 公开透明机制及人身权的保障

捐献和移植活动的组织、实现及其临床结局必须是公开透明的，并公开接受审查，同时确保供者和受者的个人姓名不公开，以及个人隐私始终受到保护（如相关）。

通过定期向公众提供有关过程（特别是分配过程）、移植活动、受者和活体供者结局的最新综合数据，以及有关组织、预算和资金的数据，可以实现公开透明的原则。这种公开透明的原则与保护供受者信息不公开并不矛盾，同时还要遵守溯源要求。公开透明机制的目标不仅应最大限度地提供用于学术研究和政府监督的数据，还应识别风险并促进风险缓解，以最大限度地减少对供受者的伤害。

1.5 捐献和移植领域的建议与法规

1.5.1 欧洲委员会

在通过国际合作分享知识的框架原则下，欧洲委员会在移植领域确立了得到广泛认可的建议和决议，涵盖器官、组织和细胞捐献与移植的伦理、社会、科学及培训方面[24]。尽管协定和公约对正式签署它们的国家具有约束力，但建议和决议是向各国政府提出应遵循的共同行动方针的政策声明。

欧洲委员会的《保护人权与基本自由公约》（《欧洲条约汇编》第5号）[25]是一项保护欧洲人权和基本自由的国际条约。它于1950年由当时新成立的欧洲委员会起草，并于1953年9月3日生效。

1958年12月15日在法国巴黎签署的《关于交换人源治疗性物质的欧洲协定》（《欧洲条约汇编》第26号）[26]旨在为人源治疗性物质的供应提供互助。

1974年9月17日在法国斯特拉斯堡签署的《关于交换组织分型试剂的欧洲协定》（《欧洲条约汇编》第84号）[27]为签署方之间在组织分型试剂供应方面开展相互援助和建立联合规则奠定了基础。2014年10月9日至10日在意大利罗马举行的欧洲委员会第14次会议上，CD-P-TO认真审查了该条约并决定：考虑到组织分型技术的最新进展，应宣布该条约无效，无须作进一步推广或监督。其《附加议定书》（《欧洲条约汇编》第89号）[28]于1976年6月24日开放供签署，并于1977年4月23日生效，规定

欧洲共同体（现为欧盟）加入该协定。

《奥维耶多公约》（《欧洲条约汇编》第164号）[14]于1997年4月4日开放供签署，并于1999年12月1日生效。它是第一个具有法律约束力的国际文书，旨在通过一系列防止滥用生物和医学应用的原则来维护人的尊严、基本权利和自由。该公约受到这样一个原则的启发：人类利益高于科学或社会的单一利益。该公约制定了一系列适用于医疗实践，以及生物医学研究、器官移植和遗传学的原则。该公约包括同意原则、基于遗传特征的不歧视原则，以及保护私人生活和获取信息的权利原则。该公约明确禁止从人体及其组成部分获得经济利益。

2002年1月24日在法国斯特拉斯堡开放供签署的《人权和生物医学公约关于人体器官和组织移植的附加议定书》（《欧洲条约汇编》第186号）[15]进一步扩展了《奥维耶多公约》，并于2006年5月1日生效。该附加议定书旨在保护每个人的尊严和身份，并在移植人体器官和组织方面保证不加歧视地尊重所有人的完整性、其他权利与基本自由，从而确立保护供者和受者的原则。

欧洲委员会《打击人口贩运行动公约》及其解释性报告（《欧洲条约汇编》第197号）[29]于2005年5月16日在波兰华沙开放供签署，并于2008年2月1日生效，其中讨论了以摘取器官为目的的人口贩运问题。

欧洲委员会与联合国于2009年10月13日在位于美国纽约的联合国总部联合公布的关于器官、组织和细胞贩运，以及以摘取器官为目的的人口贩运问题的研究报告[3]，侧重于研究以移植为目的的器官、组织和细胞贩运问题。联合研究表明，现有的专门处理人口贩运（包括以摘取器官为目的的人口贩运）问题的刑法文书留有漏洞，使得若干与移植有关的不道德活动得以继续存在。这就是为什么欧洲委员会决定承担工作任务，起草一份新的打击人体器官贩运的具有法律约束力的国际文书。由此产生的欧洲委员会《打击人体器官贩运公约》[23]及其解释性报告[30]于2015年3月25日在西班牙圣地亚哥德孔波斯特拉开放供签署，确定了构成"人体器官贩运"的不同活动。这种非法活动的核心概念是"非法摘取器官"，包括未经活体捐献者自主、知情和明确同意，就摘取其器官；在国内法授权以外的

情况下，摘取遗体捐献者的器官；作为交换，在活体捐献者（或第三方）被提供/接受经济利益或类似利益的情况下，摘取其器官；或在第三方被提供/接受经济利益或类似利益的情况下，摘取遗体捐献者的器官。

《器官短缺：器官捐献的现状及改善策略》（2003年）[31]是一份欧洲共识文件，旨在根据对现有科学数据和相关国际经验的分析，提供一份循序渐进的指南，指导如何采用最有效的方法从遗体捐献者处获得最大数量的高质量器官供移植使用。

为了提高透明度和制定国际基准，监督成员国的实务操作显然是必要的。牢记这一目标，自1996年以来，隶属于欧洲委员会的EDQM出版了《移植通讯》，该出版物由西班牙国家移植组织（ONT）负责协调[2]，汇总了由各国政府指定的国家联络点提供的关于捐献和移植活动、移植等待名单管理、拒绝器官捐献和经授权的移植活动中心的综合数据。《移植通讯》提供的信息来自约70个国家，包括欧洲委员会成员国、观察员国和观察员网络（如伊比利亚美洲器官捐献及移植网络委员会、地中海地区网络）。《移植通讯》数据库与其他国际数据收集项目（如WHO全球器官捐献与移植观察站、欧洲器官、组织和细胞登记处的Eurocet数据库）相连接，以避免重复工作。《移植通讯》已经发展成为一个独特的官方信息来源，继续启发着全球各国的政策和战略计划。

欧洲委员会还编写了其他指南，包括《移植器官质量与安全指南》（本指南）、《人体组织和细胞临床应用质量与安全指南》，以及《血液成分的制备、使用和质量保证指南》[4]。

1.5.2 世界卫生组织和联合国

1987年，第40届世界卫生大会（World Health Assembly, WHA）出于对以牟利为目的的人体器官交易的关注，启动了第1版《世界卫生组织人体器官移植指导原则》的编写工作，该指导原则于1991年通过WHA44.25号决议[55]，并得到了大会的认可。近二十年来，这些指导原则极大地影响了世界各地的专业守则和行业准则，以及立法。经过几年的磋商，2010年5月21日，第63届WHA通过了WHA63.22号决议[56]，该决议认可了最新版的《世界卫生组织

人体细胞、组织和器官移植的指导原则》[17]，并呼吁WHO成员国执行这些指导原则，促进自愿无偿捐献，反对贩运，促进透明和公平的分配。该决议还敦促其成员国加强监督、收集、发布包括不良事件和反应在内的活动数据，并实施全球标准化编码。这些准则旨在为用于治疗目的的人体细胞、组织和器官的获取与移植提供一个有序、合乎伦理且公认的框架。

2004年，WHA通过了WHA57.18号决议[57]，该决议敦促WHO成员国采取措施，保护最贫穷和弱势的群体免受器官移植旅游和人体器官组织买卖之害，包括关注人体器官和组织国际贩运这个更大的问题。可靠的供受者双向可追溯是在全球范围内实现有效警戒和监督的先决条件。为此，WHA63.22号决议[56]还敦促WHO成员国除了实施全球一致的编码系统外，还应合作收集数据（包括不良事件和反应）。NOTIFY（有关人源性医疗制品的全球警戒和监管数据库）项目是WHO牵头的一项特别追踪行动，旨在促进不良事件信息共享，以提高安全性和疗效[58]。

根据WHA57.18号决议和WHA63.22号决议（要求在有移植计划的WHO成员国，收集有关移植实务、安全性、质量、疗效和流行病学的全球数据），作为ONT和WHO之间的一项合作倡议，一个被称为全球器官捐献与移植观察站的国际移植监督机构成立了[1]。这些数据的普遍可用性被认为是表明器官捐献和移植活动在公开透明、公平公正、合法合规方面得到全球性改善的前提条件，以及监督国家捐献和移植系统的先决条件。此外，该观察站所提供的数据还有助于对不同环境和国家在法律与组织方面的情况做一个综述，从而使监管机构能够监管移植活动。

WHO还专门就组织与细胞的捐献和移植发布了两份备忘录[59, 60]。

近年来，WHO一直在推广使用"人源性医疗制品（MPHO）"一词。这一类别的医疗制品包括用于治疗目的并源自人体的血液、器官、组织、骨髓、脐带血、生殖细胞和人乳。使用这些取自活体捐献者和遗体捐献者的MPHO，需同时考虑实用性、科学性和伦理性。

2018年，联合国大会通过了关于加强、促进器官捐献与移植方面的有效措施与国际合作，以防止

和打击以摘取器官为目的的人口贩运与人体器官贩运的第 73/189 号决议[61]，敦促成员国根据其法律制度和国家立法的基本原则，以及 WHO 关于人体细胞、组织和器官移植的指导原则，防止和打击以摘取器官为目的的人口贩运与人体器官贩运，正式签署《联合国打击跨国有组织犯罪公约》和《关于预防、禁止和惩治贩运人口特别是妇女和儿童行为的补充议定书》，并考虑采取与器官移植有关的措施。

1.5.3 欧盟

欧盟是由 27 个成员国组成的经济和政治联盟，与欧盟候选国和联系国一道位于欧洲。欧盟的运作依赖于欧洲机构体系（包括欧盟委员会、欧盟理事会和欧洲议会）与成员国协商达成的政府间决定。EDQM 和欧盟委员会[62]之间开展了很多合作，其中在器官、组织、细胞和血液领域有一项长期合作，旨在避免重复工作，加强知识传播和学术交流。

欧盟认识到器官移植是一个不断扩大的医学领域，为治疗器官衰竭提供了重要的机会，因此，欧盟的目标是在整个欧洲范围内实行共同的监管方法。

《欧洲联盟运作条约》[63]第 168 条（原《阿姆斯特丹条约》第 152 条）授权欧盟为器官、组织、细胞、血液等人源性物质制定高质量和安全标准。2010 年 7 月 7 日，通过了欧洲议会关于移植用人体器官质量与安全标准的第 2010/53/EU 号指令[64]（详见该指令勘误表[65]）。该指令明确规定，成员国应确保遗体捐献者和活体捐献者的器官捐献是自愿无偿的。该指令规定在所有成员国任命主管部门，授权器官获取、移植中心和移植活动，建立可追溯系统，并报告 SARE。此外，该指令还规定了器官安全运输的要求，以及收集每个捐献者和器官信息的要求。更具体地说，对于欧盟成员国之间为移植目的而交换的人体器官，欧盟委员会于 2012 年 10 月 9 日通过了第 2012/25/EU 号执行指令，规定了其信息程序[66]。该指令只适用于跨境交换的器官，不适用于为移植目的而前往另一个国家的患者。跨境移植只能在成员国和（或）器官交换组织之间签署的双边或多边合作协定的严格框架内进行。

欧盟[67]解决了欧洲器官捐献和移植领域的三个不同挑战：增加了器官的可用性；提高了器官的质量与安全性；使患者更容易进入移植系统。

欧盟通过支持其成员国努力执行第 2010/53/EU 号指令和欧盟委员会的《器官捐献和移植行动计划（2009～2015 年）：加强成员国之间的合作》[68]，完成了这三个挑战。为纪念该行动计划的中期阶段，欧盟成员国于 2012 年 12 月通过了欧盟理事会《关于器官捐献和移植的决定》[69]，回顾了主要原则和目标。此外，根据《行动者研究报告》[70]，欧盟委员会发布了一份文件，列出了国家和欧洲各级的努力成果[71]。2018 年，欧盟发表了一项关于《器官捐献和移植行动计划（2009～2015 年）：加强成员国之间的合作》在欧盟成员国的领会和影响的研究，即《因子研究报告》[72]，得出的结论是，该行动计划主要促进了各国的合作，从而改善了移植系统，并建议这种合作应继续下去。

为了加强欧盟成员国之间在这一领域的合作，欧盟委员会根据研究计划（欧盟第六和第七框架计划、地平线 2020 计划），以及消费者、健康卫生、农业和食品行政部门管理的（公共）健康卫生计划，资助了几个项目。

欧盟在组织和细胞领域资助的一些涉及检查标准或警戒与安全的项目也与器官移植领域有关，如 EUSTITE[92]（欧洲人体组织加工机构的检查标准和培训）项目、SoHO V&S[93]（人源性物质的警戒和监管）项目。

最后，器官移植研究也得到了欧盟一系列研究与创新框架计划的支持，其中包括 BIO-DrIM[94]（生物标记物驱动的个性化免疫抑制疗法）、COPE[95]（欧洲器官保存联盟）、HepaMAb[96]（用于预防肝移植后丙型肝炎病毒再感染的人类单克隆抗体治疗）和 ONE 研究[97]（评估实体器官移植中细胞免疫疗法的统一方法）。所有这些项目都加强了国家卫生行政部门之间，以及国家卫生行政部门与专业协会之间在器官捐献和移植领域的合作，使该领域能够不断为监管框架提供投入；反之亦然。

此外，为了支持欧盟以外的倡议，欧盟还通过技术援助和信息交流（Technical Assistance and Information Exchange, TAIEX）补助金[98]在器官捐献和移植领域提供一些支持，补助金由欧盟扩大委员会总局和欧盟驻各国代表团管理。TAIEX 补助金在欧盟法规的解释、运用和执行方面为合作伙伴国家提供支持。

1.5.4　其他组织和协会

肾移植医生和外科手术医生于2004年4月在荷兰阿姆斯特丹参加了关爱活体肾脏捐献者的国际论坛。阿姆斯特丹论坛的目的是制定国际护理标准，并由国际移植学会（TTS）就学术界对活体肾脏捐献者的责任发表立场发明[99, 100]。随后，在加拿大温哥华又举行了移植医生、外科手术医生和相关健康卫生专业人员的国际会议。温哥华论坛是在TTS的主持下召开的，其目的是制定肺脏、肝脏、胰腺和肠道器官活体捐献者的国际护理标准[101]。

反对器官贩运和移植旅游的《伊斯坦布尔宣言》作为TTS和国际肾脏学会的一项倡议于2008年正式获得通过[19]，并于2018年更新[102]。该宣言是对专业协会、国家卫生行政部门和政府间组织在支持器官捐献和移植伦理道德方案的制定，以及防止器官贩运和移植旅游的方面所作努力的一种补充。《伊斯坦布尔宣言》明确定义了器官捐献的财务中立性、非居民、器官贩运、居民、器官捐献和移植的自给自足、以摘取器官为目的的人口贩运、移植旅游和移植旅行，并根据这些定义提供了实践原则。移植旅行是指为移植目的而跨越管辖边界的人员流动。移植旅行在两种情况下会变成移植旅游：① 涉及以摘取器官为目的的人口贩运或人体器官贩运；② 将资源（器官、专业医疗人员和移植中心）用于为非居民患者提供器官移植，而削弱该国为本国人口提供移植服务的能力。

ESOT成立于30多年前，致力于在器官移植领域追求卓越。欧洲捐献和移植协调组织（European Donation and Transplant Coordination Organisation, EDTCO）是ESOT中一个引人注目的活跃部门，旨在处理有关遗体捐献及活体捐献、临床协调和获取的所有事宜。EDTCO为DC及所有其他与器官捐献和获取方面有利害关系的专业人员，提供持续的培训与教育。EDTCO推动了由欧洲医学专家联盟（UEMS）主办的欧洲器官移植DC认证项目的发展，以确保DC有可能获得知识与专长的标准化认可。

CET由彼得·莫里斯爵士于2005年建立。该中心致力于评估实体器官移植证据的质量，并确定这些不同领域的知识缺口。CET一般根据随机对照试验（RCT）进行系统评价，切记系统评价是医学领域的一级证据。

世界医学会（World Medical Association, WMA）成立于1947年，其核心目标是建立并促进医生的最高道德行为规范和护理规范。在此框架内，WHO制定了一套器官和组织捐献与移植领域的全球政策声明[103-105]。2020年，WHO在其第71届大会上通过了《移植相关犯罪活动的防控措施和打击措施声明》，并针对政策制定者、卫生行政部门、医生及其他卫生专业人员提出了立法性和非立法性建议，以防出现以摘取器官为目的的人口贩运和人体器官贩运，并对这些犯罪行为提起公诉，保护受害者[105]。

本章参考文献

第一章参考文献

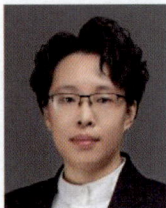

江文诗

中国人体器官捐献管理中心特约编辑，国际器官捐献与获取协会亚洲理事，清华大学公共卫生与健康骨干学者，广西医科大学附属第二医院特聘专家，国际移植协会"大师班"器官捐献亚洲共同主席，欧盟"中欧器官捐献领导力培训及专业技术输送计划"中方秘书长、中国医师协会移植医师分会移植器官质量委员会副秘书长。长期致力于推动器官捐献及多学科融合创新研究、学科建设和国际合作。《中华移植杂志（电子版）》及 *Clinical Transplantation and Research* 杂志编委，*Transplantation* 及 *BMC Health Services Research* 杂志特约审稿人。参编学术专著和教材 11 部，发表国内外论文超过 40 篇。

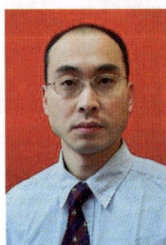

张　明

复旦大学附属华山医院肾脏科副主任、OPO 副主任，硕士研究生导师。上海市移植免疫学会委员，上海器官移植协会委员，上海肾脏病协会委员。曾赴美国范德比尔特大学肾脏病中心及哈佛大学附属麻省总医院进修，在核心期刊上发表论文 50 余篇，参与编写《现代肾脏生理与临床》《实用内科学》等专著。2014 年被评选为华山医院十佳优秀临床医生，2023 年当选华山医院十佳优秀教学主任。在肾脏病领域工作多年，医疗上主要擅长肾脏移植、各种急慢性肾炎及终末期肾病的治疗，尤其擅长肾移植术前配型和术后各种急、慢性排斥反应的治疗。

第二章　潜在遗体器官捐献者的识别和转介

2.1　引言

2010年，第三届WHO器官捐献和移植全球磋商会议在西班牙马德里举行，与会者通过《马德里决议》呼吁各国政府和专业医护人员在移植方面实现自给自足，即通过利用本国自身人口资源，全面满足患者的移植需求[1]。实现自给自足需要采取综合战略，既要减轻可通过移植治疗的疾病负担，又要最大限度地提供可用于移植的器官，并优先考虑遗体器官捐献。遗体器官捐献是实现本国器官自给自足的重要组成部分。那些制定了完善的遗体器官捐献方案的国家其移植率最高，并且能够让患者获得最佳的移植治疗方案[2]。

根据神经系统标准判定死亡后的器官捐献也被称为DBD，遗体捐献者是实体器官的主要来源。然而，器官供应的持续短缺和这一领域的技术进步促使许多国家实施基于循环系统标准判定死亡后的器官捐献计划（即DCD）。尽管DCD在法律、组织和技术方面存在限制而仅在少数国家开展，但根据全球器官捐献与移植观察站发布的数据（2017年），DCD捐献者占所有遗体器官捐献者的21%[3]。

遗体器官捐献是一个复杂的过程，必须正确实现一系列程序步骤，才能成功进行器官移植。《马德里决议》提出了一份关于实现器官移植自给自足的实用建议清单，并出版了《世界卫生组织遗体器官捐献临床路径》，根据遗体捐献过程的不同阶段对器官捐献者进行分类[4]。《马德里决议》还指出，在追求器官移植自给自足的过程中，捐献应作为每个EOL关怀途径的考虑因素。这项建议符合公认的原则，即主治医生或团队应在EOL患者生命末期的决策过程中尊重其整体最佳利益[5]。这种对最佳利益的评估不是简单地基于患者的医疗或临床利益，而应包括更全面的方法，其中还要考虑到患者的价值观、信仰和偏好，包括他们在逝世后捐献（或不捐献）器官方面的意愿[6-8]。

尽管DBD和DCD在遗体器官捐献的某些方面有相似之处，但两者之间仍存在巨大差异，其中DCD引发了一些非常具体的质疑。通常由ICU和急诊科（ED）的主治医生进行器官捐献者的识别，并随后将其转介给DC或相应的OPO工作人员，这是遗体器官捐献流程的第一步，也是最关键的一步。如果不能及时识别并转介可能的捐献者，就无法进行器官捐献。捐献者的识别和转介标志着DBD或DCD器官捐献路径的开始。是否能够充分识别和转介器官捐献者实际上是导致不同国家、地区和医院之间的遗体捐献率存在巨大差异的主要原因之一[9]。

本章从《世界卫生组织遗体器官捐献临床路径》的角度，对遗体器官捐献（包括DBD和DCD）过程进行了详细描述和系统性规划[4]。本章首先讨论了将器官捐献纳入EOL关怀，然后侧重于讨论捐献者识别和转介的步骤。本指南的其他章节提供了有关如何在遗体器官捐献流程的后续阶段取得成功的建议。

2.2　根据死亡判定标准确定遗体器官捐献类型

根据器官获取前的死亡判定标准，遗体器官捐献有两种路径：DBD和DCD。DBD指的是因神经功能不可逆的丧失而被宣告死亡的患者进行器官捐献。死亡确认必须符合国家法律要求。以神经系统标准判定死亡的相关立法因国家而异，必须严格按照国家协议和指南进行死亡判定。

DCD指的是按照循环系统标准被宣告死亡的患者进行器官捐献。根据发生心脏停搏的临床情况，有四种不同类型的DCD捐献者。1995年在荷兰马斯特里赫特举行的国际研讨会上首次提出了马斯特里赫特分类，并于2013年在法国巴黎举行的会议上进行了更新（表2.1）[10, 11]。Ⅰ类和Ⅱ类捐献者是在突发性心脏停搏［不可控型DCD（uDCD）］后死亡的捐献者，而Ⅲ类捐献者是在有计划地撤除生命支持治疗（WLST）后死亡的捐献者［可控型DCD（cDCD）］。Ⅳ类捐献者可以是cDCD捐献者，也可以是uDCD捐献者，这取决于疑似或确诊脑死亡（BD）的患者其循环停止是突发性的，还是计划性的。

表2.1　DCD捐献者类别

马斯特里赫特分类和DCD类型	观 察 结 果
Ⅰ类：发现患者死亡（uDCD） 　Ⅰ A 类：医院外 　Ⅰ B 类：医院内	突发性心脏停搏，未进行CPR尝试
Ⅱ类：见证患者心脏停搏（uDCD） 　Ⅱ A 类：医院外 　Ⅱ B 类：医院内	不可逆的突发性心脏停搏，CPR失败
Ⅲ类：WLST（cDCD）*	有计划实施WLST后，发生可预期的心脏停搏
Ⅳ类：BD后的心脏停搏（uDCD或cDCD）	突发性或可预见的心脏停搏（在BD确诊后，器官获取前）

注：① CPR，心肺复苏。② 马斯特里赫特分类于2013年在巴黎修订[11]。
* Ⅲ类主要适用于决定WLST的患者。一些国家的立法允许安乐死［医疗协助死亡（MAID）］，随后的器官捐献被描述为另一个类别。

DCD在世界上为数不多的国家实施[12]。一些国家仅针对选定类别的DCD捐献者开展器官捐献活动。基于循环系统标准的死亡判定也因国家而异，例如，各国规定心肺骤停后所需的观察期长短各不相同。有关DCD的更多详情，请参阅第十二章。

2.3　遗体器官捐献的过程：世界卫生组织的临床路径

《世界卫生组织遗体器官捐献临床路径》[4]被认为是一个适用于每个国家（地区或医院）的有用的临床工具，可用于估算遗体器官捐献的可能性，评估遗体器官捐献流程中的执行情况，并确定需要改进的领域。

这个临床路径的特殊价值在于，它建立了描述和评估遗体器官捐献流程的统一路径。《世界卫生组织遗体器官捐献临床路径》讨论了DBD和DCD，并根据器官捐献流程的不同阶段定义捐献者类型：可能的、潜在的、合格的、实际的和器官已用于移植的器官捐献者（图2.1）。

2.3.1　可能的遗体器官捐献者

可能的遗体器官捐献者是指DBI患者或循环衰竭患者，该类患者在医学上显然适合器官捐献。DBI患者是指因神经损伤而存在濒临死亡风险的患者，多学科团队基于姑息治疗和EOL关怀无效而不启动/不继续生命支持治疗（LST）。可能的遗体器官捐献者通常是指ICU收治的接受机械通气的患者，

但也可能是ICU外的患者，他们已决定不启动/不继续机械通气和（或）不以治疗为目的入住ICU。在这种特殊情况下，如果在医治无效时仍启动/继续重症监护，也就是说，若按照2.4所述实施了促进器官捐献的重症监护（ICOD），则器官捐献是可能实现的。

循环衰竭患者也是可能的遗体器官捐献者。如果对突发性心脏停搏患者实施的高级CPR失败，则这将是uDCD流程的起点。

根据上述定义，可能的遗体器官捐献者（DBI患者）是两种不同的遗体器官捐献路径［DBD和（或）cDCD］的共同起点，这两种路径的启动取决于患者的疾病治疗结局、EOL关怀措施和国家法律框架。

《世界卫生组织遗体器官捐献临床路径》将可能的遗体器官捐献者确定为识别的理想起点，由主治医生或治疗团队负责识别这类捐献者，并将其转介给DC或相应的OPO工作人员，以避免延迟转介。及早转介可使DC或OPO工作人员对捐献者的医学适宜性进行适当评估，仔细做好与家属接治的准备工作，并及时组织遗体器官捐献流程的其他后勤工作。然而，并非所有司法管辖区都认为及早转介是适当或合法的。这种情况导致需要延迟转介患者（尤其是在DBD流程中），直至其符合临床BD的诊断标准，或者已根据国家标准被宣告BD[1]。

ED是发现可能的遗体器官捐献者的重要部门，但这类患者往往会被错过。据估计，高达50%的

可能的**遗体器官捐献者**
DBI患者或循环衰竭患者（明显符合器官捐献的医学标准）

DCD　　　　　　　　　　　　　　　　　　　　DBD

主治医生识别潜在捐献者

潜在的DCD捐献者
1. 患者的循环和呼吸功能已停止，不打算或不继续对其进行CPR
2. 患者的循环和呼吸功能预计会在一定时间内停止，可供器官获取

合格的DCD捐献者
患者在一定时间范围内发生循环和呼吸功能的不可逆丧失。根据相关司法管辖区法律规定的循环系统标准而被宣告死亡的患者（符合器官捐献医学标准），可供器官获取

实际的DCD捐献者
知情同意的合格的捐献者：
1. 对捐献者实施以器官移植为目的的器官获取手术
2. 出于移植目的，至少获取其一个器官

器官已用于移植的DCD捐献者
至少有一个器官用于移植的实际捐献者

潜在捐献者未成为器官用于移植的捐献者的原因：
1. 体制原因
 • 未能识别/转介潜在的或合格的捐献者
 • BD未确诊（如不符合BD诊断标准）或未完成BD诊断（如缺乏技术资源或临床医生进行诊断/确证试验）
 • 未在适当时间内根据循环系统标准宣告患者死亡
 • 后勤问题（如没有器官获取团队）
 • 缺乏合适的受者（如儿童、血型、血清检测阳性等问题）
2. 捐献者/器官原因
 • 不符合器官捐献标准（血清检测阳性、有肿瘤）
 • 血流动力学不稳定/非预期性心脏停搏
 • 器官解剖学、组织学和（或）功能异常
 • 器官在获取过程中受损
 • 器官灌注不足或血栓形成
3. 同意原因
 • 患者生前表示不愿意捐献器官
 • 患者家属拒绝捐献器官
 • 法医或其他司法人员出于司法鉴定原因不同意捐献器官

潜在的DBD捐献者
患者的临床症状疑似符合BD诊断标准

合格的DBD捐献者
根据相关司法管辖区法律规定的神经系统标准而被宣告死亡的患者（符合器官捐献医学标准），可供器官获取

实际的DBD捐献者
知情同意的合格的捐献者：
1. 对捐献者实施以器官移植为目的的器官获取手术
2. 出于移植目的，至少获取其一个器官

器官已用于移植的DBD捐献者
至少有一个器官用于移植的实际捐献者

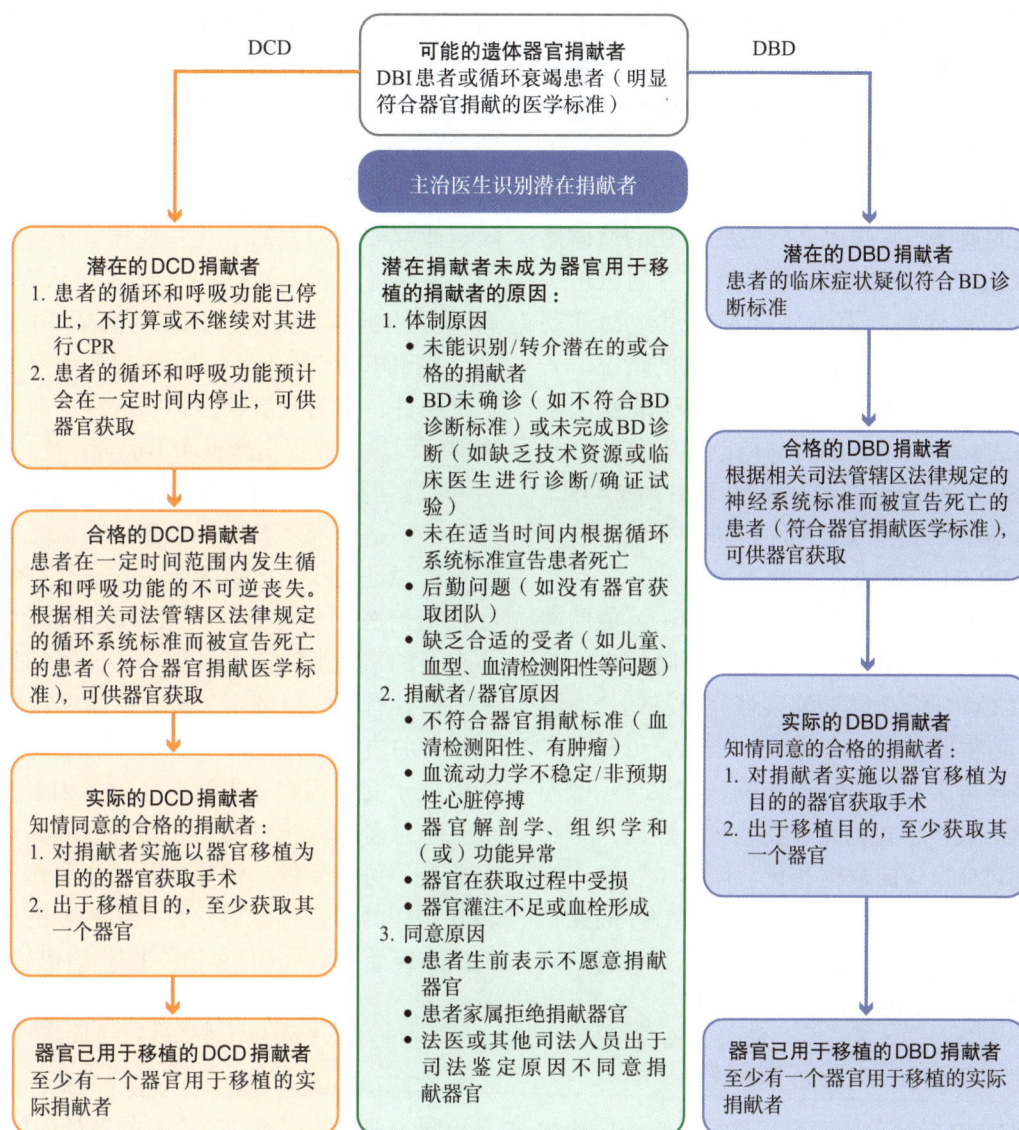

图2.1 WHO遗体器官捐献的临床路径

注：必须遵守"死亡捐献者定律"。也就是说，患者只有在死亡后才能成为捐献者，器官的获取不得导致捐献者死亡
资料来源：经许可改自 *Transpl Int* 2011；24（4）：373-378[4]

DBD实际捐献者和高达9%的DCD实际捐献者都是ED收治的。ED未能识别出可能的捐献者，这可能是因其对转介路径缺乏了解或对捐献者的合格标准设定不当。这就是为什么在适当的情况下，对ED人员进行有关DBD和（或）DCD捐献者转介标准的教育至关重要。

2.3.2 潜在的遗体器官捐献者

潜在的DBD捐献者是指患者的临床症状符合BD的判定标准。

潜在的DCD捐献者是：① 循环和呼吸功能已停止的患者。曾尝试对其实施CPR但被认为（或现在被认为）不成功，而不再继续实施CPR（潜在的uDCD捐献者）。② 不会尝试对其实施CPR的患者。他们的循环和呼吸功能预计会在一段时间内停止，可供器官获取（潜在的cDCD捐献者）。

最后一种DCD捐献者为DBI患者，对这类患者采取的进一步治疗被认为是无效的，并且已决定对其实施WLST[11]。潜在的cDCD捐献者还包括罹患终末期神经退行性疾病或心脏/呼吸系统疾病的患

者，由于维持生命不再符合患者的最佳利益，因此已决定对其实施WLST。尽管大多数cDCD实际捐献者死于DBI，但荷兰、西班牙和英国提供的数据表明，高达15%的cDCD捐献者死于其他非神经系统疾病。

从可能的遗体器官捐献者转变为潜在的遗体器官捐献者取决于多种因素，特别是适当的EOL关怀措施。欧洲重症监护医学协会在21世纪初开展的Ethicus研究详述了欧洲ICU患者死亡的情况。研究显示，南欧国家的BD发生率明显高于北欧国家（12.4% vs 3.2%）。另一方面，与南欧国家相比，北欧国家WLST后死亡的患者比例明显更高（47.4% vs 17.9%）。这些研究结果表明，当进一步治疗被认为无效时，WLST的做法在北欧国家很常见，而在南欧国家则相对罕见。在患者死于DBI（可能的遗体器官捐献者）的特定背景下，这些不同的EOL关怀方式在ACCORD（全欧盟实现器官捐献的全面协调）联合行动项目中也有体现[13]。此后，欧洲重症监护医学协会再次开展Ethicus研究，结果显示欧洲各地区的EOL关怀模式仍然存在差异。然而，与15年前同一批ICU报告的数据相比，限制（暂停或撤除）LST的发生率明显增加，而未限制LST的死亡发生率明显减少。这些数据表明，随着时间的推移，cDCD的可能性越来越大[14]。

2.3.3 合格的遗体器官捐献者

合格的DBD捐献者是根据相关司法管辖区法律规定的神经系统标准被宣告死亡，并且符合器官捐献医学要求的患者。合格的DCD捐献者被定义为医学上适合进行器官捐献，并且根据相关司法管辖区法律规定的循环系统标准被宣告死亡的患者。此外，死亡应该发生在能实现器官获取的时间范围内（详见第十二章）。

潜在的DBD捐献者可能无法成为合格的遗体器官捐献者，因为根据神经系统标准无法确认死亡诊断（如缺乏确认死亡所需的技术和人力资源）。值得注意的是，在欧洲一些国家和美国，有高达30%的临床症状符合BD判定标准的患者未接受BD确诊检查，这种做法完全消除了DBD的可能性[15]。在BD未被确认的情况下，可以启动cDCD，但应尽可能避免选择用cDCD代替DBD，因为DCD流程的有效性

低于DBD，且移植效果较差。

潜在的cDCD捐献者可能因其未在允许器官获取的时间范围内按照循环系统标准被判定为死亡，而不符合器官捐献的条件。只有在WLST后不久患者出现心肺骤停的情况下，才会发生cDCD。这一时间限制通常被设定为2 h，但一些国家正将其延长（例如，英国将其延长至3～4 h），不过从WLST到宣告患者死亡的时间超过这一时限的情况并不少见[16]。

在uDCD的情况下，捐献者常被判定为不符合捐献条件，因为开展器官捐献流程的时间过长，使得器官因热缺血损伤严重而不适合移植。

潜在捐献者（DBD或DCD）也可能因被认为在医学上不适合而不符合捐献条件。虽然器官捐献的绝对禁忌证很少，但患者不符合器官捐献的医学标准是主治医生不将潜在捐献者转介给DC或OPO工作人员的常见原因。此外，一些国家的外部审核结果表明，有11%以健康欠佳为由而不转介潜在DBD捐献者的决定是错误的[17]。患者是否适合捐献器官既取决于受者因素，也取决于供者因素，有些器官对某些患者来说也许是可接受的，而另一些患者则可能是不可接受的。治疗团队的主要作用是识别和转介潜在的器官捐献者，但关于捐献的医学适宜性的决定应始终留给DC和相关的移植团队。

2.3.4 实际的遗体器官捐献者

实际的DBD捐献者和实际的DCD捐献者的定义相同，即知情同意的符合捐献条件的器官捐献者，并接受了以器官移植为目的的器官获取手术。实际的遗体器官捐献者也被定义为至少有一个器官被获取用于移植的个体。

未能获取合格的器官捐献者的器官的主要原因是患者生前或患者的亲属拒绝同意/授权捐献。器官捐献同意率受到多种因素的影响，包括可改变和不可改变的因素。在ACCORD联合行动项目中[13]，一项针对15个欧盟成员国的67家医院进行的专门研究的结果显示，在DBD和DCD流程中，分别有24%和33%的被接洽讨论器官捐献事宜的家属拒绝给予器官获取授权。然而，DBD流程中拒绝签署器官获取同意书的比例被低估了，因为该比例仅指那些被接洽讨论器官捐献事宜的患者家属（患者已根据神经系统标准被确诊死亡）。首次接洽家属讨论器官捐

献事宜的时间确实会影响同意率[18]。在西班牙的一项研究中，与BD可能发生但尚未发生的情况相比，如果患者符合BD诊断标准或BD诊断已完成，则在与患者家属接洽时，他们同意的比例更高[19]。这些数据表明，在患者接受ICOD治疗的情况下，与家属的沟通更为复杂。

2.3.5　器官已用于移植的遗体器官捐献者

器官已用于移植的DBD和DCD捐献者的定义是至少有一个实体器官被用于移植的DBD或DCD实际捐献者。

器官即使已被获取，也未必就能被移植，原因包括供者或器官本身的解剖学或组织学检查结果异常、器官灌注不良、获取过程中的器官损伤、缺乏合适的受者等。与DBD流程相比（详见第十二章），实际捐献者的器官弃用率在ECD（详见第七章）和DCD流程中更为常见。uDCD的器官弃用率也高于cDCD[3, 12]。

2.4　促进遗体器官捐献的重症监护

可能的遗体器官捐献者可以是DBI患者，无论是在ED还是在医院病房，对这类患者实施进一步治疗都被认为是徒劳无益的。他们被认为不适合入住ICU，甚至不适合启动机械通气，因为这两种程序均不符合患者的最佳临床利益。在这种情况下，可以考虑对患者实施插管和启动机械通气（即ENTV），并将其收治进ICU，目的是将器官捐献这一选择纳入患者的EOL关怀[20]。

因此，可以考虑DBI患者（即急性、严重神经受损且明显预后无望的患者）捐献器官的可能性，多学科团队正在考虑从积极治疗转向姑息治疗和EOL关怀。在这种情况下，可以考虑对DBI患者和濒死患者实施ICOD（可能包括ENTV和持续的器官支持性治疗）。实际上，这意味着ICU要收治这类患者[21]。ICOD候选者主要是在ED被识别，但也会在医院病房（神经内科、神经外科和其他科室病房）被识别。OPO工作人员或DC、ICU人员与上述科室的专业医护人员之间的紧密合作是非常必要的，是成功实现这种特殊器官捐献做法的关键起点。

如今，ICOD（无论是否包含ENTV）在许多国家都已成为一种常见的临床做法[14]，但并非在所有

国家都是如此，因为在某些情况下，ICOD仍会引发一些伦理、法律、社会和专业方面的问题[22, 23]。可以明确的是，ICOD和ENTV增加了可用于移植的器官总数，而此时"标准"DBD供者的数量由于脑外伤和脑卒中的死亡率降低而减少[24-29]。如果ICOD与家属/患者的意愿和价值观一致，则将为更多患者提供逝世后捐献器官的机会。

由于ICOD和ENTV作为成功的器官捐献做法相对较新，下文将讨论一些细节。

对于神经系统严重受损的患者，在考虑对其实施ICOD之前，应由多学科专家团队就患者的预后和无法医治的病症达成共识。不采取积极治疗的决定应基于科学证据、专家意见、临床经验，以及患者的年龄和共存病情况。此外，应根据个体情况做出决定，具体问题具体分析[30]。

被确定为ICOD和ENTV潜在候选者的患者应立即被转介给DC或相应的OPO工作人员。及早转介为工作人员评估患者是否适合捐献器官留出了足够的时间，缩短了ICU收治时间，并使其能有计划地与患者家属接洽。临床和影像检查资料有助于识别可能的捐献者，应由多学科专家团队制定和建议，以供每家有器官捐献潜力的医院采用。一旦被转介，除非DBI患者预计在短期内会出现BD，且没有明显的器官捐献医学禁忌证，否则不应将其视为ICOD候选者。

尽管无法取得DBI患者签署的ICOD和ENTV知情同意书，但如果这些程序符合患者已知的道德价值观和信仰（包括逝世后捐献器官的明确意愿），则可以认为这些程序符合患者的最大利益。在将器官捐献纳入EOL关怀的干预措施之前，必须征得家属的同意。必须向患者亲属提供清晰易懂的信息，告知他们无论是生存还是可接受的功能结局，预后都是无望的，并且只有在家属接受了不再进行积极治疗的决定后，才会对患者实施ICOD和ENTV。应告知家属，当患者病情进展至BD时，将启动或继续进行干预以实现器官捐献，并将采取措施避免给患者带来任何潜在的危害、疼痛和不适。家属可以随时撤销其决定。

由于家属最初可能会感到震惊而无法做出决定，因此应根据家属的情感需求和其他需求，以循序渐进的方式提供信息。与患者家属之间的这些复杂沟

通需要由专门的人员进行，这些人员需要拥有在器官捐献这类特殊面谈方面的知识和熟练经验（详见第四章）。许多DBI患者在入院前就已经接受了气管插管，这有利于在家属决定器官捐献前实施ICOD。

ICOD不仅适用于ICU外的DBI患者，也适用于ICU内神经功能预后极差的患者，这些患者尚未发生BD，多学科ICU团队认为进一步的有创性治疗不再对其具有有益的治疗效果。虽然在这种情况下可以考虑进行cDCD（如果国家立法允许），但如果BD可能在短时间内发生，则首选方案是推迟WLST，以便使用神经系统标准判定死亡。

一旦获得ICOD和ENTV同意书，患者将接受机械通气和器官功能维护直到符合BD，然后才可获取其可移植器官。在不影响后续BD判定的情况下，对患者采取镇痛或不镇痛的镇静治疗，以保证患者在此过程中感到舒适。大多数接受ICOD治疗的可能的遗体器官捐献者通常在脑损伤后72 h内会发生BD，并符合潜在DBD捐献者的标准[24]。如果患者在进入ICU后72 h左右仍未发展为BD，则可以与家属讨论采取cDCD方案进行器官捐献。

对垂危患者实施ICOD仅仅是为了维护其器官功能以供移植使用，并最大限度地增加患者遗体捐献器官的可能性，不过这可能会引发一些法律和伦理担忧。然而，目前尚无关于这种措施的具体立法。目前，从法律和伦理角度考虑，ICOD的合理性在于符合患者的整体最大利益（包括患者的生前意愿和信仰），而不仅仅是符合其临床利益。在患者EOL的情况下，关于使用医疗手段进行器官捐献的决定所面临的主要挑战一定是尊重患者的个人尊严和自主权，尽可能实现他们的意愿（如果他们能够表达的话）。在这种情况下，医疗决策过程和一些临床有创诊疗操作的应用都必须符合国际公认的伦理原则，即自主原则、行善原则、不伤害原则和公正原则[5]。此外，ICU收治DBI危重患者为EOL关怀和姑息治疗提供了最好的机会，使医疗团队有时间确立更安全的预后，并使家属有时间适应这一悲惨的意外事件[31]。

从将ICU资源用于非治疗目的的角度来看，大多数DBI患者的病情快速发展为BD意味着ICOD不会对ICU容量造成不可接受的压力。在考虑EOL关怀和器官捐献的情况下，将垂危的DBI患者送入ICU是可以接受的，因为这对社会有明显的益处。与ICU预期存活患者的平均益处相比，ICU每床日均可获得7.3倍的质量调整生命年[32]。家属因其亲人面临即将死亡的高风险和采用非治疗性有创性干预措施而产生的痛苦，可以通过认识到ICOD这个程序是满足他们器官捐献愿望的必要措施，以及可能会促成器官捐献以挽救他人生命这一点而得到缓解。

另一种方法是避免在ED过早做出WLST的决定，并将所有院前插管的DBI患者收治进ICU，其主要目的是确保预后预测的安全性。这样的做法基本都能符合患者的最佳利益。这些路径旨在改善患者及其家属的EOL关怀，并确保器官捐献始终被视为患者EOL关怀的一部分[31]（图2.2、图2.3）。这种对患者实施ICOD的方法类似于医院外心脏停搏复苏后仍处于昏迷的缺氧性脑损伤患者的管理方法，并广泛基于该方法[33]。

2.5 可能的遗体器官捐献者的识别和转介

未能识别和转介捐献者是未能实现图2.1所示遗体器官捐献临床路径的最重要的原因之一[9]。在ACCORD联合行动项目中，35%死于DBI的患者从未被转介给DC或OPO工作人员，因此立即被排除了器官捐献的可能性[13]。

如图2.1所示，在先前定义的WHO遗体器官捐献临床路径的不同阶段，主治医生均可识别遗体器官捐献的可能性，并将病例转介给DC。大多数欧洲国家对转介的时间尚未达成共识，也没有确立捐献者转介的统一标准，仅在一些国家指南中定义了转介时机，且各国之间差异很大。

不过，如果在法律上可行，最好在识别出可能的器官捐献者后就及早进行转介。一般来说，在患者死亡被认为是不可避免和即将发生的情况下，并且治疗目标从积极治疗转变为姑息治疗和EOL关怀时，就是转介的时机[6]。即使要继续对预后不良的患者予以积极治疗，转介也可以按程序进行。此时的转介被视为一种通知而非正式转介，从而使DC能够了解病例情况以便进行规划安排，但他们不必立即采取行动。及早转介有很多好处。对供器官的医学适配性评估可以更早开始，这可以缩短患者在ICU和捐献者家属处耽搁的时间。如有需要，可为

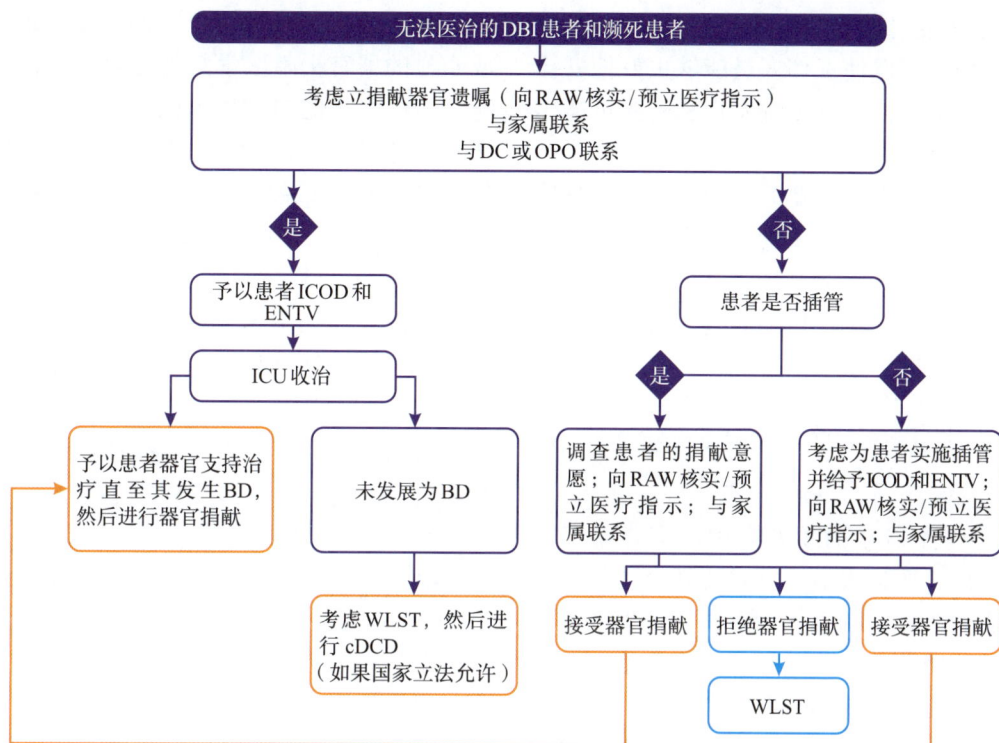

无法医治的DBI患者和濒死患者

考虑立捐献器官遗嘱（向RAW核实/预立医疗指示）
与家属联系
与DC或OPO联系

是

否

予以患者ICOD和
ENTV

患者是否插管

ICU收治

是

否

予以患者器官支持治
疗直至其发生BD，
然后进行器官捐献

未发展为BD

调查患者的捐献意
愿；向RAW核实/预
立医疗指示；与家
属联系

考虑为患者实施插管
并给予ICOD和ENTV；
向RAW核实/预立医
疗指示；与家属联系

考虑WLST，然后进
行cDCD
（如果国家立法允许）

接受器官捐献

拒绝器官捐献

接受器官捐献

WLST

图2.2　关于ICOD和ENTV的临床决策建议路径（院内患者）

注：RAW，预立遗嘱登记处（registry of anticipated willingness）

因DBI入院的患者

常规检查和影像学检查

预后不确定或预后很差

神经外科干预被认为不合适

WLST延迟最多72h
继续支持性干预
每24h重新评估患者

发展为BD

无改善

有改善

与DC讨论

考虑WLST

回顾治疗计划

决定进行BD检查

与DC讨论

确诊BD

决定WLST

考虑/提议DBD

考虑/提议DBD

提高预后确定性
改善患者和家属的EOL关怀
增加对器官捐献潜力的考虑

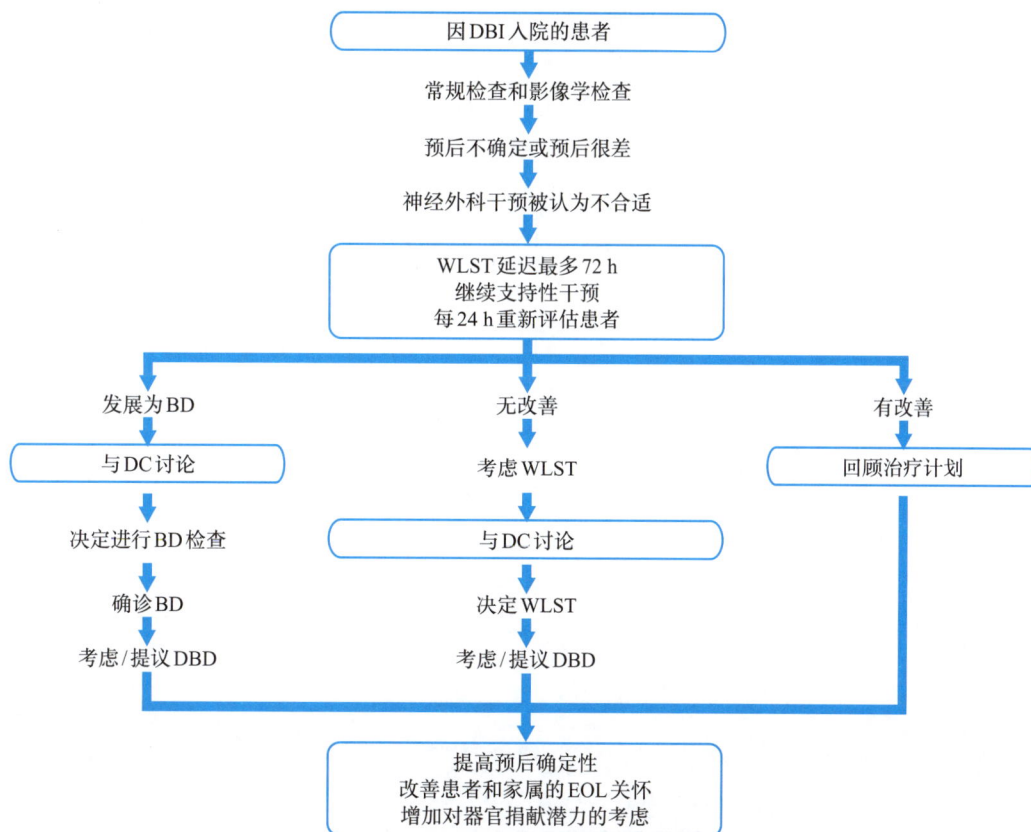

图2.3　关于ICOD和ENTV的临床决策建议路径（院外患者）

患者提供BD检查或捐献者生理指标优化方面的专家协助。及早转介还可以使工作人员能够更好地安排与患者家属之间的接洽，并尽快发现和解决可能出现的尸检/司法问题。

无论决定何时与DC交流病例情况，转介都应是一种常规做法。捐献者的识别和转介应以国家或地方层面制定的专门方案为基础，其中明确规定了转介的临床介入标准、重症监护专业人员的教育和培训，以及质量控制评估。

2.5.1 识别和转介遗体器官捐献者的临床介入标准

在地方或国家器官捐献方案中，明确规定临床介入标准有助于医护人员遵守常规转介政策。临床介入标准表现为特定的临床标准，一旦患者符合这些标准，治疗团队就应将其转介。这些临床介入标准应由多学科专家小组达成共识并制定，该专家小组应包括治疗DBI患者的所有专业医护人员（如ICU、ED、神经内科和神经外科的工作人员）。临床介入标准应简单明了、定义明确且易于审核。不论患者的年龄或共病状况如何，临床介入标准都应侧

重于预后因素并及时转介患者，因为如果根据年龄或明显的器官捐献医学禁忌证而限制转介的话，可能会丧失大量的器官捐献机会。临床介入标准应便于重症监护专业医护人员获取，例如，在ICU显眼位置张贴包含相关信息的简单海报（图2.4）。

2.5.1.1和2.5.1.2举例说明了识别和转介DBD与DCD捐献者的临床介入标准。需要注意的是，如果DBI患者的病情未恶化至出现BD，但家属决定WLST，则为DBD捐献者规定的触发因素也同样适用于cDCD捐献者。

2.5.1.1 识别和转介脑死亡捐献者的临床介入标准

格拉斯哥昏迷量表（GCS）是最常用于确定DBD捐献者转介时机的临床介入标准（如GCS评分<8分）。在克罗地亚，根据脑损伤的病因，建议使用不同神经系统评分量表的特定分数来触发多学科专家小组通知DC。

1）对于缺血性脑损伤患者，建议使用英国国立卫生研究院脑卒中严重程度量表（NIHSS），若NIHSS评分≥27分，即可转介[34]。

2）对于脑出血患者，建议使用脑出血量表

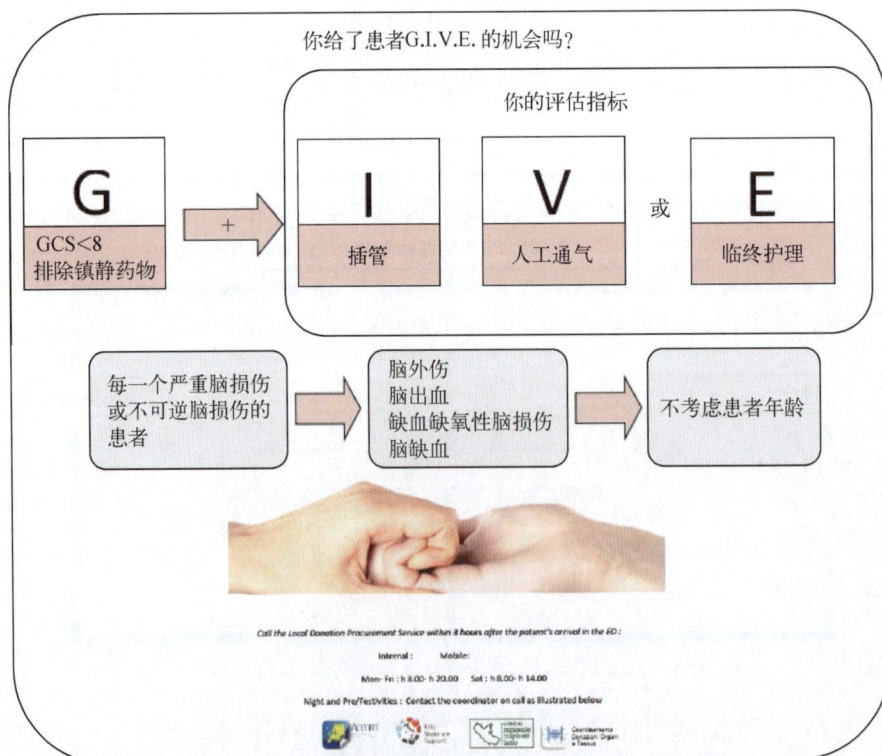

图2.4 海报：将可能的捐献者从ED转介给捐献者协调小组

（ICHS）[35]或Hunt-Hess量表[36]，若评分等级≥4级，即可转介。

3）对于继发性脑缺氧患者、中枢神经系统（CNS）肿瘤或感染患者，以及严重脑外伤患者，若GCS评分≤6分，即可转介。

处于这一阶段的患者可能仍在接受积极治疗。然而，根据克罗地亚的指南，应将这些患者作为可能的捐献者报告给DC[37]（表2.2）。最重要的是，医护人员要确保对脑损伤患者进行监测（最好每小时一次），并在ICU护理病历中记录患者的GCS评分、瞳孔大小及对光反应、脑干反射和自主呼吸。在任何情况下，这些都是ICU里必不可少的标准检查项目。必须将处于濒死状态的患者报告给DC[18]。de Groot等人将濒死状态定义为GCS评分=3分，并且6个脑干反射中至少有3个反射逐渐消失，或者全面无反应性量表（FOUR）评分为$E_0M_0B_0R_0$（眼部反应、运动反应、脑干反射和呼吸功能评分均为0分）[38]。

在英国，国家健康与护理卓越研究所提出的关于识别和转介可能的器官捐献者的建议是基于这样一个原则，即器官捐献应是EOL关怀计划的一个组成部分，并且该建议已被纳入英国国家医疗服务体系（National Health Service，NHS）的血液和移植战略[40]。对于DBI患者，当其出现一个或多个脑干反射消失且GCS评分≤4分时，建议转介，除非有明确的理由说明为何上述临床介入标准未实现转介（例如，因患者在接受镇静治疗）和（或）已决定对患者进行BD检查，以时间在先者为准。

在美国，法律要求所有医院将所有濒死患者转介给当地的OPO。"必须转介"或"例行通知"是国际上独特的强制性做法[41]。濒死BD患者的定义是ICU收治的处于深度昏迷状态并接受机械通气治疗，且病因明确的不可逆DBI（如脑外伤、蛛网膜下腔出血或颅内出血）患者。在这种情况下，电子病历临床决策支持系统会有所帮助[42]。

目前，人们正在对临床和影像学检查进行研究，以预测那些因医治无效而决定不再接受治疗的DBI患者的BD进展情况。由此得出的新的预后评分可成为转介可能的DBD捐献者的临床介入标准，并可帮助医生做出是否对患者实施ICOD的艰难决定。

在一项对法国洛林地区5个医疗中心内极有可能发展为BD的急性脑卒中患者的回顾性分析中，作者确定了6个临床和放射学因素，这些因素有助于得出急性期严重脑卒中患者发展为BD的预测评分，且预测值较高（评分1 vs 评分2=72% vs 77%）。患者接受镇静治疗前的GCS评分≤6分、每博输出量>65 mL、存在脑疝、存在脑积水、初始收缩压>150 mmHg（1 mmHg=0.133 kPa）、存在酗酒史是患者在脑卒中发作后24 h内预后不良和极有可能发展为BD的6个不同的预测因素。将这些因素综合起来可以构成一个简单的评分系统，帮助ED、神经科病房或脑卒中单元的临床医生更准确地评估严重脑卒中患者是否可能成为器官捐献者，并促进与患者家属就治疗无效和ICOD事宜进行讨论[43]。

计算机断层扫描（CT）平扫显示出漩涡征（急性外渗血液形成脑血肿）和CT血管造影斑点征（在急性原发性脑出血中可见单灶或多灶对比增强）。这两种征象均代表活动性出血的部位，是脑出血患者早期血肿扩大和预后不良的独立预测因素[44]。

表2.3列出了一些与可能导致BD的潜在DBI相关联的国际疾病分类-10（International Classification of Diseases-10, ICD-10）编码[45]。DC可通过查阅该疾病分类编码数据集（或查阅患者在入院/出现并发症时收集的非疾病分类编码诊断数据），前瞻性地识别出因DBI而面临死亡风险的患者。应对患有此

表2.2 识别和转介DBD捐献者的临床介入标准（克罗地亚）

临床介入标准	缺血性脑损伤	脑出血	继发性脑缺氧	CNS 肿瘤	CNS 感染	脑外伤
推荐转介	NIHSS评分≥27分	ICHS或Hunt-Hess等级≥4级	GCS评分≤6分			
必须转介	GCS评分=3分，并且6个脑干反射中至少有3个反射逐渐消失，或者FOUR评分为$E_0M_0B_0R_0$（眼部反应、运动反应、脑干反射和呼吸功能评分均为0分）					

资料来源：参考文献[37, 39]。

类ICD-10编码关联疾病的患者进行监测。ICD-10编码还可用于评估捐献者转介的合规性，这应该成为标准做法。如果出现不遵守规定的情况，应查明根本原因，并有计划、有组织地对主治医生进行常规转介政策的宣教。

表2.3　与可能导致BD的潜在DBI相关联的ICD-10编码

颅脑病变种类	ICD-10 编码 *
脑外伤	S02　颅骨和面骨骨折
	S06.1　创伤性脑水肿
	S06.2　弥漫性脑损伤
	S06.3　局灶性脑损伤
	S06.4　硬膜外出血
	S06.7　颅内出血伴长时间昏迷
	S06.8　其他颅内损伤
	S06.9　未特指的颅内损伤
脑血管意外	I60　蛛网膜下腔出血
	I61　颅内出血
	I62　其他非外伤性颅内出血
	I63　脑梗死
	I64　脑卒中（未特指脑出血或脑梗死）
	I65　大脑前动脉闭塞和狭窄
	I66　脑动脉闭塞和狭窄
脑损伤	G93.1　缺氧性脑损伤
	G93.5　脑受压
	G93.6　脑水肿
脑肿瘤	C71　脑恶性肿瘤
	D33　脑良性肿瘤
CNS感染	G00, G01, G02, G03 脑膜炎

* 如果ICD-10编码含有3个数字（如G93.1），则应包括所有子分类。
资料来源：通过欧盟的ACCORD联合行动项目实现器官捐献的全面协调[13]；Humbertjean L, Mione G, Fay R, et al. 由法国洛林的器官获取组织和移植协调组织识别出严重脑卒中患者BD的预测系数[43]。

2.5.1.2　识别和转介心死亡捐献者的临床介入标准

cDCD和uDCD捐献者的临床情况非常不同，需分别采用不同的临床介入标准来进行识别和转介。

应考虑危重患者进行cDCD的可能性。由于治疗不再符合这类患者的最佳利益，治疗团队及家属会考虑或决定WLST。大多数cDCD捐献者的DBI情况与DBD捐献者相似，但还未发展为BD。重要的是，主治医生要考虑如果维持支持性治疗并延迟WLST，是否可以按照神经系统标准判定患者死亡。据估计，如果WLST延迟36 h[46]，英国约30%的实际cDCD捐献者有可能发展为BD，然后进行DBD。DBD应始终被认为优于cDCD，因为DBD提供的器官数量比DCD更多，质量也更好。有一定比例的潜在cDCD捐献者会在呼吸系统疾病或神经肌肉疾病终末期的情况下决定退出治疗。在这种特殊情况下，用cDCD替代DBD是不可能的。

由于和cDCD有不同的流程逻辑和组织过程，uDCD潜在捐献者的发现和确定面临着不同的挑战。因为这种类型的捐献是通过识别对高级CPR无反应的突发性心脏停搏（可能发生在院内或院外）患者而启动的[46]。启动uDCD流程需要负责CPR的团队（ED和ICU）与捐献协调团队之间的紧密合作。器官捐献专用方案还明确规定了不同的捐献者筛选标准。潜在uDCD捐献者在临床上必须符合的医学标准应与DBD捐献者类似。此外，捐献者必须符合一些其他特定的筛选标准，且从捐献者心脏停搏到开始实施器官保存的时间（即热缺血时间）是有限制的。

大多数以uDCD为标准做法的国家都已制定了关于识别和转介潜在uDCD捐献者的建议[47-49]（详见第十二章）。

2.5.2　培训和教育

一个有效的器官捐献者常规识别和转介系统，需要护理危重患者的专业医护人员（ICU、ED、神经内科及神经外科的工作人员）与捐献协调团队或OPO工作人员之间的紧密合作。为这些医护人员提供有关识别可能的器官捐献者并及时转介的持续教育和培训是极为重要的，且有助于宣传器官捐献的基本概念。DC必须通过各种方法对其进行持续教育和培训，其中必须包括定期举办专门的短训班。

这些培训对象应是来自ICU、急诊监护病房，以及来自其他病房护理DBI患者和其他危重患者的所有医护人员及非医护人员。这些培训班的类型、持续时间和出勤频率将在医院、地区、国家各级达成一致。可以由国家部门按照国家教育计划组织培训班，也可以由国际机构按照国际教育计划、课程、考试和认证计划组织培训班。人们认识到，通过对参与遗体器官捐献的专业医护人员进行培训，对遗体器官捐献流程的效率有积极影响，提高了地方和国家器官移植系统的运行效率[50]。

2.5.3　质量控制体系

作为质量控制体系的一部分（详见第十七章），必须在国家、地区或地方各级制定前瞻性的捐献者转介计划，并在每一家有器官捐献潜力的医院实施。质量控制体系要求面向所有救治危重患者的专业人员制定专门的捐献者转介方案。

欧盟资助的ODEQUS（器官捐献欧洲质量体系）项目被设计为器官捐献流程质量体系的工具。有来自16个欧洲国家的卫生行政部门和医院参与了此项目。该项目详述了两种类型的遗体器官捐献（DBD和DCD）的质量标准（QC）和质量指标（QI）[51]。提出这些QC和QI的目的是评估器官获取医院在遗体器官捐献流程所有步骤中的执行情况。制定QI是为了比较不同医院的执行情况。其中一些QC与QI特别侧重于捐献者识别和转介的关键步骤。表2.4列出了ODEQUS项目提出的关于器官捐献者识别和转介的QC。DBD和DCD路径均可通过这些指标来处理，以发现医院在遗体器官捐献流程中有哪些具体方面可以改进。

表2.4　ODEQUS项目提出的关于器官捐献者识别和转介的QC[54]

DBD	DCD
各医院应实施系统性方法来评估在每个EOL关怀路径中实现器官捐献的可能性	各医院应实施系统性方法来评估在每个EOL关怀路径中实现器官捐献的可能性
有"可能的捐献者"的书面定义供这类捐献者所在医院的工作人员查阅和了解	有"可能的捐献者"的书面定义供这类捐献者所在医院的工作人员查阅和了解
无论患者的身体状况（年龄、既往病史等）如何，都应将可能的捐献者转介给捐献团队	无论患者的身体状况（年龄、既往病史等）如何，都应将可能的捐献者转介给捐献团队
	对于所有潜在捐献者，停止治疗的时间应推迟到捐献团队考虑了不同的捐献机会之后
各ICU和ED医生的临床职责与具体目标应包括识别可能的捐献者	各ICU和ED医生的临床职责与具体目标应包括识别可能的捐献者
	每家开展院外uDCD计划的医院都应与院外急救中心签订最新的合作协议，以便制定潜在DCD捐献者的识别标准
应将所有被确定为可能的捐献者的患者转介给捐献团队，并维持其内环境稳定，以便在符合临床检验标准时尽早进行BD诊断	
捐献团队每天都应对ICU收治的每位可能的捐献者的病情发展进行监控	
	对于所有的潜在uDCD捐献者，急救中心启动CPR前的心搏停止时间应短于心脏停搏发生后（规程中规定）的既定时间
	所有发生不可逆转的心脏循环停止、无器官捐献医学禁忌证，以及热缺血时间短到足以获取适合用于移植的器官的患者，均应被视为潜在uDCD捐献者
	每家设有内部uDCD计划的医院都应制定最新的规程，医院内的所有医护人员都应知晓该规程，以便制定潜在DCD捐献者的识别标准

DBD	DCD
	每家开展cDCD计划的医院都应制定最新的规程，所有在ICU工作的医护人员和移植团队成员都应了解该规程，以便制定可能符合DCD条件的捐献者识别标准
	一旦决定停止治疗，应立即向捐献团队报告所有潜在DCD捐献者

除了在国家层面建立捐献流程的质控体系外，还应在所有器官获取医院建立相关质控体系。应在每家捐献医院进行定期审核。对捐献实施过程进行准确审核是改进器官捐献活动的先决条件。定期审核有助于评定医院的器官捐献潜力、评估遗体器官捐献流程中的执行情况，以及确定需要改进的地方。在地方、地区和国家各级持续收集数据是成功的捐献计划的一个显著特点。

定期审核应包括内部审核（由内部员工执行）和外部审核（由外部专家执行），以分析错失器官捐献机会的原因并从中吸取教训[52]。应定期分析这些审核结果，至少每年一次。国家层面的质控体系应包括对所有具有器官捐献潜力的医院的执行情况进行分析。这将有助于找出器官捐献流程中最薄弱的环节，并采取适当措施改进器官捐献的执行情况。

审核遗体器官捐献的起点是随实际情况而变的。现有的国家数据收集包括对器官获取医院中ICU和（或）ED发生的死亡病例进行病历回顾，以识别潜在的DBD捐献者，并在适当情况下识别潜在的cDCD捐献者[17, 53, 54]。但病历回顾可以扩展到ICU以外的任何医院病房发生的死亡病例。将重点放在可能由DBI（特别是那些已知是BD的常见病因）引起的死亡病例上，可以促进器官捐献活动的开展。出于管理目的，几乎所有医院都使用与其他的患者住院期间病案数据相关联的ICD-10编码。使用住院部信息管理系统提供的此类既存管理数据集合，有助于简化病历回顾并有针对性地进行病历回顾和（或）质量分析。表2.3列出了可能与DBI相关联的ICD-10编码。

必须以统一、一致的方式，根据病历中的可用数据来识别潜在的DBD捐献者，西班牙器官质量控制体系中使用的相应标准详见附录三[17]。一旦通过

病历回顾识别出潜在捐献者，应收集其信息并记录不转介的原因（如适用）。无论是哪一种情况，都应说明潜在捐献者未能转化为实际捐献者的其他原因。

2.6 结论

要在各器官获取医院中都建立积极的捐献者识别和转介方案，否则遗体器官捐献的机会将会继续流失。未能识别可能的器官捐献者是造成各辖区在遗体器官捐献率方面存在差异的最重要的原因。每所医院都必须制定器官捐献专用规程，明确规定临床介入标准，以便识别和转介捐献者。DC在确保这些规程的执行质量方面会发挥关键作用。应努力确保对所有治疗DBI患者的专业医护人员进行教育和培训，特别是ICU、ED、神经内科及神经外科的医护人员。

"器官捐献必须是EOL关怀的一个组成部分"，这一原则应该是重症监护医生实施常规转介的基础。他们在治疗DBI患者时的首要职责是维持患者生命。然而，当患者病情发展到BD状态或进一步治疗无效时，重症监护医生的职责将从积极治疗转向姑息治疗和EOL关怀。"将器官捐献视为EOL关怀的一个组成部分"，这一观点使医生能够完成这种治疗方案的转变而不必担心与患者家属产生冲突。这些理念的出现将继续要求大多数国家调整现有的法律框架，并开展专业和公开的讨论。

研究议题

从文献和对现有证据的讨论中，我们发现了几个证据不一致、不充分或不存在的主题。本指南的作者建议，在可能的情况下，应通过精心设计的随机临床试验对以下领域开展研究：

1. ED在识别器官捐献机会方面的相关性。
2. 使用可从病史中提取相关数据的电子工具来触发捐献

者识别。

3. 确定识别器官捐献机会和转介可能的器官捐献者的障碍（特别是从重症监护专业人员的角度）。

4. 转介触发因素的特异性和敏感性：这些触发因素能识别所有可能的捐献者吗？它们是否能识别出许多没有可能成为实际捐献者的患者？是否会增加DC的工作量？

5. 转介器官捐献者的适当时机（在决定是否对患者实施WLST或对其进行检查之前）。

本章参考文献

第二章参考文献

i **相关资料**

附录三　通过病历的回顾性分析识别潜在脑死亡器官捐献者的标准（西班牙）

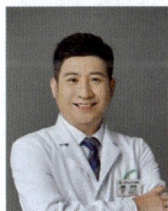

董建辉

　　广西医科大学第二附属医院移植医学研究所副所长兼移植医学中心副主任，硕士研究生导师。中华医学会器官移植学分会第七届委员会器官获取与评估学组组员，中华医学会器官移植学分会青年委员，中国人体健康科技促进会人体器官与组织捐献专业委员会常委，中国医疗保障国际交流促进会肾脏移植分会青年委员会委员，中国医师协会外科医师分会器官移植围手术期管理专业委员会委员，广西医学会器官移植学分会第五届委员会常务委员兼秘书，广西医师协会器官移植医师分会常务委员，广西医学会器官移植专业委员常务委员。参与国家自然科学基金面上项目1项、广西科学研究与技术开发项目2项、广西自然科学基金1项。

第三章　按神经系统标准判定死亡

3.1　引言

1968年8月在第22届世界医学大会上，基于哈佛医学院特设委员报告发布的《悉尼宣言》提出了一种根据神经系统标准判定人类死亡的新模式[1, 2]。在此十一年前，也就是1957年，教宗庇护十二世在训谕《生命的延长》中指出，借助机械通气等新的人工方法，人类有可能在大脑停止工作后维持"存活"状态。

在20世纪50年代初欧洲脊髓灰质炎大流行期间，人工通气装置首次被用于救治患者，人们关注的焦点也从心脏状态转移到了大脑状态[3]。许多欧洲研究人员对此进行观察并随后得出结论，经过符合诊断标准的确认，全脑功能不可逆的丧失等同于死亡，可考虑停止进一步的治疗[2]。1959年出现了两种具有里程碑意义的说法：在研究呼吸停止的昏迷状态时，Wertheimer和Jouvet将其临床表现描述为"神经系统死亡"[4]，Mollaret和Goulon首次提出了"昏迷过度（coma dépassé）"一词，有"重于昏迷"或"超级昏迷"的意思，后来被人们称为"不可逆的昏迷"[5]。这些昏迷患者意识丧失，脑干反射消失且无自主呼吸，他们的脑电图（EEG）呈永久性平直线。研究人员得出的结论是这些患者的脑功能丧失是不可逆的，停止呼吸机对其的呼吸支持是合理的。

人体器官和组织移植因此得到发展，最初发轫于肾脏、心脏和角膜移植领域，并引发了关于根据神经系统标准判定人类死亡的讨论。目前，CNS功能完全不可逆的丧失构成了鉴定人类生与死之间真正的边界。然而，不同医学院对BD概念的理解并不一致。因此，基于不同的BD概念，诊断标准也有所不同。"全脑死亡"的概念是其中使用最广泛的一种，其特征是大脑半球和脑干神经功能不可逆的终止[1]。1976年，在英国皇家医学会及其机构大会上公布了一份关于BD诊断的声明，将BD定义为"脑干功能不可逆的完全丧失（脑干死亡）"，该定义指出脑干功能是脑功能的核心[6]。

这种"脑干死亡"的概念（取代了"全脑死亡"的概念）解释了为什么某些国家法律不要求在脑干功能停止的基础上进行补充试验，以确认临床BD诊断。不过，在特定情况下（如患者服用CNS抑制剂、合并代谢障碍、存在面部或脑干损伤、患者为婴幼儿和儿童），补充试验可以作为辅助检查来协助临床医生做出BD判定。

BD诊断通常在ICU或ED进行，必须配备训练有素、具备BD判定能力的有资质的人员，以及适当的设施和设备。为确保BD宣告确凿无疑，训练有素的医生必须对患者进行全面完整的临床评估。评估应以科学的国家统一标准为基础，补充试验应当具有严格的流程与方案，而明确患者的死亡判定和死亡宣告时间应当是医生管理死亡患者过程中所承担的法律责任之一。

如今在欧洲，DBD捐献者是可移植器官和组织的主要来源，超过了DCD捐献者和活体捐献者。

由于各国在BD诊断标准的法律框架或国家建议方面仍然存在重大差异，本章希望通过对欧洲地区通常采用的最佳做法的介绍，向读者提供一些BD诊断方面的指导。婴幼儿和儿童在体格检查、辅助检查和检查次数方面与成人有所不同（详见3.6）。因此，每一位DC，以及有资格进行BD诊断的医生都必须熟悉其本国的国家正式规则，确保在法律文书或官方指南的基础上严格遵守这些规则。

3.2　脑死亡的流行病学和病因学

在欧洲ICU濒死的成年患者中，预计有高达15%的患者会出现符合BD表现的临床状态[7]。在欧洲国家（主要是德国）收集的其他数据表明，在ICU中所有因急性原发性或继发性脑损伤而死亡（ACLD）（创伤性脑损伤、出血性和缺血性脑卒中、蛛网膜下腔出血、脑膜炎、脑炎、CNS肿瘤、缺氧性或中毒性脑损伤）的病例中，有50%～65%可能符合BD诊断标准[8]。

由于只有接受机械通气的急性脑损伤患者才可能在最终病情恶化时接受BD评估，所以ICU中的ACLD患者的数量代表了BD患者的数量，同时也是潜在DBD捐献者的最大可能数量。所以，每百万人口ICU中的ACLD患者数量是评估和比较BD潜在人群的有效参数。随后，可按病因对ACLD患者进行分类，以详细监测不同国家、地区和移植中心潜在器官捐献者的临床流行病学特征。

导致死亡的灾难性疾病的病因在本质上决定了最终形成BD的可能性。其中，脑外伤和颅内出血是与BD宣告最相关的两种急性脑损伤。另有一小部分由缺氧、感染或肿瘤导致的原发性或继发性急性脑损伤患者也会发展至BD。患者BD后成功进行DBD的案例已见诸报道，其DBI的病因包括甲醇、三环类抗抑郁药（TCA）、胰岛素、一氧化碳、摇头丸等引发的中毒[9]。

年轻患者因外伤性恶性颅高压而死亡的比例相比过去应当有所降低。此外，由于欧洲国家近几十年来实施了严格的交通事故预防条例，与高速道路交通事故相关的严重颅脑外伤人数大幅下降。在全球范围内，欧洲道路交通事故的死亡人数在十年来下降了50%（从2001年的54 950人降至2012年的28 000人），但东欧国家的颅脑外伤死亡率仍然很高，为80～100人/百万人，而法国、德国、西班牙、意大利和英国为30～60人/百万人。大约25%的创伤性死亡患者其年龄超过65岁。因此，在脑卒中已成为BD和DBD首要病因的大多数欧洲国家，脑外伤所致BD不再是器官捐献供体的主要来源。此外，尽管脑卒中死亡率在下降，但欧洲人口老龄化将继续增加病例的绝对数量。东欧国家的脑卒中死亡率高于北欧和西欧国家，并且男性、女性和年轻患者的死亡率也都明显更高[11]。另外，在医疗保健系统薄弱的低收入国家的死亡率可能会随着时间的推移而持续上升，特别是在某些风险因素（主要是高血压或糖尿病）未得到控制的情况下。

在实践中，死于脑卒中的DBD捐献者的年龄不断增加。这有力地表明，这一临床群体应当被认为医学上适合器官捐献。

另一方面，老年人因缺血性或出血性脑卒中导致的死亡主要发生在ICU以外。当治疗无法改变其死亡结局时，进入ICU能够为患者在发展为BD的过程中提供必要的机械通气支持（所谓的ENTV）。但是，这么做可能会占用那些有限的可用于治疗急性可救治患者的ICU资源。与此同时，必须对患者以

何种方式结束生命对其整体最为有利，以及捐献的社会价值加以考量。对可能发展为BD的脑卒中患者进行ENTV可能是未来几年合理增加器官捐献数量的一个渠道，因此可被视为患者被ICU收治的指征（详见第二章）。

维持ICU内濒死患者发展至BD需要数小时或数天的积极通气和循环功能支持。实践中，WLST后DBD捐献者和DCD捐献者的比例在欧洲各国之间存在很大差异，并在1999～2015年间有所变化。Sprung等人发表了一项前瞻性观察研究报告，研究对象为2015～2016年间在欧洲22个ICU中接受LST时受到限制或死亡的1 785例患者，并与之前1999～2000年间同一批ICU所报告的数据进行了比较。在全球范围内，BD诊断率从9.3%降至4.1%。保留或撤除LST的决策数量分别从40.7%增至50%，以及从24.8%增至38.8%（不同中心之间存在差异）[11]。

考虑到DCD越来越常见，器官捐献有从DBD向DCD转变的危险趋势。鉴于欧洲各国现有的EOL治疗模式各不相同，存在对这些模式进行调整的空间，使其既能满足患者得到最佳照料的要求，同时又能保留器官捐献的可能性。

DBD的潜力取决于ICU中急性颅脑病变患者的流行病学特征和DBI患者的EOL处理方式。这两个要素不仅在欧洲各国之间存在很大差异，即使在同一国家的不同地区和不同医疗中心之间也可能相差甚远。如今，BD的流行病学特征在很大程度上取决于ICU收治的严重脑损伤患者和缺血性或出血性脑卒中患者的绝对数量，以及两者之间的比值，在逻辑上受到重症监护设备和急症系统的限制。欧洲各国之间重症监护床位的数量差异很大。虽然ICU床位总数为73 500张（11.5张/10万人），但各国之间存在很大差异，德国为33.7张/10万人，而葡萄牙为9.1张/10万人[13]。因此，医疗保健系统很可能对ICU资源的利用，以及DBI患者转入和转出ICU的标准产生重大影响。不过，器官捐献率与ICU床位的绝对数量并不完全相关，如葡萄牙每10万人拥有的ICU床位数低于欧洲平均水平，但器官捐献率位列欧洲前茅。因此，考虑到欧洲各国在DBI患者数量、预期寿命、ICU床位资源、EOL管理伦理原则，以及老年脑卒中患者ICU收治标准等方面存在巨大

差异，欧洲各国的BD潜在群体的数量不尽相同，应在各个国家进行监测，并对不同ICU中ACLD患者的绝对数量、病因和年龄进行比较。

在全球范围内，目前ICU中的实际器官捐献数量仍与其潜力不相符，主要是因为未能识别出所有可能符合BD标准的患者。因此，对该筛选流程进行分析是许多国家质量控制项目的主要目标。特别是DOPKI（改善器官捐献的知识和实践）项目对欧洲各国的监测系统进行了比较，以确定DBD过程中的效率指标[7]。规范使用ICD-10编码（详见第二章）以识别急性颅脑病变，是一种简单有效地获取客观的回顾性数据的方法。相同的ICD-10编码可用于检测和监测ICU外的所有急性脑损伤死亡病例，这些病例数较好地代表了院内潜在DBD捐献者的数量[14]。对ICU内外所有急性脑损伤死亡病例进行全国性前瞻性登记有助于测算其识别BD的能力，并能够监测潜在DBD捐献者的病因和年龄（详见第二章）。

面对EOL患者，从现有的能够导致BD的病因中精准确定一项诊断，是使用神经系统标准判定其发生不可逆脑损伤，并排除在BD诊断中任何可能的疏漏和混杂的可逆因素的先决条件。因此，为得到精确的病因诊断，进行细致分析和影像学检查在任何时候都不应缺失。各国的BD诊断指南尤其应明确要求了解脑损伤的原因，并评估脑损伤的严重程度及其与BD进展的一致性。

3.3 全球范围内的脑死亡

Lewis等人最近的研究表明，各国依据神经系统标准判定死亡的方案各不相同[15]。在136个接受分析的国家中，61%的国家具备依据神经系统标准判定死亡的方案，但存在一些差异（临床诊断标准、观察期、辅助检查的应用）。作者建议在这方面达成全球共识。

最近，经过50多位国际医学专家的共同努力，发布了一项关于BD判定的全球推荐[16]。由于该领域缺乏高质量的随机试验研究，作者决定不采用标准的推荐分级。因此，许多推荐意见都是以5个世界联盟的共识和认可为基础。这些推荐说明了BD判定的最低标准。

重要的是，专家们在文中解释了BD和按神经

系统标准判定的死亡（death by neurologic criteria, DNC）的概念。这一概念被定义为脑功能完全且永久性丧失，即失去恢复意识能力、脑干反射消失且无自主呼吸的无反应性昏迷。这种情况可以是氧合循环永久停止和（或）DBI造成的。细胞水平的神经元和神经内分泌活动的持续存在并不妨碍DNC判定。事实上，脑功能指的是一种可在床旁评估的宏观现象，而脑活动指的是神经元功能（无须整合）。在死亡判定的语境中，"永久性"指的是不能自发恢复，也不能通过干预措施恢复的功能丧失。另一方面，"不可逆"一词指的是一种无法恢复或复原的情况。专家们还列出了"脑死亡"的同义词："脑循环停止""大脑功能停止""大脑循环停止""大脑死亡""超昏迷""不可逆昏迷""神经系统死亡""按神经系统标准确定的死亡""脑组织死亡""按神经系统标准判定的死亡"和"按脑功能标准判定的死亡"。

关于BD的"生理病理学"存在这样一种争论：BD究竟是每个脑神经元死亡，还是每个受大脑控制的反射消失[17]。事实上，约50%的DBD捐献者没有中枢性尿崩症（DI），这表明大脑仍有神经内分泌功能[18]。作者指出，建议将BD和DNC定义为脑功能完全且永久性丧失，即失去恢复意识能力、脑干反射消失且无自主呼吸的无反应性昏迷[16]。按此定义，BD的诊断需要确认大脑的高级控制和整合能力不可逆地终止。对已报道的病例进行仔细分析，发现根据专业指南正确确认的BD病例未有发生恢复意识或生存的先例。

在全球范围内统一BD判定的标准需要许多国家在实际操作、指南推荐，甚至法律方面做出变更。如果这些变更被解读为目前所使用的BD判定方法并不安全的证据，则改变已经实施多年、在医疗专业人员和民众的支持下已经实现器官移植的方法和流程可能会引起民众的不安。

3.4 脑死亡的临床诊断

BD诊断首先依赖于临床检查和脑干功能检查。对于因DBI导致的无反应性昏迷患者，这是最直接、最可靠和最容易判定BD的方法。这类患者的脑功能已经丧失或即将丧失，无一例外地将以躯体死亡终结生命。表3.1总结了BD临床诊断的几个关键方面。

表 3.1　BD 的临床诊断要点

临床判定 BD 的先决条件：
- 昏迷原因明确，不可逆的状态符合 BD
- 排除可能影响临床检查的情况（严重的电解质紊乱、酸碱平衡紊乱或内分泌紊乱）
- 排除 CNS 抑制剂的持续作用或中毒
- 排除神经肌肉阻滞剂的影响
- 体核温度 >35 ℃（详见 3.4.1.2 中的第 1 点）

3 个必须满足的临床体征：
- GCS 评分 =3 分
- 脑干反射消失
- 无自主呼吸——自主呼吸激发试验

1. GCS 评分 =3 分
   1）低肌张力和无反应性昏迷：尽管脊髓的自主反射可能仍然存在，但患者对颅神经支配的躯体部位的疼痛刺激（如对颞下颌关节或眶上缘持续施加压力）丧失了脑运动反射

2. 脑干反射消失
   1）在发展至 BD 的过程中，脑干反射的消失是沿着由头到尾的方向，即从中脑到脑桥，最后到延髓
   2）瞳孔对光反射消失：无对光反射，瞳孔固定（瞳孔直径 4～9 mm），且对强光刺激无反应
   3）无眼活动，无眼球活动，在下列刺激时无头眼反射 / 前庭眼反射：
     - 快速转动头部（头眼反射），需在无脊髓损伤时进行
     - 冷热试验（前庭眼反射，在鼓膜完整的情况下进行），用 50 mL 冷水依次灌注双侧鼓膜（注水后观察 1 min，间隔 5 min 再冲洗对侧）
   4）角膜反射消失（避免角膜受损）：滴入生理盐水后无眼睑运动，或使用无菌棉棒轻触角膜缘时无眼睑运动
   5）眼心反射消失：检查后无心脏反应（仅在某些国家为强制性要求）
   6）吸痰时咳嗽反射消失，咽反射和气管反射消失（仅在某些国家为强制性要求）
   7）静脉输注阿托品（0.04 mg/kg）后无心率反应（仅在某些国家为强制性要求）

3. 自主呼吸激发试验
   1）由于呼吸中枢（延髓）功能丧失而无自主呼吸
   自主呼吸激发试验的经典步骤
   1）预氧合要求：将机械通气参数设定为 FiO$_2$=1.0、PEEP 值≥5 cmH$_2$O，设定充足的潮气量和合适的呼吸频率，以确保 PaO$_2$/FiO$_2$>200 mmHg（26.7 kPa）、PaCO$_2$ 为 35～45 mmHg（4.7～5.9 kPa）
   2）如果 PaO$_2$/FiO$_2$<200 mmHg（26.7 kPa），可能导致患者出现心律失常 / 心动过缓 / 心脏停搏，此时应慎重考虑是否继续进行，还是采用替代方法或放弃试验（原因记录在 BD 评估表中）
   3）断开呼吸机连接，时间通常为 3～5 min（最多 10 min）。通过鼻导管在气管导管中给予 6～8 L/min 流量的供氧，同时必须监测血氧饱和度以发现任何程度的氧饱和度下降
   4）注意吸痰管的直径和气道阻塞的风险
   5）重新连接呼吸机后采用肺复张手法，以避免肺不张
   自主呼吸激发试验的"可替代方案"（如果本国法律允许）
   1）预氧合要求同前
   2）将患者的人工气道与呼吸机的连接断开，连接到带有 CPAP 阀的自膨呼吸球囊，以 6 L/min 的氧流量通过气管导管进行供氧
   3）不断开呼吸机连接，将呼吸机设置为 CPAP 模式
   4）以低流量通气（FiO$_2$=1.0）达到 PaCO$_2$ 目标值，然后以 CPAP 模式供氧 1 min（呼吸机断开与否均可）
   间隔约 5 min 采集动脉血样本，如果达到 PaCO$_2$ 目标值，则重新连接呼吸机；如未达到，则继续进行试验
   如果 PaCO$_2$ 高于参考基准值 20 mmHg（2.7 kPa），则试验结果呈阳性。部分国家要求 PaCO$_2$≥60 mmHg（8.0 kPa）

注：①FiO$_2$，吸入氧浓度；PEEP，呼气末正压通气；PaO$_2$，动脉血氧分压；PaCO$_2$，动脉血二氧化碳分压；CPAP，持续气道正压通气。②1 cmH$_2$O= 0.098 kPa。
资料来源：参考文献［19～24］。

3.4.1 临床检查的先决条件

3.4.1.1 脑死亡诊断：两个强制性标准

BD 诊断应遵循严格的步进式路径，首先要遵循 2 个绝对的强制性标准[25, 26]：

1）必须确定 BD 的结构性病因和发病机制。昏迷原因不明确者不能进行 BD 诊断。在证实患者的 DBI 后，需要进一步提供支持其不可逆的证据（如脑干大量出血）。昏迷的原因一般通过神经系统影像学检查来证实，但在某些情况下（如脑膜炎、脑炎或中毒，以及心肺骤停后的早期临床阶段），可能需要进行辅助检查，如实验室检查或临床发现。BD 的部分表现与某些神经系统疾病的临床症状相似，如闭锁综合征、缺氧性脑病、微意识状态或持续性植物状态。在这种情况下，任何意识迹象或自发性脑部活动迹象（包括惊厥抽搐、任何脑干对刺激的反应或出现自主呼吸）都是排除 BD 的关键指标。累及所有周围神经和脑神经的吉兰-巴雷综合征（GBS）、内分泌危象、蛇咬伤或巴氯芬过量（尚处可逆状态）等罕见病例均可能表现为类 BD 症状，如果未进行深入的鉴别诊断或适当的辅助检查，则可能导致后果严重的误诊。

2）必须排除任何可能干扰临床诊断及其可靠性的因素。

要通过临床检查明确脑功能丧失与上述结构性病因完全相关且不可逆，必须排除任何可能导致误诊的混杂因素。

《世界脑死亡项目通讯》建议，在进行 BD 判定之前，应有颅内压（ICP）增高的神经影像学证据，或 ICP 测量值等于/超过平均动脉压（MAP）[16]。

3.4.1.2 脑死亡诊断：需排除的因素

在进行临床检查之前，必须排除严重的生理紊乱以确保 BD，即脑功能不可逆丧失这一诊断的可靠性[27]：

1）体核温度应 >35℃。如果体核温度 <28℃，脑干反射可能会消失。此外，如果体核温度在 28 ～ 32℃，对光反应会消失。对长期低体温者（特别是缺氧性脑损伤患者）和治疗性低体温者（32 ～ 34℃）的观察评估时间应达到 24 h（详见 3.5.4.4）。

2）必须确保患者的血流动力学稳定、氧合充分和体液平衡。成人的 MAP>60 mmHg（有关儿童的

BD 判定，请参阅第十四章）。

3）排除可能影响临床评估的代谢性疾病（严重的电解质紊乱、酸碱平衡紊乱或内分泌紊乱）。

4）应严格评估并排除 CNS 抑制药物和神经肌肉阻滞剂（巴比妥类、苯二氮䓬类药物、TCA 等）可能产生的任何影响。筛查试验可能有所帮助，但一些毒性药剂（如氰化物、锂和芬太尼）可能无法通过常规手段检测出来。对于未知或可疑的药物或毒素，合理的方法是将观察期延长至 48 h，以确定脑干反射是否发生变化。如果未观察到变化，则必须进行确认试验[25]。如果已确认物质但无法量化，则观察期应至少为该物质清除半衰期的 5 倍，以此排除其他药物或器官功能不全的干扰，如急性肾损伤网络（Acute Kidney Injury Network, AKIN）分级 > Ⅱ 级[28] 时，总胆红素水平高出正常值 3 倍以上的肝功能不全（专家意见）的干扰。如果血清药物浓度低于治疗浓度范围和（或）临床证据表明神经功能缺损并不能用药物的存在来解释，则允许进行 BD 临床诊断。在某些情况下，可以使用药物拮抗剂来减少干扰药物的影响（详见 3.5.4.2）。

5）当患者接受低温治疗或使用非搏动连续流动式机械循环支持装置时，应格外小心，因为这些情况会改变药物（如丙泊酚和巴氯芬）清除率。应给神经功能的恢复留出适当的时间，或者使用确认试验来确定神经功能检查结果的不可逆性[29]。

6）包括自主呼吸激发试验在内的临床检查必须全面、严格和可靠。还有其他一些情况可能存在 BD 诊断陷阱，如面部、眼部或高位颈椎外伤和既往存在的瞳孔异常。这些因素可能会妨碍所有的脑干反射检查。睡眠呼吸暂停患者或伴有慢性二氧化碳潴留的严重肺部疾病患者，应接受专门的自主呼吸激发试验。如存在上述情况，建议进行确认试验[27]。

3.4.1.3 脑死亡诊断：不可逆性

由已知的 DBI 引起的脑功能丧失的不可逆性是 BD 诊断的关键因素。不可逆性有 3 个因素需要进行临床判断：

1）脑损伤的程度必须足以造成全脑功能丧失，并且因果能够直接对应。

2）应排除会抑制脑功能的可治性和可逆性医学状态。如果不能逆转或排除任何潜在混杂因素，则必须通过适当的确认性辅助检查来完成 BD 诊断。

3）应根据脑损伤类型、患者年龄或其他相关因素针对性地调整观察时间，以确认脑功能是否丧失。但在大多数国家，应根据国家指南或法律程序进行确认。

如果对BD诊断结果存在合理质疑、出于良好做法的需要，或出于地方/国家建议、国家法律的要求，应进行确认性辅助检查，如证明患者无脑血流（CBF）灌注的检查。一旦进行这些确认性辅助检查，则观察期可能会缩短。

由于临床检查的解读依赖于脑功能丧失的不可逆性和确认性辅助检查这两项，而且要最终得出BD的结论需要有不可逆的证据，因此应由神经重症治疗经验丰富的医生来进行BD诊断。

3.4.2　临床检查

通过临床检查确认BD，需要对符合上述前提条件的昏迷患者（无自主呼吸运动，且脑干反射消失）进行神经系统检查（详见3.4.1）。

应在患者生理条件（血流动力学、代谢、呼吸和非低体温）稳定的情况下对其进行神经系统检查，以便任一存活神经元有机会做出反应。在进行可能对大脑产生不良影响的诊断检查之前，建议先进行其他无伤害的检查，从而避免对非BD患者造成进一步伤害。自主呼吸激发试验应在最后一步执行，试验要求升高$PaCO_2$，会引起ICP增高，从而有引起脑损伤的风险[25, 26]。如果患者存在任何阳性的脑干功能反射，或在任何方面对BD诊断存在合理质疑，则不应进行自主呼吸激发试验。如果发现患者有呼吸运动，则应中止自主呼吸激发试验，并重新启动控制性机械通气。

在开始临床检查前，建议将患者的FiO_2调至1.0，并调整呼吸机参数使$PaCO_2$维持在正常范围持续15～30 min。

床头应升高至30°。建议对所有患者先进行鼓膜检查，以排除可能降低前庭眼反射敏感度的病变或耵聍栓塞。创伤病例（如出现外耳道血凝块）也可能造成类似影响，血凝块的出现常与颞骨骨折有关[可伴有面部解剖结构完整性受损和（或）听神经/前庭神经反应消失][25]。在这些情况下，应谨慎得出面部运动消失和（或）前庭反射消失的结论，因为它们可能与脑干功能丧失无关。其他头颅或躯干

结构（神经）受损也会导致类似的假阳性结果，因此，对检查结果的最终解读同样应当谨慎。

所有的脑干反射试验（在自主呼吸激发试验之前）均应在控制性机械通气模式下进行。建议在体格检查开始前采集动脉血气分析样本，以确定患者的呼吸状态，并定量评估自主呼吸激发试验的持续时间。

3.4.2.1　脑干反射

必须在临床检查一开始就确定患者是否为深昏迷（GCS评分=3分），深昏迷患者一定是对言语刺激无反应的，但是可能仍存在脊髓反射运动。然而，医生在检查时应暂时忽略去大脑强直和去皮质强直或癫痫，因为这些都是能够排除BD的脑活动表现。脑干反射的体格检查总结见表3.1。

3.4.2.1.1　瞳孔对光反射（由第Ⅱ对颅神经传入，第Ⅲ对颅神经传出）

在1980年美国国立卫生研究院发布的合作研究标准中，瞳孔散大固定被认为是BD诊断的强制性标准，因为在药物中毒的病例中可以看到瞳孔固定居中[27, 30]。如今，通过诊断BD前仔细的病史采集和药物筛查，能够在毒理学筛查结果为阴性的情况下判定瞳孔固定居中是BD的表现。通常情况下，BD患者的瞳孔直径为4～6 mm，但可以表现为单侧或双侧瞳孔散大（9 mm）。光刺激下，瞳孔始终固定不变。此外，刺激时也观察不到瞬目反射。

3.4.2.1.2　角膜反射（由第Ⅴ对颅神经传入，第Ⅶ对颅神经传出）

BD患者在角膜刺激后无瞬目、流泪或发红反应。角膜反射的检查方法是使用棉拭子边缘轻触角膜缘。应避免刺激角膜中间（中央）区，没有证据表明该区域对刺激更敏感，因其与中心视力相关，反而可能会造成潜在伤害。为避免发生这种潜在问题，建议用一滴生理盐水进行角膜刺激。

3.4.2.1.3　前庭眼反射和头眼反射（由第Ⅷ对颅神经传入，第Ⅲ和第Ⅵ对颅神经传出）

前庭眼反射检查是在双眼打开的状态下，缓慢地向患者一侧外耳道内注入50 mL的冰盐水。灌注后观察至少1 min，任何眼轴偏移或眼球活动，以及自主神经反应都是BD诊断的排除标准。应间隔5 min再刺激对侧耳道。

头眼反射是另一种可以选择的评估检查方法。

在双眼打开的状态下，将患者头部从一侧急速转向另一侧，观察患者眼睛瞬间的位置。BD 患者的眼球轴位固定不动。在正常反应中，眼球在头部转动后的片刻会随之转动。

对患者进行一种还是两种反射检查取决于医生的判断，但前庭眼反射检查更常用，尤其是对创伤患者，颈部剧烈运动可能会带来危险。

3.4.2.1.4　咽反射（恶心或呕吐）和咳嗽反射（由第 IX 对颅神经传入，第 X 对颅神经传出）

必须观察到患者对压舌板施加的咽后壁刺激无反应，对气管支气管吸痰（隆突刺激）也无反应，完全无呼吸运动。

3.4.2.1.5　伤害性刺激的面部运动反应

必须观察到患者对三叉神经（面部）区域疼痛刺激（即颞下颌关节区或眶上缘的眶上神经）无反应。对患者的身体部位（颈部、胸部、四肢或腹部）施加疼痛刺激，如按压甲床，无任何反应或痛苦表情。

务必记住，任何觉醒或意识表现均与 BD 不符。

3.4.2.1.6　阿托品试验（由第 X 对颅神经传出）

阿托品试验是指静脉注射 0.04 mg/kg 阿托品，非 BD 患者的心率会较基线升高 10% 以上。心率升高是由于延髓下部的迷走神经核团受到刺激，而 BD 患者无心率升高反应。该试验简单易行，是通过药理刺激对脑干关键深部区域（与自主呼吸激发试验检查的部位相同）进行刺激，对根据神经系统标准确诊 BD 具有重要意义。在大多数国家，国家指南并不要求进行此项试验。如有需要，可在进行自主呼吸激发试验前将其作为补充试验。

3.4.2.1.7　自主呼吸激发试验

自主呼吸激发试验旨在证明维持呼吸的脑干功能的丧失。然而，如果患者在试验前氧合和血容量不足，则该试验极有可能会导致其低血压、低氧血症和心律失常。有时，这些并发症会导致试验不能完成，从而需要进行额外的确认性检查。

在进行该试验前，应对患者进行至少 5 min 的预氧合（$FiO_2=1.0$），并采集其基线动脉血气分析样本（目标 pH 为 7.38 ~ 7.40；目标 $PaCO_2$ 为 35 ~ 45 mmHg，即 4.67 ~ 5.9 kPa）。然后，将患者的人工气道与呼吸机的连接断开（同时通过气管导管以 6 ~ 8 L/min 的氧流量进行无呼吸氧合弥散，

为患者提供氧合），或在没有任何人工呼吸驱动支持的情况下采用 CPAP 模式（$FiO_2=1.0$）帮助患者维持呼吸，以最大限度地刺激脑干呼吸神经元（约 5 ~ 10 min）。使用外径小于气管导管内径 70% 的注气导管，可以在试验过程中维持肺压力和肺容量在适当范围[19]。通过对患者胸部的仔细观察和（或）细致的二氧化碳监测，可鉴别出任何通气运动或通气驱动变化。在试验结束时，应采集第二份动脉血气分析样本。如果 $PaCO_2$ 与参考样本相比升高超过 20 mmHg（2.7 kPa）且未观察到任何呼吸迹象，则该试验表明患者的自主呼吸停止。在大多数国家，建议终末 $PaCO_2$ 应 ≥ 60 mmHg（8.0 kPa）。一些国家还要求 pH ≤ 7.40。

在世界死亡项目中，除非患者有高碳酸血症，否则一般建议目标 pH < 7.30 和目标 $PaCO_2$ > 60 mmHg（8.0 kPa）。高碳酸血症患者的目标 $PaCO_2$ 应高于基线值 20 mmHg（2.7 kPa）[16]。

如受试者为潜在供肺者，应避免发生肺萎陷、肺不张和肺水肿。试验后对捐献者进行的肺复张操作可以改善 PaO_2/FiO_2 比值，并预防急性肺部并发症[20]。

对于 PaO_2/FiO_2 < 200 mmHg 的严重肺损伤患者，断开其与呼吸机的连接后可观察到血氧饱和度急剧下降，随后出现循环功能紊乱。为避免发生这种情况，建议使用带有供氧功能的 CPAP 系统进行自主呼吸激发试验。首先，如上所述，在未断开呼吸机的情况下将呼吸机设置为 CPAP 模式，并关闭触发灵敏度按钮（呼吸机自循环作为一种自动触发现象，可能会与脑干控制的呼吸相混淆）[21]。出于安全原因，大多数现代呼吸机都有不可中断的呼吸暂停自动备份通气功能，因此，如今这种方法很难实现。另外，也可以通过与气管导管连接的带有 CPAP 气流调节阀的自充气袋（6 L/min 的氧流量）[22] 或麻醉机循环系统[23, 31, 32]进行试验。对严重低氧血症患者进行自主呼吸激发试验的另一种方案是低流量供氧，即每分通气量减少约 50%（预氧合后），以得到目标 $PaCO_2$。然后，将通气模式切换到 CPAP 模式，供氧 1 min（无论是否断开呼吸机）。应反复进行动脉血气分析，直至得到目标 $PaCO_2$[24]。

3.4.2.2　脊髓反射

BD 是指脑功能的丧失，因而脊髓本身的神经活动可以持续存在，并被临床检查或辅助检查发现。

BD患者可能会出现源于脊髓的复杂躲避运动,但必须与提示脑干活动(和皮层活动)存在的癫痫、去皮质强直和去大脑强直区分开来。

BD患者偶尔出现的一些临床表现不应被误解为脑干功能存在的证据[27]。这些临床表现不仅包括脊髓反射,还包括表3.2中提到的一些临床观察结果。

呼吸性酸中毒、低氧血症或快速屈颈均会引起脊髓反射。因脊髓运动机制而产生的肢体自发运动多见于青壮年。这些脊髓反射包括手臂或手指屈曲、四肢或单肢缓慢抬离床面、喘息运动、单腿自发抽动和行走样动作(被称为拉撒路现象)。肩部多发性剧烈肌阵挛偶见于年轻患者。呼吸样运动的特征包括肩部抬高和内收外展,但无任何明显的潮气量。

其他不太常见的反应包括出汗、脸红、心动过速和血压突然升高。这些血流动力学反应有时可由屈颈动作引起。肌牵张反射、腹壁浅反射和巴宾斯基反射均为脊髓反射,因此不会推翻BD诊断。患者表现为拇趾首先跖屈,然后紧跟着是第2、3、4、5脚趾的快速依次跖屈("波浪式趾屈征")。

多项研究证实,在BD确诊病例中,脊髓反射的发生率约为50%,其存在并不会改变BD的诊断结果,反而确证了BD诊断的可靠性。事实上,BD进程最终阶段的良好灌注和氧合使脊髓神经元在脊髓休克后的数小时或数天内即可恢复脊髓活动。在没有任何高级(大脑)控制的情况下,脊髓神经元对最小的刺激(即身体触碰、自主呼吸激发试验期间的呼吸性酸中毒、器官功能恢复过程中的疼痛刺激和手术刺激)都会产生反应,从而引起大幅度且不停的肢体运动和非常明显的自主神经反射。

研究人员在一项针对经血管造影确诊的BD病例进行的前瞻性研究中发现,深肌腱反射和牵张反射通常在患者受伤的第一天消失,而在24 h后重新出现[33]。研究还发现,无脊髓反射的BD患者其血流动力学往往持续不稳定。33%的患者在上胸部疼痛刺激下出现同侧伸展旋前反射,79%的患者在$L_{3/4}$(L为腰椎)皮节刺激下出现同侧屈肌回缩反射。Wijdicks观察到患者在自主呼吸激发试验期间、转运过程中、腹部被切开时,或与呼吸机同步活动时,均会出现脊髓运动,并将其描述为偶发性运动(这种缓慢的肢体运动,甚至可能包括短暂的腰部屈曲,看起来像是患者坐起身来)[25]。连贯一致的BD临床表现记录和辅助检查

确认将为BD诊断提供最终证据,例如,EEG在肢体运动过程中表现为没有变化的等电位。

表3.2 与BD诊断相符的临床观察结果[27]

《美国神经学会操作手册》列出了一些偶发现象。以下这些现象不应被错判为脑干功能丧失的证据:
• 病理性屈伸反应以外的肢体自发运动
• 呼吸样运动(肩部抬高和内收、背部弓起、肋间扩张,但无明显潮气量)
• 出汗、脸红和心动过速
• 高热
• 血压正常(无药物支持),或血压突然升高
• 无DI
• 腱反射(深反射)、腹壁反射(浅反射)或三屈反射
• 巴宾斯基反射

3.4.2.3 符合脑死亡诊断的临床观察结果

除脊髓反射外,患者会持续存在或出现一些其他临床现象,但临床观察结果仍与BD诊断相符。例如,可观察到下丘脑-垂体轴分泌的某些激素其活性持续存在的现象(如出汗、脸红、心动过速、体温过高、无药物支持却血压正常、无DI)[18]。

尽管BD患者的脑循环已停止,但仍可能存在维持下丘脑-垂体轴分泌激素的微量血流。例如,虽然有研究报道46%~78%的BD患者由于抗利尿激素(ADH)分泌不足而继发神经源性DI[34],但也有多项研究表明部分患者能够维持足够的下丘脑激素水平[18]。结合上述发现,以及下丘脑复杂且变异较多的血供系统,也可以解释体温调节中枢功能的存在,因此,患者体温过高表明BD合并感染[35]。

某些情况下可能会发生呼吸机自动触发(ventilator auto triggering, VAT)。这种现象可被描述为在患者无自主呼吸能力、无内源性呼吸驱动或无吸气肌活动的情况下,VAT通气。自动触发的呼吸机通气容易与自主通气混淆,而造成BD识别延迟[36]。这种情况可能是由于心脏震动、呼吸机回路漏气、冷凝水、噪声或人为因素造成的[37]。这些研究强调,只有在患者与呼吸机的连接断开的情况下,才能可靠地评估自主呼吸激发试验。

3.4.3　观察期

自1968年哈佛医学院特设委员会首次提出"脑死亡"标准以来，所有方案均提到了需要一个观察期和反复的临床检查来确认BD的初步诊断。目前，人们对临床观察到的BD状态的不可逆性仍然存在争议。需要指出的是，在已使用确认性辅助检查且临床进展和病因明确的情况下，即使两次临床检查（包括自主呼吸激发试验）之间的间隔时间很短，临床上确认BD也是合理的。但在大多数国家，这种临床观察期的选择已被取代，指南和法规强制规定根据神经系统标准进行具有法律效力的BD宣告。

然而，从医学角度来看，给予BD的确诊一定观察期可能会更好，尤其是在导致脑干功能丧失的损伤其不可逆性不十分明了的情况下（特别是缺氧后的患者）。由于缺血缺氧性脑病的特殊发病机制，临床上普遍接受的一条规则是，从脑缺氧事件的发生到可靠的BD临床诊断之间至少应间隔24 h。对于心肺骤停后接受低温治疗的幸存昏迷患者，这一间隔时间应延长至72 h[38]。

3.4.4　脑死亡宣告

BD的诊断基于临床标准，而这一标准又是通过神经系统检查实现的。在某些情况下，需要通过辅助检查证实患者大脑（皮层）的代谢/电活动停止或CBF消失。然而，大多数国家都规定了强制性程序，以赋予临床诊断法律效力和社会效力。必须强调的是，所有国家都应制定国家级BD诊断规程。制定国家规程有诸多好处，包括促进安全操作、确保在死亡判定过程中不会出现诊断错误、保护患者和专业医护人员、提高公众和专业人员对遗体器官捐献程序的信心，以及增加通过符合伦理规范的捐献和获取程序得到的供体器官数量。

实际上，即便在欧洲范围，各国诊断BD的做法也存在很大差异，尤其是需要进行1～4次临床检查的医生的数量和专业背景、观察期（观察期可能长达72 h，特别是面对儿童患者，但若进行辅助检查，观察期可能会缩短），以及强制性或选择性地使用不同的辅助检查方法[39, 40]。不过，所有的BD诊断规程均建议至少进行1次初步辅助检查，以消除因可能的混杂因素而造成的对临床观察结果可靠

性的任何怀疑，或以此缩短观察期。

归根结底，对欧洲BD诊断程序进行协调统一，仍然是提高BD的医学认同和社会认同的最重要的议题之一。

3.5　诊断脑死亡的辅助检查

无论采用的概念是"脑干死亡"还是"全脑死亡"，BD诊断的第一步仍然是临床评估。在进行任何辅助检查之前，应当确认神经系统检查结果与根据标准（详见3.4.1、3.4.2）严格确认的临床BD状态明确一致。辅助检查的选择需要根据本地设施、设备可用性或一些特殊情况（如儿童、开放性颅脑损伤、镇静剂循环残留）综合考量。尽管如此，一些国家的指南明确指出，能证实脑循环不可逆停止的辅助检查可作为一种适当的工具，用于决定何时可执行神经系统检查，以便对BD进行临床评估（无须考虑镇静药物的残余作用）。在使用镇静药物的情况下，这些特定辅助检查的结果依然有效。

3.5.1　脑血流检查

3.5.1.1　数字减影血管造影

经典的四血管动脉造影长期以来一直是检查BD患者CBF情况的金标准，因为它既不受低体温的影响，也不受CNS抑制剂的干扰。尽管数字减影血管造影（digital subtraction angiography, DSA）是一种有创检查，但它仍然是加拿大和美国诊断脑循环停止的推荐检查之一[27, 41]。脑循环的停止不是瞬间发生的，而是渐进式的。以下是可观察到的不同的渐进式脑循环停止模式，从颅内动脉局部或延迟充盈到无血流充盈，均符合BD判定标准：

1）脑动脉-静脉循环时间极度减慢（延迟时间>15 s即为不具备脑功能）。

2）Willis环脑动脉循环停止。

3）动脉内造影剂完全无法进入颅内，脑静脉无造影剂充盈，造影剂逆向消散。

不过，血管造影也有一些缺点，如需将患者移出ICU、使用的造影剂具有潜在肾毒性，以及需进行动脉穿刺。静脉DSA已成功用于证实脑循环停止，其原理与常规动脉造影相同。

3.5.1.2　血管闪烁显像

随着亲脂性放射性物质的发展，放射性核素

CBF 显像在 BD 诊断中的应用前景十分广阔。自第一代 ^{99m} 锝（^{99m}Tc）-高锝酸盐闪烁显像问世以来，使用 ^{99m} 锝标记的六甲基丙二胺肟（^{99m}Tc-HMPAO）作为弥散放射性示踪剂的血管闪烁显像已在许多国家成为一种常规检查。

使用 ^{99m}Tc-HMPAO 的血管闪烁显像包括两个阶段：第一阶段，评估 CBF 情况；第二阶段，在注射示踪剂后的 5～10 min 采集正位、右侧位、左侧位的静态显像，以评估脑实质的摄取情况。如果脑实质无同位素摄取（"空颅现象"），则证实 CBF 停止。使用 ^{99m}Tc-HMPAO 的血管闪烁显像操作简便、灵敏度高且特异性强，不受患者临床状况或服用 CNS 抑制药物的干扰。与其他 CBF 显像一样，闪烁显像诊断 BD 的准确率并未达到 100%。

无论是否进行放射性核素血管造影，平面显像仍是通过闪烁显像确诊 BD 的核心方法。使用 ^{99m}Tc-HMPAO 和多角度采集的静态平面图像，可用于评估幕上（大脑半球、基底节、丘脑）和幕下（小脑、脑干）结构的血流情况。单光子发射计算机断层成像（SPECT）可提供横断面信息，但根据该检查判断 CBF 和代谢功能丧失的可靠性仍有待验证。至少应进行双角度的平面显像。

一些文献报道不使用特异性脑示踪剂的平面显像诊断 BD 的灵敏度为 98.5%[42]。其他研究也支持这一观点，即使用 ^{99m}Tc-HMPAO 的平面显像其灵敏度非常高，并且特异性（无 CBF 灌注，临床确诊 BD）接近 100%[43]。

血管闪烁显像无须使用含碘造影剂，容易解读，并与脑血管造影基本一致。这种 CBF 显像的一大优势是不受 CNS 抑制剂、低体温或代谢紊乱的影响，但其主要局限性是对于有一定程度颅骨闭合不全的患者（如 1 岁以下患儿、开放性头部外伤患者或大型开颅术后患者），它可能会显示 CBF 的存在[43]。

3.5.1.3 经颅多普勒超声

经颅多普勒超声（TCD）是一项使用超声波来检测颅底动脉血流速度的技术。除了用于脑血管损伤患者和脑外伤患者的常规治疗外，TCD 对诊断 BD 患者颅内大动脉进行性循环停止也具有重要价值。

脑循环停止在大多数情况下是由 ICP 升高造成的，当 ICP 水平达到与 MAP 相同的数值时，脑灌注压接近 0（脑灌注压=MAP-ICP）。TCD 可以验证脑循环停止的动力学过程（尤其是伴有颅内高压的幕上病变患者）。刚开始，舒张期血流速度逐渐减慢，随后出现舒张波和收缩波分离，接着出现舒张期反向血流频谱（震荡波），然后舒张波消失。最后，无任何 CBF 灌注迹象（尤其是那些脑循环停止超过 24 h 的患者）。1998 年，世界神经病学联合会神经超声研究组的 BD 专责小组发布了一份共识文件，该文件认为有 2 种超声声像图符合 BD 诊断（图 3.1）[44]：① 震荡波（舒张期反向血流频谱）；② 收缩期棘波。

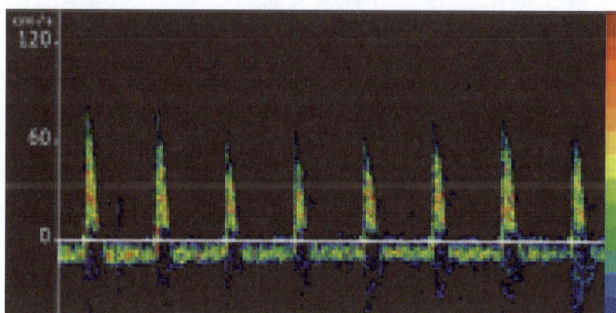

a. 震荡波

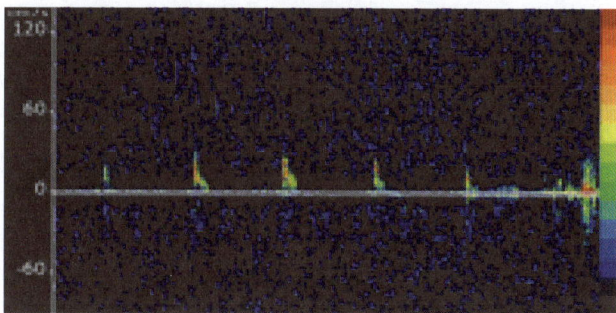

b. 收缩期棘波

图 3.1 符合 BD 诊断标准的大脑中动脉 TCD 波形

资料来源：波兰卢布林医科大学神经病学系神经超声实验室数据集，由神经超声专科医师 J. Wojczal 医学博士进行检查

在脑循环完全停止之前，TCD 还可以检测到大脑半球间或不同分隔间（幕上/幕下）的 CBF 不同步现象。

要通过 TCD 诊断 BD，必须在相隔 30 min 的两次不同的探测中探及代表脑循环停止的双侧震荡波和（或）收缩期棘波。这些结果必须通过对大脑中动脉（前循环）和基底动脉（后循环）进行超声检查来证实[45]。此外，一些文献作者还建议检查颈内动脉和椎动脉[45]。

TCD诊断BD的准确度在不同的文献中存在一定差异。一项系统性综述和荟萃分析（包括22项研究，共涉及1 671例患者）的结果显示，TCD的灵敏度为90%［95%置信区间（CI），0.87～0.92］，特异性为98%（95% CI，0.96～0.99），表明TCD是一项高度准确的确诊BD的辅助检查[46]。TCD的准确度在一些研究中显示较低的原因可能是未将颅骨气密性受损（存在脑室外引流、大型开颅术后）的患者排除在外，这些患者不适合接受TCD检查[47]。经颞窗未探及大脑中动脉的血流信号也是TCD的一个棘手问题，有一种解决方案是经眶窗检测颈内动脉虹吸段超声信号[48]。

TCD是一种易于在床旁操作的无创性检查方法，可反复进行。其优点还在于不受CNS抑制剂的影响，也无须使用造影剂。尽管TCD的阳性预测价值较高，但并非所有国家都将其视为一种法定检查。TCD要求操作人员必须具备高水平的专业知识和技能，受操作人员的主观因素影响。另一方面，TCD是识别何时应进行CBF或EEG评估的最佳手段。经过30 min以上重复TCD检测得到一致的符合脑循环停止的结果，即可用作确认试验。不言而喻，在患者低血压（MAP<60 mmHg）的情况下，检测到震荡波或收缩期棘波信号的概率会降低。

3.5.1.4 计算机体层成像血管造影

1998年，Dupas等人详述了计算机体层成像血管造影（CTA）在证明颅内无血流的方面是如何发挥作用的，并报道了CTA在BD诊断中的首次应用[49]。根据胼周动脉、大脑中动脉皮层段、大脑内静脉和大脑大静脉显影与否，作者们提出了7分制CTA评分法（图3.2a）[50]。2009年，Frampas等人根据大脑中动脉皮层段和大脑内静脉无显影，提出了另一种4分制评分法（图3.2b）[51]。此后，关于CTA应用的几项重要研究报告相继发表，一些欧洲国家（如奥地利、法国、德国、意大利、荷兰、波兰和瑞士）也都出台了国家指南[52-54]。遗憾的是，各国之间并未对这些指南进行统一，并且在评估量表和CT扫描时间方面存在明显的操作规程差异。这些差异可能会导致各国对脑循环停止的诊断不太一致，尤其是脑水肿边缘型病例。因此，欧洲有必要对BD诊断中的CTA规程进行统一。

两项荟萃分析（包括1998～2013年间发表的10项研究）对被诊断为BD的患者的CTA结果进行了比较，报告称其总体灵敏度相对较低，仅为85%[55, 56]。不过，这些荟萃分析纳入了较早进行的研究，而最近一项包括82例BD病例的大型多中心试验显示，根据4分制量表诊断BD的灵敏度>96%[54]。造成这种差异的原因与CT扫描机技术的不断进步、能够更精确地评估脑血管的浅淡显影有关，同时放射科医生的检查经验也在不断增加。因此，CTA在BD诊断中应被视为一项重要的辅助检查。

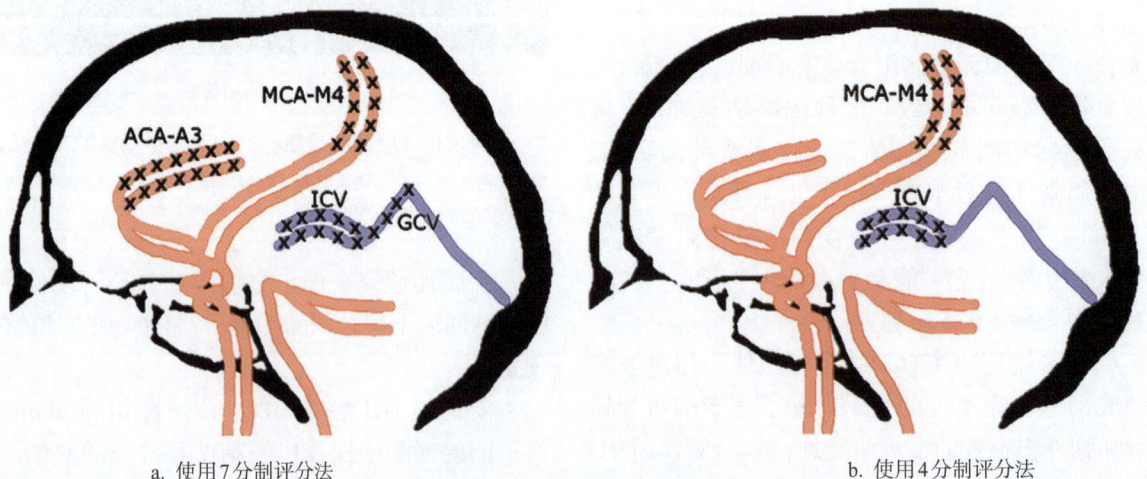

a. 使用7分制评分法　　b. 使用4分制评分法

图3.2　CTA诊断BD的标准

注：在7分制评分量表中，如果大脑前动脉中的双侧胼周动脉（anterior cerebral artery, ACA-A3）、双侧大脑中动脉皮质段（middle cerebral artery, MCA-M4）、双侧大脑内静脉（internal cerebral vein, ICV）和大脑大静脉（great cerebral vein, GCV）无显影，即可确诊BD。而在4分制评分量表中，如果双侧MCA-M4和双侧ICV无显影，即可确诊BD

资料来源：改自Sawicki, Bohatyrewicz, Safranow et al. Neuroradiology 2014; 56: 609[50]

CTA假阴性结果（临床确诊的BD病例仍存在脑血管显影）可能出现在极少数情况下，如去骨瓣减压术、颅骨骨折、脑室分流、颅骨柔软的新生儿和婴幼儿。在这种情况下，除了使用CBF显像检查，还应通过其他检查来确诊BD。值得一提的是，可导致BD的ICP升高是一个持续的过程，因而继发于ICP升高的脑循环停止也是一个持续的过程。因此，在脑干反射消失后的早期阶段，脑水肿引起的ICP增高可能并不会高于血压。在这种情况下，脑动脉外周段的显影可能仍然存在。因此，建议在患者出现BD临床体征后延迟6 h以上再进行CTA检查。如果首次CTA检查结果为阴性，则应在12 h后重复检查，或根据国家推荐或法律，使用其他方法确诊BD/DNC。

CTA的优点[56]包括设备普及、创伤远小于DSA，且技术复杂程度更低；耗时少于脑血管闪烁显像；操作人员主观因素少于TCD。在使用CTA检查时，医生还应考虑同时对患者进行全身（胸部、腹部和骨盆）CTA扫描来完成评估的可能性，以精确观察全身的血供情况和器官形态。除此之外，CTA还可以检测出解剖变异和器官捐献禁忌证（详见第六章）。

3.5.1.5　磁共振血管成像

磁共振血管成像（magnetic resonance angiography, MRA）有可能成为CTA的替代方法。不过，由于技术上的限制，特别是需要使用与磁共振兼容的设备（如呼吸机和输液泵），再加上经验有限和优越性未经证实，往往限制了MRA在BD诊断中的应用。

3.5.1.6　计算机体层灌注成像

CT技术的最新进展是全CBF灌注成像，在不久的将来有望成为一项非常有前景的BD诊断替代方法。计算机体层灌注（CTP）成像可作为评估包括脑干在内的指定区域[感兴趣区（ROI）]中CBF灌注情况的首选方法，并且能够作为固定时间CTA，在多个时间点同时进行脑血管结构成像。这种联用技术只需单次注射40～50 mL（CTA需使用80 mL）造影剂，即可评估血管充盈和脑实质灌注情况。

当皮层动脉或大脑内静脉显影，根据目前使用的标准无法确认脑循环停止进而延误BD诊断的情况出现时，CBF灌注可以作为一项确证试验[57]。波兰根据一项将非BD病例作为对照组的验证性研究，在2020年1月从法律上规定CTP成像可以作为12岁以上人群BD诊断的辅助检查。CTP成像临床应用的初步经验表明该项检查具有良好的应用前景[58]。鉴于使用CTP成像诊断脑循环停止的技术和标准尚未达成普遍认可的一致意见，因此有必要开展更全面的病例对照研究[16]。

3.5.2　电生理检查

3.5.2.1　脑电图

EEG是一项以脑（皮层）电活动停止为依据进行BD诊断的有价值的传统检查手段。标准的EEG检查仅包括大脑皮层的电活动，而不包括脑干的电活动。检查前应遵守患者体核温度>35℃、未使用镇静剂等先决条件，否则EEG结果仅供参考。

最广为公认的用于BD诊断的EEG检查标准已通过美国脑电图学会认证[59]，其中规定了必须在头皮的额区、颞区和枕区安放至少8个电极与1个参考电极（用于检测ICU环境中的电干扰），电极间距≥10 cm，100 Ω<电极间阻抗<10 000 Ω。EEG记录时间必须至少30 min，灵敏度必须从7 μV/mm提高到至少2 μV/mm，并包括适当的校准。

为了避免低电压快波活动或慢波活动的衰减，无论何时，高频滤波都不应设置<30 Hz，低频滤波则不应>1 Hz。脑电图仪的灵敏度设置过高会增加伪迹的数量，而ICU中有多种设备，因此会存在大量伪迹。

BD患者对强烈的体感、听觉或视觉刺激应无EEG反应。心电图（ECG）应与EEG同步描记，以检测心脏活动（QRS波群尖峰）引起的电活动。如果记录过程中出现肌电伪迹干扰，则必须使用神经肌肉阻滞剂来消除这些干扰。在严格的脑电静息或脑电沉默（或其他同义词，如平坦EEG）的条件下，如果未记录到脑电活动，即可诊断为BD。如果对患者是否处于脑电静息状态有任何疑问，通常应间隔6 h后再做一次EEG检查。在一些国家，对患者进行两次EEG检查是确诊BD的法定要求。

EEG的优点是可在床旁操作，无须使用造影剂，并且设备普及。其主要缺点是，在患者存在严重代谢紊乱、低体温和CNS抑制表现等混杂因素的情况下，EEG可能表现为脑电活动消失。在这种情况下，必须进行CBF显像检查[25]。

在世界死亡项目中，建议不再将EEG作为成人的常规辅助检查，除非法律规定，或与诱发电位检查结合使用，并根据法律标准或推荐进行解读[16]。

然而，在某些情况下（一些检查无法实现、患者转运不便等），在经过全面的临床检查后，EEG仍然有其价值。

然而，不得将平坦EEG视为BD的同义词，必须对患者进行全面的临床检查以确诊BD[60]。

3.5.2.2 多模式诱发电位

对光、声、电刺激产生的多模式诱发反应，可在不同层面检查视觉、听觉和体感通路的功能情况。其能够提供通路功能完整性或其特定的周围神经系统延伸功能状态的信息。在不同的诱发电位模式中，听性脑干反应（ABR）和正中神经短潜伏期躯体感觉诱发电位（SEP）在BD诊断中表现出的效果最佳[60]。BD患者的诱发电位特征是与颅内神经发生器相对应的所有脑电波均消失，但是与颅外神经发生器相对应的脑电活动持续存在。BD患者脑干听觉诱发电位检查的结果是所有脑源性诱发反应均消失，仅存听神经颅外段产生的Ⅰ波。另一方面，体感诱发反应若证明神经信号处理的最高水平位于脊髓，则代表BD（假设不存在孤立性幕下DBI）。

诱发电位技术理论上的优势之一是其不受CNS抑制药物（如巴比妥类药物）和低体温的影响。它是一种可在床旁操作的无创技术，可以监测和追踪患者的病情变化。然而，诱发电位在BD诊断方面的准确性仍有待讨论，原因可能是除了部分专业中心以外，其他医疗中心缺乏相关操作经验[60, 61]。

用于诊断BD的辅助检查的优点和缺点见表3.3。

3.5.3 其他检查

其他仪器检查被认为是诊断BD的有用的附加方法，可检测脑电活动［如脑电双频指数（bispectral index，BIS）］、ICP和脑灌注压、脑耗氧量降低等情况。然而，这些检查手段在BD诊断方面所起到的作用并未在适当的研究中得以证实，因其缺乏准确性而作用有限。

表3.3 用于诊断BD的辅助检查的优点和缺点

检 查	优 点	缺 点
EEG	• 床旁操作 • 应用广泛 • 无须使用造影剂	• 存在伪影 • 可检查幕上结构，但无法检查幕下结构 • 受CNS抑制剂、低体温和低血压的影响
多模式诱发电位	• 床旁操作 • 可监测患者的病情变化 • 与EEG相比，受CNS抑制剂和低体温的影响较小	• 可检查的CNS结构有限
TCD	• 床旁操作 • 无创 • 无须使用造影剂 • 可重复检查 • 可显示脑循环停止的过程 • 不受CNS抑制剂的影响	• 在颅骨密闭性受损（颅骨严重骨折、去骨瓣减压术、脑脊液引流术）的情况下，会出现假阳性血流显像 • 某些患者的颅骨缺乏B型超声波的透声窗 • 依赖操作者（接受过高水平培训）的经验 • 要求患者血压适宜
DSA	• 不受CNS抑制剂的影响	• 有创 • 并非所有医院都能提供这项检查 • 使用的造影剂有潜在肾毒性 • 需将患者移出ICU • 在颅骨密闭性受损（颅骨严重骨折、去骨瓣减压术、脑脊液引流术）的情况下，会出现假阳性血流显像
血管闪烁显像	• 创伤较小 • 无须使用含碘造影剂 • 不受CNS抑制剂的影响	• 在颅骨密闭性受损（颅骨严重骨折、去骨瓣减压术、脑脊液引流术）的情况下，会出现假阳性血流显像 • 如果BD诊断结果为阴性，则在放射性示踪剂代谢掉之前不能进行重复检查 • 需将患者移出ICU（便携式伽马相机除外）

（续表）

检　查	优　　点	缺　　点
CTA	• 不受CNS抑制剂的影响 • 不受操作人员技术水平的影响 • 快速、应用广泛、技术简单	• 在颅骨密闭性受损（颅骨严重骨折、去骨瓣减压术、脑脊液引流术）的情况下，会出现假阳性血流显像 • 需将患者移出ICU
CTP成像	• 不受CNS抑制剂的影响 • 不受操作人员技术水平的影响 • 灵敏度高	• 需使用能进行全脑灌注成像的CT扫描仪和专用的影像处理软件 • 需由具备CTP成像分析的专业知识的放射科医生操作 • 尚未广泛合法化（仅限波兰） • 需将患者移出ICU

3.5.4　特殊情况

在以下特殊情况，采用辅助检查确诊BD时应当谨慎：颅骨气密性受损患者、受CNS抑制剂作用影响的患者、婴幼儿和儿童（有关婴幼儿和儿童的部分，请参阅3.6）。

3.5.4.1　去骨瓣减压、颅骨缺损和脑室引流

颅骨气密性受损会导致颅内/颅外压力的正常平衡发生变化，从而致使CBF显像检查的准确性下降，尤其是存在以下原因导致CBF持续存在的BD患者中[51]：① 颅骨柔软的婴儿；② 减压性骨折；③ 脑室分流；④ 无效的深部脑血流；⑤ 再灌注；⑥ 颅内血管向颅外疝出；⑦ 颈静脉反流；⑧ 导静脉；⑨ 造影剂注射压力过高而产生伪影。

举例来说，由于颅骨缺损（去骨瓣减压术后、外引流术后、婴儿等）能够代偿部分增加的ICP，采用CBF显像检查进行BD诊断可能会导致假阴性结果。为避免延误BD诊断，建议使用EEG和多模式诱发电位（或血管闪烁显像）等其他检查，并在国家建议和法律规定的情况下正确使用检查路径。

3.5.4.2　中枢神经系统抑制药物

排除CNS抑制药物或毒素对BD诊断的影响是有难度的，原因有以下几点。

1）患者在入院前可能就已经服用了药物或毒品。大规模筛查试验并不能识别出所有可能的药物。更重要的是要准确了解发生了什么，特别是要了解引发BD的原因。

2）由于器官功能障碍（如肾脏、肝脏）、体温过低（详见3.5.4.4）或低血压可能会影响药物清除，因此建议等待5个药物半衰期，以检查给药剂量是否合适，此外如果可行，可测定血药浓度（而不是半定量检测）。血药浓度必须低于治疗浓度。文献提供了大量数据[62]。表3.4列出了一些药物的半衰期。请记住，这种半衰期会随着输注时间的推移而延长（输注即时半衰期）[63]。

表3.4　一些药物的半衰期

药　物	半衰期
芬太尼	219 min
阿芬太尼	100 min
瑞芬太尼	10 min
纳洛酮	64 min
咪达唑仑	2～4 h
地西泮	20～50 h
氟马西尼	0.7～1.3 h
丙泊酚	30～90 min
戊巴比妥	15～50 h

3）服用大剂量的巴比妥类药物和其他CNS抑制药物会干扰临床检查。EEG对这种混杂因素非常敏感。持续输注给药的硫喷妥钠（thiopental）并没有明确的治疗浓度范围，因其有效血药浓度范围（25～50 mg/L）和中毒浓度范围（30～70 mg/L）均宽，且两种浓度范围存在重叠[64]。长期输注会增加硫喷妥钠的血药浓度，在终止给药后，硫喷妥钠在脑脊液和血清中可保持长达6 d以上的较高浓度。

不同单药的血清药物浓度值差异很大。在许多国家，这种情况下须强制进行辅助检查（CBF灌注显像、电生理检查）。但在日常实践中，CNS药物的定量浓度与昏迷深度之间的相关性较弱。目前，关于如何对这些使用CNS抑制药物的患者实施BD诊断尚无一致性意见，而对于采用哪种方法最好，医学界也存在不同的看法：是等到巴比妥类药物或其他可测定的CNS抑制药物的血药浓度降至治疗浓度以下（最合理的方法），还是等到这些CNS抑制药物的血药浓度降至零再进行BD诊断。在某些情况下，在进行临床检查或EEG检查之前，使用氟马西尼（用于逆转苯二氮䓬类药物所致的中枢镇静作用）或纳洛酮（用于逆转阿片类药物所致的中枢抑制效应）等拮抗剂会有所帮助，但给药剂量和时间并未明确规定。临床检查上可能会出现BD判定不准确的情况。在一项针对1960年1月1日至2015年6月10日期间发表的文献进行的综述中，共发现了10例酷似BD的病例报道［3例巴氯芬，2例蛇咬伤，丙戊酸、阿米替林、地西泮＋乙二醇、安非他酮、甲拌磷（一种有机磷化合物）各1例］[9]。

此外，与其依靠一些不能很好地解释临床情况的血药浓度测定，不如重视一切可以用于解释观察结果的临床证据。另一方面，对于药物作用引起EEG等电位改变的病例，使用其他技术（如检查CBF的技术）会有助于确诊BD，因为这类技术不受CNS抑制药物的影响。

3.5.4.3 接受体外膜肺氧合治疗的患者

部分难治性呼吸衰竭或心源性休克的患者，可接受体外膜肺氧合（ECMO）治疗（静脉-静脉或动脉-静脉）。其中，一些患者可能会发展为BD，并成为DBD捐献者。尽管接受ECMO治疗的患者病情严重，但一些器官仍适合用于移植[65]。在这种情况下诊断BD，前提条件是相同的（非镇静状态等），体格检查也可以正常进行。

最大的争论点在于对接受ECMO治疗的患者进行自主呼吸激发试验。一些文献作者建议在ECMO系统中增加二氧化碳，以避免患者出现低氧血症[66]。Bein等人详述了一种用于诊断接受ECMO治疗的患者BD的方法[67]。该方法大体上为：逐步撤除机械通气，采用CPAP模式通气，将ECMO的FiO_2增至1.0，然后降低扫气流量，直至$PaCO_2$和

pH达到目标值，同时避免血氧饱和度下降。$PaCO_2$和pH要达到的目标值与未接受ECMO治疗的患者相同（详见3.4.2.1.7）。例如，$PaCO_2 \geq 60$ mmHg，pH<7.30。不过，对于接受ECMO治疗的患者来说，达到这些目标值可能需要更长的时间[16]。

3.5.4.4 接受目标体温管理治疗后的脑死亡诊断

在患者心肺骤停后，建议对其进行目标体温管理。这种治疗方法需使用镇静剂，而镇静剂的药代动力学和药效学会因低温而发生改变，因此会影响BD诊断的方式[68]。在这种情况下，建议复温至$\geq 36\,^\circ\text{C}$后等待24 h，再进行临床检查和自主呼吸激发试验。如果患者已接受了镇静治疗，则临床检查必须推迟到至少5个药物消除半衰期后再进行，并应同时进行CBF辅助检查[16]。

3.5.4.5 容易混淆的情况

临床医生必须注意3种容易混淆的情况。

1）尽管临床诊断结果符合BD的判定标准，但辅助检查可能观察到CBF的存在。造成这种不一致的原因是，临床检查与神经系统功能丧失发生后较短时间内进行的CBF辅助检查之间存在敏感度差异；也可能是由于在评估脑干灌注方面存在技术问题，以及作为脑功能不可逆丧失指标的CBF量和脑功能之间存在差异。所有辅助检查都存在这种情况[69]。

2）存在一种未经证实的担忧，即辅助检查可能显示存在严重影响脑灌注的CBF缺失，但患者缺乏脑干功能衰竭的临床表现。造成这种情况的原因可能是CBF显像检查存在未被充分考虑的技术局限性，或者是患者存在未被考虑到的血管解剖变异情况[70]。

3）幕下病变的存在会引起许多的混淆情况。在一些国家，如果患者存在幕下病变（如破坏性脑干出血），则必须对幕上结构是否功能衰竭或无血流灌注进行检测。在这种情况下，幕下脑疝形成而导致的继发性脑积水会引起上皮质病变，需数日形成终末衰竭，因此，脑干功能衰竭可能会先于上皮质病变终末衰竭。

出于以上这些原因，首先应在适当的条件下对患者进行全面的体格检查，然后在必要时进行辅助检查以确诊BD。

总而言之，没有任何一项检查适用于所有的BD情况，并能显示出100%的准确性。与EEG检

查不同，CBF显像检查不受低体温或镇静剂等混杂因素的影响。如果患者的颅骨气密性受损，最好使用EEG来确认BD的临床诊断。在有条件的情况下，四血管动脉造影、放射性核素CBF显像检查、TCD、CTA和EEG均是目前最为广泛应用与公认的检查方法，在BD确诊方面具有法律价值。在不同场景选择更合适的检查方法需要充分了解每种检查方法的优点、局限性及其技术要求。这些检查应由具备资质且能胜任的医生操作并记录。确证试验的最终结果应与检查清单一起记录在医疗报告中，以确保BD诊断过程中的每一步都得到了确凿无疑的验证。国家推荐和法律必须提供这种检查清单或方案，以供当地使用。

3.6　婴幼儿和儿童的脑死亡诊断

婴幼儿和儿童的BD诊断在儿科ICU或新生儿ICU中均为罕见事件。如14.6所述，必须根据特定年龄和国家指南，使用特定规程进行BD诊断（详见附录四和第十四章）。

由于婴幼儿、儿童和成人的发育状况不同，DBI造成的病理生理学影响也不尽相同。因此，针对不同群体有多套在内容上反复确认的循环式检查单。一般来说，这些检查循环包括一系列的临床检查和辅助检查，然后是观察期与第二组确证性临床检查和辅助检查。因此，应考虑到各项辅助检查的局限性，以及早产儿问题（在许多国家，以胎龄37周左右为界）。根据不同国家的指南，成人BD诊断标准适用于1～3岁以上人群[71]。所有国家均有不同的年龄限制，这决定了辅助检查形式的限制性规范（或是否需要全体进行辅助检查），以及是否需要请儿科专家参与诊断（详见14.6）。除了14.6中指出的特殊问题外，本章中描述的根据神经系统标准判定成人死亡的原则也适用于儿科器官捐献候选人。

强烈建议参考并遵守现行的国家法律和（或）指引，以避免出现形式上的错误。

3.7　脑死亡诊断的影响

一旦在观察期结束后宣告患者BD，就意味着该个体在法律上被宣告死亡。无论是根据心脏循环标准还是神经系统标准，死亡证明是所有死亡认定程序中共同的最后步骤。在大多数国家，证明的强制性流程基于特定的法律要求，包括根据神经系统标准在不同的规定时间内连续观察，或者根据循环系统标准记录心脏停搏5～20 min。这个观察时间旨在证明观察到的临床症状和BD诊断结果是不可逆的。在大多数国家，必须由一个独立的专家委员会执行各项检查，并最终签发死亡证明，方能宣告BD。

宣告死亡的时间应该是根据神经系统标准确诊患者BD的时间，而不是撤除呼吸机的时间或患者循环停止的时间。应清楚告知医务人员和亲属，在BD宣告之后就可以执行法定程序或哀悼程序（包括尸检和葬礼），并可以进行遗嘱认证。

尽管死亡（如全脑功能不可逆丧失）具有唯一性，但可能会根据两种不同的判定机制（如在循环/呼吸停止后，或直接在DBI后）宣告死亡，因此应定义清晰的路径，在宣告死亡后遵循统一的政策，同时既要适当考虑到家属的感受，又要考虑到宗教和社会因素。

在BD宣告之后制定明确的行动步骤至关重要，其意义不应受到欧洲各国在死亡证明程序上的重大差异的影响，特别是在BD宣告后无器官捐献的情况下[39]。对于BD患者，医生应明智且人道地行事，向逝者亲属解释情况，明确指出撤除机械通气不会导致患者死亡，但对于已经死亡的患者来说，继续通气是不必要的，因此也是不恰当的。在预先确定的时间范围内（12～24 h）维持机械通气的唯一原因，是在患者同意捐献器官的情况下进行器官维护。ICU人员应受到规范的培训，并有良好的心理准备面对患者撤除呼吸机和心脏功能消失的时刻，并向家属和其他相关人员解释患者可能会出现脊髓反射，以及医护人员所采取的行动的临床、伦理和法律意义。应妥善回应来自家属和专业人士对BD诊断提出的任何疑问，同时也要考虑到危重症护理人员的个人心理顾虑，并明确其在BD判定和死亡后流程中的角色与责任。

然而，一些符合BD诊断标准但存在器官捐献绝对禁忌证或反对器官捐献的患者，在被宣告BD后因多种原因并未立即脱离机械通气，其心脏停搏会在BD数小时或数天后发生。奇怪的是，这种令人费解的情况仍会发生，其原因包括家属反对、医务人员对于将BD视同为死亡的观点心存质疑，以及出于宗教原因而不接受BD[72]。对于确诊BD后拒绝器官捐献的案例，WLST（主要是机械通气支持）是法律赋予的选择权，这是一项绝对权利，应在BD宣告的相关法律框架中明确规定。由于某些宗教群体不接受BD判定，一些权威机构就允许其"选择退出（BD判定程序）"，阻止临床医生宣告这类患者BD。以色列、美国（新泽西州、纽约州、加利福尼亚州、伊利诺伊州）和日本在不同程度上都存在这种情况。不过，没有任何一个欧洲国家要求就如何终止医疗支持征询家属的意见。因此，提高公众对BD的认知是很重要的，公众需要充分了解死亡宣告不能由家属决定，而BD的不可逆性完全等同于传统的心肺死亡。

同时，医疗从业者也应体谅那些突然不得不面对亲人死亡的家属的感受。因此，应给予家属一些时间来理解事情发生的过程和接纳BD的概念，并通过诚实、有同理心、清晰易懂的信息和解释，在诊断、观察和宣告死亡的整个过程中给予家属支持。不过，医院的政策和做法应尽可能统一[73]。

孕妇发生BD是一种例外情况。在伦理批准和家属要求的情况下，可在孕妇BD后将重症支持治疗延长数日或数周，以便胎儿在孕妇分娩前和器官捐献（在适当的情况下）前能够发育得足够成熟[74]。在实践中，由于脊髓功能在最初的"脊髓休克"后可能会恢复，并且原始髓质反射可以建立一定程度的循环整合和机体代谢，因此，重症监护技术可代偿BD患者的脑功能数月。整个生命维持期间还会伴随着其他一些并不完全依赖于大脑的功能运行，如免疫应答和炎症反应、机体和毛发的生长、伤口愈合，以及最终胎儿的分娩[75]。

只有少数几个国家（7个欧洲国家）的法律规定称，无论是否有器官捐献的可能性，只要患者完全符合BD的所有标准，就必须按照神经系统标准判定死亡。而其他国家的法律规定称，如果无须进行器官捐献，则不强制要求根据神经系统标准判定死亡。在实际操作中，即使国家法律始终要求根据BD标准宣告死亡，但在不适合或家属反对的情况下，也很少采用这个程序。实际上，BD患者的数量可能被严重低估，原因包括EOL的选择导致WLST后心肺骤停，个人判断医学上不适合进行器官捐献，或者个别ICU医生对BD持否定态度。在这些情况

下，可能无法检查或记录脑干反射/呼吸停止[76]。一项针对英国ICU中所有死亡病例的监察报告显示，30%以上的可能符合BD标准的患者未接受过脑干检查[77]。

器官捐献的公共宣传活动可以使公众对死亡判定有一个清晰独立的认识。国家法规和科学指南除了应为死亡判定提供坚实的科学依据外，最好还应包括明确的程序，以说明BD宣告的所有可能的影响，并明确说明死亡时间（图3.3）。这些建议有助于处理现实中的各种情况。在现实中，医疗行为与家属、伦理和法律之间的微妙关系，可能会极大地影响社会对死亡宣告和器官捐献可能性的理解程度（将其视为ICU中EOL治疗的正常部分）[78]。

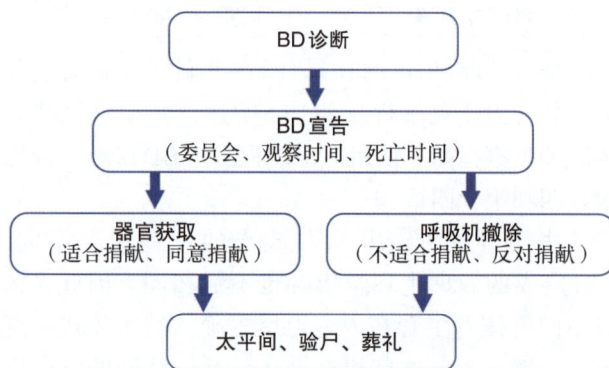

图3.3 BD的管理算法

将BD宣告作为所有符合BD标准的患者其死亡宣告的常规做法，将有利于增强社会对BD诊断的信心和丧亲家属对死亡捐献规则的信任。这种医疗行为可以支持"所有公民在死亡面前人人平等"的基本思想，即潜在器官捐献者与其他患者之间没有区别。

3.8 结论

BD诊断是器官捐献链中的重要一环，必须由训练有素的专业人员在建议的指导下，以严格、系统的方式执行，并且必须排除混杂因素。BD诊断应包括严格的临床检查，并可能需要借助确证试验。

BD诊断首先是一种医学诊断，第二步必须考虑诊断是否符合法律规定。高质量的诊断可使普通民众对死亡诊断有信心，并使有知情权的人能够识别器官捐献者和相关医护人员。

研究议题

从文献和对现有证据的讨论中，我们发现了几个证据不一致、不充分或不存在的主题。本指南的作者建议，在可能的情况下，基于设计良好的随机临床试验开展的未来研究应重点关注以下研究缺口：

1. 成人BD诊断建议的MAP应为多少（如≥65或60 mmHg）？
2. BD诊断建议的体核温度应为多少（如≥34、35或36℃）？
3. 需统一CTP的标准。
4. 证实CTA在儿科人群中得到合理应用的研究。
5. 根据国家指南监测CTA/CTP的执行情况，随后根据不同的评估量表监测CTA/CTP在常规使用中所达到的灵敏度和特异性。
6. 解释BD/DNC患者体温过高的基础研究。

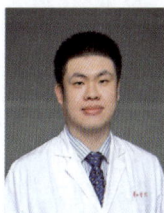

本章参考文献

第三章参考文献

李培良

复旦大学附属华山医院神经外科副主任医师，复旦大学神经外科学博士，美国密歇根大学神经外科博士后。上海医学会神经外科分会脑血管病学组委员，2020～2021年援藏担任西藏日喀则市人民医院神经外科主任。主持国家自然科学基金青年基金项目1项，上海市科委"创新行动计划"国内合作项目1项，参与国家自然科学基金项目6项，作为课题骨干与联系人参与国家重点研发计划"十三五"攻关项目1项。曾获得2010年上海市医学科技奖二等奖（第六完成人）、2015年华夏医学科技奖（第七完成人）和2016年上海市医学科技奖推广奖一等奖（第五完成人）。共发表SCI论文16篇，其中第一作者或通讯作者8篇，参编神经外科学术论著2部，主译或参译国外神经外科专著5部。

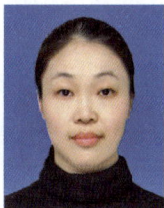

陈卫碧

首都医科大学宣武医院神经内科副主任医师，副教授，硕士研究生导师。北京市医管局"青苗计划"人才，国家脑损伤评价医疗质量控制中心（BQCC）脑死亡评价质控组委员兼秘书，BQCC脑死亡判定技术委员会脑电图判定技术组组长，中华医学会器官移植学分第九届委员会质控学组委员，中国抗癫痫联盟青年委员，中国研究型医院学会临床电生理专业委员会青年委员，中国人体健康科技促进会重症脑损伤专业委员会委员等。作为执笔人之一，撰写了中、英文版本的中国《成人脑死亡判定标准与操作规范》，主持北京市自然科学基金和北京市科委基金等多项省部级课题，发表SCI论文10余篇，获华夏医学科技奖三等奖。

第四章　与遗体器官捐献者家属面谈并获得其同意/授权

4.1　引言

捐献遗体的器官和组织可以挽救生命，或显著改善终末期器官衰竭患者的 QoL。然而，在进行捐献之前，需要捐献者生前同意/不反对捐献（如器官捐献者登记系统、器官捐献卡、非捐献者登记系统、预立医疗指示），或由潜在捐献者的家属或法定代表人同意捐献[1, 2]。本章的重点是关于同意/授权捐献遗体器官和组织的不同法律制度。尽管本章通篇使用了"同意"一词，但本指南认可一些国家使用"授权"而非"同意"一词来实现器官和组织的合法获取。

本章还解释了如何根据遗体器官捐献程序的类型，以不同的方式与家属讨论器官捐献机会。本章认识到，与丧亲家属间的沟通需要明确且体恤的程序或方案，并由经过适当培训的捐献专家讨论捐献机会，本章还就如何与丧亲家属沟通提出了一些建议。

4.2　器官和组织捐献同意书/授权书

4.2.1　法定同意制度

遗体捐献者的器官和组织捐献同意书受各国法律法规的制约。一般来说，有两种主要的法定同意制度来表达个人对器官捐献的同意，即知情同意捐献制度和推定同意捐献制度。虽然这两种制度都以个人的自决权为基础，但它们的出发点却截然相反。

4.2.1.1　知情同意捐献制度和推定同意捐献制度

根据知情同意捐献制度的原则，只有当逝者生前明确表示愿意捐献，或者符合条件的丧亲家属同意捐献，才能启动捐献。推定同意捐献制度的出发点是，在法律上将遗体器官捐献定义为一种惯例，并在此后成为人们捐献器官的标准做法，因此，只要没有证据表明逝者有任何反对意见（法律上认可的类型），器官捐献就会进行。需要注意的是，一些国家也接受逝者先前口头反对的证据（如果家属提出的话）。推定同意捐献制度假定器官捐献得到同意，而知情同意捐献制度则规定只有在得到明确同意后才能进行捐献。每种制度都有赞成和反对的论点。

从伦理学的角度来看，这两种制度可以被认为是等同的，因为每种制度都有表达积极或消极意图的系统性方法。在实践中，这两种制度在操作上存在差异，尤其是在丧亲家属的角色方面。家属在决策过程中的作用，以及何时通知家属取决于现行法律。在捐献进行之前，以最合适的方式告知家属捐献事宜，是一种良好的沟通方式，也是建立信任的坚实基础。在一些国家，法律规定了何时应将器官捐献告知家属。从实际角度来看，家属通常会在患者治疗的每个阶段收到详细的信息。

推定同意捐献制度（或视为同意制度）有两种亚类型。"温和的"推定同意类型指的是，家属总是被问及逝者生前表达的意见（家属最有可能知晓）。在这种情况下，必须强调的是，我们只征求逝者生前表达的意见。"强硬的"推定同意意味着只有逝者的书面反对意见才能阻止器官捐献程序（如奥地利实行的制度）。除了了解逝者的捐献意愿外，在捐献前与家属联系还有一个重要原因，即为了确保或提高用于移植的器官的质量和安全性，整理逝者准确的病史、社会史和旅行史是非常重要的。最后，如果没有关于逝者是否愿意或反对捐献的明确证据，即使是在法律规定的推定同意的情况下，家属在实际上也起着最具决定性的作用。

考虑到不因沟通问题而失去任何一名捐献者的目标，我们必须牢记，事先与家属或患者进行公开、准确的沟通，是建立信任和对器官捐献产生积极态度的唯一正确途径。表4.1概述了欧洲不同国家的同意制度。在45个做出答复的国家中，大多数国家（27个国家）采用推定同意捐献制度，15个国家采用知情同意捐献制度，3个国家采用混合制度，即结合了两种制度的要素。

表4.1　欧洲国家关于同意/授权遗体器官捐献的法律规定

国　　家	国家同意制度	捐献者登记	非捐献者登记
1. 亚美尼亚	推定同意		
2. 奥地利	推定同意		√
3. 比利时	推定同意	√	
4. 波黑	推定同意		
5. 保加利亚	推定同意		√
6. 克罗地亚	推定同意		√
7. 塞浦路斯	知情同意	√	
8. 捷克共和国	推定同意		√
9. 丹麦	知情同意	√	√
10. 爱沙尼亚	推定同意	√	
11. 芬兰	推定同意		
12. 法国	推定同意		√
13. 格鲁吉亚	知情同意	√	√
14. 德国	知情同意		
15. 希腊	知情同意	√	√
16. 匈牙利	推定同意		√
17. 冰岛	推定同意		√
18. 爱尔兰	知情同意		
19. 以色列	知情同意	√	
20. 意大利	推定同意	√	√
21. 拉脱维亚	推定同意	√	√
22. 立陶宛	知情同意	√	√
23. 卢森堡	推定同意		
24. 马耳他	知情同意		√
25. 摩尔多瓦共和国	混合同意		
26. 黑山	知情同意		
27. 荷兰	推定同意	√	
28. 北马其顿共和国	知情同意	NA	NA
29. 挪威	推定同意		
30. 波兰	推定同意		√

（续表）

国　　家	国家同意制度	捐献者登记	非捐献者登记
31. 葡萄牙	推定同意		√
32. 罗马尼亚	知情同意	√	
33. 俄罗斯	推定同意	√	√
34. 圣马力诺	推定同意	NA	NA
35. 塞尔维亚	推定同意		√
36. 斯洛伐克	推定同意		√
37. 斯洛文尼亚	混合同意	√	√
38. 西班牙	推定同意	*	*
39. 瑞典	混合同意	√	√
40. 瑞士	知情同意		
41. 土耳其	知情同意	√	
42. 英国		√	√
1）英格兰	推定同意		
2）北爱尔兰	知情同意		
3）苏格兰	推定同意		
4）威尔士	推定同意		

注：NA 表明数据不可用。
* 一些国家没有知情同意捐献或推定同意捐献的登记系统，但预立医疗决定（生前遗嘱）和（或）登记系统允许个人记录其器官捐献意愿，从而满足了这一要求。
资料来源：改自欧洲委员会关于第 2010/53/EU 号指令的执行情况调查报告[5]。

4.2.1.2　记录人们的决定

无论现有的同意制度类型如何，许多国家都开发了工具和机制，使公民能够记录其关于遗体器官捐献的决定，同时开展各种活动来促进总体捐献[3]。最常用的工具是器官捐献卡和器官捐献者/非器官捐献者登记系统，这些工具有助于明确个人在逝世后是否愿意捐献器官。持有器官捐献卡的人可能会同时被记录在国家捐献者登记册中。

在一些国家，捐献卡上记录的同意捐献的个人声明包含（或可修改为包含）详细信息，如同意特定类型的捐献（DBD 或 DCD），或同意捐献特定器官或组织。这类文件被称为"预立医疗决定（生前遗嘱）"或"预立医疗指示"，在一些国家正变得越

来越流行。这种制度还可以让人们预先说明在何种医疗条件下他们不想接受 LST，而且与成为器官捐献者的可能性并不冲突。

国家立法或业务政策需要明确哪些证据（即书面或口头证据）是在本国能够确认公民是否同意捐献器官和组织的有效证据。然而，同意捐献可以有多种形式，许多国家允许以一种以上的方式表达有关器官捐献的意愿。所有国家的同意制度都应允许个人随时撤回同意或异议。这样可确保以某种方式记录有关个人意愿的最新信息，以供参与捐献流程的医生或 DC 全天候查阅。采用知情同意捐献制度的国家有捐献者登记系统，采用推定同意捐献制度的国家有非捐献者登记系统，但也有几个国家（如斯

洛文尼亚）同时使用这两种登记系统。

4.2.2　在其他情况下确定同意

在没有建立"同意捐献"法律框架的国家，或潜在捐献者（如未成年人）生前无法表达其捐献优先选择的国家，通常由潜在捐献者的家属做出决定（假设家属会尊重并代表潜在捐献者的意愿）。或者，根据国家的规定，同意权可移交给潜在捐献者的指定法定代表人。

在某些特殊情况下，需要由法医、法官或家事法庭同意／授权以进行器官捐献，如在可疑情况下死亡或因非法行为死亡。

在其他情况下，如果一个人明确表示希望成为捐献者，但潜在捐献者的家属不在或无法与他们取得联系，则国家程序应在可能的情况下促成器官和组织捐献，前提是充分了解潜在捐献者的病史、社会史和行为史，以支持安全的捐献和移植。

4.2.3　遗体组织捐献特定同意书

应根据逝者所在国的法律以获取其遗体组织捐献特定同意书，医院内部程序不应与适用于器官捐献的规定不同（详见《人体组织和细胞临床应用质量与安全指南》）。如果遗体捐献者身份不明，则无法进行捐献，因为无法取得其同意并获悉其病史，也无法核实是否存在反对意见。

4.2.4　同意文件

器官捐献同意书应予以记录[4]。应根据国家规定（详见第十七章），在医院管理章程中说明记录和保存记录的方法。该文件可证明负责人员在患者被宣告死亡后获得了使器官捐献合法化的所有必要信息。同意制度必须是透明和可追溯的。

4.2.5　非居民同意捐献

随着全球流动性的增加，非东道国永久居民的死亡人数可能会增加。这些非居民有可能成为器官和组织捐献者。

对潜在的非居民捐献者进行的死亡诊断和捐献评估（健康史、社会史、行为史和旅行史），将遵循东道国的法律、法规和要求。应根据本章所述的一般规定和东道国的法律规定来确定非居民个人是否

同意捐献。有些国家会要求来自外国的潜在捐献者的家属同意捐献。另一种做法是，通过主管部门或大使馆等途径，咨询（非居民）潜在捐献者的原籍国，以确定该人在器官捐献方面的意愿（如国家器官捐献者登记册中的记录）。由东道国和原籍国共同填写的问询表（表4.2）可能有助于确定非居民个人是否同意捐献。应知会潜在捐献者的大使馆或其他国家代表有关器官捐献的情况。

表4.2　非居民可能捐献器官的问询表中的所需信息

潜在捐献者的身份证明
• 姓名 • 地址 • 出生日期和地点 • 护照号码或身份证号码 • 其他有用信息

向捐献者原籍国提出申请的组织（东道国）的详细情况
• 组织名称 • 地址 • 联系人 • 联系方式 • 日期／时间

潜在捐献者原籍国的答复记录
• 同意捐献——可以捐献 • 反对捐献——不能捐献 • 联系人 • 联系方式 • 日期／时间 • 其他有用信息

4.3　与参与捐献过程的家属沟通

无论在何种情况下，即使是在EOL关怀时，潜在捐献者的死亡也往往是突然和意想不到的。与逝者家属的沟通可能需要专业人员进行多次谈话。策略必须是避免不必要的伤害或痛苦。最好的做法是在提出器官捐献话题之前，先在家属和医护人员之间建立稳定的关系。有人主张提升医生的技能，以便在照顾悲伤的家属和提出器官捐献问题之间取得平衡。

以下各节介绍了与家属接洽的良好做法，以便在适当的时间、适当的地点，以及与具备适当技能的人员讨论器官捐献问题[6-10]。

4.3.1 告知坏消息

坏消息可以被定义为"任何对个人对于未来的看法产生不利和严重影响的信息"[11]。在告知坏消息的准备阶段，必须回答一些问题：在哪里、向谁、如何，以及何时提供消息。讨论的地点应有助于交谈的进行，也许应靠近亲人去世的地方，让家属有机会道别。重要的是要为家属提供一个安静、独立的房间，让他们可以畅所欲言。最好还能提供一些满足其最低需求的东西（电话、手帕、水和座椅）。

与众多家属讨论器官捐献问题往往是不切实际的，因此建议参与的家属应仅限于那些关键决策人，同时考虑到现有的法律框架和文化习俗或宗教传统。应向其他家属解释这一点。

通过情绪反馈和积极倾听，可以建立支持性关系。共情回应首先包括观察家属，探寻其情绪（沉默、哭泣、否认、恐惧、愤怒）；然后帮助其口头表达情绪；最后帮助其找出情绪产生的原因。积极倾听很有用，但却是一种未被充分利用的沟通技巧。它包括提出问题以寻求澄清、转述所讲的内容，以及适当保持沉默。应抚慰家属的丧亲之痛，使其同意捐献的决策不因脑损伤和随后亲人死亡的问题而变得复杂。家属需要时间来理解被告知的信息，应注意分享信息的方式和环境，同时关注家属的情感需求[12]。

传递坏消息的六步沟通法，即"设定沟通场景-评估家属的认知-获得许可-告知医学专业信息-家属情绪-策略/总结（SPIKES）"法，是一种告知坏消息的模式，从普通医学中借鉴，可用于与家属沟通捐献事宜[13]。SPIKES六步法将告知坏消息的工作分为几个步骤，而不是将其作为一个可能令家属难以理解的复杂过程。每个步骤都是一个可以单独通过学习和实践获得的技能，然后可以将所有步骤组合成一个整体（图4.1）。

可以使用"命名-理解-尊重-支持-研究（NURSE）"沟通模式来组织讨论（表4.3）[14]。这种沟通方法的基础是根据家属的接受能力来调整信息。NURSE沟通模式包括休息、允许反应、表达情绪和理解。明确表达非常关心家属的处境，也有助于达到与家属的关系更加紧密的重要目的。

NURSE沟通模式对受影响的家属通过语言和

表4.3 NURSE沟通模式[14]

1. N-命名	情绪	给感知到的情绪命名
2. U-理解	理解家属的情绪	对家属的情绪表示理解和体谅
3. R-尊重	尊重或承认家属的情绪	重症监护人员应强调减轻负担的机会
4. S-支持	向家属提供支持	主动提供信息或心理支持等
5. E-研究	找出情绪的其他问题	理清模棱两可或遗漏的情绪

非语言形式所表达的情绪提供了一系列有用的回应。这些要点适用于特定的情况，因此它们不一定每次都适用，也不一定以相同的顺序应用。

4.3.2 与家属讨论的重要性和时间安排

对于ED和ICU的医护人员来说，与家属进行高度情绪化的对话是一项巨大的挑战。

由于需要及早发现潜在的器官捐献者，再结合实践中的经验，突出了与家属讨论的重要性。讨论应分为一系列连续和独立的阶段[7]。虽然与家属接洽讨论器官捐献事宜的准备工作在患者入院后就开始了，但告知家属的信息类型必须随着患者病情的变化而变化。家属不得不面对（有时很快就会面对）DBI可能带来的后果，他们对于获悉的消息会有许多疑虑和问题，并且惧怕进行讨论。ED和ICU的医护人员一旦获悉患者的最新相关信息，就必须立即告知家属，包括所有的诊断和挽救性治疗措施。

在家属理解并认识到潜在器官捐献者死亡的必然性之前，应绝不向其提出器官捐献的可能性[15]。建立一种专业的帮助关系非常重要，这种关系有助于建立必要的信任，从而使家属愿意接受捐献方案[7]。

DC参与讨论可大大增加获得家属同意的可能性，因此，在与家属讨论之前应先通知DC。与其他临床情况相比，在患者被宣告BD后或预计将在ICU内发生BD的情况下与家属进行面谈，同意率可能更高[16]。

应根据具体的时间点，采取循序渐进的方法与潜在器官捐献者的家属讨论捐献事宜，其中应包括：

告知坏消息的SPIKES六步法

S Setting 设定沟通场景
选择一个私密的地点

P Perception 评估家属的认知
了解家属如何看待（脑）死亡

I Invitation 获得许可
询问家属是否想了解病情，以及想了解多少

K Knowledge 告知医学专业信息
在披露坏消息前让家属做好准备

E Emotions 家属情绪
用同理心回应家属的情绪，并表示理解和认同

S Strategy/Summary 策略/总结
应用简单的、家属可以理解的语言总结谈话，并提出建议

患者入院

医护人员提供第一手资料
必须在ICU入口处接走家属

提供更多有关诊断、预后和治疗的信息
面谈记录和沟通内容

患者BD的证据

BD诊断的执行
（2名医生诊断原则）

医护人员做好准备通知家属
确保提供支持（丧亲护理人员）

与家属对话
- 关于患者死亡的信息
- 解释何为BD
- 接受家属的各种情绪和哀悼
- 给家属时间从坏消息中恢复过来
- 引导亲属来到患者床边

有移民背景的亲属
- 克服语言障碍
- 选择家属联系人
- 控制探视者流量
- 明确文化和宗教需求

家属同意捐献器官

讨论进一步的步骤
- 器官获取的时间和过程
- 解释器官移植后尸体的状况（维护尊严）

澄清开放性问题
- 子女/其他家庭成员向遗体告别
- 如何处理未获取的器官（未经许可）：留在原处
- 考虑在获取手术终止后进行分配

提供的服务
- 在器官获取前后举行哀悼仪式（提供悼念蜡烛等）
- 通过牧师、心理医生、丧亲护理人员等提供支持性服务
- 必要时与社会服务机构联系
- 反馈联系地址

致亲属的感谢信

探究拒绝的原因

可改变/不可改变的原因
- 无法接受死亡，对BD缺乏了解
- 不希望对遗体进行手术（外形损毁）
- 不确定患者的意愿
- 家属意见不一致
- 宗教/文化原因
- 对医护人员和流程不满
- 对葬礼延迟表示担忧
- 亲属情绪疲惫

家属拒绝捐献器官

进一步澄清流程
- 告知家属，无条件接受其决定
- 向家属解释，所有医疗设备将被关闭
- 询问家属是否希望在呼吸机关闭时留在床边

接受死亡
- 如果可能，转移到单独的房间
- 举行哀悼仪式（提供悼念蜡烛等）
- 通过牧师、心理医生、丧亲护理人员等提供支持性服务
- 必要时与社会服务机构联系
- 明确家属是否还需要了解其他信息
- 反馈联系地址

与亲属道别

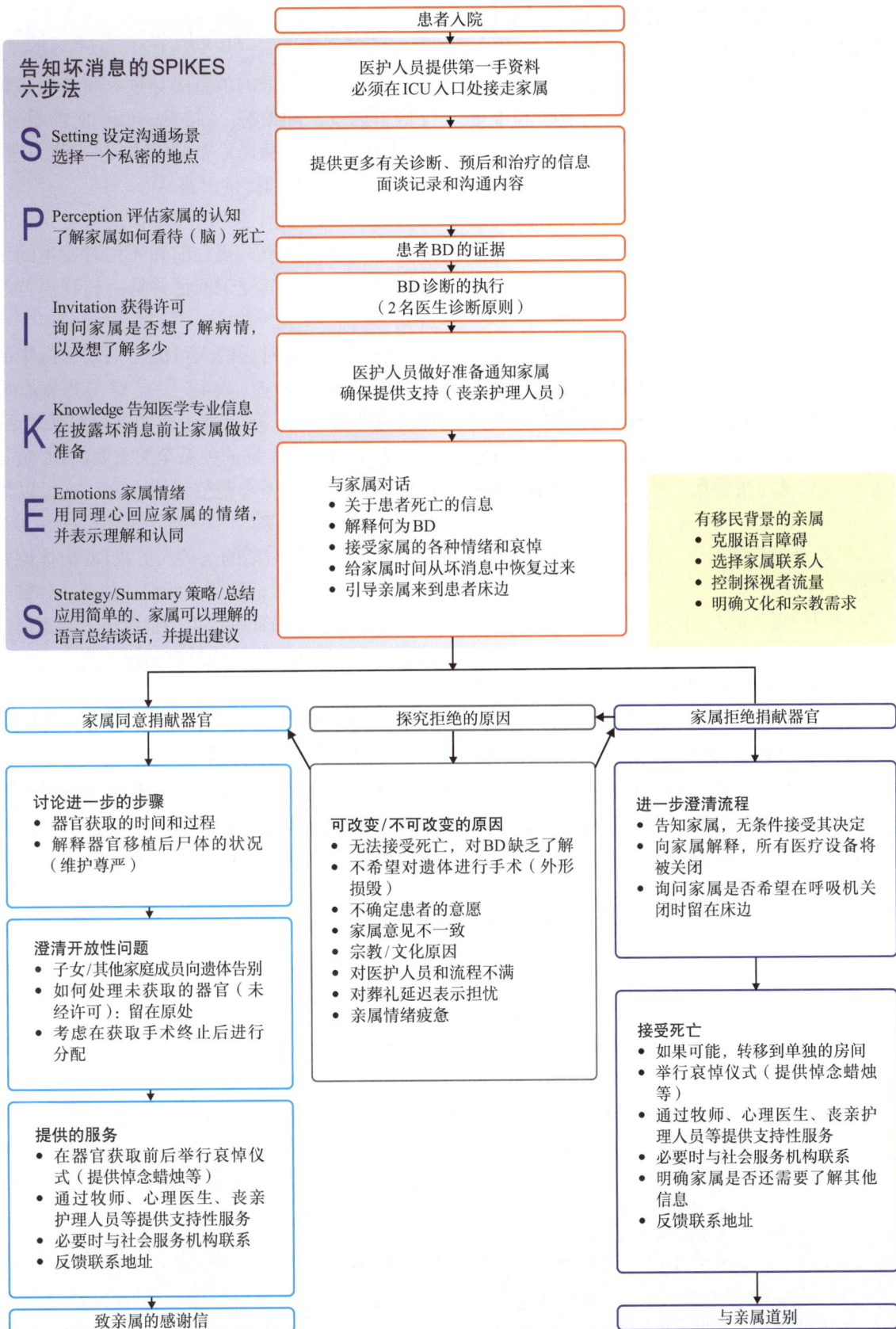

图4.1　与潜在BD器官捐献者的丧亲家属对话的标准化顺序（SPIKES六步法）[12, 13]

1）疾病/危重伤的发生、进展和预后，同时考虑到初诊采取的治疗措施。

2）BD确诊后死亡。

3）查明逝者关于器官捐献的明确遗嘱和推定遗嘱。

4）有关捐献程序的信息。

除了调解医疗和护理专家的信息外，在处理这些信息时获得家属善解人意的支持是医护人员的首要任务。

4.3.3 跨专业任务

原则上，只有经过培训的工作人员才能与家属进行讨论。虽然医疗信息由医生提供，但护理人员在与家属的沟通方面也起着决定性的作用，因为他们与患者或其家属的接触最为频繁。与家属的谈话被视为一项跨专业任务，因为：

1）家属处于极端情况下，团队合作可以更好地缓解其悲伤反应。

2）家属和护理人员之间往往已经建立了关系和信任。

3）家属日后向护士求助时，信息流动得到了保证。

必要时，可以咨询教牧顾问或临床心理学家。重要的是要考虑语言障碍，并根据需要提供翻译服务。鉴于国内和全球社会的演变，最重要的是要关注来自不同文化背景的家庭的个人需求。

4.3.4 处理悲痛反应和攻击性反应

亲人突然去世的消息会导致家属产生各种悲痛反应，如攻击和愤怒。"接触-确定-向前看-做决定（CALM）"沟通模式（表4.4）作为一种沟通技巧，可以为困难的互动提供出路[17]。

悲痛可以被描述为"一个面对失去亲人的认知过程，一个回顾亲人死亡前和死亡时发生的事件的认知过程，一个沉浸于回忆并努力超脱痛苦的认知过程"[18]。

引导与家属对话的人可能会遇到悲痛中的人特有的各种情绪反应（表4.5）。了解与悲痛有关的可能反应非常重要。就可能进行的器官捐献对话而言，与逝者家属建立良好的关系至关重要。DC负责根据家属的需求和期望来调整谈话内容。这可以概括为"建立一种治疗关系"。

主导与家属对话的医护人员或DC应体谅家属的悲痛情绪。这类对话需要人际交往技巧、体恤心和同理心。在医护人员面临压力的情况下，与家属的谈话可能会变得困难、仓促或缺乏体恤、恻隐之心。

4.4 与脑死亡器官捐献者的家属讨论器官捐献事宜

多学科团队应负责规划与家属讨论器官捐献事宜的方法，团队的所有成员都应清楚了解这种讨论将如何进行：何时、何地、与谁进行讨论，以及讨

表4.4 在与丧亲家属对话中缓和气氛的CALM沟通模式[15]

步骤1	C-接触	• 保持冷静，实事求是（不要被家属的攻击行为所影响） • 体谅家属的难处 • 表现出友好的行为（语言和非语言形式） • 承认自己可能犯的错误，但不要放弃辩解 • 理清导致不愉快局面的各种关系
步骤2	A-安排	• 直接处理家属表现出的情绪（愤怒、失望等） • 家属的情绪表达可能会出现短期升级的情况，在对家属的攻击行为（焦虑、担忧等）做出反应前先等一等
步骤3	L-向前看	• 明确医患之间的职业性关系 • 建议家属选择如何继续 • 如有必要，确定进一步合作的范围和沟通规则
步骤4	M-做决定	• 提供一份"合同"，家属可以接受或不接受 • 提出替代方案（如有可能） • 将讨论推迟到以后某个具体日期继续进行

表4.5　丧亲的捐献者家属面对坏消息时的悲痛反应

悲痛反应	备　注
基本情况	悲痛是一种个人的独特经历。医护人员必须体谅家属的各种悲痛表现，并考虑到一些意想不到的情绪和行为。一个看似健康的人突然死亡（这是潜在捐献者经常发生的情况）会让家属措手不及。这种极端情况会引发各种各样的反应。所有这些反应都会以各种不同的表达方式出现。这就需要医护人员对每种反应做出适当的反馈，以避免对家属造成伤害
震　惊	震惊是收到噩耗后的初始反应。人会无法做出反应，变得情绪瘫痪。人在面对无法控制的情绪时，对环境不做出反应是一种自我保护。震惊可能表现为情绪混乱［即无法接收信息和（或）做出决定］
否认和转移	否认和转移与不接受不可逆转的损失有关。我们观察到家属会说："这不可能""这不是真的""他还有呼吸，怎么会死呢"或"你搞错了"。亲属将否认作为一种保护措施，以避免面对现实。这时医护人员必须有耐心，因为强行告知家属现实情况只会增强他们的这种防御机制，使其更难适应新情况，或者可能导致双方的争论和负面情绪升级，产生误解。应避免发生这种情况。无法接受失去亲人的事实往往伴随着一种超现实意识情绪。在亲人发生意外死亡或猝死的情况下，这种情绪更为强烈。情绪上的影响使人难以接收信息，而更加拒绝接受事实
愤怒和反叛	当有人意识到亲人去世时，可能会产生一种不应该受到伤害和非常不公正的感觉。典型的反应是愤怒和反叛，具体表现为询问以下问题："为什么？""他为什么会死？""为什么这种事会发生在我们身上？"在家属哀悼的早期阶段，亲属会强烈要求医护人员对亲人的死亡原因做出解释，并可能指责医护人员。家属的这些反应，尤其是对医护人员提出索赔或指控，是很难处理的。如果医护人员将这些情况视为威胁，并试图为自己辩解，那么可能会被家属视为承认自己的过失。这些不应该由医护人员或临床团队中的个人来承受，而应将其视为家属哀悼过程中的重要组成部分，可能接下来家属就会接受亲人死亡，并同意及时捐献器官
盛怒和指责	盛怒和指责是在面对无法改变已发生的事情时，出于沮丧而产生的自然情绪。因此，在确保家属和医护人员安全的情况下，应允许这种情绪暴发。家属会将这种情绪发泄在逝者、医疗团队、上帝，甚至是遭受丧亲之痛的亲人身上。当盛怒和指责指向医护人员时，可能会让人难以接受，并引起情绪对抗。责备与盛怒密切相关。对于失去亲人的家属来说，可能需要找到相关负责人
交　涉	另一种反应是与院方协商延长逝者的生命，这在文献中被称为"交涉"。家属会试图否认不可避免和无法逆转的事实来回应亲人的死讯，他们有时会企图找出扭转局面的方法。例如，"如果大脑无法工作，难道不能移植大脑吗？"或者"为了让他活起来，我需要向谁付钱？付多少钱？"尽管有时家属的问题可能会引起医护人员不耐烦或愤慨，但这不过是表明家属们仍然愿意付出任何代价来重获亲人的生命
消　沉	消沉是一种短期或长期的幻灭、绝望、悲伤和悲痛，是对死亡的常见反应。消沉被视为"家属陷入悲伤"。逝者家属在与临床工作人员交谈时往往表现得沉默寡言或顺从。他们只问几个问题。与否认或愤怒的反应相比，家属这种沉默的行为或反应似乎是对死亡和器官捐献的接受。然而，临床医生在观察到此类反应时应谨慎行事，因为它们与易受长期创伤的风险增加有关
接　受	一段时间后，家属可能就会表现出接受亲人死亡。当家属开始认为这是"比……更好的解决办法"时，他们通常是在经历了一场令人筋疲力尽的斗争之后，才接受至亲的死亡。他们仍然需要从死亡中找到更深层次的意义，如宗教理由或考虑因素（"幸亏有器官捐献，从积极的角度来看，我们家属的生命得到了象征性的延长""虽然他死了，但他的心脏可以挽救别人的生命""虽然她受了那么多苦，但是让别人享受了生命""虽然我失去了我的儿子，但是通过器官移植，他让另一位母亲仍然可以拥有她的儿子"）。如果潜在捐献者的家属想知道是谁接受了捐献的器官，可以对他们说，这些器官将被移植到一个与捐献者在生物学意义上"相似"的人身上。这一信息可能会让人相信器官捐献的意义

论内容是什么。这个多学科团队应包括参与潜在捐献者治疗的临床医疗团队、DC，必要时还应包括当地的宗教信仰代表[8]。

多学科团队应确定：

1）任何需要明确的临床问题。

2）逝者的遗嘱证明（如在国家捐献者登记册上的登记记录），以及即将参与同意程序的直系亲属或主要亲属。

3）需要考虑的特定的习俗需求、家庭问题和宗教信仰问题。

4.4.1 脑死亡诊断信息

无论器官捐献的同意制度如何，也无论各国的做法有何不同[18, 19]，都需要与潜在的DBD捐献者的家属进行谈话，以传达有关BD和器官捐献可能性的信息[6]。

与潜在DBD捐献者的家属谈话的目的如下：

1）告知家属患者的病情，包括DBI、可能死亡、BD检查和死亡确认[20]。

2）关注家属的情绪和当前需求，为他们提供支持。

3）解释目前的情况（包括BD的概念，以及死亡和器官捐献的其他方面）。

4）告知家属捐献器官的可能性，告知的具体时间因国家而异[20]。

5）确定逝者关于器官捐献的意愿。

6）从家属处获取患者更多有关病史、社会史、旅行史和高风险行为史的信息。

7）获得家属对器官捐献的同意或支持。

一旦根据神经系统标准确定了死亡诊断，就应该按照KISS（Keep It Short and Simple）原则，即以简洁明了的语言告知家属。任何有关BD的问题对于非医学专业人士来说都是困难的，必须客观、简单地回答。在谈话中，必须明确告知家属患者已经死亡，避免使用"生命"一词。言简意赅意味着有更多的时间满足丧亲家属的需求。

大多数ICU临床医生在接洽潜在捐献者的家属方面均未接受过专门培训。虽然现有证据不太一致，但如果DC参与和家属的讨论，同意率可能会更高[15, 21]。DC应首先确保家属理解根据神经系统标准确定的死亡意味着什么。只有当家属理解患者已经死亡或死亡不可避免时，才可以讨论器官捐献事宜。

4.4.2 器官捐献信息

有关器官捐献的谈话旨在履行逝者的遗嘱，并获得家属对捐献的同意或支持。无论法律立场如何，这种谈话必须以家属接受器官捐献为目的。这种接受不能是强迫的或有条件的，也不应在压力下或通过提供任何经济或其他物质利益来实现。

如果家属强烈反对捐献，即使有证据表明逝者希望成为器官捐献者，也很难继续进行捐献。家属

有权表达他们对器官捐献的意见，临床医生需要做出一个平衡决策：是在没有家属支持的情况下继续捐献（这样做有可能会损害家属的情绪健康，并可能引起不良的公众影响，使公众对器官捐献计划失去信心），还是遵从逝者的意愿继续捐献。

在与家属讨论拒绝捐献时，以下内容可能会有所帮助[22]：

1）如果家属声称逝者（或EOL患者）不同意捐献器官或改变了主意，请找出家属做出这种声明的依据。

2）如果家属对逝者捐献器官的态度一无所知，可以讨论一下逝者是否通常都会帮助他人（如献血或向慈善机构捐赠），以及捐献器官能够如何帮助许多人从移植中受益。

3）如果家属担心遗体损毁，请向他们保证逝者的遗体会得到充分尊重，并在捐献程序完成后，让家属有可能见到亲人。

4）如果家属有宗教方面的顾虑，可向宗教领袖或代表咨询。

5）如果家属对所提供的医疗服务不满意，应将投诉内容记录在案，但应向其解释这与器官捐献问题无关。

6）确认拒绝捐献的家属身份及其在家庭中的角色，并尝试与他们单独沟通，以了解并尽量消除他们的顾虑。

7）确定个别家属不同意捐献是否基于家属之间的冲突，这些冲突可能会在一个人去世后暴露出来。在这种情况下，应尽量将冲突与器官捐献问题分开，并将话题拉回到个人希望发生的事情上。

确保器官捐献后家属得到所需的适当关怀是有帮助的。在许多国家，医院都设有专门的丧亲团队，以提供心理支持、社会服务、行政支持或宗教咨询。临床医护团队应确定家属是否有任何特定的宗教要求或精神需求，以及家属是否希望保留一些纪念品，如一缕头发、心跳描记图，或手印和脚印（通常是儿童的）。最后，确定家属是否希望在遗体捐献后协助进行最后的准备工作，如擦洗或穿戴某些衣物。

图4.1是根据《瑞士器官移植捐献路径》[23]改编的有关家属关怀，以及与家属沟通的建议顺序。表4.6总结了与潜在捐献者的家属沟通时需要考虑的一些关键方面。

表4.6　与潜在捐献者的家属沟通时应考虑的问题

参与人员	限定参与捐献谈话的家属人数。参与谈话的家属应为法律允许有权做出捐献决定的人，以及在家庭关系网中起主导作用的人。要向其他家属解释清楚，这样做的目的是先与关键家属进行交谈，以简化沟通过程。如果这样符合捐献者家庭的社会文化背景，只要充分告知他们，多数人都会接受。当存在社会、文化或语言方面的障碍或困难时，可考虑寻求口译员或潜在捐献者的朋友的支持，这些人在宗教方面有更深的理解或了解，他们的参与能够更好地帮助到捐献者家属。应事先告知这些人有关捐献的事宜，以便他们能够以一种支持的态度帮助家属，而不仅仅局限于进行简单的翻译
谈话地点	应在合适的时间、合适的地点，由合适的人进行谈话。适当的谈话准备可以降低出错的风险，尤其是在无法获得重要信息的情况下。谈话的地点应比较舒适、方便，应靠近亲人去世的地方，以便家属能够再次见到逝者，并有机会向其告别。重要的是要为家属提供一个安静的房间，在那里他们可以畅所欲言，不受旁人打扰。至少应为他们提供基本的必需品（如电话、手帕、水和食物）
建立良好的交流	与家属谈话的人会遇到不同的情绪反应（表4.5），了解这些悲痛反应非常重要。要进一步讨论可能的器官捐献，就必须与家属建立良好的治疗关系
体恤心和同理心	每个人都应尊重家属的悲痛。应根据国家规定，核实器官捐献是否符合逝者的意愿。这需要人际交往技巧、体恤心和同理心，没有心理压力，以免节外生枝
家属接受器官捐献	关于器官捐献的谈话应旨在实现逝者的意愿，并获得家属对器官捐献的赞同。无论法律立场如何，家属必须同意接受器官捐献，而且绝不能在有压力的情况下同意。既不能提供金钱或任何物质利益，也不能以捐献给特定的受者或受者群体为捐献条件
家属拒绝器官捐献	家属有权表达他们对器官捐献的意见，但在可能的情况下，应尊重逝者生前表达的意愿

4.5　与心死亡器官捐献者的家属讨论器官捐献事宜

4.5.1　可控型心死亡器官捐献者的家属

任何关于WLST的决定与对cDCD可能性的考虑应完全无关（详见第十二章）。指导原则是以透明、一致的方式做出关于WLST的决定，而不考虑器官捐献的意向和计划[24-27]。这样可以消除所有的利益冲突。在做出WLST的决定之前，不得对患者进行任何以器官捐献（包括同意）为目的的检查项目。但是，如果家属主动提出进行器官捐献，则无法将WLST与器官捐献分开讨论。在这种情况下，必须明确的是，在讨论器官捐献之前，必须首先对患者进行治疗，然后再做出WLST的决定。

虽然就同意捐献器官而言，cDCD病例理所当然地必须遵守同样的一般捐献原则，但死亡发生前的捐献有一些差异和特殊性。家属一般在ICU停留的时间较长，因此与ICU医护人员的关系较为密切。通常情况下，家属的情绪冲击会得到缓解，因为在家属同意捐献时，已经假定了死亡预后。我们必须认识到，捐献是一种可能的情况，而不是一种必然的情况，家属需要了解这一点。

家属必须充分参与cDCD流程的讨论。此外，必须向家属提供以下信息：

1）保证在捐献过程中提供生命末期的所有医疗服务。

2）WLST的地点。

3）死亡诊断后的程序。

4）预计死亡时间（家属需要知道死亡过程可能会延长）。

5）捐献者可能不在器官捐献所允许的时间窗口内死亡。

6）如果捐献者死亡时间过长妨碍了器官捐献，保证仍有可能进行遗体组织捐献。

7）如果捐献者死亡时间过长妨碍了器官捐献，保证遗体组织捐献将在死亡后进行。捐献者将被转移到一个房间，在那里家属可以继续陪伴EOL患者，并对其提供隐私保护。

4.5.2　不可控型心死亡器官捐献者的家属

根据国家法规，uDCD的知情同意一般规则与

DBD类似。然而，如果与发生不可逆的心脏停搏的患者其家属讨论器官捐献事宜，他们可能会出现更多的负面情绪反应，但他们对亲人的死亡可能更容易接受，因为根据传统的死亡观念（心跳停止），相比DBD来说，死亡是显而易见的[28]。

在uDCD中，有两种不同的情况：

1）实施CPR时，家属在场。在这种情况下，家属可以看到为挽救亲人生命所做的一切努力，因此，这种情况可以让家属更好地了解患者的情况。

2）实施CPR时，家属不在场。在这种情况下，家属不知道给予了患者什么治疗，也不知道亲人的真实情况，他们收到的第一个消息就是亲人的死亡。

患者突然死亡通常会引起家属强烈的否认、无能为力或内疚反应，应予以理解。在第一阶段，除非家属主动提出捐献，否则不应在讨论中提及捐献。第一次讨论应安排在ED进行，遵循良好做法的建议[15]，如可以在一个私密的地方，医护人员允许家属悲痛，并陪同家属看望逝去的亲人。在这种情况下，临床医护人员必须意识到，与DBD相比，介绍器官捐献的时间较短。

4.6 与家属讨论组织捐献事宜

与家属就计划中的组织捐献（DBD和DCD）进行的谈话，一般与上述有关器官捐献的谈话并无不同。因此，最佳做法是在与家属的一次谈话中就同时讨论器官和组织捐献事宜。

与家属打交道的经验表明，在讨论皮肤、骨骼和眼睛等组织的捐献时，由于家属会担心遗体损毁，因此可能会表现出不友好，并提出反对意见。在这种情况下，应特别强调尊重遗体外观的法律和医学义务。如有必要，应向家属解释捐献过程中会使用一些技术手段，如使用特定的手术切口和缝合线，或合适的假体、义眼和人造骨骼（另见《人体组织和细胞临床应用质量与安全指南》第4版第三章"潜在捐献者的招募、识别和同意"）。

4.7 成功的跨文化交流

4.7.1 解决文化和语言问题的方法

由于欧洲移民人口在语言、社会地位、教育、职业、年龄、居留身份、道德认同、宗教认同、经济条件、家庭、朋友，尤其是个人经历等方面存在异质性，这一群体的社会现实、社会关系和社会身份的范围非常广泛。

对于医护人员来说，传递坏消息（诊断、预后、BD、器官捐献）总是困难重重。对于那些有移民背景的家庭来说，家庭规模大、探视频率增加和语言障碍等其他因素都要求医护人员在传递坏消息时做好进一步的准备。在极端情况下，习俗及宗教因素尤为重要。这些背景因素最终会导致器官捐献数量减少。

医务人员往往低估了非专业人士在理解医院治疗信息方面可能遇到的困难。一般情况下适用的沟通原则也同样适用于有移民背景的人。与他们交流有困难往往只是因为缺乏通用语言。尤其是在与讲外语的家属进行讨论时，可能需要采取新的方法（如专业的翻译服务）来安抚他们的情绪，以及应对他们的指责。只有这样，才能正确传递信息，并提出正确的问题。

文化调解员必须具备良好的口语能力（两种工作语言），了解翻译技巧，了解沟通技巧，了解道德准则，了解习俗，具备应对指责型沟通的方法，愿意定期接受培训（必要时请求监督）[29]。

相比之下，个别家属担任口译员可能会带来质疑。最好是与受过训练的口译员合作，他们熟悉必要的术语，并能解释和翻译医学术语[30]。

有移民背景的患者通常属于几代同堂的大家庭。家人、亲戚和朋友之间的密切联系为每个人提供了个人支持与安全感，因此没有人会感到孤独或被孤立。在不同的文化中，就医也代表着一种宗教和社会责任，这也是医院就诊人数多和就诊时间长的原因。

由于ICU的探视者流量是一个大问题，因此建议找一位家庭负责人（通过准确地观察或交谈，就会清楚谁是家庭负责人），由这位主要联络人负责探视者流量的管理、向家庭圈传递信息等。

在明确哪些方面可能存在问题后，对家属的关怀可直接参照SPIKES（图4.1）、NURSE（表4.3）和CALM（表4.4）沟通模式，以及表4.7。

当存在社会、文化、语言方面的障碍或困难时，潜在捐献者的翻译或朋友所提供的支持会对家属有益，因为他们的融合程度更深或对宗教信仰有更多的了解。这些人应事先被告知有关捐献的信息，以便他们能够支持家属，并对捐献持赞成态度，而不是仅限

表 4.7 家属关怀方面的问题和解决方案

问 题	解 决 方 案
克服语言障碍	• 明确可能存在的语言障碍 • 如果家属不能很好地使用该国的语言，则必须咨询口译员或母语为当地语言的同事
选择家庭主要联络人	• 明确谁是家庭的主要联络人（户主、家庭口译员） • 将有关患者健康的所有信息转发给联络人，然后由联络人通知家庭团体
明确患者是否属于某个信仰团体	• 必须确定信仰和宗教仪式 • 明确是否应咨询宗教代表
控制探视者流量	• 做出安排，并承担责任（探视者流量、探视次数、探视率） • 明确探视时间窗口受ICU/患者康复休息需要的限制 • 为来访者（亲戚、朋友等）准备吊唁簿，记录他们的参与情况
尊重文化和宗教差异	• 在符合ICU运作的情况下，尊重宗教教规和价值观 • 为祈祷和静默提供条件 • 为家属提供告别场地

资料来源：在奥地利公共卫生研究所跨文化讲习班上开发这一模式[27]。

于进行简单的翻译。谈话应当有计划地进行，由合适的人在合适的时间、合适的地点进行。适当的谈话准备可减少即兴发挥的需要和出错的可能性[31-33]。

4.7.2 捐献过程中的宗教文化因素

除了种族/民族之外，宗教信仰也是许多人决定是否捐献器官的关键因素。尽管所有主要宗教都支持器官、组织和眼球捐献，但每个宗教内部都有不同的思想流派。大多数宗教经文都提到了帮助有需要的人的概念，这可以推断为包括器官捐献[34]。

各大宗教普遍认为：

1）器官捐献是一种慈善行为。

2）每个人都应在有生之年做出是否在逝世后捐献器官的个人决定。

3）必须公正地分配捐献者捐献的器官。

4）拒绝器官贩运。

5）家属应参与捐献器官的决定。

个别病例是否接受BD诊断和器官捐献取决于家属的个人态度、宗教观和意识形态，以及他们的文化联系。如果逝者生前没有做出书面意向声明，则应在与家属的讨论过程中确定逝者的口头遗嘱或推定遗嘱。

欧洲各地的教会都没有关于器官捐献的宗教声明，但每个国家应该或可能有要求所有现有宗教团体发表声明[34]。基督教会认为BD即人类死亡，并将器官捐献描述为一种慈善行为。在其他一些宗教和文化中，BD和器官捐献的伦理依据是有争议的，甚至被否决[35]。

这也是为什么ICU医护人员在接受观察到的BD和接受器官捐献方面，会遇到来自其他文化宗教背景的家属的不理解和反对[36]。

了解患者及其家属的宗教、文化和世界观，对最大限度地减少可能的冲突至关重要。

4.7.3 在宗教文化方面的建议

我们不能规定人们特有的信仰、信念、价值观和习俗。医院工作人员与家属交谈的总体目标是确定并满足器官捐献在宗教文化方面的独特需求，将其作为生命末期"以人为本"的常规关怀的一部分。"我做出决定对家属来说有多么重要，我希望在这个时候能够通过尽可能多地了解您的信仰和信念来支持您，所以请让我明白现在对您来说什么是最重要的？"

考虑到存在一些影响捐献机会的主要因素，如语言障碍、原籍国无捐献文化、认为宗教禁止捐献而拒绝捐献、认为捐献会妨碍葬礼仪式的举行而拒绝捐献，以及常常由于距离遥远而造成与家属之间沟通困难，因而建议：

1）针对移民人口，制定有关捐献和移植的宣传方案与意识提升计划，使他们能够充分融入这一进程。

2）促进移植网络与文化调解员之间的合作，明确调解员在移植协调中的作用，并对他们进行适当培训。

3）加强与不同群体中最具代表性的社会组织的关系。

4）确保对文化调解员和翻译人员进行专门培训。

4.8 沟通培训

必须对医生、护士、DC和ICU的工作人员，尤其是参与家属接洽、告知坏消息和讨论器官捐献的所有专业人员进行沟通培训[37]。他们的语言和非语言沟通技巧对于与家属建立关系至关重要。对于相关的专业人员来说，接受专门的培训来帮助他们避免此类工作可能造成的情绪过载也很重要。

建议医院的器官捐献质量体系应通过专业进修教育，对ICU专业人员进行专门的沟通培训。

在培训过程中，必须通过实际演练提供面谈的基础知识和技巧，包括模拟演练，如传递坏消息、应对家属的恐惧和悲痛，以及与家属讨论EOL、死亡和器官捐献的事宜等。请专业演员在特定情况下扮演家属的角色会对培训有所帮助。扮演家属的演员、医生和护士的反馈将为解决器官捐献过程中的任何冲突提供有效、基本的教学。

4.9 结论

家庭成员的突然离世会给其家属带来沉重的悲痛、不安和焦虑，这使得医护人员与家属的沟通成为一个棘手的问题。除了医学专业知识外，医护人员还需要具备社交能力和情感技能。本章阐述了确定同意（或至少将器官和组织捐献的拒绝率降至最低），以及与丧亲家属沟通的关键机制。本章还介绍了应对家属提出的问题时所需的特殊技能。

研究议题

从文献和对现有证据的讨论中，我们发现了几个证据不一致、不充分或不存在的主题。本指南的作者建议，在可能的情况下，应通过精心设计的随机临床试验对以下领域开展研究：

1. 家属在决策和事后情况说明中的作用。
2. 确定影响器官捐献决策的积极或消极因素。
3. 对专业人员与潜在遗体捐献者的家属讨论捐献机会的经验进行定性研究。
4. 对曾被接洽讨论捐献机会的家属的经验进行定性研究。
5. 评估器官捐献对家属悲痛过程的影响。

本章参考文献

第四章参考文献

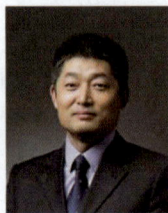

高新谱

医学博士，海南省海口市卫生健康委员会党组书记、主任，海南省卫生健康委员会医政处处长，海南省卫生健康委员会医政医管局局长，中组部博士服务团第21、22批成员。原中国人体器官捐献管理中心捐献部部长，原卫生部医疗服务监管司评价处项目官员。参与制定了中国红十字会总会与国家卫生计生委关于器官捐献与移植工作一系列政策。作为主要负责人，经过几年努力，组织培训建立了一支由约2000人组成的全国协调员队伍。作为新闻发言人，近年来接受了新华社、人民日报、中央电视台、中央人民广播电台等媒体的多次采访，宣传器官捐献事业。参与策划组织了近年来一系列器官捐献移植相关的大型会议或活动。

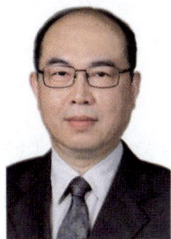

陈国庆

　　上海市第一人民医院肝胆外科主任医师、OPO 办公室主任。中国医师协会外科医师分会肝脏外科专家工作组专家委员，中国器官移植发展基金会 OPO 人员职业发展与关爱专项基金会专家委员会委员，上海市医疗事故鉴定市级专家库成员，上海市肝移植质控中心原秘书。早期从事肝脏移植工作，研究成果先后获教育部高等学校科技进步一等奖、上海市科技进步奖一等奖、上海市临床医学成果二等奖、上海医学科技三等奖等。现主要从事器官捐献工作，先后 3 次获上海市人体器官捐献优秀协调员称号，获 2023 年度全国人体器官捐献优秀协调员称号。

第五章　潜在供者管理

5.1　引言

DBI会导致大脑的全部功能不可逆地丧失，继而引发病理生理效应和临床病征，应及时发现并迅速治疗。

积极的供者管理（ADM）方案包括及早识别可能的供者，由专职人员在ICU进行管理，以及早期积极使用液体复苏、血管加压药物和激素治疗。实施标准化ADM方案需要优先治疗所有被确认为可能进行器官捐献的DBI患者，从而能够根据神经系统标准及时进行死亡判定或BD判定。ADM方案可以增加每位供者捐献的器官数量[1]。因此，ADM是DBD流程的重要组成部分。

器官保护性重症监护治疗是保证成功移植和移植物长期存活的第一步。为了保护移植器官免受损伤，以及在获取器官时维护其功能质量，最佳治疗应基于特定的目标群体和明确的供者管理目标，特别是在治疗扩大标准供者的情况下（详见第七章）[2-8]。旨在挽救患者生命的适当重症监护医学和治疗的基本标准已经包括了ADM方案和BD后器官保护性重症监护治疗的所有方面，为所有组织或器官提供了持续性保护[9]。

5.2　脑死亡诱发的病理生理学变化

在BD发生之前，任何病因导致的DBI都会引发全身炎症反应综合征（SIRS）。SIRS的典型效应为白细胞动员、炎症介质释放、活性氧介质产生、血管通透性增加和器官功能障碍。BD还会引发多种炎症、血流动力学和内分泌效应，可能会导致器官在获取之前就已严重受损。

BD会引起典型的血流动力学模式连续紊乱，这是因为CNS失去了对心血管系统、呼吸指令、压力感受器和化学感受器，以及下丘脑-垂体轴的中央控制。病理生理学变化分为两个阶段。

第一阶段：恰好发生在BD之前的濒死期，这一时期的特征是儿茶酚胺分泌量急骤增加（交感神经风暴），引发一过性心动过速（快速性心律失常）和血压升高。这是一种维持脑灌注和冠状动脉灌注的生理反应，可使局部血流重新分布、后负荷增加，而内脏器官则发生缺血和（或）损伤。

第二阶段：濒死期之后，由于中枢交感神经肾上腺素能的调节逐渐停止，一旦残余的脑干功能消失，中枢调节机制也随之停止。

由于大脑功能不可逆地丧失，BD患者最常见的临床表现包括[10]：

1）因中枢交感肾上腺素能神经对心血管的调节逐渐停止，而引起的血流动力学不稳定和心血管功能障碍。由于炎症反应（促炎细胞因子上调）和缺血再灌注现象，这两种临床表现常与类脓毒症样综合征或心脏停搏后综合征相比较。

2）因下丘脑体温调节功能丧失而引起的体温过低。

3）因下丘脑-垂体轴功能丧失而引起的中枢性DI。

4）因代谢活动减慢而引起的二氧化碳生成减少。

上述临床表现应得到及时和积极的治疗，以减少对可用于移植的器官造成的损害。心血管、肺和代谢性疾病的治疗策略构成了潜在器官供者管理的基石。为了实现为供者提供最佳医疗服务的目标，必须对供者进行全面监测和密切观察。

潜在DBD供者的治疗方案应考虑以下病理生理学变化：

1）儿茶酚胺分泌量急骤增加或暴发（交感神经风暴）。这种情况发生在BD之前的短时间内，其特征包括：① 高血压；② 快速性心律失常；③ 肺水肿；④ 血管阻力升高；⑤ 弥散性血管内凝血（DIC）；⑥ 毛细血管受损；⑦ 心肌功能障碍。

2）一旦残余的脑干功能消失，中枢调节机制就会随之停止，其特征包括：① 心输出量（CO）减少；② 低血容量症；③ 低血压；④ 低钾血症；⑤ 高钠血症；⑥ 低体温；⑦ 低碳酸血症；⑧ 弥漫性炎症反应；⑨ DI。

因此，必须：① 发现并纠正低血容量症、心功能减退、全身血管阻力降低；② 发现并纠正代谢和内分泌异常，如高钠血症、低钾血症、血糖异常；

③ 预防低体温。

表5.1列出了与BD有关的常见生理紊乱。

5.3 监测和目标参数

器官保护性重症监护治疗以标准化重症监护终点为基础（表5.2），旨在提高移植器官的质量和数量[10]。

当潜在供者的血流动力学不稳定或可能考虑移植胸腔脏器时，仅靠外周动脉血氧饱和度、有创MAP、中心静脉压（CVP）、体核体温、尿量等基本监测是不够的。在这些情况下，应使用超声心动图、微创CO监测或肺动脉导管三种方法中的任何一种来

表5.1 与BD有关的常见生理紊乱

生理紊乱	发生率/%
低血压	81
糖尿病	65
DIC	28
心律失常	25
肺水肿	18
代谢性酸中毒	11

资料来源：FA Hensley, DE Martin, GP Gravlee. A practical approach to cardiac anesthesia. 5th edition (23 October 2012)[8]。

表5.2 标准化重症监护的基本监测参数

基本监测参数	目标范围（成人）	建议监测频率
体核温度	36 ~ 37 ℃ *	持续
有创MAP	60 ~ 75 mmHg	持续
心率**	70 ~ 100次/min**	持续
尿量	0.5 ~ 1.5 mL/（kg·h）	每1 h一次
CVP	6 ~ 12 mmHg	持续
外周动脉血氧饱和度	>95%	持续
动脉血气pH	7.35 ~ 7.45	每2 ~ 4 h一次或根据需要
Na^+	135 ~ 145 mmol/L	每2 ~ 4 h一次或根据需要
K^+	3.5 ~ 4.5 mmol/L	每2 ~ 4 h一次或根据需要
血糖	<180 mg/dL（8.3 mmol/L）	每2 ~ 4 h一次或根据需要
血浆生化指标、尿沉渣、C反应蛋白		每12 h一次或根据需要
Ca^{2+}	正常范围	每2 ~ 4 h一次或根据需要
血红蛋白	≥7 g/dL（≥4.4 ~ 5.6 mmol/L[①]）	每6 h一次或根据需要
血小板	>50×10^9/L	每12 h一次或根据需要
PT/APTT	在可接受范围内，以避免出血[†]	每12 h一次或根据需要
Mg^{2+}	正常范围	每12 ~ 24 h一次

注：① PT，凝血酶原时间；APTT，活化部分凝血活酶时间。② 为确保电解质平衡，需要定期评估体液平衡情况（液体出入量），并对尿比重和血清离子（使用尿液样本和血浆样本）进行实验室监测。如果供者的病情不稳定，应实施进一步的重新评估。但是，对于潜在的肺供者，应至少每4 h检查一次PaO_2/FiO_2，并从BD开始每1 h进行一次肺复张操作，直至器官获取[13, 14]。

* 可考虑将体核体温的目标范围设为浅体温（34 ~ 35℃），以降低DBD供肾的移植物功能延迟恢复的发生率[12]。

** 由于迷走结状神经节的功能衰竭，患者会出现窦性心动过速。如果实际未发生或预期不会发生心脏并发症，则心率高达120次/min是可接受的，尤其是在使用正性肌力药物或儿茶酚胺的情况下。

† 参考范围取决于凝血参数的测定方法和记录类型。由于各国的做法有所不同，因此必须根据当地记录的目标参数范围进行检查。

译者注：① 此处原著表达不规范，但尊重原著，未做修改。

监测其他参数（表5.3），以提高移植器官的质量和数量[11]。

表5.3　血流动力学不稳定的供者和胸腔器官供者的附加监测参数

附加监测参数	目标范围
心脏指数	$2\sim5$ L/（min·m²）
心脏每搏输出量指数	$40\sim60$ mL/m²
肺动脉闭塞压	<12 mmHg
全身血管阻力指数	（$2\,000\pm500$）dyn×s×cm⁻⁵/m²
胸腔内血容量指数	$850\sim1\,000$ mL/m²
血管外肺水指数	$3\sim7$ mL/kg
中心静脉血氧饱和度	70%

5.4　具体注意事项

5.4.1　低血容量引起的低血压和补液治疗

由于CNS对血管床的刺激的停止和促炎细胞因子的上调，BD患者经常出现绝对性或相对性低血容量。为了稳定循环系统和维持器官灌注，可能需要给予患者大量补液。在选择静脉输液和输液速度时，还应考虑到输液量限制、在BD之前为治疗脑水肿或心脏并发症而采用的脱水措施，以及未得到控制的DI。应在监测系统的指导下采取措施，评估液体复苏反应，并且避免液体过负荷而对呼吸系统造成影响，确保准确监测血流动力学和左心室充盈压。

给予晶体或胶体溶液的目的是纠正血管内容量不足。如果要给予大量晶体溶液，平衡盐溶液可能有助于避免高氯性酸中毒。

在患者出现分布性休克的情况下，使用羟乙基淀粉溶液仍然存在争议。根据一些文献作者的观点，新一代可快速降解的羟乙基淀粉溶液的取代度较低，肾毒性（渗透性肾病）风险似乎较小，首日可以按33 mL/（kg·d）的最大剂量使用，随后几天按20 mL/（kg·d）的剂量使用。渗透性肾病最早在使用第一代羟乙基淀粉溶液的DBD肾脏供者病例报告中有记述[15-17]。欧洲重症监护医学会（European Society of Intensive Care Medicine, ESICM）建议不

要对颅脑损伤患者使用胶体溶液，不要对器官供者使用明胶和羟乙基淀粉溶液[18]。尽管这个问题目前仍是颇有争议的焦点，但单次输注胶体溶液以尽快解决持续性低血压可能是可以接受的[19]。正在进行的几项试验可能会在不久的将来提供新的数据。在此之前，通常不建议对器官供者使用胶体溶液。

对器官灌注的竞争性需求可能会产生拮抗策略，如补液或高水平PEEP。即使在CVP<6 mmHg的情况下，细心的多器官供者床旁管理也能保证重要的器官系统得到充分的血液灌注。严格的体液平衡管理可以避免容量过负荷，增加可用的供肺比例，而不影响移植肾的存活率或移植肾功能延迟恢复的发生率[20]。

5.4.2　内分泌管理

5.4.2.1　中枢性尿崩症

中枢性DI很常见，约有65%的DBD供者有这种临床表现。如图5.1[21]所示，一旦出现这种临床表现，应迅速启动治疗方案。DI是由于下丘脑-垂体轴分泌的ADH不足而引起的，其特点是多尿，尿量>2 mL/（kg·h），尿比重<1.005 g/mL，并出现高钠血症，还可能出现低钾血症。如果不予以治疗，会导致快速且大量的体液丢失（缺水）和严重的电解质紊乱（特别是高钠血症）[2, 4, 5, 7, 22, 23]。

中枢性DI的治疗（图5.1）包括以下步骤[22]：

1）ADH替代疗法，一线药物是去氨加压素（静脉推注$1\sim4$ μg）：① 如果利尿作用明显减弱（可能出现无尿），则可能是体液量不足，必须恢复体液平衡，没有使用利尿剂的指征；② 如果持续多尿，必须检查血糖水平以排除渗透性利尿（必要时进行纠正），然后再继续使用去氨加压素；③ 如果DI的症状再次出现，必须重复使用调整剂量的去氨加压素。作为去氨加压素的替代物，血管升压素可以按$0.8\sim1$ IU/h的剂量持续给药（抗利尿作用）。

2）补液量充足，同时必须监测电解质和血糖水平：① 在高钠血症伴有低血容量的情况下，应经鼻胃管给水，应先使用等渗氯化钠恢复血管内容量，再使用5%葡萄糖溶液和胰岛素纠正缺水情况，同时监测血糖水平；② 对于无液体减少的高钠血症病例，应避免单独使用无电解质溶液，因为存在过度补液的风险。在这种情况下，应使用呋塞米，每小

```
┌─────────────────────────────────────┐
│  多尿：尿量>2 mL/（kg·h）           │
└─────────────────────────────────────┘
                  │
                  ▼
┌──────────────────────────┐      ┌──────────────┐
│  排除继发性多尿           │ ───▶ │  病史        │
│  • 渗透性（甘露醇、高血糖）│      │  尿样本和    │
│  • 诱导性（利尿剂）       │      │  血样本      │
│  • 获得性（补液过多）     │      └──────────────┘
└──────────────────────────┘
                  │
                  ▼
┌──────────────────────────┐
│  确认 DI                  │
│  • 尿比重<1.005 g/mL      │
│  • 高钠血症/高渗血症倾向  │
└──────────────────────────┘
                  │
                  ▼
        ┌──────────治疗──────────┐
        │                        │
        ▼           ▼            ▼
┌──────────────┐ ┌──────────┐ ┌──────────────────┐
│ 对症治疗     │ │实验室监测│ │ 特异性治疗       │
│ • 补偿多尿   │ └──────────┘ │ • 去氨加压素（0.5│
│ • 2.5%葡萄糖 │              │   ～1 μg，每6～  │
│   溶液+电解质│              │   12h静脉注射一次）│
│ • 血糖控制   │              │ • 目标尿量：0.5～│
└──────────────┘              │   1.5 mL/（kg·h）│
                              └──────────────────┘
```

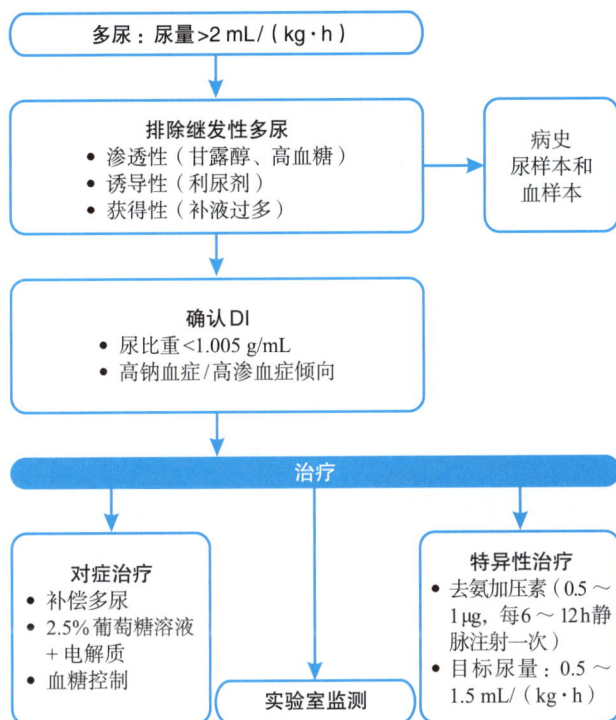

图 5.1　潜在 DBD 供者中枢性 DI 的治疗方案

资料来源：Cheisson G, Duranteau J. Modalités de la prise en charge hémodynamique[21]

时排出的尿量应使用 5% 葡萄糖溶液进行补充（或者考虑进行血液透析或血液灌流）。

5.4.2.2　进一步的内分泌替代治疗

由于证据相互矛盾，额外补充外源性激素的益处仍存在争议。在得到确证性结果之前，尽管血流动力学不稳定的患者应接受最佳血流动力学治疗，但仍应将激素替代疗法（HRT）作为备用方案[2, 3, 23]。

特别是对于血流动力学不稳定的供者，应在 BD 引起脓毒性休克样症状后立即使用甲泼尼龙，因为甲泼尼龙能增加内源性肾上腺素的分泌，预计会导致促炎细胞因子上调，并对移植肺和移植肝的功能产生积极影响。通常建议在 BD 时使用甲泼尼龙（静脉推注 15 mg/kg），以达到维持血流动力学稳定和保护肺功能的效果。已证明使用甲泼尼龙可改善供者的肺氧合功能并提高肺利用率，但还需要进一步研究以评估类固醇对肺供者的影响[24]。

另一种方法是早期给予氢化可的松替代治疗（首剂静脉推注 100 mg，200 mg/d 持续给药）[24-27]。对于出现循环衰竭的潜在 DBD 供者，早期给予糖皮质 HRT 可以显著减少血管加压药物治疗的累积剂量和持续时间。在补充类固醇的情况下，必须通过胰岛素给药来纠正葡萄糖代谢紊乱［目标血糖 <150 mg/dL（8.3 mmol/L）］，以排除糖尿引起的多尿。输注胰岛素除了能有效控制血糖外，还能起到抗炎和减少细胞因子的作用。

虽然在心脏、肺、肝脏和肾脏移植的随机临床试验中，没有证据表明供者接受类固醇治疗可提高器官捐献/移植率或改善移植结局，但回顾性研究表明，供者接受类固醇治疗可以提高器官捐献率并改善移植结局（详见附录七）。

由于缺乏关于常规给药三碘甲腺原氨酸（triiodothyronine, T3）的益处的大型前瞻性随机研究，因此无法推荐该方案。不过，对于对容量负荷和血管张力恢复反应迟钝的血流动力学不稳定的潜在供者来说，将 T3 与血管升压素和甲泼尼龙联用作为一种补救疗法可能会有所帮助[28]。

许多回顾性研究表明，接受甲状腺激素治疗的供者其器官获取率有所提高，但这一益处尚未通过 RCT 得到证实（详见附录八）。

5.4.3　持续性低血压和使用血管加压药

成人的目标 MAP 应达到 60 ～ 75 mmHg，目标尿量为 0.5 ～ 1.5 mL/（kg·h）。可通过以下方式实现：

1）停用所有具有降压作用或副作用的药物。

2）使用晶体/胶体溶液补充容量不足，直到 CVP 达到 4 ～ 12 mmHg（潜在肺供者的 CVP 应为 4 ～ 8 mmHg）。

如果无法通过补液达到足够的 MAP，则应使用血管加压药。

5.4.3.1　血管加压药物

尽管已予以患者补液治疗，但常常还需要使用血管加压药。然而，大多数 DC 和重症监护医生都依赖于测量 CVP，将其作为反映患者液体状态的间接指标[29, 30]。不过，对于持续性低血压供者，应强烈建议进行扩展的血流动力学监测（如超声心动图、微创 CO 监测或肺动脉导管）。这将有助于准确判断血流动力学情况和低血压的原因（图 5.2）[31-33]。最近有人提出使用扩展的血流动力学监测方法和其他参数（如血管外肺水）来增加可用于移植的肺脏数量[14, 34]。

1）去甲肾上腺素通常是此类病例的首选血管加压药，应持续使用直至达到目标 MAP。如果持续剂

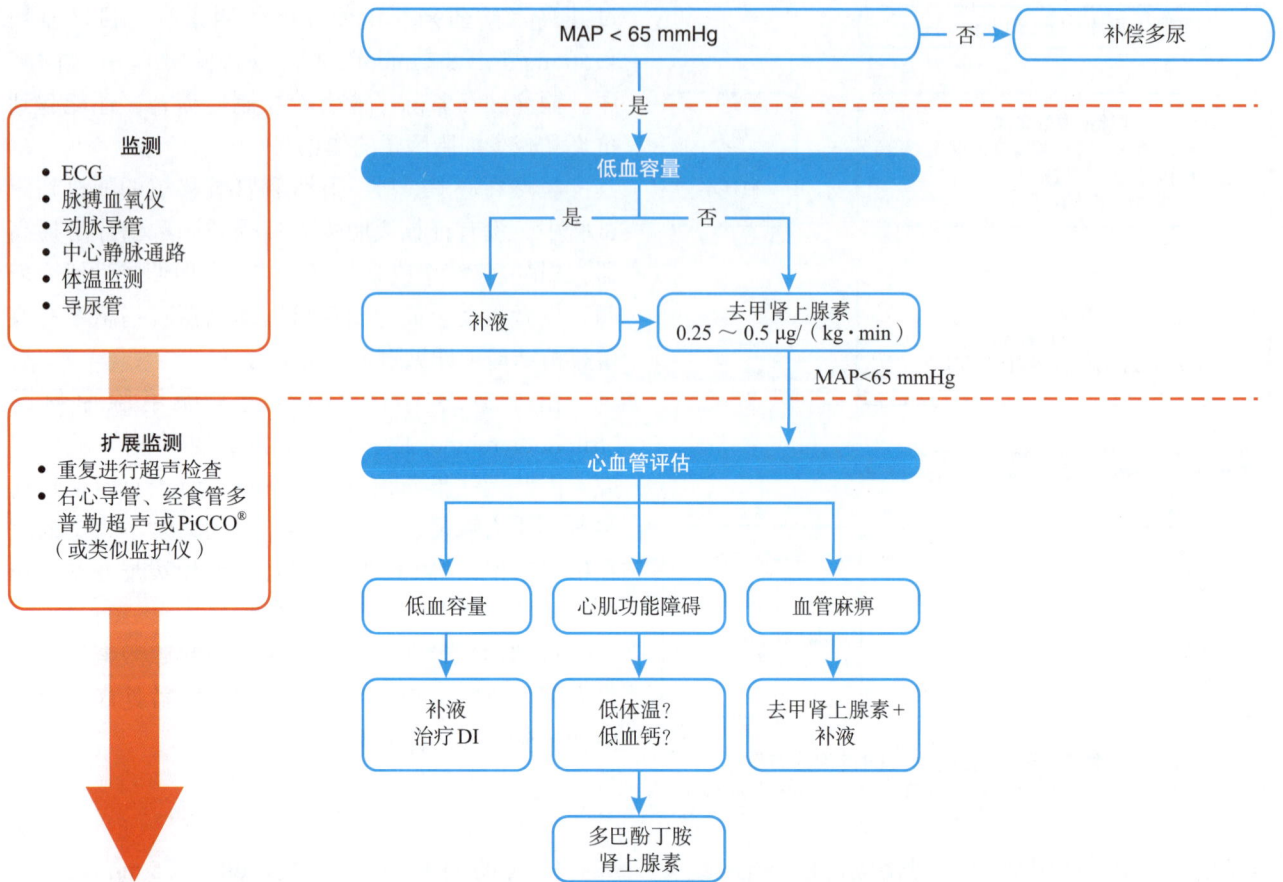

图5.2 潜在DBD供者管理的血流动力学目标和护理

注：PICCO®，脉搏指示连续心输出量监测（微创血流动力学监测技术）

资料来源：Charpentier J, Cariou A. Objectifs et moyens de la prise en charge hémo-dynamique[33]

量超过0.2 μg/（kg·min），应警惕下文提到的可能的并发症。

2）心肌功能障碍可通过超声心动图进行评估和量化。在这种情况下，建议联合使用去甲肾上腺素和正性肌力药物（如多巴酚丁胺）。

3）目前，血管升压素（单次剂量1 IU，0.5～4 IU/h持续给药）在DBD供者中的应用仍在评估中。使用血管升压素可以逐步减少血管加压药物的使用，同时在适当纠正所有其他问题后维持目标参数，以减少血管加压药物的用量。鉴于血管升压素无心脏毒性，可以使全身血管阻力恢复正常，因此可以改善心脏功能。在一项研究中，血管升压素的应用使可移植心脏（其中大部分最初被评估为不适合移植）的数量增加了35%[31, 32]。

4）多巴胺的持续剂量超过0.5 μg/（kg·min）时，应警惕下文提到的可能的并发症。事实证明，

使用小剂量多巴胺［<4 μg/（kg·min）］对供者进行预处理可减少肾移植术后透析的需要，而不会对移植物或患者的存活造成明显的临床影响，还可以减轻心脏移植物心肌细胞的低温保存损伤[33, 35]。由于多巴胺直接与细胞膜相互作用，能够保护血管内皮细胞在低温保存期间免受氧化应激损伤，因此，使用小剂量多巴胺旨在保护移植肾免受因缺血时间延长而造成的损害（而不是作为血管加压药物使用）。Schnülle等人进行的随机试验证实了这一点，在缺血时间较长的移植物亚队列中，使用多巴胺可以降低移植物功能延迟恢复（DGF）的发生率[35]。相反，必须避免使用大剂量多巴胺［>10 μg/（kg·min）］，因为多巴胺可作用于α-肾上腺素能受体，会导致肾血管和全身血管逐渐收缩，并消耗储存在器官中的内源性去甲肾上腺素和三磷酸腺苷（ATP），可能影响移植后的器官功能，特别是心脏。

只要儿茶酚胺的给药是在直接测定CO的指导下进行的（维持理想CO和全身血管阻力的最小剂量），DC和ICU医生就不必担心剂量要求。

5.4.3.2　通气、输液和心脏泵血功能

通气、输液和心脏泵血/压力（ventilation, infusion and pumping/pressure, VIP）方法是一种简单的助记法，最初是为了将休克状态管理的关键方面整合在一起而提出的[36]。后续提出的改编版VIP方法提供了各个步骤的前后顺序，旨在通过调整机械通气、液体和药物输注，以及维持心脏功能（泵血/压力）来恢复氧输送（DO_2）。

在24个月的时间里，27家医院实施了以改编版VIP方法为基础的床旁检查表，作为质量改进干预措施。按照规定执行目标检查表，可以降低心脏停搏发作的概率（心脏停搏发作的次数与达到治疗目标的次数成反比），增加实际供者数量和从每位供者处获取的器官数量[36]。应对BD的病理生理学和相关器官损伤有充分了解，以便有针对性地治疗循环不稳定的患者，并优化器官获取时间。有人建议采用"放松和修复"的方法与积极的"等待、治疗和观察"方法，来增加可用于移植的肾脏和心脏的数量，并提高移植物的质量[36]。

5.4.3.3　心脏停搏

应根据欧洲心肺复苏委员会制定的指南，对发生心脏停搏的潜在器官供者进行治疗[37, 38]。心脏停搏不应该发生，特别是在有其他治疗方案可用的情况下（如ECMO）。因此，心脏停搏是一种特殊的并发症。

5.4.4　低钾血症/高钠血症

低钾血症可通过补钾得到纠正。血清钠水平的升高可能很难恢复正常。当高钠血症合并容量不足时（CVP<7 mmHg）（详见5.4.2.1），可经鼻胃管给水，并在输注等渗氯化钠以恢复血管内容量之后，静脉输注5%葡萄糖溶液（及胰岛素）。同时，还应监测血糖和血钾水平。由于供者的代谢率急剧下降，如果监测不当，大量输注5%葡萄糖溶液可能会导致严重的高血糖，进而引起渗透性利尿。在高钠血症伴有正常血容量或高血容量（CVP>10 mmHg）的情况下，单独使用无电解质溶液会导致过度补液。在这种情况下，应使用呋塞米，每小时排出的尿量应使用5%的葡萄糖溶液进行补充。经鼻胃管输注清水可能有助于使血钠水平恢复正常。

5.4.5　低体温和体温调节异常

DBD供者的最低体温应保持在35～37℃，可通过以下方式实现：使用金属箔等覆盖供者，使用电热毯和热鼓风机来减少被动热损失；采用水浴法或使用专用输液加热器来进行液体加温。

未经治疗和（或）不受控制的低体温（<35℃）会导致多种并发症，从而影响器官移植的成功率，例如：

1）一般来说，在体温较低的情况下，器官的代谢活动、能量和氧耗量都会下降。这会导致器官功能［心脏、肝脏和（或）肾脏］的适应性损伤，对器官的功能诊断可能产生负面影响。同时，由于胰岛素的分泌减少和效力降低，葡萄糖代谢率下降，高血糖的发生率可能会增加。

2）心脏收缩力下降和心律失常风险增加均会导致器官灌注不足。

3）红细胞柔韧性下降导致器官微循环紊乱，对组织的供氧能力下降。

4）低体温会加重凝血障碍。

在某些情况下，患者的体温过高（>38℃）可能是由于体温调节中枢紊乱，出现了非感染性或感染性SIRS（在这种情况下，应查找原因并开始适当治疗）。

尽管对BD供者使用治疗性低体温疗法的临床证据极为有限，但有一项肾移植随机临床试验表明，治疗性低体温疗法确实能显著降低DGF的发生率[12]。一项大型队列研究也证实了治疗性低体温疗法对降低DGF的发生率有同样的效果（详见附录九）。

5.4.6　脊髓自主神经紊乱和肢体运动

典型的指示性参数为高血压、心动过速和大量反射运动。

5.4.7　肺保护性治疗和通气

在所有多器官供者中，仅获取了15%～20%的供肺。肺脏易受多种因素的损伤，如复苏操作、神经源性水肿、肺炎、胃内容物吸入、BD发生前中后的SIRS，以及机械通气不良。应对所有潜在供者定期实施肺复张措施，这样做不仅是为了逆转肺功能

的恶化，也是对 $PaO_2/FiO_2>300$ mmHg（40 kPa）或胸片检查正常的病例进行预防性治疗的措施。

如今，建议对接受机械通气的供者采用肺保护性通气策略[13, 39]，这相当于标准的患者护理，目的是增加符合移植条件的供肺数量。研究表明，这种肺保护性方案可以很容易地应用于各类移植中心，且无须安排特殊培训[14]，因此可能有助于缓解移植肺短缺的问题。肺保护性策略是基于：

1）低潮气量的保护性通气，呼吸机肺复张操作，高PEEP值，限制输液并降低血管外肺水的目标值（表5.3）。

2）有创血流动力学监测以优化血流动力学参数。

3）类固醇药物的使用。

肺保护性策略包括通过以下预防措施（预防肺不张和感染的方法）：

1）持续化痰。

2）呼吸气体湿化。

3）吸出分泌物。

4）改变体位和抬高床头（如果没有禁忌证）。

5）在对呼吸道采取措施之前，先对双手进行消毒。

6）口腔护理和口腔去污染。

7）避免误吸（如测量袖带压力和声门下分泌物引流）。

目标参数如下（特别是在计划获取供肺时）：

• $PaCO_2$ 为 35 ～ 40 mmHg（4.6 ～ 5.3 kPa）。

• PaO_2 为 80 ～ 100 mmHg（10.6 ～ 13.3 kPa）。

• PEEP值 ≥ 5 cmH_2O，即使在氧合水平充足的情况下。

• pH 为 7.3 ～ 7.5。

如果为降低脑血容量和ICP而予以患者过度通气，则供者未纠正的低碳酸血症会导致严重的呼吸性碱中毒。这对循环和氧结合（氧解离）曲线有影响，因为BD后供者的代谢降低。

表5.4总结了旨在改善肺功能和保护肺以实现肺捐献的肺保护策略干预措施[13, 14, 34, 39]。

5.4.8 营养支持

ICU患者在无肠内营养禁忌证的情况下，通常

表5.4 肺保护策略干预措施

干 预 措 施	注释 / 建议
自主呼吸激发试验	应在呼吸机处于CPAP模式下进行。建议在试验后立即进行一次肺复张操作，注意血流动力学不稳定
机械通气	FiO_2 设置为最低水平
	平台压<30 cmH_2O
	PEEP值：8 ～ 10 cmH_2O（高PEEP值可防止肺水肿并有助于防止肺不张）*
	潮气量：6 ～ 8 mL/kg
肺复张操作**	每1 h一次（每次断开呼吸机后都要进行一次肺复张）
支气管镜检查	BD后立即进行双侧BAL
密切监测血流动力学[25, 26]	使用 PiCCO® 或类似监护仪
	EVLW<10 mL/kg（必要时使用利尿剂）
	CVP<8 mmHg
甲泼尼龙	宣告BD后使用（剂量：15 mg/kg）
半侧卧位	肺供者的 $PaO_2/FiO_2<300$ mmHg 时
密闭式吸痰回路管	必须避免插管断开机械通气所造成的失压，以降低发生肺不张的风险

（续表）

干　预　措　施	注释/建议
避免氧合降低	在患者ICU住院期间、院内转运期间，以及在手术室接受手术期间，应确保给予其适当的通气，目标PaO_2/FiO_2>300 mmHg（40 kPa）

注：BAL，支气管肺泡灌洗；EVLW，血管外肺水（extravascular lung water）。
* 保护性机械通气的呼吸机最佳参数设置包括降低驱动压力（ΔP=平台压与PEEP值之间的差值），适当的目标值可以<14 cmH$_2$O[40]或<19 cmH$_2$O（稍高一些）[41-43]。
** 建议技术：控制通气（平台压极限为35 mmHg），PEEP值：18～20 cmH$_2$O，持续1 min，然后每分钟降低2 cmH$_2$O；之后增加50%的潮气量，持续10次呼吸[14, 15, 35, 39]。

会尽早接受肠内营养支持，可以接受全肠内营养支持，也可以肠内与肠外营养支持相结合。这种营养策略可以防止细菌通过肠道黏膜移位，从而导致进一步的感染性并发症。由于DBD供者无胃肠道迷走神经刺激，因此其胃肠动力受损，从而可能导致患者对大容量肠内喂养的耐受性受到限制。在全世界范围内，没有关于供者喂养或禁食的统一政策。

危重病医学学会和其他组织机构关于潜在供者管理的共识声明建议，在供者无禁忌证的情况下，应继续接受肠内喂养，因为有人认为肝糖原储备可在器官冷缺血期间提供营养，从而改善供肝功能[44]。一项针对DBD供者的随机开放标签试验发现，无论供者的喂养状态如何，6个月时的受者全因死亡率并无差异。但该试验表明，接受皮质类固醇治疗作为供者管理一部分的供者其静息能量消耗有所增加[45]。这个领域还需要进一步的研究，目的是确定肠内营养供给方式和供给量的最佳策略，特别是接受皮质类固醇治疗的DBD供者。

应特别考虑肠道供者的肠内营养问题。动物模型研究表明，与进食组动物相比，禁食组动物在器官获取前的12 h内其肠道黏膜和绒毛高度下降。虽然尚未在人体中进行这种试验，但考虑对潜在的肠道供者继续予以肠道喂养似乎是合理的。如果无法经肠道进行喂养，则应经胃管注入无菌液体[47]。

5.4.9　器官获取过程中的凝血

DBD供者经常出现的凝血功能障碍与脑组织的破坏有关（DIC、纤维蛋白溶解）。

在器官获取手术完成前，应监测血小板和凝血因子，并使其维持在以下水平：

- 血小板>50×10^9/L。
- 纤维蛋白原>1 g/L（100 mg/dL）。
- PT>40%和（或）TCA比率<1.5。

同时，应有计划地输注浓缩红细胞悬液，以维持DO_2能力。DBD供者的红细胞比容临界值取决于年龄和既往病史。国际指南和其他共识建议采用其他参数（中心静脉血氧饱和度>70%，血清乳酸浓度在正常范围内）作为评估依据。循环稳定供者的红细胞比容目标值应>20%，循环不稳定供者的红细胞比容目标值则应>30%（向DBD供者输注浓缩红细胞悬液可以降低DGF的发生率[48]）。然而，必须谨慎考虑这些输血目标值，因为血液稀释可能会增加供者血清学检验结果呈假阴性的风险。其他风险包括与采血［采集红细胞或新鲜冰冻血浆（FFP）］时间有关的炎症活化、供者肺损伤和将病毒性疾病传播给器官受者[49]。

CMV的传播可通过输注去除白细胞的血液制品（尤其是浓缩红细胞和浓缩血小板悬液）来预防，这种治疗方法与CMV是一种白细胞相关病原体的这一事实是一致的。当器官供者或免疫功能低下的器官受者接受输血时，CMV是一个令人担忧的主要问题。出于这个原因，器官受者和器官供者均应接受CMV血清阴性或去除白细胞的血液制品，即使这种风险通常被认为可以忽略不计。不过，在欧洲许多国家和医院，这仍未成为一种输血的常规做法[50]。使用去除白细胞的血液成分可以显著降低经输血传播CMV感染的残余风险[51]。

5.4.10　脑死亡供者的多器官管理

应将DBD多器官管理作为一项全球性战略来看待。这个战略要求进行谨慎的床旁管理，以避免因管理方案不完善而失去供者。实施将DBD供者视为危重患者的供者强化治疗方案的成本并不高，世界各地的所有 ICU 均可采用该方案，以提高器官获取率[52]。

一些供者管理原则普遍适用，而另一些则针对特定器官。器官灌注的竞争性需求可能要求采取拮抗策略，如补液或高 PEEP 值。限制性液体平衡可以提高肺获取率，而积极的容量补充则有利于维持肾功能。持续高 PEEP 值（>10 cmH₂O）或 PEEP 值为 16 ～ 20 cmH₂O 的肺复张操作，可以限制肺水肿的形成和预防肺不张，但可能会导致未接受监测的器官供者其血流动力学不稳定。

然而，以保护性机械通气、高级心脏监测和激素治疗为基础的严格的肺供者强化治疗方案，既不会影响其他移植物（心脏、肝脏、胰腺和肾脏）的获取数量，也不会影响移植物和患者的存活率。此外，对于像肾脏或心脏这种对限制性液体平衡比较敏感的移植物，未观察到由于床旁治疗导致重要器官灌注不足而对移植物获取率或受者预后产生负面影响[20]。

5.4.11　优化器官获取时间

一些文献作者建议将 BD 至器官获取的时间延长至 20 h 以上，因为延长治疗时间可以增强气体交换能力、减少肺水、停用正性肌力药物，以及提高肺和心脏移植率[53, 54]。这一延迟器官获取的方案已被纳入多个国家指南，如加拿大[55]、爱尔兰[56]。将 DBD 供者管理时间延长并不一定会导致器官获取数量减少。然而，认为供者在 BD 后移植物功能得到改善是由于管理时间延长，而不是因为专业医护人员在供者被宣告 BD 后立即予以及早的适度治疗的这一说法并未得到证实。

由于多器官捐献后勤问题的复杂性，以及存在心脏停搏或其他器官恶化的风险，这种方法的实施非常复杂[57]。

器官获取并没有规定最小时间范围。然而，在没有心脏病史的情况下，超声心动图检查发现左心室收缩功能障碍是最常见的导致心脏无法被移植的原因。供者刚被诊断为 BD 时出现的心室功能不全现象可能是一过性的[58-60]，经过适当治疗后，心脏可以恢复到可移植状态[61]。因此，当发现潜在供者出现早期心功能不全时，应通过连续超声心动图（最好是经食管而不是经胸超声心动图）进行高级心

血管监测，监测时间间隔为数小时，直至停用儿茶酚胺。

5.4.12　器官获取过程中的供者管理

多器官获取[62]是一种范围广泛的手术，术野暴露广泛，包括从胸骨上切迹至耻骨的切口。手术时间可能长达 3 ～ 4 h。在此期间进行适当的麻醉处理有助于避免器官在移植前受损。

器官获取过程中对供者的监测应与之前在 ICU 进行的监测类似（详见附录五和附录六）。应保留中心静脉管路，用于监测 CVP 和输送血管活性药物。用于快速输注的大直径静脉导管可能会在大血管受损而突然意外出血时发挥作用。如果计划进行包括获取肝脏和胰腺在内的长时间手术，则应提前考虑对器官供者进行主动加温。这样可以防止供者体温过低，以及随后出现循环障碍。

手术室的通气方式应与 ICU 的通气方式类似，如果预计要获取肺，则 FiO₂ 不应超过 40%。虽然 BD 患者没有痛觉，但可能会出现脊髓躯体反射和交感神经反射。因此，应使用长效非去极化肌肉松弛剂来改善术野暴露。应使用挥发性麻醉剂和阿片类药物控制高血压与心动过速。如果出现严重的心动过缓，则会对阿托品产生抗药性，应使用异丙肾上腺素等直接作用的变时性药物，甚至通过静脉起搏来进行治疗。在此阶段应避免使用含葡萄糖的溶液，因为它们可能会加重已经存在的高血糖，并引起渗透性利尿和电解质紊乱。

手术团队可能会要求麻醉师采集血液样本，以便进行多项化验，并根据现行方案使用肝素、酚妥拉明或其他药物。如果要获取心脏和（或）肺部，则必须在横断钳闭主动脉之前拔出中心静脉导管和肺动脉导管。横断钳闭后，应终止所有支持性治疗并关闭呼吸机，但肺获取病例除外，应根据器官获取团队的建议维持手动通气。

5.5　结论

总之，BD 会诱发大量有害事件，导致器官功能迅速恶化。在此期间，最佳的 DBD 供者管理仍然是移植成功的关键。实现供者管理目标[8]（定义为正常的心血管、肺、肾和内分泌终点）可以增加移植物的数量，并提高其质量。强烈建议实施供者管理

目标方案以改善结局。一旦供者管理目标得以实现并保持良好，器官获取的最佳时机仍是一个值得讨论的问题，例如，随着时间的推移，心脏功能"自发"恢复也是一个值得考虑的问题[60]。

器官移植技术的进步和原位器官灌注系统的开发很有发展前景，这些系统可模仿生理条件，延长器官保存时间，提高移植物存活率。

随着时间的推移和更多成功的干预措施的实施，或许有可能进一步解决供者器官持续短缺的问题。了解炎症反应的分子机制，并利用干预措施来改善血流动力学不稳定的情况、降低炎症和SIRS的发生率，是进一步推动供者管理的关键。

要实现治疗目标，除了延长治疗时间，还需要予以患者高质量的重症监护，医护人员需定期接受专门的教育、具备适当的经验，并愿意投入工作。应系统地审核重症监护病房对指南的遵守情况。应使用QI并进行质量评估。

研究议题

从文献和对现有证据的讨论中，我们发现了几个证据不一致、不充分或不存在的主题。本指南的作者建议，在可能的情况下，应通过精心设计的随机临床试验对以下领域开展研究：

1. 类固醇在遗体供者管理中的应用。
2. 甲状腺激素在遗体供者管理中的应用。
3. 低温治疗在遗体供者管理中的应用（尤其是非肾脏器官供者）。

本章参考文献

第五章参考文献

ℹ 相关资料

附录五　脑死亡器官捐献者的器官获取手术：麻醉师的任务

附录六　手术室麻醉师核对表

附录七　类固醇在遗体供者管理中的应用

附录八　甲状腺激素在遗体供者管理中的应用

附录九　低温治疗在遗体供者管理中的应用

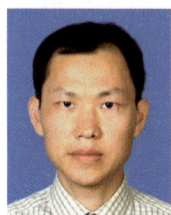

袁小鹏

　　医学博士，主任医师。中华医学会器官移植学分会器官捐献学组秘书长，中国医院协会器官获取与分配管理工作委员会委员，中国医师协会器官移植医师分会移植管理专业委员会委员，中国中西医结合学会泌尿外科专业委员会肾移植学组委员，美国移植学会会员，国际移植学会会员。长期从事器官捐献和肾移植临床工作，参与创建中山大学附属第一医院OPO和器官移植三区，是国内最早参与器官捐献探索的中青年专家之一。主刀完成肾移植1 500余例，擅长小儿肾移植、多次肾移植、高致敏受者肾移植和艾滋病患者肾移植。参与完成世界首例无缺血肾移植，主持完成国内首例艾滋病患者机器人肾移植。

第六章　一般供者的特征收集、评估和选择标准

6.1　引言

为了将移植风险降至最低，并改进整个流程（从供者的适宜性评估到分配决定，再到最终供受者匹配的个体化风险-效益评估），在移植前完整收集供者信息并进行病情评估是非常重要的。本章对如何收集供者信息进行了全面介绍，重点关注DBD供者和DCD供者的信息收集。

首先，在从各种渠道收集了有关供者和各器官特征的所有信息（"供者和器官特征信息收集"）后，对供者进行总体评估，有助于就供者疾病传播给潜在受者的风险得出结论。其次，必须根据特定器官信息收集过程中获得的所有数据，全面评估每一个可能捐献的器官的功能（器官功能评估将在第七章中介绍）。供者和单个器官的总体情况决定了移植受者是否能够从器官移植手术中获益，也是决定如何以最佳方式获取、保存和分配器官的重要因素。

数十年来，供者的选择标准和移植器官的选择标准一直在变化，今后还会继续变化。一方面，随着医学技术的成熟和移植成功率的提高，对于供者的要求逐渐放宽（如对肾移植供者的年龄要求在持续放宽）。另一方面，严苛的选择标准可能会造成器官浪费，如部分器官虽然不适合大多数移植等待者，但在权衡个别受者的风险与获益后，可能会挽救重症或受感染的移植等待者的生命[1-12]。但需要注意的是，在评估潜在供者群体的并发症负担时，供者转介率的增加可能不会导致实际供者数量的等量增加[13]。然而，这一发现说明有必要优化供者评估程序的结构，以将工作量控制在可接受的范围内。

从医学技术上来说，潜在供者标准没有绝对极限，尤其是当接受器官移植是受者唯一挽救生命的治疗时，捐献的绝对禁忌证相对较少。在这种情况下，医生应做好知情同意（详见第十九章），选择适当的手术方案、术后监测和治疗方案，在患者病历中做好记录（详见第十六章）。在利益相关者履行知情同意时，应参考第十九章的风险沟通原则。在与未直接参与捐献过程的人员沟通时，必须区分个体化沟通方法

和与医院内外其他人员的沟通方法，前者旨在帮助某个特定的受者，使其接受在其他许多受者中被认为不适合移植的器官，这可能需要与供者亲属进行具体沟通（详见第四章），后者则旨在使医院内外其他人员了解在何种特殊情况下需要使用看似不可接受的器官进行移植。

确定潜在供者是供者评估的第一步。潜在供者包括任何符合特定临床触发因素或符合某些特定临床标准的患者。这些临床触发因素会导致或可能导致潜在供者死亡或成为DBD供者（详见第二章）。所有这类患者都应被转介给当地的DC或器官捐献组织，以便讨论和评估供者捐献器官的可能性（详见第二章）。责任医生不应拒绝转介任何潜在供者。

确定潜在器官供者这一步同样适用于因治疗不再符合患者最佳收益而计划WLST的患者。在这种情况下，如果特定司法管辖区允许，应考虑采用cDCD。在终止失败CPR的情况下，如果国家法律允许，可以考虑采用uDCD。在cDCD和uDCD中，供者评估的某些方面可能与本章所述内容，以及第十二章（12.2.6、12.2.7、12.3.8、12.3.9，表12.2、表12.3、表12.4）所述内容有所不同。活体捐献者评估详见第十七章。供者传播疾病的风险详见第八至十章。

所有在医院逝世的人都可以进行组织捐献。组织捐献的内容请参阅欧洲委员会最新版本的《人体组织和细胞临床应用质量与安全指南》[14]。请注意，组织供者的选择标准比器官供者的选择标准更具限制性。这是因为特定器官可根据个体的风险-效益评估结果，以一对一的方式分配给特定受者，而人体组织则不可能进行预期分配，处理后的人体组织可能会被分配给多个未知受者。因此，与输血一样，人体组织供者的风险-效益评估不同于器官供者的风险-效益评估。

供者评估中影响移植结局的风险因素主要有以下四点：

1）对移植等待者来说，不能及时获得器官是移植的最大风险（详见6.1.1）。

2）供者疾病传播，如感染性疾病或恶性肿瘤（详见6.1.2，第八至十章）。

3）急慢性移植后移植物功能衰竭的供者（详见 6.1.3，第七章）。

4）等待者原发病、移植手术、免疫学等有关的风险（详见 6.1.4）。

在供者的特征收集、评估和选择方面的一个常见错误是，移植医生可能会更关注单个器官功能（如肺或肾）移植结局的风险因素，而不是首先审核供者的所有信息，以了解供者和所有器官的总体情况。6.1.1 至 6.1.3 总结了供者及器官的特征收集和选择对移植患者预后的影响，6.2 至 6.8，以及第十一章则回顾了供者及器官的评估和选择的原则。图 6.1 着重说明了器官捐献和移植流程中供者及器官的特征收集。

6.1.1 供者的风险评估——未成功获得器官

对于等待移植的患者来说，最大的风险是在他们的健康状况恶化到移植可能不再有用的程度之前不能及时获得器官。器官供者的纳入标准一直在不断扩大，因为越来越多的经验表明，对每个供者和受者的组合进行个体化的风险-效益评估，最有可能为受者带来成功的结局。因此，在没有进行适当评估的情况下，提早排除潜在供者会增加错过潜在移植机会的风险[15]。

6.1.2 供者的风险评估——疾病传播风险

根据由欧盟资助的 Alliance-O（欧洲器官捐献和移植国家研究计划协调小组）项目，非标准风险供者将疾病传播给受者的风险可被评估为 4 个等级：不可接受的风险、可接受的风险、可控的风险和无法确定的风险[1]。根据由欧盟资助的 DOPKI 项目在 11 个欧洲国家收集的数据，可以得出的结论是，欧盟各国对非标准风险供者的规定并不一致[2]。一些成员国通过法律或技术规定禁止此类供者的器官用于移植，而另一些成员国则遵循特定的医疗方案使用此类供者的器官。根据在使用这类供者器官的国家所收集到的情况，可以得出的结论是，可使用的非标准风险供者的器官比实际使用的要多[1, 2]。

现今，大多数遗体器官供者都是因发生不同类型的脑血管意外而遭受严重的脑损伤。在许多国家，超过 50% 的器官供者其年龄在 60 岁以上[16]。越来越多的案例表明，经过严格挑选的、被确诊患有恶性疾病的供者也是可以被接受的（详见第九章）。如

果已知或发现供者患有恶性肿瘤，根据预估的传播概率，可将疾病传播风险分为最低风险、中低风险、高风险和不可接受的风险。

感染性疾病的传播风险取决于因气候变化、全球人口流动性增加或动物迁徙等原因而导致的病原体流行情况，以及是否应用治疗或预防感染性疾病的药物（详见第八章）。对于非标准风险供者其感染性疾病的传播风险，医生必须仔细权衡是否有可能在不造成伤害的情况下对受者进行病原体的预防性治疗和（或）暴露后治疗，特别是要考虑到是否有针对此类感染性疾病的适当疗法。在开发出新的治疗方法的情况下，供者或特定供者-受者组合的接受标准可能会迅速发生变化，丙型肝炎的治愈性治疗方法的出现就证明了这一点。

其他可能存在的罕见疾病的传播风险详见第十章。

在对供者进行仔细评估的基础上，移植医生必须权衡疾病传播的风险和患者留在移植等待名单上的风险。如果拒绝接受分配的器官，患者可能会死亡，或其临床状况可能会恶化，以至于移植手术不再可行。

对于非标准风险供者，本指南将不再使用 Alliance-O 风险等级分级法对疾病传播风险进行分级[2, 3]。本指南前几版[15]的经验表明，由于受者在个体因素和病情需求上的差异，这种静态风险分级法对于移植手术的风险-效益评估无实际意义，很难概括性地判定某种供者疾病为器官捐献的绝对禁忌证，也不能将某类供者的疾病传播风险归类为不可接受的风险[1]。考虑到可用的器官数量有限，而需要接受移植的患者人数众多，在没有其他治疗可供选择的情况下，如果接受器官移植是受者可能存活的唯一选择，则应根据具体情况说明接受器官的理由。潜在供者可分为以下两类：

1）标准风险供者：没有临床证据表明供者疾病的传播风险会增加，并超过未检出疾病人群的平均值。

2）非标准风险供者或风险增加的供者：有临床证据表明供者某种疾病的传播风险增加，超过了其他未检出疾病人群的平均值。在这种情况下，必须对每对匹配的供者-受者组合进行个体化的风险-效益评估，以确定与不移植的风险相比，将该移植物移植给该特定受者不会对其造成伤害或造成的伤害程度可以接受。在这种情况下，应按照第十九章所述，酌情告知受者接受疾病传播概率增加的风险

……因继续治疗无益和（或）不再符合患者收益而考虑WLST

确定此人是可能的供者 ——→ 参见第三章 按神经系统标准判定死亡

参见第二章 潜在遗体器官捐献者的识别和转介 ←—— 能否根据神经系统标准判定死亡

参见第四章 与遗体器官捐献者家属面谈并获得其同意/授权
注：应进行初步医学评估，以排除明显的医学排除标准（详见第六至十章）

器官捐献是否符合患者的收益

根据前两个问题的答复

很有可能按神经系统标准判定死亡；根据国家立法获得器官捐献的同意/授权书

不同意捐献器官/无器官捐献授权

很可能无法按神经系统标准判定死亡；获得器官捐献同意/授权书

停止捐献程序；根据患者收益停止治疗

DBD

DCD

参见第十二章 心死亡器官捐献，同时考虑到第四至十章中概述的原则

按神经系统标准进行死亡判定 ——→ 参见第三章 按神经系统标准判定死亡

在发生DCD之前，需要采取适当的与DBD类似的重症监护治疗

- 继续提供全面的重症监护治疗支持
- 确保获得适当的同意/授权
- 对供者和每个器官进行整体评估，同时考虑到根据有创程度进行检查是否适合

参见第五章 潜在供者管理

参见第四章 与遗体器官捐献者家属面谈并获得其同意/授权

参见第六章 一般供者的特征收集、评估和选择标准
参见第七章 特定器官的特征收集、评估和选择标准
参见第八章 感染性疾病的传播风险
参见第九章 恶性肿瘤的传播风险
参见第十章 使用有其他状况和疾病的供者器官的相关风险

根据神经系统标准证明患者死亡
+ 正式更正同意书/授权书
+ ≥1个适用于移植的器官

根据循环系统标准证明患者死亡
+ 正式更正同意书/授权书
+ ≥1个适用于移植的器官

进行器官获取 ——→ 参见第十一章 器官的获取、保存和运输

参见第十九章 风险沟通和共同决策的制定 ←—— 同时在确定谁将接受移植物后，应根据特定移植物的相关风险，确保获取受者的适当知情同意

参见第十六至十八章 ←—— 追踪受者的总体结局及不良事件或反应

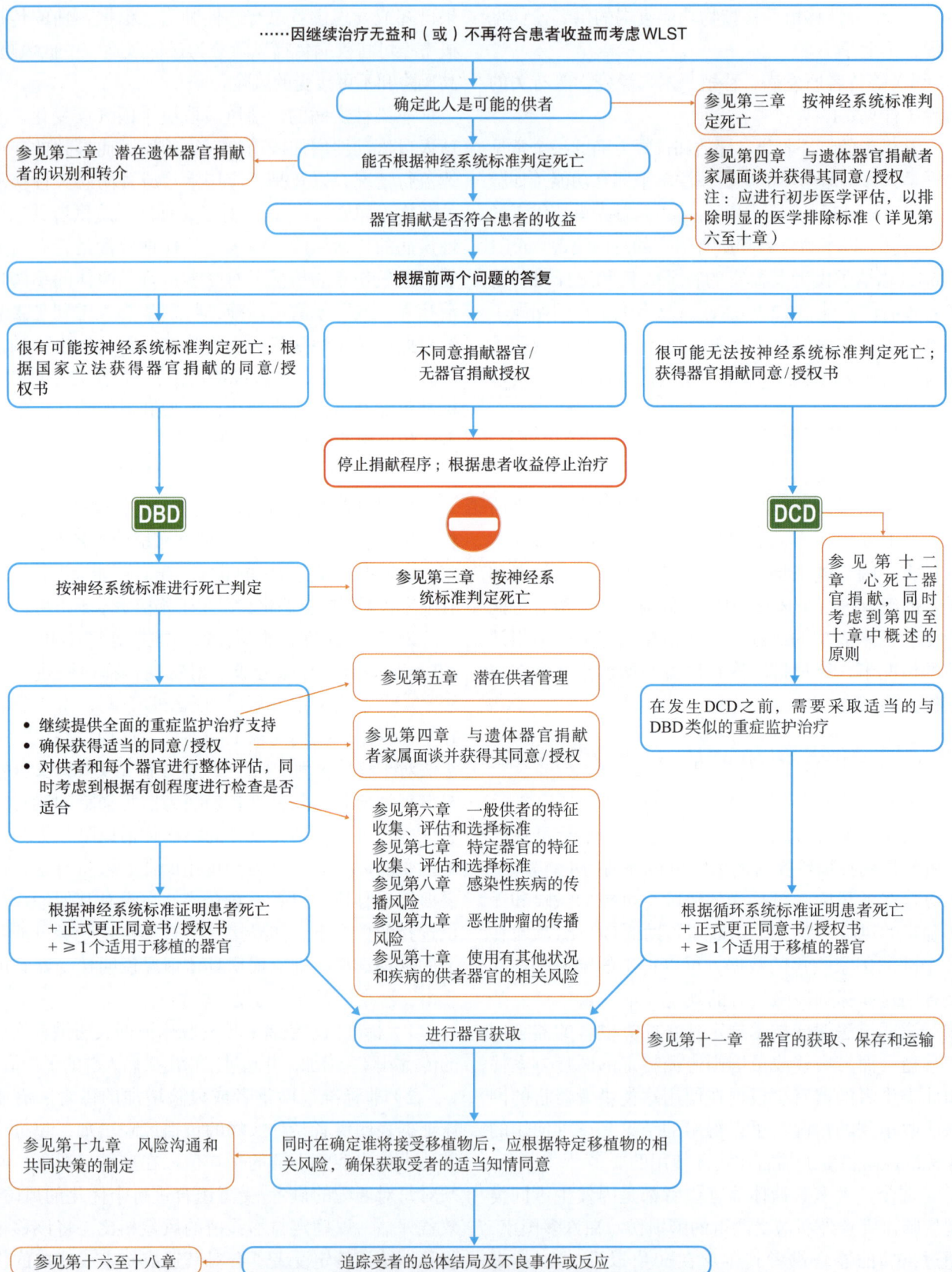

图6.1 与本指南内容相关的捐献和移植过程（个人）

注：在器官捐献和移植的多个阶段均会收集供者及器官的特征信息；本途径不包括活体器官捐献

有多少。同时，根据知情同意原则，医生应以具体情况具体分析的方式酌情告知风险并做好记录。通常来说，没有严重疾病的普通受者不应该接受存在不可接受风险的供者的器官。在对安全性进行持续评估并获得知情同意的情况下，无严重疾病的普通受者可在既定治疗方案内接受存在可控风险的供者的器官。

6.1.3 与特定移植物功能衰竭可能性相关的风险评估

第七章将更详细地讨论移植物功能衰竭的风险评估，该内容不在本章讨论范围之内。为避免在评估过程中忽视供者评估而偏重单一器官功能的评估，最佳做法是：首先，评估6.2至6.8中讨论的一般问题和正式问题；其次，按照第七章所述对每个器官进行评估。

只要有可能移植至少一个器官，就应该对供者进行评估。ECD一词概括了潜在捐献器官质量下降的问题。遗憾的是，一些研究将原本器官质量良好、但存在疾病传播风险（详见6.1.2）的供者称为非标准风险供者，而另一些研究则将其并入ECD类别。因此，由于措辞不精确，将捐献纳入ECD概念的不一致做法可能会导致器官供者的弃捐率过高。

ECD的概念最初由美国器官共享联合网络（UNOS）提出，目的是说明并非所有遗体供者的肾脏都能得到同样的移植收益。ECD概念的推广增加了供肾池[17]。目前，ECD仍没有明确、清晰和广为接受的定义，因为不同类型的器官有不同的阈值，而且越来越多不太理想的器官被用于移植，以至于昨天还被认为是扩大标准的供器官，今天就已成为更典型的标准供器官[6, 10, 15-22]。目前，欧洲移植国际基金会使用一组参数来定义供肝者的ECD标准[23]，但根据这些标准，50%以上的供肝者均被归类为边缘供者[24]。英国也有类似现象[25]。

使用诸如ECD这样的二分法术语，并不能反映出移植物的质量可能取决于供者相关的其他供者因素。此外，移植物结局还受到移植因素和受者因素的进一步影响，使得移植物自身的质量难以衡量。移植物质量难以简单地用好和不好来区分，从最佳质量到不可移植，两者之间的差异很大。因此，最好用连续评分来说明移植物的质量。人们使用国家移植登记处［UNOS/移植受者科学登记处（SRTR）；英国国家医疗服务体系血液与移植中心（NHSBT）］公布的数据，开发出了肝脏供者风险指数（LDRI）、肾脏供者风险指数（KDRI）和胰腺供者风险指数（PDRI）等连续评分工具[4, 5, 11]，这些供者风险指数可用于器官分配。然而，欧洲评估的整体供者质量似乎不如美国[6, 15, 24, 26]，部分原因可能是供者年龄不同，而年龄是决定移植物功能衰竭风险的最有影响力的因素之一。因此，从美国登记研究中获取的数据可能无法用于欧洲[26]。虽然一些研究证实了此类供者风险指数的可用性[27]，但另一些研究并未发现移植结局与供者风险指数之间存在明确的相关性[6, 24, 28-34]。此外，最近的研究表明，在肾脏分配中引入KDRI后，来自ECD的肾脏其使用率并未增加[35]。但从实用的角度来看，此类移植物可用于经过适当选择的受者。

举例来说，考虑到上述问题，欧洲高龄移植计划将65岁以上供者的肾脏与65岁以上受者进行匹配。由于从高龄供者处获取的肾脏发生长期肾功能衰竭的风险较高，因此这些肾脏优先用于高龄受者，假定有限的移植肾功能持续时间就可以与老年受者假定有限的预期寿命相匹配[7, 8]。这一概念还考虑到了这样一个事实，即通过使用特定的分配规则，从老年供者处获取的肾脏更容易因长时间缺血而受到损伤。

6.1.4 与供者或捐献的移植物无关的风险

移植受者面临的其他风险还包括与移植手术（包括供者器官获取手术、器官保存和缺血时间等）、受者手术前的病情、手术本身，以及随后的护理过程相关的风险。器官可能出现急性和（或）慢性排斥反应，增加了早期移植物丢失的风险。由于免疫抑制治疗引起的并发症可能会增加，如CMV的再激活、供者无症状感染相关的并发症［如潜伏的EB病毒（EBV）感染、与EBV相关的移植后淋巴细胞增生性疾病隐患］，以及先前存在的（可能已治愈的）恶性肿瘤引起的并发症，特别是在使用了更强效的强化免疫抑制方案（使用单克隆或多克隆抗体作为诱导治疗）后。

在移植前后需要收集的重要信息包括：受者既往对人类白细胞抗原（HLA）免疫的精确数据，以及产生可能会影响当前（和未来）移植的供者特异性抗体的风险（详见6.6）。

人们对导致器官功能衰竭的原发性疾病其复发

的频率或原因知之甚少。一些众所周知的疾病，如原发性局灶性和节段性肾小球硬化症，在移植肾中复发的风险很高。然而，目前几乎没有数据表明，供者或受者相关因素会影响原发性疾病的复发率和复发风险。

6.2 遗体器官供者的一般评估

一旦识别出潜在供者，在妥善办理了所有相关手续和文件后，当务之急是通过对供者进行适当的评估来确定他们是否适合捐献。为此，应利用以下信息来源，尽可能准确地还原供者目前和既往的病史及社会史。

1）与供者家人、亲属和（或）朋友，以及所有其他相关信息来源提供者进行面谈（标准表格示例详见附录十和十一）。

2）根据特定国家医疗系统的正式和非正式规定，与主治医生、护士，以及其他医疗服务提供者和负责任的全科医生/家庭医生进行面谈。

3）详细回顾供者当前和过去的病历记录/电子档案。

4）通过回顾供者既往疾病的所有书面报告等资料（例如，包括肿瘤的组织学诊断、分期、治疗、随访），评估供者的病史和行为史。

5）全面的体格检查，包括精确地测量身高和体重（如有可能）。

6）实验室化验，包括所有相关的微生物检验（应特别注明化验结果待定，以便获取器官后跟进）。

7）必要的辅助检查（如超声、超声心动图、ECG、CT、组织病理学检查等）。

8）如果要进行尸检，不可能在器官获取前进行尸检，但必须对尸检结果进行监督并立即通知OPO。

6.2.1 供者病史和社会史

"供者病史和社会史"一词意指供者所有的医疗、社会和行为数据均已妥善收集，以供进一步评估（详见6.3、表6.4）。

6.2.1.1 供者评估

必须了解器官供者的病史，包括各种传染病和任何可能影响器官质量的疾病。应与遗体器官供者的亲属进行面谈（详见附录十和十一），同时应考虑到他们在情绪紧张时可能会遗漏、忘记或混淆细节，但应避免给悲伤的亲属增加任何压力。事实证明，与供者的全科医生联系，以及查阅医院档案中的历史数据或其他信息来源（如癌症登记处）都很有帮助。最后，应获取明确描述既往疾病详情的书面报告，以进行客观的风险评估。

为了将疾病意外传播的风险降至最低，必须获得供者的旅行史或居住史信息，包括有关生活条件、移民背景、难民身份（如在难民营/其他地方逗留，或难民路线）和工作地点/环境（如污水处理厂、林地、农场、矿山、机场、医院、国外）的信息。此外，还要核实供者与严重急性呼吸综合征冠状病毒2型（SARS-CoV-2）感染者的接触史或相关风险（详见第八章）。了解这些信息可能有助于识别出卫生标准较差或某些感染高发的地方/国家相关风险，或环境对健康和器官功能构成其他隐患的地方/国家相关风险。出于同样的目的，还应了解有关供者兴趣偏好（如居家、园艺、动物、丛林）、药物滥用（如静脉注射毒品、共用针头、鼻嗅可卡因、口服吸毒/娱乐性吸毒、酗酒、吸烟）和生活方式（如多个性伴侣、性工作者、性接触/监禁）的信息。对这些信息可能需要进一步调查。

供者档案评估应记录供者的病史和行为史，包括年龄、性别、体重、身高、死因、ICU护理，以及体格检查结果和实验室化验结果等一般数据（详见6.2.2、6.2.3、表6.1、表6.4）。

表6.1　供者信息收集中实验室参数的信息价值和临床意义

参　　数	器　　官	检验结果的提示意义及不足
血红蛋白	基本评估	在重症监护医学中，根据年龄和心脏状态，输血指征可低至 7～9 g/dL（4.4～8.6 mmol/L，70～90 g/L）；在此范围内，血液稀释是可以接受的
红细胞比容	基本评估	在重症监护医学中，根据年龄和心脏状态，输血指征可低至 20%～30%（0.2～0.3）；在此范围内，血液稀释是可以接受的

（续表）

参　数	器　官	检验结果的提示意义及不足
白细胞	**基本评估**	发生脑干疝时会急剧升高（因此在监测感染方面不具有绝对代表性）；（多种原因引起的）炎症状态下会升高（如BD患者出现SIRS）
血小板	**基本评估**	脑损伤后升高；出血、凝血功能障碍或脓毒症时降低；仅在血小板减少导致出血时才需要补充
红细胞		对器官特征信息收集不重要
Na$^+$	**基本评估**	高钠血症很可能是由糖尿病引起的并发症，在适当的重症监护治疗期间不应出现这种情况
K$^+$	**基本评估**	考虑肾功能改变
Ca^{2+}		对器官特征信息收集不重要
Cl$^-$		对器官特征信息收集不重要
葡萄糖	**基本评估，胰腺**	重症监护治疗期间可能出现急性失代偿，但不代表入院前的状态；在持续输注葡萄糖和一般ICU的总体情况下，适当考虑胰腺问题
肌酐	**基本评估，肾、肝**	取决于液体负荷；肾衰竭、肌肉损伤或心力衰竭（慢性）时升高
尿素	基本评估，肾	参见肌酐（通常不被视为重要指标）
LDH（IFCC 37℃）	基本评估、肾、肝、胰腺、肠、心	发生组织损伤（坏死、非特异性损伤）时升高，在怀疑供者发生组织坏死方面是一个有用的指标（如心脏停搏后、CPR后升高）
CPK（IFCC 37℃）	**基本评估，肾**	肌肉损伤会释放CPK，可继发肾脏损害（与LDH相似）
CKMB	基本评估，心	肌钙蛋白是对心肌损伤灵敏度/特异性更高的标志物；CKMB也会因脑损伤而升高（与LDH相似）
肌钙蛋白	**心**	心肌损伤时升高
AST/SGOT（IFCC 37℃）	**基本评估，肾、肝、胰腺、肠、心**	心肌损伤或肝损伤时升高；见ALT
ALT/SGPT（IFCC 37℃）	**基本评估，肾、肝、胰腺、肠**	肝细胞损伤时升高
γGT（IFCC 37℃）	**肾、胰腺、肝**	肝功能指标：反映胆管损伤，如急性低氧血症、慢性酒精性/非酒精性脂肪性肝炎（胆汁淤积症）
总胆红素	基本评估，肾、肝、胰腺	因外伤、出血而频繁输血或肝损伤（胆汁淤积）时升高
直接胆红素	基本评估，肾、肝、胰腺	
碱性磷酸酶（IFCC 37℃）	基本评估，肝	肝脏或骨骼损伤时升高，在儿童生长期和妊娠期（及肝移植后）可见生理性升高
淀粉酶（只有胰淀粉酶是特异性标志物）	基本评估，肾、肝、胰腺	如果不是作为胰特异性淀粉酶或脂肪酶进行检测，则为非特异性标志物（输液、头外伤、缢伤也会导致淀粉酶升高）；由于测量方法未标准化，各医院的参考值范围不同；只有胰淀粉酶是特异性标志物

（续表）

参　　数	器　　官	检验结果的提示意义及不足
脂肪酶	**胰腺、肠**	由于测量方法未标准化，各医院的参考值范围不同，但对胰腺的特异性高于淀粉酶
HbA1c	胰腺	对胰腺有参考价值，但不会受ICU护理或BD的直接影响；在许多医院并不是24 h×365 d可化验；受输血影响
总蛋白	基本评估	考虑血液稀释
白蛋白	基本评估	考虑血液稀释；必须结合供者管理和肝功能来考虑
纤维蛋白原	基本评估	脑损伤或炎症时升高
快速PT	**基本评估**	脑损伤或抗凝治疗导致的出血或凝血异常，输FFP可以纠正
INR	基本评估，肝	检测结果未根据肝功能进行调整；用于肝功能正常人群抗凝治疗期间的监测
APTT	**基本评估**	因脑损伤或输注FFP纠正治疗性抗凝血后导致的出血和凝血功能紊乱而失常
抗凝血酶Ⅲ	基本评估，肝	在出血性疾病和肝功能异常时需要考虑的指标
C-反应蛋白	**基本评估**，心脏、肺	可能因脑干疝后发生SIRS而急剧升高；在监测感染方面不具有绝对代表性
FiO$_2$	**基本评估**，肺	
PEEP	**基本评估**，心脏、肺	
血液pH	**基本评估**	在呼吸治疗和发生其他急症时需关注
PaCO$_2$	**基本评估**，肺	
PaO$_2$	**基本评估**，肾、肝、胰腺、肠、心、肺	
PaO$_2$/FiO$_2$	肺	氧合指数，代表肺的质量
HCO$_3^-$	**基本评估**	
碱剩余	**基本评估**	在呼吸治疗和发生其他急症时需关注
血氧饱和度	**基本评估**	
乳酸	**基本评估**，肝、胰腺、肠、心	乳酸升高表明组织因无氧代谢、脓毒症、二甲双胍药物治疗、休克、急性肝衰竭或肾衰竭而受损；乳酸通常因低血容量而升高
胆碱酯酶	**肝**	反映肝脏合成功能
降钙素原	基本评估	发生脑干疝时会急剧升高，因此对于监测感染不具有代表性
Pro-BNP	基本评估	DBD群体无须检测该指标；指标升高可能提示右心衰竭，但亦会因液体超负荷或急性肾损伤而升高

（续表）

参　　数	器　　官	检验结果的提示意义及不足
血培养	**基本评估**，肾、肝、胰腺、肠、心、肺	
尿培养	**基本评估**，肾	检查细菌和真菌的感染情况；药敏试验
BAL培养	基本评估，肺	
其他培养	基本评估	
多药耐药菌	**基本评估**，肾、肝、胰腺、肠、心、肺	筛查很有用，在许多地方是最佳做法（强制性）
尿糖	胰腺	与血糖相关；尿糖升高提示肾损伤（血清葡萄糖升高提示胰腺疾病）
尿蛋白	肾	轻微蛋白尿可能是由导尿管刺激引起的；提示肾脏损伤；只有稳定状态护理期间和入院前的数据才有参考价值；根据KDIGO指南，应检查尿白蛋白而不是尿总蛋白[38]；另外，与收集12 h或24 h尿液相比，尿蛋白/尿肌酐比值是一个简单的参数，可避免采样误差
尿蛋白/尿肌酐	肾	正常尿液中，尿蛋白（mg）/尿肌酐（g）<500；如果在ICU以外的稳定状态下检测，该比值>1 000则提示肾损伤[37]
尿白蛋白	**肾**	用于评估肾小球功能，比尿蛋白更具提示意义（KDIGO指南）[38]
尿白蛋白/尿肌酐	**肾**	正常尿液中，尿白蛋白（mg）/尿肌酐（g）<30；如果在ICU以外的稳定状态下检测，该比值>300则提示肾损伤[38]
尿血红蛋白	肾	血尿可能由导尿管刺激引起，但也可能代表存在尿道恶性肿瘤
尿沉渣	肾	排除相关血尿、菌尿、肾小球或肾小管损伤
尿亚硝酸盐	肾	可能存在尿路细菌感染
肌酐清除率估算值或eGFR		现有的肌酐清除率或eGFR计算方法适用于血流动力学稳定的门诊患者；因此，估算方法可能不适用于器官供者；根据KDIGO指南，只有生理状态稳定（可能不是在供者护理期间）时的估算结果才可靠[38]
肌酐清除率测量值或eGFR		供者血流动力学稳定后，可在1 h后通过该测量值评估肾功能恢复程度；根据KDIGO指南，只有生理状态稳定（可能不是在供者护理期间）时的测量结果才可靠[38]
筛查新出现的区域性或大流行性疾病	基本评估	详见第八章：针对性筛查的实际要求取决于病原体；对于新出现的病原体（如WNV、SARS-CoV-2），卫生行政部门会根据当地流行病学情况发布特别建议，因此无法提供一般性建议，必须在当地每天进行检查
抗HIV-1/2	基本评估	
HIV-NAT		
抗HCV	基本评估	
HCV-NAT	基本评估	详见第八章
HBsAg	基本评估	
抗HBc	基本评估	

（续表）

参　数	器　官	检验结果的提示意义及不足
HEV-NAT	基本评估	
抗 CMV、抗 EBV、抗弓形体	**基本评估**	
梅毒试验	**基本评估**	详见第八章
感染性疾病的进一步检测	基本评估	
微生物培养	基本评估	

注：① LDH，乳酸脱氢酶；CPK，肌酸磷酸激酶；CKMB，肌酸激酶同工酶杂化型（creatine kinase MB isoenzyme）；AST，天冬氨酸转氨酶；ALT，丙氨酸转氨酶；SGOT，血清谷草转氨酶；SGPT，血清谷丙转氨酶；γGT，γ-谷氨酰转移酶；HbA1c，糖化血红蛋白；INR，国际标准化比值；BNP，B 型利尿钠肽；eGFR，肾小球滤过率估算值；KDIGO，改善全球肾脏病结局组织；WNV，西尼罗病毒；NAT，核酸检测；HBsAg，乙型肝炎表面抗原。IFCC 37℃为根据国际临床化学和实验室医学联合会的方法在 37℃下进行测量。② 请注意，不同实验室各指标参数的参考范围不同。必须考虑年龄和性别因素。实验室数值只有在结合所有其他临床数据，并进行连续测量以评估器官功能后才具有参考价值。在"器官"一栏中，"基本评估"指的是针对供者的基本评估。如果器官信息或"基本评估"是粗体字，则表示该参数对该器官或供者的评估很重要；对于该栏中提及的其他器官，该参数同样有参考意义。在进行供者基本评估和特定器官评估时，如果超出了基本评估的范围，该参数值对特定器官也会有参考意义。

6.2.1.2　临床评估

除了供者档案中的信息外，临床评估还应包括供者血流动力学状况（尤其是心跳停止、低血压或缺氧发作情况）、是否需要实施 CPR、血管活性药物的使用情况、机械通气的持续时间，以及临床检查和实验室检验结果（详见 6.2.3 至 6.2.5，表 6.1、表 6.2 和表 6.4）。

首先，评估逝者是否适合作为供者；其次，评估特定器官是否适合捐献（详见第七章），以上步骤都需要使用这些参数。该评估包括所有诊断性检查，如 X 线（尤其是胸部）、CT 扫描（尤其是头部、胸腹部）、超声（尤其是腹部）、组织病理学检查、超声心动图、冠状动脉造影检查和支气管镜检查（详见 6.2.3 至 6.2.5，表 6.2）。在这种情况下，将之前进行的所有超出供者评估范围的检查结果记录在案，有助于明确当前的检查结果（详见附录十五）。

如附录十、十一和十三的示例所示，应使用标准化问卷来获取表 6.3 所列信息。获得的信息必须与 6.2.6 中概述的临床数据合并（关于从疾病传播风险的角度必须考虑哪些信息，请参阅第八至十章，以获取更多详情）。如果无法获得或无法正确获得任何信息，则必须通知移植团队，以便评估信息缺失相关的风险。

实施器官获取手术的人员或团队有责任记录并提交在获取手术过程中发现的任何异常情况（详见 6.4、第十一章）。

为了最大限度地提高器官获取的成功率和移植后的器官功能，应尽快开始对供者进行适当的管理（详见第五章）。在国家法律允许的情况下，最好是在合理获得捐献同意时开始，而且一定要在获得死亡证明和知情同意书后开始进行供者管理。请注意，供者管理应遵循公认的建议和指南，通常来说对脑损伤患者进行适当的重症监护治疗已经涵盖了供者管理的所有关键方面。由于供者管理与器官的质量和功能密切相关，因此，供者管理措施应持续记录和存档（详见 6.2.3，表 6.4）。

所获得的所有临床数据和信息应汇总成一份全面的摘要，以便第三方（如对所提供的器官进行风险-效益评估的移植中心）理解。相关信息表的示例详见附录十二。如果发现异常情况，在进行进一步检查后，必须将检查结果纳入 6.2.2 至 6.2.6 所述的供者文件中。如果没有异常结果，则应记录进行了哪些检查。

请注意，以下几点可能对供者评估至关重要：

1）病因不明的脑炎或神经功能/心理/精神障碍，所有发热、皮疹或不适，以及不明原因的体重减轻等病症，都是检查供者是否存在传染性疾病的信号（详见第八、九章）。传染性疾病的检查不应仅限于有国外旅行史的供者。

表 6.2　供者评估过程中的影像学检查（考虑特定器官形态和疾病传播风险）

	基本注意事项	供者是否需特运至其他检查室	肾	肝、胰腺、肠	心	肺	（既往）恶性肿瘤	（既往）感染性疾病	其他病变、急症
腹部超声	灵敏度和特异性有限	床旁检查	大小、形态、其他异常情况*	大小、形态	需要时作为辅助检查*	需要时作为辅助检查*	初步病情判断*		初步病情判断*
胸片	灵敏度和特异性有限	床旁检查	需要时作为辅助检查*	需要时作为辅助检查*	严重钙化	初步病情判断*	体积很大的 SOL*	初步病情判断*	初步病情判断*
CT 扫描（全身）	SOL、形态、血管状态（如钙化）、血管解剖结构；取决于适应证	转运	形态、SOL、血管（如钙化）†‡	形态、SOL、血管（如钙化）、断层解剖结构†‡	冠状动脉钙化†‡	肺不张、SOL、肺损伤	排除 SOL‡	感染性疾病（如 COVID-19）‡	肺不张、肺栓塞、肺损伤、剖结构异常‡
超声心动图	快照，连续评估	床旁检查	LVH，与急性或慢性心脏病的相互影响†	LVH，与急性心脏病的相互影响†	LVH、LVF、RVF、瓣膜、急性和慢性心脏损伤	心脏功能对肺的影响†		血流动力学评估	血流动力学评估
ECG	有创检查	床旁检查	严重的心脏损伤对肾功能有影响	严重的心脏损伤对肝、胰腺、肠功能有影响	心律失常，严重的心脏损伤*	严重的心脏损伤对肺功能有影响		心内膜炎	血流动力学评估
支气管镜检查	有创检查	床旁检查	改善气体交换，排除肿瘤†	改善气体交换，排除肿瘤†	改善气体交换，排除肿瘤†	支气管内状况*	审查状态‡	支气管内状况*	支气管清洁†
血气分析检查（$FiO_2=1.0$，10 min）	连续评估	床旁检查	需要时作为辅助检查*	需要时作为辅助检查*	需要时作为辅助检查*	气体交换*			呼吸机参数设置
冠状动脉造影	有创检查（在有适应证的情况下）	转运			冠状动脉内状况‡				
其他检查	取决于适应证	取决于方法	取决于检查方法	取决于检查方法	取决于检查方法	取决于检查方法	取决于检查方法	取决于检查方法	取决于检查方法

注：SOL，占位性病变；LVH，左心室肥厚；LVF，左心室功能（left ventricular function）；RVF，右心室功能（right ventricular function）。
* 在许多国家是基本的影像学检查。
† 在有些国家是非必要的影像学检查。
‡ 取决于适应证。
§ 对于有恶性肿瘤既往史的病例是重要检查。

表6.3　在数据不足的罕见疾病病例中，有助于评估供者和移植物是否适用于移植的实用问题清单

问题1	在已知供者患有这种疾病的情况下，以前是否成功进行过移植？如果是，移植结局如何？受者的其他器官受到什么影响？（参见 www.notifylibrary.org.）
	是否核实了所有其他信息资源/来源？（如查阅罕见病文献的网站 www.orpha.net）
问题2	治疗这种疾病的免疫抑制方案是否有效？能否排除免疫抑制治疗对受者和移植物造成伤害的可能性？
	在感染病原体的情况下，特定移植物的免疫抑制受者是否有可能成功接受抗感染特效治疗，或者能否成功预防疾病传播？
问题3	器官本身是否受损？
	供血血管是否完好，是否适合吻合？
	在可接受的时间间隔内，器官在受者体内正常发挥功能的可能性大吗？
问题4	是否有其他供者相关风险因素可能会影响移植结局？
	所有风险因素的累积效应是如何影响移植物质量的？

注：在回答完上述问题后，必须对每个供者-移植物-受者组合进行单独的风险-效益评估，然后再做出决定。决策过程应记录在案，以便日后进行决策再现和知识共享（例如，根据第十六章的规定，前瞻性地应用生物警戒工具）。

表6.4　全面收集供者和器官特征所需的数据

1. 一般数据（对分配很重要）		
数　据	**注释、信息价值和背景**	**交叉引用**
供者类型*	DBD、cDCD 或 uDCD 供者	
器官获取机构和其他一般数据* 器官获取机构或OPO（主管机构）的联系方式†	器官获取机构负责器官从供者到受者的整个过程中的协调、分配和追踪工作；反之亦然。在移植团队对特定受者进行风险-效益评估的过程中，器官获取机构必须及时回应移植团队提出的紧急问题	
年龄*、性别*、身高*、体重*、其他人口统计学和人体测量学数据†	这些数据可决定器官的分配（如年龄匹配）。对于心脏、肺、肝和小肠移植而言，供者和受者的体型/体重匹配非常重要。应尽可能测量体重和身高[36]	
血型*、HLA 分型	与器官分配有关	6.6
病毒学/微生物学	必须了解病原体传播风险的所有详情，从而决定进一步的器官分配。在移植任何器官之前，必须确定抗 HIV-1/2*、抗 HCV*、抗 HBc* 和 HBsAg*，以及上/下呼吸道的 SARS-CoV-2-NAT 的检测结果	第八章和8.2（其他检查的适应证）
在确定或传输数据时，应确保血型、病毒学等数据的准确性。确保及时正确地提取用于上述检查的样本		6.8
2. 急性病史		
数　据	**注释、信息价值和背景**	**交叉引用**
死亡原因* 死亡日期/时间*	必须了解确切的死亡原因，以确定与脑损伤根本原因相关的可能的其他风险 CNS 感染有时会被其他死因或影像学重叠所掩盖，存在致命疾病传播的风险[41]。以下情况应引起关注：	第八、九章，有关脑部感染，请参阅8.9

（续表）

数　据	注释、信息价值和背景	交叉引用
	• 无卒中风险因素的脑血管意外等 • 就诊/入院时不明原因的发热、疾病或精神状态改变，伴有或不伴有不明原因的脑脊液异常（如脑脊液细胞增多、低血糖、蛋白升高） • 免疫抑制宿主（如自身免疫性疾病、肝硬化）和（或）环境暴露（如接触动物） • 同样适用于 ISOL 的验证（如脑肿瘤 vs 转移瘤）	
入院、入住ICU、启动通气、宣告/证实死亡的时间表	时间表有助于评估供者从入院时的危重状态中恢复的可能性和（或）获得医院感染的风险程度	第八章
心脏停搏/复苏和（或）其他原因导致的长时间缺氧事件	对于每次心脏停搏事件，应收集停搏持续时间、CPR持续时间和所提供的治疗（如除颤、药物治疗）的信息，以及之后的血流动力学状况 缺氧情况（如绞窄、自缢后）也应以同样的方式予以记录	第七章
低血压期/休克	应记录低血压或休克的持续时间，记录收缩压和MAP，以及用药情况	
基本信息/备注*	实际供者数据和病史的关键信息摘要应包括以下概述的所有信息，以及在进一步规划捐献程序时需要考虑的重要注释或事实	

3. 住院前病史

数　据	注释、信息价值和背景	交叉引用
高血压病史	治疗的持续时间、方式、质量和成功与否可提示或排除器官损伤（肾脏、心脏、胰腺的损伤及动脉硬化风险）。超声心动图检查显示LVH表明长期护理的质量不佳	第七章
糖尿病史	糖尿病的类型（胰岛素依赖型/非胰岛素依赖型）、持续时间、治疗方式、质量和成功与否可提示或排除器官损伤（动脉硬化提示肾脏或心脏受损？肥胖症提示肝脏脂肪变性？）。联系全科医生可以获得有价值的信息，尤其是实验室检查结果，如HbA1c、糖耐量、肾功能（白蛋白尿或蛋白尿）和糖尿病的其他干预治疗。2型糖尿病多见于老年人 ICU供者需要使用胰岛素未必表明其患有糖尿病	第七章
吸烟史	吸烟的持续时间和数量（包年）可以提示心血管损伤程度和与吸烟有关的恶性肿瘤的风险	第七、九章
酗酒史	饮酒的持续时间和饮酒量可以提示器官损伤程度（肝脏、肾脏、心脏、胰腺、肠道的损伤及动脉硬化风险）。长期酗酒加上营养不良或吸烟，是引发其他疾病（包括口咽和食管恶性肿瘤）的风险因素	
药物滥用史*	应包括既往用药史和现用药史 应对滥用药物（如静脉注射药物滥用、共用针头、鼻吸可卡因、口服药物或吸食消遣性毒品）和继发造成生活混乱（如多个性伴侣）的患者扩大病毒筛查范围。滥用药物会造成器官损伤	8.2、8.3
感染病史*（HIV*、HCV*、HBV*）	对于感染性疾病，现病史尤其重要 HBV/HCV：感染模式、治疗（药物治疗），以及治疗后的病毒学应答与病史密切相关。HCV、HBV和HIV的新治疗方案会改变此类感染供者和器官的排除和纳入标准	有关供者的基本筛查，请参阅8.2、8.3、8.6.2.11、8.6.2.12、8.6.2.15

（续表）

数　据	注释、信息价值和背景	交叉引用
行为风险（性工作者、性接触、监禁）	这些行为表明器官功能可能受到损害，或感染传染病的风险增加。有必要询问性行为［如卖淫、频繁更换性伴侣（无论其生理性别或社会性别如何）］、静脉注射药物、吸食可卡因、监禁的情况或生活方式	8.2、8.3
输血、移植手术、身体穿孔、文身、非医疗注射	如果在供者死亡前的 180 d 内发生过血源性感染，则疾病感染风险会增加。身体穿孔/文身如今非常普遍，如果不是在无菌条件下进行的，其风险与非医疗注射相同	8.3
恶性肿瘤病史*	应详细记录所有恶性肿瘤既往病史和现病史。应检查病历中是否记录了任何以前诊断出的肿瘤或切除的肿瘤	9.2、9.3
其他疾病史或器官潜在功能障碍的风险因素*	以下信息有助于评估这些疾病带来的不良反应：持续时间、治疗方法、治疗质量。同时，检测结果也会对评估有所帮助 既往疾病或手术提示存在潜在的疾病传播风险（感染性疾病、恶性肿瘤等），以及获得医院感染的风险（因住院或入住疗养院）。应考虑到供者存在神经系统变性疾病、中毒引起的疾病、自身免疫性疾病、先天性疾病、遗传性疾病，以及病因不明的疾病	第七、八、九、十章
近期免疫接种史	活疫苗衍生病原体从供者传播至受者	8.2.4
旅行史、国外/境外居住地、生活条件、社会交往、工作内容、移民、个人爱好、宠物、与动物群的接触（尤其是被宠物、家畜、野生动物或鸟类等咬伤）	应对供者的具体情况进行评估，以排除热带或地方性传染病的风险。了解供者可能接触哪些外来疾病有助于指导做出个体化决策（必须进行哪些额外的特定检测）。在大多数国家，只有少数几个机构负责热带病或其他罕见疾病的检测（通常没有全天候服务）。及时要求进行这些额外检查是必要的 国外旅行史或居住史应包括生活条件、移民背景、难民身份和工作地点（如污水处理厂、林地、农场、机场、医院、国外）等信息。这些信息可能有助于识别与卫生标准较差或某些传染病流行率较高的地方/国家有关的风险。应本着同样的目的获取有关供者爱好（如疗养院服务、园艺种植、饲养动物、林地户外活动）的信息	第八章
传播朊病毒病的风险	评估供者是否有传播朊病毒病的风险包括诊断供者是否患有传染性海绵状脑病、是否有 CJD 家族史，以及确认供者是否接受过人源性垂体激素治疗、硬脑膜移植或角膜/巩膜移植	8.8
住院前用药情况（长期用药）	长期用药可能对器官有害并造成器官损伤，也可能是为了修复某种器官功能障碍而造成的损伤。这一考虑因素也适用于以往的任何治疗、之前接触的化学物质/辐射或免疫抑制治疗	第七、八、九、十章
供者健康状况统一问卷	该问卷是一份补充检查表，有助于避免遗漏重要内容	附录十、十一、十二、十三

4. 血液动力学参数和进一步监测

数　据	注释、信息价值和背景	交叉引用
体温	体温降低在 DBD 中很常见。正确诊断 BD 要求体温 >33℃，极低的体温可能需要特别考虑到病理生理学紊乱（如冷水淹溺事故）。有时，SIRS 和（或）感染会导致发热。在这种情况下，可考虑进行血培养以排除细菌感染	第三、五、七、八章

（续表）

数　据	注释、信息价值和背景	交叉引用
心率	在 DBD 中，迷走神经刺激反射消失，心脏的自主窦房结接管心率（成人心动过速约为 100 次 /min）。心律失常一般发生在脑干疝期间，或之后不久	第五章
动脉血压	被视为器官灌注质量的替代指标，被认为与血管加压药和利尿需求相关。在原有高血压未得到适当治疗的情况下，应考虑根据年龄进行校正，以及增加器官灌注压的需要	第五章
最近 24 ～ 72 h 的尿量 最近 1 h 的尿量	如果供者血流动力学稳定且维持适当的体液平衡，则尿量的多少反映肾功能的好坏。多尿可能是由于 DI、血清葡萄糖升高或急性肾损伤恢复所致。少尿和无尿可能是由于供者血流动力学不稳定、液体容量不足或急性肾损伤	第五、七章
CVP	PEEP 校正是强制性的。CVP 是否是静脉充盈和右心功能的替代指标，仍有待确定。在存在供者管理问题的情况下，有创血流动力学监测（PICCO® 或类似监护仪、超声心动图、肺动脉导管）可以提供更多的信息	第五章
肺动脉压	在无法进行有创测量的情况下，可通过超声心动图进行估测	第五章
体格数据和临床数据[†]	临床检查数据对于评估潜在供者的生理功能维持情况，以及评估在供者病史询问中未发现的疾病而言都是必要信息。这些数据可能会影响用于移植的器官的适配度，或可能暗示存在疾病传播风险。对于器官获取过程中经腹手术和开胸手术发现的情况，以及术后发现的情况，也应予以记录 重要的是要检查潜在供者是否有既往手术瘢痕，以确定是否遗漏了供者既往因肿瘤原因而接受过治疗的信息（包括既往放疗的标记文身）	6.2.2、6.4、6.5

5. 目前在 ICU 的用药情况（对于任何药物治疗，都应了解用药时间和剂量）

数　据	注释、信息价值和背景	交叉引用
肾上腺素、去甲肾上腺素、多巴胺、多巴酚丁胺、血管升压素、其他血管加压药物或正性肌力药物[†]	提示血流动力学状况。按照血流动力学参数确定用药时间和剂量，心脏复苏期间使用的药物应单独记录	第五章
输血[†]	指输入浓缩红细胞、FFP 和浓缩血小板。应参照血流动力学参数、凝血功能及异常出血情况，来确定一定时间内的输血量 检查所使用的血液制品中是否带有 CMV，有助于解释供者 CMV 的筛查结果。然而，筛查流程较为复杂，不是常用的检测手段	第五章；有关 CMV 的更多详情，请参阅 8.6.2.6
血浆增容剂[†]	血浆代用品的分类、剂量和持续时间可提供有关血流动力学是否稳定或肾脏损伤情况的信息	第五章
其他血液制品[†]	用于纠正凝血状态的药物	第五章
抗生素[†]	抗菌、抗真菌或抗病毒药物的适应证、类型和持续时间，以及治疗感染的成功率。应根据耐药谱来确认治疗方法	第八章
抗利尿剂[†]	在确保尿量和血清钠水平的前提下用于治疗 DI	第五章

（续表）

数　据	注释、信息价值和背景	交叉引用
利尿剂†	应记录因液体负荷过重而启动利尿治疗或纠正液体平衡失调的要求。应结合尿量和肾功能参数来考虑用药	第五章
胰岛素†	入住ICU后，葡萄糖代谢经常发生紊乱	第五章
类固醇†	治疗 SIRS	第五章
其他药物†	记录其他相关用药情况	第五章

6. 通气和肺功能

数　据	注释、信息价值和背景	交叉引用
呼吸机设置、血气分析	确保保护性通气和实现气体交换 基于血气分析的标准化解读，肺捐献推荐以下流程：① 抽吸气道；② 实施肺复张；③ 在 PEEP 值≥ 5 cmH$_2$O、FiO$_2$=1.0 的条件下通气 10 min。通过自主呼吸激发试验进行 BD 的临床诊断通常受到严格监管，需要特定的呼吸机设置和正常的 PaCO$_2$	第七章
胸片（或胸部 CT）、支气管镜检查、BAL	如果怀疑有肺部感染，以及为评估肺部的急性或慢性结构性损伤，应考虑进行这些检查。应将 BAL 样本送检，进行微生物检测	

7. 其他

数　据	注释、信息价值和背景	交叉引用
实验室参数†、影像学检查†、其他辅助检查	这些数据是对临床数据的补充，可以解释、明确和验证评估器官质量与潜在疾病传播风险的临床数据	6.2.3、6.2.4

8. 供者管理成功的最终文件

数　据	注释、信息价值和背景	交叉引用
血流动力学	监测和预防低血压、高血压、心律失常、心脏停搏，维持动脉压、容量替代等，旨在保持CO和其他器官的灌注	第五章
电解质	监测和纠正低钾血症、高钾血症、低钠血症、高钠血症	第五章
体温	保持在生理范围内（>34℃）	第五章
内分泌	监测供者管理的临床疗效，预防下丘脑-垂体-甲状腺轴和下丘脑-垂体轴功能发生变化（引起DI），以及预防葡萄糖代谢紊乱	第五章
凝血	监测和纠正主要的凝血功能障碍	第五章

9. 应提供的 uDCD 供者的具体数据

数　据	注释、信息价值和背景	交叉引用
详细描述从uDCD供者发生心脏停搏到CPR失败，再到确定供者死亡，然后获取器官并进行适当保存的整个过程	必须提供uDCD供者生前和心脏停搏发生前的所有可用数据 特别需要提供的数据是：供者被发现心脏停搏的具体时间、非专业人员和专业人员开始实施CPR的时间（包括CPR的细节）、到达医院的时间、结束CPR的时间、无接触期的开始和结束时间、装置导管、器官获取和保存的时间	第十二章

（续表）

10. 应提供的 cDCD 供者的具体数据		
数　据	注释、信息价值和背景	交叉引用
详细描述 cDCD 供者的 EOL 状态：从开始 WLST 到确定供者死亡，再到获取器官并进行适当保存的整个过程	必须提供 cDCD 供者生前和终止 LST 之前可获得的所有数据。在少数国家，允许在安乐死后进行器官捐献，执行相同的捐献原则特别需要提供的数据是：WLST 的具体时间、EOL 状态的不同时期和持续时间、最后心脏停搏的时间、无接触期的开始和结束时间、装置导管、器官获取和保存的时间	第十二章

注：① HBV，乙型肝炎病毒；ISOL，颅内占位性病变。② 在"数据"一栏中，第 2010/53/EU 号指令的附件 A 部分中定义的最小数据集以星号（*）标记；附件 B 部分中的补充数据集以匕首（†）标记。更多详情，请参阅 6.8。③ 在"交叉引用"一栏中，请参阅指定章节，以查看需要考虑的所有详细信息。

2）对于被诊断出颅内出血的供者，应排除颅内转移瘤，尤其是在没有高血压或动静脉畸形证据的情况下。要注意，原发性颅内肿瘤的生物学行为不同于实体器官肿瘤或血液系统恶性肿瘤（详见第九章）。

3）在收集了所有数据，并对照第七至十一章所述的供者和特定器官选择标准进行核对后，必须制定计划来组织安排器官获取，并决定在获取前、获取过程中及获取后必须进行哪些辅助检查。

6.2.2 体格检查

体格检查应包括对供者进行的逝世前外观检查，以及在器官获取期间/获取后进行的局部内检，要注意找出高危异常，包括不明原因的黄疸、肝大、肝炎、其他感染、肿瘤性疾病或外伤的证据（例如，检查有无新旧瘢痕、愈合/化脓伤口、红疹、皮疹、注射痕迹、可触及的 SOL），还应对每位供者进行乳房检查和直肠指诊（DRE）。文身和穿孔很常见，要注意近期的这种行为是否在无菌条件下进行（详见 8.3，核实文身的时间、地点和方式）。通过体格检查获得的信息是对 6.2.6 所述临床数据综合摘要的补充。

有三个要点需要注意：

1）必须留意供者是否有手术瘢痕。例如，这些瘢痕可能提示供者既往接受过亲属和全科医生都不知道的手术，而这些手术可能是肿瘤手术。

2）精确测量身高（总是能做到）和体重（通常能做到）有助于避免在分配器官给受者的过程中出现器官大小比例不匹配的情况[36]。

3）请注意，除了体格检查外，还应在器官获取过程中对胸腹腔内的所有器官（如食管、胃、肠、肺、前列腺、子宫、附件；详见 6.4）进行彻底检查。如有可能，还应进行尸检。

本指南附录十二列出了人体组织供者体格检查的国际规程［相当于《人体组织和细胞临床应用质量与安全指南》（第 4 版）附录十四］。该规程也可适用于器官供者。如果发现异常情况，应进行进一步检查[37]。通过体格检查发现病变的灵敏度和特异性有限，因此，在器官获取前和（或）获取过程中必须进行额外检查（详见 6.2.2 至 6.2.5）。

6.2.3 实验室检验

所有的实验室检验均应在血液循环停止前进行。实验室检查应结合样本的采集时间、医疗干预措施和临床数据来判读。关于对实际病程中实验室参数变化的适当解释，请参阅 6.2.6。

应了解连续检验数据，包括自供者入住 ICU 以来收集的所有数据。对于器官功能的评估，可以通过不同时间点的一组有代表性的数据来观察入院后供者的变化（如入院时、每隔一天、最近的检验值和极端值）。了解入院前获得的任何检验数据也很有帮助，这些数据可能有助于更好地解释 BD 发展过程中出现的异常检验结果（例如，患有糖尿病的老年供者在长时间 CPR 后出现过急性肾损伤，但最近的记录显示其肾功能正常且无蛋白尿）。

对于实验室参数，应明确告知测量单位。尽管许多参数的测量已经标准化，但实际上，在同一地区的不同医院之间，以及不同国家之间，依然存在检验结果偏离假定参考值范围和测量单位的情况。此外，所有器官均用于移植的器官供者其典型值范围与未入住 ICU 的健康人群的假定参考值范围有很大差异。

6.2.3.1 供者筛查及现有数据

表6.1概述了实验室重要参数的信息价值和临床意义。有必要对感染性疾病的筛查和实验室其他数据做一些说明：

1）如果供者在死亡前48 h内接受过输血（全血或成分血）、胶体/晶体输注，则应使用未经稀释的血液样本进行传染病检测。有关处理这一问题的更多详情，请参阅第八章。重要的是要记住，有些创伤患者到达医院时就已经处于血液稀释状态。在随后的重症监护治疗过程中，输注晶体通常会在很大程度上造成血液稀释。在这种情况下，应考虑进行相应的急性失血补液。不过，除非存在第八章所述的其他风险因素，否则绝不能以血液稀释为由放弃供者。请注意，供者可能会因为输注血液制品而被动获得反应性抗体。

2）从不同部位采集样本（包括血液）进行微生物学检验有助于解释或排除细菌、真菌感染。微生物学检验应覆盖需氧、厌氧细菌及真菌。检验结果应记录在供者病历中，并及时将结果通知给DC、OPO和受者所在医疗机构。

3）必须对每位供者进行HIV、HBV和HCV筛查，并根据当前的流行病学情况，考虑对其他病原体进行检测。如第八章和表6.4所述，在获取供者器官及将其用于移植之前，均须获得检测结果。如有必要，最好进行NAT。重要的是，即便使用了现有最佳的筛查方法，也必须考虑到所有感染性疾病存在潜伏期和诊断窗口期。在特定情况下（如免疫抑制受者或根据国家规定），还需要进行其他检测（详见第八章）。

4）第八章概述了许多随器官一起传播的感染性疾病。供者存在可传播疾病不应成为排除其作为潜在供者的理由。供者存在可传播疾病是器官分配过程中的一个要素，是移植团队正确判断是否继续进行移植的一个要素，也是对接受此类供者器官的患者进行仔细监测的一个要素。有关供者筛查最佳做法的更多详情，请参阅第八章。

5）ABO血型、Rh（D）血型和HLA配型：如果是HLA配型，应使用分子生物学技术为交叉配型提供正确的信息（详见6.6）。

6）不建议进行常规的肿瘤标志物筛查。如果供者病史中有过恶性肿瘤治疗史（曾使用肿瘤标志物检

测值监测疾病的缓解情况），则既往检测值和当前最新检测值可能有助于评估疾病状况（详见第九章）。

7）表6.1中列出的其他实验室参数有助于进一步确定供者特征。表6.1包含了所有对供者特征收集和特定器官问题具有参考价值的实验室数据。许多医院使用床旁诊断检验信息系统，以及检查项目组合（如入院常规检查、肝功能组合检查、肾功能组合检查、心脏功能组合检查）。应按照详细收集器官特征所需的参数来开展这些检查项目组合。根据医院的基础设施情况，并非所有检查都能全天候提供，但这不应成为推迟捐献程序的理由。

6.2.4 其他辅助检查

如果供者存在需接受特定检查的适应证，并且检查结果需按照第七章所述的标准化问卷进行通报，则辅助检查有助于进一步收集供者特征。

对于任何器官的获取，建议至少进行表6.2所列的影像学检查，但各国的做法可能有所不同。对于腹腔器官而言，胸腔器官的相关检查并非主要目的，但有助于排除其他疾病（如恶性肿瘤）或共病（如高血压及其有关的左心室肥厚，作为对供者进行适当治疗的指标）。对于胸腔器官，进行有创检查的前提是供者存在特定适应证，例如，对有冠状动脉疾病（CAD）风险的供者进行冠状动脉造影检查（详见第七章）。如果在影像学检查中发现意外的非典型表现、SOL、可疑性感染改变等征象，则必须考虑进一步排除恶性肿瘤（详见第九章，如全身CT扫描）、感染性疾病（详见第八章）或其他可传播疾病。

在进行全身CT扫描（包括头部扫描）时，由于全身CT扫描与专门用于诊断脑循环停止的CTA在技术上存在根本性差异，因此不应将全身CT扫描时的脑动脉或脑静脉的造影剂显影解释为脑循环停止的诊断依据。否则，可能会出现不一致的结果，在全身检查的基础上给出脑循环停止假阳性或假阴性的诊断。根据移植器官的情况和供者评估的适应证，许多中心都按照表6.2所示的原则进行造影检查。

最近的两项研究对供者是否应该进行影像学检查提出了两种不同的观点。Mensink等人[39]的研究表明，与只进行腹部超声检查或不进行影像学检查相比，进行全身CT影像学检查有助于发现SOL，从而在器官获取过程中提供更多有用信息（如解剖

结构），其检查速度更快且效率更高。Ghorbani等人[40]在一项随机试验中证实，在将供者从一个地方转移到另一个地方后，为了重新弥补转移过程中对肺功能造成的伤害，有必要进行肺复张。综合上述两项研究结果，应妥善安排靶向影像学检查（如局部CT扫描）时机，并考虑到将供者从一处转移到另一处的不良后果。例如，如果在BD判定过程中使用CTA，那么辅助性的全身CT扫描可能有助于获得原始数据，以便日后进行评估。

如果某家医院无法进行某项检查（如冠状动脉造影术），则有必要在因这一限制而损失器官或供者之前做出个别决策。通常来说，仅仅为了进行辅助性检查而将供者转移到另一家医院是不合适的。但是在特殊情况下（除了进行标准检查项目之外），额外的检查可能非常重要（例如，在怀疑有恶性肿瘤的情况下进行全身CT扫描）。

对于cDCD和DBD病例，这些辅助性检查可以在早期诊断检查时进行，前提是这些检查是无创的，不会对患者造成伤害，并且根据治疗方案将这些辅助性检查作为高质量重症监护医学治疗的一部分。供者进入捐献流程之后，应根据第七章概述的原则重新评估在病情诊断早期所进行的检查。如果患者为uDCD供者，急诊医学标准是有限的，通常是为了反映是否需要进一步治疗，而不是像在cDCD或DBD中的那样，反映了是否需要进行更详细和更合格的检查以决定是否能够捐献。

6.2.5 组织病理学检查

对所有疑似恶性肿瘤均应进行组织病理学检查。应尽可能在不会严重损伤移植物的情况下完整切除肿块（而非只切除部分肿块），以排除或妥善检查恶性肿瘤（如肾脏SOL R_0切除）。在离体工作台上切除可疑肿块时，应先整理好其他器官，以避免交叉污染。应告知病理医生所有供者数据和可疑肿块周围肉眼可见的外观，最好能提供照片加以说明（详见第九章）。在咨询病理检查医生后，应明确哪种运输介质可用于送检组织病理学检查样本（基于假定的运输时间）。

一个经常被问到的问题是，在怀疑患者有脑瘤的情况下，影像学检查或活检是否足以做出适当的诊断，从而判定器官能否用于移植。只有在紧急情

况或其他棘手的情况下才可以这样做，因为最好的做法是进行全面完整的脑部解剖，并进行组织病理学检查（例如，可以在器官获取过程中或之后获取脑部并进行解剖）。不过，典型的放射学特征可以在不进行组织学检查的情况下确认某些脑瘤的性质。

建议在每个地区或国家都建立病理检查网络，为评估器官供者的活体组织检查提供全天候服务。由一个中心（如与拥有移植设施的大学医院有关联的中心）牵头负责组织区域性病理检查。及时排除SOL中的恶性肿瘤、评估肝脏或肾脏的质量，对于降低器官弃捐率尤为重要。建议就文件中的标准化措辞达成一致（详见附录十五）。

最后，最好对所有供者进行尸检，以了解其死亡的全部情况及共病情况。遗憾的是，在临床实践中，多数情况下很难获得尸检授权。因此，至少应取出并检查供者体内任何可疑的SOL。

6.2.6 临床数据总结

为全面描述供者和器官的具体特征，表6.1、表6.2和表6.4所示的实验室检验结果和临床数据（包括在捐献过程中已获得或随后获得的信息）应以易于理解和全面的方式进行总结。重要的是，应清楚说明器官捐献过程中的任何变化。尽可能详尽地获得这些信息后，就可以进行器官分配，从而进行适当的评估。在尽最大努力但仍无法获取适当数据的情况下，必须明确说明；在对供者进行评估后发现没有证据表明存在风险因素时，也应记录在案。这些数据应根据现有的最新信息进行更新，甚至在移植手术完成后也应如此。

6.3 一般供者的选择标准（器官获取前）

器官捐献只有少数几个绝对的排除标准，但越来越多的供者患有可能影响移植物质量或可传播给受者的共病。随着共病供者的器官越来越多地用于移植，人们对疾病传播风险的了解也在不断扩大。然而，个别病例可能需要咨询当地专家的建议，以评估其是否适合作为一般供者，如患有特定感染性疾病或恶性肿瘤的供者（详见第八、九章）。

应慎重考虑以下被视为一般排除标准的情况，因为如果疾病被传播给受者，会影响其生命。

1）转移扩散的活动性恶性肿瘤（详见第九章）。

2）全身性或原因不明的严重感染（尤其是病毒性脑炎或原因不明的发热性脑膜脑炎病例）、持续性脓毒症、未得到控制的播散性感染性疾病［如细菌、病毒、真菌、寄生虫、活动性（播散性）结核病、急性美洲锥虫病］或无任何治疗方法的感染性疾病（如狂犬病），更多详情请参阅第八章。

强烈建议参阅第八至十章，以便对感染性疾病、恶性肿瘤和其他罕见全身性疾病的传播风险进行适当评估。如引言所述，关键是要考虑到，使用或不使用供者器官的决定是基于对每对供者和受者进行的个人风险-效益评估（详见6.1）。

如第八章所述，器官移植可传播的感染性疾病不胜枚举。另一方面，存在可传播疾病不应是排除潜在供者的唯一原因，也不应自动成为排除潜在供者的理由。一旦知晓供者存在可传播疾病，它就是器官分配过程中的一个因素，是移植团队决定对特定受者进行移植（或不进行移植）的一个因素，也是在对接受供者器官进行移植的患者进行仔细监测的一个因素。我们没有理由认为疾病不会通过器官/组织传播，而与移植物在保存期间的灌注情况无关。有关供者筛查的最佳做法，请参阅第八章。

类似的考虑也适用于供者原本患有恶性肿瘤的情况，更多详情请参阅第九章。

应根据特定器官的选择标准评估供者的年龄及其相关共病（详见第七章）。年龄本身并不是器官捐献的禁忌证，但生理年龄会影响器官的质量和功能。应避免在现有风险因素的基础上增加可避免的风险因素（例如，患有并发症的老年供者缺血时间延长）。正如一项欧洲登记研究在比较1996～2006年和2007～2016年不同年龄供者肾脏的移植结局时所显示的那样[12]，应对目前的供者年龄标准重新进行评估。

对于任何其他全身性疾病，表6.2所示的实用方法可用于指导如何处理第八至十章范围内未涵盖的罕见病病例。

感染性疾病、恶性肿瘤和其他随移植器官传播的疾病，会使受者面临意想不到的和（或）不必要的并发症。在以感染风险或其他风险为由将器官/移植物排除前，必须考虑是否有可能将器官/移植物移植给合适的受者，且相关风险可以接受。特别是对于遗体器官供者来说，没有足够的时间进行广泛的调查，也没有足够的时间及时得到检验结果，因此必须采取尽可能降低风险的策略。不过，任何偏离正常的情况都应被视为可能存在未被发现风险的迹象。更多详情，请参阅第八至十章。表6.5概述了导致移植不成功的风险因素。在对供者的适宜性做出最终结论时，应考虑这些因素。

表6.5　供者的生理疾病（导致移植不成功的风险因素）

疾　病	可能限制供者成功捐献的疾病	交叉引用
一般性疾病	**不利于捐献，但可以避免和逆转的疾病**：通过潜在供者生前和死后适当的重症监护与供者管理，可以避免捐献的器官在移植后出现的并发症 可以监测休克初期的恢复情况、复苏情况，或干预过程中出现的并发症；严重的脑损伤会对器官造成间接损害，尤其是在没有适当的神经重症护理的情况下 **不可逆转的疾病**：无恢复可能性的急性多器官功能衰竭，或伴有结构性损伤的慢性器官功能衰竭，都需要根据具体情况做出是否使用供者器官的决定	第五、七章
感染性疾病	根据具体情况做出是否使用供者器官的决定 **全身性细菌感染**：供者接受48 h确切有效的抗生素治疗即可（培养结果阴性者优先） 供者已有的局部感染或定植（如肺炎、尿路感染）并不能排除其捐献其他器官的可能性 **真菌、病毒、寄生虫感染**：如果在血液中检测到病原体，则需谨慎。这些感染必须治愈，或者根据具体情况具体分析做出决定后，特定受者才可能会接受器官移植，因为要么有治疗方法，要么与受者相关的感染无论如何都需要强制治疗 **CMV、EBV、弓形虫等感染**：如果是D^+/R^-，则考虑对受者进行化学预防 **病原体扩散到血液中的供者急性感染（如经NAT证实）**：此类情况需要咨询移植传染病专家后，才能根据具体情况做出最终决定 检测到的病原体抗体只能证明免疫系统对病原体做出了反应。反应性IgM抗体并不能明确病原体是否已扩散到血液中	第八章

（续表）

疾 病	可能限制供者成功捐献的疾病	交叉引用
	如果供者来自HIV、HBV、HCV、HTLV-1/2、克氏锥虫和其他病原体的流行地区，或者是窗口期感染或垂直传播风险较高的人群，则应给予特别关注，以排除无症状感染者	8.2
恶性肿瘤	根据具体情况做出是否使用供者器官的决定	第九章
中毒	要正确判定BD，必须排除供者中毒的可能性。在实施解毒措施和（或）供者从中毒中恢复后，应对每个器官进行单独评估	第十章
遗传性疾病或罕见病	根据具体情况决定是否使用供者器官，没有系统性报告可供参考。有关罕见病的更多详情，请参阅紧急指南（www.orpha.net）。可能影响移植物质量的全身性疾病（如结缔组织病、系统性血管炎，或枫糖尿病、草酸中毒等代谢紊乱）需要进行额外检查	第十章
年龄相关性共病	供者有共病非常普遍，必须根据具体情况做出是否使用供者器官的决定 随着年龄的增长，高血压、糖尿病、肥胖症，以及长期酗酒和吸烟的副作用的发生率也会增加 除了心血管风险（包括渐进性动脉硬化）外，供者还可能出现不可逆的器官损伤。相比之下，适当治疗高血压和（或）糖尿病，以及包括足够的体育锻炼在内的生活方式可以弥补或限制这些变化。因此，在高龄供者人群（如年龄>60岁）中，每个器官是否适合移植存在很大差异。需要评估"生物学年龄"，而不是"时序年龄"	第七章

注：① D⁺/R⁻，供者感染病原体而受者未感染；IgM，免疫球蛋白M；HTLV-1/2，人类嗜T淋巴细胞病毒1型/2型。② 交叉引用：请参阅所概述的章节，以了解需要考虑的所有详情。

6.4 器官获取期间的检查

在器官获取之前，应进行详细的宏观检查，并记录在案（详见第十一章）。进行移植的外科医生有责任记录任何异常的解剖发现或可疑的病理发现。在器官获取过程中，必须检查每个供者的整个胸腹腔是否有任何可疑病变。

可能会影响移植器官的全身性疾病（如结缔组织病或系统性血管炎）需要额外检查。最终决定是否使用移植物还取决于器官获取外科医生的宏观评估，必要时还需要进行器官活检组织学检查。

如果发现异常情况，应进行进一步检查，并将检查结果纳入供者档案。举例来说，对于在器官获取前的检查中或获取过程中所发现的任何SOL，均应通过对整个病变组织进行组织病理学检查来加以核实，或将疑似受到污染部位的样本（拭子、体液样本等）送去进行微生物学检查。任何异常发现都必须立即明确告知接受供者器官的移植单位。在适用的情况下，应遵守第2010/53/EU号指令中关于可追溯性的正式规定。

如果供者既往有恶性肿瘤病史，则应事先制定计划，说明如何检查偶然发现的SOL，以及使用所获取的任何这类器官可能导致的后果。

6.5 器官获取后的检查

在获取器官后进行尸检以最终排除未发现的疾病，可能会有所帮助。然而，经验表明，获得尸检许可可能比获得捐献许可更加困难，除非有医学证据可以说服供者亲属坚持进行尸检。因此，在获取器官时必须进行彻底检查（详见6.2）。

在器官获取前或获取过程中进行的任何最终结果待定的检查，都必须纳入最终的供者特征收集（例如，在对SOL进行冷冻切片后，必须进行石蜡包埋）。必须立即将检查结果转发给所有相关机构（如OPO、移植中心、人体组织机构）。这些结果可能会改变供者特征收集的最终结论，也可能导致严重不良事件的报告，以防止对其他潜在受者造成进一步伤害（详见第十六章）。在适用的情况下，应遵守第2010/53/EU号指令中关于可追溯性的正式规定。

在检查结果待定的情况下，可以将移植物提供给那些愿意接受与未知数据相关的风险的中心和受者。事实上，移植团队可能会认为不进行移植所带来的风险大于数据不完整的移植所带来的风险，因此可能会选择在检查结果出来之前或之后对情况进行监测。

如果获取的移植物最终未用于移植，那么最好的做法是进行组织病理学检查，以排除其他未发现的疾病，并确认不移植该移植物的决定是否恰当。

供者和器官的特征收集是一个持续的过程，一旦有了其他结果（如实验室检验结果），就应立即对在获取器官之前、期间和之后收集到的数据予以补充。DC、OPO 与不同的移植中心之间，以及移植中心与移植中心之间的沟通至关重要，在器官跨境交换方面也同样重要。在完善的捐献和移植系统中，正确创建这些沟通渠道并向医疗团队提供这些渠道，对于实现可追溯性和警戒目的至关重要。

此外，还建议对所有移植物进行随访研究，以实现警戒目的，并保证供者特征收集过程的质量。

本章总结的原则得到了 FOEDUS（促进欧盟成员国器官捐献交流）项目[41]的认可，该项目正在评估供者和器官特征收集的通常做法，以创建欧洲各器官交换组织高效进行器官跨境交换所需的最佳数据集。作为一项重要的附加益处，该项目提供了关于我们可以如何收集供者评估数据的宝贵信息，以便将来对欧洲的供者特征进行分析。

6.6 为优化器官分配和保护受者免受可避免的免疫并发症影响而需要进行的检查

像 HLA 分型或 ABO 血型定型这样的检查，以及人体测量学数据或人口统计学数据检查，并不能说明供者或器官质量本身的特征。进行这些检查是为了将特定移植物分配给受者，使其从移植中获益最大化，同时排除可避免的严重并发症（如肾移植中抗体介导的排斥反应）。收集这些检查数据是为了作为供者及器官特征收集的一部分，但其目的是使受者在移植结局和器官分配方面获益。为了避免器官获取后出现不必要的延误（详见第十一章），必须仔细考虑从一开始的死亡宣告和最终同意捐献，到开始获取器官和夹闭血管的这段时间内可以进行哪些检查。

重要的是，确认受者针对供者 HLA 或其抗原表位的免疫程度。通过分子生物学分型法，使用聚合酶链反应（PCR）序列特异性寡核苷酸探针或 PCR 序列特异性引物技术对供者进行适当的前瞻性 HLA 分型，低分辨和（或）高分辨意味着至少包括 *HLA-A**、*HLA-B**、*HLA-C**、*HLA-DRB1**、*HLA-DQB1**、*HLA-DQA1**、*HLA-DPA1**、*HLA-DPB1**、*HLA-DRB3**、*HLA-DRB4**、*HLA-DRB5** 等位基因（相对于 HLA-A、HLA-B、HLA-C、HLA-DR、HLA-DQ、HLA-DP 血清学抗原），可使移植中心能够进行虚拟交叉配型和进一步的相容性评估，同时避免不必要的器官丢失风险。例如，从长远来看，这种检查有助于降低由于受者体内已存在的或新产生的供者特异性抗体而导致移植器官丢失的风险。这一风险不仅仅与致敏肾移植受者有密切相关性[42, 43]。

由于提高移植结局质量的既定方法在不断变化，建议根据最新变化来考虑采用新的方法。目前，HLA 高分辨分型仅限于可接受较长周转时间的专业设施和（或）条件。人们需要开发能克服低分辨限制的技术。至今，HLA 分型的需求尚未得到明确定义，特别是以下方面：

1）需要什么新技术：① 改善分配；② 虚拟交叉配型；③ 交叉配型检测。

2）需进行哪些进一步的检查，以最大限度地降低与以下方面有关的免疫学风险：① 影响长期结局的问题；② 实际的日常做法。

对于所有取自遗体供者的器官，通常首选是将其移植给 ABO 血型相容的受者。在专科中心，ABO 血型不相容（ABOi）的器官移植是按照批准的方案进行的[44]。相比之下，在活体器官移植（如肾移植）中，ABOi 的器官移植对于经过适当预处理/脱敏的受者来说，是一种相对安全和成功的手术，但由于接受了强化免疫抑制治疗，受者患有感染性并发症的风险有所增加[45-47]。

6.7 适度评估

为了收集供者和器官的特征并对其进行评估，有必要进行适度的检查。必须在已进行的检查和未进行的检查之间找到恰当的平衡点。过度评估往往是防御性医疗的一种表现，会占用大量资源（不仅是金钱），并会产生大量可能令人困惑或难以解释的评估结果，因此可能导致潜在合适的器官供者或移植物被浪费。另一方面，如果对器官供者的评估不足，可能会导致有临床意义的情况被忽略，可能会通过传播疾病或移植受损器官而对受者造成伤害。这两种情况对未来的患者都是有害的。

例如，应考虑到不同的年龄组中不同肿瘤的不同发病率。此外，与50～60岁的人群相比，20～30岁人群的CAD发病率极低。这并不排除年轻人患有CAD，但其可能性很小。因此，在权衡通过冠状动脉造影获得更多检查结果的益处与相关并发症的风险时，过度诊断是有害的。但对老年人进行此类诊断可能是合理的，尤其是在存在心血管疾病共病风险因素的情况下。不过，当我们发现年轻患者有胰岛素依赖型糖尿病，或曾经接受过肾移植手术而服用过某些免疫抑制药物的风险因素时，情况可能会发生变化。需要根据个体情况来确定是否需要针对特定情况来进行特殊检查，而如果不对每个病例进行单独评估，严格按照规程进行检查是无法很好地做到适量检查这一点的。

6.8　正式问题和必备资料

欧洲委员会各成员国的移植法规和所需文件各不相同。移植团队必须遵守国家和（或）区域性法律。本节其余部分涉及欧盟立法。

根据关于移植用人体器官的质量与安全标准的第2010/53/EU号指令中的第7条规定（即"器官和供者特征收集"），欧盟成员国应通过收集该指令附件中列出的信息，以确保在移植前收集到获取的器官及其供者的所有特征信息。附件A包含一组每次捐献必须收集的最低限度的数据。附件B包含一组补充数据。根据医疗团队的决定，同时考虑到此类信息的可用性和病例的特殊情况，应额外收集这些补充数据。如果在特定情况下（包括在危及生命的紧急情况下），根据风险-效益评估，受者的预期效益超过了数据不完整的移植所带来的风险，那么即使没有附件A规定的所有最低限度的数据，也可以考虑将器官用于移植。需要补充的是，虽然欧盟指令规定了共同的质量与安全标准，但并不妨碍任何欧盟成员国坚持或采用更严格的规定，包括有关器官和供者特征收集的规定。

应对保护匿名性的供者信息数据库进行维护。

第2010/53/EU号指令的第16条规定，"成员国应确保在所有器官捐献和移植活动中充分有效地保护个人数据的基本权利"。必须采取一切必要措施，确保"所处理的数据是保密和安全的"，以及"所处理的供受者数据……无法识别……任何未经授权访问数据或系统，从而有可能识别出供者或受者身份的行为都将受到处罚"。

在整个过程中，应为供者和受者保密。但是，出于可追溯性和警戒性等医学目的，有关器官捐献程序的数据必须记录在标准表格中。6.8.1和6.8.2中列出的表格应适用于每位供者和每个器官。第2010/53/EU号指令还规定，"成员国应确保在捐献后至少保存所需数据30年，以实现完全可追溯性。此类数据可以电子形式存储"。事实上，必须确保所有获取、分配和移植的器官都能从供者追溯到受者（反之亦然），以保障（活体）供者和受者的健康（在国际器官交换的情况下也是如此）。第2010/53/EU号指令还规定了与器官捐献有关的严重不良事件（SAE）和严重不良反应（SAR）的报告制度的要求（详见第十六章）。

6.8.1　供者报告

供者报告或供者信息表应包含供者的所有相关信息，以便评估其器官捐献资格，并为器官分配过程提供信息支持（欧洲器官移植领域和FOEDUS项目[48]中使用的表格示例详见附录十三）。负责将器官供者从医院转介至OPO或器官交换组织的人员应填写表格，可以是电子文档，也可以是书面文档。该表格应作为器官的随附文件，并保存在器官供者档案中，表格应与受者病历记录分开存档。实际上，对于供者而言，这些资料应保存在OPO的供者记录中。供者记录应包括供者信息表，第六、七章建议的文件，以及允许复制同意书/授权书和死亡证明的记录。如果有适当的电子数据库，则死亡证明不得采用纸质形式。

参与捐献/移植过程的不同机构之间在交换供者数据时必须小心谨慎。由于文书问题、转录问题（如用于将数据从纸质表格传输到IT系统的界面），或过程中参与的人力资源有限，均可能导致错误发生。这些错误会导致本可避免的SARE的发生（详见第十六章）。因此，建议对血型或病毒学检验结果等关键数据进行特别仔细的审查。例如，由两名独立审查人员一对一地根据原始文件审查数据，以及将重要数据以电子文档的形式进行交换。双方仅口头交流关键数据，而不对原始文件进行查看核实，这不是最佳做法，应予以劝阻。

6.8.2 器官报告

该表格应包含获取器官时有关供者器官的所有数据（详见第十一章，附录十三）。

6.8.3 供者样本档案

供者的相关材料样本（如血清、HLA 分型后的残留物）应保存 10 年，以备回顾性研究之用（详见第十一、十五和十六章）。

6.9 结论

首先，收集供者特征有助于保证器官的安全和质量。通常，针对与供者有关的问题，必须按照具体情况对供者和受者因素逐个进行风险评估。此外，在这一过程中还必须考虑特定器官的选择标准。有些因素可能会导致某个指定供者完全不适合某个特定受者，而同一个供者却可以为另一个受者提供挽救生命的移植器官。这就是为什么几乎没有绝对的器官捐献禁忌证。因此，在决定是否继续进行捐献流程之前，必须考虑第七章所述的所有细节。由于 DBD 或 DCD 的器官捐献程序是在一定的时间限制内进行的，供者的特征收集不可能涵盖所有可能的方面，因而需要仔细规划和安排。

> **研究议题**
> 从文献和对现有证据的讨论中，我们发现了几个证据不一致、不充分或不存在的主题。本指南的作者建议，在可能的情况下，应通过精心设计的随机临床试验对以下领域开展研究：
> 1. 本章与第七章在议题上有相当一部分的重叠。
> 2. 验证供者特征收集这个过程的概念及其适当性。

本章参考文献

第六章参考文献

> ℹ️ **相关资料**
> 附录十　捐献者病史和社会史调查表依据文件（英国）
> 附录十一　捐献者病史调查表（德国，英文版）
> 附录十二　器官或组织捐献者体格检查表（荷兰移植基金会）
> 附录十三　捐献者和器官信息表
> 附录十四　捐献者全身检查表
> 附录十五　组织病理学检查活检分级（英文版）

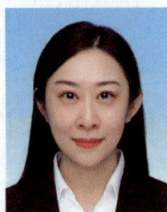

王　璐
　　医学博士，主任医师，副教授，硕士研究生导师。现任北京市房山区卫生健康委员会党委委员、副主任。2012 年成为中国人体器官捐献协调员，致力于推进中国人体器官捐献工作，承担多项器官捐献与移植科研项目。2015 年被评为首届全国优秀协调员，2017 年被评为中国网事感动中国人物，2018 年获"北京青年榜样""最美善行者"等荣誉称号。

第七章　特定器官的特征收集、评估和选择标准

7.1　引言

特定器官评估有助于决定供者的哪些器官可用于移植，而不会对受者造成不必要的伤害，同时又具有适当的功能来支持受者存活。从理论上讲，特定器官评估是在对供者进行了第六章所述的一般评估之后进行的，但出于务实的原因，为了节省资源，这两个评估流程是重叠进行的。通过对在一般供者和特定器官特征收集过程中获得的所有数据进行汇总，可以预测特定器官的移植是否对患者有益。只有在完成风险-效益评估后，才能考虑将特定器官移植给特定受者，同时认识到预测移植后结局的局限性（详见第十八章）。

器官移植等待名单上的患者在等待期间的健康状况往往会持续恶化。受者对移植的迫切需求与在等待名单中无法存活的风险密切相关。因此，每个患者对于器官相关风险的接受程度将根据他们当时的具体情况而有所不同。

移植器官的具体选择标准已经发生变化，并将随着现有的医学知识水平，以及等待名单上潜在受者健康状况的改变而持续调整。因此，必须持续监测等待名单上患者的健康状态，对于不再适合移植的患者，应将其从名单中删除。同样地，器官交换相关的记录中储存的接受标准也必须适时、正确地更新。

关键在于，器官的评估、选择及分配必须始终针对特定时间点等待移植的患者的需求和状态来进行。有时，一个急需的器官在那一刻可能可以挽救某一个特定患者的生命，但对于另一个患者而言，可能极为不合适，甚至有害。从供者的合并症和所认为的风险的角度来看，这类考量需要ICU、OPO、器官分配机构，以及受者中心的紧密合作。每个国家组织机构的架构都不尽相同。

目前，大多数器官都是取自根据神经系统标准被判定死亡的供者，即DBD供者。本章回顾了DBD供者的选择标准。对于DCD供者，在第十二章中总结了一些附加的特定标准。第十三章概述了活体供者的特定标准和附加标准。关于组织或细胞供者的特定选择标准，请参阅欧洲委员会最新版的《人体组织和细胞临床应用质量与安全指南》。

限制移植结局的四大类风险因素在6.1.1（供者的风险评估——未成功获得器官）、6.1.2（供者的风险评估——疾病传播风险）、6.1.3（与特定移植物功能衰竭可能性相关的风险评估）和6.1.4（与供者或捐献的移植物无关的风险）中进行了总结。

本章将依次介绍肾脏、肝脏、胰腺、肠道、心脏和肺脏等特定器官的诊断和选择标准。有关VCA的更多详情，请参阅第十五章。尽管是针对特定器官进行的检查，但许多检查都有助于提供多个器官的信息。

未来的器官评估和选择程序可能会因采用新的器官保存方法而发生变化，因为新方法可以改善器官质量，并且可以在保存期间对器官进行评估（详见第十一章）。由于低温保存仍是最常用的器官保存方法，因此有关器官评估和选择方面的考虑都是基于这种技术。随着人们对机械灌注保存方法的作用和益处的了解增加，本指南将在今后的版本中对这一观点进行修订。

7.2　特定器官的评估和选择标准

器官的接受标准主要基于对捐献器官功能和形态的评估。这些标准可能因移植团队而异，也可能取决于受者的特征，以及移植等待名单的现状。

从理论上讲，如果器官保存，以及器官获取和移植手术的技术得当，则供者体内任何功能良好的器官在植入受者体内后均应发挥良好的功能。有时移植物无法恢复功能，可能会出现DGF或原发性移植物无功能（PNF）。特定器官选择标准和供者管理的第一要务是尽量减少DGF或PNF的发生，尽管这些不良事件并不总是与供者有关。第二要务是避免移植受损器官，因为这可能会致使长期伤害。日常临床实践表明，许多被移植的移植物即使不符合已公布的选择标准，但仍能发挥良好的功能[1]。因此，器官存活标准必须根据最新的医疗实践，以及构成当前供者池的群体变化而不断进行调整。这种调整

并不容易进行，因为出于实际和伦理方面的原因，无法进行大规模的随机研究[1]。为了解决这一问题，如第六章所述，ECD一词已被引入该领域，作为二元或连续风险指数。

对于特定疾病受累器官，必须慎重考虑是否将其用于移植。如果疾病不太可能恶化，或预估的移植物存活时间超过患者的存活时间（参阅表6.3作为决策路径的指导），则可在受者知情同意后考虑移植这类器官[1-4]。此外，以下问题可能适用于任何器官，需要根据具体情况做出决定，但这些问题本身都不应作为排除标准。

1）如第十章所述，之前移植的移植物可以再次使用[1, 5-7]。

2）既往损伤也可能对捐献的器官造成伤害。在这种情况下，如果不在器官获取过程中进行检查，就无法进行最终评估。对损伤机制的准确描述有助于做出进一步决策。例如，在机动车事故中，肠系膜根部的减速性损伤可能会影响胰腺和肠道的质量[8]。

3）在患者的中央血管受损或有血管病（如主动脉瘤）的情况下，可考虑采用活体捐献中使用的器官获取和移植技术（如离体器官灌注、无主动脉瓣），而不是放弃使用器官。

7.2.1 肾脏选择标准

7.2.1.1 肾脏选择问题

1）供者年龄：尽管对于非常年轻和年老的供者没有实际年龄限制[9-14]，但取自高龄供者的移植物最好用于老年受者，因为考虑到老年受者的预期寿命有限，且在等待肾移植期间健康状况恶化，因此，移植物功能的持续时间有限（如欧洲老年人器官移植计划）可能是可以接受的[15-19]。在此类计划中，组织相容性匹配是一个有益的副作用[20]，而主要难点在于如何管理接受老年供者移植物的老年受者[21]。许多研究认为，随着供者年龄的增加，移植物功能衰竭的风险也会增加，尤其是在供者年龄超过70岁的情况下[9, 22-25]。功能性肾单位的数量会随着年龄的增加而减少，这表明进行年龄匹配是合适的[26, 27]。根据合作移植研究的数据，在欧洲受者中，70岁以上供者的5年死亡删失移植物存活率（2007～2016年）与10年前（1997～2006年）60～69岁的供者相当[28]。在一些国家，供受者之

间的年龄匹配被考虑在内，以便将年轻供者捐献的移植物提供给更年轻的受者，在调整辅助因子后，使移植物存活的时间更长[29-31]。应制定进一步的方案，避免在与年龄有关的移植肾功能受限之外增加风险因素（如缺血时间延长、受者体内存在供者特异性抗体）[32]。此外，还可考虑对老年供者采用器官优化保存方法和离体器官评估的方法（如肾脏机械灌注）[33]。

最后，在讨论供者年龄及其对移植物功能不良发生率造成的影响时，我们应该将患者接受老年供者移植物与继续透析相比，是否存在更大的无重大并发症的存活机会作为参考基准点。例如，Arcos等人的研究似乎表明，与继续透析相比，接受高龄供者移植物的患者其存活率更高[34]。

2）供者既往病史和现病史：应评估供者的既往病史和现病史，特别要注意可能影响肾功能和质量的疾病。影响肾脏的全身性慢性疾病，如代谢综合征、动脉高血压、糖尿病，以及慢性肾病和白蛋白尿（详见7.2.1.1的第3点），是肾移植术后结局不佳的风险因素，即使在对供者年龄和上述问题的监护治疗质量进行调整后也是如此[35-38]。

慢性尿路感染和其他慢性感染也可能是需要考虑的重要因素。应研究既往涉及肾脏或泌尿道的手术报告或干预报告。由于经常可以观察到潜在遗体供者的尿培养呈阳性（感染或定植），因此应牢记传播的风险。腹外伤（如破裂）造成的直接肾损伤可能会导致不可逆转的肾功能衰竭，从而限制了此类移植物的使用。急性病和急性肾灌注不足发作（如伴有心搏停止期或低血压期）引起的急性肾小管损伤，可能会导致可逆性肾功能衰竭。在这种情况下，即使暂时需要肾脏替代疗法，多尿症状通常仍然存在，肾功能也会完全恢复。然而，肾皮质坏死的患者无法恢复肾功能，仍会出现无尿症状。肾结石本身并不排除肾脏捐献的可能性，但需要根据具体情况决定。因此，应在器官获取期间做出最终判定。

3）肾功能和生化检查：应按照第六章（详见6.2.3）和表6.1所述进行血液、尿液采样和生化分析，以便进行一般供者评估。在评估用于移植的肾脏时，特别重要的血液化验包括肌酐、尿素、肌酐清除率（估计值或测量值）和电解质。如有必要，还应检查能诊断横纹肌溶解综合征的生化指标，如

肌酸激酶（creatine kinase，CK）、肌红蛋白等。应特别注意尿液中的白蛋白和尿白蛋白/肌酐比值。必须从供者身上采集相关的微生物样本和培养物（如细菌、真菌、病毒），并对可传播的感染性疾病和多重耐药（MDR）菌进行筛查。应特别考虑可能导致实验室参数异常的临床参数，如血流动力学状态、多尿、水合状态，以及近期存在的心脏血液循环事件。必须将供者入院前病情稳定时的检测数据考虑在内，因为在血流动力学恶化或容量不足的情况下，实验室检测值可能无法体现肾功能状态（如入院前肌酐和尿白蛋白/肌酐比值的详情）。对于慢性肾功能受损或年龄较大的供者，可进行活检以确定潜在疾病的性质或严重程度。根据KDIGO指南[39]，如果在过去3个月中，处于平稳状态的门诊患者被观察到肾功能严重减退、尿白蛋白严重升高（如尿白蛋白/肌酐比值>30 mg/g或尿总蛋白/肌酐比值>1 g/g），或肾功能中度减退、尿白蛋白中度升高，则表明可能存在慢性肾功能受损的情况。遗憾的是，如果只有最近一次在ICU住院期间的肾功能检测数据，则无法得出这样的结论。请注意，不可逆的晚期慢性肾功能衰竭是捐献禁忌证。

供者的急性肾功能损伤有时是急性病的可逆并发症，不一定是肾脏捐献的禁忌证。在急性肾小管损伤但无皮质坏死的情况下，移植结果良好[40-42]。然而，这类移植物通常会表现出较长时间的DGF，需进行专门的移植后支持性治疗。尽管受者暂时需接受肾脏替代治疗，但是肾功能可以恢复并出现尿量增多的情况，移植结局可能不会受到影响[43,44]。如果受者持续数天无尿，且术中肾脏检查显示为经组织病理学证实的不可逆坏死，则不应使用该肾脏（专家意见）。

横纹肌溶解综合征和肌红蛋白尿可能发生在直接肌肉损伤（如外伤、压力、感染、痉挛），或继发于缺血的肌肉损伤（如窒息、自缢、心脏停搏、低血压休克）的病例中。这可能导致急性肾小管功能不全和肾功能衰竭。对于无其他肾病史的急性肾损伤供者，暴露于横纹肌溶解综合征的移植物仍可用于移植，但发生DGF的风险较高[45]。

4）获取前的影像学检查：如7.2.1.2中第1点和第2点所述，可通过腹部超声检查（定量测量：长×宽×实质厚度+结构）或腹部CT扫描对肾脏和尿路进行形态描述。

5）供者管理：通过适当的供者管理以避免急性肾损伤应是管理的主要目标（详见第五章）。

由于多巴胺具有抗氧化特性，在器官获取前6～7 h给予供者低剂量的多巴胺进行预处理可能有利于肾脏和其他器官的移植结局[46-52]。

人们研究了控制性轻度治疗性低温在器官供者中的作用。尽管降低了所有DBD供者DGF的发生率，但低体温仅提高了非ECD肾脏1年的移植物存活率[53]。

6）获取时的大体形态：应端详移植物的大体形态（表面光滑或有瘢痕、肾囊肿评估、既往炎症导致的与邻近肾周脂肪粘连）、灌注前后颜色的变化、解剖变异、血管结构，以及主动脉和肾动脉的动脉粥样硬化。如果发现可疑病变（如肿瘤、SOL），可能会建议进行其他影像学检查和活检。

如果发现异常的实性包块（肾实质性或囊性的包块），则应排除恶性肿瘤的可能性。在切除包块时应留有适当的安全切缘，并保留移植肾的剩余部分。通过这种所谓的"R$_0$切除术"，可以进行组织病理学检查，并可能在随后进行肾脏移植（详见9.4.25、9.2）。如果怀疑包块是恶性肿瘤，则应在获得冰冻切片组织病理学检查的初步结果后，才能最终放行肾脏用于移植。这种情况并不妨碍将移植肾运送到预定的受者中心，以限制缺血时间。必须将发现的可疑病变通知给从同一供者处获取所有其他器官的受者中心。这一问题不应导致器官被丢弃，最好是根据具体情况做出个体化决策。

一个主要问题是肾动脉的硬化程度能否实现血管吻合。不过这取决于移植外科医生的意见和技术，因此应由受者中心的外科医生来决定。

请注意，正如我们从cDCD肾脏获取经验中了解到的那样，有限的热缺血时间对于肾脏来说是可以接受的，尤其是当热缺血时间保持在20 min以下时。但当时间超过120 min时，热缺血时间就变得至关重要（详见第十二章）。因此，DBD供者在原位器官保存开始之前可能偶尔出现的循环停止，其本身并不是绝对的排除标准。

7）肾活检：活检有以下三种不同的情况。① 首先，最常见的是在取肾时进行肾活检，以确定SOL的特征并排除恶性肿瘤。如7.2.1.1中的第

6点（获取时的大体形态）所述，应尝试进行 R_0 切除。② 其次，有时肾活检可用于排除急性肾皮质坏死，或疑似特异性慢性肾脏病。③ 第三，移植前活检不应按部就班地进行，因为常规移植物活检在预测中期或长期肾功能方面的附加值有限[10, 17, 18, 54-62]。系统综述和其他报告认为，活检结果对预测移植物存活率并无实质性帮助[10, 17, 56-64]。因此，完全根据取肾活检结果而放弃肾脏移植物是不恰当的[61, 62, 64-67]。

在进行活检以评估移植物时，建议遵循Banff活检病理学诊断分类法，以便在对受者进行移植后评估时与活检结果进行比较（如有必要）[56, 63, 68]。最小数据集包括检查出的肾小球数量、肾小球硬化程度、间质纤维化、动脉/小动脉硬化、肾小管萎缩/坏死。一方面，关于活检的预后意义尚无共识。另一方面，对年龄超过80岁的供者进行肾活检，在经过年龄标化后，结果显示其肾脏"外观"正常，这可能有助于决定是否接受此类移植物为配型合适的受者进行单肾或双肾移植。目前，我们在这方面缺乏系统性研究和可靠的数据。

请注意，一些移植单位在评估取自高龄供者和有心血管风险因素（如有高血压、缺血性心脏病、外周血管疾病或糖尿病病史）的供者的肾脏时，会对移植物进行活检。轻微的组织学变化，如轻微的肾小球硬化、间质纤维化、动脉硬化或肾小管萎缩，都是可以接受的。一些移植团队采用Remuzzi等人描述的组织学评分作为肾脏QC，该评分可将肾脏分为不适合用于移植，或适合用于单肾/双肾移植[24]。

8）其他问题：事实证明，取小儿供者（如体重<10 kg）的肾脏进行整块双肾移植和单肾移植都是可行的，也是成功的[11-14, 69-73]，即使2个小移植肾分别用于2个不同的小儿受者[12]。2个肾脏可以整块获取，也可以分开获取，但获取/移植手术团队应熟悉儿科移植手术，以及将2个移植物植入1个或2个受者体内的显微外科手术。对于从小儿供者处妥善获取的整块双肾，为了给另一个移植物制作血管补片而舍弃一个肾脏的做法并不可取，双肾都应该用于移植。

对于从高龄供者（如80岁以上）处获取的移植物，对于它们应一起用于1名受者还是分别用于2名受者[10, 17, 18, 24]，以及使用何种标准来指导这一决

定，尚无共识。

在cDCD和uDCD中，尽管肾脏长时间处于"热"缺血状态，但其功能仍有可能恢复，长期功能也不会受损[74-80]，不过可能会发生DGF（详见第十二章）。

一些国家（如美国）制定了扩大供者标准的评分系统。这些评分系统需要根据特定国家的供者和受者人群进行调整，而不应被滥用为延期标准。如果对供者风险因素和受者风险因素进行了适当的匹配，那么评分较高的ECD的移植物可以提供可接受的结局，对受者有益[18, 31-35, 59, 81-85]。无论是否将活检结果算在内，目前的评分系统都无法提供适当的临界值来指出何时接受或丢弃肾脏[61, 62, 64-67, 86-89]。外科医生不应为了避免所有风险而增加弃捐率。应记住，与继续透析[65, 90]或存在某些感染性疾病传播风险[91]相比，接受评分较高的移植物有利于某些受者存活。

7.2.1.2 腹腔移植物评估中的影像学检查

1）腹部超声检查：腹部超声检查（有时为超声造影检查）可作为ICU安全的床旁检查方法，但要考虑到其灵敏度和特异性方面众所周知的局限性（表7.1）。图7.1概述了在器官评估过程中进行腹部放射性检查时建议使用的标准化数据集报告工作流程，附录十四第6则提供了一份问卷示例。腹部放射学检查部位包括整个腹部（肿瘤、淋巴结、积液、出血、动脉瘤、动脉硬化等），以及单个器官（如肝脏、肾脏、胰腺），以便进行一般供者评估。在进行全身CT扫描、腹部CT扫描或磁共振成像（MRI）检查后，应对供者和各个器官进行重新评估。除了对SOL或恶性肿瘤进行检查外，CT和MRI检查的结果和发现可以使用与腹部超声检查类似的模板进行传递（图7.1）。根据第九章的建议，对于既往有恶性肿瘤病史的供者，近期的全身CT扫描有助于排除意外转移。

2）腹部CT扫描：在对供者进行评估时，通常不需要进行这种检查，除非第九章的指导意见明确指出需要进行全身/腹部CT扫描，或者用于确定原因不明的SOL（排除恶性肿瘤）和感染性疾病的特征。如果进行了此类检查，则应对供者和器官进行重新评估。有了这些更详细的信息，就可以对腹部超声检查建议中概述的问题进行仔细检查（详见

肝脏	在MCL的长径（cm）	如果没有测量：在MCL的大小为正常/小/大/增大/无法评估
	肝实质	正常/轻度强回声/重度强回声（肝脂肪变性）/肝硬化/无法评估
	SOL	无/有/无法评估
		如果有：病变类型为肿瘤/脓肿/血管瘤/挫伤/囊肿/无法评估/非特异性
		位置为肝段
		更多详情
	肝脏边缘	锐利/变钝/无法评估
	肝内胆管	正常/扩张/无法评估
	门静脉	通畅/血栓或梗阻/无法评估
	附注	以上未提及的补充信息
胆囊	状态	正常/胆囊切除/胆囊炎/胆囊结石/胆囊结石性胆囊炎/无法评估
	SOL	无/有/无法评估
		如果有：病变类型为肿瘤/脓肿/血管瘤/挫伤/囊肿/无法评估/非特异性
		更多详情
	肝外胆管	正常/扩张/胆总管结石

胰腺	实质	正常/脂肪过多/水肿/纤维化/无法评估
	钙化	无/有/无法评估
	胰腺炎症状	无/有/无法评估
	SOL	无/有/无法评估
		如果有：病变类型为肿瘤/脓肿/血管瘤/挫伤/囊肿/无法评估/非特异性
		位置为胰头/体/尾/多发占位/无法评估
		更多详情
	附注	以上未提及的补充信息

右肾	测量	长（cm）/宽（cm）/实质厚度（cm）
	如果没有测量	正常大小/肾实质变薄萎缩/萎缩肾/肾切除/无法评估
	肾积水	无/有/无法评估
	肾结石	无/有/无法评估
	SOL	无/有/无法评估
		如果有：病变类型为肿瘤/脓肿/血管瘤/挫伤/囊肿/无法评估/非特异性
		位置为肾上极/中部/下极/多发占位/无法评估
		更多详情
	附注	以上未提及的补充信息

左肾	测量	长（cm）/宽（cm）/实质厚度（cm）
	如果没有测量	正常大小/肾实质变薄萎缩/萎缩肾/肾切除/无法评估
	肾积水	无/有/无法评估
	肾结石	无/有/无法评估
	SOL	无/有/无法评估
		如果有：病变类型为肿瘤/脓肿/血管瘤/挫伤/囊肿/无法评估/非特异性
		位置为肾上极/中部/下极/多发占位/无法评估
		更多详情
	附注	以上未提及的补充信息

其他	主动脉形态	正常/异常/无法评估
		如果异常：动脉硬化/动脉瘤/主动脉狭窄
		更多详情
	腔静脉	
	游离液体或腹水	无/中度/重度/无法评估
		如果有游离液体：在腹腔的位置和液体量
	附注	以上未提及的补充信息

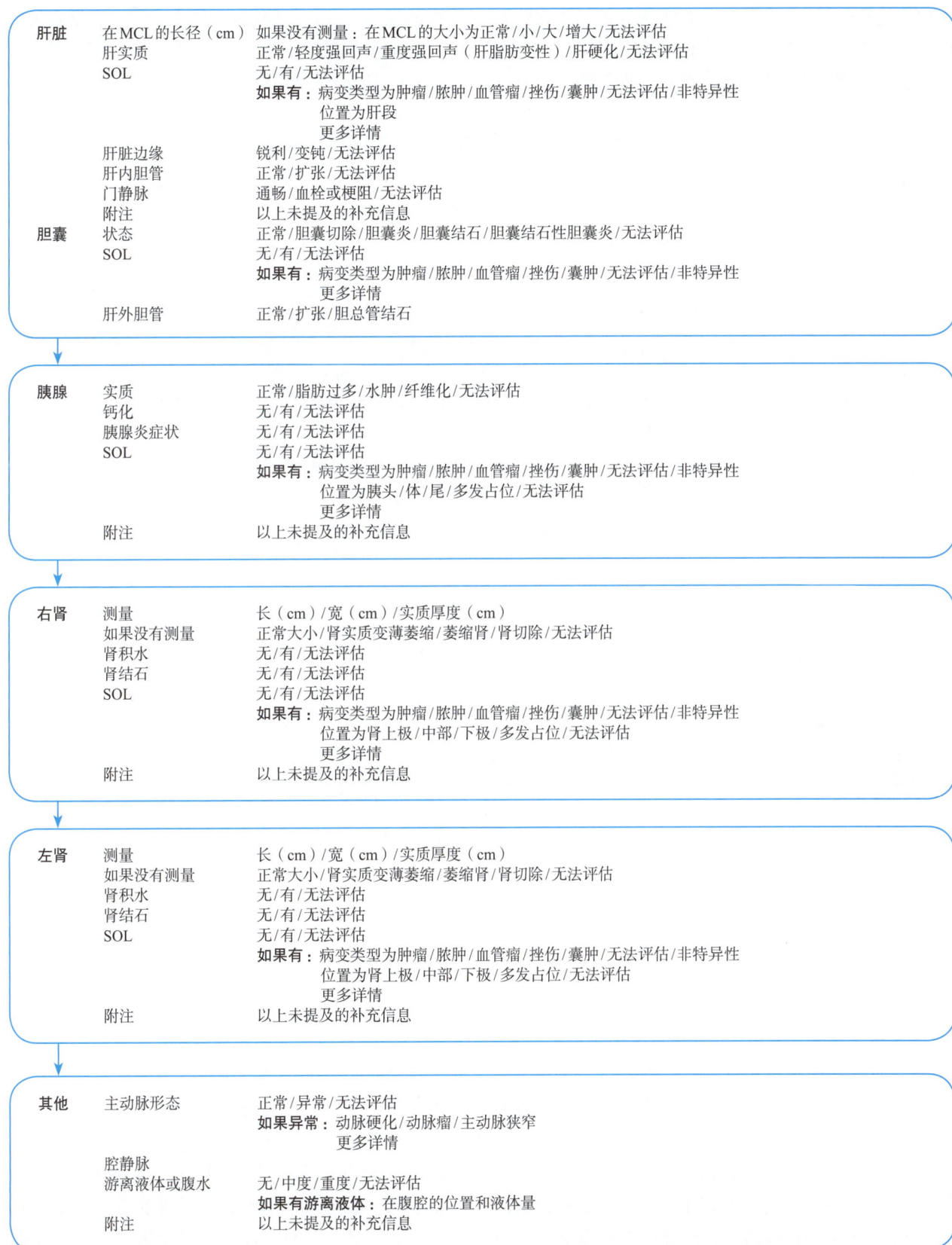

图7.1　使用超声、CT或MRI进行腹部检查时建议使用的标准化数据集报告工作流程[92]

注：MCL，锁骨中线

7.2.1.2的第1点，表7.1）。需要注意的是，器官获取前的CT扫描有助于在早期发现可疑的SOL，这可能利于排除恶性肿瘤[93]，但也存在发现新的非特异性病变的风险。此外，腹部CT扫描还可以提供有关解剖变异的更多信息。在一些欧洲国家，对供者进行常规CT扫描仍然存在争议（详见6.7）。

表7.1　进行腹部超声检查评估器官供者时应考虑的参数

考虑参数	注释及信息价值
可靠性问题	由于肥胖、肠套叠（肠腔内气体）或无法正确调整供者体位以进行检查，检查的准确性可能会受到影响
SOL/肿瘤/恶性肿瘤	对于任何SOL，都必须通过术中检查和必要时的组织病理学检查加以核实。CT扫描可能有助于寻找其他部位可能存在的转移灶（如疑似原发性RCC）或其他部位的原发性肿瘤（如疑似转移灶）
主动脉血管解剖结构	动脉瘤和动脉硬化斑块是全身动脉硬化的标志。在这项检查中，应检查为器官供血的动脉是否有血管异常和（或）动脉硬化斑块
肾脏和泌尿道	对肾脏的长度、宽度和肾实质厚度进行标准描述和定量测量。应突出强调解剖结构的变异情况（如马蹄肾），以及有无尿路梗阻的征象
肝脏和胆道	标准描述加上MCL肝脏大小和边缘锐利程度描述。比较肝脏和肾实质的回声（如果肝实质的回声不均匀或比肾实质的回声增强，则大泡性脂肪变性的概率升高） 此外，还应评估门静脉、肝脏灌注、肝内外胆管的状况。报告肝脏确切的大小和体积有助于评估劈离式肝移植的可行性
胰腺	标准描述应包括胰腺实质内脂肪化的相关说明（如有可能）
肠	标准描述
腹腔积液、胸腔积液、血肿、淋巴瘤、下骨盆（如卵巢、前列腺、膀胱）异常、脾脏异常	这些相关信息可用于供者总体评估
下腔静脉	提供有关供者液体负荷状态（供者管理）的信息

注：RCC，肾细胞癌。

7.2.2　肝脏选择标准

1）供者年龄：肝脏供者没有年龄限制（幼龄供者和高龄供者均可捐肝），但随着供者年龄的增加，胆道小血管动脉硬化和缺血型胆道病变（ITBL）的发生率会增加。因此，移植物功能衰竭的风险可能会升高[94-121]。如果接受高龄供者的肝脏，应避免其他供者或受者相关风险因素的累积[122-125]。

在没有糖尿病或高脂血症等代谢性疾病的情况下，由于肝细胞有肝动脉和门静脉的双重灌注，与年龄相关的动脉粥样硬化改变对肝细胞功能的影响较小。在活检排除相关纤维化、大泡性脂肪变性

等情况下，文献支持使用高龄供者的肝脏进行移植[126-128]。随着年龄的增长，肥胖症的发病率会增加[129]，肝细胞大泡性脂肪变性的风险也会增加。在获取的肝脏中，人们发现有9%～26%的肝脏出现大泡性脂肪变性[130]，还有更多的肝脏因为出现脂肪变性而无法用于移植。当活检结果显示大泡性脂肪变性超过30%～60%时，过多的细胞质脂肪酸可能会导致再灌注时脂质过氧化反应增加，产生更多的自由基，进而导致细胞结构受损、库普弗细胞活化，以及伴随的促炎细胞因子上调[131, 132]。如果使用有中度或严重脂肪变性的移植物，再加上移植物植入后的缺血再灌注损伤（IRI），就会导致不良

结局[133]。

对于高龄供者和脂肪肝供者，可以考虑采用旨在改善器官保存和实现离体器官评估的方法（如肝脏机械灌注）[134]。

2）供者既往病史和现病史：供者既往有病毒性肝病、酒精性肝病、脂肪肝病、接受过肝胆外科手术、有未得到控制的腹腔感染、长期服用肝毒性药物或导致急性肝功能衰竭的药物、影响肝功能的中毒、急性或慢性右心衰竭，以及肝外伤均被认为是导致肝移植术后结局不佳的风险因素。此外，还应考虑供者的生活方式、种族、原籍国和旅行史。这些风险因素除了增加感染性疾病传播的风险外，还可能提示潜在的移植物损伤。

与其他器官有关的全身性疾病或其他疾病可能会损害肝脏的质量和功能，或者可能提示供者存在未被发现的肝脏疾病［如糖尿病、代谢综合征、肥胖引发的非酒精性脂肪性肝病（non-alcoholic fatty liver disease, NFLD）或非酒精性脂肪性肝炎（non-alcoholic steatohepatitis, NASH）；溃疡性结肠炎引发的原发性硬化性胆管炎］。

以下情况并不排除捐肝，但需要考虑是否发生了肝细胞急性坏死：从之前的急性心脏停搏或低血压期恢复、使用血管加压药、急性肾损伤等[1]。ICU住院时间超过7 d曾经是一个假定的风险因素[1]，但如果ICU治疗得当，这个问题就可以忽略不计。

由于复杂的病理生理学机制的相互作用[138]导致受损肝脏移植物对IRI的耐受性较差[137]，因此，ECD被认为与DGF或PNF风险增加有关[135, 136]。根据临床经验，与移植物功能衰竭发生率增加相关的ECD标准包括：供者年龄>65岁、血清钠>155 mmol/L[139]、大泡性脂肪变性>40%、冷缺血时间（CIT）>12 h[104, 112, 113, 133, 140-142]、劈离式肝移植物[143, 144]、DCD移植物或血流动力学受损。尽管如此，经验丰富的移植中心还是克服了这些限制，成功使用了ICU住院时间>7 d、体重指数（BMI）>34.9 kg/m² 、ALT或AST最大值>500 IU/L、胆红素最大值>2 mg/dL的供者的移植物[126]。

关于使用严重中毒或中毒后恢复的供者肝脏的问题，目前还存在争议，但经过谨慎选择后，可能不会对移植物的存活率产生不良影响[145]。

3）肝功能参数：应仔细查看肝转氨酶（ALT或

AST均为非特异性肝功能检测指标）、γGT（胆汁淤积的诊断指标，在发生NFLD或肝纤维化的情况下可能会升高）[146-149]、血清胆红素（胆汁淤积的诊断指标）、碱性磷酸酶、LDH（肝细胞坏死标志物）、白蛋白和凝血功能检查指标（如INR为反映肝功能的指标）。对于肝脏和非肝脏原因引起的指标偏离，评估肝酶指标时应考虑到现病史和既往病史，更多详情请参阅6.2.3的表6.1。

有报道称，高钠血症作为DI的并发症，与PNF的高概率相关[124]。这种移植物临界效应被认为是IRI期间细胞肿胀、渗透压升高的结果。因此，供者在ICU住院期间的高血钠水平是导致PNF的重要因素，而不仅仅是肝脏获取前的最近一次的血钠值[139]。究竟是避免高钠血症这一单一因素，还是将这一问题作为供者积极管理的一部分（详见第五章）会有助于降低PNF的发生率，尚未得到充分的研究证实。从理论角度来看，与短时间内的单一峰值相比，持续的高钠血症所形成的曲线下面积应该会产生不同的影响。有趣的是，UNOS[143]和欧洲移植组织[146]的大型数据库研究并未发现高钠血症与移植物功能衰竭之间存在任何关联。

肝生化指标异常本身并不排除将这些器官用于移植[8, 146, 148, 149]。转氨酶水平很高表明近期出现缺血性损伤，可能是由于灌注不足或缺氧，这在心肺骤停患者中很常见。通过复苏恢复充分的血液循环和氧合有助于弥补缺血性损伤，使功能障碍得以恢复，尤其是在年轻供者中[150]。代谢性酸中毒合并肝脏生化指标异常通常是一种不利情况。对于可接受的异常生化指标的上限并无明确的指导原则，但肝酶的下降趋势被认为是表明肝脏已从缺血性损伤中恢复。肝脏是否恢复可以通过至少间隔12 h的血液检测来衡量。利用现有的新型保存方法，可以对获取前出现严重功能障碍的移植物进行评估和原位复苏（详见第十一章）。

4）获取前的影像学检查和形态学检查：腹部超声检查（详见7.2.1.2的第1点，图7.1）可用于排除明显的脂肪肝、肝硬化和肝纤维化，或任何形态学异常情况，但超声检查的灵敏度和特异性较低是众所周知的。异常的超声检查结果应通过术中检查加以确认（如有必要，还应结合组织病理学检查予以证实）。提供有关器官灌注状态、门静脉灌注状态、肝内外胆管和肝脏大小（尤其是拟行劈离手术的肝左外叶）的数据非常有帮助。如有可能，应重新评估腹部CT扫描结果，并考虑提供相关数据的问题。

CT扫描或超声检查对肝脏大小的测量（前后测量便于对体型较大的供者和体型较小的受者进行肝脏体积匹配）有一定价值。

如果拟行肝脏劈离手术，供者的CT扫描检查结果可提供有关血管解剖和胆管解剖的重要信息。使用磁共振胰胆管造影（magnetic resonance cholangiopancreatography, MRCP）也很有帮助。

5）获取时的大体形态和灌注情况：评估肝脏边缘锐利度，以及正确灌注前后肝脏的颜色和质地是很重要的。明显的肝纤维化、肝硬化或脂肪变性可能会排除移植的可能性。仅凭肉眼观察很难估计脂肪变性的程度。大泡性脂肪变性和纤维化的程度（根据Ishak评分）可通过围手术期活检（冰冻切片）来评估与确认[94-96, 103, 110, 151-155]。在器官保存过程中，肝脏在冷冲洗后从淡红色转为黄色，与大泡肝脂肪变性的可能性较高有关[112]。

由于观察者间的差异，或由于病变在某种程度上呈局灶性分布（如包膜下活检）而导致样本不具代表性，因此，评估存在一些局限性[156, 157]。移植时可接受的脂肪变性程度可能取决于供者和受者的总体健康情况，以及预期的CIT，并且可能因移植团队的经验而有所不同[158, 159]。遗憾的是，在确定肝脏脂肪变性程度的标准方面尚未达成共识。与组织学检查相比，大多数移植外科医生更依赖于他们在移植物获取过程中的主观认识。这种主观判断可能适用于发现大泡性脂肪变性的程度，但需要外科医生具备一定的经验并接受过培训。不过，经组织病理学证实，肝实质表面脂肪变性超过30%～60%的中度大泡性脂肪变性被认为是DGF或PNF的重要风险因素[131, 155, 160-162]。其他形式的脂肪变性（通常被称为微泡性脂肪变性，即小脂肪滴未迫使细胞核偏边）被认为是小问题[131, 140, 152, 155, 156, 163-165]，除非该疾病与可导致肝功能衰竭的潜在肝脏疾病相关，脂肪堆积在细胞内形成一种"脂肪泡沫"[140, 157, 163]。微泡性脂肪变性问题概述见下文。

在受者发生DGF、PNF或再次进行移植也不太可能存活的情况下，给其分配一个有一些（大泡性）

脂肪变性的肝脏可能并不可取，而分配给另一个临床状况更有利的受者则可能是可以接受的，具体取决于等待下一个可用器官的风险有多大，以及是否要避免其他风险，如供者糖尿病或器官的缺血时间>5 h[140, 166, 167]。在此类临界移植物的应用和合适的受者选择方面尚未达成共识。使用中度大泡性脂肪变性移植物的主要问题是受者可能会发生器官再灌注后综合征的并发症，以及DGF和PNF[167-169]。

老年供者的肝实质可能会呈现"怪异的颜色"[112]，并且在手术操作过程中过度牵拉时，肝实质可能会因为质地脆弱而破裂。

严重的动脉硬化可能不会损害肝细胞，但却是损害小胆管微动脉的风险因素。因此，在任何情况下，都必须在器官获取过程中使用保存液进行适当冲洗。供者动脉硬化在多大程度上是导致术后并发症（如ITBL）发生的风险因素，还需要进一步研究。

此外，器官优化保存方法和原位器官评估方法可能会改变本节中讨论的关于器官获取后决定何时将移植物用于或不用于移植的考虑因素（如肝脏机械灌注）[134]。

应特别考虑常见的源自腹腔干、肠系膜上动脉（SMA）和（或）主动脉的变异肝动脉。必须找到并保留这类血管，这样才有可能实施移植。器官报告中的记录非常重要。在这种情况下，必须仔细研究变异肝动脉对其他器官及其血供所造成的有害影响。在最坏的情况下，使用相关器官的移植中心之间必须达成一致，例如，是否可以离断SMA的副肝右动脉/替代肝右动脉，以有利于胰腺的胰十二指肠下动脉供应。上述情况的处理可能会影响肝脏、胰腺、肠道和肾脏。

6）肝活检：肝活检通常是在肝脏获取过程中进行的，并以冰冻切片的形式进行处理，不过随着体外灌注机的日益普及，石蜡切片分析的信息量可能会更大。检查结果必须说明大泡性脂肪变性受累细胞占肝实质区的百分比，以及肝纤维化的程度（根据Ishak评分）。此外，报告脂肪变性情况，尤其是小脂肪滴、微泡性脂肪变性、炎症迹象、肝细胞坏死和胆汁淤积情况也是有帮助的[140, 156]。

除了观察者间的差异外，导致活检样本典型值不高的其他原因还包括取样错误（如结节性肝硬化），或从包膜下肝缘取样的结果不具代表性。此外，与病理学家讨论如何运送样本也是有益的，因为不正确的运送介质会导致更多不恰当的检查结果出现。如第六章所述，一些国家限制使用冰冻切片病理检查，直到尽可能接近器官获取时才允许。因此，需要平衡额外信息带来的风险（如周转时间导致缺血时间延长）与益处。

只要没有严重的凝血功能障碍，且进行活检的医生具有丰富的经验，那么在宣告死亡和获得捐献同意后，可在器官获取前进行肝活检[170, 171]。

在病理报告中，用于描述脂肪变性的措辞应明确区分大泡性脂肪变性和微泡性脂肪变性。前者被描述为由 NASH 风险因素引起的大脂肪滴或小脂肪滴，后者被描述为由其他问题引起的多个微小脂肪囊泡[140, 156, 164, 165]。大泡性脂肪变性是指肝细胞中一个或几个大脂肪滴将细胞核推至细胞边缘的肝实质比例。尽管尚未达成共识，但脂肪变性程度低于 30% 的移植物仍可用于移植，而脂肪变性程度为 30%～60% 的移植物发生 PNF 的风险会增加，脂肪变性程度超过 60% 的移植物则被推迟用于移植。相比之下，如果一个或几个小脂滴没有迫使细胞核偏边，则应将其描述为小脂滴脂肪变性，但通常使用的术语是微泡性脂肪变性。这一发现可作为一种风险忽略不计，因为它似乎不会对移植结局产生不利影响。与此不同的是，纯微泡性脂肪变性可能是由伴有急性肝功能衰竭的严重疾病引起的，也可能是由濒死和（或）缺血性改变引起的，这在 DBD 中是一种无害发现。形态学上发现是一种泡沫状或囊泡状细胞质，细胞核周围有极小的脂滴[164, 165]。

7）其他问题：根据解剖结构，应考虑将每一个健康的肝脏移植物劈离成两个移植物，供两个受者使用。肝脏劈离的标准包括：供者年龄<60岁、ICU住院时间<5 d、接受低剂量正性肌力药物支持治疗，以及肝功能检查结果接近正常[172]。一些中心扩大了这些标准的适用范围，对无形态学改变的肝脏进行肝脏劈离手术的唯一限制是肝脏的大小和肝血管解剖，这需要经验丰富的外科医生进行仔细检查和说明。

一些国家根据当地数据开发了 ECD 评分系统（如美国的供者风险指数）[143]。这些评分系统应经过验证，并需要根据器官捐献国或地区的人口情况进行调整[146, 147, 173]。许多研究证实，尽管已知使用 ECD 有增加移植功能衰竭发生率的风险，

但在适当选择受者后，ECD 并不会限制肝移植结局[1, 6, 101, 102, 105, 110-112, 115, 119-121, 141, 146, 147, 173-175]。这就要求在进行关键的风险-效益评估后，对供者和受者进行适当匹配。尽可能缩短此类移植物的缺血时间至关重要，因为这一因素可能会进一步增加 ITBL 发生的风险[104, 112, 113, 140, 141]。

当丙型肝炎治疗中使用的新药在大多数情况下都能消除 HCV 复制并获得更多的结果数据时，受者合并感染丙型肝炎[如在供者未感染病原体，受者感染病原体（D⁻/R⁺）的情况下]和使用质量瑕疵（如丙肝阳性）供肝的问题就必须修改了[120, 143]。届时，受者血液循环中的 HCV 导致移植物再感染 HCV（如在 D⁻/R⁺ 的情况下）的情况可能不会继续存在，也不会出现相关并发症。

在 cDCD 和 uDCD 中，肝脏均可恢复功能并用于移植。据报道，与 DBD 相比，报告的移植物功能缓慢恢复（slow graft function, SGF）、PNF 和 ITBL 的风险更高[1, 176-181]。可通过热缺血持续时间预测移植结局，心搏停止后热缺血时间每增加一分钟，移植效果就会随之递减[177, 181]。虽然利用新型原位和离体器官保存技术评估肝脏的能力将消除心搏停止时间限制，但如果心搏停止后热缺血时间超过 25 min，则必须谨慎决策（详见第十一、十二章）[181]。

8）供者管理的提高：考虑到上文和第五章中提到的要点，标准的重症监护治疗足以维持良好的肝脏移植物质量。

9）受者因素：众所周知的风险因素包括再次移植、急性肝功能衰竭、慢性肝功能衰竭导致的健康状况恶化或受者的共病负担。这些风险因素可能会影响供者与受者个体化匹配的选择标准。因此，关键问题是受者是否可以等待其他供器官，或者这是否是最后的机会，同时要接受一些风险。这个问题在本指南的范围内不能一概而论。

10）相互影响：总之，如上所述，在肝脏移植物受损的情况下，应尽可能缩短缺血时间。综合上述的风险因素可能对于改善移植结局并无帮助。需要采取个体化的方法，以便最大限度地将特定的移植物用于特定受者。

7.2.3　胰腺选择标准

1）供者年龄和BMI：按照惯例，许多中心不愿

意使用50岁以上供者的胰腺。尽管有证据表明，在谨慎选择供者后[182-184]，考虑到既往病史和现病史（见下文），移植结果还是不错的。在一些国家，55岁以下且BMI<30 kg/m²的供者的胰腺主要被考虑用于胰腺全器官移植，而不是胰岛制备[182]。

供者年龄的增加与胰腺移植失败率的升高有关[185, 186]，这一点应结合受者仍在移植等待名单上的情况来看待。一项研究报告称，相较于高龄供者，年轻供者的胰腺-肾脏同步移植受者的未校正患者5年生存率更高（84.5% vs 81.0%）[187]。然而，仍在移植等待名单上的患者其5年生存率为45.4%。在这项研究中，与仍在等待名单上的患者相比，接受高龄供者的胰腺-肾脏同步移植可使死亡率降低72%。其他单一中心或登记处研究也报告了类似结果[184, 188-192]。

虽然较高的BMI被认为是全胰腺移植的一个风险因素，但这些较肥胖的胰腺移植物在分离后得到的胰岛细胞产量较高，因此最好用于胰岛移植[193]。脂肪增多与胰腺内脂肪堆积的风险有关。胰腺内脂肪积聚可能导致再灌注损伤和移植后胰腺炎的发生率升高，不过一些中心报告称，使用超重供者的胰腺进行移植后的结局是可以接受的[194]。

除了上述年龄和BMI的限制外，如果采用适当的胰腺获取方法、保存方法和IRI防治措施，胰腺移植也能取得成功[194]。供者年龄是导致胰腺移植失败的最大的单一风险因素[195, 196]。

2）供者既往病史和现病史：既往有胰腺疾病（如急性或慢性胰腺炎）、酗酒（胰腺炎风险）、胆道流出问题、糖尿病（绝对排除标准）、高血压病、脂肪增多（胰腺内脂肪过多症的风险增加）、活动性腹腔感染、腹外伤（尤其是肠系膜根部的减速性损伤）、ICU住院天数（发生胰腺水肿的概率增加）、心肺骤停和复苏程序均被认为是胰腺移植术后结局不佳的风险因素。目前仍缺乏适当的研究。

在ICU监护期间，糖代谢失调经常发生。因此，在供者管理方案中，ICU期间的胰岛素需求量对胰腺移植的评估没有预后价值。另一方面，年龄在50～65岁的ICU患者有可能表现出或新发2型糖尿病。

3）胰腺功能：在ICU住院期间，供者的胰腺功能可能需要通过葡萄糖和胰岛素需求量、胰酶和血钙水平以外的因素进行评估。一些供者管理方案建议使用包括胰岛素治疗在内的激素治疗。许多严重

头外伤患者尽管其胰腺功能正常且无糖尿病史，但仍会出现高血糖，并需要接受胰岛素治疗。

有关有助于描述胰腺特征的实验室数据，请参阅表6.1（详见6.2.3）。在实验室检查中，淀粉酶可能因非胰腺原因而升高，建议分析胰腺特异性淀粉酶和（或）脂肪酶。如果有HbA1c检测值，则能更准确地反映过去几周的血糖稳态。

4）获取前的影像学检查：可通过腹部超声检查、MRI或其他影像学检查（如入院时的创伤CT检查）来评估胰腺的情况（详见7.2.1.2，图7.1）。

5）血流动力学状态：不受控制的严重低血压或心肺骤停通常会严重损害拟用于移植的胰腺的功能性质量，但在DCD情况下有特定的条件（详见第十二章）。

6）获取时的大体形态：应综合考量胰腺的大体形态、血管和解剖学变化，以及灌注是否正确。胰腺的大体形态应无严重水肿、出血、纤维化或胰腺炎（尽管有中毒性原因，但无影像学或实验室参数证据）。与移植物功能衰竭相关的移植后胰腺炎的其他风险因素包括胰周血肿、囊膜撕裂和囊膜内脂肪含量升高或硬化。血管流入和流出通常存在异常。在某些情况下，为随后的胰腺和肝脏移植获取某些重要的血管结构可能会与肝脏团队发生利益冲突；在这种情况下，合作和良好的沟通至关重要。在为其他受者同时获取肠道和肝脏的情况下，这种利益冲突可能会影响胰腺的获取（尤其是在起自SMA的变异肝右动脉穿过胰头的情况下）。可能会发现意想不到的胰腺炎。

获取胰腺的外科医生起着关键作用，最好具备胰腺手术和移植方面的专业知识（详见第十一章）[197, 198]。胰腺获取方法的具体细节详见参考文献[197]。

胰腺是一个娇嫩的器官，在获取（和移植）过程中，处理和操作不慎很容易对其造成伤害。轻微损伤可以修复，但在某些地区，获取的胰腺中有高达13%的胰腺在接收医院进行离体工作台检查后被丢弃[199, 200]。由于胰腺移植的成功与否在很大程度上取决于移植物的获取质量，因此必须对供器官获取外科医生进行适当的培训和认证[201]。

7）其他问题：虽然风险评分［如获取前胰腺分配适宜性评分（P-PASS）和PDRI］可以预测接受移植物用于移植的概率，但应由有胰腺移植经验

的外科医生检查移植物，以做出明确决策。请注意，P-PASS与移植后结局无关，但PDRI与移植后结局相关[195]。

大多数被认为对肝脏移植物至关重要的风险因素与胰腺移植物的风险因素相同（详见7.2.3）。

严格遵守理想供者标准（如供者年龄<40岁、BMI<30 kg/m²或创伤性死因）与当今供者的平均特征不符，会不必要地限制可用于胰腺移植的移植物数量[198]。欧洲各国和地区在接受和移植胰腺方面存在很大差异[202]。移植量较大的专业中心往往愿意接受风险较高的器官[202]。

目前，人们正在讨论一些设想，旨在解决与非理想胰腺供者相关的难点[186]。这些设想包括进行视频和影像评估（以便在获取胰腺时做出决策），以及建立胰腺分配系统，从而缩短预计缺血时间，并使当地经验丰富的胰腺移植外科医生能够在无须进行大量后勤工作的情况下检查移植物。另外，诸如PDRI概念[185]之类的供者衡量评估分数可能有助于指导决策路径，同时不会增加潜在移植物的丢弃率[192, 194]。

有报道称，使用选定的cDCD供者的胰腺进行移植取得了成功的结果[203]（详见第十二章）。

取自小儿供者的胰腺移植物已成功应用于小儿受者和成人受者。胰腺移植物既可以单独移植，也可以与肝脏或肾脏联合移植[204, 205]。

7.2.4　肠道和多脏器选择标准

到目前为止，尚无关于理想供者标准的标准化定义。小肠移植物通常与其他器官（如肝脏、胰腺、胃、十二指肠）联合移植，移植物通常包括回盲瓣和（或）更多的结肠节段（如升结肠、横结肠、降结肠）[206]。有时移植物可能包括腹壁段（第十五章将作进一步讨论）。根据针对欧洲国家供者群体的最新综述和批判性分析，人们提出了以下纳入标准[8]：

1）肠内营养：如果没有禁忌证，ICU患者应尽早开始接受肠内营养支持。在小肠捐献病例中，由于DBD患者的小肠迷走神经刺激缺失，在耐受的情况下，至少应在肠道上涂抹一些无菌液体[8]。这可

能对胰腺和其他器官也有好处（详见第五章）。

2）供者年龄：供者年龄是否可接受，这取决于当地的规程。一些中心已经成功使用了取自50岁以上供者的移植物[8, 207-209]。对于任何年龄在0～50岁的供者，必须考虑小肠捐献[1, 8, 207]。在50～65岁的供者人群中，出现其他慢性疾病的概率会增加。

3）供者体重和体型：供者的体重最好低于受者的体重，因为大多数受者的腹腔容积缩小。小肠移植的主要障碍是供者肠道和受者腹腔在重量和长度上的尺寸匹配[8]。对于BMI>28 kg/m²的供者，腹腔内脂肪含量升高的概率会增加。

4）供者既往病史和现病史：小肠捐献标准与肝脏和（或）胰腺捐献标准相似。供者不应肥胖，不应有酗酒史或未得到控制的腹腔感染史，既往不应接触过会影响小肠功能的毒素，不应有严重的腹部钝性创伤（尤其是肠系膜根部的减速性损伤），也不应患有肠道疾病或不明原因的腹泻。除了考虑肠内营养（详见第五章）外，没有证据表明在供者管理期间有其他特定的治疗前要求[8]。从心脏复苏中恢复并不会限制小肠捐献[8, 209]。住院时间过长（>7 d）会增加肠水肿的发生概率。在撰写本文时①，SARS-CoV-2检测呈阳性的供者的小肠可在咨询移植传染病专家后用于移植（详见8.6.2.19）。

5）胃肠道和肝脏评估：血清电解质、肝功能检查指标和肝酶指标应接近正常值。应对胃肠道进行评估，以确保肠道蠕动功能正常。应避免连续使用具有血管收缩作用的血管活性药物，并通过ADM来逐渐停用这种药物。腹腔持续出血是一个危险因素。

长期低血压和心脏停搏可能会严重影响小肠移植物的质量，但在恢复后，肠道移植也能成功进行[8, 208, 209]。

6）获取前的影像学检查和形态学检查：可通过腹部超声检查对小肠进行评估，以排除腹水、其他病变和肿瘤（详见7.2.1.2，图7.1）。适当时可使用CT扫描，尤其是在评估腹部钝性创伤引起的并发症时。

7）获取时的大体形态和灌注情况：应检查小肠的大体形态、肠蠕动功能，排除水肿、血管和解剖学变化，并确认灌注是否正确。必须牢记的是，大

译者注：①当出现"在撰写本文时""截至本指南出版之日" "截至目前"等涉及时间的说法时，以英文原版指南的出版时间（2022年）为准。

多数小肠移植受者都需要接受量身定制的移植物，而且必须保留通常从其他标准器官移植物中剥离的解剖结构，如升结肠、横结肠和所有肠系膜血管。建议负责小肠获取和移植的外科医生全程参与手术。从开始获取小肠一直到结束，都必须由经验丰富的小肠移植外科医生进行评估（例如，如果小肠移植物中包括结肠，则获取程序会有所不同）。

8）其他问题：小肠移植物在很多情况下会作为一个整体进行移植，移植物可带或不带结肠，与肝脏、胰腺、胃、十二指肠等器官进行联合移植。因此，无论供者年龄和其他情况如何，所有这些器官都必须被纳入分配流程（法律问题除外，如仅限于同意捐献特定器官）。

目前还没有关于 DCD 供者捐献小肠的报道。

对于什么是理想的小肠供者，人们普遍感到困惑[8]。目前理想的供者标准是[8, 208, 209]：年龄 <50 岁、CPR 时间少于 10 min、ICU 住院时间 <2 周、使用小剂量血管加压药、肝功能检查指标正常、血钠水平 <155 mmol/L。很多时候，不符合这套理想供者标准的供者其小肠也被成功使用。遗憾的是，受者的体型匹配、ABO 血型匹配和 HLA 致敏作用等决定因素限制了移植的机会。小肠获取需要一个多学科团队的高度互动[8]。对于供者管理，重要的是尽可能考虑给予肠内营养支持（详见第五章）。而局限性在于，由于缺乏迷走神经刺激，许多供者会出现肠麻痹。

7.2.5 心脏选择标准

7.2.5.1 心脏选择问题

1）供者年龄：对于 70 岁以上的供者，CAD 和其他心脏病变的发生率会随着年龄的增长而增加。这种情况限制了高龄心脏供者的数量[210-220]，不过也有一些成功移植的病例可见诸报道[210, 213-215]。一些指南[221]和综述[222, 223]认为，由于心脏移植物的可获得性有限，因此，使用高龄供者的移植物需要进行个体风险-效益评估，将移植等待者的死亡率和个体病例移植后的存活率进行比较。

2）供者既往病史和现病史：心肌梗死、严重瓣膜异常[218, 224]（见下文）、弥漫性冠状动脉硬化、多支血管严重狭窄或关键部位狭窄、扩张型心肌病、无法选择介入治疗的心内膜炎等疾病，以及慢性左

右心室功能不全均排除了心脏捐献的可能性。轻微的形态异常（如卵圆孔未闭、冠状血管静脉引流不典型、既往接受过心脏矫正手术）需要视具体情况而定。在某些情况下，轻微的心脏瓣膜疾病可在移植前得到纠正。

如果还有其他风险因素（高血压、糖尿病、吸烟，甚至更多情况下合并酗酒、年龄、高脂血症、可卡因滥用等因素）有待通过供者评估来核实，则冠状动脉硬化的风险在 44 ～ 55 岁开始增加。冠状动脉造影发现的轻度狭窄和管壁硬化需要视具体情况而定。如果冠状动脉管壁轻微不规则或单支血管狭窄程度较低，在排除管壁运动障碍和其他危险因素的情况下，通过有经验的心脏中心对受者进行适当选择和评估后，并不排除这类供者捐献心脏的可能性。

LVH 是一个危险因素［成人舒张期室间隔厚度（IVSd）>16 mm］，中度肥大是一个次要危险因素（成人 IVSd：12 ～ 16 mm）。高血压的治疗质量与 LVH 之间存在相关性。超过 1 级瓣膜功能不全的瓣膜病变只有在有经验的心脏移植中心确认后才能作为排除标准。1 级瓣膜功能不全是 BD 供者的常见病。

心律失常或具有致心律失常可能性的疾病（如确诊的长 QT 间期综合征）限制了移植的成功率[221]。无其他形态学改变的致心律失常的心脏可能无法用于所有受者，因为尽管考虑植入自动植入式心律转复除颤器，但"心律失常传播"的风险仍然存在。

对于持续性/永久性房颤或传导障碍，应仔细检查心脏以排除潜在的心脏疾病（如 CAD）[221]。

对于外伤、心脏复苏、暂时性心律失常、因神经性心脏病变（左心室功能减退、室壁运动障碍、心肌顿抑）或暂时性右心室/左心室功能受损引起的心碎综合征等急性事件，供者恢复后并不排除其捐献心脏的可能性。恢复期可能需要几天时间（考虑通过超声心动图进行连续监测）[221, 222, 225-228]。肺动脉高压急性事件导致的急性右心室增大可能会造成不可逆转的损伤。

在这种情况下，使用正性肌力药物儿茶酚胺治疗 CO 下降可能并不会成功实现移植[229]［例如，在获取心脏前较长时间间隔内使用剂量 >10 μg/（kg·min）的多巴胺或多巴酚丁胺，以及剂量 >0.2 μg/（kg·min）的去甲肾上腺素］，而使用儿

茶酚胺治疗外周血管扩张可能不会限制移植的成功[221, 222, 227, 230, 231]。相比之下，较新的研究[224, 232]认为上述限制过低、过于保守且已经过时。

由直接胸部创伤造成的心脏挫伤，或者在心脏获取过程中、通过影像学检查发现的心脏复苏手法造成的心脏挫伤，可能会排除心脏捐献的可能性。

对于急性CO中毒或其他药剂中毒的供者，在排除其捐献心脏的可能性之前，必须对其恢复情况和成功解毒的情况进行严格评估（详见第十章）。

无论是否发生心脏停搏，都必须考虑到DBI后出现的因暂时性心脏神经损伤而引起的并发症是导致心肌酶可逆性升高的原因之一[220, 221]。由于肌肉/脑组织中的肌酸磷酸激酶同工酶杂化型（CPK-MB）水平对患者的存活率没有显著影响，因此，通过测定CPK-MB水平来确定供者心脏特征的建议可能已经过时了。由于脑组织坏死或不同实验室的测定方法不同，CPK-MB水平可能会升高。还有其他更具心脏组织特异性的参数（如肌钙蛋白[231]），但供者的肌钙蛋白水平升高本身不应排除其心脏捐献的可能性，因为经验丰富的中心在选择合适的受者和缩短缺血时间后可以实现可接受的移植结果[220]。BNP或氨基末端BNP前体（N-terminal-proBNP, NT-proBNP）的浓度可能与连续超声心动图等检查中发现的急性可逆性心脏神经损伤所致的暂时性心脏受损有关，但关于受者移植后的预后结论尚存争议[221, 222]。

由于缺乏适当的研究，心脏生物标志物无法提供有关移植物质量的信息[221, 222]。

脑干疝后出现的特殊并发症是DBI，会导致经神经系统标准确认的死亡的终末事件（详见第二、三和五章）。

脑干疝期间或之后出现的自主神经风暴还会导致心肌供氧和需氧失衡，引发代谢功能改变，有时还会造成心脏结构损伤（心肌细胞溶解和显微坏死）[233]。在儿茶酚胺大量释放期间，心肌缺血、传导异常和心律失常等暂时性ECG征象也很常见，可能无须治疗[227, 234, 235]。BD后的ADH分泌不足和血流动力学不稳定，与器官功能受损有关。使用小剂量的精氨酸加压素可减少对正性肌力药物的需求量，并且移植物的功能良好[236]。静注甲泼尼龙仍然有用[235]。许多心脏因左心室功能暂时不良而被拒绝，但经过优化管理后，供者的左心室功能可随着时间的

推移而完全恢复，从而实现心脏移植[211, 221, 222, 228]。虽然超声心动图检查作为心脏功能的快照评估工具非常有效，但也可以通过有创血流动力学检查来进行心脏功能的评估，这种有创检查可能有助于正性肌力药物的逐渐停用。需要注意的是，国际心肺移植学会（ISHLT）的指南[232, 237]和其他研究/综述[219-223]认为，供者使用正性肌力药物不会影响移植物的存活率，而且射血分数（EF）>40%或有轻微室壁运动异常的心脏也可以成功用于移植。

矛盾的是，在对供者进行适当评估和管理的情况下，供者低血压期与移植物及患者的存活率较低并无关联，许多其他因素（如心脏复苏、去甲肾上腺素或其他儿茶酚胺类药物的应用、供者用药或抗巨细胞病毒状态）也与低血压期无关[219]。

应谨慎选择供者和受者，尤其是处于心脏血液循环不稳定恢复期的供者，同时应遵守相关建议[238]。移植中心应根据受者的实际健康状况，判定为特定受者提供的心脏移植物是否有益。

供者和受者的体重/体型适配可改善心脏移植结局[237]，但可接受的范围很广[232]。

3）急性心肌缺血检查：急性心肌缺血检查应包括上一节所述的生物标志物变化检测，其中应考虑到病史和病情的进展情况。DBD供者常被观察到心肌缺血指标轻微升高，这应与典型的心肌梗死指标的显著升高区分开来。如果出现严重升高，则应考虑到CAD的并发症[221]。

ECG应正常或趋于正常。可以接受非典型复极化，尤其是在与脑部并发症明显相关的情况下[224]。由于迷走神经张力衰退，DBD供者发生窦性心动过速（约100次/min）是正常现象，不应妨碍对供者的进一步检查。

由于与DBD供者出现的暂时性心脏神经损伤之间存在相互作用，因此必须谨慎解释心肌缺血的典型变化，以避免将可逆性暂时性心脏神经损伤与导致心肌缺血的组织形态学改变相混淆。

4）获取前的影像学检查和形态学检查：超声心动图应评估心室和心房的形态、收缩力、功能、左室EF（测量EF或缩短分数）、室壁运动障碍和瓣膜解剖。应定量测量肥厚情况（如心室间隔舒张期厚度）。在进行决定性的超声心动图检查之前，供者的血液动力学状态应稳定下来[225, 239]。需要注意的

是，在ICU的床边，对于心动过速的供者，可以对其左心室进行一些定量测量（见上文），而对右心室进行定性评估则是可行且足够的，但尝试进行定量测量具有挑战性且耗费资源。

在超声心动图检查中，建议对暂时性左心室功能障碍和节段性室壁异常进行连续监测，以监测暂时性神经-心脏损伤的恢复情况。EF>40%并不能排除心脏捐献和轻微的室壁运动异常[232, 237]，尤其是暂时性的[221-223, 240]。

对55岁以上的供者和（或）存在明显的CAD危险因素的供者最好进行冠状动脉造影，如55岁以上的男性供者、55岁以上存在一个或多个CAD危险因素的女性供者，以及45～55岁之间存在一个以上CAD危险因素的男女供者[218, 225, 226, 236, 239, 241, 242]。不过，没有冠状动脉造影数据并不一定是排除潜在心脏供者的理由。冠状动脉造影检查的适应证必须与检查和将供者转移至实验室所引起的并发症的相关风险相权衡。例如，检查后需在肺部进行专门的肺复张操作（详见第五章，7.2.6.1的第5点）。

腺苷负荷超声心动图可能有助于评估应力诱导的室壁运动异常，这是冠状动脉造影的替代诊断工具[221, 222, 226, 243]。

5）复苏和供者管理期间的血流动力学监测：血流动力学监测应包括评估血压、血氧饱和度、血红蛋白、低血压、心脏停搏的发生、CVP，以及正性肌力药物和血管活性药物的使用和剂量，并酌情进行有创性血流动力学检查。无论如何，血流动力学监测都是在对供者进行适当管理的情况下进行的（详见第五章）。有创性血流动力学监测也可用于供者管理和一系列功能评估。

供者接受低剂量多巴胺预处理可能有利于心脏移植的结局[46, 47, 50, 51]。如上文所述，供者使用其他儿茶酚胺类药物并不排除使用其心脏进行移植的可能性[219, 220, 224, 232]，特别是在可以逐渐停用这些药物[225, 240]，或者可以很好地解释为什么使用较大剂量的情况下。需要注意的是，无论何时使用新型器官保存系统，如果在器官运输过程中抽取供者的血液作为保存液，则必须遵守制造商的建议，采用供者管理协议。

6）获取和灌注时的大体形态：应仔细查看心脏的大体形态结构、收缩力、室壁运动障碍、冠状动脉触诊、瓣膜或主动脉形态，并检查是否存在其他异常（如卵圆孔未闭、房间隔缺损）。

7）其他问题：采用冷藏法保存DBD器官时，计划的CIT不应超过4～5h①（净运输时间为2～3h），同时应认真考虑如何管理与较长缺血时间相关的风险，并结合上述的其他风险因素[221, 222, 237]。除了运输问题会影响器官获取的时间外，如果受者既往接受过心脏手术和（或）需要移除辅助装置，则必须根据移植手术调整器官获取手术的时间，因为可能会遇到严重粘连。使用新型器官保存技术可将器官保存时间延长至4～5h以上，但在此之前必须完成确证性研究[222]。目前，在欧洲，DCD患者心脏的获取和移植在有限的几个中心进行（详见第十二章）。随着新型器官保存技术的引入，包括通过机械复苏[244]和胸腹腔常温区域灌注[245]以快速获取心脏，心脏的获取和移植工作取得了成功。

在受者参数方面，年龄增加、心脏移植前血清肌酐升高、依赖呼吸机、糖尿病史、心脏移植时肺血管阻力（pulmonary vascular resistance，PVR）>320 dyn·s/cm⁵、既往接受过复杂的心脏手术、依赖不同的心脏辅助装置等风险因素可能会对患者的存活率产生显著的负面影响。可能是由于供受者充分匹配的原因，体型、体重和性别匹配对患者的存活率无明显影响。虽然对于PVR正常或较低的受者来说，接受体积过小的同种异体移植物不会对其存活率产生不利影响，但对于PVR较高的受者来说，应避免接受体积过小的移植物，因为已经明确这种情况会增加风险[237]。

可以考虑扩大供者标准，将体积过小的心脏纳入其中，用于PVR未升高且性别匹配的受者，以扩大供者器官池并降低移植等待名单上患者的死亡率，因为在对所有风险因素进行仔细调整后，供者/受者体重比在<0.8和>1.2范围之外的选定受者的死亡率似乎没有增加[237, 246]。

目前，接受ECD供者心脏进行移植的标准仍不够统一。未来有必要对ECD供者心脏的接受情况进行循证研究并更新共识指南，旨在开发新的、更好

译者注：①此处原著表达不规范，但尊重原著，未做修改。

的供者心脏复苏及保存方法[247]，并明智地提高利用率，从而使更多终末期心衰患者可以接受心脏移植手术[221-223]。各国在利用率方面的差异可能是由于移植中心接受"高风险"供者心脏的意愿不同和（或）OPO的心脏评估及分配做法不同。

7.2.5.2　心脏移植评估中的影像学检查

1）ECG：任何供者的ECG（床旁12导联ECG检查）均可提供表7.2所列的补充信息（标准化数据集报告工作流程见图7.2和附录十四第4则）。

2）超声心动图：超声心动图有助于对心脏形态和功能进行床旁评估（表7.3），以及辅助血流动力学监测。必须确保供者在接受超声心动图评估前处于最佳的血流动力学管理状态，这样超声心动图测量数据才能对是否使用心脏进行移植的决策有效。对于可以用暂时性心脏神经损伤来解释的心功能受

损情况，必须判定连续测量是否能记录心脏功能的恢复情况[228, 248]。图7.3概述了在影像学检查中建议使用的标准化数据集报告工作流程，问卷示例详见附录十四第3则。

3）冠状动脉造影：这种有创性检查应在确认供者死亡，并在有心脏获取同意书的情况下进行。此外，超声心动图检查应未查出心脏有严重损伤[248]，而且应存在有必要进行检查的指征（表7.4）。另外，不应认为冠状动脉造影能减少供者年龄相关的心脏风险因素[219, 249]。这项检查可评估冠状动脉血管的管腔内状态（表7.4，图7.4），并帮助器官获取外科医生排除可触及的斑块，作为获取心脏时评估管腔内狭窄情况的替代方法。经皮腔内冠状动脉成形术或冠状动脉支架植入术等介入治疗手段，只有在与受者中心达成协议后才能实施。

表7.2　ECG应查参数和标准数据列表

ECG	注释及信息价值
窦性心律	窦性心动过速和室上性期前收缩与BD相符
QRS波群	应排除与急性脑干疝无关的心律失常
ST段	脑损伤后，可能会暂时出现QT间期延长、ST段偏移或T波逆行
T波	应避免因脑神经-心脏损伤（与脑不良事件直接相关）引起的暂时性T波和ST段变化而造成的误诊。心房颤动、持续性室性期前收缩或QRS变形，以及其他持续性异常均提示心脏受损，而不仅仅与脑不良事件有关。最新的ECG检查结果最具代表性
肥大	（左）心室肥厚应通过超声心动图确认

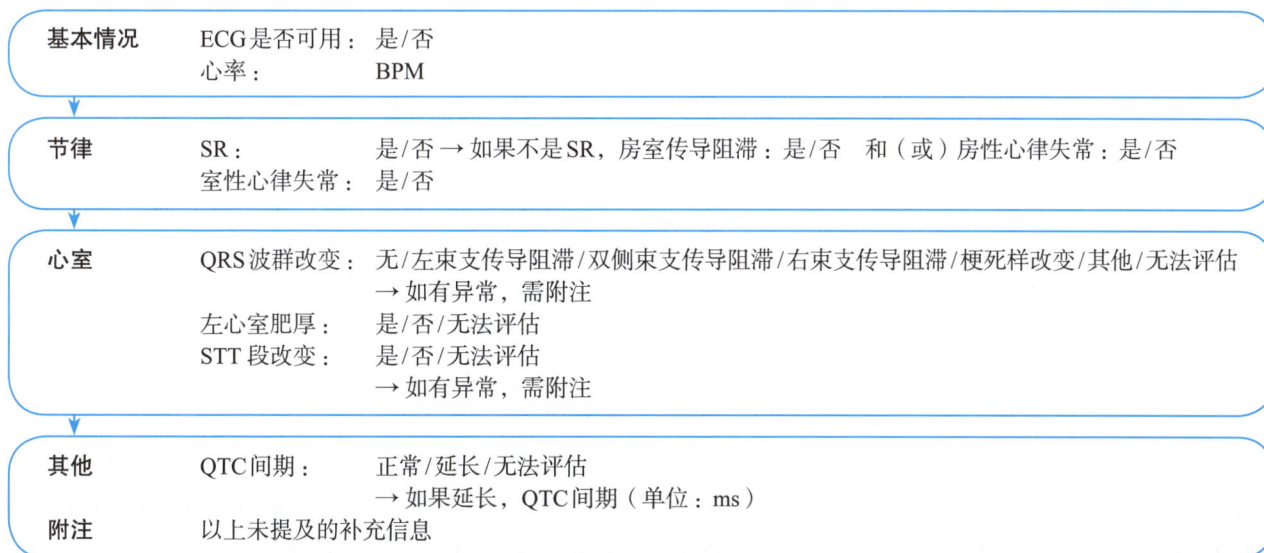

基本情况	ECG是否可用：　　是/否 心率：　　　　　BPM
节律	SR：　　　　　是/否 → 如果不是SR，房室传导阻滞：是/否　和（或）房性心律失常：是/否 室性心律失常：　是/否
心室	QRS波群改变：无/左束支传导阻滞/双侧束支传导阻滞/右束支传导阻滞/梗死样改变/其他/无法评估 　　　　　　　　→ 如有异常，需附注 左心室肥厚：　是/否/无法评估 STT段改变：　是/否/无法评估 　　　　　　　　→ 如有异常，需附注
其他	QTC间期：　　正常/延长/无法评估 　　　　　　　　→ 如果延长，QTC间期（单位：ms）
附注	以上未提及的补充信息

图7.2　ECG检查建议使用的标准化数据集报告工作流程[92]
注：BPM，心率（beat per minute）；SR，窦性节律（sinus rhythm）

表7.3 超声心动图应查参数和标准数据列表

超声心动图	注释及信息价值
适应证	对考虑用于移植的心脏及其血液动力学状态进行基本评估，经胸检查即可，如有必要，可经食管进行检查。对于心动过速的供者，不应为了诊断而降低其心率。有时，在ICU床旁进行检查的条件有限。应记录血流动力学状态和正性肌力药物的使用情况
左右心脏形态和功能	应按照图7.3所示的报告工作流程描述4个心腔的功能和形态。如果排除了其他病因，则左心室肥厚表明高血压治疗效果不佳
	右心室功能良好，但因肺部疾病继发肺动脉高压而导致的右心室肥厚并不排除移植的可能性，因为许多心脏移植受者也继发肺动脉高压。必须证明引起肺动脉高压的急性事件（如肺栓塞）后的右心室恢复情况
	在老年供者中，由于与年龄相关的心肌"顺应性下降"，心脏舒张功能轻微减退（松弛性下降）是常见现象
节段性室壁运动障碍	精确的描述有助于区分暂时性脑神经-心脏损伤和其他不可逆损伤。轻微的运动障碍可能并不排除将心脏用于移植的可能性，尤其是在连续评估期间观察到病情有所改善的情况下
主动脉瓣 二尖瓣 肺动脉瓣 三尖瓣	1度心功能不全常见于DBD急性脑神经-心脏损伤后的恢复期心脏。这种情况并不排除将心脏用于移植的可能性。任何超过1度的心功能不全、狭窄、钙化或其他形态学改变（如瓣膜小叶增厚）都必须得到正确描述。不要求对瓣膜进行压力速度或血流速度测量（如E/E'或E/A），因为大多数供者都有心动过速，测量会很困难
主动脉根部和升主动脉	主动脉扩张是潜伏性动脉瘤的风险因素。升主动脉中的斑块极易导致冠状动脉硬化
肺动脉高压	如有必要，应通过其他方法验证估计的（升高的）肺动脉收缩压
连续评估	应在供者血流动力学稳定后进行重新评估。对于室壁运动异常和（或）左心室功能暂时性受损的病例，应评估可逆性脑神经-心脏损伤的功能恢复情况

图7.5概述了在影像学检查中建议使用的标准化数据集报告工作流程，问卷示例详见附录十四第5则。历史检查数据可能有助于核实供者的总体评估。由于供者心动过速，如果技术上可行，可以考虑使用CT冠状动脉造影作为传统冠状动脉造影的替代方法。

7.2.6　肺脏选择标准

7.2.6.1　肺脏选择问题

1）供者年龄：肺脏选择标准取决于供者/受者个体评估和个别移植团队的评估。经验丰富的中心已将常规肺捐献的年龄上限提高至80岁[1, 250]。对于高龄供者的一些限制性因素，如胸膜粘连、轻度肺气肿或肺尖瘢痕，只能在取肺时通过术中检查进行排除。至少对于$PaO_2/FiO_2>250$ mmHg（33.3 kPa）的80岁以下供者，应在适当评估和肺不张复张后再考虑捐肺。

2）供者既往病史和现病史：供者存在肺部疾病史、活动性肺部感染、误吸情况、化脓性分泌物、胸部创伤，以及既往接受过胸腔手术均被认为是移植后结局不佳的风险因素。至于以包年为单位的吸烟史，如果排除了与吸烟相关的合并症（如恶性肿瘤风险增加、慢性炎症/感染），则可能不存在限制因素。其他没有肺实质结构损伤的慢性肺部疾病（如哮喘、轻微肺气肿）的供肺则需要根据具体情况做出决定。肺结核或慢性阻塞性肺病（chronic obstructive pulmonary disease, COPD）病例的肺移植物不适合使用。

当患者的$PaO_2/FiO_2<250$ mmHg（33.3 kPa）、PEEP值=5 cmH_2O时，气体交换急性恶化，患者需接受病情检查。如果能证明肺功能从创伤/挫伤、误吸、通气不当、发热、液体超负荷或输血相关性肺损伤中恢复，则这类供肺可用于移植。

众所周知，从供者发生DBI开始，供肺在供者脑干疝、死亡宣告、器官保存和移植，直至其在受者

超声实时	血流动力学情况： 正性肌力药物，儿茶酚胺：	MAP（mmHg），CVP（mmHg），BPM 是否应用（是/否）→ 如果是，种类和剂量［μg/（kg·min）］
基本情况	检查方式： 视野：	TTE/TEE 或 TOE 正常/受限/严重受限

左心室形态	测量： LVH：	LV-EDD & LV-ESD (mm)，LV-PWd & LV-PWs (mm)，IVSd & IVSs (mm)，LA（内径，mm） 正常/中度/重度
LVF	测量： 收缩期LVF： 舒张期LVF：	LV-EF（%, Simpson/Teichholz/估算）或LV-FS（%） 正常/中度减退/重度减退/无法评估 正常/异常松弛/伪正常化充盈/限制性充盈/无法评估
室壁运动障碍	是否有室壁运动障碍： 如果是 → 描述：	是/否/无法评估 节段性运动消失/运动功能减退/无法评估；位置

右心室	测量： RVF 右心室形态： 右心室尺寸：	RV-EDD & RV-ESD（mm），RV-TAPSE（mm），RA（内径，mm） 正常/减退/无法评估 正常/肥厚（室壁＞5mm）/无法评估 正常/中度扩张/扩张/无法评估

主动脉	测量： 形态：	主动脉瓣环（内径，mm），升主动脉（内径，mm） 如异常，需描述
心脏瓣膜	主动脉瓣 二尖瓣 三尖瓣 肺动脉瓣	获取以下每个瓣膜的数据： • 功能不全：无/1°/2°/≥3°/无法评估 • 狭窄：无/轻度/中度/重度/无法评估 • 形态：正常/增厚/钙化

其他 附注	心包积液： 以上未提及的补充信息	有/无→如果有，厚度

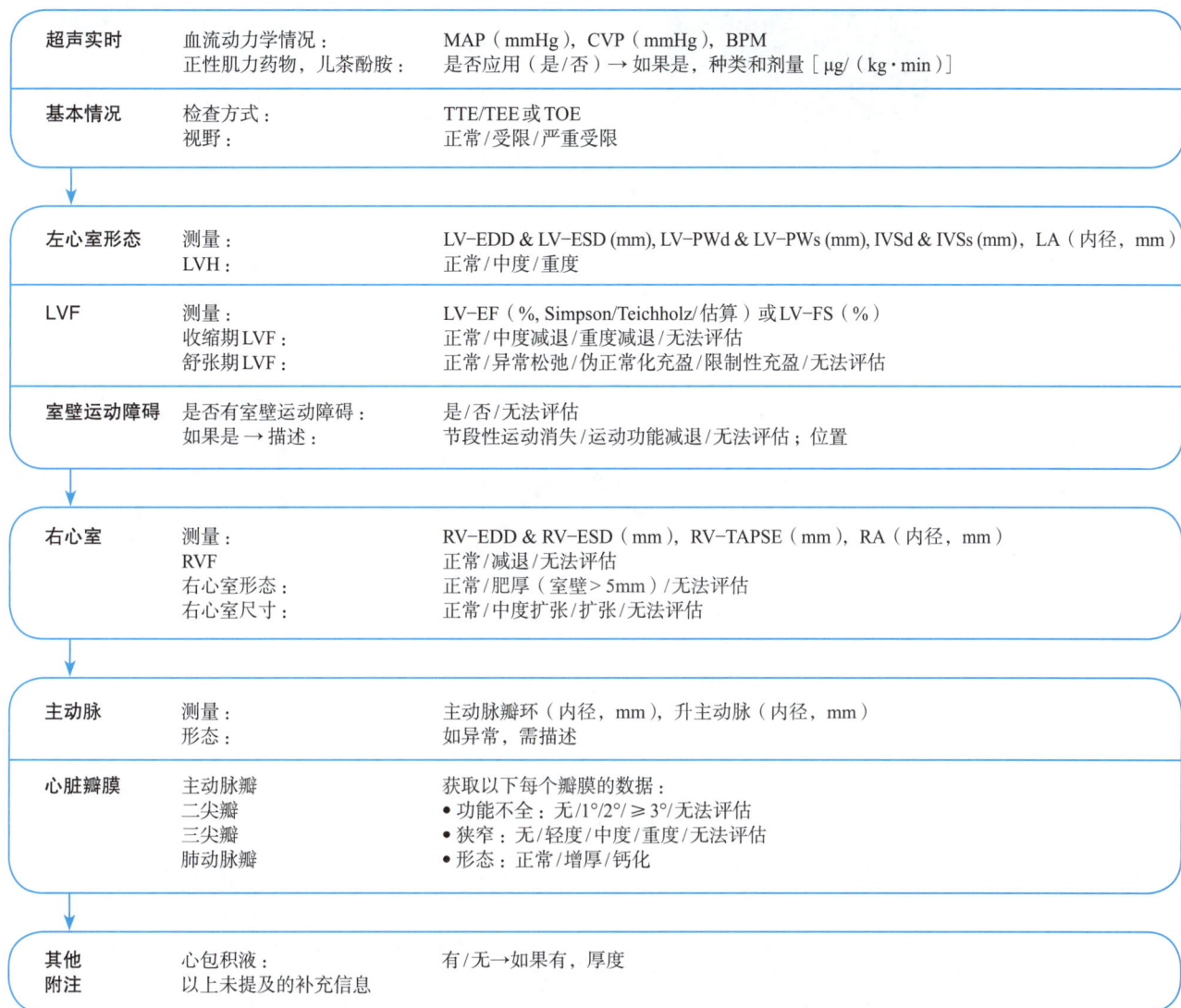

图7.3 超声心动图检查建议使用的标准化数据集报告工作流程[92]

注：TTE，经胸超声心动图（transthoracic echocardiography）；TEE 或 TOE，经食管超声心动图（transesophageal echocardiography）；LV-EDD，左心室舒张末期内径（left ventricular end diastolic diameter）；LV-ESD，左心室收缩末期内径（left ventricular end systolic diameter）；LV-PWd，左心室后壁舒张期厚度（left ventricular posterior wall thickness in diastole）；LV-PWs，左心室后壁收缩期厚度（left ventricular posterior wall thickness in systole）；IVSd，室间隔舒张期厚度（interventricular septum thickness in diastole）；IVSs，室间隔收缩期厚度（interventricular septum thickness in systole）；LA，左心房（left atrium）；LV-EF，左心室射血分数（left ventricular ejection fraction）；LV-FS，左心室短轴缩短率（left ventricular faction shortening）；RV-EDD，右心室舒张末期内径（right ventricular end diastolic diameter）；RV-ESD，右心室收缩末期内径（right ventricular end systolic diameter）；RV-TAPSE，三尖瓣环收缩期位移（right ventricular tricuspid annular plane systolic excursion）；RA，右心房（right atrium）

体内再灌注期间会发生一系列损伤，这可能会导致原发性移植物功能障碍，从而造成受者死亡[251-254]。通过适当的供者选择和管理将此类风险降至最低至关重要。

在考虑有吸烟史的肺供者时，主要的顾虑是阻塞性肺病可能会导致肺功能低下，以及未被发现的原发性或转移性恶性肿瘤的风险[254-256]。在一些研究中，肺供者的吸烟史与受者存活率的下降有关[257]，但受者存活率仍高于留在移植等待名单上患者的存活率[258]。其他研究则无法证实肺供者的吸烟史对受者的长期存活率有影响[253, 259-261]。因此，在不存在客观风险的情况下，肺供者的吸烟史不应妨碍使用其肺脏用于移植。

移植后的肺炎和脓毒症是令人深切关注的问题。对供者气道培养物和支气管组织培养物的前瞻性分析显示，供者器官污染的传播率<1.5%[262, 263]。供

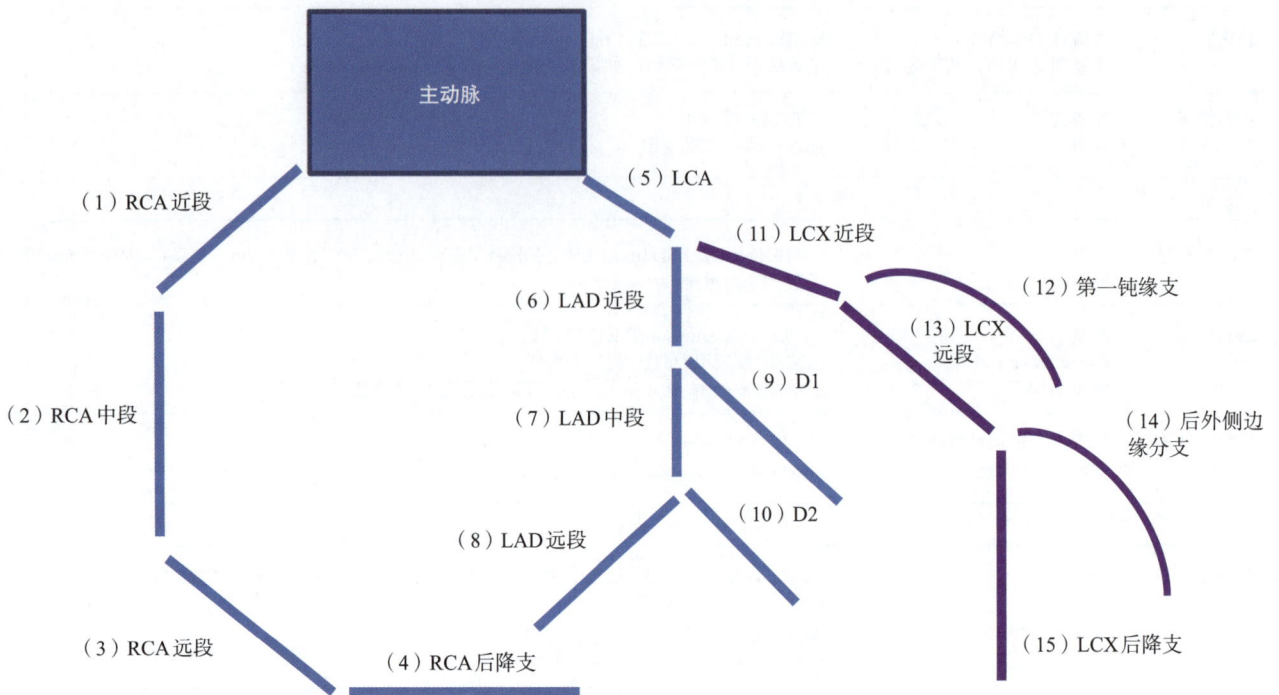

图7.4　冠状动脉及其分支

注：LCA，左冠状动脉（left coronary artery）；LAD，左前降支（left anterior descending）；LCX，左回旋支（left circumflex）；RCA，右冠状动脉（right coronary artery）；D，对角支（diagonal）

表7.4　冠状动脉造影应查参数和标准数据列表

冠状动脉造影	注释及信息价值
供者评估指征	供者的心脏在临床上适合移植，但在所有其他诊断证实适合移植后，仍存在冠心病风险： • 供者年龄在45岁以上，且有明显的CAD风险。例如，55岁以上的所有男性供者（无论是否有CAD风险因素）、55岁以上的女性供者（有一个或多个CAD风险因素），以及45～55岁的男女供者（有一个以上CAD风险因素） • 在转运和检查过程中可能会出现并发症（如供者病情不稳定、肺功能恶化、血管痉挛而导致心脏停搏、血管破裂）
冠状动脉硬化和狭窄	应描述狭窄的范围（直径、长度）和形态、所在位置、对血管的影响，以及RCX、LCX、LCA、RIVA及其分支血管内的结构形态 如果在检查过程中发现血管狭窄，只有在受者中心同意的情况下，才能进行经皮冠状动脉腔内成形术或支架植入等介入治疗
左心声学造影	如果无法进行适当的超声心动图检查，但有冠状血管检查的指征，则可以通过左心声学造影获取功能参数（如主动脉瓣、LV-EF、LVEDV、LVEDP、左室壁运动异常、左心室肥厚）

注：RCX，右回旋支（left circumflex）；RIVA，左冠状动脉前支（ramus interventricularis anterior）；LVEDV，左心室舒张末期容积（left ventricular end diastolic volume）；LVEDP，左心室舒张末期压力（left ventricular end diastolic pressure）

者革兰氏染色阳性并不能预测移植后肺炎、氧合情况或机械通气的持续时间[264-267]。纽卡斯尔小组报告称，一组接受BAL培养物阳性供肺的患者其存活率下降，这表明下气道微生物定植可能导致术后移植物感染和功能障碍的风险增加[268]。因此，微生物定植或亚临床感染对供肺评估的影响尚不完全清楚，但非常重要。如果术后经常进行气道微生物采样，并对鉴定出的微生物进行适当的抗生素治疗，

RCA及分支

狭窄程度：正常/管腔不规则或狭窄<25%/26%～50%/51%～75%/76%～90%/91%～99%/闭塞/不存在/无法评估

→ **如有异常**

- 狭窄类型：无/管腔不规则/A（≤1 cm，向心性）/B（1～2 cm，偏心性）/C（>2 cm，弥漫性）/无法评估
- RCA近段（1）：正常/管腔不规则或狭窄<25%/26%～50%/51%～75%/76%～90%/91%～99%/闭塞/不存在/无法评估
- RCA中段（2）：正常/管腔不规则或狭窄<25%/26%～50%/51%～75%/76%～90%/91%～99%/闭塞/不存在/无法评估
- RCA远段（3）：正常/管腔不规则或狭窄<25%/26%～50%/51%～75%/76%～90%/91%～99%/闭塞/不存在/无法评估
- RCA后降支（4）：正常/管腔不规则或狭窄<25%/26%～50%/51%～75%/76%～90%/91%～99%/闭塞/不存在/无法评估

LCA（5）　正常/管腔不规则或狭窄<25%/26%～50%/51%～75%/76%～90%/91%～99%/闭塞/不存在/无法评估

→ **如有异常**

- 狭窄类型：无/管腔不规则/A（≤1 cm，向心性）/B（1～2 cm，偏心性）/C（>2 cm，弥漫性）/无法评估

LAD及其分支

狭窄程度：正常/管腔不规则或狭窄<25%/26%～50%/51%～75%/76%～90%/91%～99%/闭塞/不存在/无法评估

→ **如有异常**

- 狭窄类型：无/管腔不规则/A（≤1 cm，向心性）/B（1～2 cm，偏心性）/C（>2 cm，弥漫性）/无法评估
- LAD近段（6）：正常/管腔不规则或狭窄<25%/26%～50%/51%～75%/76%～90%/91%～99%/闭塞/不存在/无法评估
- LAD中段（7）：正常/管腔不规则或狭窄<25%/26%～50%/51%～75%/76%～90%/91%～99%/闭塞/不存在/无法评估
- LAD远段（8）：正常/管腔不规则或狭窄<25%/26%～50%/51%～75%/76%～90%/91%～99%/闭塞/不存在/无法评估
- 第一对角支/D1（9）：正常/管腔不规则或狭窄<25%/26%～50%/51%～75%/76%～90%/91%～99%/闭塞/不存在/无法评估
- 第二对角支/D2（10）：正常/管腔不规则或狭窄<25%/26%～50%/51%～75%/76%～90%/91%～99%/闭塞/不存在/无法评估

LCX及其分支

狭窄程度：正常/管腔不规则或狭窄<25%/26%～50%/51%～75%/76%～90%/91%～99%/闭塞/不存在/无法评估

→ **如有异常**

- 狭窄类型：无/管腔不规则/A（≤1 cm，向心性）/B（1～2 cm，偏心性）/C（>2 cm，弥漫性）/无法评估
- LCX近段（11）：正常/管腔不规则或狭窄<25%/26%～50%/51%～75%/76%～90%/91%～99%/闭塞/不存在/无法评估
- 第一钝缘支/OM1（12）：正常/管腔不规则或狭窄<25%/26%～50%/51%～75%/76%～90%/91%～99%/闭塞/不存在/无法评估
- LCX远段（13）：正常/管腔不规则或狭窄<25%/26%～50%/51%～75%/76%～90%/91%～99%/闭塞/不存在/无法评估
- 后外侧边缘支（14）：正常/管腔不规则或狭窄<25%/26%～50%/51%～75%/76%～90%/91%～99%/闭塞/不存在/无法评估
- LCX后降支/PD（15）：正常/管腔不规则或狭窄<25%/26%～50%/51%～75%/76%～90%/91%～99%/闭塞/不存在/无法评估

其他　　主要血供：　　　左侧/右侧/无法评估

　　　　　　血管变异：　　　正常/变异

附注　　以上未提及的补充信息

　　　　　　如果进行了左心声学造影检查，请提供检查结果

图7.5　冠状动脉造影检查建议使用的标准化数据集报告工作流程[92]

注：OM，钝缘支（obtuse marginal）；PD，后降支（posterior descending）

则移植是有可能获得成功的。

长期使用机械通气的潜在供者患呼吸机相关肺炎的风险会增加。研究发现，供者通气时间的长短与感染的存在密切相关。一项研究发现，通气时间超过 48 h 的供者中有 90.5% 受到感染[269]。但在另一项研究中，在供者初次插管后接受通气长达 15 d 的情况下，并未观察到受者感染供肺中发现的微生物的比例有所增加[270]。没有证据表明仅凭机械通气时间的长短就应排除供者捐肺的可能性。在撰写本文时，SARS-CoV-2 检测呈阳性的供肺不会用于移植（详见 8.6.2.19）。

3）气体交换：应对此进行评估，以排除气体交换不足的器官。气体交换功能激发试验是指以 $FiO_2=1.0$ 为基线，在最小 PEEP 值 =5.0 cmH_2O 的条件下耦合分析血气，并在 10 min 内将 FiO_2 暂时增加至 1.0。为此，必须事先进行支气管清洁和肺不张复张。该激发试验的目的是确定气体交换的质量。在进行至少 2 h 的适当治疗（包括保护性机械通气、肺复张操作和支气管镜检查，以清除血块和痰液并改善肺功能）之前，不应因 PaO_2/FiO_2 比值较低而排除供肺用于移植的可能性。使用 PICCO® 或类似监护仪时，如果供者 PaO_2/FiO_2 比值较低并出现肺水肿（诊断依据：血管外肺水指数 >10 mL/kg），或 CVP > 10 cmH_2O，则应使用利尿剂（详见第五章）[271]。

对于肺功能持续减退的供者，在根据肺静脉抽取的血液样本对单个肺脏的气体交换情况进行评估后，仍可考虑在取肺时进行单肺捐献。许多中心要求提供急性呼吸机设置和所有微生物学检查数据，如进行吸痰或 BAL 并送检样本，以便了解移植物中存在哪些病原体。

动脉 PaO_2 是评估肺功能的工具。分泌物潴留、肺水肿和肺不张等可逆过程很容易影响 PaO_2/FiO_2 比值。多位学者的研究表明，在 BD 诊断后，初始 $PaO_2/FiO_2<300$ mmHg 并不会使供者失去捐肺的资格。事实上，经过适当治疗后，初始 PaO_2/FiO_2 比值可升高近 100 mmHg（详见第五章）。超过三分之一的 PaO_2/FiO_2 比值较低、原本不被考虑捐肺的供者在氧合值升高超过 300 mmHg 的情况下，最终可完成捐肺且不影响受者的存活率[271, 272]。供者管理对于改善最初不良的气体交换来说很重要（详见第五章）。BD 后使用类固醇与 PaO_2/FiO_2 比值的升高有关[235, 236]。

4）形态学检查：供者必须接受胸片检查，以排除重大病变（如 SOL、肺实质结构改变）。如有必要，首选 CT 扫描[273]。支气管镜检查可在 ICU 进行，以进行初步评估（必要时进行气道清理），也可由取肺团队进行最终评估（出于诊断原因和为了更好地清理气管）。在呼吸机有效治疗数天后，应仔细查看肺挫伤的恢复情况（有关的一系列检查，请参阅 7.2.6.2）。

供者在进入 ICU 后要接受多次胸片检查，直至其器官被获取。在一项回顾性调查中，三分之一的供者胸片显示肺部浸润，其中 50% ～ 80% 以上①病例中的肺部浸润可自发改善或消退[274, 275]。术后随访一年，所有接受此类供肺的移植受者均存活。床旁拍摄的胸片的灵敏度较低，只有 CT 扫描才能正确评估轻微挫伤或微小浸润等结构异常。事实上，不应该因为 CT 扫描中发现的轻度异常而拒绝供肺，因为 CT 扫描的灵敏度过高。这些异常大多可以通过适当治疗来逆转，并且不会对受者的移植结局产生负面影响[276]。如果供者的单侧肺明显异常，则不应排除其捐献对侧肺的可能性[277]。最后，由于医生对供者胸片的评估非常主观，这限制了胸片检查在确定器官适宜性方面的价值[278]。目前尚未发现将胸片检查结果与受者感染相关联的研究。

5）通过供者管理改善肺功能：正如第五章所述，对供者进行适当管理可以改善肺功能，使许多移植物的功能得以恢复并用于移植。如果在 ICU 发生供者与呼吸机连接中断的情况，那么在 ICU 重新连接呼吸机后，应考虑进行肺复张操作，以重新改善肺功能[279]。应避免发生不必要的连接中断。

BD 诱发的肺损伤可能是由于肺毛细血管压初始过度升高伴肺静脉阻力增加所致。这与炎症细胞凋亡过程的激活有关，可以通过使用甲泼尼龙来预防[254]。

6）获取时的大体形态：应仔细查看肺脏的颜色，有无肺不张、肿瘤、挫伤痕迹、早期肺炎征

译者注：① 此处原著表达不规范，但尊重原著，未做修改。

象、胸膜粘连，测定肺组织含水率并给肺脏适当充气。在一侧肺脏不适合用于移植的情况下，可以为选定受者进行单肺移植。肺炎、结构性改变或肺尖瘢痕有时可能要到实施取肺手术时才能被发现。为避免造成气压性损伤，肺不张复张可在肺外科医生（与麻醉科医生合作）的现场管理和监护下进行。对肺静脉血进行选择性血气分析有助于确定气体交换良好或受损的区域［尤其是当整体动脉 PaO_2/FiO_2 < 250 mmHg（33.3 kPa）时］。受损肺区的切除由获取团队和受者中心自行决定。对于体积过大的肺脏或局部肺气肿区域，也可以考虑采用同样的手术进行尺寸调整。

7）其他问题：可以成功移植 uDCD 和 cDCD 供者捐献的肺脏[1, 280-282]（详见第十二章）。

当一侧肺脏被认为不适合捐献时，应始终考虑进行单肺捐献。体外肺灌注是一种可用于安全地延长血管夹闭时间[283]和评估高危供者器官[284]的新技术。通过使用这种技术，可以实现对取出的肺脏进行仔细的目视检查。通过对供肺进行再通气和血液再灌注，同时测量气体交换、血流动力学和空气动力学参数，以及肺水肿指标，可对供肺的功能进行评估。许多研究表明，uDCD 和 cDCD 供者的机械通气持续时间、原发性移植物功能障碍发生率、住院时间和死亡率相似[285-290]。随着体外肺灌注技术的应用和受损移植物修复经验的增加，预计未来肺脏选择标准将发生巨大变化[244]。

7.2.6.2 影像学检查在肺移植评估中的应用

1）胸片检查：胸片检查可作为 ICU 的床旁检查方法，但该项检查的灵敏度和特异性存在已知的局限性。图 7.6 显示了在检查中建议使用的标准化数据集报告工作流程，问卷示例详见附录十四第 1 则。小的 SOL 或实质结构的轻微改变可能无法被发现。供者和受者的标准匹配不需要测量肺的大小（例外情况：潜在受者胸腔畸形或供者极度肥胖）。检查不

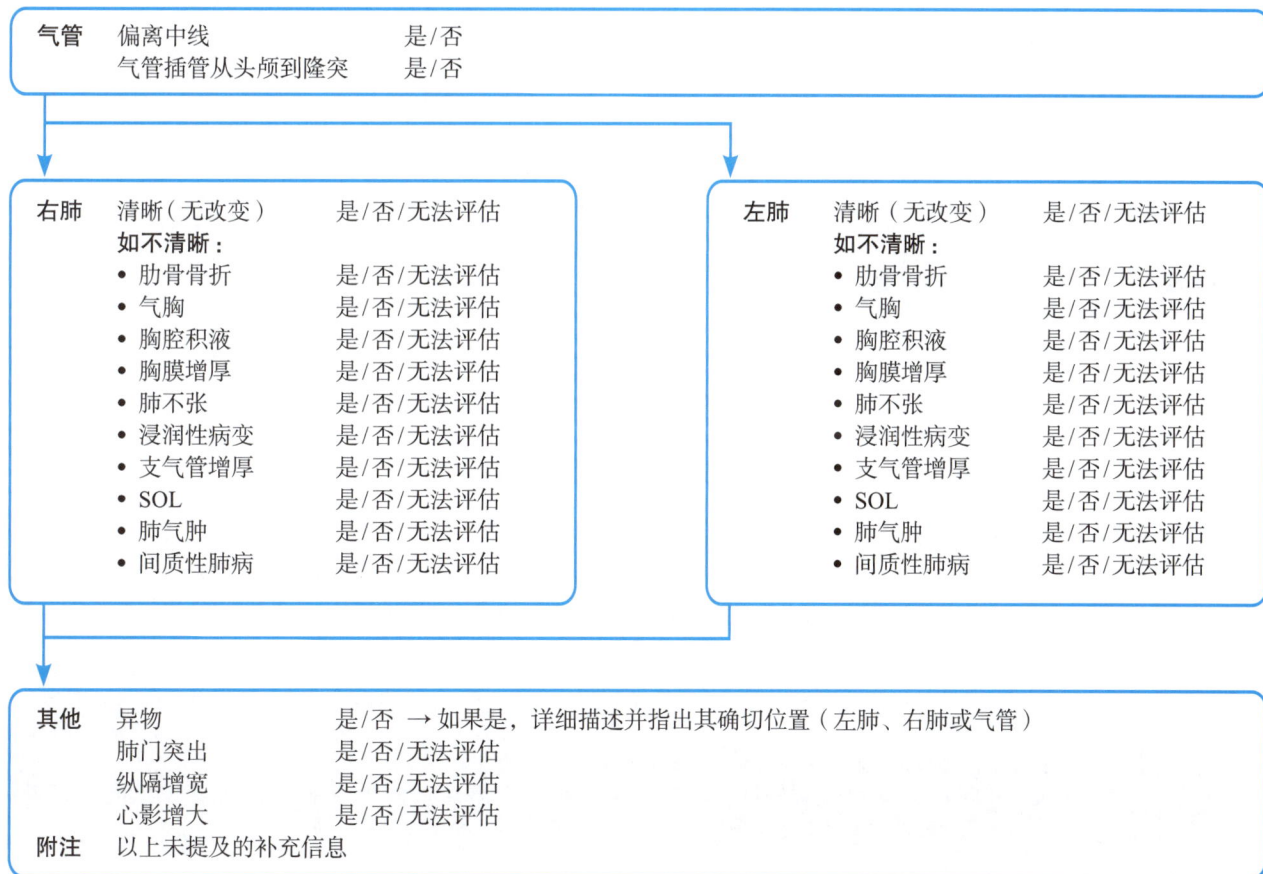

| 气管 | 偏离中线 | 是/否 |
| | 气管插管从头颅到隆突 | 是/否 |

右肺	清晰（无改变）	是/否/无法评估
	如不清晰：	
	• 肋骨骨折	是/否/无法评估
	• 气胸	是/否/无法评估
	• 胸腔积液	是/否/无法评估
	• 胸膜增厚	是/否/无法评估
	• 肺不张	是/否/无法评估
	• 浸润性病变	是/否/无法评估
	• 支气管增厚	是/否/无法评估
	• SOL	是/否/无法评估
	• 肺气肿	是/否/无法评估
	• 间质性肺病	是/否/无法评估

左肺	清晰（无改变）	是/否/无法评估
	如不清晰：	
	• 肋骨骨折	是/否/无法评估
	• 气胸	是/否/无法评估
	• 胸腔积液	是/否/无法评估
	• 胸膜增厚	是/否/无法评估
	• 肺不张	是/否/无法评估
	• 浸润性病变	是/否/无法评估
	• 支气管增厚	是/否/无法评估
	• SOL	是/否/无法评估
	• 肺气肿	是/否/无法评估
	• 间质性肺病	是/否/无法评估

其他	异物	是/否 → 如果是，详细描述并指出其确切位置（左肺、右肺或气管）
	肺门突出	是/否/无法评估
	纵隔增宽	是/否/无法评估
	心影增大	是/否/无法评估
附注	以上未提及的补充信息	

图 7.6 胸片检查建议使用的标准化数据集报告工作流程[92]

应超过 4 ~ 8 h[①]。

只要进行了胸片检查[②]，就应尝试重新对供者进行评估，以便捐肺。在填写供者评估表格时，如果胸片检查结果不是 SOL，则可以填入表格中的胸片结果单元格内。对于既往有恶性肿瘤病史的供者，强烈建议根据 9.2.3 中的建议进行全身 CT 扫描。

2）支气管镜检查：支气管镜检查是一种床旁检查方法，尤其适用于评估支气管系统的状况（表 7.5）。图 7.7 显示了在检查中建议使用的标准化数据集报告工作流程，问卷示例见附录十四第 2 则。如果要进行供肺质量评估，检查时间不应超过 8 h。许多取肺团队在获取过程中会重新进行支气管镜检查。

3）胸部 CT 或 MRI 检查：只要进行了全身/胸部 CT 扫描或 MRI，就应尝试重新对供者进行评估，

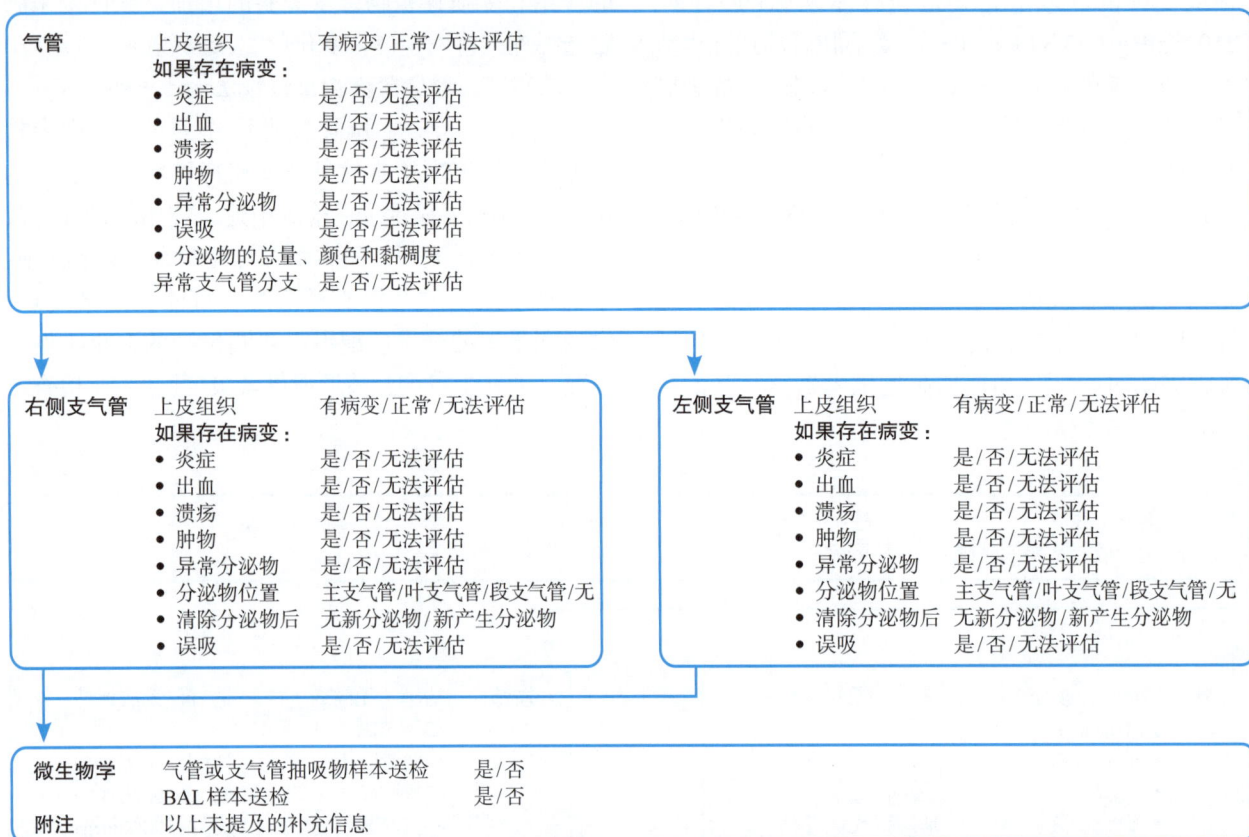

气管	上皮组织	有病变/正常/无法评估
	如果存在病变：	
	• 炎症	是/否/无法评估
	• 出血	是/否/无法评估
	• 溃疡	是/否/无法评估
	• 肿物	是/否/无法评估
	• 异常分泌物	是/否/无法评估
	• 误吸	是/否/无法评估
	• 分泌物的总量、颜色和黏稠度	
	异常支气管分支	是/否/无法评估

右侧支气管	上皮组织	有病变/正常/无法评估
	如果存在病变：	
	• 炎症	是/否/无法评估
	• 出血	是/否/无法评估
	• 溃疡	是/否/无法评估
	• 肿物	是/否/无法评估
	• 异常分泌物	是/否/无法评估
	• 分泌物位置	主支气管/叶支气管/段支气管/无
	• 清除分泌物后	无新分泌物/新产生分泌物
	• 误吸	是/否/无法评估

左侧支气管	上皮组织	有病变/正常/无法评估
	如果存在病变：	
	• 炎症	是/否/无法评估
	• 出血	是/否/无法评估
	• 溃疡	是/否/无法评估
	• 肿物	是/否/无法评估
	• 异常分泌物	是/否/无法评估
	• 分泌物位置	主支气管/叶支气管/段支气管/无
	• 清除分泌物后	无新分泌物/新产生分泌物
	• 误吸	是/否/无法评估

微生物学	气管或支气管抽吸物样本送检	是/否
	BAL 样本送检	是/否
附注	以上未提及的补充信息	

图 7.7 支气管镜检查建议使用的标准化数据集报告工作流程[92]

表 7.5 支气管镜检查应查参数和标准数据列表

支气管镜检查	注释及信息价值
适应证	用于在器官获取前检查潜在肺供者、排除支气管恶性肿瘤（如有怀疑），或用于清洁气道以改善气体交换和肺功能（尤其是在怀疑误吸之后）
支气管和气管的状况	外周气管开口堵塞或有脓性分泌物可能提示存在感染（肺炎）。出血或溃疡可能有多种原因；考虑吸烟史导致的其他慢性炎症 在移植任何器官之前，必须对发现的肿瘤进行组织学检查 源自外周支气管开口的（脓性、血性、清黏液性）分泌物提示肺部外周组织受到感染。样本应送至微生物学实验室进行定植或感染鉴定（如鉴定细菌或真菌，并进行耐药分析）

译者注：①此处原著表达不规范，但尊重原著，未做修改；②此处原著有误，全身/胸部 CT 扫描或 MRI 应为胸片检查。

表7.6　胸部CT或MRI检查应查参数和标准数据列表

胸部CT	注释及信息价值
心脏/血管	如果无法进行冠状动脉造影，且供者心动过速还不至于造成技术上的限制，则可通过CTA鉴别血管损伤或血肿情况，并对冠状动脉血管情况进行描述
肺	检查较小的肿瘤和异常淋巴结，以排除恶性肿瘤和肺炎 对积液、肺炎、肺不张、气胸、栓塞和血管改变，以及结构异常的诊断具有高度敏感性。肺挫伤：经过较长的时间间隔（数天）后才可能复原

以便捐肺。关于表7.6所列出的问题，这些检查可以提供更多信息。需要注意的是，捐献前进行CT扫描有助于在早期发现可疑的SOL，也有助于排除恶性肿瘤[93]，并通过发现非特异性病变以降低风险，同时提供更多有关解剖变异的信息。在欧洲各国，捐献前CT扫描的适应证是一个有争议的讨论主题。

7.2.7　带血管复合组织移植物

VCA被定义为包含皮肤、肌肉、骨骼、肌腱和血管的异质组织，需要通过手术连接血管和神经以实现同种异体移植物的功能。第十五章将详细讨论捐献过程中有关VCA的所有问题。

由于VCA易发生缺血、缺乏储存方案，以及需要免疫抑制治疗，因此，VCA与器官一样受到时间限制。在VCA中，手、前臂和面部移植已经取得了进展。目前，只有少数几个移植中心拥有这方面的经验。

7.2.8　特定组织和细胞的选择标准

请参阅欧洲委员会最新版的《人体组织和细胞临床应用质量与安全指南》。特定组织和细胞的选择标准不同于器官的选择标准，最主要的原因在于组织和细胞供受者之间不存在一对一的关系（分配方案不同），以及组织和细胞需要进一步处理。如果器官（如心脏、胰腺）在获取前或获取过程中被评估为不适合用于移植，则应考虑利用这些器官获取组织/细胞（如心脏瓣膜、胰岛）以供人体应用。这需要与组织/细胞捐献专家进行特别合作。

7.3　供者和器官证明文件

第六章讨论了这一问题。在选择供者和特定器官的过程中，根据所记录的供者和（或）器官不可接受（不适合任何患者或不适合特定的供受者组合）

的数据层级，清楚地记录每项决定的原因是很有帮助的。只有获得有关此类决定的确切数据，才能在今后改进供体选择标准，同时监测移植结局（详见第十七章）。

7.4　免疫学方面的考虑

受者的免疫系统与移植物之间的相互作用是一个难点问题，因为急性或慢性排斥反应是这个问题的终点，会导致移植失败。

需要注意的是，DBD供者的病理生理性改变会导致其发生SIRS，这种综合征可通过ADM来治疗（详见第五章），但在炎症背景下仍会导致许多细胞受体或通路上调。移植物在受者体内再灌注后，一旦受者的免疫系统首次接触到移植物，就会发生IRI。为了避免发生排斥反应，受者的免疫系统会受到抑制。遗憾的是，既往致敏（尤其是针对HLA系统的免疫）的不良反应无法消除。因此，有必要采取安全预防措施，但这些措施会对以下方面产生影响：

1）是否将某个特定移植物用于某位受者的个别决定。

2）在本指南概述的数据范围和受者的其他医疗问题之外，就降低受者风险所需的诊断或程序做出其他决定。

6.6讨论了对供者的HLA分型，以及配型或交叉配型（虚拟配型或基于实验室检查）进行适当诊断，以降低受者的风险。受者的致敏影响、诊断周转时间和对后备受者的考虑，决定了接受器官的指标范围。在这种情况下，移植物长时间处于缺血状态的风险会增加。因此，如果受者为HLA高度致敏受者并需要接受植入前诊断，那么我们强烈建议考虑将移植物分配给非致敏后备受者。遗憾的是，文献中对这一实际问题的讨论并不充分，不过对于如何管理这类HLA致敏受者，已有共识指南[68, 291]。在特殊计划（如欧洲高龄移植计划）中，对接受老年供者移植物的老年受者重新进行某种HLA匹配，除了可以减轻排斥反应的并发症之外[20]，还可以解决该亚群面临的不同的免疫风险问题[21]。

7.5 结论

对供者和器官进行适当的特征信息收集有助于提高用于移植的器官的安全性和质量。必须牢记的是，某些医学检查结果对于接受或放弃某一器官的决定具有指示性意义，例如，严重的肝脏大泡性脂肪变性患者不能捐肝，即使同一供者的其他器官可用于移植且不会增加风险。由于其他一些供者因素无法消除或避免，因此在移植后仍是风险因素（如供者年龄）。供者和器官特征信息收集的目的是根据在上述过程中获得的数据，确保将器官适当分配给最有可能从移植中获益的受者。

器官捐献和移植是在非常有限的时间内进行的程序，特别是在遗体器官捐献方面，大多数程序都是在遵守规范要求和法律规定的情况下快速进行的，以尽可能缩短缺血时间。

应根据具体情况对供者和受者因素进行风险评估。有些因素可能会导致某个器官供者绝对不适合某个特定的受者，而同样的器官对另一个受者来说却可以挽救生命。这就是为什么器官捐献只有少数几个绝对禁忌证。当移植等待名单上潜在受者的数量越来越多，急需进行移植手术时，目前的界限就会进一步受到挑战。移植医生有责任在个体风险-效益评估中仔细评估供受者因素，而主管部门和医学界则有责任共同建立移植系统（包括分配计划），以防止器官丢失，并尽可能慎重对待供者捐献的器官。本着同样的理念，重要的是要记录和评估获取的器官最终未被使用的时间和原因，以便从中吸取经验教训，并确保今后优化器官的应用。

为每一位被列入移植等待名单的患者量身定制供者/器官档案有助于制定计划，对供受者进行充分的风险评估，并充分利用所有合适的器官。

最后，无论上述供者和器官选择方面的考虑因素与风险如何，实施移植手术的医生团队都要对器官应用于特定受者全权负责。

未来研究的问题概述如下。

研究议题

从文献和对现有证据的讨论中，我们发现了几个证据不一致、不充分或不存在的主题。本指南的作者建议，在可能的情况下，应通过精心设计的随机临床试验对以下领域开展研究，并关注各器官的关键问题：

1. 供者年龄：供者年龄因素对非常年轻和非常年长的供者是否有影响？是否会与其他因素产生相互作用？
2. 供者既往病史和现病史：现病史中哪些急性事件会影响移植后的移植物质量？既往病史中哪些事件会影响移植后的移植物质量？
3. 移植功能参数：影像学、实验室检查数据或其他数据是否可用于预测1和2所涉及的问题？
4. 获取前的影像学检查：诊断性检查应提供哪些信息？
5. 获取时的形态学评估：是否有任何因素可用于预测1和2所涉及的问题？
6. 活检：是否有任何因素可提供预后信息，为决定是否使用器官提供依据？
7. 其他问题：预测1和2所涉及的问题时，还应考虑哪些其他因素？
8. 通过供者管理进行调整：能否通过重症监护治疗来改变上述某些风险因素的影响？
9. 与受者有关的问题：一般来说，哪些受者因素会影响移植结局？哪种供受者组合因素会改善结局，或对结局产生不良影响（基于我们只有老年共病供者作为参考点这一事实）？移植后，新宿主的免疫系统中引发问题的免疫因素是什么？
10. 上述因素之间的相互作用：上述主题之间存在哪些相互作用？

应根据上述问题仔细研究特定器官的选择标准。

请注意，上述拟议的研究被认为是等级不高的基础性工作，但为了解决现有假设（可能排除器官捐献），有必要开展这项工作。鉴于文献中存在相互矛盾的报告，这些假设可能正确，也可能不正确。这项研究需要考虑供受者之间相互影响的多个变量[110, 219, 224]，以及新的保存或评估技术[193, 244, 292, 293]。

本章参考文献

第七章参考文献

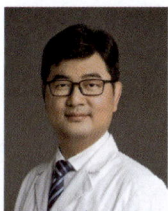

丁晨光

　　西安交通大学第一附属医院肾移植科主任医师，捐献器官获取与分配科主任。中华医学会器官移植学分会青年学组副组长，中华医学会器官移植学分会捐献与协调学组副组长，中国人体健康科技促进会人体器官与组织捐献专委会副主任委员，中国生物医学工程学会免疫治疗工程分会（I-CS BME）移植免疫专委会常务副主任委员，中国康复医学会器官移植康复专业委员会常委，陕西省医学传播学会器官移植与捐献委员会副主任委员，陕西省医师协会器官移植医师分会常委。主持国家级课题3项，以第二申请人参与国家级课题5项，主持省部级课题5项；以第一作者及通讯作者发表SCI论文近30篇，参编教材及专著7部、指南5项、规范2项。荣获陕西省科技进步奖一等奖1项、二等奖1项。

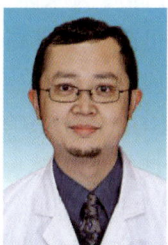

王振迪

　　华中科技大学同济医学院附属协和医院泌尿外科肾移植副主任医师，副教授。曾在德国纽伦堡-爱尔兰根大学工作三年。中国医师协会器官移植医师分会器官捐献专业委员会委员，中国医院协会器官获取与分配管理工作委员会委员，中国医师协会器官移植医师分会移植外科技术专业委员会委员，中华医学会器官移植分会异种移植小组委员，中国医疗保健国际交流促进会肾脏移植分会青年委员会委员。主持国家自然科学基金项目1项，在国内外期刊发表文章10余篇，参编著作2本，参编译著2本。

第八章　感染性疾病的传播风险

8.1　引言

供者的急性或潜伏性感染可能会通过移植物传播给受者，并可能导致较高的发病率或死亡率[1-3]。在受者未接受适当治疗的情况下，如果有确凿的证据证明或高度怀疑供者存在感染，则不应移植这类供者的器官。对于感染了某些病毒（如CMV、HBV、HCV或HIV）的供者，可决定将这类供者的器官移植给选定受者，并通过监测和预防性或先期干预措施将风险降至可接受的范围内[1, 4, 5]。

就遗体器官捐献而言，尽管收集了详细的临床和流行病学信息，但除了有可能在几小时内得到结果的几项检查外，没有足够的时间进行详尽的诊断性检查[5, 6]。在没有这种时间限制的捐献程序中（如活体器官捐献或遗体组织捐献），应实施更广泛的诊断性程序（作为更全面的供者信息收集的一部分），以减少可能的风险。

为了确保移植的微生物安全性，除了国家指南外，还应将当地适用的当前和最新的感染性疾病的流行病学考虑在内[7, 8]。最近在当地新发、地域性或大流行性感染性疾病方面的经验突出表明，经移植传播感染性疾病的风险在不断变化。应对这一风险的最佳办法是在国家或国际层面制定特别行动计划，如针对基孔肯亚病毒（CHIKV）、WNV、寨卡病毒（ZIKV）、黄热病毒（YFV）、埃博拉病毒、利什曼原虫、戊型肝炎病毒（HEV）、博尔纳病毒、大流行性甲型H1N1流感病毒或最近大流行性SARS-CoV-2制定专门的行动计划[9-16]。

可通过器官或组织传播的供者来源性感染原可分为五种病原体：

- 病毒：移植物病毒感染，伴病毒血症或无病毒血症。
- 细菌：移植物细菌定植/感染，伴菌血症或无菌血症。
- 真菌：移植物真菌定植/感染，伴真菌血症或无真菌血症。
- 寄生虫：寄生虫急性或潜伏性感染，或者伴虫血症或无虫血症的急性感染。
- 朊病毒：通过感染。

供者获得感染的时间线（与捐献时间点有关）分类如下：

1）供者既往获得感染（如CMV、EBV、类圆线虫属）。通常是通过检测血清中是否存在病原体的抗原或抗体来进行筛查。抗体筛查无法区分供者体内的病原体是否已被清除，或其组织/器官中是否存在潜伏性感染。如果抗体筛查结果有反应性，只能说明供者曾接触过特定病原体。供者体内的潜伏性感染可通过移植物传播，并可能在免疫抑制受者体内被重新激活。如果受者既往没有针对病原体的免疫保护，则发病率和病情严重程度可能会比较高。

2）供者可能在捐献前几天或前几周获得感染。例如，供者感染了HIV、HBV、HCV、WNV等病原体，但尚未出现临床症状或可检测出的抗体反应。从接触病原体到能够检测出感染特异性标志物之间的时间间隔被称为窗口期。此外，在病原体向全身扩散之前，还存在另一个时期，即病原体在特定靶组织（如淋巴结或肝脏）内的局部复制期。因此，血液中既检测不到病原体，也检测不到针对病原体的免疫反应，这就是所谓的隐蔽期。在病原体隐蔽期或血清学检测窗口期，尽管筛查结果为阴性，但使用受感染的器官可能会将病原体从供者转移到受者。在血清学检测窗口期，病原体存在于血液循环中，但由于体液免疫应答尚未发生，因此查不出抗体（图8.1）。

在血清学检测窗口期，由于抗体筛查试验结果可能无反应性，且供者可能没有临床症状，因此，通过NAT确定血液中是否存在病原体感染可以缩短初发感染与可能检出病原体之间的时间（例如，与血清抗体检测相比，使用NAT可将HCV检测的窗口期由约70 d缩短至5 ～ 7 d）。然而，顾名思义，在隐蔽期，NAT可能也检测不出血液或血浆中的病原体（HIV和HCV的隐蔽期约为5 ～ 7 d，HBV的隐蔽期约为20 d），即使NAT结果无反应性，感染也可能被传播[17-19]。如果发现了任何供者近期获得感染

病原体只存在于靶组织 （如肝脏中的HCV）	方案1：病原体终身潜伏在靶组织内。在接受/不接受治疗的情况下，由免疫系统对病原体（如DNA病毒）加以控制 方案2：通过免疫系统/治疗根除病原体（如RNA病毒） 方案3：病原体持续存在于血液中，直至被免疫系统自发清除和（或）通过治疗根除 方案4：尽管有免疫应答或经过治疗，病原体仍终身存在于血液中
病原体经血液传播 （如HCV病毒血症）	
	免疫系统对病原体做出反应＝成功的血清学转换（如抗HCV有反应性）

隐蔽期	窗口期	血清学转换
• NAT（血液样本）：无反应性 • 血清学检测：无反应性	• NAT（血液样本）：无反应性 • 血清学检测：无反应性	• NAT（血液样本）：取决于病原体的清除情况（根据方案1～4） • 血清学检测：有反应性（取决于病原体，终身存在或在数年内消失）

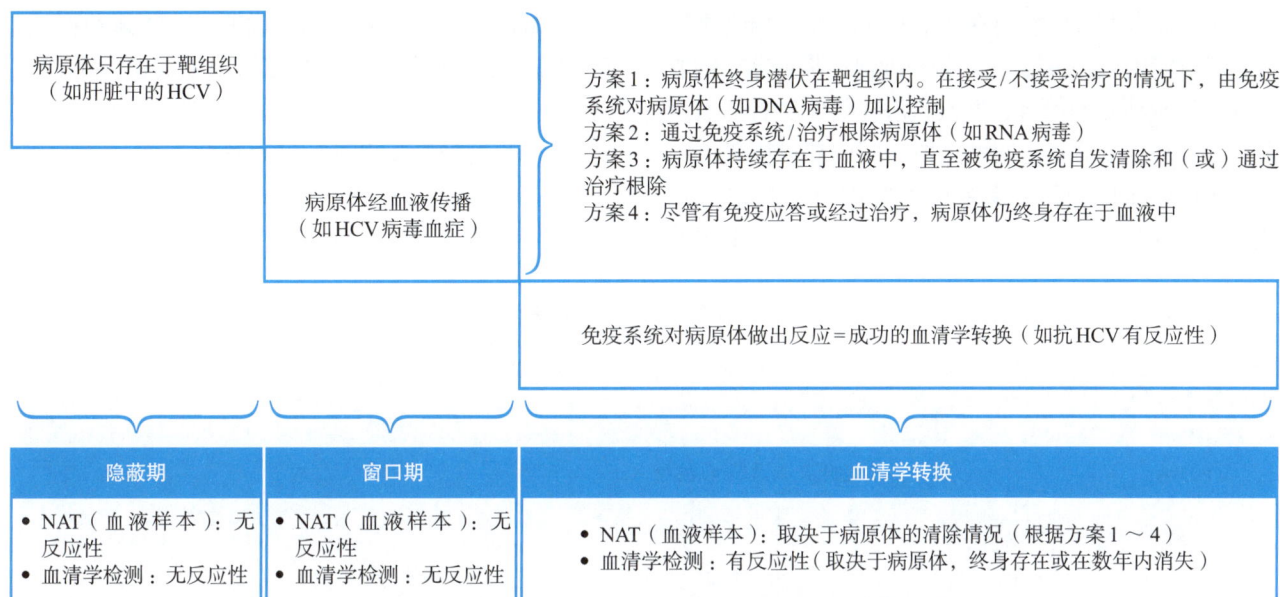

图8.1 从感染到最终血清学转换的时间线（包括隐蔽期和窗口期）

注：病原体检测可能与NAT表现相似。血清学转换后，病原体可能会从血液中清除，也可能不会，但它可能会在其他组织中持续存在

的风险因素，则必须与参与器官捐献和移植过程的所有相关方共享这方面的信息。

3）供者可能在末次住院期间获得感染，或者器官可能在获取、运输和储存过程中受到污染。医院内发生细菌和真菌感染的风险非常高，不过也有其他病原体（如WNV、巴贝斯虫属）经血液制品传播的报道[20, 21]。诊断系统在检测这些类型的病原体方面较为有限。例如，在反应性细菌/真菌培养结果出来之前，器官可能已经被移植给受者。必须仔细记录在器官获取时未得出最终结果的化验结果，并且必须及时追踪所有检测结果。任何感染信息或最新诊断信息都应尽快被传递给所有接受了受累供者器官的移植中心。

回顾供者资料（如病历、旅行史、病史、感染接触者和感染体征）可以指导决策过程，确定除了必查的感染标志物之外，还应筛查哪些病原体，并且必须采用一种平衡的方法。然而，要完全排除疾病意外传播的所有风险是不可能的。

在器官供者的感染性疾病筛查方面还存在一些其他隐患或局限性：

1）由于流行病学的变化和受地域限制的感染性疾病的全球化，可能经器官移植传播的感染性疾病的数量超过了实验室的检验能力。因此，国家行政机构应确保建立国家/区域流行病监测服务机构（通

常设在国家公共卫生机构内），就可能通过人体接触（包括器官移植）传播而对人类健康构成威胁的疾病暴发或流行病学变化提供专家信息。有关供者来源感染性疾病的流行病学和风险因素方面的信息，除了应与国家器官移植主管部门共享，还应与OPO和移植中心共享。国家器官移植主管部门应通过评估风险和建议预防性干预措施来及时应对潜在威胁。就这一点而言，可参考欧洲疾病预防与控制中心（ECDC）发布的快速风险评估方法或其他科学建议。应定期审核筛查试验的性能、灵敏度和特异性。必须避免出现不确定的、可能是假阳性的筛查结果，或无法筛查相关可疑病原体的情况，以尽量减少不必要的器官丢弃[7]。在这种情况下，每个OPO应定期向8.2中提到的机构进行咨询，以监测感染性疾病的全球性变化和病媒生物。此外，地方流行病学监测机构规定区域卫生机构与国家卫生机构采用相同的报告流程，以避免存在重大差异。

2）必须在器官获取前得出基本筛查结果（详见8.2）。由于时间紧迫，可能无法对某些病原体进行确证试验，如HTLV-1/2筛查结果出现假阳性[22]。

3）在遗体供者中，颅脑损伤供者可能会表现出广泛性炎症的症状。在供者所有脑干反射消失的同时，可以观察到其发生SIRS（可能表现为类脓毒症样综合征）[23]，需要仔细解读并确认这一点。

4）活体供者可能会在初筛和实际器官捐献之间的这段时间内获得感染[24]。必须确保在临近器官获取时进行筛查或重新筛查，并教育潜在活体供者如何避免在筛查和获取器官之间的这段时间内获得感染[25]。

5）病毒筛查和结果解读中使用的缩略语应规范化（表8.1）。也可以使用国家/区域语言中常用的其他缩略语，但要附有适当的说明。为了避免误读，应在考虑到上述筛查试验所有局限性的情况下，正确传达检测结果（详见8.10.3）。从这一点来说，有必要对实验室报告结果进行书面解释。

对于可传播的感染性疾病，风险评估已从二分法分级转变为考虑到所有供受者特定因素的个体风

表8.1　用于报告实验室筛查结果的缩略语

缩略语（标准化）	其他仍在使用的缩略语	注　释
HBsAg		乙型肝炎病毒表面抗原
抗HBc	HBc–Ab	乙型肝炎病毒核心抗原抗体*
抗HBs	HBs–Ab	乙型肝炎病毒表面抗原抗体
抗HBe		乙型肝炎病毒E抗体
HBeAg		乙型肝炎病毒E抗原
抗HCV	HCV–Ab	丙型肝炎病毒抗体
抗HEV	HEV–Ab	戊型肝炎病毒抗体
抗HIV	HIV–Ab	人类免疫缺陷病毒抗体
抗HIV-1/2	HIV–1/2–Ab	人类免疫缺陷病毒1型和2型抗体
抗HIV-1	HIV–1–Ab	人类免疫缺陷病毒1型抗体
抗HIV-2	HIV–2–Ab	人类免疫缺陷病毒2型抗体
HIV-1-p24-Ag	HIV–p24–Ag	人类免疫缺陷病毒1型p24抗原
抗CMV	CMV–Ab	巨细胞病毒抗体*
抗EBV	EBV–Ab	EB病毒抗体（通常对供者进行EB病毒衣壳抗原抗体检测和EB病毒核抗原抗体检测，并应说明所用的检测方法）*
抗弓形体		弓形虫抗体
抗梅毒螺旋体	梅毒Ab	梅毒螺旋体抗体
抗HTLV-1/2		人类嗜T淋巴细胞病毒1型和2型抗体
SARS–CoV–2		严重急性呼吸综合征冠状病毒2型
抗SARS–CoV–2		严重急性呼吸综合征冠状病毒2型抗体
D+/R−		供者的病原体血清学反应呈阳性，而受者的病原体血清学反应呈阴性*（即未感染过病原体或接种过疫苗）
D+/R+		供者和受者的病原体血清学反应均呈阳性*
D−/R+		供者的病原体血清学反应呈阴性（即未感染过病原体或接种过疫苗），受者的病原体血清学反应呈阳性*

缩略语 （标准化）	其他仍在使用 的缩略语	注　　　释
D⁻/R⁻		供者和受者的病原体血清学反应均呈阴性*
有反应性	阳性	任何"有反应性"或"检出"的检测结果都表明当前或过去曾接触过传染性病原体。医学上称之为"阳性"
无反应性	阴性	任何"无反应性"或"未检出"的检测结果仅表明该检测未在所检查的样本中检测到特定的标记物。医学上称之为"阴性"（不能确定病原体是被漏检还是不存在）

*应检查每位肺或肠供者的 BAL 或下呼吸道样本。供受者的血清学状态取决于他们的免疫球蛋白 G（IgG）抗体状态。大多数实验室依靠 IgG 检测进行病原体筛查。

险-效益评估（详见 6.1.1）。因此，在面对所谓的非标准风险供者时，临床医生必须逐一确定是否存在病原体接触后的预防性治疗或者治疗病原体感染的方法，以及确定是否有可能将受累器官应用于受者而不造成伤害。即使面对标准风险供者，临床医生也必须根据供受者各自的感染风险，以及受者在移植等待名单上等待时间过长所带来的风险，对供受者进行单独评估。

8.2 器官供者感染性疾病的基本筛查

遗体器官供者感染性疾病的基本筛查必须包括表 8.2 所列的检测项目，并应在表 8.2 规定的时间范围内提供检测结果。

根据地方性感染性疾病的区域性患病率，强制

性基本筛查可扩展至表 8.3 所列的检测项目[26]。

对于 HIV、HBV 或 HCV 感染风险较高的供者，应结合 NAT 进行血清学筛查[5]。8.3 讨论了此类风险因素。8.2.1 提供了有关初筛算法的信息。这些检测结果必须在器官获取或移植之前提供。然而，即使 NAT 结果为阴性，由于病原体隐蔽期会带来残余风险，这些供者必须仍被视为感染风险增加者。因此，应按照表 8.4 和 8.1 所述内容对受者进行检测。请注意，即使筛查算法不认为供者感染 HIV、HBV 或 HCV 的风险增加，也依然存在漏检风险。因此，美国公共卫生署（PHS）发布的指南建议，在表 8.4 列出的时间间隔内，可以采用 NAT 对每位受者进行供者来源的 HIV、HBV 或 HCV 感染的漏检筛查[27]。

表8.2　遗体器官供者感染性疾病的基本筛查

器官获取和（或） 移植前（1～3 h）	及早 （不一定在器官获取和移植前）	器官移植后进行追溯性筛查 （如受者所在的移植中心有此要求）
抗 HIV-1/2（包括 HIV-1-p24-Ag）†	抗 CMV IgG	
抗 HBsAg 和抗 HBc	抗 EBV-衣壳抗原-IgG、抗 EBV-核抗原 1-IgG	可根据受者的情况进行其他筛查，以确定具体的预防措施
抗 HCV†	抗梅毒螺旋体‡	
使用鼻咽拭子或 BAL 液样本进行 SARS-CoV-2 RNA 检测*	抗弓形虫 IgG	

注：详见 8.2.1。

*这是目前的建议，未来可能会根据大流行病的发展而改变。

†对于 HIV 或 HCV 感染风险较高的供者，筛查范围应扩大到 HIV 和（或）HCV-NAT（详见 8.2.1）。任何抗 HCV 反应性结果均应通过 HCV-NAT 进行验证。

‡使用的检测方法：酶联免疫吸附试验（ELISA）、化学发光免疫分析（chemiluminescence immunoassay, CLIA）、梅毒螺旋体血凝试验（*Treponema pallidum* hemagglutination assay, TPHA）/梅毒螺旋体颗粒凝集试验（*Treponema pallidum* particle agglutination assay, TPPA），或性病研究实验室（Venereal Disease Research Laboratory, VDRL）试验/快速血浆反应素（rapid plasma reagin, RPR）试验。首选 ELISA 或 CLIA 检测法，以避免使用其他检测法得出较高比例的假阳性结果。最好在器官获取前获得检测结果，因为反应性结果可能有助于确定其他血源性病原体导致的感染风险是否增加。

如果出现抗 HCV 反应性结果，则应进行 HCV-NAT 作为补充检测，以评估受者当前的感染状况（自发清除、治疗后持续病毒学应答或抗体反应性结果不实）。如果无法进行 NAT，则应进行抗原检测。血清或血浆中的 HCV 核心抗原是 HCV 复制的标志物，可代替 HCV RNA 用于诊断急慢性 HCV 感染。HCV 核心抗原检测的灵敏度低于 HCV RNA 检测（根据 HCV 的基因型，检测下限约为 500～3 000 IU/mL HCV RNA）[28]。即使 HCV-NAT 结果为阴性，HCV 仍可能持续存在于肝组织中[29, 30]。随着直接抗病毒药物（DAA）在 HCV 治疗中更广泛的应用，将有大量 HCV 血清学阳性、NAT 阴性的供者可供选择。最近的美国指南[31]和其他文献作者的研究[32, 33]表明，如果对受者进行密切监测，那么这类供者的器官可被安全移植。此外，在美国和其他地方发表的几项研究中，HCV 病毒血症供者的器官被有意用于未感染 HCV 的受者，这些受者在移植前预先接受 DAA 治疗或在移植后立即接受 DAA 治疗，并未发生 SAE（详见 8.6.2.12）[34-40]。因此，HCV 传播的严重性和不良后果已发生了变化，在考虑使用 HCV 感染风险较高的供者时应将其纳入考虑范围。

在器官获取前，应根据具体情况采集样本进行微生物学检查，如血培养、BAL 液培养、尿培养。

自 2020 年起，应根据临床数据并采用鼻咽拭子 NAT 和 BAL 液 NAT（后者推荐用于肺脏捐献），对每位供者进行 SARS-CoV-2 感染筛查（详见 8.6.2.19）。

应使用国家卫生行政部门批准的最新一代的检测试剂，按照试剂制造商的使用说明对供者进行筛查[8]。每个移植中心应制定如何处理反应性结果或意外结果的预案（详见 8.2.1、8.10.1）[8]。就基本筛查而言，血清学检测应检测 IgG 抗体，只有在特殊情况下才需要检测 IgM 抗体。由于获得的信息较少，假阳性率较高，因此不主张使用 IgM 抗体进行供者筛查。OPO 应按照现有方法和国家建议，将供者血清或血浆样本保存至少 10 年[7]。

由于检测手段的快速发展，必须定期对筛查方案进行审查。本指南给出的建议是基于欧洲委员会大多数成员国在 2020 年可用的技术，并以 24 h×365 d 可用为基础，以满足遗体器官捐献的需求。在一些国家，医院会根据当地的技术认证，采用多种不同的技术进行 NAT 和血清学检测。在这种情况下，如果要在器官捐献的特殊情况下（即在标准工作时间以外且常规工作人员不在场的情况下检测单样本）使用 NAT，必须确保检测的灵敏度、特异性和周转时间适中。

在进行单人份供者 NAT（individual donor screening-NAT, ID-NAT）时，如果多重 NAT 的灵敏度和特异性与 ID-NAT 相同，则可以采用针对 HIV、HBV 和 HCV 的多重 NAT 筛查试验。必须根据试剂制造商的使用说明对多重 NAT 反应性结果进行确认（一般通过病原体特异性 NAT 进行确认）。

应通过辅助诊断对抗梅毒螺旋体筛查反应性结果进行验证，以区分既往感染和活动性感染。

血清学标志物在窗口期可能无反应性，病毒血症在病毒隐蔽期间可能不存在。除非从适当的人体组织中提取病毒样本，如从大脑特定区域提取狂犬病毒样本、从心肌膜提取嗜心性病毒样本，否则 NAT 可能无法进一步检测到病毒感染。因此，如果有充分的临床证据证明或高度怀疑供者受到感染，尤其是在器官受者没有合适的治疗方案的情况下，则不应移植这类供者的器官。

由于病毒性疾病的特定/地方性患病率各不相同，欧洲国家对供者检测的要求也不尽相同[2, 6, 8]。可从下列参考资料中获取关于已知病毒、新型和新发病毒、季节性或区域特有病毒［如 WNV、乌苏图病毒、CHIKV、登革病毒（DENV）、寨卡病毒、YFV、流感病毒、SARS-CoV-2］感染的最新信息。各成员国应讨论这些数据的相关性，以制定区域性策略，为本地的病原体筛查算法提供最新信息。

网站

有关感染性疾病的更多详情，请参阅：
- "国际旅行与健康"网页：www.who.int/ith/en
- 美国疾病控制和预防中心（CDC）：wwwnc.cdc.gov/travel 黄皮书
- ECDC：www.ecdc.europa.eu/en
- SARS-CoV-2 大流行病：https://coronavirus.jhu.edu/
- 成员国的其他参考中心（如德国的参考中心：www.rki.de）
- 科学学会的特定疾病网站（如关于 SARS-CoV-2 可参阅 www.tts.org/covid-19）

对于下文讨论的每种病原体，建议读者参阅上述机构的网站，可获得最新的流行病学信息。

8.2.1 器官供者HIV、HCV和HBV的初筛算法

如8.3所述，基于供者感染HIV、HCV或HBV的风险是否增加，可采用不同的筛查方法（图8.2～图8.4）。

对于HIV、HCV和HBV筛查试验，必须考虑到任何一个器官供者的初筛试验都有可能出现反应性结果。由于器官捐献受时间限制，初筛反应性结果可能是真阳性，也可能是假阳性，因此，必须使用实用算法来验证初筛结果（有关初筛试验算法详见图8.2～图8.4）。在没有时间限制的情况下，组织或细胞供者的任何初筛反应性结果都必须根据当地的试验方案进行验证（例如，通过高速离心对样本进行适当处理，并在出现意外结果的情况下进行双重检测）。

初步筛查

图8.2a、图8.3a和图8.4显示了HIV、HCV和HBV感染风险标准供者的初筛算法。

图8.2b、图8.3b和图8.4显示了HIV、HCV和HBV感染风险较高供者的初筛算法。

NAT和诊断窗口

同时进行HCV和HIV的NAT筛查可将诊断窗口期缩短至几天（仅进行HIV-1-NAT，除非另有要求）。

除了隐性HBV感染外，无须对HBV进行NAT。

对需要确定风险因素的供者进行NAT筛查的作用在于它也能缩短诊断窗口期。然而，在许多欧洲国家，使用NAT进行单个供者前瞻性筛查的机会非常有限，而且早期感染的漏诊风险可能性很低。

抗HBc/抗HCV结果

如8.3所述，对于感染风险不高但HBsAg无反应性和抗HBc有反应性的供者，应将其视为肝移植中具有潜在HBV传播风险者（详见8.6.2.11）。

对于抗HCV反应性结果的供者，HCV-NAT可明确供者是否有病毒血症，并对器官的使用产生相关影响（详见8.6.2.12）。

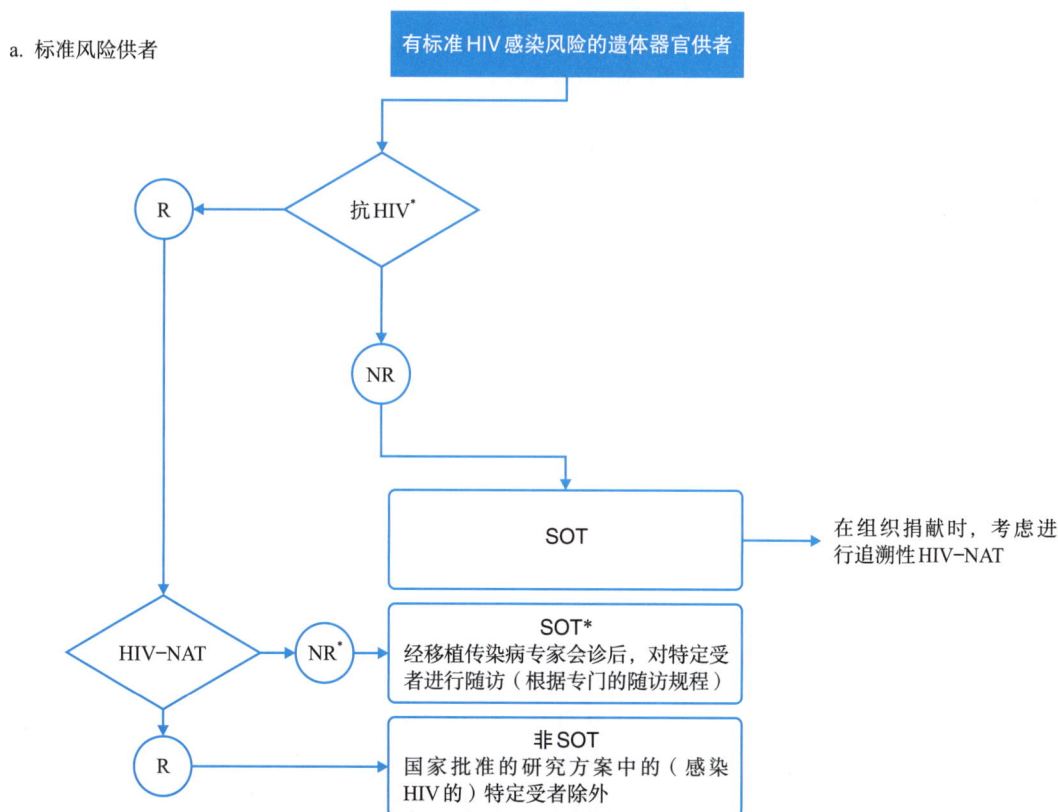

图8.2　潜在器官供者HIV感染筛查算法

注：① R，有反应性；NR，无反应性；SOT，实体器官移植。抗HIV为抗HIV-1/2（包括HIV-1-p24-Ag）。② 在出现抗HIV反应性结果的情况下，建议在根据此筛查算法获得的结果拒绝接纳供者或弃用器官之前对结果进行确认。供者所在医院、DC和OPO，以及在此处所示路径之外进行检查的实验室，均应根据议定规程讨论所有选项并进行风险评估。有关将HIV阳性供者的器官移植给HIV阳性受者（D⁺/R⁺和D⁺/R⁻）的方案的进一步评估，请参阅8.6.2.15
* 必须确保供者未接受抑制HIV的积极治疗（如果不确定，则按照HIV-NAT有反应性的情况进行筛查）；在任何情况下都应获得知情同意

b. 高风险供者

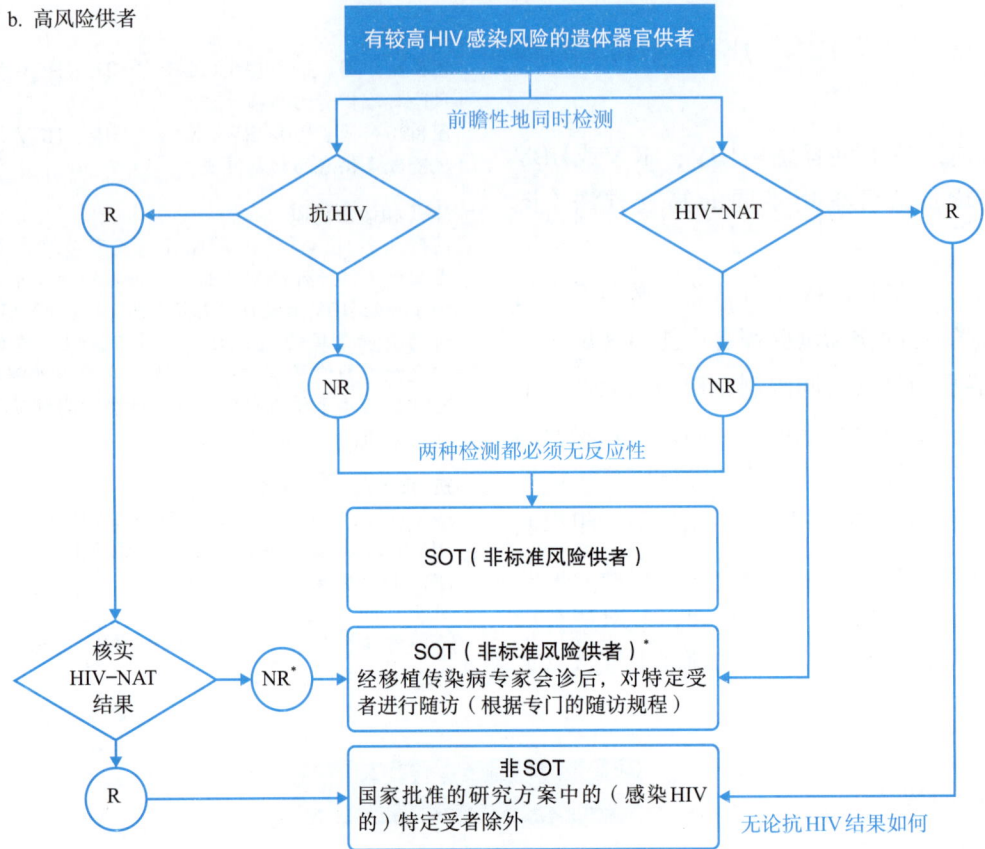

有较高 HIV 感染风险的遗体器官供者

前瞻性地同时检测

抗 HIV → R

HIV-NAT → R

NR

NR

两种检测都必须无反应性

SOT（非标准风险供者）

核实
HIV-NAT
结果 → NR*

SOT（非标准风险供者）*
经移植传染病专家会诊后，对特定受者进行随访（根据专门的随访规程）

R → 非 SOT
国家批准的研究方案中的（感染 HIV 的）特定受者除外

无论抗 HIV 结果如何

图 8.2　潜在器官供者 HIV 感染筛查算法（续）

注：① 抗 HIV 为抗 HIV-1/2（包括 HIV-1-p24-Ag）。② 在出现抗 HIV 反应性结果的情况下，建议在根据此筛查算法获得的结果拒绝接纳供者或弃用器官之前对结果进行确认。供者所在医院、DC 和 OPO，以及在此处所示路径之外进行检查的实验室，均应根据议定规程讨论所有选项并进行风险评估。有关将 HIV 阳性供者的器官移植给 HIV 阳性受者（D^+/R^+ 和 D^+/R^-）的方案的进一步评估，请参阅 8.6.2.15
* 必须确保供者未接受抑制 HIV 的积极治疗（如果不确定，则按照 HIV-NAT 有反应性的情况进行筛查）；在任何情况下都应获得知情同意

8.2.2　活体器官供者感染性疾病的基本筛查

活体器官供者在首次咨询、末次咨询时，以及器官获取前均应接受基本筛查，并且筛查结果必须在器官被获取用于移植之前取得。应尽可能在临近捐献程序时对供者进行重复检测，间隔时间不得超过 4 周，因为时间间隔越长，疾病传播的可能性越大[27, 42]。建议供受者提供的信息应包括从首次筛查到末次筛查，直至移植当天的这段时间内可能获得的感染情况[25]。这就需要开展关于避免发生 HIV、HCV、HBV 感染，以及地区感染性疾病（如蜱媒脑炎）的宣教，这样做可能有助于降低供受者被感染的风险，更多详情请参阅第十三章。

8.2.3　遗体或活体组织和细胞供者感染性疾病的基本筛查

请参阅欧洲委员会最新版的《人体组织和细胞临床应用质量与安全指南》。

8.2.4　供者既往疫苗接种情况

供者既往接种过减毒活疫苗可能会导致疫苗衍生病原体从供者传播至免疫抑制受者。这种情况可能会引起危及生命的播散性疾病。相比之下，供者接种灭活疫苗或被动免疫不太可能对受者造成伤害，但可能会干扰儿童供者的筛查试验结果。

因此，必须确定供者在过去 4 周内是否接种过活疫苗。活疫苗包括吸入式流感减毒活疫苗（非注

a. 标准风险供者

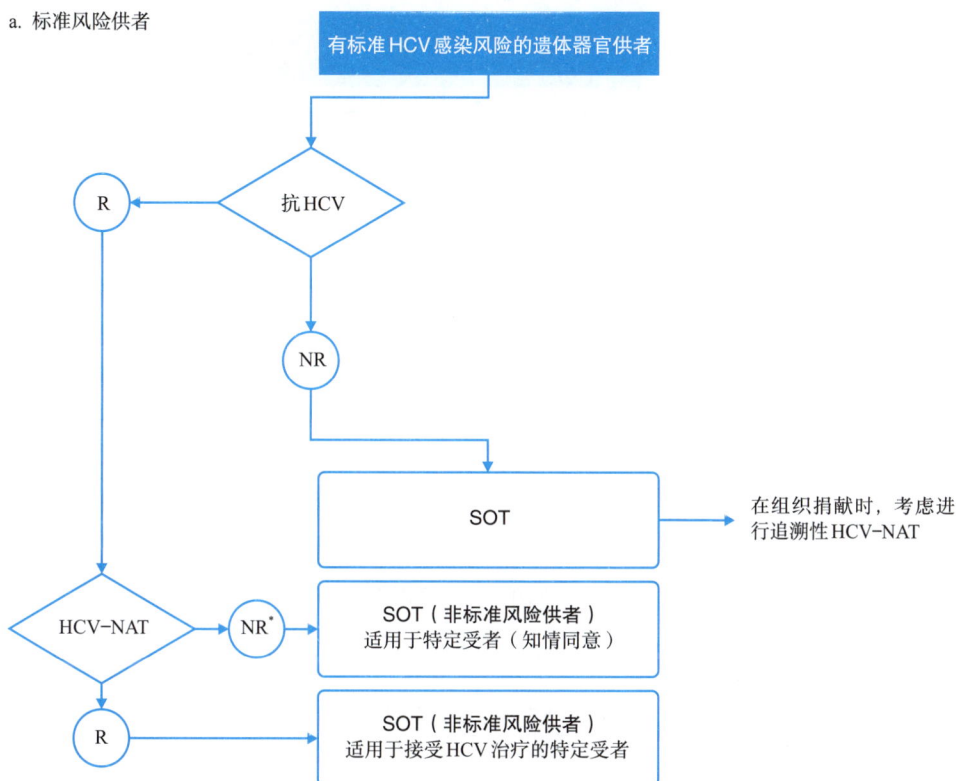

图8.3　潜在器官供者HCV感染筛查算法

注：在出现抗HCV反应性结果的情况下，最好先通过NAT确认感染状态，然后再根据此筛查算法获得的结果拒绝接纳供者或弃用器官。供者所在医院、DC和OPO，以及此处所示路径之外进行检查的实验室，均应根据议定规程讨论所有选项并进行风险评估。有关供者感染HCV的更多详情，请参阅8.6.2.12。一些欧洲国家会进行追溯性HCV-NAT

*如果没有持续病毒学应答或病毒自发清除，则视HCV-NAT有反应性，考虑持续进行HCV治疗

射型灭活流感疫苗）、水痘-带状疱疹病毒（VZV）疫苗（其中的重组亚单位VZV疫苗除外[43]）、轮状病毒疫苗（6月龄以下婴儿接种）、麻疹疫苗、腮腺炎疫苗、风疹疫苗、卡介苗（BCG）、天花疫苗、口服霍乱疫苗（非注射型）、口服脊髓灰质炎疫苗（非注射型）、黄热病（YF）疫苗或口服伤寒沙门菌疫苗（非注射型）。在这种情况下，必须对所有潜在受者的免疫状态进行个体风险评估。

结论

请注意，对于目前可用的SARS-CoV-2疫苗（mRNA疫苗、非复制型病毒载体疫苗、蛋白亚单位疫苗和灭活疫苗），不必遵守捐献前4周的时间间隔。

如果供者在捐献前4周内接种过活疫苗，则应对其进行风险评估，并在移植后对受者进行监测，因为减毒活疫苗有传播急性感染的风险。

活疫苗包括针对以下病原体接种的疫苗：

- 流感病毒（吸入式疫苗＝活疫苗，注射式疫苗＝灭活疫苗）
- 水痘病毒（包括VZV，但VZV亚单位疫苗除外）

- 轮状病毒
- 麻疹病毒
- 腮腺炎病毒
- 风疹病毒
- BCG
- 天花病毒
- 霍乱弧菌（口服疫苗＝活疫苗，注射式疫苗＝灭活疫苗）
- YFV
- 伤寒沙门氏菌（口服疫苗＝活疫苗，注射式疫苗＝灭活疫苗）
- 脊髓灰质炎病毒（口服疫苗＝活疫苗，注射式疫苗＝灭活疫苗）

某些疫苗的传播风险仅限于特定器官：

- 吸入式流感疫苗：肺部、面部
- 轮状病毒：肠道
- 霍乱弧菌：肠道
- 沙门氏菌：肠道

对于目前可用的SARS-CoV-2疫苗（mRNA疫苗、非复制型病毒载体疫苗、蛋白亚单位疫苗和灭活疫苗），受者不会有任何风险，因此无须遵守捐献前4周的时间间隔。

作为例外情况，对于有疫苗引起的严重并发症的供者，应根据具体情况和专家建议进行评估。

b. 较高风险供者

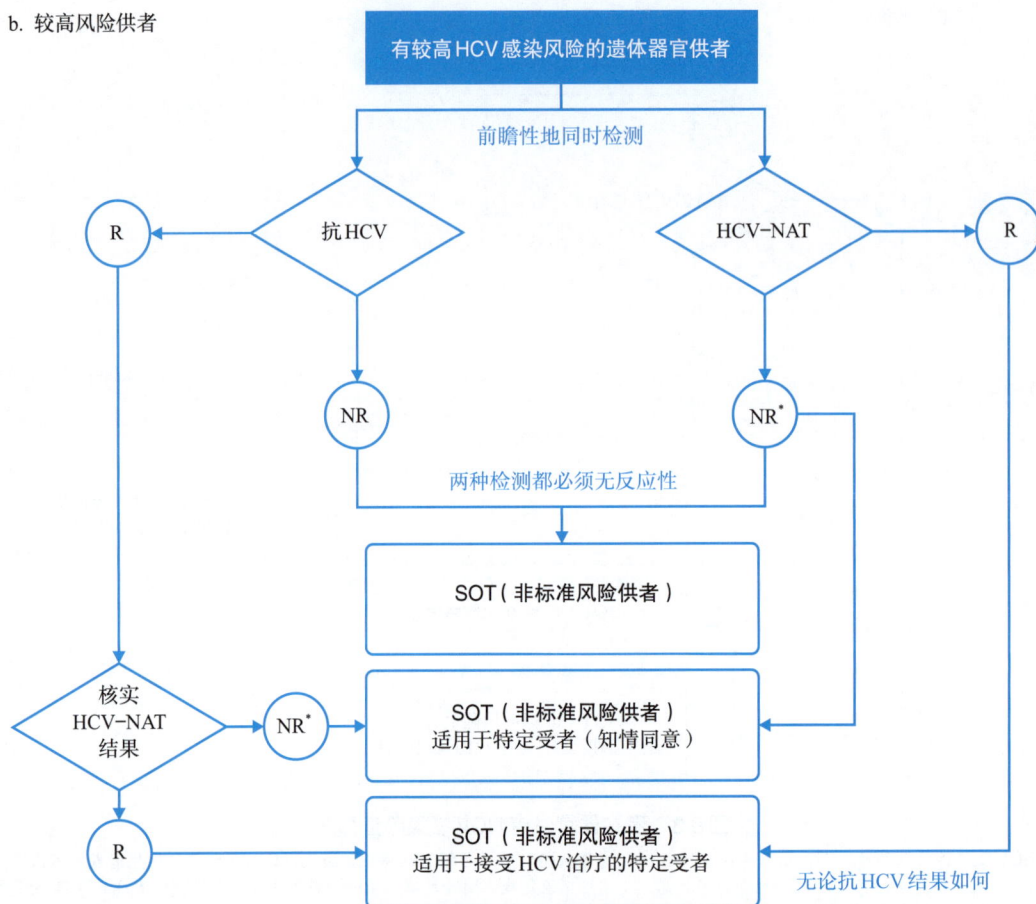

图8.3　潜在器官供者HCV感染筛查算法（续）

注：在出现抗HCV反应性结果的情况下，最好先通过NAT确认感染状态，然后再根据此筛查算法获得的结果拒绝接纳供者或弃用器官。供者所在医院、DC和OPO，以及此处所示路径之外进行检查的实验室，均应根据议定规程讨论所有选项并进行风险评估。有关供者感染HCV的更多详情，请参阅8.6.2.12。一些欧洲国家会进行追溯性HCV-NAT

* 如果没有持续病毒学应答或病毒自发清除，则视HCV-NAT有反应性，考虑持续进行HCV治疗

8.3　了解供者的病史和行为史，为评估感染风险和筛查意义提供依据

关于感染性疾病传播风险的指导原则是基于供者的病史和行为史制定的。由于地方病的患病率和风险评估存在差异，因此各国和各地区的指导原则也不尽相同。应根据流行病学变化和诊断进展定期对指导原则进行审查。

6.2，以及附录十、十一和十三概述了检测潜在感染性疾病传播风险所需的数据。

一个主要问题是HIV、HCV或HBV感染的意外传播风险[27]。HIV和HCV感染的发病率和患病率因不同的风险因素而异[44-50]。此外，在欧洲不同地区，引发这种新发感染性疾病的原因也不尽相同[46]。遗憾的是，只有少数几项基于充分证据

的研究明确了器官供者窗口期感染病原体的风险[19, 27]。即使有这样的研究，也不能将数据从一个群体直接外推至另一个群体，因为用于计算的变量不同。

尽管存在这些局限性，由PHS发布的循证指南（2020年更新）仍被推荐用于评估有感染HIV、HCV或HBV风险的个人[27]。根据这些指南在前瞻性地进行NAT筛查时，如果供者在器官获取前30 d内存在以下风险标准之一，则应被视为有感染HIV、HCV或HBV的风险[27]：

1）与已知或疑似感染HIV、HCV或HBV的人发生性行为（即任何方式的性接触，包括阴道、肛门或口腔接触）。

2）男男性行为者（MSM）。

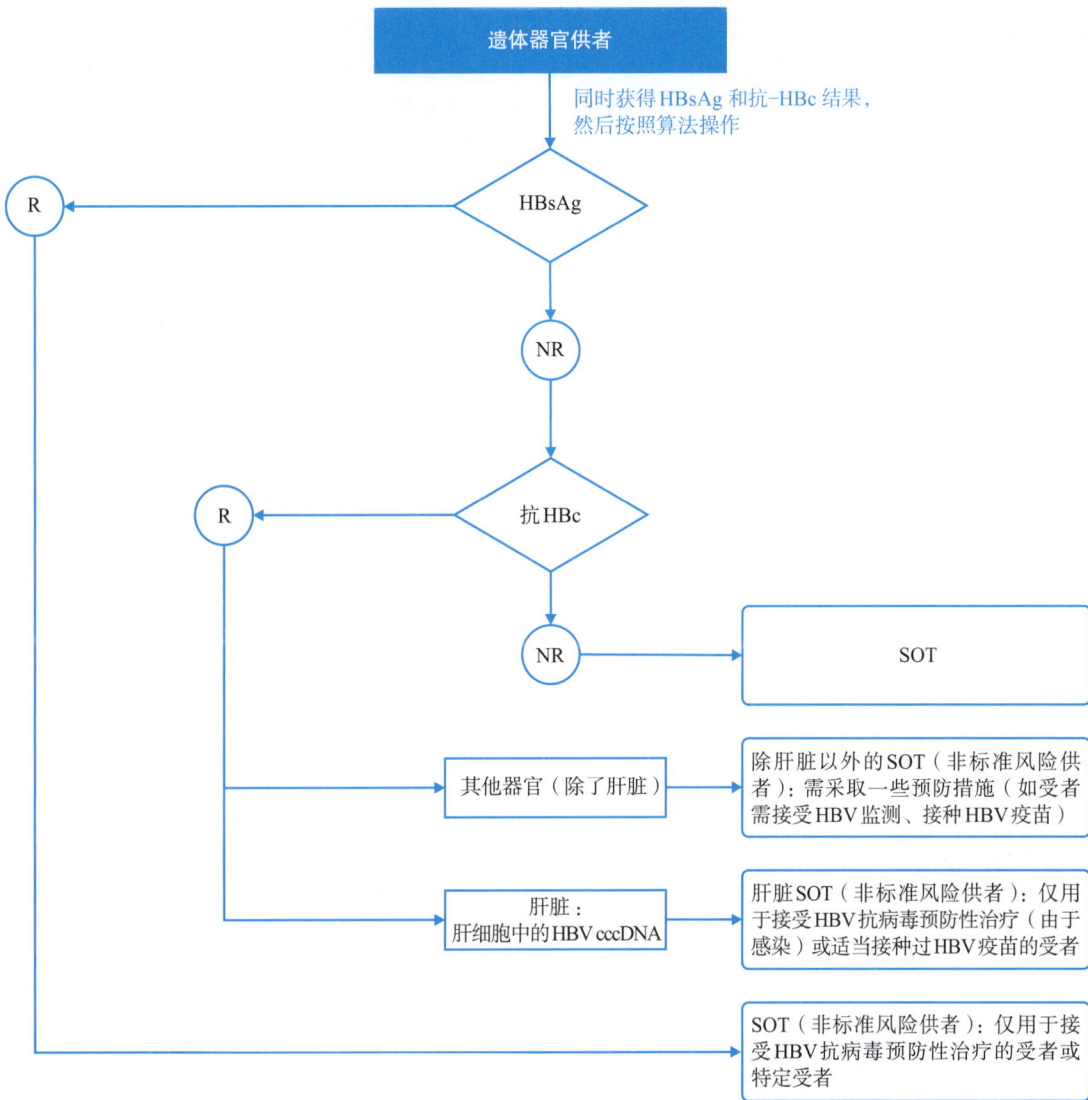

图8.4　潜在器官供者HBV感染筛查算法

注：① cccDNA，共价闭合环状DNA分子（covalently closed circular DNA）。② 针对有较高HBV感染风险的供者的筛查算法，等同于针对有标准感染风险的供者的筛查算法。需要准确告知风险。应考虑到，根据HBV突变体的流行情况，检测算法可能会导致某些人群中HBsAg有反应性的供者被漏检（取决于发生感染的国家），因此，实验室应选择合适的检测平台。应与移植传染病专家讨论此类病例，以确定是否需要进行其他检测（例如，如果可以进行HBV-NAT，那么肝组织和血液的检测结果可能会提供更具体的信息）。如果出现HBsAg或抗HBc反应性结果，最好在根据此筛查算法获得的结果拒绝接纳供者或弃用器官之前对结果进行确认。供者所在医院、DC和OPO，以及此处所示路径之外进行检查的实验室，均应根据议定规程讨论所有选项并进行风险评估。有关供者感染HBV的更多详情，请参阅8.6.2.11。在HBsAg反应性结果的情况下，应排除HDV感染（详见8.6.2.13）

3）以性换取金钱或毒品。

4）与以性换取金钱或毒品的人发生性行为。

5）出于非医疗原因注射药物。

6）与出于非医疗原因注射药物的人发生性行为。

7）被连续关押（关押在看守所、监狱或少管所）≥72 h。

8）由感染HIV的母亲母乳喂养的儿童。

9）感染HIV、HCV或HBV的母亲所生的孩子。

10）病史或社会史不详。

在美国，为缩短诊断窗口期，自2017年以来，无论筛查期间发现何种风险标准，都必须采用NAT技术进行HCV筛查[5, 27, 51, 52]。

在欧洲，应注意以下几点：

1）据ECDC发布的年度流行病学报告[44]，HIV、HCV或HBV感染是通过异性间的性接触、男男性行为、注射吸毒、医疗操作（如慢性血液透析）

传播或通过垂直传播的，各地理区域之间或移民及少数族裔亚群之间存在很大差异。截至 2019 年，一些欧洲国家的感染率和有风险因素的供者与其他国家相比仍存在差异（如参考文献［27，44，47～50］）。

2）与美国不同的是，大多数欧洲国家并不会对每位供者都进行前瞻性的 NAT 筛查。最佳做法是对感染概率较高的供者进行筛查（详见 8.2）。可以将上述时间范围增加到获得 HIV、HCV 和 HBV 感染反应性结果的两个窗口期，从而为是否前瞻性地进行 NAT 筛查的指示找到临界值。一些国家打算通过 HCV-NAT 筛查对每位供者进行回顾性检查。在一些欧洲国家，所有人体组织供者都要接受 NAT 筛查。

所有受者（特别是接受了高风险供者器官的受者）都应接受 NAT 筛查，以便及早发现供者来源性感染，并按照表 8.4 所述内容进行初步系列检测。一种常见情况是，获得供者来源性感染（尤其是 HCV）的受者可能因免疫抑制而不发生血清学转换。

因此，筛查应始终包括对病毒的直接检测（即 NAT 或抗原检测）。值得注意的是，由于供者过客淋巴细胞在受者体内的一过性活性，受者的血清学检测可能暂时呈假阳性。

除了表 8.2 所列的基本普遍筛查外，还应根据供者的具体风险（如受地域限制的感染、某些户外活动、接触人畜共患病、不卫生的生活环境等）考虑对其他病原体（如美洲锥虫病、疟疾的病原体、粪类圆线虫）进行扩展检测（表 8.3）。此外，在评估这类问题时，还应考虑母婴垂直传播的风险。

作为监测、警戒和流行病学的一部分，公共卫生机构应将动物疫病的发生率与人类疫病的发生率进行对照，因为这将有助于在早期阶段制定预防策略（如预防 WNV），并向 DC 提供最新信息。

还应评估供者近期的活疫苗接种史（详见 8.2.4）。如果供者之前被通知延迟献血，则应评估延迟原因。

表 8.3　应考虑对居住在某些地理位置的器官供者进行附加筛查

检　测	中南美洲	北　非	撒哈拉以南非洲	印度次大陆	东南亚	欧　洲
HTLV 血清学检测[§]	始终考虑	始终考虑	始终考虑	始终考虑	始终考虑	罗马尼亚地区需考虑
疟原虫属 NAT[*]	中美洲和亚马孙地区需考虑	不考虑	始终考虑	始终考虑	始终考虑	
粪检[†]	始终考虑	始终考虑	始终考虑	始终考虑	始终考虑	
尿检[‡]	不考虑	埃及地区需考虑	始终考虑	不考虑	不考虑	
粪类圆线虫血清学检测	始终考虑	始终考虑	始终考虑	始终考虑	始终考虑	
血吸虫属血清学检测	加勒比、委内瑞拉和巴西地区需考虑	始终考虑	始终考虑	不考虑	始终考虑	
克氏锥虫血清学检测；用于排除寄生虫血症的 NAT 或 Strout 试验	始终考虑（不包括加勒比地区）	不考虑	不考虑	不考虑	不考虑	
利什曼原虫血清学检测（表 8.8）	始终考虑	始终考虑	始终考虑	始终考虑	始终考虑	
巴西副球孢子菌血清学检测	巴西地区需考虑	不考虑	不考虑	不考虑	不考虑	

（续表）

检 测	中南美洲	北 非	撒哈拉以南非洲	印度次大陆	东南亚	欧 洲
粗球孢子菌血清学检测	始终考虑	不考虑	不考虑	不考虑	不考虑	
荚膜组织胞浆菌血清学检测（表8.8）	不考虑	不考虑	西非地区需考虑	不考虑	不考虑	

注：对于曾在这些特定地域居住、前往这些地区旅行和（或）有亲属生活在这些地区的供者，或因祖先曾在这些地区居住而有垂直传播风险的供者，应考虑采用上述检测方法进行筛查。根据不同的病原体、移植传染病专家会诊后提出的建议和不同移植器官的具体情况，有些检测结果无须在移植前提供。具体请参阅病原体章节内容。
* NAT作为排除寄生虫血症的检测方法较其他方法更为灵敏，但由于常规诊断手段有限，可能需要进行其他检测。
† 溶组织内阿米巴、华支睾吸虫属、后睾吸虫属、血吸虫属、粪类圆线虫属。
‡ 埃及血吸虫。
§ 西班牙、法国：定期筛查。其他国家按指征筛查：详见8.6.2.16。
资料来源：改自参考文献［26］。

表8.4 在移植后对所有受者进行最低限度的筛查，以确定他们是否意外感染了HIV、HBV、HCV或HEV，从而排除供者来源性感染的可能性

无论供者风险标准如何，受者必须在入院接受移植手术前接受检测	• HIV：根据指南进行检测 • HBV：抗HBc、抗HBs和HBsAg检测 • HCV：HCV-NAT和抗HCV检测 • HEV：必要时进行HEV-NAT • 例如，鉴于2020年和2021年的流行病学现状，必须考虑根据当地入院指南进行SARS-CoV-2检测
器官移植等待者必须在移植前接受检测并接种疫苗	• 所有器官移植等待者均应接种HBV疫苗 • 应定期进行HIV、HBV和HCV筛查（如有必要，还应进行HEV筛查），因为这决定了器官分配标准 • 例如，鉴于2020年和2021年的流行病学现状，必须考虑根据国家指南接种SARS-CoV-2疫苗
无论供者风险标准如何，受者必须在移植术后接受检测	• 检测类型：HIV-NAT、HBV-NAT和HCV-NAT。血清学检测可能因假阴性结果（如在免疫抑制的情况下应答不充分，不能有效地产生抗体）或假阳性结果［如因供者过客淋巴细胞转移暂时产生抗体、（IgM）抗体的非特异性反应］而不合格。 • 检测时间：移植后4~6周（在此之前，NAT结果可能为假阴性） • 对于肝移植受者，应时刻警惕可能出现迟发性HBV感染；考虑在术后1年追加HBV-NAT • 移植后出现肝损伤体征或症状的受者应再次接受病毒性肝炎检测（NAT），包括HEV检测（在一些欧洲地区，HEV感染呈地方性流行，HEV感染通常与饮食有关，但已知会通过输血和器官移植进行传播，因此建议定期对受者进行筛查）

注：必须根据最新的流行病学情况来确定新出现的疾病［27, 41］。

8.4 细菌感染

8.4.1 急性感染

根据标准的良好临床实践，ICU会对患者（无论其是否会成为潜在器官供者）的细菌感染情况进行监测，并特别关注MDR微生物（详见8.4.5）［53-55］。在使用抗生素之前，应从感染部位或靶区取样进行培养或涂片检查，以鉴定出病原体，并应验证抗菌剂是否足够有效。抗生素治疗应以确定病原体/亚型和耐药谱为依据。应获得适当的后续培养结果，以证明感染已得到控制。应对供者进行尿培养、呼吸道分泌物培养和血培养，即使最终培养结果在器官移植后才能得出［56］。在假定感染、不确定是否感染的情况下，对中心静脉血管通路等进行微生物检查可能会有所帮助。OPO应制定明确的政策和程序，对器官获取前未完成的检查结果进行后续跟进，并应确保在结果出来后，将其有效地传达给所有受者中心。

一些移植中心不但会在器官获取过程中从胸腹腔或 BAL 液中常规取样，而且还会在移植前从器官保存液中取样进行涂片检查[57]。检查应包括细菌涂片和真菌涂片检查，以及耐药谱分析。

大多数细菌培养阳性结果或微生物鉴定结果都可作为诊断依据[4, 58]。然而，必须将活动性感染与细菌定植区分开来。细菌定植可能无须治疗，但会影响受者的预防性抗生素的选用。了解地方流行病学背景（医院层面）有助于评估感染风险，选用适当的抗生素，并发现医院内菌群及耐药谱的变迁情况。如无明显的感染或特定指征，则不建议使用预防性抗生素。如果检测到细菌感染，则必须尽快开始治疗。治疗应持续至炎症指标显示病情缓解，或连续培养结果证实感染已被清除为止。然而，必须记住的是，BD 供者的炎症指标可能会因为终末期脑干疝的发生而呈指数式上升。

如果给予适当的抗生素治疗至少 48 h（有些国家认为 24 h 就足够了），并且感染体征和症状好转已得到证明，则菌血症供者是可以被接受的。不过，这类供者（如心内膜炎供者）可能需要接受较长时间的抗生素治疗。强烈建议在移植后的适当时间内对受者进行治疗，并密切关注栓塞性感染的证据。应根据具体情况接受菌血症供者的器官，并与移植团队直接协商，以对受者进行适当的移植术后监护。受感染的器官不得用于移植。血培养有细菌生长可能是由污染造成，而不是真正的感染（如凝固酶阴性葡萄球菌）。

未发生全身扩散的局部感染并不是器官捐献的禁忌证，但应给予供者抗生素治疗 24 ~ 48 h 以上[①]，或直至供者的感染体征和症状完全好转为止。在这些情况下，可以考虑使用之前受感染的器官[7]，但这种做法应通过无菌培养结果来确认。应考虑继续对受者进行抗生素治疗。请注意，针对之前受感染器官进行的特定器官评估应证明器官无明显损伤

（详见第七章）。

MDR 菌定植并不是器官获取的禁忌证，只要被定植组织（如气管或外部创面）与人体其他部位保持隔离状态即可。在某些情况下（如 MDR 菌为假单胞菌或不动杆菌），不应将感染与定植混淆。由于存在供者来源的病原体传播风险，这种被定植组织及其邻近器官不得用于移植。即使给予供者适当的治疗，并且受者持续两周接受适当的治疗，MDR 菌从供者传播给受者的事实也已得到证实。因此，对于接受 MDR 微生物感染的供者器官的受者，需要特别注意应给予其充分的治疗，并密切监测治疗后的情况。

如果在血培养中检出嗜沫凝聚杆菌（原嗜沫嗜血杆菌和副嗜沫嗜血杆菌）、伴放线凝聚杆菌（原伴放线放线杆菌）、人心杆菌、侵蚀艾肯菌、金氏金氏杆菌、草绿色链球菌或耐甲氧西林金黄色葡萄球菌（MRSA）时，则应排除心内膜炎的可能性（详见 8.4.2）。

未接受肠内营养支持治疗的患者可能会发生肠道细菌移位。经鼻胃管/十二指肠管喂食未受污染的流质饮食可降低这种可能性。

在器官获取过程中，肠道血管结扎不当可能会引起细菌移位。应避免切开气管或胃肠道，如有必要，应在器官获取的最后一步进行，以避免其他器官或组织受到污染。

细菌感染是供者的常见问题，尽管细菌从器官供者传播至受者的发生率很低，但一旦发生，就可能会导致严重的发病率和死亡率[59]，在 MDR 病原体的情况下尤其如此。

除非供者（在术前）和受者（在术后）接受了至少 24 ~ 48 h[①]有效的抗生素治疗，否则不应使用存在活动性细菌感染的器官（感染局限于器官内）。在这种情况下，必须将菌血症视为一种会影响所有器官的活动性细菌感染。

8.4.2 细菌性脓毒症、脑膜炎、心内膜炎和骨髓炎

尽管可以在菌血症供者没有并发症的情况下将

其器官用于移植（并且在移植后对受者使用适当的抗微生物制剂）[4]，但仍应考虑以下问题：

1）由医院感染病原体，如MDR肠球菌、MRSA、肺炎链球菌、假单胞菌属、大肠埃希菌、沙雷氏菌属、不动杆菌属、克雷伯氏菌属或其他产超广谱β-内酰胺酶肠杆菌（extended spectrum β lactam enterobacteriaceae, ESBL-E）引起的菌血症，通常与使用静脉通道和其他医疗支持系统有关[1, 4]。移植后，这些病原体通过定植于流体，以及形成脓肿或细菌性动脉瘤而引发严重感染，尤其是在吻合口部位[1, 4]。尽管血培养结果呈阴性，但在心内膜炎或肺炎（如由肺炎链球菌引起）未被察觉的情况下，感染可能仍会传播。即使发生传播，只要给予有效的特异性抗菌治疗并持续足够长的时间，大多数患者都能存活下来。

2）因存在转移性感染的风险，使用心内膜炎供者的器官仍然存在争议，不过移植中心可以自行决定是否使用这类供者器官。强烈建议对受者进行治疗[60]。

3）不得接受持续性脓毒症（且血培养阳性）供者，特别是在无法确认治疗是否有效的情况下。然而，在受者适当接受预防性抗生素治疗的前提下，无脓毒症但偶然查出菌血症的供者的器官很少导致疾病传播。

4）尽管在器官捐献前24～48 h开始对供者进行治疗且临床数据证明治疗有效，但如果无法取得血培养结果，则应在放弃供者之前与移植传染病专家讨论该病例。在大多数情况下，都能得到初步结果。一些专家认为，根据抗微生物药物谱为供者提供至少24 h的适当治疗是可以接受的。在临近器官获取前采集的血液的最终培养结果出来之前，通常建议对受者继续进行同样的治疗。在供者发生脓毒症的情况下，应仔细评估器官损伤情况。

5）感染性休克或脓毒症供者好转后，某些器官可能会暂时或不可逆转地受损，或者感染灶可能会在局部持续存在。在这一阶段，脓毒症的病灶已被发现且细菌扩散已被根除，这点无论如何都应该通过供者特异性和器官特异性评估所需的所有数据加以证实，包括器官选择的进一步分析（详见第七章）。局部病灶应按照下文所述予以评估。

6）应咨询主治受者的移植传染病专家，根据供者的微生物学数据，为受者的持续性抗生素治疗制定方案。

大量证据表明，即使供者出现菌血症，只要证实细菌对用于治疗供者的抗生素敏感，那么由脑膜炎奈瑟菌、肺炎链球菌或流感嗜血杆菌引起的细菌性脑膜炎确诊供者的器官也是可以安全使用的[6, 7]。供者最好在器官捐献前接受48 h的治疗，不过许多专家认为供者接受24 h的积极治疗就足以考虑捐献[6, 7]。受者应在移植后接受抗感染治疗。在一些细菌性脑膜炎病例中，即使脑脊液培养结果显示无细菌生长，也不能证明治疗成功。在这种情况下，如果能通过PCR鉴别病原体，就能充分了解感染情况。由单核细胞增生李斯特菌引起的脑膜炎可能会向全身扩散，可以使用靶向抗生素对供者进行治疗，但治疗感染单核细胞增生李斯特菌的免疫抑制受者十分棘手，导致移植中心往往会拒绝接受此类供者。

如果供者患有细菌性骨髓炎，则必须排除全身性扩散的可能性。

如果供者患有细菌性心内膜炎，则必须还要排除全身持续性扩散的可能性。

> 一般来说，只有在对供者进行24～48 h有效的靶向抗生素治疗，并有适当的感染清除证据后，才能考虑使用其器官。在与移植传染病专家就受者的有效治疗方案进行评估后，才可以缩短时间间隔。

8.4.3　肺部感染

大多数遗体器官候选供者都需要接受紧急气管插管。必须排除并治疗吸入性肺炎。随着供者在ICU住院的时间延长，支气管肺部感染的确诊率从10%上升至40%[7]。在供者接受至少48 h有效抗生素治疗后且肺功能未受损的情况下，可以考虑捐献肺脏（或至少捐献未受累的肺叶）[7]。应排除MDR菌或真菌通过肺部定植传播的可能性。移植肺的组织活检可能会发现之前在BAL液中未检出的病原体。如果根据分离株的耐药谱为受者提供适当的抗生素治疗，只要传播的病原体不是MDR病原体，那么肺移植受者就不会因供者来源性细菌而出现并发症[61]。

如果供者有肺炎但无菌血症，则所有其他器官均可安全地用于移植。肺部感染经过充分有效的抗生素治疗后，供者的肺脏也可以用于移植。

8.4.4　尿路感染

由于细菌可沿导尿管上行，因此，尿路感染（UTI）和肾盂肾炎很常见[6]。UTI经过充分的抗生素治疗（持续48 h）后，可被认为已治愈，但应在器官获取时做出治愈与否的最终判定。受者在器官移植后接受治疗，可降低供者来源性感染的风险。在UTI局限于下尿路的情况下可以使用供肾，因其未被感染。

如果供者有UTI而无菌血症，则所有其他器官均可安全地用于移植。在大多数情况下，如果给予供者和（或）受者适当的抗生素治疗，则无并发症的UTI和（或）菌尿不是使用供肾的禁忌证。任何疑似有UTI的供者均应通过尿培养来确诊。

8.4.5　多重耐药菌

越来越多的ICU患者受到MDR微生物感染，尤其是产超广谱β-内酰胺酶（ESBL）的肠杆菌、耐碳青霉烯类鲍曼不动杆菌（CRAB）、耐碳青霉烯类肺炎克雷伯菌（CR-KP）和其他耐碳青霉烯类肠杆菌科细菌（CRE）。耐碳青霉烯类革兰氏阴性菌尤其令人担忧，因为这种细菌难以治疗，进而导致显著的发病率和死亡率，特别是在实体器官移植受者中[62-64]。没有特定的供者风险因素可以预测MDR微生物的感染或定植。据称，ICU住院时间过长（>7 d）、使用血管加压药物和需要CPR均是预测供者可能受感染的独立风险因素[65]。不过遗憾的是，其他研究已证明，短短2 d的住院时间就足以感染可通过器官移植传播的医院感染MDR病原体[66]。

一些轶事报告认为，如果在器官移植后接受长期治疗，那么接受MDR病原体感染供者器官的受者可以获得良好结局[67]。此外，目前对某些MDR病原体具有活性的新药的出现，会使未来有可能更自由地使用CRE、CRAB或铜绿假单胞菌感染供者捐献的器官[68]。

极其有限的现有经验表明，在明确的条件下，可以考虑将呼吸道分泌物或直肠拭子检出CRE或CRAB阳性供者的器官用于移植。

为了验证这一方法，必须对受者进行密切随访。在这种情况下，可能比较谨慎的做法是，如果肺部被细菌定植，则不应进行肺移植。同样，如果供者尿培养结果显示CRE或CRAB阳性，则应避免进行肾移植。不过，似乎可以移植其他器官。

在供者出现MDR菌所致菌血症的情况下，不应考虑移植任何器官，因为这种情况下的移植结局尚且不明，而且积累的文献涉及不同类型的微生物。无论如何，在放弃潜在供者之前，强烈建议先咨询移植传染病专家。

8.4.6　结核病

结核分枝杆菌引起的迟发性感染会给受者带来很大的麻烦[1,4,7]。不应使用活动性结核病（TB）或播散性TB供者的器官[69]。有TB史并成功治疗至少6个月的供者的器官已被成功移植。根据相关指南，在这种情况下还应考虑对受者的结核潜伏感染（LTBI）进行治疗[70]。

然而，在活体捐献的情况下，可以根据建议的指南对供者进行评估，但在遗体捐献的情况下，很难对供者进行评估[70-73]。目前尚无行之有效的方法对遗体供者进行TB筛查，γ干扰素释放试验（IGRA）可能有所帮助，但没有为此专门进行验证。并且，由于脑干疝的发生导致细胞免疫功能改变，IGRA可能会失败[74]。曾前往或居住在TB高发区的供者其传播病原体或患有LTBI的风险可能较高。在这种情况下，应考虑对受者进行LTBI监测或治疗。只有在特殊情况下才能考虑患有由结核分枝杆菌引起脑膜炎的供者，因为TB播散必然已经发生，感染才会聚集在CNS。肺部有病变残留的供者可以捐献其他器官[70-73]。应对肺供者进行组织病理学和微生物学检查，以排除活动性感染（例如，从BAL液中取样进行涂片抗酸染色检查、培养检查和PCR检查）[70-73]。由于TB的全球患病率每年都在变化，因此，许多国家都建议查阅WHO网页以了解更多信息（详见www.who.int/tb/data）。

有关TB传播风险的详细评估，请参阅美国移植学会、加拿大移植学会和TTS的共识会议报告[71]。总而言之，以下几点对遗体供者非常重要：

1）根据以下情况，按分层法将LTBI或活动性

TB的风险分为低风险、中风险或高风险：① 以前居住和（或）到访过的国家（流行病学史）；② 社会风险因素（无家可归、被监禁、酗酒、已知的TB接触者、收容所）；③ 医疗因素（未接受治疗或疗程不足的病史，尤其是过去两年内复发的高风险病史；影像学检查有证据表明供者既往患有TB，尤其是胸片检查提示肺上叶病灶；淋巴结；恶病质；成人BMI<18 kg/m²；糖尿病；吸烟；免疫功能低下、IGRA或其他TB筛查试验结果有反应性）；④ 器官（考虑免疫功能低下的供者的肺外表现；在取肺期间，检查原因不明的肺尖纤维化）。

2）对于中风险供者，一定不要漏诊活动性TB或播散性TB。

3）获取样本进行分枝杆菌检测（例如，从BAL液、疑似泌尿生殖系统结核尿液中取样进行

NAT等）。在获取器官时，往往会出现结果待定的情况。因此，应确保在获得所有数据后立即转发，以便能够判断予以受者的治疗、化学预防或监测是否适合于降低风险。

4）按照图8.5中提供的路径进行风险-效益评估。该评估有助于区分不受活动性TB灶影响的移植物和活动性TB灶受累移植物。

5）建议对TB疑似供者或既往TB确诊供者进行影像学靶向检查。

所有被证实有LTBI的受者都应在移植前或移植后接受治疗，以防LTBI被重新激活。MDR的TB问题会使受者的治疗更加复杂。

> 活动性、播散性TB是器官捐献的禁忌证。如果成功治疗了至少6个月，则有TB史的供者的器官可用于移植。

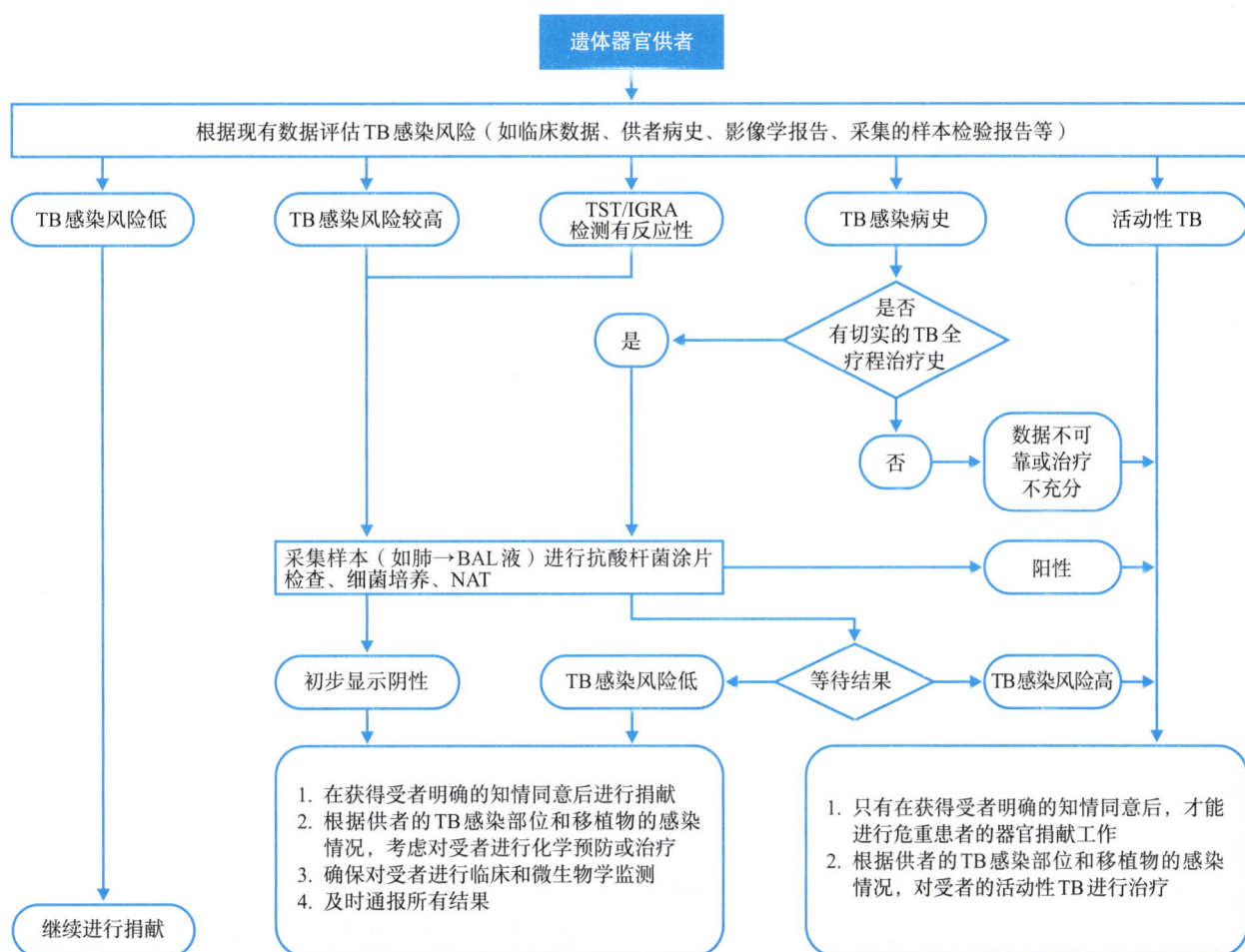

图8.5 疑似有TB感染风险的遗体器官供者的管理算法

注：TST，结核菌素皮肤试验

资料来源：改自 Morris MI, Daly JS, Blumberg E *et al*. Diagnosis and management of tuberculosis in transplant donors[71]

8.4.7　其他细菌感染

可通过标准血清学检测方法来检测梅毒螺旋体感染[7]。因为假阳性率高，初筛结果有反应性的供者应通过密螺旋体特异性试验来确诊或排除感染；如果采用反向筛查，也建议对阳性初筛结果进行确认[75]。最好能在器官获取前取得结果报告，因为反应性结果可能有助于确定其他血源性病原体导致的感染风险增加。一般来说，在对受者进行治疗的前提下，可以安全地使用梅毒初诊供者的器官，因为在这种情况下，潜伏梅毒似乎不会被传播[6]。应对受者进行梅毒传播的随访检测。应警惕梅毒初诊供者在窗口期感染HIV、HBV或HCV的风险增加。

对于引起通常被称为"热带病"的感染的细菌，其中许多细菌现存于欧洲（如钩端螺旋体病），下文提到的有关寄生虫的基本注意事项（详见8.7）也同样适用。

尽管对于免疫功能低下的患者来说，艰难梭菌肠道感染是一个重要考虑因素，但尚未有报道称这种感染是器官捐献中的一个问题。

贝纳柯克斯体感染（infections by *Coxiella burnetti*，俗称Q热）可能会在欧洲许多地区发生，并可能通过人源性物质传播。据报道，曾有一例骨髓移植后感染Q热的病例。如果供者出现发烧、肺炎和（或）肝炎等症状，并与当地疫情或农业活动有关，则应接受进一步检查。

尽管非结核分枝杆菌感染是存在的，但尚未有供者来源性传播的报道。

脲原体属播散性感染可导致免疫抑制患者（如肺移植受者）出现致死性高氨血症。虽然病原体通常局限于泌尿道，但有文献证明该病原体可以从供者传播至受者[76]。只要发现肺移植受者出现高氨血症，就应考虑并检测其是否感染了脲原体属。如果是非肺移植受者出现高氨血症，还应寻找其他病因，因为脲原体相关高氨血症在非肺移植受者中更为罕见。由于柔膜细菌纲（脲原体属和支原体属）无细胞壁，因此必须通过特殊培养法、NAT筛查和进一步检测才能诊断[77-80]。对于疑似脲原体属和支原体属感染的受者，通常应联合使用氟喹诺酮类、四环素类或大环内酯类抗生素进行治疗。

8.5　真菌感染

经血培养证实的播散性真菌感染（或真菌血症）必须在器官捐献前根除[4,6]。对于局部感染，必须根据具体情况加以考虑，例如，气管常被念珠菌属定植。

未被发现的真菌感染是肺移植的一个隐患，因此建议在器官捐献前的支气管镜检查过程中进行BAL，并留取样本送检。耐氟康唑的念珠菌属或曲霉属尤其成问题，特别是对于肺移植受者来说。必须排除曲霉属感染播散的可能性。

在某些地区，由组织胞浆菌属、球孢子菌属、芽生菌属和足放线病菌属引发的疾病呈地区性流行，可能需要进行筛查以排除高危供者存在活动性感染的可能性[1,4,6,81-83]（表8.3、表8.8）。

隐球菌感染可能与HIV感染、其他免疫抑制性疾病和肝功能衰竭有关。

在ICU长期住院、接受抗微生物治疗和侵入性操作的患者被念珠菌属定植或感染的风险会增加。耳念珠菌是一种新兴的、具有MDR性的病原体，对公共健康有重要影响。耳念珠菌感染的致死率较高，预防其传播需要采取严格的感染控制措施，这使得耳念珠菌成为器官捐献的潜在障碍。据报道，有一例肺移植受者被传播了供者来源的耳念珠菌[84]。在接受免疫抑制治疗的人群中，机会致病菌[如曲霉属或耶氏肺孢子菌（卡氏肺孢菌）]定植或感染的风险会增加[81-85]。家中或医院翻修是患者感染真菌的另一个重大风险因素。不幸的是，真菌感染越来越不受地域的限制[86]。

在腹腔多器官捐献中，器官保存液在移植前被各种念珠菌属污染的情况已有详细记述[86]。在这种情况下，受者可能会出现致命的并发症[87-89]。

经器官传播的真菌感染报告率较低（肺除外），不过也可能存在漏检或漏报的情况。在医疗资源有限的国家，真菌感染是器官移植手术中的一个大问题。

> 在考虑使用任何器官之前，必须根除播散性真菌感染。就肺脏捐献而言，肺部真菌感染/污染是一个特别棘手的问题，必须进行检查和妥善处理。供者确诊耶氏肺孢子菌感染是使用肺脏的禁忌证。

8.6 病毒感染

8.6.1 器官供者病毒感染的基本筛查

对遗体器官供者进行的病毒感染基本筛查必须至少包括8.2中建议的血清学检查。

8.6.2 特异性病毒感染

对于下文讨论的每种病原体，建议读者参阅8.2末尾提到的机构网站，在那里可以获得最新的流行病学信息。

有些病毒感染是节肢动物传播的，病毒会通过蚊子和蜱等不同病媒生物传播。ECDC提供了很多关于这些病媒生物在欧洲的传播情况，以及人类疾病活动的有用监测信息[90]。暴露于各种受地域限制的病原体的风险取决于供者的旅行史和居住史。

对于下文中未列出的病原体，请参阅表8.8（详见8.11）。

8.6.2.1 基孔肯亚病毒

CHIKV（一种RNA病毒，属于披膜病毒科）感染是从病毒流行地区传入的。目前，这些地区包括热带非洲、亚洲部分地区、中南美洲、印度洋岛屿、西太平洋和南太平洋，以及加勒比海地区。由于流行病学可能发生变化，因此需要核查疫区的最新信息。病毒通过受感染的伊蚊属蚊虫（埃及伊蚊或白纹伊蚊）叮咬传播，这类蚊子属于昼行性昆虫（在白天活动）。如果存在数量足够多的病媒蚊虫，输入性病例会引起当地传播的CHIKV感染暴发（如2007年和2017年在意大利北部，以及2010年、2014年和2017年在法国的疫情）。由于在整个欧洲温带地区均发现了未受感染的白纹伊蚊，因此必须监测它们是否会因为受感染的人入境或受感染的蚊子随国际运输入境而被感染。埃及伊蚊最近在马德拉群岛、俄罗斯南部、阿布哈兹和格鲁吉亚的黑海周围重新滋生。2011年，22个EU和欧洲经济区（EEA）国家报告了55例基孔肯亚热病例。2018年和2019年，EU/EEA成员国未报告基孔肯亚病的本土病例，但报告了旅行相关病例[44]。感染可表现为发热、关节痛或出现皮疹，很少表现为脑膜脑炎、葡萄膜炎、视网膜炎、心肌炎、肝炎、肾炎、出血、脊髓炎或GBS。

患者会在蚊子叮咬后约4 d至3周内出现病毒血症，在此期间病毒可经器官传播。病毒血症可以通过NAT发现。

实体器官移植受者感染CHIKV鲜有报道，而所致疾病似乎并未更严重[91-93]。迄今为止，尚无关于任何人源性物质引起的供者来源性病毒传播的报道。根据目前的流行病学数据，最起码的建议是根据NAT结果或临床疑似症状，排除居住在或来自疫情持续暴发地区的供者其急性感染的可能性。如果供者的检测结果呈阳性或出现与CHIKV所致疾病相符的临床症状，则应自检测呈阳性或出现症状起28 d内排除供者捐献的可能性。这些建议既适用于活体供者，也适用于遗体供者。鉴于这类供者的器官可能在检测结果出来之前就被使用了，因此建议对接受病毒感染确诊供者器官的受者进行密切监测，以确定这种新兴病原体未来可能带来的风险。

> 在未向移植传染病专家咨询的情况下，不应使用CHIKV血症供者的器官。

8.6.2.2 登革病毒

DENV（一种RNA病毒，属于黄病毒科）通过各种伊蚊属蚊虫（埃及伊蚊或白纹伊蚊）叮咬传播。8.6.2.1提到了未受感染的埃及伊蚊或白纹伊蚊在欧洲地区的分布情况。必须监测欧洲地区的这些伊蚊属蚊虫是否会因为吸食自疫区入境的感染者的血液而受到感染，以便发现新的风险。

从疫情流行国家返回本国的旅客中出现输入性登革热病例屡有报道。最近，在法国和克罗地亚存在白纹伊蚊的地区也出现了偶发的当地传播病例。据报道，2012～2013年，马德拉群岛暴发了埃及伊蚊传播的登革热疫情[94]。最近，克罗地亚、西班牙和法国也报道了登革热的传播[95]。尽管整个夏季的环境条件都有利于在病媒蚊虫存在的欧洲地区暴发当地疫情，但在2020年7月之前，EU/EEA成员国的本土传播风险被认为较低[44]。

感染可能是无症状的，也可能由于免疫反应不同、内皮细胞功能障碍和血管炎而表现为发热性疾病、出血热或休克综合征。经过3～7 d的潜伏期后，病毒血症可持续长达21 d，并有通过血液或器官传播的风险。NAT或非结构蛋白1（non-structural protein 1,

NS1）抗原检测可确诊病毒血症[96]。

经器官移植传播DENV的报道很少[97-100]。鉴于病毒传播的病例数量有限，DENV通过器官移植这种方式传播的生物学机制尚且不明，还需要进一步的数据来评估DENV对移植物功能的影响和免疫抑制对登革热症状的影响。

根据目前的流行病学数据，建议根据NAT结果或临床疑似症状，排除居住在或来自疫情持续暴发地区的供者其急性感染的可能性。如果供者的检测结果呈阳性或出现与DENV所致疾病相符的临床症状，则应自检测呈阳性或出现症状起28 d内排除供者捐献的可能性。这些建议既适用于活体供者，也适用于遗体供者。鉴于这类供者的器官可能在检测结果出来之前就被使用了，因此建议对接受病毒感染确诊供者器官的受者进行密切监测，以确定这种新兴病原体未来可能带来的风险。

> 在未向移植传染病专家咨询的情况下，不应使用DENV血症供者的器官。

8.6.2.3 西尼罗病毒

WNV（一种RNA病毒）是黄病毒属的一员，属于黄病毒科的乙脑抗原复合组，其中包括乙脑病毒和乌苏图病毒。WNV是一种典型的虫媒病毒，可引起散发病例和神经系统侵袭性疾病（如脑膜炎、脑炎、急性弛缓性瘫痪）的季节性暴发，并伴有发热性疾病。高达80%的感染病例无症状。

WNV通过受感染的蚊虫（库蚊属）叮咬传播，因此，病毒传播风险与蚊虫叮咬概率最高的季节相关，即南欧全年或欧洲其他地区的夏末/初秋。总结过去十年间WNV在人和动物中引发的季节性本地疫情，WNV正定植于以下欧洲区域[44]：从EU东南部/EEA成员国蔓延至罗马尼亚、匈牙利、奥地利、捷克共和国、德国东部、意大利，以及西班牙与法国的一些地区[44]。建议查阅最新的流行病学数据，因为这一叙述可能在2020年7月之后就不适用了。由于近年来WNV在意大利某些地区是一个反复出现的季节性问题[101, 102]，因此，可以根据意大利的最佳做法采用遗体供者管理原则。只要发现人或动物的WNV本土感染率上升，就应考虑对供者进行筛查，因为许多传播病例都是由没有发热性神经侵袭性疾病的供者传播的。

病毒血症可通过NAT筛查出来。在使用WNV-NAT反应性和WNV-NAT阴性供者的器官后，曾出现过病毒被传播给器官移植受者的致命案例[102-105]。即使潜在的供者的血清学检测或NAT结果是阴性，其体内也可能会存在可传播的WNV[104]。有证据表明，血浆中的病毒清除后，WNV的病毒核酸和传染性病毒仍与血细胞存在关联[106]。病毒血症可在潜伏2～4周后持续存在，特殊情况下可持续存在数月[107-109]。抗体检测有助于确定供者是否曾经感染过病毒，但无法明确确定病毒经器官移植传播的风险有多少。此外，供者之前感染过其他黄病毒属病毒而产生的交叉反应抗体也会导致血清学检测呈阳性。

目前已有一些关于在患者确诊神经侵袭性疾病后在其尿液中检出WNV的数据，但在患者无症状或轻度感染的情况下，这一问题还未得到探讨。肾脏已被确认是WNV在动物体内活跃复制的场所[110]。据报道，不仅在感染后早期[111]，甚至数年后[112]，人体尿液中仍有WNV脱落。由于病毒脱落越久，其载量越高，因此尿样可能比血样更适合用于对献血者和器官供者进行WNV检测[113]。有人认为尿液可能成为识别无症状WNV携带者的首选样本，但美国疾控中心一项未发表的研究未能证实这些结果[114]。

与其他密切相关的黄病毒属病毒一样，已知乙脑病毒抗原复合体成员间会出现血清学交叉反应，因此必须谨慎解读检测结果。病毒间的遗传相似性也导致了在NAT中会出现血清学交叉反应，尤其是在WNV与乌苏图病毒之间的血清学交叉反应，2016年德国报告的病例证明了这一点[115]。因此，WNV-NAT反应性供者应接受病毒特异性确证试验，以判定是否感染黄病毒属病毒[116]。

根据目前的流行病学数据，建议排除居住在或来自疫情持续暴发地区的供者其急性感染的可能性（如采用NAT；考虑上述筛查的局限性）。这类供者的器官可能在检测结果出来之前就被使用了。不过在这种情况下，建议对接受病毒感染确诊供者器官的受者进行密切监测，以确定这种新兴病原体未来可能带来的风险。

> 在未向移植传染病专家咨询的情况下，不应使用WNV血症供者的器官。

8.6.2.4 寨卡病毒

ZIKV（一种RNA病毒，属于黄病毒科）主要由埃及伊蚊传播。不过，白纹伊蚊也可能传播病毒，欧洲大陆夏季有白纹伊蚊的地方也可能发生当地传播。轻症（如发烧、皮疹、关节痛或结膜炎）和80%以上的无症状感染可能会在长达一周的潜伏期后出现，一周后症状缓解，此时可通过NAT筛查到病毒血症。病毒可能会在泌尿生殖道中持续存在更长时间。

母亲孕期感染ZIKV会导致胎儿感染病毒，并且婴儿会出现先天性ZIKV综合征。ZIKV感染还与其他神经系统疾病有关，如GBS。由ZIKV引发的整个疾病谱仍有待阐明，但血小板减少症等血液学异常可能是发现的病症之一。

在病媒生物足够多、气候适宜和人员流动频繁的地区，就可能会暴发原发性感染。这可能解释了ZIKV感染的新兴流行病学特征（即使是在全球温带地区）。

目前关于免疫功能低下的宿主感染ZIKV的临床特征数据很少，用于移植的实验室筛查方案（以区分ZIKV感染与其他地方性病毒性疾病），以及用于检测可能的供者来源性感染的实验室筛查方案均尚未公布。由于市场上没有标准化诊断试剂盒，缺少经过认可的诊断参比实验室，并且ZIKV血症的持续时间有限，因此，ZIKV感染的诊断仍然是一个难题[117]。黄病毒属病毒的血清学比较复杂，因为密切相关的病毒之间存在较强的血清学交叉反应。就ZIKV而言，很难将其与DENV的免疫反应区分开来。因此，血清学筛查可能对确定供者特征没有什么帮助。

最近，研究人员发表了首例实体器官移植受者感染ZIKV的病例系列研究报告，其中详细说明了患者的临床症状、实验室检查指标和治疗方法[118]。该报告并未表明移植受者的病情更严重。2016年，研究人员公布了一例肝移植受者疑似因输血被传播ZIKV的病例，但该病例并无更严重的感染病程指征[119]。截至本指南出版之日，ZIKV经实体器官移植传播的风险尚且不明，但理论上是可能的。

由于作为病媒的伊蚊属也可能传播其他病毒（如DENV或CHIKV），因此，针对ZIKV的讨论与如何将可能感染这些病毒的风险降至最低的想法存

在共同之处。如果有症状的供者在器官捐献前28 d曾前往或居住在ZIKV流行地区，那么NAT靶向筛查可能有助于准确无误地识别出病原体。对于无症状的遗体供者，应在供者来源性感染风险与每个潜在受者的移植益处之间取得平衡。如果是活体器官捐献，则可以在捐献前的咨询期间与供者和受者讨论风险事宜，以确定合适的手术时间。

根据目前的流行病学数据，建议依据NAT结果或临床疑似症状，以排除居住在或来自疫情持续暴发地区的供者其急性感染的可能性。如果供者的检测结果呈阳性或出现与ZIKV所致疾病相符的临床症状，则应自检测呈阳性或出现症状起28 d内排除供者捐献的可能性。这些建议既适用于活体供者，也适用于遗体供者。这类供者的器官可能在检测结果出来之前就被使用了。不过在这种情况下，建议根据最新规程对接受病毒感染确诊供者器官的受者进行密切监测，以确定这种新兴病原体未来可能带来的风险。

> 在未向移植传染病专家咨询的情况下，不应使用ZIKV血症供者的器官。

8.6.2.5 黄热病毒

YF是非洲一种由黄病毒科、黄病毒属病毒引起的，通过蚊媒传播的灵长类动物传染病。YFV在自然生境中是通过生活在森林中亲灵长类动物的伊蚊而在猴子之间传播的。通过奴隶贸易，该病毒及其蚊媒（趋血蚊属、煞蚊属和埃及伊蚊）被传入美洲，该病毒也在那里的森林栖息地流行。当人类进入森林狩猎、采集食物、采伐木材等时，就会感染病毒。如果乡镇存在与人类居住区域相邻的蚊媒，则森林感染者可引发人—蚊媒—人之间的传播。在城市环境中，埃及伊蚊（覆蚊亚属）是一种已进入人类居住环境的森林物种，是YFV的主要传播媒介。这种蚊子也是城市中DENV和CHIKV的主要病媒。

YF分布在非洲西部、中部和东部，以及南美洲从巴拿马到阿根廷北部的地区。在亚洲从未发现过这种疾病。非洲农村曾发生过灾难性疫情，造成数万人死亡。埃及伊蚊这种病媒曾在欧洲流行过，并导致了YF和登革热的大规模流行，但其在二战后消失的原因至今未解。这种病媒在美国仍然存在，在

21个州都有记录。可以想象，这种病媒可能会在欧洲重新定殖并扩散，就像近年来另一种可能的病媒白纹伊蚊所发生的情况一样。

在巴西，自2016年底以来，人们发现之前未受YF影响的人口稠密地区的YF病例数量显著增加，造成生活在城市地区附近公园和树林中的猴子被感染。此前从未有过移植受者感染YF的报道。鉴于巴西报告了首例肾移植受者感染YF的病例，以及虫媒病毒在世界许多地区再次出现的这一情况，各国必须开展研究以回答多个未解的问题[120, 121]。

对于有YF病史的潜在供者，没有具体的捐献延迟标准。因此，建议将适用于非特异性急性病毒性疾病病例的一般建议同样应用于这些病例。供者必须已康复，捐献当日无发热且无症状。根据临床观察（如参考文献［122，123］），供者可在完全康复28 d后进行捐献。从疟疾疫区旅居返回的活体供者推迟捐献，将足以预防YF传染性器官捐献；对于从YF疫区但非疟疾疫区旅居返回的、未接种疫苗的活体供者，建议预防性推迟28 d再捐献；对于遗体供者，必须在咨询移植传染病专家后，再根据具体情况做出决定。

如果器官供者在捐献前4周内接种过YF疫苗，则必须对所有潜在受者的免疫状况进行个体风险评估。有2例可能和1例很可能的供者来源性YF病例，其供者在捐献前4 d接种过YF疫苗[124]。由于YF疫苗是一种减毒活疫苗制剂，因此，接受实体器官和造血干细胞移植后免疫功能低下的患者禁止接种。居住在或计划未来前往YF流行国家的潜在移植患者应在移植前接种疫苗[125]。

8.6.2.6 巨细胞病毒

欧洲有20%～100%（该比例随年龄的增长而上升）的成人潜伏感染CMV（一种DNA病毒，属于疱疹病毒科），且存在显著的地理差异。初次感染后，大多数免疫功能正常的人仍然无症状。CMV潜伏性感染的供者无器官捐献禁忌证[6]。

应通过特定的抗病毒药物进行预防性治疗或病毒学监测，以及先期治疗，以避免既往未感染过病毒的受者因接受移植物而出现新发感染，以及受者体内的潜伏性感染被重新激活。大多数对CMV有效的抗病毒药物在预防或治疗其他疱疹病毒方面至少是部分有效的，包括单纯疱疹病毒（HSV）和VZV，但并非所有药物都有效，如莱特莫韦。在D⁺/R⁻的情况下，受者的发病率会增加。TTS和美国移植学会于2018～2019年发布了《实体器官移植受者CMV感染防治共识指南》[126, 127]。

> 无论供者的抗CMV-IgG状态如何，其器官均可被接受。对于受者，尤其是在D⁺/R⁻的情况下，应采取适当的预防措施或病毒学监测，以及先期治疗。

8.6.2.7 EB病毒

在欧洲，90%以上的成人都感染过EBV（一种DNA病毒，属于疱疹病毒科）。初次感染后，无论是否发病，如果免疫功能没有低下，都可能保持无症状。

EBV传播给既往未感染过病毒的免疫力低下的受者，会增加其罹患移植后淋巴增殖性疾病（PTLD）的风险。为规避这一风险，应对所有移植受者进行定期随访，并在发现病毒血症或恶性肿瘤时考虑采用特殊疗法。

对于EBV的D⁺/R⁻情况（如大多数接受儿童器官的移植受者），制定密切监测此类受者的方案有助于通过早期诊断来减少PTLD的致命并发症。需要注意的是，目前还没有一种预防性治疗方法可以预防EBV原发性感染。尽管如此，仍应考虑对所有EBV的D⁺/R⁻受者进行EBV-DNA监测和早期管理。减少免疫抑制剂是治疗EBV-DNA病毒血症的首选先期干预手段。不建议将抗病毒治疗作为唯一的先期干预手段[128]。使用体外扩增的、自体的、或HLA匹配的、第三方供者的多克隆EBV特异性细胞毒性T淋巴细胞的过继免疫疗法，也被用来预防PTLD。该疗法可用于所有高危患者，也可用于EBV-DNA病毒血症的先期治疗。这种预防性治疗方法在造血干细胞移植受者中得到了最广泛的评估，目前最常在利妥昔单抗预处理失败的情况下使用。在这方面的实体器官移植受者数据有限。由于该方法在实体器官移植人群中的可及性不够、成本偏高，并且缺乏确切的有效性证据，因此无法得到广泛应用[129, 130]。

在疑似急性单核细胞增多症的病例中，可通过检查外周血中是否存在EBV-DNA和早期抗原抗体来排除EBV感染。

无论供者的抗EBV-IgG状况如何，其器官均可被接受。必须对受者进行适当的PTLD随访和（或）监测，尤其是儿童移植受者和D⁺/R⁻病例。

8.6.2.8 卡波西肉瘤相关疱疹病毒（人类疱疹病毒8型）

卡波西肉瘤相关疱疹病毒（KSHV）是一种双链DNA疱疹病毒，属于γ疱疹病毒亚科。该亚科中的另一种人类疱疹病毒是EBV。人类疱疹病毒8型（HHV-8，为KSHV的别称）与三种肿瘤性疾病的发生有关，即卡波西肉瘤、原发性渗出性淋巴瘤和多中心型卡斯尔曼病。与所有疱疹病毒一样，KSHV的生命周期包括潜伏期和裂解期。

与大多数疱疹病毒不同，人类感染KSHV的情况并不普遍。据估计，在北美、北欧和亚洲，血清流行率为0～5%；在地中海和中东地区，血清流行率为5%～20%；在非洲一些地区，血清流行率则>50%。

通过对受者移植前后血清学感染状况的评估和分子流行病学研究，KSHV从器官供者向受者的传播已得到证实[131-142]。在免疫功能低下的人群中，发热、脾肿大、淋巴组织增生、全血细胞减少症和偶尔的速发型卡波西肉瘤都被指出与明显的原发性KSHV感染有关[136, 138-141, 143]。然而，在免疫功能低下的移植受者中，KSHV更常与肿瘤性疾病有关。及早发现原发性或再激活感染，使得医生可酌情谨慎调整受者的免疫抑制方案或先期进行抗病毒治疗。与延迟诊断症状性疾病相比，这样做可以获得更有利的结局。

目前，人们已开发出多种检测潜伏蛋白和裂解蛋白抗体的方法，包括免疫荧光测定法、免疫印迹法和ELISA。其中的一些检测方法已用于血清流行病学研究，但它们在日常临床实践中的实用性存在局限性，如缺乏标准化方法论和国际对照。此外，血清学试验的灵敏度也不尽相同，在80%～90%以上不等①。目前还无法确定最佳的血清学检测技术，市面上的检测方法很少，只有几种内部开发的检测方法。有研究表明，完整病毒粒子ELISA测定法结合裂解免疫荧光测定法，可能是灵敏度和特异性最高的诊断KSHV感染的血清学方法。

在遗体供者器官移植前，一般无法进行KSHV血清学检查，并且供者筛查策略几乎只用于活体供者。许多研究表明，对器官供者和受者进行KSHV抗体筛查具有潜在的实用价值。这些研究主张进行KSHV筛查，有时甚至在KSHV感染率较低的国家也是如此。不应排除器官捐献的可能性，但关于供者KSHV感染状况的信息能够使医疗团队从临床和生物学角度，对有KSHV相关疾病发病风险的患者进行监测。因此，可在移植后几天内根据风险对受者进行针对性的抗体筛查，并将结果反馈给医生。

一般来说，没有必要对供者进行KSHV的普遍筛查。但是，由于供者来源的KSHV原发性感染可能与严重疾病相关，因此建议对来自患病率较高地区的供者和受者进行KSHV抗裂解抗体和抗潜伏抗体筛查。如果发生D⁺/R⁻错配的情况，建议密切监测受者血液中的KSHV-DNA，以便及早发现感染。

8.6.2.9 单纯疱疹病毒和水痘–带状疱疹病毒

仅患有疱疹病毒科潜伏性感染的供者不存在器官捐献禁忌证[6]，无须对其进行特定的筛查[6]。不过必须意识到，既往未感染过病毒，也未接种过疫苗的受者可能因接受了潜伏性感染供者的器官而发生致命的新发感染，而潜伏性感染受者体内的病毒也可能被重新激活[144-148]。在这种情况下，受者的血清学状况在风险评估和管理方面提供了更多信息。

在肝、肾和其他器官的移植病例中都曾出现过同种异体移植物的原发性感染（供者来源性感染），并且可能相当严重。如果不采取任何干预措施，移植后早期的HSV原发性感染往往是致命的。一些移植中心会对血清学阴性的受者追加HSV或VZV抗体回顾性检测，以便开展特异性抗病毒预防或治疗，并对随访事宜做出决策。目前，仅有少数病例报告[149-152]。因此，对于所有接受血清学阳性供者器官，但未接受具有抗HSV活性、预防CMV的抗病毒药物治疗的HSV-1型及HSV-2型血清学阴性受者，应考虑接受HSV特异性预防治疗。需要注意的

译者注：① 此处原著表达不规范，但尊重原著，未做修改。

是，已知在欧洲 HSV 的血清学阳性率较高，因此不建议对供者进行普遍筛查。

对于疱疹性脑炎已成功治愈的供者，可以在采取一些预防措施的情况下使用其器官，特别是在受者的 HSV 血清学呈阴性时（如避免出现 D$^+$/R$^-$组合，有关这一点详见 8.13）。

> 可以接受疱疹病毒科 α 亚科潜伏性感染的供者的器官，但不能接受未经有效抗病毒治疗的急性疱疹病毒血症供者的器官。因此，对于所有接受血清学阳性供者器官，但未接受具有抗 HSV 活性、预防 CMV 的抗病毒药物治疗的 HSV-1 型及 HSV-2 型血清学阴性的受者，应考虑接受 HSV 特异性预防治疗。

8.6.2.10 甲型肝炎病毒

甲型肝炎病毒（HAV，属于微小 RNA 病毒科）感染不会对移植造成风险，除非供者发生急性感染。曾有一例供者来源性 HAV 通过胰腺和肠道移植传播的病例[153]，但要注意的是，供者是通过回顾性检查才被发现患有 HAV 病毒血症的，而儿童受者的病毒血症持续很久且能在粪便中检测出病毒脱落。对受者进行诊断是由于 HAV 被传播给了 2 名医护人员。抗 HAV-IgG 有反应提示既往感染过 HAV（已康复），或预防性接种过 HAV 疫苗。在 2012 年和 2013 年，几个欧盟成员国暴发了与冷冻浆果有关的 HAV 疫情，导致病例数量增加[154]。

自 2016 年 2 月以来，欧盟国家报告了越来越多的感染 3 种不同 IA 基因亚型病毒株的甲型肝炎确诊病例。报告显示，大多数病例发生在成年 MSM 中，女性感染者只有 9 名[155]。截至 2017 年 6 月，至少有 16 个欧盟成员国报告了 1 434 例感染了 3 种簇毒株之一的病例。另外还报告了 2 660 例很有可能（或疑似）与此次疫情有关的病例[156]。如果供者属于上述高危人群或疑似出现急性感染，则建议咨询移植传染病专家。潜在受者在被列入移植等待名单之前也应接种过 HAV 疫苗[26]。

> 无论供者的抗 HAV-IgG 状态如何，其器官均可被接受，除非供者出现急性 HAV 感染。

8.6.2.11 乙型肝炎病毒

欧洲至少有 10% 的人口接触过 HBV（一种 DNA 病毒，属于嗜肝 DNA 病毒科），但存在显著的地域差异[4]。

如果供者患有 HBV 病毒血症（表现为 HBsAg 反应性结果或血液中检出 HBV-DNA），则 HBV 会通过任何器官或组织传播。在特殊情况下，如受者在使用乙型肝炎免疫球蛋白（hepatitis B immunoglobulin, HBIG）的同时接受抗病毒治疗以预防 HBV，或者受者已经具有免疫力的情况下，可以使用这类受感染的供者的器官[58, 157-159]。受者必须终身接受 HBV 监测。然而，尽管预防性地使用了抗病毒药物和 HBIG（特别是在肝移植中），仍有可能发生 HBV 突破性感染。对于每个 HBsAg 反应性供者，必须排除 HBV 合并 HDV 感染（详见 8.6.2.13）。

已控制并清除自然感染的个体其血清学标志物通常会呈现 HBsAg 无反应、抗 HBc 有反应，以及抗 HBs 有反应（>10 IU/L）。使用这类人的器官（除肝脏外）很少会导致 HBV 的传播[157, 160, 161]。不过，最好将这类供者的移植物用于当前/既往感染过 HBV 或成功接种 HBV 疫苗的受者。建议受者终身接受 HBV 监测[159]。在已获得知情同意及对受者进行特别监测（包括至少在移植后第一年内进行 HBV-NAT 和 HBsAg 筛查）的情况下，这类供者的器官（除肝脏外）也可用于未感染过 HBV 或未接种过 HBV 疫苗的受者[162]。对于非肝移植受者，可以考虑使用抗病毒药物以预防 HBV，但这很可能是不必要的。

在抗 HBc 反应性的供者（HBsAg 无反应性，无论抗 HBs 滴度高低）体内，HBV 通过位于肝细胞核内的病毒 cccDNA 和（或）整合在肝细胞基因组中的病毒 DNA 而一直潜伏在肝细胞中，并且受者（特别是肝移植受者）体内的潜伏性感染在免疫抑制的情况下可能被重新激活。在这种情况下，没有 HBV 初始免疫保护的肝移植受者就需要终身接受抗病毒治疗[163]。也可以将这类受感染的肝脏移植到因既往接种过疫苗或感染过 HBV 而对 HBV 感染具有自身免疫控制的受者体内。大多数移植中心对既往有 HBV 感染和病毒复制的受者使用特异性抗病毒药物[163]。所有接受了 HBsAg 反应性或抗 HBc 反应性供者肝脏的受者都应终身接受监测，以防 HBV 被重新激活，或通过移植从供者处获得的 HBV 发生突变而导致罕见的乙肝暴发。由于病毒突变株会发生免疫逃逸，接种HBV疫苗并不是总能预防这种情况[164]。欧洲各国对HBV突变株的流行病学研究并不充分，但必须认识到不同的HBV突变株会给HBsAg筛查带来困难。此外，受者预防性注射HBIG或体内存在的既往免疫保护力，对具有免疫逃逸能力的突变株均是无效的。

单项抗HBc反应性（其他HBV血清学标志物的检测结果为无反应性）的临床意义尚不确定[165]。这项血清学检查结果提示供者很久以前曾感染过HBV，检测不出抗HBs和抗HBe，血清学假阳性反应或被动获得抗HBc。

如果供者的抗HBc反应性，那么只有肝组织HBV-NAT无反应性才能排除HBV感染。NAT可作为移植后的一项辅助检查。遗憾的是，这些测定方法尚未标准化，因此，现阶段无法提供进一步的建议。

在欧洲某些地区，感染HBV前C区突变株很常见（>60%）[166]。这些突变株缺乏产生HBeAg所需的遗传信息。因此，测定HBeAg或抗HBe的参考价值有限。在移植了单项抗HBc反应性供者的器官后，受者发生抗HBc血清学转换的病例已有记录。此外，尽管进行了抗HBs预防性治疗，还是出现了HBV免疫逃逸突变株。这些供者通常是HBsAg无反应性，而抗HBs、抗HBc和HBV-DNA反应性[167-169]。

应当考虑的是，根据HBV的突变率，检测算法是否可能会造成某些人群的HBsAg反应性样本漏检（这也取决于发生感染的国家）。因此，实验室应选择合适的检测平台。

在已知供者感染HBV的情况下，向受者中心提供所有已知数据将会有所帮助，如建议用于HCV的表格（详见8.6.2.12）。总之，即使是HBsAg反应性供者捐献的肝脏，也可以在采取适当安全措施的情况下用于移植[170]。不过，必须排除HBV合并HDV感染（详见8.6.2.13）。

> 必须对每位供者进行HBsAg和抗HBc检测。如果出现HBsAg或抗HBc反应性结果，应按照图8.4中的算法提供所需的全部信息。表8.5根据筛查结果总结了使用HBV感染供者的器官进行移植的潜在风险。

8.6.2.12 丙型肝炎病毒

HCV（一种RNA病毒，属于黄病毒科）感染可由任何HCV-NAT反应性的供者传播（无论其抗体状态如何）。如果供者的抗HCV检测结果有反应且通过HCV-NAT明确排除了病毒血症，那么可能不会出现这种情况[171]，但由于存在HCV隐匿性感染或HCV-NAT的灵敏度不合适，供者传播风险仍然存在。全球约有0.5%～18.5%的供者可能感染了

表8.5 移植HBV感染供者的器官的潜在风险

乙型肝炎检测	结 论	肝脏：应考虑传播风险，并选择可能适合的受者进行移植	非肝脏器官：应考虑传播风险，并选择可能适合的受者进行移植
HBsAg+ 抗HBc-	HBV病毒血症（特殊情况）	HBV经移植物传播： • 危重症患者、HBV感染受者或接种过乙肝疫苗的受者在接受器官移植前，必须接受HBV预防性治疗*	
HBsAg+ 抗HBc+	HBV病毒血症	• HBV感染供者的器官也可用于其他非肝脏器官移植受者，但需征得特别同意。受者必须接受预防性治疗，并终身接受血清学和NAT监测*	
HBsAg- 抗HBc+	肝细胞感染，通常无HBV病毒血症	HBV经肝移植物传播： • HBV感染受者或接种过乙肝疫苗的受者接受器官移植，同时接受HBV预防性治疗*	HBV经移植物传播的可能性很小： • 为接种过乙肝疫苗或HBV感染受者进行器官移植 • HBV感染供者的器官也可用于其他受者，同时接受（或不接受）HBV预防性治疗*和终身监测（血清学检测和NAT）

注：① +为有反应性；-为无反应性。② 仅对抗HBc有反应性的供者进行抗HBs测定，以在抗HBc检测不可靠的情况下提供额外信息（除非有血液和肝组织的HBV-NAT结果）。

* HBV预防性治疗即为抗病毒治疗（和HBIG），以及终身监测（血清学检测和NAT）。对于接种疫苗后自身对HBV有适当免疫保护的受者，可根据具体情况考虑停止接受抗病毒治疗，但目前尚缺乏相关证据[162, 163]。

HCV，但根据区域患病率和风险行为（如静脉注射毒品、鼻吸可卡因、医疗操作）的发生率，这一比例存在广泛差异[44, 172]。

虽然慢性HCV感染者的病毒载量可能会波动，但一般都保持在 1 000 IU/mL 以上。不过，所采用的NAT水平应<15 IU/mL。病毒载量的波动也可能是由能够自发清除既往感染的人发生急性再感染而引起的[173]。

高达25%的急性HCV感染者可自发清除病毒血症。哪些因素可提高或限制这种清除可能性，是一个值得广泛研究的问题。由于HCV治疗方式的改进，更多的人会获得持续病毒学应答，无论HCV的基因型如何，在治疗后均无法通过HCV-NAT检测到病毒血症。在这些获得持续病毒学应答的患者体内可能持续存在HCV的问题还存在争议且尚未解决，但并无证据表明HCV会在这种情况下发生传播。

由于极有可能发生HCV传播，因此，HCV病毒血症供者的器官只能被移植给HCV病毒血症受者或有生命危险的受者，或者在取得适当的证据之前，移植给在已批准的研究方案内明确接受先期/暴露后治疗的受者[174, 175]。如果供者的抗HCV检测结果有反应性，但由于经过有效治疗后获得了持续病毒学应答或急性感染后自发清除了病毒，HCV-NAT明确排除了病毒血症，则不太可能会发生HCV传播[171]，但有可能通过肝移植物等传播[176]。这类移植物可用于在知情同意后愿意接受风险且服从HCV-NAT筛查随访，以及发生感染时接受HCV治疗的受者。

无论了解供者的HCV基因型［和（或）病毒载量］有何益处，在器官捐献时因后勤原因往往无法对其进行测定。此外，HCV混合感染与死亡率升高无关[177, 178]。一项研究报告称，在供者病毒株占主导地位的受者中，其HCV复发率低于受者病毒株占主导地位的病例[179, 180]。基因型问题与目前可用的泛基因型DAA关系不大[181]。这可能有助于更好地了解受者的流行基因型，但对移植后的治疗没有影响，因为根据欧洲肝脏研究协会的指南[174, 182]，泛基因型DAA被推荐用于移植后患者的治疗（详见附录十六）。

受者应在移植后接受NAT，以查明是否发生供者来源性HCV传播[27]，因为尽管大多数被传播供者来源性HCV的患者其体内的病毒持续高水平复制，但未能出现感染的血清学证据。最好在移植后的第一个月内进行NAT，以便尽早开始使用DAA。

抗HCV的新型DAA为重新评估从HCV反应性（非病毒血症和病毒血症）供者到HCV无反应性受者的器官移植提供了可能性[32-34, 36-40, 183-193]。事实上，评估这种移植路径在肾脏、肝脏和胸腔器官移植中的安全性的临床试验结果已被公布[34-40, 184-186]。现行指南建议这种HCV的D⁺/R⁻组合的器官移植可在研究环境中进行，直到人们充分了解这类移植的所有相关难点。此外，必须修改之前所有关于将取自ECD的移植物移植给HCV感染受者的相关风险的结论，因为HCV感染是可以得到有效治疗的。因此，不应拒绝对这类受者进行有效治疗。另外，由于目前有可用的泛基因型DAA，器官获取时进行HCV基因分型的问题已变得不那么重要。

应按照既定指南使用现有的DAA进行无干扰素抗病毒治疗（详见附录十六）[174, 175, 181, 182]。在使用HCV病毒血症供者的移植物时，必须在针对HCV新发感染受者的先期治疗中使用泛基因型方案。在ESRD患者中，肾功能受损［如eGFR< 30 mL/（min·1.73 m²）］可能会引发这样一个问题，即在假定移植等待时间较短的情况下，是在移植HCV病毒血症供者的异体移植物之前还是之后对受者进行治疗。由于移植等待时间无法预测（如由于HLA免疫作用），且DAA将可用于治疗肾功能受损的患者，因此可以优先考虑尽早根除HCV，以避免进一步的并发症。

为了选择合适的移植受者，获取HCV感染供者的以下信息很有帮助：

1）既往是否感染过HCV？

2）既往是否接受过HCV治疗？
- 如果回答为"是"：使用了哪种药物？取得了哪种病毒学应答，或是否产生了耐药性？如何监测有效治疗？NAT（定性）结果如何？是否确定了基因型？供者在整个治疗过程中的依从性如何？
- 如果回答为"否"：未接受治疗的原因是什么？

3）是否有关于传染源的信息？

4）使用HCV反应性供者的器官进行移植的移植中心应制定方案，包括获取受者的知情同意书，对受者进行HCV的检测和治疗，确保受者的DAA治疗费用可报销，以及向公共卫生管理部门报告新感染病例。

> 必须对每位供者进行抗HCV检测：
> 1. 如果抗HCV检测结果有反应，则应按照图8.3中的算法进行操作。
> 2. 如果抗HCV检测结果有反应，应进行HCV-NAT，以判断病毒血症是否已清除（自发清除或治疗后获得持续病毒学应答）。
> 表8.6根据筛查结果总结了将HCV感染供者的器官用于移植的潜在风险。

8.6.2.13　丁型肝炎病毒

丁型肝炎病毒（HDV，一种RNA病毒，是δ病毒属的唯一病原体）感染与HBV感染一样，主要是HDV患病率高的国家面临的一个大问题。

HDV是一种缺陷型病毒，需要依赖HBsAg才能复制。由于目前尚无治疗方案，因此必须通过对HBsAg反应性供者进行充分筛查，以避免发生供者传播的HDV感染[194, 195]（如HDV-NAT和抗HDV检测，尽管可用性有限）。

HDV的治疗前景正在迅速改变，因为一些很有前途的新化合物（单药治疗或与聚乙二醇干扰素联

用）目前正处于Ⅰ期和Ⅱ期临床试验研究阶段[196, 197]。在针对HBV合并HDV感染患者进行的Ⅱ期研究中，短期给药进入抑制剂Myrcludex-B已被证明是安全有效的。然而，这种药在长期大剂量治疗期间的有效性和安全性尚且不明[198, 199]。具有抗HDV活性的新型抗病毒药物的问世，可能会使HBV合并HDV感染供者的器官在未来得到更广泛的应用。

> HDV感染供者的器官通常不被接受，因为仍缺乏治疗HDV的有效药物。HBsAg反应性合并HDV感染供者的器官只能用于HBs Ag反应性、HDV-RNA反应性的受者。

8.6.2.14　戊型肝炎病毒

目前，由于HEV在欧洲的器官供者或献血人群中的发病率存在差异，因此无法很好地评估HEV（一种RNA病毒，属于HEV科）感染对实体器官移植受者的影响。

至少有4种基因型HEV会导致人类感染（HEV-1型～HEV-4型）。HEV-1型和HEV-2型仅感染人类，主要经粪口途径传播，发生在热带流行地区。当发病率显著增加时，可引起急性自限性疾病（除妊娠期感染之外）。已有关于母体—胎儿传播HEV的病例报告，但没有关于这两种类型病毒慢性感染的病例报告。然而，HEV-3型和HEV-4型的宿主除了人类，还有动物，是造成工业化国

表8.6　移植HCV感染供者的器官的潜在风险

丙型肝炎检测	结　　论	肝脏：应考虑传播风险，并选择可能适合的受者进行移植	非肝脏器官：应考虑传播风险，并选择可能适合的受者进行移植
抗HCV+ HCV-NAT不可用	不能排除HCV病毒血症*	HCV经移植物传播： • 危重症患者或病毒血症受者在接受器官移植前，必须接受HCV预防性或先期治疗，同时还需终身接受血清学和NAT监测	
抗HCV+ HCV-NAT+	HCV病毒血症	• 对于既没有接种过HBV疫苗，也没有感染过HBV的受者，HCV病毒血症供者的移植物目前只能用于已获批准的研究方案和（或）重症受者（知情同意的情况下）	
抗HCV− HCV-NAT+			
抗HCV+ HCV-NAT−	HCV病毒血症可能性较低*	• 可能不会发生HCV传播；在获得受者知情同意后，D+/R−肝移植可在研究方案中进行；D+/R+肝移植无限制	

注：+为有反应性；−为无反应性。
* HCV病毒血症的病毒载量可能低于HCV-NAT的检测阈值，而导致检测结果无反应。因此，应收集适当的数据（有关HCV的治疗过程或自发清除的证据）。前瞻性HCV-NAT仅推荐用于HCV感染风险较高或抗HCV反应性的供者。

家出现本土病例的罪魁祸首。人畜共患 HEV 传播的主要原因是人们食用生的或未煮熟的受感染的猪肉和野味，或直接接触受感染的动物。此外，研究还证实了 HEV 可经成分血传播。HEV-3 型在有些欧盟成员国很流行，主要引起无症状感染，有时也会引起有症状的自限性感染。目前已知 HEV-3 型会导致免疫功能低下的个体和（尤其是）实体器官移植受者发生持续性感染，而且似乎与肝硬化进展有关[200, 201]。

人们对戊型肝炎的发病机制仍然知之甚少。如果在猪的小肠、淋巴结、结肠和肝脏中检测到提示病毒复制的 HEV-RNA 负链，则表明 HEV 在肝外复制[202]。HEV 随后在肝细胞的细胞质中复制，并释放到血液和胆汁中。由 HEV 感染引起的肝损伤可能是由细胞毒性 T 细胞和自然杀伤细胞介导的免疫损伤，因为 HEV 不会直接引起肝细胞病变。HEV 首先感染肠道（通过粪便排出），然后感染血液和肝脏（通过胆汁排出）。在发生免疫应答后，血液中的 HEV 被清除，而肠道中的 HEV 最多 120 d 后被清除。由 HEV-3 型引起的慢性 HEV 感染常见于严重免疫抑制患者。

在肝、肺、肾、造血干细胞、心脏移植受者，以及同时接受肾-胰腺移植的受者中均发现了 HEV 感染。有报告称，HEV 感染被重新激活与供者无关[203]。另有报告指出，在以 HEV-3 型流行为主的国家，各器官均发生过供者来源性传播，如参考文献[204 ~ 206]。因此，供者可能是无症状的。

相比之下，转氨酶轻度升高的受者出现排斥反应体征和其他并发症，可能与伴有病毒血症的 HEV 持续性感染症状相似。如果不进行治疗，HEV 感染最终会迅速进展为肝硬化。最常见的感染途径就是饮食，即使在移植受者中也是如此。根据当地的流行病学情况，移植中心必须为受者制定 HEV 检测方案。如果受者的肝功能检测结果有任何改变，则至少须排除 HEV 感染（除了已知受者是无异常情况的慢性感染者的情况）。因此，受者应定期接受 HEV-NAT。治疗 HEV 感染的首选方法是谨慎调整免疫抑制剂和口服利巴韦林，利巴韦林能有效抑制 HEV 复制。利巴韦林是首选药物，似乎对免疫抑制受者有效[207-209]。

如果供者发生急性感染并伴有病毒血症，在未进行适当的风险-效益评估和采用先期治疗方案之前，不应进行器官移植。供者在 HEV 感染痊愈后，其器官方可用于移植。在 HEV 流行国家，应考虑采用 HEV-NAT 对供者进行回顾性筛查，以便进一步管理受者[41, 47]。在非流行国家，这一点目前还在讨论中。

无论供者的抗 HEV-IgG 状态如何，其器官均可被接受，除非供者发生 HEV 急性感染并已知有病毒血症。在这种情况下，建议咨询移植传染病专家。
在 HEV 流行国家，应考虑采用 HEV-NAT 对供者进行回顾性筛查。对于 HEV 病毒血症供者，应考虑使用利巴韦林的治疗方案。
然而，有些受者（尤其是肾移植受者）即使在无病毒血症间隔期后，仍可能出现病毒反弹。在这种情况下，建议持续监测其 HEV-RNA。

8.6.2.15　人类免疫缺陷病毒

迄今为止，HIV（一种 RNA 病毒，属于逆转录病毒科）感染供者的器官仅在少数情况下被有意使用。这种器官应用方案包括专为南非 HIV 感染受者制定的试验方案。该方案要求受者严格遵守高效抗逆转录病毒治疗[210]。最近，瑞士[211]、英国[212]、美国[213]、加拿大[214]和意大利[215]均有报道称，HIV 反应性供者的肝脏和肾脏被移植给 HIV 反应性受者。更有甚者，在假阴性检测结果后，无意中使用了 HIV 感染供者的器官，导致病毒被意外传播给了之前未感染过 HIV 的受者[216, 217]。

为了生成以研究为导向的循证数据，以制定能促进美国 HIV 供受者之间器官移植可行性的标准，美国国会于 2013 年 11 月批准了《HIV 器官政策公平法案》（HIV Organ Policy Equity Act，HOPE 法案）（《美国法典》第 42 卷第 274f 条第 5b 条款），该法案授权修订了 1988 年颁布的《国家器官移植法》中禁止移植 HIV 反应性供者器官的规定。美国卫生与公众服务部负责制定涉及 HIV 反应性器官的临床研究指南，并于 2015 年 11 月 25 日公布了《HOPE 法案》最终的保障措施和研究标准[218, 219]。

有证据证明感染了 HIV 或患有 HIV 相关疾病的供者的器官绝不能用于未感染 HIV 的个体。然而，如果（供者在接受抗逆转录病毒治疗的情况下）未检测到 HIV-RNA，并且没有相关的合并感染，则可在实验范围内将 HIV 感染供者的器官用于 HIV 感染受者，并获得适当的结果[220]。专门制定的方案必须得到当地法规和国家法律的批准和许可。不过，在大多数欧洲国家，潜在供者的抗HIV-1/2型反应性状态仍被视为器官捐献的禁忌证。

使用HIV反应性供者的器官进行移植带来了进一步的挑战。除了传播机会性感染或恶性肿瘤的风险外，还存在受者发生HIV超感染的潜在风险，即供者传播对抗逆转录病毒药物具有耐药性的HIV毒株，可能会妨碍移植后的HIV抑制。然而，一个英国的病例尽管被传播了不同毒株而导致其移植后第二天出现HIV病毒载量回升，但在未更改高效抗逆转录病毒疗法（change in the highly-active anti-retroviral treatment, cART）方案的情况下，该受者的病毒载量在术后的7周内就再次下降。随后，其病毒载量在移植后的5年内始终检测不到。注意，在某些人群中，HIV感染的靶器官是肾脏（如南非的HIV相关性肾病）。尽管如此，在专家对受者予以谨慎选择和监测的情况下，特别是在抗HIV药物和抗排斥药物之间复杂的药物相互作用下，在移植前后接受高效抗逆转录病毒疗法（active anti-retroviral treatment, ART）的HIV感染患者的移植显示出了良好的受者存活率[221, 222]。

尽管将HIV反应性供者的器官移植给HIV反应性受者的前景广阔，但对于患者是否会在无意中受到伤害目前仍不清楚。因此，随着经验的增加，伦理实践将要求采取措施，以确保风险被识别出并降至最低[223]。

HIV血清学检测应能检测出HIV-1型和HIV-2型的抗体，以及HIV-1型O组抗体。HIV第四代检测试剂可用于检测HIV-1型的p24抗原，它是血清学转换过程中提示HIV早期感染的标志物。对于高危人群，建议前瞻性地采用NAT（详见8.2、8.3）。尽管NAT目前主要针对HIV-1型，但对于HIV-2型流行区域的特定人群或来自HIV-2型流行区域的欧洲移民亚群，NAT筛查应扩展到针对HIV-2型。

医生需要意识到人们在性接触后，越来越多地使用HIV暴露后预防用药给诊断带来了难度，因为预防用药改变了血清学反应，影响了病毒载量的测定。在获取供者病史时可能需要考虑到这一点，因为精确获取数据存在已知的局限性。

正如南非最近报道的那样，现在也许是时候重新考虑将HIV感染供者的器官用于拯救HIV未感染

受者生命的可能性了。鉴于HIV目前很容易得到控制，而且移植受者似乎对ART和免疫抑制有良好的耐受性，如果即时益处高于即时风险，那么考虑这种可能性是合理的。另一个考虑因素是，在手术前对受者进行cART预防性治疗，并选择长期病毒抑制供者，以防止出现可能的HIV传播。在这一方案成为现实之前，需要克服许多伦理障碍，但值得就此展开讨论。另一个问题是，如何处理接受一线治疗的病例与接受二线或三线治疗但病毒载量未得到很好抑制的病例。目前，这种重新考虑只能在适当的临床试验中进行讨论，在欧洲尚不能推荐用于日常实践。

> 抗HIV反应性供者的器官不应用于未感染过HIV的受者。在进行仔细监测的情况下，可根据专门设计的方案将此类器官提供给选定的HIV感染受者。
>
> 从科学的角度来看，如果受者在适当的研究方案内得到相应的治疗，那么在目前有抗逆转录病毒药物用于救命移植的情况下，使用HIV感染供者的器官是合理的。

8.6.2.16　人类嗜T淋巴细胞病毒

HTLV-1型（一种RNA病毒，属于逆转录病毒科）逆转录病毒感染会导致病毒基因组插入T淋巴细胞。HTLV-1型的传播途径与HIV相似。有2%～5%的病例会发生HTLV-1型相关T细胞白血病，通常在感染后20～30年发病。HTLV-1型还可能导致0.25%～4%的病例发生热带痉挛性轻截瘫（又称HTLV相关性脊髓病），在初次感染后不久就会发病。尽管化疗可以治疗相关白血病，但目前尚无治疗HTLV-1型感染的有效方法[22]。

尚未证实HTLV-2型与人类疾病明确相关[22]。

据报道，在西班牙，HTLV-1/2型的总体患病率低于1%，在献血者中低于0.1%。在20世纪90年代初德国的一项未发表的系列研究中，器官供者的HTLV感染率基本为0。在欧洲，只有罗马尼亚的首次献血者的患病率较高，为0.053%[225]。中东地区（亚洲）的情况也是如此。不过，在全球范围内，有几例HTLV经血液或器官传播的病例报道。

遗憾的是，目前的筛查方法无法区分HTLV-1型和HTLV-2型感染。此外，许多筛查方法的假阳性率很高，通常只有通过参比实验室才能进行确证性试验[22]。

建议仅在流行地区和流行群体中进行HTLV筛查[226]，因为可能存在感染风险[148, 227]。最近在英国报道的病例中，两名肾移植受者的肾脏来自共同的HTLV-1型感染供者，筛查结果显示两人均感染了HTLV-1型。顺便提一下，未发现供者有任何风险因素[228]。日本的一个研究小组报告称，在D+/R-的活体供肾移植中，HTLV的传播率为100%（16/16），HTLV相关性脊髓病的发生率为62%。由于对HTLV感染器官移植受者的进一步随访有限，因此无法给出结论性建议[22]。HTLV在加勒比海地区、南美洲大部分地区、非洲、亚洲（特别是日本、大洋洲南部岛屿、伊朗，以及中国某些省份患病率较高的部分地区）、罗马尼亚、澳大利亚北部和美国部分州的本土居民中呈地方性流行[230]，在对来自这些流行地区的供者人群进行供者来源性HTLV感染的风险评估时，应权衡以下考虑因素：真正发生HTLV-1型感染的可能性，这类器官移植受者出现继发疾病的可能性较低，器官普遍短缺，以及患者的具体需求和意愿。

2010年，美国停止了HTLV-1/2型强制性筛查[22]。日本专家建议，可将被HTLV感染的器官移植给既往感染过HTLV的受者[231]。在欧洲，HTLV-1/2型筛查仅在法国是强制性的，尽管法国首次献血者的血清学阳性率仅为0.005 6%[232]。葡萄牙建议进行HTLV-1/2型筛查。在英国，建议对感染风险较高的供者进行HTLV-1/2型筛查[50]。在西班牙，曾建议对HTLV-1型感染风险较高的供者（即来自病毒流行地区的移民或其性伴侣，有母婴垂直传播风险的儿童）进行筛查[226, 229, 232]，但最新的西班牙指南建议进行普遍筛查[89, 233]。ECDC的一个特设专家小组最近提议，如果某个成员国或其地区对献血者所捐献的血液进行HTLV-1/2型筛查（例如，由于HTLV-1/2型感染率较高，在普通人群中超过1%，或在首次献血者中超过0.01%），那么也应该对供者捐献的人体组织和细胞进行HTLV-1/2型筛查[232]。

在得出进一步结论之前，任何初筛反应性都必须被确认为HTLV-1型真阳性。

> 应尝试对来自HTLV-1/2型感染高发地区的供者进行抗HTLV-1/2型筛查。通常不接受D+/R-组合。
> 注意事项：根据记录，该检测的假阳性率很高，不应作为器官丢弃的依据。

8.6.2.17 人多瘤病毒

多瘤病毒科是可感染多种宿主的DNA病毒科。BK多瘤病毒（BKPyV）和JC多瘤病毒（JCPyV）是能导致免疫功能低下患者出现严重疾病的人多瘤病毒。在JCPyV和BKPyV感染病例中，原发性无症状感染发生在病毒生命早期，并以潜伏感染的形式持续存在于肾脏中，病毒偶尔会从尿液中脱落。当患者免疫力下降时，这些病毒可被重新激活，而对实体器官移植受者构成威胁。

BKPyV相关性肾病是造成肾移植后移植肾出现功能障碍和丢失的主要原因[234, 235]。然而，目前尚不清楚BKPyV复制是由于受者自体肾中的病毒被重新激活，还是由于病毒源自异体移植肾[236]。尽管BKPyV血清学反应性率过高，无法将血清学反应性供者排除在肾脏捐献之外，但应分析潜在高风险群体（感染BKPyV的供者）的临床结局，并与其他影响日后移植存活率的风险因素进行比较。最近有供者来源性BKPyV感染的病例报道。目前这一问题正在研究中[237-239]。

8.9讨论了进行性多灶性白质脑病（PML）的相关问题。

8.6.2.18 其他病毒

由狂犬病毒[1, 4]和淋巴细胞性脉络丛脑膜炎病毒（LCMV，一种RNA病毒）[1, 4]引起的供者来源性感染已见诸报道。这些罕见的感染会导致受者出现危及生命或致死性的并发症，没有任何治愈的可能性。典型的病例是儿童期感染的病毒仍可能在成年期被重新激活，并可以通过器官捐献传播。已证实细小病毒B19感染可通过骨髓、血液和器官捐献传播。

在许多情况下并没有适合用于病毒筛查的检测手段。一些专业实验室可以提供有用的检查，但只有在识别出潜在的病毒后才能提供。只有通过对供者进行谨慎评估（包括仔细审查其旅行史和社会史），才能评估风险。必须特别注意任何原因不详的行为模式或疾病模式（如近期精神变化、原因不明的发烧、肌痛）。这可能表明存在罕见的感染，或仅限于特定区域/人群的地方性感染。在这种情况下，对不常见或罕见感染的认识远比对受者进行更多没有任何益处的筛查试验更为重要。

有关可通过实体器官移植传播的其他传染病，请参阅8.11。

德国报告了4例因感染博尔纳病毒1型（BoDV-

1，属于哺乳动物博尔纳病毒1型）而引发急性脑炎或脑病的人类病例[240]。该病毒明显有别于斑松鼠博尔纳病毒1型（VSBV-1，属于哺乳动物博尔纳病毒2型）。首批病毒检查始于2016年底，并于2018年3月开始正式通报人类感染病例。其中3例病例属于一组实体器官移植受者。供者来自德国南部，其死因与神经系统疾病无关。目前，人类感染BoDV-1的概率似乎较低。然而，还需要进一步调查此类事件的发生率。在移植受者中，免疫抑制治疗很可能会导致受者发生感染和（或）感染率升高。与器官供者和其他病例有关的病毒传播途径目前仍然未知。这是首次报道的BoDV-1可能通过器官移植传播的病例[241-243]。

> 由于风险太低，不足以证明对罕见或特殊的病毒性疾病进行统一检测是合理的。应根据供者最近的行为/疾病模式、相关地区当前的病毒流行情况，以及近期接触病毒的可能性等信息，考虑对供者进行靶向检测和个别排除。病因不明的脑炎供者具有极高的疾病传播风险（尤其在发热时），在脑炎病因确定之前，应将其排除在外（详见8.9）。

8.6.2.19 流感病毒、埃博拉病毒、中东呼吸综合征冠状病毒、严重急性呼吸综合征冠状病毒2型等新兴病毒急性感染的处理

8.6.2.19.1 流感病毒

2009年发生了甲型H1N1流感病毒感染大流行。这就需要制定一份快速行动计划，对可能感染该病毒的潜在器官供者进行处理。首先，收集所有可用信息。其次，发布指导方针。这项工作最初是在国家一级进行的。在没有适当检测方法的情况下，很难借助具备足够的灵敏度和特异性的手段来判定供者是否与任何流感病例一样未发生病毒血症，以及靶器官是否受到感染（如肺或肠）。因此，人们认为在供者出现流感样症状时，病毒感染可能就已经存在了。与有流感症状者接触的人被认为是高危人群。临床症状除了可以指导人们使用奥司他韦对供受者进行预防性抗病毒治疗（视耐药谱而定），还可以影响是否使用器官的决定。

在可靠的筛查方法出现后，适当的诊断路径就得以制定出来，但仍受到进一步检查能力的限制。最终，必须根据新制定的路径完成供者的纳入或排

除[12, 13]。下一次流感病毒大流行可能需要新的或经过调整的诊断路径。这种大流行性流感病毒感染必须与季节性流感区分开来。

> 在欧洲，季节性流感不太可能出现病毒血症，因此可以使用季节性流感供者的器官（除了肺和肠道）。
> 对于免疫功能正常的患者其体内的非新兴病毒（即目前流行的所有呼吸道RNA病毒），不存在病毒通过血液传播的明显风险。呼吸道病毒只是排除肺移植的一个原因。只有在存在临床问题的情况下，才建议对供者进行呼吸道病毒筛查。
> 对于新兴病毒（即在下一次流感大流行的背景下），在获得关于肺组织（病毒在组织内复制）的情况和病毒肺外播散率的信息之前，应排除器官捐献的可能性。

8.6.2.19.2 埃博拉病毒

2014年，埃博拉病毒作为一种病原体出现并在非洲一些地区流行开来，引发了其他大洲医疗体系的担忧。监测得当和获得适当的信息是避免感染传播的关键要点，也是防止疾病发生和延长间隔期（包括高危人群的潜伏期）的安全办法[244-246]。对于因在埃博拉病毒流行国家接触过病毒，或与其他病毒接触者有过接触而面临风险的供者，建议其推迟至少2个潜伏期（21 ~ 25 d加倍延长至60 d）再进行捐献。由于缺乏埃博拉病毒在体内持续存在的适当证据，康复供者应推迟一年至一年半再进行捐献。

8.6.2.19.3 中东呼吸综合征冠状病毒

中东呼吸综合征冠状病毒（MERS-CoV）作为另一种潜在风险被列入观察名单[246]。尽管MERS在中东地区持续传播[247]，但迄今为止尚未有关于器官供者引发病毒传播的病例报道。仅有2例沙特阿拉伯肾移植受者感染MERS的报道[248]。

8.6.2.19.4 严重急性呼吸综合征冠状病毒2型

2019冠状病毒病［即新型冠状病毒肺炎（COVID-19）］于2019年12月在中国湖北省省会武汉出现。这种传染性极强的疾病已在全球和整个EU/EEA成员国蔓延，受影响人数、确诊病例和感染相关死亡人数与日俱增，接种疫苗后受保护的人数也在增加。最新数据每天都在ECDC[15]和WHO[16]的网站上公布。COVID-19是一种由新型人畜共患冠状病毒引起的急性呼吸道疾病。研究人员从一名肺炎患者身上分离出一株有包膜的正义单链RNA病毒，将其命

名为SARS-CoV-2，该病毒与武汉发生的急性呼吸道疾病聚集性病例有关。基因分析表明，它与SARS-CoV密切相关，遗传学上属于β冠状病毒属、沙贝病毒亚属[249]。美国传染病学会等机构定期更新针对一般人群的《COVID-19诊疗指南》[250]。无症状或症状出现前病毒脱落是SARS-CoV-2感染的常见症状。

有症状和无症状的COVID-19感染者均会通过飞沫传播病毒。此外，COVID-19患者似乎在感染初期的病毒载量最高。因此，仅依靠基于症状的筛查策略并不足以预防或诊断感染。所以除了检测以外，还必须结合症状和接触史进行考虑。尽管通过NAT（包括PCR）检出粪便样本中的SARS-CoV-2呈反应性，但尚不清楚病毒是否为复制型病毒。

自大流行病开始以来，供者向受者传播SARS-CoV-2的风险一直被认为是一种理论上的可能性。这促使ECDC，以及国家和国际专业学会与权威机构发布了关于供者和受者进行SARS-CoV-2检测的指南。所有这些机构都建议，应从流行病学和临床病史两方面对供者进行疑似COVID-19的筛查。此外，在获取器官之前，必须通过NAT对至少一份呼吸道样本进行SARS-CoV-2检测。特别是在供者打算捐献肺脏和（或）小肠的情况下，建议对下呼吸道样本（如支气管抽吸物或BAL液）进行SARS-CoV-2-NAT。在撰写本文时，据报道，仅有3例肺移植受者被传播了供者来源性SARS-CoV-2，原因是未对供者的呼吸道样本进行SARS-CoV-2-RNA筛查[252]。

目前，关于COVID-19既往感染供者的器官捐献安全性的数据极为有限。在这种情况下，在决定是否进行移植时，必须与移植等待者及其代理人进行讨论，并考虑不进行移植所带来的风险。目前的广泛共识是，对于既往感染过SARS-CoV-2的康复供者，在其NAT结果为阴性的情况下，其器官可以安全地用于移植[253-257]。在意大利，COVID-19既往感染供者的器官可以在最后一次SARS-CoV-2-PCR检测呈无反应性的14 d后使用。在器官获取之前，遗体供者的BAL液样本的检测结果应为无反应性，或者活体供者的鼻咽拭子检测结果为无反应性。在西班牙，对于既往被诊断出COVID-19的供者，如果自出现症状之日起已超过14 d，无症状超过72 h且PCR检测结果呈无反应性，则可以进行器官捐献。

但是，如果PCR检测结果持续呈反应性，则将根据供者的疾病严重程度、症状持续时间、循环阈值和抗SARS-CoV-2血清学检测结果，逐个考虑是否进行捐献。在撰写本文时，尚不清楚COVID-19康复供者的长期后遗症（如心、肺和肾脏疾病）会如何影响移植物的质量和受者结局。

Romagnoli等人[258]最近在意大利开展的小型系列研究表明，在知情同意后，可以将下呼吸道和（或）上呼吸道样本的SARS-CoV-2-NAT结果有反应性，但无COVID-19症状或仅为轻症的供者的肝脏移植给具有适当免疫保护且病情严重的选定受者。这类供者的心脏和肾脏也已经用于移植[258]。从这份报告和正在进行的研究来看，必须根据现有相关风险的累积证据，对呼吸道样本SARS-CoV-2-NAT有反应性，但无明显COVID-19的供者的排除标准进行修订。

目前的数据显示，器官移植受者是感染SARS-CoV-2的高危人群，病毒可能会影响受者的发病率和死亡率[254-257]。移植后的COVID-19管理面临着复杂的挑战，强调了严格的预防策略的重要性。

> 如果临床数据表明供者没有受到感染的重大风险，且鼻咽拭子和（或）下呼吸道样本的SARS-CoV-2-NAT无反应性（必须对肺脏和小肠供者的下呼吸道样本进行NAT），则遗体供者的器官可用于移植。目前正在进行相关研究，目的是更好地确定使用SARS-CoV-2-NAT有反应性，但（最近）无明显感染症状的供者器官（肺除外）的相关风险，特别是将这类器官用于具有免疫保护的受者。

8.7　寄生虫、原虫和线虫

供者患有活动性寄生虫病是器官捐献的禁忌证，但如果移植传染病专家排除了对受者造成不可接受的风险，则可以有例外情况。

众所周知，预防性使用甲氧苄啶-磺胺甲噁唑、阿托伐醌或联合抗微生物疗法（包括乙胺嘧啶-氨苯砜和亚叶酸，或乙胺嘧啶-磺胺嘧啶和其他联合疗法）对治疗刚地弓形虫和耶氏肺孢子菌（卡氏肺囊虫）感染有效。应向有感染风险的器官移植受者（通常是心脏移植受者和接受VCA的受者，包括肌肉移植受者）提供这种治疗[34, 259]。弓形虫血清学检查已被纳入心脏供者的标准筛查中，以避免弓形虫在血清学无反应性受者体内播散而造成新发感染[259]。在欧洲，70%以上的成年人群都接触过刚地弓形虫。

如果供者有持续性腹泻、结肠炎等，再加上风险因素（如最近有过国外旅行史），则应对其进行检查，以排除肠道寄生虫的可能性。通常供者无任何症状。

供者来源性寄生虫感染在欧洲很少见，但对于那些到访过其他地区（即通过旅行）或来自其他地区的供者，则必须考虑到这种可能性。表8.8概述了实体器官移植期间热带和地域性感染的详细情况[260]。有关热带和地域性感染的最新数据，特别是有国外旅行史或移民背景的供者，移植工作人员可查阅8.2中列出的网站，以获取最新的流行病学信息。

下文将详细讨论弓形虫病（8.7.1）、疟疾（8.7.2）、美洲锥虫病（8.7.3）和棘球蚴病（8.7.4）。在世界上许多地区都存在粪类圆线虫属（如印度次大陆、非洲）或血吸虫属等地方性寄生虫，发生供者来源性感染的风险较高[261, 262]。由于存在移民、全球旅行、就业等因素，有相当多的高危人群居住在欧洲。对于所有高危病例，均应考虑对供者进行筛查和（或）对供者/受者进行经验性治疗（表8.8）。遗憾的是，供者往往不会出现此类寄生虫病的症状。

供者患有活动性寄生虫病是器官移植的禁忌证。对于来自或曾去过寄生虫病流行地区的供者（详见上述参考资料、标题为"网站"的方框内容和表8.8），以及出现持续性腹泻或其他原因不明的疾病征兆的供者，应考虑寄生虫感染的可能性。

对于原虫和线虫引发的其他感染，针对潜在供者的风险评估方法与适用于寄生虫感染的方法相同。

8.7.1 弓形虫病

弓形虫病是一种呈全球性分布的人畜共患寄生虫病。人类会因为进食含有刚地弓形虫包囊的生肉/未煮熟的肉，或进食被粪便中的弓形虫卵囊污染的食物而被传染。弓形虫的血清学反应性率因地域而异，美国的流行率较低（3%～35%），而西欧、非洲和中南美洲的流行率较高。急性感染后会有一个慢性潜伏期，弓形虫包囊会持续存在于组织中，尤其是存在于肌肉、大脑、眼睛中，也会存在于其他器官中，但较为罕见[263]。

预防性治疗弓形虫病是心脏移植和心肺移植后的标准措施，因为异体移植物传播弓形虫的风险增加是经过充分验证的。相比之下，在非心脏SOT中，一般不建议对供受者进行弓形虫预防性治疗和常规血清学评估。不过，目前的UNOS/美国器官获取和移植网络（OPTN）的政策规定对供者进行弓形虫IgG筛查[264]。在未接受预防性治疗的情况下，弓形虫从血清学反应性供者到血清学无反应性受者（D^+/R^-）的传播率在心脏移植后最高，但在肝、肾和小肠移植后也有发生传播的病例报道。通过肝移植传播弓形虫病的情况极为罕见，但在大多数情况下都会导致受者死亡[265-267]。这种疾病的罕见性和症状的非特异性导致临床医生普遍对其缺乏认识，因此，由于治疗启动延迟，移植患者的死亡率很高。

弓形虫病是通过受感染的异体移植物从IgG血清学反应性的供者传播给血清学无反应性的受者的。高死亡率通常是由于诊断延误和治疗启动延迟而造成的。在移植患者中，基于血清学检测的弓形虫病传统诊断方法可能并不可靠。因此，诊断通常基于直接证实组织或生物体液中存在寄生虫。然而，这些技术既耗时又缺乏灵敏度，而PCR技术可以简单、快速和高灵敏度地检测出各种样本中的刚地弓形虫DNA，是评估播散性弓形虫病的重要诊断工具[268, 269]。在西班牙的一项多中心病例对照研究中，移植前血清学无反应性是弓形虫病的唯一独立风险因素[270]。事实上，有文献表明肝脏是携带弓形虫包囊的常见部位，这证实了将血清学反应性供者的器官移植给血清学无反应性受者有很高的弓形虫病传播风险。接受血清学反应性供者移植物的血清学无反应性实体器官移植受者患弓形虫病的风险很高，应接受预防性治疗并谨慎随访[271, 272]。

8.7.2 疟疾

疟疾是由五种疟原虫（恶性疟原虫、间日疟原虫、三日疟原虫、卵形疟原虫和诺氏疟原虫）引起的急性发热性传染病。这种疾病每年造成约2亿病例，并导致40万人死亡，主要发生在非洲地区（占2018年报告疟疾病例的93%）[273]。

必须对来自疟疾流行地区的供者和受者进行系统性监测，原因如下：在有部分免疫的个体中，无症状低水平寄生虫血症的发生率很高；肝脏供者和受者的肝脏内有可能存在潜伏的休眠子（与卵形疟原虫和间日疟原虫有关）；在未进行治疗的情况下，寄生虫可在体内长期存活。通常情况下，恶性疟原虫可存活2年，间日疟原虫和卵形疟原虫可存活3年，而三日疟原虫可存活长达40年[274-277]。

寄生虫血症可通过血涂片、肝脏活检、PCR或抗原测定来检测。有些供者可能检测不出症状。如果怀疑供者或受者感染疟疾，应立即开始抗疟疾治疗。有疟疾感染风险的供者包括来自疟疾流行地区的居民、移民和到访的旅行者。

根据英国血液、组织和器官安全咨询委员会（SaBTO）指南[50]，一年前曾在疟疾流行地区居住过或旅行过的无症状遗体供者是可以接受的；近期有疟疾流行国家旅行史的发热供者在器官捐献前必须进行寄生虫血症筛查。如果供者出生在疟疾流行地区或在疟疾流行地区生活过6个月以上，则应进行有效的抗疟疾抗体检测，但遗体供者可在检测结果出来之前进行捐献。如果检测结果有反应性，则应进行NAT。如果供者在最近4个月内在疟疾流行地区有过旅行史，则活体供者应推迟捐献，而遗体供者应通过血清学检测和NAT进行筛查。如果旅行史在4个月至一年之间，则应进行有效的抗疟疾抗体检测。如果检测结果有反应性，则应进行NAT。应在移植后24 h内取得结果，以便启动进一步评估。

其他指南还建议进行PCR检测，因为与进行吉姆萨染色的厚血膜涂片法和快速诊断检测（rapid diagnostic test，RDT）相比，PCR是检测寄生虫血症最灵敏的检测方法。如果无法进行PCR检测，则可进行显微镜检查（在染色的血涂片中观察寄生虫）和RDT，但已知这两种检测方法存在重大局限性。RDT的灵敏度较低，尤其是针对非恶性疟原虫疟疾的灵敏度较低，因此不建议将其用作筛查试验[278]。考虑到南美洲的指南建议[279]，应注意的是，寄生虫可以在来自疟疾流行地区、有部分免疫的无症状个体体内存活较长时间（如三日疟原虫）。这种情况

需要向移植传染病专家咨询。此外，还可能存在不同种类的疟原虫感染。

患有寄生虫病的供者通常会被移植中心拒绝。在供者被成功治愈后可使用其器官，但必须记住，某些种类的疟原虫（间日疟原虫和卵形疟原虫）可能会在肝脏中存活。在这种情况下，必须对受者进行随访，以便及时发现低水平寄生虫血症并及早提供治疗。如果在器官捐献前没有足够的时间对患有寄生虫血症的供者进行治疗，则建议对受者进行治疗。

在移植后的6个月内，如果受者出现任何发烧症状，则鉴别诊断应包括排除接受有疟疾感染风险供者器官的受者其体内的疟疾被重新激活的可能性。必须立即对受者进行适当治疗[280]。治疗建议取决于疟原虫种属和感染疟疾的地理区域。建议向移植专家和疟疾/热带医学专家咨询。

> 如果发现供者或受者患有寄生虫血症，则必须根据疟原虫种属立即对其进行治疗。给予供者的治疗应延续到受者。
> 对于有无症状疟疾感染风险的供者（见上文），应在移植后24～48 h内对受者进行用于筛查低水平寄生虫血症的NAT和抗体检测，以便开始进一步评估。
> 尽管罕见，但无论供者的病史如何，受者都有可能发生供者来源性疟疾感染。在受者持续发热且其他感染已被排除的情况下，应考虑到这种可能性。
> 建议向移植传染病专家咨询。

8.7.3 美洲锥虫病

美洲锥虫病（又称夏格氏病）是一种由克氏锥虫（一种原虫）引起的病媒传染病。虽然这种疾病在拉丁美洲流行，但由于无症状感染者从流行地区迁移至非流行地区，因此，这种疾病的地理分布发生了变化。

美洲锥虫病分为急性期和慢性期。在急性期，患者通常表现为无症状的高水平寄生虫血症，几个月后在未接受治疗的情况下，病情即可逐渐得到控制。未经治疗的感染可发展为以低水平寄生虫血症为特征的慢性疾病，可能终生无症状，也可能因寄生虫偏好寄生于肌肉、心脏和神经细胞而发展为不可逆的心脏、胃肠道或周围神经系统疾病。

在移植情况下，美洲锥虫病可能以急性感染的

形式出现在血清学无反应性或未受感染的受者身上（受者接受的器官来自血清学反应性或既往感染者），也可能由于移植后免疫抑制，而以被重新激活的寄生虫血症的形式出现在血清学反应性的受者身上。

应对符合以下任一标准的供者进行克氏锥虫抗体筛查：在拉丁美洲出生；在拉丁美洲居住期间接受过成分输血或输注过血液制品；在拉丁美洲乡郊自给自足的农耕社区连续生活4周或更长时间；母亲在拉丁美洲出生[50]。

在潜在供者中，无症状的寄生虫血症比有症状的寄生虫血症更常见[259, 281, 282]。除非经过治疗，否则克氏锥虫抗体反应性提示既往感染和现症感染。由于灵敏度和特异性存在很大差异，必须采用经过适当验证的检测方法。血清学检查分为常规检查〔ELISA；间接免疫荧光试验（IFA）或间接血凝试验〕和非常规检查（如重组抗原ELISA和锥鞭毛体排泄分泌抗原的蛋白质印迹测定）。由于常规检查的灵敏度和特异性有限，应同时采用不同的检测方法进行血清学诊断[283]。

急性寄生虫血症可以通过PCR和Strout试验（血液浓缩后对血液进行镜检）检测出来，但由于寄生虫血症是间歇性出现的，这些检测对器官供者的筛查通常不够灵敏。要进行筛查，必须采用经过验证的抗体检测血清学方法。

可以使用患有慢性美洲锥虫病的供者的肾脏、肝脏、肺脏和胰腺。不应使用有克氏锥虫感染史供者的心脏或肠道移植物，但可以考虑使用其他器官[72-75, 81-83, 85, 86, 259-262, 280-284]。克氏锥虫的传播风险为10%～20%。

在D⁺/R⁻的情况下，预防性治疗（使用苄硝唑）被认为是有争议的，但也取得了一些成功[285]。不论是否采用预防性治疗，应通过PCR检测或血液镜检，对所有接受美洲锥虫病血清学反应性供者器官的受者的疾病传播情况进行密切监测[284]。一旦发现寄生虫血症，就应立即开始先期治疗（使用苄硝唑、硝呋替莫）。一些专家建议，应避免对接受美洲锥虫病血清学反应性供者器官的受者使用某些免疫抑制疗法（如抗胸腺细胞球蛋白或霉酚酸类药物）[72]。在对供者来源性急性感染进行治疗后，患者应重新开始接受监测，并定期接受临床和寄生虫

学评估，因为尚未就治愈方法达成共识。

8.7.4　棘球蚴病

棘球蚴病（对肝脏或肺脏捐献至关重要）需要基于个体情况进行判定[7]。如果有证据表明供者患有播散性棘球蚴病，则不应考虑将其器官用于移植。即使既往手术和治疗取得了成功，一些移植中心也不建议使用受累器官（如受累肝叶），而其他器官通常可在传播风险较低的情况下使用。在整个欧洲的农村地区都发现过棘球蚴，而供者并不知晓自己曾感染过。应排除肝外表现的棘球蚴囊[7]。

8.7.5　蠕虫：线虫、吸虫、绦虫

肠道线虫要么停留在肠道内（如旋毛形线虫属），要么在其生命周期内通过血液从肠道播散至肺部或其他组织（如钩虫属、蛔虫属、类圆线虫属或血吸虫属），由供者传播的病例越来越多[286]。此外，一些线虫可通过库蚊或按蚊（例如，通过班氏吴策丝虫属、布鲁格氏线虫属、曼森线虫属传播的淋巴丝虫病）、黑蝇（如盘尾丝虫属）或虻（如罗阿丝虫）传播，并可能在人体内存活数月（如丝虫属）[287]。线虫感染是热带国家的地方病，因此，有过疾病流行地区旅行史或来自疾病流行地区，再加上报告的视力障碍和眼部瘙痒，都可能提示感染了线虫。只要能阻止微丝蚴通过血液从供者传播给非免疫抑制的受者，就能阻断其生命周期，预计就不会发展成疾病。尽管有关如何管理这些感染供者的证据有限，但活动性感染者不能进行捐献。

对来自全球寄生虫病流行地区的供者和受者，均应高度怀疑其有寄生虫感染。因此，应考虑对感染风险较高的潜在供者进行筛查（抗体检测），否则可能会造成意想不到的严重的供者来源性感染漏诊的发生[288, 289]，而在筛查结果出来后先期给予伊佛霉素治疗可以避免此类并发症的发生。据报道，在西班牙地中海地区的农场工人中，粪类圆线虫的感染率为12.4%[290]。在亚洲、非洲、南美洲或中东地区，由多种吸虫属其中的一种（如血吸虫）引发的感染最为常见。2014年共报告了11例泌尿生殖系统血吸虫病病例（法国6例、德国5例）。所有病例均在科西嘉岛南部的天然游泳

区域（卡武河）接触过淡水[291]。曾有过曼氏血吸虫通过受感染的肝脏移植物传播的孤立病例，以及来自血吸虫病流行地区的慢性感染患者在接受未感染的肝脏移植物后血吸虫病被重新激活的病例[292]。在这两种情况下，器官移植受者均成功接受了吡喹酮治疗。

绦虫（如猪囊尾蚴、棘球蚴）或其他绦虫感染在欠发达国家、卫生条件差的国家，或在特定流行地区很常见（详见 8.11）。

在英国，最近有一例致死性供者来源性线虫（齿龈线虫 Halicephalobus gingivalis）被传播给肾移植受者的罕见病例成了新闻稿的主题[293]。此外，来自遥远国家或曾在那里生活过的供者也可能发生由欧洲未知病原体引起的寄生虫感染（例如，一名从哈萨克斯坦移居欧洲的供者感染了华支睾吸虫病[294]）。

> 活动性蠕虫感染者的靶器官不应用于移植。由于知识有限，建议向移植传染病专家咨询。

8.8　朊病毒相关疾病

传染性海绵状脑病是一种罕见的致死性 CNS 变性疾病[7]。克-雅病（CJD）和变异型克-雅病（vCJD）是由朊病毒传播所致的疾病。朊病毒是一类异常折叠的蛋白质，因此没有可用的 NAT，也没有灵敏的 ELISA 或蛋白质印迹试验来检测血液中的朊病毒蛋白质。如果要诊断的话，也只能通过尸检材料做出诊断。建议移植团队应遵守疾病预防控制中心的建议（www.cdc.gov/prions/），并考虑到以下情况会存在传染性海绵状脑病的传播风险：家族中经常出现 CJD 或 vCJD；接受过人源性垂体激素或生长激素治疗；在手术过程中使用过硬脑膜。

> 目前，关于欧洲人群感染朊病毒的风险尚无定论。居住在英国或曾经到访过英国的人与这种风险有关，但缺乏有关风险程度的证据。如果必须使用此类高风险的移植物，建议征得受者的知情同意。今后需要对这一问题进行监测，以获得更多证据。
> 由于朊病毒传播的风险难以预测，不应获取供者的硬脑膜并将其用作移植材料。

8.9　各种病原体引起的脑部感染（脑膜炎或脑炎）

任何由不明病原体引起的脑膜炎或脑炎都是器官捐献的绝对禁忌证。脑脓肿本身并不是捐献禁忌证，但在接受器官之前，应评估引起脑脓肿的潜在原因。

对于被假定患有细菌性脑膜炎的供者，如果通过培养法或 PCR 检测无法在其脑脊液或血液中发现病原体，则应采取非常严格的预防措施。所有关于脑膜炎供者"安全"的数据都是在 8.4.2 所述的培养结果呈反应性的情况下得出的。此外，在使用被假定为细菌性脑膜炎但培养结果为无反应性的供者的器官后，曾发生过恶性肿瘤和感染性疾病（如 TB、真菌感染）的传播。因此，只有在证实细菌来源或可能感染福氏耐格里变形虫的情况下，才应使用被假定患有细菌性脑膜炎供者的器官。

如果培养结果无反应性，但通过 PCR 检测（如脑脊液 PCR）证实了细菌是引起脑膜炎的病原体，则可以假定，在经过 24～48 h 的抗生素治疗后，只要其他临床数据符合要求，感染就不会传播。但仍存在未确诊疾病的残余风险。

如果未对病原体进行鉴定（包括 PCR 鉴定），则不应将器官用于移植。在供者被拒绝之前，应与移植传染病专家讨论特殊病例。

正如特异性病毒感染部分所述（详见 8.6.2），脑炎（尤其是发热性脑炎）供者传播疾病的风险极高，通常应排除其捐献器官的可能性，除非查明病原体并排除病毒血症，并且制定了针对受者的治疗方案。

如果潜在供者死于确诊的疱疹性脑炎并接受过初步治疗，只要供者没有病毒血症（HSV 脑炎患者很少出现病毒血症），且受者移植前的 HSV 血清学结果呈反应性，就可以建议使用供者的器官。如果受者的 HSV 血清学结果呈无反应性，则建议进行为期 6 个月的特异性抗病毒预防性治疗。

由 JC 病毒及其突变体引起的 PML 通常见于免疫功能低下的患者，并与脑脊液（和尿液）中的高病毒载量相关，但一般无病毒血症。目前还没有足够的数据支持接受患有 PML 的供者的器官。患有 PML 的潜在供者的数量非常有限，在获得更可靠的数据之前，应排除其捐献器官的可能性。

急性播散性脑脊髓炎往往是通过排除其他病因来诊断的。但不幸的是，这种疾病与供者传播有关，包括罕见病原体（如狒狒巴拉姆希阿米巴）的传播[295]。

未被发现的CNS感染者是一个特殊的供者群体。供者这种未被发现的CNS感染与受者的高感染率有关，且会导致受者发病和死亡。由于缺乏针对大多数病原体的有效治疗，这些供者来源性感染病例引起了人们的极大关注。为了帮助OPO和移植中心区分潜在供者究竟是CNS感染还是脑卒中，供者疾病传播咨询委员会（DTAC）出台了一份文件，罗列了一些表明潜在遗体器官供者可能患有脑膜脑炎的诊断指标。加强对脑炎疑似供者的筛查，谨慎权衡使用这类供者器官的风险和益处，以及更好地监测器官移植受者以快速识别感染，均可以改善患者管理，并防止感染的进一步传播[296]。

潜在供者应被问及表8.7中总结的关键问题[296]，以减少未被发现的CNS感染的漏诊风险。

有CNS感染的供者与无CNS感染的供者在临床表现上存在很多相似之处（如发热），因而大多数供者来源性CNS感染传播病例的一个原因就是漏诊。大多数关于CNS感染意外传播的报告都是由于漏诊或未查明病原体就进行进一步的风险评估所致。英国移植登记处的一项研究数据显示，在已明确病原体并对供者或受者进行根治性治疗的情况下，可以推测不良结局的发生率较低。

> 任何由未知病原体引起的脑膜炎或脑炎都是器官捐献的绝对禁忌证。在放弃供者之前，应与移植传染病专家讨论具体病例。

8.10 血清学筛查的缺点

8.10.1 意外结果

如果出现意外结果（如抗HIV-1/2检测结果有反应性），可根据患者（供者和受者）和相关工作人员所面临的风险采取相应的应对措施。

1）必须中断捐献程序，在得到确证性检测结果（如抗HIV-1/2检测结果有反应性）之前，不得获取任何器官或组织。

2）假定供者已感染，并在选择合适的受者（如D⁺/R⁺组合）后将病毒传播给其他患者，但所造成的伤害可以接受，则捐献程序可以继续进行。这种情况需要时间来制定新的器官分配程序，但无须等待确证性试验。

3）在受者移植中心可以控制感染（如抗CMV

表8.7 应向潜在供者提问的关键问题，以减少未被发现的CNS感染的漏诊风险

供 者 特 征	注 释
无风险因素的患者发生脑血管意外	尤其是在没有脑血管损伤导致严重并发症的已知风险因素的青壮年或小儿患者中，脑血管意外可能与CNS感染有关
就诊或入院时发热，但无明确解释	早期发热伴有精神状态改变的风险较高；住院后发热很常见，发热对于危重患者是非特异性症状
就诊或入院时精神状态改变，癫痫发作	较高风险的供者包括出现新发癫痫、其他原因不明的癫痫发作或精神状态改变的潜在供者
CNS影像学特征	可能与非感染性CNS疾病的病因存在很多相似之处
脑脊液异常	高危表现包括不明原因的脑脊液细胞增多、低血糖和蛋白升高；脑脊液细胞密度低并不排除感染过程，常见于病毒性脑炎，尤其是早期阶段
免疫抑制宿主	如接受过治疗的自身免疫性疾病、肝硬化（存在隐球菌病风险因素）
环境风险	如接触蝙蝠或其他可能携带狂犬病毒的动物、接触大量蚊子或密切接触TB感染（有/无耐多药TB）

资料来源：Kaul, Covington, Taranto *et al*. Solid organ transplant donors with central nervous system infection[296]。

检测结果有反应性）的前提下，捐献程序可以继续进行（包括器官获取）。

4）然而，如果供者最近接受过输血、成分输血或静脉注射用免疫球蛋白制剂，则可能被动获得抗体，从而导致假阳性结果。如果未采集暴露前的血液样本，就无法提供准确无误的检测结果。因此，在不知道检测结果是否与供者或血液制品有关的情况下，就会假定检测结果有反应性。

8.10.2 血液稀释和待检样本质量

应尽可能使用供者在接受输血和输液前采集的血液样本进行检测。不管怎样，建议在器官获取前的 96 h 内（或者更短的时间内，前提是能在器官获取前得到检测结果）采集此类血液样本，还应在器官获取前 24 h 内采集供者的血液样本并存档[27]。后一种说法可能有助于减少窗口期感染的漏诊风险，但其中的矛盾也显而易见。

如果供者最近因大量失血而接受过大量的成分输血或输注过胶体或晶体，那么在供者接受输血或输液后采集的血液样本可能会因为被稀释而无效。例如，在供者存在低水平病毒血症的情况下（病毒载量在特异性 NAT 诊断的下限阈值附近），检测结果可能会受到影响。与该考虑因素相反的是，最近的 PHS 指南将供者血液稀释排除在风险因素之外，因为只有 1986 年发生的 1 例疾病（即 HIV）传播病例可以归因于这一问题，而且现在所采用的方法（尤其是 NAT）具有更高且足够的灵敏度[27]。此外，50% ~ 60% 的人类 IgG 广泛分布于血管外的组织中，并在 48 h 内回流至血液循环中[298]，因此，即使发生严重的血液稀释也不必担心，因为 48 h 后血清学检测可能会重新提示反应性。

应对可能导致检测结果无效的供者血液稀释度进行仔细评估，包括使用公式计算供者原始循环血量的稀释度［以及循环抗原和（或）循环抗体水平（如果存在的话）］，并了解所用检测方法的局限性和预期结果。可能需要进行血液稀释计算的例子包括：

1）生前血样采集：如果在采血前 48 h 内接受过输血、成分输血和（或）胶体输注，或在采血前 1 h 内接受过晶体输注。

2）死后血样采集：如果在死亡（循环停止）前 48 h 内接受过输血、成分输血和（或）胶体输注，或在死亡（循环停止）前 1 h 内接受过晶体输注。

图 8.6 举例说明了用于评估发生过失血的供者血液稀释或血浆稀释的可能性的常用公式[299-303]。对于超出正常成人范围的体型，可能需要进行算法调整。可能需要为体型非常大或非常小的成人或儿童供者留出余量。

最重要的是，要考虑到仅通过目前使用的公式之一来计算血液稀释度[300, 301]，并未考虑到器官供者因血液和容量补充而引起的病理生理学改变。遗体器官供者的维护方案提倡通过补液来补充血容量，而根据重症监护医学接受血液稀释的标准，这会造成供者的红细胞比容低于健康成年人（详见第五章）。因此，器官移植受者团队应进行适当的风险-效益评估，在正确了解确定结果所使用的检测方法后，根据受者可能获得的益处[302]来评估因为供者血液稀释而导致出现假阴性结果的风险。

最后，送检样本的质量也很重要（从供者处取样时未发生溶血，保存得当且未被稀释）[303]。

8.10.3 假阴性和假阳性结果

假阴性结果是指由于血液稀释、窗口期感染、采样不当或检测质量不佳，在存在感染的情况下检测不到感染。

假阳性结果是指检验结果错误地显示出对感染的反应性，而实际上感染并不存在。其原因可能是样本被污染、质量控制问题、交叉反应或检测质量不佳。

8.10.4 心脏停搏后抽取的血液样本

对于 DCD 供者，在其循环停止前采集用于筛查的血液样本总是优于在循环停止后采集的血液样本（详见第十二章）。各医院应制定一套程序，以确保储存的供者样本易于获取并对其进行鉴定。如无此类样本，应在供者循环停止后（即 24 h 内）尽快取样。此外，为避免血液样本进一步发生溶血，应在采集后尽快对其进行离心处理，分离出血清或血浆。无论何时对此类血液样本进行检查，所采用的检测方法都必须针对此类血液样本进行验证，并且必须告知实验室样本采集类型。

8.10.5 新生儿血液样本

由于母体 IgG 的转移，6 个月以下婴儿的血清学

步骤1. 供者评估路径

供者是否接受过输血/输液 — 否 → 检测血液样本

↓是

供者是否为成人（≥12岁）— 否 → 是否有最近的输血/输液前样本 — 是 → 检测输血/输液前样本

↓否

运用算法（步骤2）

↓是

是否有最近的输血/输液前样本 — 是 → 检测输血/输液前样本

↓否

是否曾经失血 — 否 → 检测血液样本

↓是

是否超出以下任一条件？
- 接受2 000 mL血液或胶体（48 h内）
- 接受2 000 mL晶体（1 h内）
- 接受2 000 mL上述组合

— 否 → 检测血液样本

↓是

运用算法（步骤2）

↓

是否超出以下任一条件？
- 胶体（48 h内）+晶体（1 h内）>1血浆容量=血浆稀释；
- 血液（48 h内）+胶体（48 h内）+晶体（1 h内）>血容量=血液稀释

— 否 → 检测血液样本

↓是

拒绝接受供者捐献的组织

步骤2. 必要时计算供者血液稀释的算法

血浆容量　　　　　供者体重（kg）＿＿＿＿／0.025　　　＿＿＿mL

血容量　　　　　　供者体重（kg）＿＿＿＿／0.015　　　＿＿＿mL

A. 输血总量（48 h内）　　　＿＿＿mL 红细胞
　　　　　　　　　　　　　＿＿＿mL 全血　　　　　A总和
　　　　　　　　　　　　　＿＿＿mL 重组血液　　　＿＿＿mL

B. 输注的胶体总量（48 h内）　＿＿＿mL 血浆
　　　　　　　　　　　　　＿＿＿mL 血小板
　　　　　　　　　　　　　＿＿＿mL 白蛋白　　　　　B总和
　　　　　　　　　　　　　＿＿＿mL 羟乙基淀粉或其他胶体　＿＿＿mL

C. 输注的晶体总量（1 h内）　＿＿＿mL　　　　　C总和
　　　　　　　　　　　　　　　　　　　　　　　＿＿＿mL

计算血浆稀释B总和+C总和>血浆容量

计算血液稀释A总和+B总和+C总和>血容量

如果是：血液稀释

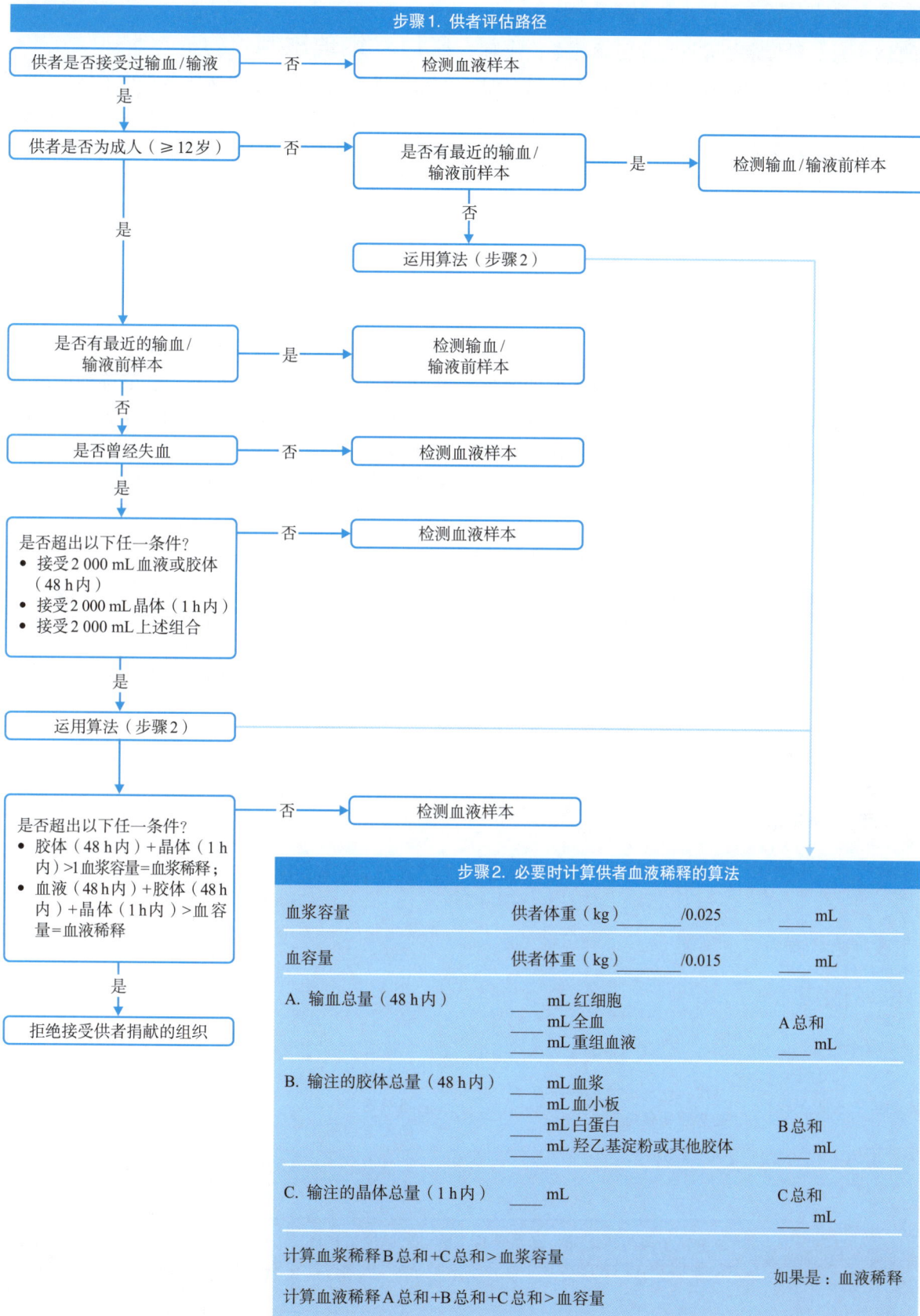

图8.6　血液稀释计算的建议步骤

157

筛查结果可能并不可靠。母体IgG可持续至婴儿出生后的18个月。对母亲补充进行血清学筛查，或对婴儿供者进行NAT可明确垂直传播疾病的风险。如果无法做到这一点，应谨慎使用婴儿供者的器官，或通过NAT排除感染的可能性。IgG抗体也可能通过母乳喂养从母亲传递给孩子。由于新生儿可用于检测的血液样本数量有限，各中心应制定如何处理此类情况的规程。

8.10.6　供者样本存档

供者相关材料样本（如血清样本、HLA分型样本残留物）应保存至少10年，以便在有需要的情况下进行回顾性研究（详见第六、十一、十五和十六章）。2020年PHS指南建议保存血清样本和乙二胺四乙酸样本，以用于血清学和NAT监测[27]。

8.11　地理限制

表8.8列出了可通过实体器官移植传播的罕见或严重的地域性传染病，但并非详尽无遗。该表根据原始文件[5, 260]修改而来。随着感染性疾病治疗方法的不断变化，建议与移植传染病专家讨论每一例疑似感染供者的状况。"注释"一栏中的信息包括已知存在哪些风险、在供者感染的情况下是否可以使用其器官、发生疾病传播时的应对措施，以及欧洲的相关评论。

除了这些地域性因素外，还应根据生活方式、生活和卫生条件、垂直传播、疫苗接种记录等因素来评估感染风险（表8.8、表8.9）。9.8（表9.4）总结了其他具有致癌潜力的病毒。最后，对疾病传播病媒生物的监测有助于发现新的传播风险。

表8.8　罕见或严重的地域性传染病

疾病（病原体）	地理分布、流行区和风险	注　释	是否有经实体器官移植传播的病例报道*
曲霉病（曲霉菌属）	全球 风险因素：长期住院（ICU）、免疫力低下、建筑翻新、潮湿环境	不宜使用患有侵袭性和播散性曲霉病的供者	是
细菌感染（多种）： 1）金黄色葡萄球菌、假单胞菌属 2）大肠杆菌、小肠结肠炎耶尔森菌、布鲁氏菌属、巴尔通体属、肠杆菌属、不动杆菌属 3）脆弱拟杆菌、克雷伯菌属 4）其他菌种	全球	1）导致真菌性动脉瘤的风险 1）～4）导致肺部感染和其他感染 4）见具体病原体 详见8.4.1、8.4.2、8.4.3、8.4.5、8.4.7	是
巴贝虫病（巴贝虫属）	全球，包括美国东部和西部，尤其是亚热带气候地区	存在受感染的献血者和器官供者的传播病例 尚无明确的器官捐献排除标准	是
芽生菌病（皮炎芽生菌）	北美洲（密西西比河、俄亥俄河、五大湖）、中美洲和墨西哥	血清学检查和尿抗原检测可区分来自疾病流行区的供者和受者是急性感染，还是再活化感染。既往感染受者可能没有风险 尚无明确的器官捐献排除标准。如果使用受感染的供者，则预防性使用唑类抗真菌药物可降低供者来源性疾病的发病率	是[304]

（续表）

疾病（病原体）	地理分布、流行区和风险	注　释	是否有经实体器官移植传播的病例报道*
博尔纳病毒		正在进行的研究（详见8.6.2.18）	是
莱姆病（疏螺旋体属）	在有蜱虫的地区流行（北半球）；欧洲有不同的疏螺旋体种属	检查供者的病史：蜱叮咬、游走性红斑、神经系统功能衰竭、神经性疏螺旋体病、关节病。供者治疗成功后可进行捐献	
念珠菌病（念珠菌属）	全球	不应使用患有播散性或侵袭性念珠菌病的供者器官	是
基孔肯亚热（CHIKV）	非洲、印度、东南亚、美洲；在许多气候温暖的欧洲地区出现	通过昼行性伊蚊传播。需对接受血清学检测结果有反应性的供者移植物的受者进行监测。对于NAT结果呈反应性的供者（病毒血症供者）或临床症状符合基孔肯亚热的供者，应在检测结果呈反应性或症状出现后的28 d内排除其捐献的可能性	理论上可能经供者器官传播；尚无传播病例记录
CMV 感染（CMV）	全球；与病毒的接触情况因国家而异（患病率为60%～100%）	应考虑对所有患者进行病毒学监测，并进行先期治疗或抗病毒药物预防性治疗（必须避免既没有感染过病毒，又没有接种过疫苗的受者出现新发感染）可使用无活动性CMV病（病毒血症）供者的器官	是
球孢子菌病（粗球孢子菌）	美国南部、墨西哥、危地马拉、洪都拉斯、尼加拉瓜、委内瑞拉、哥伦比亚、阿根廷、巴拉圭	血清学检查和尿抗原检测可区分来自流行地区的供者和受者是急性感染还是再活化感染。既往感染受者可能没有风险，但要接受唑类药物预防性治疗供者来自疾病流行区，除非排除其感染的可能性，否则要对受者进行为期6个月的唑类药物预防性治疗	是
COVID-19（SARS-CoV-2）	自2020年起在全球流行	使用NAT技术对供者的鼻咽拭子和BAL液进行SARS-CoV-2检测。如果检测结果无反应性，临床数据也未提示存在感染，则可以使用供者器官（2020年8月）目前正在进行研究，以得出进一步结论	是
冠状病毒科	SARS-CoV：亚洲MERS-CoV：中东	还有其他有害病毒：SARS-CoV、MERS-CoV（详见8.6）除此之外，还有其他无害的冠状病毒，可引起轻微的呼吸道感染	
Q热（贝纳柯克斯体）	全球；欧洲存在地区差异：在有染疫动物（如绵羊、山羊）的农场周围发生局部疫情，畜群迁徙导致进一步传播	有针对性的抗生素治疗可防止疫情暴发病原体可通过气溶胶传播至数公里之外，或在媒介中留存数月后传播在指定实验室进行PCR和血清学检查	尚无病例报道

（续表）

疾病（病原体）	地理分布、流行区和风险	注　释	是否有经实体器官移植传播的病例报道[*]
隐球菌病（新型隐球菌）	全球	不应使用死于隐球菌引起的脑膜脑炎的供者的器官 通过血检或 PCR 技术检测隐球菌抗原 在其他病例中，尚无明确的器官捐献排除标准	是
隐孢子虫病（隐孢子虫属）	贫民窟；发展中国家的患病率为 65%，而发达国家为 20%～30%	通过粪口途径感染；如果出现大量水样腹泻，则疑似感染。没有已知有效的治疗方法。可通过间接免疫荧光法、抗体-ELISA 测定法进行确诊	否
囊等孢球虫病（贝氏囊等孢球虫，旧称贝氏等孢球虫）	南美洲（亚）热带地区、非洲、东南亚	引起腹泻。使用复方磺胺甲噁唑片和减少免疫抑制药量可缓解受者的感染	否
DENV 感染（DENV）	亚洲、非洲和美洲的温带地区；可能传播至欧洲气候较为温暖的地区	通过伊蚊传播。NAT 或 NS1 抗原测试可用于检测是否存在病毒血症 传播感染可能引起致死性并发症。对于 NAT 结果呈反应性的供者（病毒血症供者）或临床症状符合登革热的供者，应在检测结果呈阳性或症状出现后的 28 d 内排除其捐献的可能性	是
埃博拉病毒	非洲热带地区	有获得性感染风险的人在潜伏期（21～25 d）内存在重大传播风险	
EBV 感染（EBV）	全球；90% 以上的成人潜伏有该病毒	重大风险：PTLD；需对受者进行 PCR 检测，如果既往未感染过 EBV 的受者出现新发感染，需接受严格随访 可以使用无活动性 EBV 疾病（传染性单核细胞增多症）供者的器官	是
棘球蚴病（棘球绦虫属，如细粒棘球绦虫）	全球，包括地中海地区、欧洲农村地区、南美洲、俄罗斯南部、中亚、中国、澳大利亚、非洲	尚无明确的器官捐献排除标准。无活动性感染和无肝外播散（钙化的囊肿）供者的器官可用于移植 棘球蚴病可治疗，人们往往不知道供者的既往感染史	是
阿米巴病（溶组织内阿米巴）	（食物、水源）卫生状况差的地区，尤其是在中美洲、南美洲、亚洲和非洲	尚无明确的器官捐献排除标准。对生活在（食物、水源）卫生状况差的地区、来自风险地区和（或）有痢疾、腹泻或结肠炎病史的供者进行检查（血清学、粪便 PCR、显微镜检查；寄生虫大多限于肠道，但可能引发肝脓肿或发生播散）。关键器官：肝脏、肠道	否

（续表）

疾病（病原体）	地理分布、流行区和风险	注　释	是否有经实体器官移植传播的病例报道 *
汉坦病毒病（汉坦病毒属）在全球范围内，不同病毒种类被分为旧世界汉坦病毒（引起汉坦病毒HFRS）和新世界汉坦病毒（引起HCPS）	在欧洲许多地区流行（普马拉病毒、多布拉伐-贝尔格莱德病毒、萨列马病毒、汉城病毒和图拉病毒） 啮齿动物粪便中含有病毒（气溶胶传播），感染会引起不同程度的HFRS[305, 306] 在欧洲和亚洲，不同种类的汉坦病毒通常与HFRS相关；而在其他地区，不同种类的汉坦病毒通常与HCPS有关	欧洲：如果急性肾损伤（可逆）伴有发热、疼痛、血小板减少和（或）毛细血管渗漏（伴有或不伴有非肾脏器官衰竭），应考虑进行特异性诊断[305, 306]。急性感染恢复后，可进行器官移植 世界范围：根据病毒种类的不同，不同的器官系统都会受到影响，少数种类的病毒有在人与人之间传播的风险	
HAV感染（HAV）	全球各地卫生状况差的地区。性传播引起HAV感染（在MSM中）反复持续暴发	急性感染痊愈后无传播报告。有1例供者来源性HAV传播病例报道（详见8.6.2.10）	是[153]
HBV感染（HBV）	全球： • 亚洲、南太平洋、撒哈拉以南非洲、中东地区的抗HBc反应性流行率>50% • 东欧、地中海地区和因纽特人的抗HBc反应性流行率>10% HBsAg反应性感染者感染的病毒基因型包括： • 基因型A（参照WHO的HBV检测标准）：北美洲、北欧、南非（约300万人） • 基因型B/C：东亚、澳大利亚（约2.4亿人） • 基因型D：俄罗斯、印度、西非、中东、地中海（约4 000万人） • 基因型E：西非（约100万人） • 基因型F：南美洲（约300万人）	避免既没有感染过病毒，又没有接种过疫苗的受者出现新发感染。如果移植已完成，则必须对受者进行抗病毒治疗和HBIG预防性治疗，同时进行随访。感染HBV的受者无论如何都需要接受抗病毒治疗。查看最新的治疗建议和突变株的发展情况。病毒基因型与感染风险和治疗反应无关，但可能会改变血清学检查结果[HBeAg和（或）抗HBe无反应性的HBV感染]。可根据具体情况决定是否使用供者器官。在紧急情况下，病毒血症供者的器官已用于接受抗病毒治疗和抗HBs超免疫球蛋白预防性治疗的受者。如果器官来自HBV病毒血症供者，则病毒可以通过任何移植物传播给受者。如果是非病毒血症供者，则只有肝移植才可能发生病毒传播	是
HCV感染（HCV）	在非洲许多国家（埃及的患病率>15%）、基因型4b流行地区、亚洲和世界其他国家的部分地区（欧洲的意大利、美洲、澳大利亚），患病率>3%	将HCV感染供者的器官移植给HCV病毒血症受者是可能的；在其他情况下，应通过使用DAA进行预防性治疗，以避免新发感染 查看最新的治疗建议 根据具体情况决定是否使用HCV感染供者的器官	是
HDV感染（HDV）	与HBsAg和HDV高发的国家相关	既没有感染过病毒，又没有接种过疫苗的受者出现新发感染可能是致命的。HDV需要HBsAg才能复制。不建议使用这类供者的器官	
HEV感染（HEV）	发展中国家的水源污染地区（基因型HEV-1和HEV-2）、发达国家的人畜共患病流行地区（食用未煮熟的受感染的肉类会引发基因型HEV-3和HEV-4感染） 人会通过食物感染HEV，很少通过移植物感染HEV	由于存在移植后感染HEV的风险，必须对受者进行监测（HEV-NAT）和早期治疗，以防止迅速发展为肝硬化。一些国家通过HEV-NAT对供者进行回顾性检查，将HEV病毒血症供者的器官用于移植是被认可的做法，因为利巴韦林可以治疗HEV感染	是

（续表）

疾病（病原体）	地理分布、流行区和风险	注　　释	是否有经实体器官移植传播的病例报道*
HSV感染（HSV-1和HSV-2、VZV、HHV-6）	全球	避免既没有感染过病毒，又没有接种过疫苗的受者出现新发感染 避免受者体内病毒频繁再激活。如果D⁺/R⁻，建议对受者进行抗病毒预防性治疗 可使用疱疹病毒性脑炎治疗成功的供者的器官（详见8.6.2.9）	是
KSHV感染（KSHV）	地中海盆地、非洲的患病率通常很高	移植前一般无法进行血清学检查。如果D⁺/R⁻（或R⁺），考虑进行NAT，因为原发感染或病毒再激活后有致癌可能（如卡波西肉瘤、淋巴瘤、卡斯尔曼病）	是
组织胞浆菌病（荚膜组织胞浆菌）	北美洲（俄亥俄河和密西西比河）、中南美洲、印度尼西亚、非洲	通过血清学检查、抗原试验或PCR技术对来自流行地区的移民（约20%的感染者，大多数无症状）进行检测。在流行地区，不对受者进行筛查，只有在供者受到感染的情况下，才建议对既往未感染过病原菌的受者或肺移植受者进行抗真菌药物预防性治疗 在免疫抑制状态下，既往感染过病原菌的受者其体内的病原菌可能会再激活或播散，受者需要接受治疗	是
HIV感染（HIV-1/2）	HIV-1：在撒哈拉以南非洲、俄罗斯、乌克兰、爱沙尼亚、泰国、巴布亚新几内亚、伯利兹、苏里南、圭亚那和部分加勒比地区，成人患病率估计>1%～5%① HIV-2：在西非和过去与这一地区有联系的国家尤为流行	目前不使用感染HIV（或典型的HIV血清学检测结果反应性）的供者的器官。检测应能发现HIV-1、HIV-2和所有亚型 在实验方案中，可将感染HIV的供者的器官用于HIV反应性受者	是
HTLV-1/2感染（HTLV-1/2）	HTLV-1：罗马尼亚、日本南部、美拉尼西亚、中东、中国部分省份、加勒比地区（患病率为2%～5%）、美国部分州、南美洲部分地区、非洲 HTLV-2：美国、欧洲的静脉注射吸毒者，南美洲（巴西），美洲原住民，东南亚（越南）	筛查高危供者（移民）及其性伴侣和子女（母婴垂直传播）。如果确认供者被感染，则不应将其器官移植给既没有感染过病毒，又没有接种过疫苗的选定受者	是
人多瘤病毒科	全球感染率高，因此大多数供者都受到感染	如怀疑供者患有PML，请参阅8.9；所有其他问题请参阅8.6.2.17	是
流感（流感病毒）	全球；每年的患病率和病毒亚型都在变化	必须定期查看最新的国家建议 应考虑对受者进行预防性治疗，必须仔细评估病毒血症高风险供者。在做出进一步的决定之前，请查阅各国的最新建议。由于流行病学和病毒本身的快速变化，无法给出具体建议	是

译者注：①此处原著表达不规范，但尊重原著，未做修改。

（续表）

疾病（病原体）	地理分布、流行区和风险	注　释	是否有经实体器官移植传播的病例报道*
LCMV感染（LCMV）	南北美洲、欧洲、澳大利亚、日本	难以确诊；核实是否与啮齿动物接触。不应使用急性感染供者的器官	是
军团病（军团菌属）	全球	水、空调等	
（皮肤型和内脏型）利什曼病（利什曼原虫属）	所有存在某些沙蝇物种的国家，包括地中海周边地区、中东、阿富汗、亚洲、美国南部、中南美洲、撒哈拉以南非洲	尚无明确的器官捐献排除标准。不建议对供者进行普遍筛查[259,260,272,307]。如果供者的血清学检查[259]或NAT[307,308]结果呈反应性，建议对受者进行严格的移植后监测，而不是排除其器官捐献的可能性。需对来自疾病流行地区的供者进行筛查，因为内脏型利什曼病（数月）和皮肤型利什曼病（数十年）的发病时间均可能延迟。如果血清学检查、抗原检测或NAT结果有反应性或疑似有反应性，可从肝、脾、肠和皮肤病变部位取组织样本进行活检 可对感染者进行根治性化疗，但内脏型利什曼病的治疗结局很差（治疗不当）	
钩端螺旋体病（钩端螺旋体属）	（亚）热带地区的积滞水	急性感染影响所有器官	
疟疾（疟原虫属）	任何（亚）热带国家均属风险地区 • 恶性疟原虫：撒哈拉以南非洲、东南亚、印度次大陆、南美洲（亚马孙盆地）、海地、多米尼加共和国、大洋洲 • 三日疟原虫、卵形疟原虫：撒哈拉以南非洲 • 间日疟原虫：东南亚、印度次大陆、巴西（亚马孙盆地）	检查来自疟疾流行国家的旅行者和移民是否感染（症状：发烧、DIC、多器官功能衰竭；诊断方式：血涂片检查，如有必要可进行PCR检测）。大多数中心拒绝接受寄生虫病供者。可以使用成功接受治疗且病愈的供者的器官，但也有例外情况，如这类供者的肝脏不宜用于移植。考虑对受者进行预防性治疗	是
微孢子虫病（微孢子虫属）	受污染的水	通过受污染的水传播。肠道内有厚壁孢子。该病具有传染性和播散性（脑、肾）。尚无有效疗法	
MDR菌（如MRSA、VRE、ESBL）	全球；常见于长期住院、入住养老院或使用抗生素的人	重要风险因素。在入住ICU及住院期间进行筛查。在受者接受预防性治疗的情况下，可以使用未受污染或感染的器官；所有其他病例均需要根据个体情况决定是否使用其器官	是
非结核分枝杆菌感染（非结核分枝杆菌）	全球	临床相关性正在研究中	

疾病（病原体）	地理分布、流行区和风险	注 释	是否有经实体器官移植传播的病例报道*
细小病毒 B19 感染（人类细小病毒 B19）	全球		是
南美芽生菌病（巴西副球孢子菌）	中南美洲（亚）热带地区的土壤（常见于农村地区或在那里工作的人；尤其多见于巴西[309]）	使用复方磺胺甲噁唑片预防耶氏肺孢子菌肺炎具有"交叉有效性"。在疾病流行地区，有接触史的供者（生活在流行地区的农村地区，尤其是从事农业工作的供者）应在移植前接受筛查，以排除无症状的副球孢子菌感染 筛查的诊断方法包括在肾上腺、前列腺、甲状腺、淋巴结和脾脏等部位寻找钙化灶（尽管是非特异性发现）的放射学检查，以及血清学检查和皮肤试验 不接受患有活动性疾病的供者；活体供者应在捐献前接受治疗	否
肺孢子菌肺炎（卡氏肺孢菌）	全球；ICU 长期住院患者、免疫抑制或免疫缺陷患者有感染风险	对受者进行特殊预防，可部分避免这一问题。供者的播散性感染是禁忌证	是
朊病毒病（朊病毒）	全球	无治疗方法，无筛查方法 进行 CJD/vCJD 风险评估。为高风险供者做出个性化决定。确诊感染是绝对禁忌证	
原藻病（原藻属）	全球		是
狂犬病（狂犬病毒）	动物咬伤或唾液接触（狗、蝙蝠、其他家养和野生的哺乳动物） 全球，但在一些岛屿地区[日本、中国台湾地区、英国、冰岛、澳大利亚（存在其他狂犬病毒属）、新西兰、挪威、瑞典、芬兰]的风险较低 由于受感染物种的多样性，无法对特定地区的具体动物种群设限	除非既往接种过疫苗，否则传播是致命的。尸检后只有脑组织的 NAT 结果才能确诊，但不是唯一的确诊方法。有动物接触史（咬伤）和任何类型的神经系统疾病都是可疑的。咬伤/动物接触与症状出现之间的间隔时间可能很长（数月至数年） 不应接受近期有狂犬病暴露史的供者	是
沙门菌病（沙门菌属、非伤寒沙门菌属）	食物和卫生状况差的温暖的或（亚）热带国家		
尖端赛多孢子菌感染（尖端赛多孢子菌）	全球；多见于免疫力低下的人群		是
血吸虫病（血吸虫属）	受污染的水（非洲、中东、日本、中国、加勒比地区、南美洲）	吡喹酮用于治疗非移植情况。如果根据血清学筛查试验或临床体征怀疑供者曾感染过血吸虫病（肝脏、肠道、泌尿道），则应检测其尿液或粪便中的虫卵	是[310]

（续表）

疾病（病原体）	地理分布、流行区和风险	注　释	是否有经实体器官移植传播的病例报道[*]
粪圆线虫病（类圆线虫属）	卫生状况差的温暖地区，包括东南亚、撒哈拉以南非洲、中美洲、巴西、美国南部、澳大利亚热带地区、西班牙	应检查来自（或到访过）疾病流行地区的供者其粪便中（或者在假定发生播散的情况下，检查其气管分泌物中）是否有幼虫（已知筛检敏感性有限）。血清学检查是最有用的筛查方法。无症状携带者会通过肠道粪便发生自体感染。如果出现胃肠道感染症状、荨麻疹、嗜酸性粒细胞增多症和革兰氏阴性菌脑膜炎/肺部并发症，则应怀疑供者被感染。考虑对使用未经筛查的高危供者器官的受者进行经验性伊维菌素治疗 免疫抑制患者的感染率较高，需要使用伊维菌素等药物进行先期治疗，否则有致命风险	是
囊尾蚴虫病（猪带绦虫）	全球；在欠发达国家或卫生状况差的地区（亚洲、非洲、拉丁美洲）经常发生	尚无明确的器官捐献排除标准 脑囊虫病典型的CT/MRI病变特征 检查肉类和避免食用生肉是最好的预防措施 只有当绦虫卵在肠道中时才会传染	是
蜱传脑炎（多种病毒）	全球；季节性和地方性流行（例如，欧洲型和远东型脑炎发生在4～11月，海拔低于1 400 m）	全球监控：任何蜱叮咬、与神经系统疾病的季节性关联。不应使用病毒血症供者的器官	是[311]
弓形虫病（刚地弓形虫）	全球；多见于有动物接触史的人群	接受肌肉组织［如心脏和（或）VCA］移植的，既往未感染过刚地弓形虫的受者有感染风险。所有受者都必须接受专门的预防性治疗	是
吸虫类感染 • 并殖吸虫属：肺 • 支睾吸虫属：肝 • 片吸虫属：肝 • 血吸虫属：肝	中东、非洲、南美洲、加勒比群岛、东亚 风险来源：人体排泄物、水源或肉类	如果供者在吸虫病流行国家有过皮肤损伤、旅行史和水源接触史，则有感染风险 如果供者来自（或到访过）吸虫病流行地区，有感染风险，则应检查其粪便、尿液、气管分泌物、血液（如果有嗜酸性粒细胞增多症）中是否有虫卵血吸虫血清学检查可用于筛查有风险的供者。寄生虫可通过特殊药物进行治疗	是
梅毒（梅毒螺旋体）	全球	抗生素治疗有效	是
睡眠病（布氏锥虫）	常见于撒哈拉以南非洲，有不同亚种	非洲睡眠病（又称非洲锥虫病）：不同的亚种会引起不同的进行性症状致命性疾病	

（续表）

疾病（病原体）	地理分布、流行区和风险	注　释	是否有经实体器官移植传播的病例报道*
美洲锥虫病（克氏锥虫）	中南美洲（以及美国的墨西哥人和拉丁美洲移民人口）	对来自疾病流行地区的供者进行检查（血清学检查、超声心动图，如有慢性感染需进行脑部 CT 检查，如有急性感染需进行血沉棕黄层涂片检查）急性感染者不得捐献器官 不得使用慢性感染者的心脏和肠道，但可以使用其他器官。既往有寄生虫接触史的受者如果再次发生寄生虫血症，应接受治疗（如使用苄硝唑）。应密切监测接受美洲锥虫病感染者器官的移植受者（PCR 是首选方法），一旦发现受者出现寄生虫血症，应立即给予治疗	是[312]
TB（结核分歧杆菌）	全球（亚洲、非洲、中南美洲、欧洲）：卫生和（或）经济状况差的地区。肺外 TB 多见于东南亚、中东	受者的治疗很棘手。不应使用患有活动性/播散性 TB 的供者的器官。如果供者有潜伏性 TB 或有传播风险，建议对受者进行移植前预防性治疗［如异烟肼/维生素 B_6］	是
脲原体属		如果发现（肺）移植受者有高氨血症，应有针对性地筛查其 BAL 液中的支原体属/脲原体属（标准微生物检测中未检测出）	是
水痘（VZV）	全球	既没有感染过病毒，又没有接种过疫苗的成人仍有可能感染这种儿童疾病。抗病毒药物预防性治疗可降低血清反应性受者感染带状疱疹的风险（抗 CMV 治疗/预防性治疗对 VZV 也有效）	是
WNV 感染（WNV）	夏末暴发流行（非洲、亚洲、中东、欧洲、美国），其他虫媒病毒呈全球性分布	急性感染的传播通常是致命的 如果供者来自 2 周内有感染或流行病报告的地区，则筛查很有帮助。应对供者进行季节性回顾性 NAT 筛查（意大利）	是
YF（YFV）	非洲、南美洲	尚无特定的器官捐献排除标准（详见8.6.2.5）如果供者的 NAT 结果呈反应性或出现与 YF 相符的临床症状，则应在检出反应性结果或症状出现后 28 d 内排除其捐献的可能性；如果供者在过去 28 d 内曾接种过 YF 疫苗，则应排除其捐献的可能性	

（续表）

疾病（病原体）	地理分布、流行区和风险	注　　释	是否有经实体器官移植传播的病例报道[*]
ZIKV 感染（ZIKV）	在有病媒生物、气候适宜和人员流动频繁的地区可能暴发原发性感染	ZIKV 主要由埃及伊蚊传播。经过长达1周的潜伏期后，80%以上的无症状感染者可能会出现轻症（如发烧、皮疹、关节痛或结膜炎），1周后症状缓解。病毒血症可通过NAT检测出来 如果供者的NAT结果呈反应性或出现与ZIKV感染相符的临床症状，则应在检出反应性结果或症状出现后28 d内排除其捐献的可能性	

注：HFRS，肾综合征出血热（haemorrhagic fever with renal syndrome）；HCPS，汉坦病毒心肺综合征（hantavirus cardiopulmonary syndrome）。
[*]是否有经实体器官移植传播的病例报道：是为有报道，否为无报道，但在没有病例记录或缺乏数据而无法得出可靠结论的情况下，传播的可能性很大。

表8.9　感染性疾病和疫苗的一般注意事项

感染性疾病和疫苗	地区分布（存在相当大的风险）	注　　释	是否有经实体器官移植传播的病例报道[*]
呼吸道感染	全球	对于肺移植是一个问题	是
UTI、肾盂肾炎	在全球卫生和经济条件较差的国家感染率较高（对于活体器官捐献是一个问题）	漏诊会导致脓毒症；一般只对肾移植受者构成风险	是
供者在过去的4～6周内接种过活疫苗	考虑接种针对以下病原体的活疫苗： • 流感病毒（吸入式疫苗=活疫苗） • 水痘病毒 • 轮状病毒 • 麻疹病毒 • 腮腺炎病毒 • 风疹病毒 • BCG • 天花病毒 • 霍乱弧菌（口服疫苗=活疫苗） • YFV • 伤寒沙门氏菌（口服疫苗=活疫苗） • 脊髓灰质炎病毒（口服疫苗=活疫苗）	活疫苗的传播风险等同于急性病毒感染的传播风险。如果供者在捐献前28 d内接种过疫苗，则应对潜在受者进行个体风险评估 某些疫苗的传播风险仅限于特定器官： • 吸入式流感疫苗：肺部、面部 • 轮状病毒：肠道 • 霍乱弧菌：肠道 • 沙门氏菌：肠道	是
供者在过去4～6周内接种过灭活疫苗或接受过被动免疫	考虑接种针对以下病原体的活疫苗： • 流感病毒（注射式疫苗=灭活疫苗） • 霍乱弧菌（注射式疫苗=灭活疫苗） • 伤寒沙门氏菌（注射式疫苗=灭活疫苗） • 脊髓灰质炎病毒（注射式疫苗=灭活疫苗） 关于SARS-CoV-2疫苗，详见8.2.4	其他疫苗或供者接受的被动免疫可能不会对受者造成伤害，但可能会混淆诊断结果	否

[*]是否有经实体器官移植传播的病例报道：是为有报道，否为无报道。

8.12　警戒方法与追踪

在移植前、移植期间和移植后，OPO 和移植中心之间的双向广泛沟通至关重要[1, 4]。如果受者出现任何意想不到的体征和（或）症状（包括不明原因的发热、白细胞增多、精神状态改变或其他隐性感染病征[2, 313]），或者怀疑受者发生供者来源性疾病，则应对所有其他器官移植受者进行检查，以发现从供者传播至受者的感染，便于尽早开始治疗[1, 313]。对于受者在器官移植后早期发生的任何明确感染，有必要仔细检查供者培养物，并将供者视为潜在的感染源。某些供者来源性感染可能在移植后数月才显现出来，而对这些感染的病因需要高度警惕（如 KSHV 感染）。

欧盟各成员国的卫生行政部门都必须建立一个国家警戒系统，以监测与移植相关的 SARE（详见第十六章），同时也强烈建议欧洲委员会成员国建立这样的系统。所有成员国的警戒系统之间必须自由、快速地交换数据，以促进国际器官的安全交换。

特别是在假定或确认移植后感染的情况下，必须毫不拖延地交换正确信息，以确保为其他器官移植受者提供正确的诊断信息、预防性和治疗性干预措施（如有必要）。

8.13　器官受者的预防策略

可将潜在受者罹患供者来源性疾病的风险降至最低的预防策略包括：

1）对于某些传染性疾病，受者接种疫苗可降低疾病经移植物传播的风险。因此，面临终末期器官功能衰竭风险的患者，应尽早完成疫苗接种计划，包括接种甲型肝炎、乙型肝炎、白喉、破伤风、百日咳、肺炎链球菌和流感疫苗。此外，还要详细了解患者既往接受免疫抑制治疗史和麻疹、腮腺炎、风疹、水痘接触史[26, 27, 153, 314]。应监测患者对所接种疫苗的临床反应和接种后的抗体状态。如有需要，应重复接种疫苗。在移植前核实受者完整的疫苗接种史是非常重要的[315]。

2）应按照建议，核实并完成受者的疫苗接种。如果受者到访过（或计划到访）疾病流行国家或接触过来自疾病流行国家的人，则应将疫苗接种范围扩大到流行的相关传染病[316]。由于存在地方性流行病或大流行病，也可能有必要进行疫苗接种。

3）预防性疫苗接种对某些终末期器官疾病可能无效[315]。

4）各中心在移植期间针对 CMV、弓形虫、HSV、VZV 和耶氏肺孢子菌（卡氏肺孢菌）等病原体所采取的抗生素、抗病毒和（或）抗寄生虫预防性治疗方法各不相同。这些治疗方案应及时更新，以减少预期的传播性感染。移植后，受者定期接受密切随访有助于排除感染的可能性。随访包括对潜伏性病毒进行筛查。使用（缬）更昔洛韦进行化学预防，可缓解儿童受者（D^+/R^-）的 EBV 感染并发症（即 PTLD）[317]。应对此类策略进行评估，以提高其有效性。

5）通过移植器官获得的感染可能不会产生抗体反应[218]。建议临床医师采用 NAT 或其他直接检测病原体的方法（如 HBsAg 检测法），以筛查器官移植受者是否被传播感染[1, 27]。因为受者可能会出现潜伏性感染（如 CMV 感染）的晚期表现，长期随访应包括对此类风险进行有针对性的筛查。

6）可以使用新型 DAA 来治疗泛基因型丙型肝炎。治疗可在移植前或移植后进行，但存在与免疫抑制药物相互作用的风险（详见附录十六）。

7）移植后，应至少对受者进行表 8.4 所列的检测（详见 8.2）。

8）应告知受者不接受器官的相关风险，以及接受感染风险增加供者器官的风险详情，并进行对比[49]。

8.14　结论

本章概述了感染性疾病的传播风险，但并未复述有关 ICU 患者感染预防、诊断和治疗的基础护理知识（这些都是标准重症监护医学最佳实践的一部分）。尽管本章的内容涵盖了大多数导致传播风险问题的重要病原体的最新情况，但不可能涵盖所有可能存在的病原体。治疗方面的新进展及新出现的病原体要求使用者与移植传染病专家之间进行密切合作。如有疑问，在放弃供者或丢弃器官之前，最好与移植传染病专家进行讨论，以便做出最终决策。从国际角度来看，在查阅文献和指南时，大多数问题都已达成全球共识，独立研究也得出了相同的解决方案。因此，编写本章的专家们决定尽量缩短讨论时间。

研究议题

从文献和对现有证据的讨论中，我们发现了几个证据不一致、不充分或不存在的主题。本指南的作者建议，未来的研究应重点关注以下研究缺口：

1. 监测新病原体，与其相关的供者来源性疾病传播风险及其对器官生存能力的影响（如SARS-CoV-2）。
2. 监测已知病原体的相关供者来源性疾病传播风险。
3. 监测导致新兴病原体发生区域性扩散的病媒生物的变化。
4. MDR菌及其相关供者来源性疾病传播风险的趋势。
5. HIV、HBV、HCV和HEV治疗方案的变化，以及对相关供者来源性疾病传播风险的影响。

本章参考文献

第八章参考文献

相关资料

附录十　　捐献者病史和社会史调查表依据文件（英国）

附录十一　捐献者病史调查表（德国，英文版）

附录十三　捐献者和器官信息表

附录十六　治疗丙型肝炎的直接抗病毒药物（HCV-DAA）

附录十七　用于器官捐献者风险评估的COVID-19感染核对表（英国）

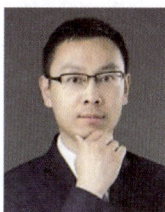

朱红飞

　　医学博士，复旦大学附属华山医院泌尿外科主治医师。中国医药生物技术协会移植技术分会委员。长期工作在器官捐献与移植的第一线，对于供者评估与维护，腹部器官获取，供肝、供肾质量评估，肝、肾移植受者术前评估及围手术期处理，供肝、供肾修整，以及肝、肾移植手术等方面积累了一定的经验。目前主持省级课题2项，以第一作者发表SCI论文5篇。

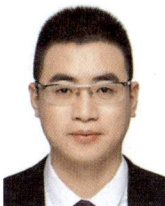

叶伯根

　　医学博士，上海交通大学医学院附属仁济医院肝脏外科副主任医师，师从国际著名肝癌专家汤钊猷院士。2014年在西班牙巴塞罗那大学交流学习器官移植技术，积极参与器官捐献与移植工作，对于DCD供体评估与维护、腹部器官获取、DCD供肝质量评估、肝脏移植受者术前评估及围手术期处理、供肝修整，以及肝移植手术等方面积累了丰富的经验。擅长原发和转移性肝癌、胆道系统肿瘤及各种肝胆良性疾病的手术治疗（包括微创腹腔镜手术），各类终末期肝病的肝移植手术及术后全程管理。主持和参与完成国家自然科学基金4项，发表论文10余篇，参编专著2部。

第九章　恶性肿瘤的传播风险

9.1　引言

为简化用词，本章通篇使用的"恶性肿瘤"一词指的是恶性实体肿瘤和造血系统恶性肿瘤。

如果移植了已知或未知患有恶性肿瘤的供者器官，则恶性肿瘤可能会传播给免疫抑制的器官移植受者[1-5]。如果谨慎筛选供者，则发生这种情况的可能性很小，大约0.05%的器官移植受者会发生通过供者传播的恶性肿瘤[6-9]。恶性肿瘤好发于老年人，随着老年供者数量的逐渐增加，可进一步增加隐匿性恶性肿瘤的传播风险。因此，需结合器官移植所带来的提高QoL和挽救生命的显著益处来考虑恶性肿瘤的传播风险。然而，由于恶性肿瘤传播可能会对受者，以及器官捐献和移植活动等各方面都造成严重后果，因此必须谨慎筛选潜在供者，以期将恶性肿瘤传播的风险降至最低。

移植等待名单上的患者数量不断增加，加上可供移植的器官短缺，促使人们重新考虑将有恶性肿瘤既往史或现病史供者的器官纳入标准[8, 10, 11]，并将医疗团队作为特定个案病例风险-效益评估中的关键角色（详见第十九章）[12]。根据关于移植用人体器官质量与安全标准的第2010/53/EU号指令，对供者和器官进行全面的特征收集是必不可少的，这也是欧盟成员国的一项法律要求，供者和器官的特征信息应包括供者的恶性肿瘤既往史和被偶然发现的恶性肿瘤信息。

本章旨在为专业医护人员提供关于筛选患有恶性肿瘤的潜在供者的建议，以及关于选择有恶性肿瘤既往病史或现病史的供者器官的建议。本章还为识别、报告和评估潜在与实际的恶性肿瘤传播提供专业指导。对发生供者恶性肿瘤传播的受者病例进行评估确认，迅速通知相关机构，以提醒参与监护其他可能受恶性肿瘤传播影响的受者的医护人员，并且对移植受者进行谨慎管理等。以上做法不仅体现了医疗护理团队的职责，还为循证监测系统的建立和应用提供了基础数据。

9.2讨论了建议对所有供者采取的预防措施。

9.3提供了评估恶性肿瘤传播风险的一般建议。9.4至9.7对不同类型的恶性肿瘤进行了单独分析。9.8讨论了供者传播的致癌病毒。9.9讨论了有恶性肿瘤遗传倾向的器官供者。9.10讨论了如何发现供者肿瘤传播的疑似病例，并对其进行治疗、监管，以及后续的警戒与监测工作。

9.2　发现和评估供者恶性肿瘤的一般建议

9.2.1　供者临床病史和体格检查

供者评估包括回顾供者完整的临床病史，应尽可能联系供者的全科医师和家属，以获取其详细信息（详见第六章）。即使无法获取详尽信息，也应考虑获取以下基本信息：

1）生活习惯（如吸烟行为等）。

2）近期可能与恶性肿瘤相关的可疑特征，例如：① 非计划性体重下降；② 重点关注HCV和（或）HBV反应性供者（即使没有肝硬化）、酒精性或非酒精性脂肪性肝病供者、遗传性血色病供者，以及所有肝硬化供者患肝细胞癌的潜在风险；③ 育龄期女性妊娠后和（或）流产后的月经失调病史可能是绒毛膜癌的临床特征。

3）恶性肿瘤病史。应核查供者既往的恶性肿瘤（或已被切除但无明确诊断依据的肿瘤）诊断病历，并获取以下信息：① 首诊日期；② 详细的组织学报告（肿瘤分类、分期、分级）；③ 既往的影像学检查报告（肿瘤分期、有无转移）；④ 接受过的治疗［手术、化疗和（或）放疗］，包括治疗日期；⑤ 随访情况，包括影像学检查和末次随访情况［日期、结果、完全缓解和（或）肿瘤复发的任何时间节点］；⑥ 如果供者是恶性肿瘤长期存活者，应特别注意可能出现第二恶性肿瘤（如在原发性结肠癌治愈数年后发生异时性结肠癌；经积极抗癌治疗后出现新癌症，如放疗诱发的胸膜间皮瘤和乳腺癌；详见9.2.7）。

4）如果供者出现非创伤性颅内出血，尤其在无高血压或动静脉畸形病史的情况下，则应排除颅内肿瘤或转移瘤。如有疑问，可在术前或术中进行脑组织活检（详见9.2.5）。

　　5）应了解供者的家族病史，以确定其是否有恶性肿瘤遗传易感性（详见9.9）。

　　应对供者进行全面仔细地查体，尤其应注意其皮肤情况，以发现有无潜在的恶性肿瘤和既往手术留下的瘢痕。应查清所有可疑发现，如核查既往手术类型和适应证；应切除所有新发现的可疑痣，并进行组织病理学检查（如有可能，在器官获取之前进行，不过也可以在器官获取期间进行）。

9.2.2　实验室检查：肿瘤标志物

　　所有潜在供者均应接受常规的实验室检查，以筛查不适宜进行器官捐献的特定疾病（包括造血系统恶性肿瘤）。

　　不建议使用常规的肿瘤标志物进行筛查，因为假阳性结果可能导致合适的供者和器官被不必要地放弃。即使个别移植中心的医疗方案要求放弃肿瘤标志物呈反应性的供者，也应结合其他临床发现进行综合评估，肿瘤标志物反应性结果绝不应成为导致供体器官被丢弃的唯一因素。如果供者有恶性肿瘤确诊病史，并且能查到既往肿瘤标志物的检查结果，则应检测相关的肿瘤标记物来评估当前情况，并与首诊结果和随后的治疗后结果进行比较。

　　对于有月经失调史、流产史或不明原因的颅内出血史的育龄女性供者，可通过检测 β 人绒毛膜促性腺激素（βHCG）水平来筛查绒毛膜癌。

9.2.3　影像学检查

　　除了回顾患者的完整病史和体格检查结果，还应回顾患者住院治疗期间的所有影像学检查结果。器官捐献前的检查项目应至少包括胸片检查（详见第六章）。可能需要进行进一步的影像学检查［如超声检查和（或）CT扫描检查］以全面评估供者，尤其是恶性肿瘤疑似患者或被认为术中不能充分进行胸腹腔探查的患者。应回顾已有的影像学检查（包括入院时进行的创伤CT扫描）结果来判断是否有恶性肿瘤的影像特征，并给出解剖异常的术前指征。

　　对于有恶性肿瘤病史且有肿瘤复发可能性的患者，应尽可能进行胸腹部和盆腔的全身CT扫描，以

评估当前的疾病状况，并确保器官移植受者的安全性达到最高[13]。事实上，包括法国和斯堪的纳维亚半岛所包括的国家在内的许多国家均将CT影像学检查视为供者检查的常规部分，且在筛查过程中常常获取有意义的发现[13-16]。对任何可疑的影像学检查结果均应进一步评估其意义。与影像科医生的密切沟通对于评估转移瘤或复发性肿瘤的可疑程度来说至关重要。如果发现明显的活动性恶性肿瘤特征，应考虑停止器官捐献且无须再做进一步检查。如果对恶性肿瘤的影像学诊断有疑问，则应在器官获取过程中进行组织病理学检查。不应因非特异性检查结果而仓促放弃器官捐献流程，而应尽可能在合理的时间范围内设法明确检查结果。必须非常谨慎地评估和讨论每一个病例，然后共同做出决策。如果决定继续器官捐献流程，则必须将所有结果告知接受供者器官的移植中心。

9.2.4　供者器官获取过程中的器官检查

　　在器官获取过程中，外科医生应探查胸腹腔内包括整个肠道和生殖器在内的所有脏器（无论这些器官是否考虑用于移植），以发现可能的隐匿性肿瘤或病理性淋巴结病（详见第十一章）。一旦发现任何可疑的病变，最好由在病变器官的病理诊断方面经验丰富的病理学专家即刻进行组织学检查（图9.1，表9.1）[13]。正如6.2.5所建议的，可以通过在每个地区建立病理学专家协作网来完成供者器官的组织病理学诊断。

　　考虑到器官获取后在肾脏中发现的良性肿瘤和恶性肿瘤的数量相对较多，因此，在检查肾脏时应特别注意。去除肾筋膜（又称杰氏筋膜）和肾周脂肪是必不可少的操作，且必须在获取肾脏时完成，以确保肾脏在离开供者医院之前接受过详细检查。应将任何可疑的发现紧急通知给器官移植受者中心。

　　经上述检查后，微小转移灶仍有可能被忽略。

9.2.5　组织病理学检查

　　如果在器官获取过程中发现器官内有肿块或具有恶性肿瘤外观的淋巴结，则必须在移植任何器官之前进行细胞学涂片和（或）组织切片等组织病理学检查（图9.1、表9.1）。应与负责检查的病理学专家讨论取样和储存方式。尽管冰冻切片活检可提供

表9.1　供者恶性肿瘤的确诊

何时确诊的？	如何确诊的？	确诊后应做什么？
供者评估前	患者既往有恶性肿瘤病史	如果接受有恶性肿瘤病史供者的器官，应进行以下操作： • 必须在供者信息表中记录详细的组织学报告、肿瘤分期和影像学检查结果，以及所有信息和实际诊断结果 • 移植中心决定是否接受器官 • 征询肿瘤学专家的意见 • 移植前，征得受者及其家属的知情同意 • 考虑到传播的可能性，对受者进行仔细随访 • 向负责SARE的国家卫生行政部门报告所有可能的肿瘤传播事件
在供者评估/器官获取期间，以及器官移植前	在供者临床评估或手术过程中偶然发现恶性肿瘤	如果在评估过程中发现了恶性肿瘤，但仍决定用于移植，应进行以下操作： • 立即进行紧急组织学评估（如冰冻切片），以做出初步诊断；随后检查患者病情，以做出明确诊断 • 立即通知所有受者中心 • 征询肿瘤学专家的意见 • 移植前，征得受者的知情同意 • 考虑到传播的可能性，对受者进行仔细随访 • 向负责SARE的国家卫生行政部门报告所有可能的肿瘤传播事件
在至少移植了一个器官后	1）冰冻切片结果被误诊为良性，而最终诊断结果为恶性（如最初诊断为肾嗜酸细胞腺瘤，最终诊断为RCC） 2）在受者中心进行器官移植前的准备过程中偶然发现恶性肿瘤（其他器官已用于移植） 3）（只有在器官获取和移植后才能获取的）供者尸检结果显示其有恶性肿瘤 4）受者在移植后几年内被诊断出患有恶性肿瘤，例如： • RCC的组织学发现 • 平片、超声或CT扫描显示有可疑肿块 • 有恶性肿瘤症状	如果接受了捐献的器官，但事后发现有恶性肿瘤，应进行以下操作： • 立即通知OPO和负责SARE的国家卫生行政部门 • 国家卫生行政部门通知所有相关的受者中心和人体组织加工机构 • 如果在受者中心进行器官移植前的准备过程中偶然发现恶性肿瘤（其他器官已用于移植），特别是在发现肿瘤转移的情况下，考虑对供者进行尸检，以确定原发性肿瘤的起源和范围（如果是单发的、完全切除的pT_{1a}期小RCC，则无须进行尸检） • 医生和受者根据风险-效益评估共同决定是否采取进一步行动（切除移植器官、治疗） • 对受者进行严格随访

有用信息，但通常可以通过石蜡切片活检获得更准确的诊断意见，石蜡切片活检要求首先将样本置于福尔马林溶液中。举例来说，使用冰冻切片进行组织病理学评估通常无法准确判定肾癌的Fuhrman核分级。然而，石蜡切片评估需要较长时间，在拟使用供者心脏的情况下，采用石蜡切片来判断安全性可能并不合适。

如果可能的话，应完全切除肿块，以对潜在的恶性肿瘤进行适当的组织病理学检查，而不用丢弃原本适合用于移植的器官。病理学专家应被告知供者的所有数据和可疑肿块周围的肉眼观察结果，最好附有照片（详见第六章）。最好将整个肿块及其周围无病变的边缘组织（例如，对肾脏SOL实施R_0切除）送至病理学专家处。

```
┌─────────────────────────────────┐      ┌─────────────────────────────────┐
│  针对每位潜在器官供者应采取的步骤  │─────▶│ 如供者有确诊恶性肿瘤病史，需采取额外行动 │
└─────────────────────────────────┘      └─────────────────────────────────┘
```

ICU

潜在供者的详细病史（家属和家庭医生提供的信息、既往病历）

育龄女性在怀孕或流产后是否有月经不调史（可能是绒毛膜癌的征兆）

体格检查是否有瘢痕、既往手术证据、可疑皮肤肿块、可触及或可见的肿瘤

实验室检查：常规筛查；月经不调者加 βHCG 检查

影像学检查：胸片；腹部超声或 CT 扫描（如允许）

若有可疑发现，必须进行进一步检查

ICU

病史：首诊日期；组织学报告（包括分期、分级）；治疗类型（手术、化疗、放疗）和日期；定期随访记录；最近一次随访的日期和结果；无病生存期和（或）肿瘤复发的记录

实验室检查：疾病特异性肿瘤标志物

影像学检查：胸腹部 CT 扫描

患者被接受为供者

手术室

仔细检查所有胸腹部器官（即使不考虑移植），包括肠道和生殖器

切除肾筋膜和肾周脂肪，以便进行肾脏检查

立即对可疑的恶性病变进行冷冻切片检查

立即将可疑病变通知受者所在的器官移植中心

在特定情况下进行尸检

1）出于法律原因
2）在供者的一个器官被移植后发现供者患有恶性肿瘤
3）其他迹象

通知病理科，尸检发现肿瘤转移迹象需要立即通报

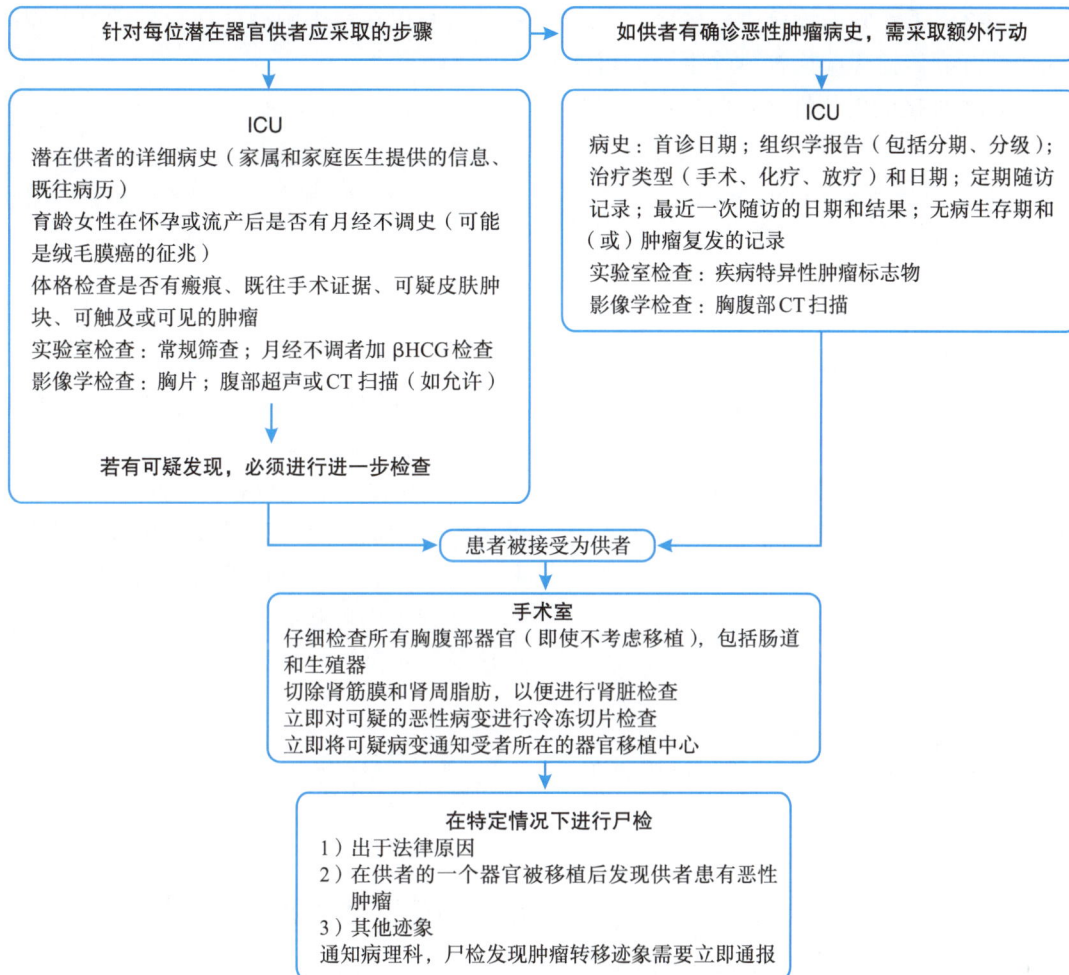

图9.1　工作流程：检查/评估潜在器官供者是否有恶性肿瘤的行动

应尽可能在移植任何器官之前对供者的ISOL进行全面的组织学诊断。对于某些类型的脑肿瘤，获得精准的神经影像学诊断是可能的，但肿瘤的分级可能与最初认为的不同（分级更高）。捐献后的尸检可以确认诊断结果并准确描述肿瘤的特征，但无法为缺血耐受时间较短的器官（如心脏和肺脏）应用提供信息。在没有组织学诊断结果的情况下，ISOL供者的器官只能用于移植等待名单上等待较为迫切的、可以承担额外风险的受者，并且只有在受者或其近亲完全知情同意的情况下，方可使用此类供者的器官。如果SOL有可能是转移瘤，那么使用任何器官通常都是不安全的。

如果在器官获取后不久（如在移植术中）发现供者有恶性肿瘤（原发性肿瘤或转移瘤），必须立即通知所有相关的受者移植中心。如果器官已被移植并在随后的组织学检查中诊断出恶性肿瘤（例如，

在因肺体积缩小而被丢弃的肺叶中发现偶发癌），应尽可能要求对供者进行全面尸检，以获得肿瘤来源和播散的详细信息。

Eccher等人[13]详述其在意大利维罗纳，使用供者恶性肿瘤筛查方案对400例供者进行评估的经验。根据这一详细的两步方案［监管评级体系ALERT（A为Administer，意指公司治理及内部控制；L为Legal，意指合规情况；E为Expand，意指业务发展及经营成果；R为Risk，意指风险管理；T为Technology，意指信息科技管理）1：术前评估；ALERT 2：术中评估。必要时，术前和术中评估均应包括组织病理学检查］，识别出了73例恶性肿瘤病例，其中41例供者因存在不可接受的恶性肿瘤传播风险而提前被排除在外，而另外32例供者在ALERT 1或ALERT 2期间经组织病理学检查得到证实（32例中有前列腺癌12例、RCC7例和其他恶性

肿瘤13例）。在32例恶性肿瘤病例中，15例因存在无法接受的恶性肿瘤传播风险而被排除捐献的可能性，其余17例罹患可接受的恶性肿瘤的供者得以继续完成器官捐献和移植。该筛查方案漏诊了3例肿瘤体积较小（1例肝细胞肿瘤8 mm，乳腺肿瘤3 mm和5 mm各1例）的病例。这些肿瘤均是在器官获取后的供者尸检过程中被诊断出来的。供者尸检在2012年之前在维罗纳都是常规操作。

如果只获取了初步的供者尸检或活检结果而最终结果尚未知，则应告知所有相关的专业人员及时通知最终结果的重要性。由于尸检结果报告通常是在移植术后一段时间内才会出具，因此，紧急要求取得恶性肿瘤供者的尸检结果可能会有所帮助。及时沟通对移植受者的利益至关重要[17]。

> 如果无法获得可疑肿块的精确组织学诊断，则应排除供者捐献器官的可能性，除非受者病情严重且不太可能获得其他供者器官，在这种情况下，风险-效益评估可能更倾向于移植。必须强调的是，需要接受这种风险的受者均为特例，只有在获得受者或其家属充分知情同意的情况下才能进行。
> 如果供者肿瘤是在器官移植后才被诊断出来的，则必须告知受者，并且受者应参与决定是否切除移植物和（或）接受再移植。考虑到该方法的技术限制，必须谨慎解读冰冻切片的初步结果，因为可能与经石蜡包埋和特殊染色后得出的最终结果不一致（表9.1）。

9.2.6 恶性肿瘤分期系统及肿瘤分类的变更

随着新技术的发展，尤其是分子表型检测的发展，肿瘤分类也在不断被审核和更新，其中有许多肿瘤的分子表型被纳入肿瘤分类中。截至撰写本文时，美国癌症联合委员会和国际抗癌联盟发行的第8版（2016年）肿瘤TNM（T为Tumor，意指原发肿瘤大小和浸润范围；N为Node，意指区域淋巴结；M为Metastasis，意指远处转移情况）分期系统是最新版本[18]。WHO也在2016年修订了脑肿瘤分类[19]，如今的分类还包括肿瘤的组织学特征和分子特征［例如，胶质母细胞瘤可分为异柠檬酸脱氢酶（isocitrate dehydrogenase, IDH）突变型和野生型］。

因此，对于恶性肿瘤后长期存活的潜在器官供者（如在肿瘤诊断和治疗后存活超过5年），肿瘤首诊时可能采用的是不同的肿瘤分期和分类系统。应对过去和现在用于肿瘤分期和分级的不同命名方式予以谨慎考虑。

> 肿瘤的分期和分级随时间的推移而变化。应根据最新知识，重新评估初诊时恶性肿瘤的组织病理学分期和分级。

9.2.7 既往有恶性肿瘤病史的长期生存者发生第二恶性肿瘤或并发症的风险

通常在接受过积极治疗的恶性肿瘤长期生存者中，发生其他新发第二恶性肿瘤[20]（如异时性结肠癌，详见9.4.9）和经放疗/化疗导致的器官恶性肿瘤的风险会增加。后一种风险可能包括起源于与原发肿瘤不同器官的恶性肿瘤，例如，乳腺癌患者接受胸部放疗后出现胸膜间皮瘤，以及既往因患淋巴瘤而接受过放疗的女性发生乳腺癌[21, 22]。

> 对于既往有过恶性肿瘤治疗史的长期生存的潜在供者，诊断性检查应考虑到供者罹患第二恶性肿瘤的风险增加。

9.3 减少恶性肿瘤传播总则

9.3.1 传播风险和登记处数据

虽然目前尚无供者恶性肿瘤发生率的确切数据，也无法精确预测恶性肿瘤经器官移植传播的风险，但下文提到的登记数据提供了一些信息。众多公开发表的各种恶性肿瘤传播病例报告中的附加数据也只能作为支持信息，并不一定有助于准确地评估供者传播恶性肿瘤的风险。

必须谨慎回顾登记处报告，因为一些历史报告将不同的实体瘤归为一组（如皮肤瘤、脑瘤），而不是详述每例供者明确诊断的肿瘤类型和肿瘤分期信息（这些信息详情大多无法得知）。

9.3.1.1 美国器官共享联合网络登记处

UNOS的首份报告（1994～1996年）[23, 24]记录了既往有恶性肿瘤病史的供者共计257例，发生率为1.7%。257例供者共捐献了650例器官，其中85%的器官来自既往有皮肤癌（32%）、脑癌（29%）或泌尿生殖系统恶性肿瘤（24%）病史的供者，但大多数病例没有准确的组织学诊断和肿瘤分期信息。在188例接受了既往有CNS肿瘤病史供者器官的移植病例中，只有42例获悉供者肿瘤的初诊结果，其中22例移植器官来自有星形细胞瘤病史的供者，7例来自有胶质母细胞瘤病史的供者，6例来自有髓母细胞瘤病史的供者，4例来自有神经母细胞瘤病史的供者，3例来自有成血管细胞瘤病史的供者。一些没有组织学诊断的病例可能还包括了良性脑膜瘤供者。在报告的211例皮肤癌供者中，只有4例有黑色素瘤病史，而其余207例有非黑色素皮肤癌病史。剩余的供者曾患有其他特定类型的恶性肿瘤，包括38例乳腺癌、11例甲状腺癌和9例淋巴瘤。大多数供者在器官捐献前的无复发间隔时间>5年，受者在移植后接受了30～61个月的随访，无肿瘤传播的报告。

UNOS的另一份报告（1994～2001年）[25]称，在108 062例器官移植受者中，有15例被传播了供者的11种非CNS恶性肿瘤（发生率为0.017%），其中包括1例黑色素瘤（4例受者）、1例小细胞神经内分泌肿瘤（2例受者）、1例腺癌、1例胰腺癌、1例未分化型鳞状细胞癌、2例肺癌、1例肾嗜酸细胞瘤、1例病因不明的乳头状癌、1例乳腺癌和1例前列腺癌（源自1例在器官获取后发现患有前列腺腺癌伴淋巴结转移的供者，肿瘤经器官移植被传播给了心脏移植受者）。15例受者在移植术后3～40个月内（平均14个月）被诊断出恶性肿瘤。

UNOS较新的一份报告（2000～2005年）[26]分析了1 069例有恶性肿瘤病史的供者，发现其中有2例发生肿瘤传播。1例供者将胶质母细胞瘤传播给3例受者（在围手术期内发现颅外转移）[27]，另1例供者将恶性黑色素瘤（32年前被切除）传播给6例受者中的1例。所有受累受者均死于被传播的肿瘤。

UNOS还发表了两份专门研究脑瘤供者的报告。第一份报告（1992～1999年）称有397例CNS肿瘤供者（被证实有肿瘤病史或死于肿瘤）将器官捐献给了1 220例受者（平均随访时间为36个月），所有受者均未发生肿瘤传播[28]。仅7.5%的供者有组织学诊断记录，其中包括2例髓母细胞瘤供者和17例胶质母细胞瘤供者，56例器官移植受者在术后均未发生肿瘤传播。

UNOS最新报告（1987～2014年）聚焦于337例接受脑瘤供者胸腔脏器的受者[29]。已知89例的肿瘤组织学类型，其中胶质母细胞瘤5例、脑胶质瘤病1例，未发现肿瘤传播病例。

9.3.1.2　美国器官获取与移植网络疾病传播咨询委员会

Ison和Nalesnik[5]报道了2005～2009年间28例经证实被传播供者恶性肿瘤的受者病例（7例RCC、4例肺癌、2例黑色素瘤、1例肝癌、3例胰腺癌、2例卵巢癌、2例神经内分泌恶性肿瘤、6例淋巴瘤和1例胶质母细胞瘤）。其中，9例受者死于被传播的肿瘤。

Green等人[30]报告的2013年DTAC数据显示，有5例供者将恶性肿瘤传播给了8例受者（3例黑色素瘤、2例腺癌、3例其他恶性肿瘤），其中2例受者死于肿瘤相关疾病。

Nalesnik等人[8]于2011年提出了一种新的分类方法，用于评估供者恶性肿瘤的临床风险（详见9.3.2）。

9.3.1.3　以色列宾夕法尼亚大学国际移植肿瘤登记处

以色列宾夕法尼亚大学国际移植肿瘤登记处（IPITTR）[31]报告的恶性肿瘤传播发生率高于本节中提到的其他登记处的数据。造成这种差异的原因在于IPITTR数据来自民众的自愿登记，因此仅涵盖了特定的患者队列且人数较少。如果他们患上源自供者的恶性肿瘤，则更有可能被公布在研究数据中。在分析研究的时间段内，IPITTR数据并不包括所有移植恶性肿瘤供者器官的受者结局数据。如果受者未发生肿瘤传播或随访数据不完整，则供者的恶性肿瘤就不会有任何文件记录。

因此，IPITTR数据通常被认为高估了恶性肿瘤的传播风险。根据IPITTR数据，截至2001年，在68例接受了RCC供者器官的受者中，有43例发生了肿瘤传播；在30例接受了黑色素瘤供者器官的受者中，有23例发生了肿瘤传播；而在14例接受了绒毛膜癌供者器官的受者中，有13例发生了肿瘤传播。在同一时期，还有受者发生了其他肿瘤传播，包括肺癌、结肠癌、乳腺癌、前列腺癌和卡波西肉瘤。此外，在接受了53例CNS肿瘤供者器官的所有受者中，有9例发生了恶性肿瘤传播。目前尚无甲状腺癌、头颈部恶性肿瘤、肝癌、胆管癌、睾丸癌、淋巴瘤或白血病传播的病例报道。进一步萃取的数据，如肿瘤可传播至受者的心胸系统[32,33]或受者肾移植后出现小肾癌[34]，也已发表。

9.3.1.4 英国器官移植登记处

Desai 等人[6]的报告统计了10年间（2001～2010年）共计14 986例供者，其中有13例供者将隐匿性恶性肿瘤（6例RCC、4例肺癌、1例淋巴瘤、1例神经内分泌癌、1例结肠癌）传播给15例受者（占所有受者的0.06%），造成3例受者死亡。

Desai 等人[35]在第二项研究中分析了1990～2008年间202例有恶性肿瘤病史的供者（占所有供者的1.1%）。根据国际指南建议，其中61例供者的肿瘤传播风险被归类为不可接受或高风险（25例胶质母细胞瘤、6例髓母细胞瘤、10例乳腺癌、5例淋巴瘤、4例肉瘤、3例黑色素瘤、8例其他恶性肿瘤）。接受这61例供者器官的133例受者均未发生肿瘤传播。

Watson 等人[36]统计了1985～2001年间的177例原发性CNS恶性肿瘤供者，其中33例为高度恶性肿瘤（24例WHO Ⅳ级神经胶质瘤、9例髓母细胞瘤）供者，所有受者均未发生肿瘤传播。

2014年，SaBTO就罹患恶性肿瘤或有恶性肿瘤病史的遗体供者的器官移植问题提出了相关建议[11]。

9.3.1.5 西班牙国家器官移植中心登记处

ONT统计了1990～2006年间的117例恶性肿瘤供者（占所有供者的0.58%），均是在器官获取后被诊断出罹患肿瘤[7]。在这些供者中，有5例（占所有供者的0.029%）将恶性肿瘤传播给了10例受者（占同期所有受者的0.06%），包括1例软组织肉瘤供者（3例受者）、1例生殖细胞癌供者（3例受者）、1例未分化癌供者（2例受者）和2例RCC供者（2例受者）。接受2例RCC供者肾脏的受者后来分别发生了肾腺癌和乳头状肾癌。这2个病例的诊断结果均是通过移植后活检得出的。

1996年，ONT发布了关于使用恶性肿瘤供者器官的建议，进一步促成了欧洲委员会关于供者恶性肿瘤传播风险等级的首次建议。

9.3.1.6 意大利国家移植中心登记处

自2001年以来，意大利国家移植中心（CNT）制定了供者安全性和可接受性评估的新策略[37]。这一策略针对有感染的供者和肿瘤供者进行分析研究，以确定一些供者疾病的传播风险等级。2001～2002年的分析数据表明，潜在供者罹患肿瘤的发生率为2.9%，其中大约1/2的潜在供者在器官获取之前因被查出罹患肿瘤而未能成为实际器官供者，1/4的供者在器官获取后和移植前的这段时间内被查出罹患肿瘤，而其余的供者均是在移植后才被发现罹患肿瘤。新数据显示，在器官获取前和获取过程中的恶性肿瘤诊断能力有所提高。在2006～2008年间，采用这种风险评估方法[38]，未再发生恶性肿瘤传播的病例。

Taioli 等人[39]对2002～2004年间接受来自59例疑似或确诊患有恶性肿瘤（大多为非CNS肿瘤）的供者器官的108例受者（平均随访时间为28个月）的移植结局进行了分析研究，未见肿瘤传播的证据。

Zucchini 等人在随后的研究中分析了2002～2005年间统计的131例恶性肿瘤（主要是前列腺癌和RCC）供者[15]，以及2003～2010年间在意大利南部统计的28例供者[40]，得到了相似的结果。

最新（2006～2015年）研究报告称，在统计的11 271例供者中，415例有恶性肿瘤既往史和现病史[41]。最常见的恶性肿瘤包括前列腺癌（112例）、肾透明细胞癌（46例）、乳头状RCC（17例）。在这项研究中，有5例供者将恶性肿瘤传播给了29 858例受者中的10例（占所有受者的0.03%）。这5例供者在捐献器官时均未被发现患癌，其中2例供者传播了淋巴瘤，其他3例供者分别传播了急性髓细胞性白血病、原发性小肠肿瘤和病因不明的间变性肿瘤。10例受者中有9例死亡。

9.3.1.7 德国恶性肿瘤供者和器官移植受者安全登记处

德国恶性肿瘤供者和器官移植受者安全（MALORY）登记处研究分析了2006～2011年这6年间统计的248例患有254种恶性肿瘤的器官供者（共有702个器官被移植给648例受者）[9]。2012年共收集了其中589例（91%）受者的随访信息。对于在器官获取和移植之前已知患有恶性肿瘤的供者，所有接受其器官的受者（中位随访时间为576 d）均未发生肿瘤传播。最常见的非CNS恶性肿瘤为RCC（35例）、乳腺癌（15例）、结直肠癌（11例）、前列腺癌（12例）、甲状腺癌（9例）。根据国际指南建议，恶性肿瘤被分为不同的分期和分级，其风险等级从"最小风险"到"不可接受的风险"不等。最常见的CNS恶性肿瘤为胶质母细胞瘤（16例）和间变性星形细胞瘤（12例）。在随访期间，127例受者（19.6%）死于非肿瘤性原因，135例受者（23%）失访（2011年1月后无随访数据）。

然而，入组研究的队列中确实发生了肿瘤传播，有7例无任何疑似恶性肿瘤的供者将其隐匿性恶性肿瘤（3例RCC、2例神经内分泌肿瘤、1例乳腺癌、1例结直肠癌）传播给了13例受者。截至2015年10月，其中7例受者（4例肝移植受者、2例肾移植受者、1例肺移植受者）死于被传播的肿瘤。3例肾移植受者（被传播神经内分泌癌和乳腺癌）在接受移植肾切除、停用免疫抑制剂和化疗后均获得治愈。接受隐匿性RCC供者器官的3例肾移植受者从未表现出任何恶性肿瘤的临床症状（3例肾移植受者均因移植后出现血栓或排斥反应而接受移植肾切除术，病理学检查结果提示有偶发性RCC）。

不过，由于随访期太短且失访病例的数量太多，尚无法得出关于肿瘤传播风险的最终结论。

9.3.1.8　丹麦登记数据

Birkeland和Storm[42]将丹麦27年间各移植中心内所有器官供者的信息关联到丹麦肿瘤登记处，在626例供者中发现了13例恶性肿瘤供者（2%），其中8例在器官移植后被确诊（1.3%）。在这8例供者中，只有1例将恶性肿瘤传播给了受者，即黑色素瘤（在器官获取时肿瘤分期未知）（0.2%）。

恶性肿瘤确实会通过器官移植传播。虽然接受有恶性肿瘤既往史或现病史的供者器官的数量有所增加，但记录在案的恶性肿瘤传播发生率很低。不能排除由于以往缺乏强制性报告，而造成肿瘤传播病例漏报的情况。在欧盟的法律框架内[12]，由于向国家卫生行政部门报告SAR（包括恶性肿瘤传播疑似或确诊病例）是强制性要求，因此，今后应该可以更精确地评估恶性肿瘤经器官移植传播的发生率。

9.3.2　恶性肿瘤传播风险评估

如果在器官获取前或获取过程中诊断出供者患有恶性肿瘤，有诸多问题应予以考虑（表9.2）。尤其应注意以下问题：

1）必须对器官获取过程中新诊断出的肿瘤进行非常谨慎的评估。此时，器官捐献不太可能继续进行，因为只有极少数的活动性恶性肿瘤类型被认为是可接受的风险。在器官移植前，必须按照最新的国际标准［第8版美国癌症联合委员会（American Joint Committee on Cancer, AJCC）癌症分期手册[18]和2016年WHO的CNS肿瘤分类[19]］对肿瘤进行检测，以获取准确的组织学类型、分级和分期等病理诊断。

2）如果患者病史中有恶性肿瘤治疗史，那么在接受其器官用于移植之前，患者应达到5～10年的

表9.2　针对有恶性肿瘤现病史或既往病史的潜在器官供者需要考虑的问题

供者相关	活动性恶性肿瘤	• 肿瘤的具体类型是什么？ • 肿瘤的严重程度和受累范围，即肿瘤分期是多少？ • 根据现有证据，肿瘤传播的风险有多大？
	既往恶性肿瘤病史	除了要考虑上述内容，还应考虑以下问题： • 肿瘤发生在多久以前？ • 无瘤时间有多久？ • 该肿瘤是否与晚期复发有关？ • 预计5年无病生存率是多少？ • 供者是否接受过肿瘤根治性治疗？ • 治疗后是否接受了充分随访？
受者相关		• 潜在受者的期望是什么？ • 是否清楚了解相关风险？ • 在这种情况下，受者适合接受哪种类型的移植后筛查？多久筛查一次？ • 如果肿瘤发生转移，有哪些治疗选项？ • 如果因担心肿瘤传播而推迟移植，受者有哪些替代治疗选项？

资料来源：改自Nalesnik和Ison[44]。

完全缓解（取决于肿瘤类型、分期和分级），不过也有一些例外情况。考虑到肿瘤分类指南在2016年进行了更新，建议仔细评估受者预后，因为在此之前诊断出的肿瘤分期和分级可能与目前的诊断方法略有不同。

3）转移性肿瘤（淋巴结转移或远处转移）患者不应被接纳为器官供者，除非选定的患者被诊断出肿瘤的时间为器官获取前5年以上，初诊分期为 pN_1，接受过完整治疗，假定已治愈的随访无复发。

4）患者病史中如果存在未接受过恶性肿瘤切除术、无随访记录或随访记录不完整、对恶性肿瘤采取姑息治疗等情况，均为器官捐献的禁忌证（处于主动监测中的低分级前列腺癌和某些脑瘤除外）。

5）必须仔细评估既往有恶性肿瘤病史的供者，既要确定是否有恶性肿瘤复发的证据，也要确定其新发恶性肿瘤的风险是否增加。举例来说，由于结肠腺癌供者罹患新结肠腺癌的风险会增加[43]。因此，在供者的病情检查中确定结肠镜定期检查的结果和时间是非常重要的。同样，一些恶性肿瘤治疗容易引发新的恶性肿瘤，如淋巴瘤的放疗会导致患者新发乳腺癌。

6）对于第二条意见，可寻求相关肿瘤学领域的专家和（或）有经验的病理学专家的建议，以进一步评估个体传播肿瘤的风险。

7）在移植中心获取潜在受者的移植同意书之前，应充分告知其移植器官来自有恶性肿瘤病史的供者。这种知情同意的程度应基于风险-效益评估，并应使受者能够认识现实情况，但在肿瘤传播风险极低的情况下不会引起不必要的担忧。

表9.3显示了DTAC（美国）[8]、SaBTO（英国）[11]和CNT（意大利）[41]公布的现行的供者恶性肿瘤传播风险等级划分。欧洲委员会也提出了一种风险分级，但由于目前可用的证据有限，因此未进行风险值估算。有关特定肿瘤的风险分级，请参阅9.4。

无论根据表9.3中的风险分级估计供者传播肿瘤的风险如何，负责接受和移植移植物的临床医生都要对移植物在特定受者中的应用负全面责任。

9.3.3 循环肿瘤细胞

在乳腺癌[45]、结直肠癌[46]、前列腺癌[47]和胶质母细胞瘤[48, 49]（包括早期恶性肿瘤）等许多

表9.3 评估供者恶性肿瘤传播风险的国际建议

CNT （2015 年）	DTAC （2011 年）	SaBTO （2014 年）	欧洲委员会指南（2020 年）
标准风险	无明显风险	—	—
非标准风险 （风险可忽略不计）	最小风险 （<0.1%）	最小风险 （<0.1%）	最小风险 供者的所有器官均可被所有受者接受
非标准风险 （可接受风险）	低风险 （0.1% ～ 1%）	低风险 （0.1% ～ 2%）	低至中风险 根据受者的具体健康状况或其临床症状的严重程度，在风险-效益评估的基础上证明供者可接受 高风险对应
	中风险 （1% ～ 10%）	中风险 （2% ～ 10%）	
	高风险 （>10%）	高风险 （>10%）	高风险 在特殊情况及在没有任何其他治疗选择的情况下（除了某些挽救生命的移植手术），在经过仔细、合理的风险-效益评估并征得患者的知情同意后，可根据具体情况讨论是否接受供者器官
非标准风险 （不可接受风险）	—	绝对禁忌证	不可接受的风险 由于供者有活动性恶性肿瘤和（或）转移性疾病，绝对禁止其捐献器官
—	未知风险（不等同于绝对禁忌证）	—	—

恶性肿瘤患者的血液中，均可检测到循环肿瘤细胞（CTC）。CTC的存在对转移癌的复发与存活具有临床影响。不过，CTC与病程或早期转移瘤发生的相关性仍在研究中。为了引起肿瘤传播并形成转移灶，CTC需要具备更多的特性，如植入有利位点的能力、逃避宿主特异性和非特异性免疫反应的能力（移植受者的免疫反应下降），以及诱导新血管生成和启动生长的能力。因此，脑肿瘤很少发生转移的部分原因可能是由于胶质母细胞瘤细胞在脑外生存的能力有限，尽管有20%～40%的脑肿瘤患者血液中均检测出了CTC[48, 49]。

CTC检测的阳性率与采样量的多少相关。如果样本量多（例如，使用25 mL血液样本，去除白细胞后富集得到CTC），则可以提高CTC检测的敏感性。如果样本量少（10 mL血液样本），则可能得出假阴性结果（因样本不具代表性）[50, 51]。除了这些技术难点和评估结果的经验有限之外，CTC检测费用昂贵且耗时，其检测结果的可靠性取决于实验室的技术水平和设备条件。因此，目前检测器官供者的血液中是否有CTC并不合适，但未来可能会成为一种有效的方法。

9.4 实体器官肿瘤

世界各地对有恶性肿瘤病史的供者的接纳程度不尽相同。新发布的建议[5, 11, 41, 52]基于现有的文献、国家数据、专家意见和非移植患者肿瘤特性的相关数据，根据预计发生传播的风险对不同的实体肿瘤进行分级。一般而言，接受过完整治疗、随访规律、无肿瘤复发或转移证据的供者被认为已治愈，其器官可用于特定受者，但要意识到仍然存在肿瘤传播风险。

不同肿瘤的治愈率和出现转移瘤的风险因肿瘤的组织学类型、分期、分级和治疗情况而异，这些因素必须考虑在内。例如，$pT_1N_0M_0$食管癌患者在无复发生存2年与25年后的评估结果会有所不同。因此，对于被认为恶性肿瘤已治愈的供者，下文中提到的风险标准可能会降低，但目前的文献并未提供足够的数据来证明这一观点。国际上尚未就规定的无复发随访时间达成共识，对于相同类型和分期的肿瘤，各国的建议可能从>5年或>10年到无须随访不等。

> 必须对每个潜在受者进行单独的风险–效益评估。还应考虑到传播的肿瘤可能在免疫抑制受者体内获得理想的生长环境。
> 应取得受者或其法定代理人的知情同意。
> 除了常规的随访治疗外，应酌情对每一例移植了有恶性肿瘤病史供者器官的受者进行额外的检查、监测和治疗（UNOS/OPTN政策15.5.A）[53]。

本指南提供了评估不同类型恶性肿瘤的建议。为了将这些建议应用于临床实践，应根据第六章、9.2、表9.1和表9.2中的建议，尽可能对供者进行全面的评估。如有疑问，应与国家专家讨论国家及个人评估策略。

9.4.1至9.4.31涵盖了欧洲最常见的恶性肿瘤（按照发病率和死亡率）[54]，以及其他常见的供者恶性肿瘤。对于文献资料中未提及的，但逐渐被受者接受的恶性肿瘤，人们也会考虑其传播风险和可接受性。

9.4.1 肾上腺肿瘤

肾上腺肿瘤是在肾脏检查时偶然发现的SOL。从组织学上看，无法确定原发性肾上腺肿瘤（无论是髓质瘤，还是皮质瘤）是恶性的还是良性的。然而，肾上腺是一个常见的转移部位，所以有必要进行冰冻切片检查，以排除继发性恶性肿瘤。

肾上腺髓质嗜铬细胞瘤将在9.4.16中进行详细讨论。

目前尚无关于肾上腺皮质瘤供者器官移植的报道。

9.4.2 阑尾肿瘤

阑尾肿瘤通常是阑尾神经内分泌肿瘤（详见9.4.16），但阑尾腺癌和阑尾囊腺瘤也会发生。直径<2 cm（pT_1期）的阑尾类癌很少发生转移，在127例受者中未见肿瘤转移报道[55, 56]。

阑尾腺癌是一种症状明显的恶性肿瘤，但阑尾囊腺瘤（伴阑尾黏液囊肿）既有良性，也有恶性。

目前尚无关于阑尾癌或阑尾神经内分泌肿瘤供者的报道。

9.4.3 基底细胞癌

详见9.4.15。

9.4.4 胆管癌

详见9.4.17。

9.4.5 膀胱癌（非尿路上皮癌）

目前尚无关于有膀胱非尿路上皮癌现病史或既往病史的供者的报道，无法从中获取证据。有关输尿管尿路上皮（移行细胞）癌，详见9.4.30。

大约5%的膀胱癌是鳞癌，在血吸虫病流行的地方更为常见。膀胱癌还与留置导尿和其他慢性炎症过程有关。膀胱非尿路上皮癌的预后比膀胱尿路上皮癌要差。目前尚无膀胱鳞癌供者的报道。

9.4.6 乳腺癌

由于乳腺癌具有高度侵袭性，即使在完全缓解多年后，患者肿瘤复发和转移的风险仍然较大。这种恶性肿瘤患者的器官也只能极其谨慎地用于最合适的特定受者。

Friedman等人报道了9例接受来自8例有乳腺癌病史的女性供者的器官的病例（其中2例供者分别在活体器官捐献0.3个月和16个月后被诊断出乳腺癌），有2例肾移植受者分别在移植4个月和12个月后发生乳腺癌传播[57]，造成1例男性受者死亡，而另1例受者在停用免疫抑制剂和接受抗雌激素治疗36个月后保持无病生存。Buell等人[58]提到，在自愿向IPITTR报告的病例中，浸润性乳腺癌的传播率为29%，而有乳腺导管或小叶原位癌病史的供者未发生肿瘤传播。实际病例数量并未报告，但可能包括Friedman等人[57]报告的病例。Kauffman等人[25]也报道了1例活体肾脏供者传播隐匿性乳腺导管腺癌的病例。肾移植受者在停用免疫抑制剂后导致移植物产生排斥反应，同时启动了机体正常的抗肿瘤免疫反应，并在无复发存活4年后再次被列入移植等待名单。该受者的恶性肿瘤是在移植6个月后被诊断出来的，因此不太可能是既往报道的病例之一。

Moench等人[9]和Matser等人[59]报道了1例供者将隐匿性转移性乳腺癌传播给4例受者的病例，其中1例双肺移植受者在移植2年后第一个被诊断出恶性肿瘤。该例肺移植受者和1例肝移植受者，以及1例肾移植受者均死于被传播的肿瘤。而另1例肾移植受者在移植肾被切除、停用免疫抑制剂及接受

化疗后，被传播的转移性疾病得到完全缓解。

1例供者传播的乳腺癌局限于同种异体角膜缘的移植受者病例已见诸报道，病症在移植4年后显现出来[60]。

与恶性黑色素瘤一样，肿瘤细胞休眠是乳腺癌的一种常见现象。在恶性肿瘤进展的早期，肿瘤细胞向远处扩散。在切除原发性肿瘤多年后，肿瘤细胞可能会处于休眠状态，临床上无法检测到。乳腺癌转移灶通常与原发性肿瘤的临床表现不同步，在临床上可检测到的时间也有所不同[61, 62]。因此，建议在接受乳腺癌供者的器官时，需延长对其无癌间期的要求，应查明供者是否接受过可靠的随访，即使在长期无病生存后，也必须对供者进行包括影像学检查在内的转移灶检查。

应回顾初诊时的肿瘤组织学报告，了解雌激素/孕激素受体（estrogen receptor/progesterone receptor, ER/PR）和人表皮生长因子受体2（human epidermal growth factor receptor-2, HER2/neu）表达的详细情况。ER+/PR+表明预后良好，而HER2/neu+表明一般情况下肿瘤治疗的结局较差[63, 64]。

原位癌是一种未突破基底膜的非浸润性肿瘤（详见9.4.7）。小叶原位癌现在被认为是一种良性疾病，在AJCC最新修订的TNM分期手册[18]中已被删除，不过小叶原位癌的存在与今后发生浸润性乳腺癌的风险具有相关性。乳腺高核级原位癌被认为比无高危特征的乳腺原位癌更具侵袭性，因其可能存在未被发现的微浸润性癌，并且发生浸润性疾病的风险更高[65-67]。乳腺导管原位癌（duct carcinoma in situ, DCIS）供者被认为具有低至中度的传播肿瘤风险。

供者在器官获取期间被诊断出乳腺癌
新诊断出的浸润性乳腺癌对器官捐献来说是不可接受的风险。

供者既往有乳腺癌病史
有浸润性乳腺癌病史的供者如果接受过完整治疗、病情得到完全缓解且严格随访5年以上，则其器官也许可用于特定受者，这取决于初诊时的肿瘤分期，以及ER/PR和HER2/neu的表达情况，始终要考虑到晚期转移灶可能导致的肿瘤传播风险。

乳腺癌1A期（T_1，N_0；参考AJCC第8版TNM分期手册[18]）、接受过根治性手术且无癌间期>5年者，其传播肿瘤的风险为低至中风险。所有其他分期的浸润性乳腺癌供者传播肿瘤的风险均被认为是高风险，与假定的无复发发生存和治疗无关。

高核级DCIS供者传播肿瘤的风险被认为是低至中风险。

9.4.7　原位癌、胰腺导管上皮内肿瘤和胆管上皮内瘤变

原位癌是一种未突破基底膜的非浸润性上皮性肿瘤，故一般不会发生转移，但在一段时间后可转化为浸润性肿瘤。

过去的建议是，对于任何分期的肿瘤（即使是原位癌），均禁止使用高侵袭性恶性肿瘤（如黑色素瘤或肺癌）潜在供者的器官进行移植[68]。由于原位癌是一种非常早期的非浸润性肿瘤[69]，因此，这类患者如今有可能被接纳为器官供者，但仍需警惕肿瘤传播风险。

> **供者在器官获取期间被诊断出原位癌、胰腺导管上皮内肿瘤（PanIN）和胆管上皮内瘤变（BilIN），或供者既往有原位癌、PanIN和BilIN病史**
> 子宫颈癌、结肠癌、乳腺癌（低分级）、非黑色素瘤皮肤癌和声带癌等许多原位癌，以及无浸润性恶性肿瘤的PanIN或BilIN，均可被视为传播风险极低的恶性肿瘤。不建议使用发生PanIN的胰腺或发生BilIN的肝脏进行移植。而非肌层浸润性膀胱癌、尿路上皮原位癌（pTis）和上皮内乳头状尿路上皮癌（pT_a/G1-2）被认为是非肾脏移植中传播风险最低的恶性肿瘤（参考AJCC第8版TNM分期手册[18]）。由于移行细胞癌通常具有多灶性发生的特点，且发生肾盂癌的风险较高，因此，使用这类供者的肾脏进行移植应被视为具有较高的肿瘤传播风险。
> 高级别的乳腺原位癌、原位肺癌和原位黑色素瘤/恶性雀斑样痣供者传播肿瘤的风险被认为是低至中风险。

9.4.8　绒毛膜癌

绒毛膜癌是一种源自滋养层细胞的高侵袭性恶性肿瘤，常继发于葡萄胎、流产、异位妊娠和（或）宫内妊娠之后的滋养层组织。IPITTR报告称绒毛膜癌的传播率很高（93%），受者死亡率也较高（64%）[58]（不过这些发生率可能被高估）。然而，未识别出的绒毛膜癌供者导致肿瘤被传播给多人的偶发病例仍有报告[70]。一篇关于肾移植受者被传播供者恶性肿瘤的文献综述详述了5例受者在移植1个月（中位时间）后出现绒毛膜癌的病例[71]。

如果供者疑似患有绒毛膜癌（如月经不规则、无危险因素的女性发生脑出血），应检测其尿或血βHCG（肾功能受损的供者则检测血βHCG），因为女性绒毛膜癌患者的βHCG水平会升高。由于此类肿瘤的发病率很低，预计将来不会有大量的供者数据用于风险分级的修订。

> **供者在器官获取期间被诊断出绒毛膜癌**
> 由于绒毛膜癌的传播率和死亡率较高，因此，无论肿瘤分期的早晚，均被视为器官捐献中不可接受的风险。

> **供者既往有绒毛膜癌病史**
> 由于绒毛膜癌的传播率和死亡率较高，因此，在器官捐献中的传播风险为高风险或不可接受的风险（取决于供者死亡前的恶性肿瘤无复发发生存期）。

9.4.9　结直肠癌

有2例肝移植受者病例报道详述了被传播供者来源的隐匿性结直肠癌，其中1例受者在移植18个月后被诊断出供者来源性肝转移[72, 73]。由于受者的健康状况不佳，不考虑接受再移植，而在几个月后去世。另1例受者在移植13个月后发生结直肠癌肝转移。在接受移植肝切除术和再移植后，患者保持无瘤生存，3年后死于丙肝复发。接受同一供者肾脏、角膜和心脏瓣膜的受者在移植术后未罹患肿瘤。2位供者的年龄分别为69岁和68岁。

显然，面对这些罕见但具有潜在破坏性的供者病例，应提醒器官获取医生仔细检查其胸腹腔内所有器官结构是否存在可疑病变（尤其是老年供者）。

对于既往有结直肠癌病史的供者，在器官获取过程中检查其腹部内容物时，应考虑到新发结直肠癌（即异时性肿瘤，10年内的发病率约为3%[43, 74]）的可能性较高。

Buell等人[58]在研究报告中称，有结肠癌病史的供者传播肿瘤的风险有19%，但报告称T_1分期的肿瘤传播风险低于1%（全部详情未见报道）。上述几个登记处均报道了有结肠癌病史的供者捐献器官的病例，但在后续的受者随访中均未发现肿瘤传

播[5, 9, 26, 35, 39-42]（详见9.3.1）。而IPITTR报道了5例有结肠癌病史的活体肾脏供者将肿瘤传播给2例肾移植受者（可能与Buell等人报告中的病例是相同的）[4]。另一份巴西的报告详述了2例肾移植受者罹患由供者传播的肠源性恶性肿瘤（可能是结肠癌）[75]。

供者在器官获取期间被诊断出结直肠癌

应仔细斟酌是否接受pT1期肿瘤（根据AJCC第8版TNM分期手册[18]，定义肿瘤分期为pT1期）供者的器官进行移植，并且必须承担较高的肿瘤传播风险。不应接受新诊断中晚期活动性结直肠癌的患者进行器官捐献（不可接受的风险）。

供者既往有结直肠癌病史

既往罹患pT1/pT2期结直肠癌（黏膜下层或固有肌层浸润），但未发生淋巴结或远处转移的供者在接受过充分治疗且无病生存期＞5年的情况下，其传播肿瘤的风险被认为较低。风险会随着肿瘤分期的增加而提高，但推定供者已治愈的可能性也必须考虑在内。

过去人们曾讨论过接受早期结直肠癌（pT1期，黏膜下层浸润）供者进行器官捐献的可能性（甚至在新诊断疾病、未切除肿瘤的情况下）。然而，黏膜下层浸润深度（SM1、SM2、SM3）、淋巴血管浸润（L0、L1）、肿瘤出芽和微卫星不稳定性也会对pT1期肿瘤的淋巴结转移和远处转移风险产生重大影响[76-78]。这表明，在考虑使用近期被诊断pT1期结直肠癌供者的器官时，应谨慎行事。在这些情况下，应获取全面的诊断结果，但如果肿瘤是在器官获取过程中发现的，则无法及时获得诊断结果。

9.4.10 胃癌

详见9.4.17。

9.4.11 胃肠道间质瘤

胃肠道间质瘤（GIST）是最常见的间质肿瘤，占所有肉瘤的5%。GIST大多是在胃壁和（或）小肠壁上发现的微小病变，但也可能在结肠或直肠中发现。

肿瘤进展和转移的风险与4个主要的预后因素相关[79]：术前或术中的肿瘤定位、有丝分裂指数（肿瘤细胞增殖）、肿瘤大小和肿瘤破裂。

直径<2 cm，有丝分裂指数（每50高倍视野）<5的胃或十二指肠GIST发生转移的风险很低。肿瘤全切被认为是唯一的治疗方法。这些GIST并不一定是器官捐献的禁忌证。而直径≥2 cm或有丝分裂指数（每50高倍视野）≥5的直肠或空肠GIST发生转移的风险较高，因此容易导致肿瘤传播[80]。

Fiaschetti等人[40]报告了1例胃GIST确诊供者捐献器官，但受者未被传播肿瘤的病例。随后，Novelli等人[81]汇总了某个单中心在获取供者器官期间诊断的5例GIST病例（3例胃GIST、1例回肠GIST、1例结肠GIST）。经冰冻切片检查疑诊GIST后，永久性切片检查和免疫组化检查均证实所有病例为低级别的GIST（肿瘤细胞有丝分裂极少或没有）。3个器官（供者1的2个肾脏和供者2的肝脏）在被移植18个月和46个月后均无肿瘤传播的迹象。

冰冻切片组织学检查有助于识别潜在传播风险极低的GIST，通常通过永久切片组织学检查对肿瘤细胞有丝分裂指数进行评估，以及通过检测c-kit（CD117）或DOG1来诊断GIST，而不是通过冰冻切片检查。

供者在器官获取期间被诊断出GIST

可以接受肿瘤体积较小（直径<2 cm）的胃或十二指肠GIST供者进行器官捐献，其传播风险为低至中风险。应确定肿瘤细胞的有丝分裂指数，不过在器官移植后才能获得结果。

至于肿瘤体积较大或有丝分裂指数较高的、发生在其他原发部位的GIST，其发生转移的风险和传播给受者的风险均会提高。

供者既往有GIST病史

结合供者的治疗、随访时间和无复发生存期等情况，可以接受肿瘤体积较小（直径<2 cm）、肿瘤细胞有丝分裂指数<5%的胃或十二指肠GIST供者进行器官捐献，其传播风险为低至中风险。至于肿瘤体积较大或有丝分裂指数较高的、发生在其他原发部位GIST，其发生转移的风险和传播给受者的风险均会提高。尚无文献提供详细信息或建议。

9.4.12 肝癌

详见9.4.17。

9.4.13 肺癌

几份登记处报告[5, 6, 25, 58]和其他已发表的一些病例报告[82-86]均详细描述了供者将隐匿性肺癌（包括一些小细胞肺癌）传播给受者的情况，大多导致受者死亡。这表明，供者传播的肺癌对器官移植受者表现出高度侵袭性。如果供者有严重吸烟史，移植临床医生应特别注意其存在隐匿性肺癌的可能性。

Jaillard等人[87]报告了1例活体器官供者在捐献肾脏7个月后被查出小细胞肺癌的病例，该无症状受者被确诊肿瘤传播，并接受了移植肾切除术和三个周期的化疗。12个月后，氟代脱氧葡萄糖（FDG）在正电子发射计算机体层显像仪（PET/CT）中显示为完全代谢缓解，但远期疗效尚未有报道。

最近一份关于肾移植术后发生肿瘤传播的系统综述[71]显示，9例受者发生肺癌的中位时间为移植后13个月，其中7例受者在就诊时就已查出转移灶。在被传播供者肿瘤的病例中，肺癌或黑色素瘤患者的预后最差（详见9.4.14）。

关于供者肺癌传播至肝移植受者的两份独立报告证实了这一组受者的不良结局。其中一份病例报告称，在一名63岁的前吸烟供者（吸烟指数为10包年）捐献器官后的第二天对其进行尸检，发现了一处肺部肿块并伴有淋巴结转移受累。受者在术后第7天接受了二次肝移植，但在切除的移植肝中并未发现肿瘤。11个月后，受者出现转移性肺腺癌（证实源自第一个供者）并于4周后死亡[88]。另一份病例报告称，1例肝移植受者在移植4个月后出现转移性低分化肿瘤沉积灶，该肿瘤具有小细胞癌和非小细胞癌的混合特征，被确定为供者来源。受者未接受再移植，不久后死于肝外疾病[86]。

有关原位肺癌的建议，请参阅9.4.7。

供者在器官获取期间被诊断出肺癌
新诊断的任何组织学分型的肺癌对器官捐献来说均是不可接受的风险。

供者既往有肺癌病史
既往有过肺癌治疗史的供者其传播肿瘤的风险被认为较高。供者在接受根治性治疗后，随着肿瘤无复发时间的延长和治愈率的增加，肿瘤的传播风险会降低。

9.4.14 恶性黑色素瘤

IPITTR的报告称，恶性黑色素瘤的传播率为74%，受者的死亡率为60%[58]。这两个数据可能被高估了，但肿瘤传播事件仍出现在病例报告和近期的登记数据中[5, 26, 30, 42, 89, 90]。所报告的供者传播的黑色素瘤病例大多因供者的恶性肿瘤被漏诊所致[58, 91, 92]。在2010年的病例报告回顾中，Strauss等人[93]详述了13例供者捐献器官给30例受者，其中10例受者保持无病生存，6例受者接受了移植物切除术。

根据自愿报告的受者传播病例汇编而成的IPITTR数据[58]与2007年UNOS文献综述中报告的数据[26]并不一致。IPITTR的报告称，在接受既往有黑色素瘤病史供者器官的140例移植受者病例中，仅有1例肿瘤（通过单肺）传播病例报道。该供者在捐肺32年前曾接受过黑色素瘤切除术，而没有接受同一名供者器官的其他5例受者发生肿瘤传播的报道。经分析，确诊黑色素瘤但未发生肿瘤传播的供者，其所患黑色素瘤的病理分期可能有所不同，包括恶性雀斑样痣、原位黑色素瘤。这可能解释了该分析报告中恶性黑色素瘤传播率较低的原因。该报告并不排除传播风险的存在，其结论认为，提高数据收集能力并详细说明供者黑色素瘤的不同分期，可能有助于弄清恶性黑色素瘤发生传播的原因。必须将恶性雀斑样痣病例与浸润性黑色素瘤病例区分开来，以确定是否应将这种早期病变的传播风险与浸润性黑色素瘤的传播风险分开考虑。

在大多数已发表的已知有黑色素瘤病史的供者病例报道中，关于肿瘤分期、治疗情况和随访的精确数据不够充分[26, 42, 58]。必须牢记，在非移植患者中，恶性黑色素瘤往往会复发，即使在无病生存多年后也是如此。

Alsara和Rafi[94]，以及Sepsakos等人[95]报道了1例受者在使用了有转移性黑色素瘤病史供者的角膜缘干细胞进行移植后，出现了与供者相同的黑色素瘤。在过去，除了白血病和淋巴瘤之外，非眼部恶性肿瘤在美国并不是眼部组织获取的禁忌证。但在这起病例发生后，美国眼库协会更新了供者纳入标准，将有黑色素瘤或其他实体器官转移瘤病史的供者均排除在吻合血管的眼组织（巩膜组织和角膜缘异体植片）的捐献名单之外。已知有转移性黑色素瘤病史的供者不得捐献任何眼组织[96, 97]。欧洲眼库的最低医疗标准也将吻合血管的眼组织和无血管的眼组织的捐献标准区分开来，并限制有恶性肿瘤病史的供者捐献吻合血管的眼组织[98]。

越来越多的证据表明，恶性黑色素瘤单细胞在恶性肿瘤进程中很早就会发生远处转移。在原发瘤被切除后，恶性黑色素瘤单细胞可以保持休眠状态长达数十年，且在临床上无法被检测到。为保持休眠状态，细胞与环境之间被认为存在复杂和波动的相互作用。这种环境的改变（例如，将存在休眠黑色素瘤微小转移灶的器官移植到一个免疫抑制的新宿主体内）会导致黑色素瘤在受者体内发生转移性生长[99-101]。

据报道，在患有厚度<1 mm 的小黑色素瘤的非移植患者中有过肿瘤迟发性复发的病例[102]，但并不常见。目前正在评估一些尚未发表的病例报告，这些病例移植的器官来自黑色素瘤（多为表面扩散性黑色素瘤）病理学分期为 $pT_{1a}N_0M_0$（厚度<1 mm，无溃疡）、肿瘤被完全切除（R_0）、无复发生存期>5 年的供者。

非皮肤性的葡萄膜黑色素瘤往往会很早（在眼球摘除术之前）就发生微转移，最常转移的部位是肝脏[103, 104]，临床上可能会持续数年都不被发现。

在使用有黑色素瘤病史供者的器官时，由于缺乏关于肿瘤分期的数据，且黑色素瘤转移灶倾向于在免疫功能正常的宿主体内休眠，因此建议在考虑有黑色素瘤病史的供者时要极其谨慎[93]，除非肿瘤被证实为恶性雀斑样痣或原位肿瘤，且供者接受过完整的根治性治疗[69]。对于浸润性皮肤黑色素瘤患者，肿瘤 T_{1a} 期（Breslow 厚度<1.0 mm）的黑色素瘤特异性 10 年生存率约为 95%[105]，而肿瘤 T_{1a} 期（Breslow 厚度<0.8 mm）的黑色素瘤特异性 10 年生存率约为 98%[106]。对于所有的黑色素瘤病例，必须先获得关于其肿瘤分期（包括浸润深度和溃疡情况）、治疗情况、随访类型和无复发持续时间的完整数据，然后与皮肤肿瘤学专家一起评估肿瘤转移的风险，最后才能考虑这类病例是否适合进行器官捐献。

虽然肿瘤传播往往是致命的，但新的治疗方案正在不断涌现。以下 3 例病例报道均提到了免疫检查点抑制剂的使用（最好是在停用免疫抑制剂、出现移植物排斥反应和移植肾切除术后使用）。在病例 1 的报道中，1 例肝移植受者在被发现罹患黑色素瘤后，接受同一来源供者器官的肾移植受者接受了移植肾切除术，然后停用免疫抑制剂，3 个月后被发现肿瘤广泛转移。该例受者在接受了脑转移灶切除术后，又接受了全脑放疗和伊匹木单抗治疗[89]。在病例 2 的报道中，1 例肾移植受者在移植 6 个月后被发现罹患 BRAF-V600E 突变的转移性黑色素瘤。受者在移植肾被切除后接受了曲美替尼和达拉非尼联合治疗，随后又接受了纳武利尤单抗治疗，14 个月后肿瘤持续消退[107]。病例 3 的报道也是关于 1 例供者传播转移性黑色素瘤（也是 BRAF-V600E 突变）给受者的病例，肾移植受者成功接受了维莫非尼治疗及后续的伊匹木单抗治疗，5 年后肿瘤得到完全缓解[92]。也有受者使用供者靶向免疫疗法被成功治愈的病例报道[108]。

供者在器官获取期间被诊断出恶性黑色素瘤

由于恶性黑色素瘤极具侵袭性，因此被认为是器官捐献中不可接受的风险。

供者既往有恶性黑色素瘤病史

由于缺乏详尽的数据，因此必须仍认为既往有过恶性黑色素瘤治疗史的供者其传播肿瘤的风险为高风险。如果能获取有关供者的肿瘤分期、治疗情况、随访和无复发生存期的准确数据，并且皮肤肿瘤学专家评估后得出复发和转移的可能性很低的结论，那么可以考虑选择适合的受者进行器官移植。

原位黑色素瘤和恶性雀斑样痣的传播风险被认为是低至中风险。

9.4.15 非黑色素瘤皮肤癌

皮肤基底细胞癌和鳞状细胞癌通常不会发生转移。因此，如果供者有相关病史或在器官获取期间被诊断出这两种皮肤癌，其对受者的传播风险较小。目前尚无这两种肿瘤经器官移植传播的病例报道。

相比之下，卡波西肉瘤、梅克尔细胞癌和皮肤肉瘤都是侵袭性很强的皮肤肿瘤。罹患这些肿瘤的患者（无论是在器官获取过程中被诊断出相关疾病，还是有相关的既往病史）均不得被接纳为器官供者。

有关非黑色素瘤皮肤原位癌的建议，请参阅9.4.7。

供者在器官获取期间被诊断出非黑色素瘤皮肤癌，或供者既往有非黑色素瘤皮肤癌病史
由于极少发生转移，因此，皮肤基底细胞癌和鳞状细胞癌的传播风险被认为是最低的。卡波西肉瘤、梅克尔细胞癌和皮肤肉瘤被认为是不可接受的风险。

9.4.16　神经内分泌肿瘤

本节内容主要涉及神经内分泌肿瘤（NET），包括高级别神经内分泌癌（NEC）、低级别NET、嗜铬细胞瘤（PCC）和副神经节瘤（PGL）。

NET最常见于肠、肺或胰腺组织，但也可发生于任何组织器官。

在未知供者有NEC病史的情况下，使用其器官而导致发生肿瘤传播的病例已有报道[83, 84, 109-114]。所有确诊传播的肿瘤均为高级别（小细胞）NEC，其中2例表现为副肿瘤性分泌促肾上腺皮质激素（ACTH）[84, 109]。肾移植受者通常在移植后12个月左右出现症状，而肝移植受者则在移植后4个月左右出现症状。所有这些肿瘤均表现出侵袭性，常导致受者死亡。1例肝移植受者在移植5年后成功接受了再移植，术后第11天被查出患有NEC，12个月后仍然存活[114]。另外2例肝移植受者曾尝试接受再移植，但均死于肝外转移瘤[111, 112]。5例肾移植受者在移植肾被切除和接受化疗后仍存活[84, 109]，其中2例在报道时仍在接受化疗[83, 110]。因此，一旦发现NEC传播确诊病例，使用同一供者器官的所有受者均应考虑在免疫抑制剂减量后，立即接受二次肝移植或移植肾切除术。

目前尚无关于移植后出现高分化NET（如类癌瘤）传播风险的数据。

由于在器官获取过程中无法绝对排除肿瘤微转移的情况，因此，新发现的高级别NEC应是器官捐献的禁忌证。

PCC和PGL是分别起源于肾上腺髓质和非肾上腺的、可分泌儿茶酚胺的肿瘤。大约10%的PCC和15%～35%的PGL表现为恶性进展。目前，确诊恶性肿瘤的唯一公认标准是转移病灶的存在。据报道，肿瘤的迟发性转移甚至可发生于原发肿瘤被

切除20年后[115]。如果诊断时未发生淋巴结或远处（肺、骨、肝）转移，就无法判定肿瘤是良性的还是恶性的。诊断恶性肿瘤的相关依据包括男性、肿瘤位于肾上腺外部位、肿瘤重量较大（恶性肿瘤平均重量为383 g，而良性肿瘤平均重量为73 g）、融合性肿瘤坏死、血管浸润和广泛的局部浸润[116]。Thompson[117]开发了一种PCC恶性程度评估系统，即对血管浸润、有丝分裂指数（>3）、弥漫性生长、弥漫性坏死、局部浸润和细胞核异型性进行分析与评分的肾上腺嗜铬细胞瘤评分量表（PASS）。尽管所有这些肿瘤特征可能均与肿瘤的恶性特点相关，但不同观察者之间和同一观察者在不同时间的观察结果存在的巨大差异限制了PASS的临床应用。

当在器官获取过程中首次发现此类肿瘤时，很难预测其生物学特性。肿瘤的体积、重量、有无坏死、高有丝分裂指数和浸润边缘等评判标准有助于确定肿瘤的转移风险（但有丝分裂指数可能无法通过冰冻切片检查进行评估）。如果有PCC或PGL病史的潜在器官供者其尿液/血浆中的甲肾上腺素水平升高，则需要进一步评估以排除肿瘤转移的可能性。

PCC和PGL在儿科群体中比在成人群体中更为罕见，但在罹患这些肿瘤的儿童中发生恶性肿瘤的概率更高，报告的发病率为47%[118]。

有一份报告详述了1例肾移植术中发现供者患PCC的病例。由于肿瘤的组织学特征被认为是非恶性的，因此依然实施了肾移植。接受患侧肾移植的受者在术后2年生存情况良好[119]，而接受对侧肾移植的受者在术后不久死于肿瘤无关病因。

另有1例PGL传播的病例报道，肝受者在移植6年后出现儿茶酚胺分泌过多的临床表现，随后在移植肝中发现供者来源的肿瘤（供肝的主动脉分叉处附近有一个3 cm的坏死性肿块），经组织学检查发现为PGL[120, 121]。

如果供者有PCC和PGL病史，必须谨慎考虑受者的风险和获益。

供者在器官获取期间被诊断出NET
由于高级别NEC有可能发生未被发现的转移，因此对于器官捐献来说是一个不可接受的风险。
目前缺乏足够的信息用于指导NEC、类癌瘤、PCC和PGL

供者既往有 NET 病史

文献尚未提供可用的数据。由于缺乏数据，以及 NEC 可能会发生未被发现的转移，因此，有高级别 NEC 治疗史的供者被归类为器官捐献的高风险供者。如果供者既往有 NET（类癌瘤、PCC 和 PGL）病史（无病生存期>5 年），但无任何形式的疾病复发或进展，那么在缺乏足够的信息用于指导风险评估的情况下，供者应被视为高风险供者。

9.4.17 食管癌、胃癌、肠癌、胰腺癌、肝癌和胆管癌

有关食管癌的此类肿瘤仅有很少的数据可供参考。据报道，有 2 例食管癌确诊供者成功捐肝，且并未发生肿瘤传播[39]（但该报道并未提及供者初诊时的肿瘤分期和无复发生存期等信息）。截至目前，已发表的文献中尚无关于食管癌经器官移植传播的病例报道。因此，前述病例可能是一种报告偏倚，不应成为临床医生随意接受患此类侵袭性肿瘤的供者器官的依据。

一份关于胃癌的病例报告显示[122]，1 例活体肝脏供者的捐献前评估提示其患有早期胃印戒细胞癌（$pT_1N_0M_0$，SM1）。供肝的指定受者是一名 9 个月大的幼儿，彼时没有其他活体或遗体供者可以捐献器官，且该名幼儿的健康状况正在迅速恶化。供者在接受胃切除术后 1 个月成功捐献了肝脏。1 年后，供者和受者均健康状况良好，未发现任何恶性疾病。此病例仅为特例，并不能证明这种程序可作为良好做法或常规做法。

在意大利的一项供者筛查计划中，0.7% 的供者被发现患有胰腺癌[41]。曾有 1 例未被发现的胰腺癌供者将肿瘤传播给肾移植受者的病例报道[123]。肿瘤是在肾移植术后被诊断出的（在供肾修整过程中去除的肾上腺组织病理检查中发现了肿瘤）。受者在移植 9 个月后被诊断出癌性肺淋巴管炎，6 个月后死亡。另有 1 例供者胰腺癌被传播给肝移植受者的病例，受者在移植 12 个月后被确诊，随后接受了再移植，报道时仍存活[25]。另有 3 例受者也均发生了传播性胰腺癌，其详情未见报道[5]。还有 1 例受者被报道患有传播性肝细胞癌[5]。

在 Georgieva 等人[124]发表的病例系列分析报告中，有 1 例肾移植受者在接受移植 4 个月后被发现患上供者来源性恶性肿瘤（怀疑是胆管来源）。另有 2 例接受同一供者器官的对侧肾移植受者和肝移植受者（两者病史无异常）也都发生了转移性腺癌，而心脏或胰岛移植受者未患肿瘤。文献中没有其他疑似或证实胆管癌经器官移植传播的病例报道。有关胰腺原位癌的建议，请参阅 9.4.7。

1～3 级的 PanIN 是一种非浸润性的胰腺癌癌前病变，伴有细胞不典型增生，但无转移风险。PanIN 不会形成肿块，常与慢性胰腺炎有关。在器官捐献方面，PanIN 会在三种情况下被发现。第一种情况是，PanIN 可能发生在既往接受过异常病变活检的供者身上，这些肿瘤通常位于恶性肿瘤的边缘，因此有必要对病变组织进行全面的组织学检查；第二种情况是，PanIN 可能会在器官获取过程中作为明显异常的组织被发现；第三种情况是，PanIN 可能在非移植用胰腺的组织病理学检查中被偶然发现。在无任何数据的情况下，不建议使用已知患有 PanIN 的供者的胰腺。

与 PanIN 类似，在较大的肝内胆管中发生的瘤前病变被称为 BilIN，其肿瘤分级也类似[125]。在无任何数据的情况下，不建议使用已知患有 BilIN 的供者的肝脏。

Yamacake 等人[75]报告了 1 例在供者体内未被发现的转移性肠腺癌经器官移植传播至 2 例肾移植受者体内的病例。这表明肿瘤通过不被认为是肿瘤转移的初始靶器官传播的风险是存在的。

供者在器官获取期间被诊断出食管癌、胃癌、肠癌、胰腺癌、肝癌和胆管癌

这些肿瘤被归类为器官捐献不可接受的风险。

供者既往有食管癌、胃癌、肠癌、胰腺癌、肝癌和胆管癌病史

有这类浸润性肿瘤治疗史的供者被归类为器官捐献的高风险供者。供者在肿瘤早期接受根治性治疗、无复发生存期>5 年，以及治愈率提高（尤其是长期存活病例）的情况下，其肿瘤传播风险可能会降低。

9.4.18 口咽癌

Murray 等人[1]于 1965 年报道了 1 例肾移植受者

发生供者梨状窝癌肝转移的病例。文献中没有关于肿瘤传播的进一步报告。另有报道称，有11例受者使用了来自有舌癌或喉癌病史供者的器官，均未发生肿瘤传播。该报道并未提及供者初诊时的肿瘤分期，但所有受者的无复发生存期均>5年[26]。然而，这类肿瘤的侵袭性仍不可忽视。

> **供者在器官获取期间被诊断出口咽癌**
> 口咽癌被认为是器官捐献不可接受的风险。

> **供者既往有口咽癌病史**
> 有口咽癌治疗史的供者被认为是器官捐献的高风险供者。根据供者初诊时的肿瘤分期、分级、治疗情况和无复发生存期（>5年），个别病例的肿瘤传播风险可能会降低。

9.4.19　卵巢癌

一份已发表的病例报告[126]称，有2例肾移植受者被传播供者卵巢癌，肿瘤在受者体内迅速转移而致受者死亡。

Nickkholgh等人[127]报道了1例既往有高分化卵巢浆液性癌病史的潜在供者病例。该供者曾接受过手术治疗且10年来无任何疾病迹象，但在获取其器官时，发现肿瘤在盆腔内复发，最终器官未被使用。该病例强调了在供者有恶性肿瘤病史的情况下，必须对其进行严格细致的检查。

UNOS报道了3例有可能但未经证实传播卵巢癌的供者病例（无详情报告）[30]。除了这些报道，文献中也无进一步的数据可用。

相比之下，Desai等人[35]报道了2例供者，分别于2011年和2014年接受过黏液性囊腺瘤治疗，他们捐献的器官并未发生恶性肿瘤传播。

> **供者在器官获取期间被诊断出卵巢癌**
> 卵巢癌被认为是器官捐献不可接受的风险。

> **供者既往有卵巢癌病史**
> 有卵巢癌治疗史的供者被认为是器官捐献的高风险供者。根据供者初诊时的肿瘤分期、分级、治疗情况和无复发生存期（>5年），个别病例的肿瘤传播风险可能会降低。

9.4.20　胰腺癌

详见9.4.17。

9.4.21　胰腺导管上皮内肿瘤

详见9.4.17。

9.4.22　副神经节瘤

详见9.4.16。

9.4.23　嗜铬细胞瘤

详见9.4.16。

9.4.24　前列腺癌

鉴于前列腺癌的发病率会随着年龄的增长而增加，并且供者的年龄分布日益扩大，因此可以肯定的是，目前正在进行的器官移植中，确实有部分器官来自未确诊的前列腺癌供者。

Sánchez-Chapado等人[128]对所收集的162例死于创伤的西班牙男性的尸检报告进行了连续的病例系列分析，以得出研究对象的前列腺癌患病率。分析报告称，在50～59岁的病例中有23.8%患有前列腺癌，60～69岁的病例中有31.7%患有前列腺癌，而70～79岁的病例中有33.3%患有前列腺癌。

Yin等人[129]通过13年的病理统计分析，发现在假定健康的器官供者中有12%（41/340）的病例患有前列腺偶发腺癌，分析得出的前列腺癌患病率与上述分析结论相似（50～59岁：23.4%，60～69岁：34.7%，70～81岁：45.5%）。

在意大利，50岁以上的男性供者必须接受DRE[13]，并与前列腺特异性抗原（PSA）检测相结合，以评估是否需要对供者的前列腺进行组织学检查。

- DRE无反应性，PSA<10 ng/mL：无须进行组织学检查。
- DRE无反应性，但PSA>10 ng/mL：最好进行组织学检查，但不强制。
- DRE反应性：必须进行组织学检查。

广泛的共识是，PSA单项检测本身并不具有很高的预后价值[130]，但如何判定PSA水平为可疑值或正常值，目前也尚未达成一致意见。如果可以的话，应使用入院后的第一份血样进行PSA水平检测，因为插尿管会影响PSA检测结果。

Pabisiak等人[131]的研究报告称，在对波兰供者群体进行PSA筛查时，如果采用10 ng/mL作为临界值，则男性供者的不合格率为10%。研究组对所有男性供者的前列腺常规病理评估结果进行了为期4年的随访分析，未发现PSA水平升高（>4 ng/mL）与前列腺癌/高级别前列腺上皮内瘤变之间有任何关联性。在这项研究中，经组织学检查确诊的前列腺癌（无转移灶）供者共捐献了12个肾脏和3个肝脏，在9～52个月的受者随访期间未发生过任何肿瘤传播病例。另一份波兰中心的报告也做了类似的观察性研究，发现有些潜在的肝脏供者被不必要地取消了捐献资格[132]。

对于确诊前列腺癌的患者，前列腺癌格利森评分系统（prostate cancer Gleason score system，Gleason评分系统）[133]、WHO根据2014年国际泌尿病理学会（ISUP）共识会议上确立的分级系统[134]中提出的前列腺癌分级分组系统，以及肿瘤分期信息，均是评估临床复发风险和总体生存率的最有效的预测因子。实际上，前列腺癌通常都是根据Gleason评分系统进行分级分组的，各组前列腺癌患者的结局存在明显差异（评分/分组越高，预后越差）。Gleason评分代表肿瘤分级，1分为最高分化，5分为最低分化。Gleason评分由两个数字相加的形式构成，第一个数字表示主要形态等级评分，第二个数字表示次要形态等级评分。下文概述了前列腺癌非移植患者的复发风险。

- 第一组肿瘤分级：Gleason评分≤6（如3+3或3+2等）。
- 第二组肿瘤分级：Gleason评分=3+4。
- 第三组肿瘤分级：Gleason评分=4+3。
- 第四组肿瘤分级：Gleason评分=4+4。
- 第五组肿瘤分级：Gleason评分=4+5、5+4、5+5。

第一组的肿瘤生化复发风险为低风险，第二组和第三组为中风险，第四组和第五组为高风险。Gleason第四组和第五组的肿瘤分级和总评分是评估前列腺癌侵袭性和局部/远处复发风险的最有效的组织学预测因子[18]。

患有极低危局限性前列腺小肿瘤（$T_{1/2}$，Gleason评分=3+3）的非移植患者可以采取主动监测的随访

方法[135]，即无须接受手术，但需定期复查以监测疾病进展，因为疾病进展的速度很慢，而治疗（手术治疗、放射治疗或激素治疗）引起的发病率很高。在采取不同治疗策略的ProtecT研究（关于前列腺癌治疗策略的研究，旨在比较主动监测策略与根治治疗策略的长期疗效和安全性）中，第一组肿瘤分级的920例患者接受主动监测的随访方法，其中31例（3.4%）在随访10年内发生肿瘤转移或死于前列腺癌；第二组肿瘤分级的168例患者中，有24例（14.3%）发生肿瘤转移或死于前列腺癌；第三组肿瘤分级的47例患者中，有9例（19.1%）在随访期间也发生了肿瘤转移或死于前列腺癌[136]。

Pabisiak等人[131]的研究承认了前列腺癌分级分组的重要性。他们得出的结论是，肿瘤局限于前列腺部位且Gleason评分≤7分的供者可被视为标准风险供者，但ProtecT研究数据提示7分的供者风险略高。

2010年，意大利的艾米利亚-罗马涅大区和CNT公布了针对疑似前列腺癌供者所进行的为期4年的研究结果（采用冰冻切片检查法评估整个腺体组织的病理特征）[137]。根据初诊时的风险分级，供者按照传播风险被分为以下三类：

- 标准风险供者：无前列腺癌或局限性前列腺肿瘤，Gleason评分≤6分（按照2015年风险分类标准，为风险可忽略不计的非标准风险供者）。
- 非标准风险供者：有局限性前列腺肿瘤，Gleason评分=7分（按照2015年风险分类标准，为风险可接受的非标准风险供者）。
- 不可接受的风险供者：$pT_{3a/b}$期肿瘤发生前列腺外浸润或淋巴结/远处转移（按照2015年风险分类标准，为不可接受的风险供者）。

意大利的指导意见还需要专家的第二诊疗意见。

总体而言，94%的前列腺癌疑似供者被归类为标准风险供者，而在该方案实施之前，这一比例为63%。通过扩大标准风险供者的范围，移植器官的数量得以大大增加。

意大利在2019年发布了一份最新研究报告，选定的是2006～2015年间的422例恶性肿瘤供者，其中有112例（26.5%）患有前列腺癌[41]。在对所有移植受者进行平均4.5年的随访（97%的回访率）后，未见关于既往已知肿瘤发生传播的报道。

OPTN/DTAC报道了5例经尸检证实供者患有前列腺腺癌的病例，但无肿瘤传播的证据[5]。Doerfler等人[138]发表的一篇文献综述记录了120例接受前列腺癌确诊供者器官的移植受者，但均无肿瘤传播证据。

此外，Dholakia等人[139]对关于使用前列腺癌供者的肾脏进行移植的文献综述进行了荟萃分析，指出供者传播前列腺癌的风险低于患者留在移植等待名单上的风险。接受这些供者需要先仔细收集供者的一般信息及病史，然后进行筛查。

虽然大多数前列腺癌供者的Gleason分级较低，传播风险很小，但仍有2例前列腺癌传播病例报道，1例是1997年接受心脏移植的病例[140]，另1例是2019年接受肝移植的病例[141]。

在第一例病例报道中，心脏供者在器官捐献后被发现前列腺癌转移至淋巴结和肾上腺[140]，不过是在供者的心脏被获取后，以及受者的心脏被切除后才发现的。各登记处报告中均提及了该病例[4, 25, 32]。

在另一例病例报道中，受者在移植2个月后被发现移植肝内出现3个结节性病变[141]。活检结果显示可能是前列腺癌来源的高分化腺癌。受者在无任何前列腺肿瘤病理学诊断的情况下，通过接受激素治疗和化疗使病情初步稳定。3年后，受者在接受了半肝切除术后，通过分子检测最终证实了前列腺癌转移灶为供者来源。不久之后，受者又被发现食管周围出现淋巴结转移灶。

供者在器官获取期间被诊断出前列腺癌

如果已得出供者的Gleason评分（如在器官获取前几天，供者被初步诊断出前列腺癌），则低级别局限性前列腺小肿瘤（Gleason评分≤6分）被认为传播风险极低；Gleason评分=7分的局限性前列腺肿瘤被认为具有低至中风险；而Gleason评分>7分的局限性前列腺肿瘤（pT_2期）被认为具有高风险。

对整个前列腺进行组织学检查并对肿瘤进行有效分级的耗时较长，且在器官移植之前不一定能获取结果。

发生前列腺外肿瘤扩散的供者应被明确排除在器官捐献之外，因为这是一个不可接受的风险。

供者既往有前列腺癌病史

前列腺癌完全缓解的可接受时间间隔，与肿瘤分期和Gleason分级密切相关。

有前列腺癌根治性治疗史、肿瘤病理学分期≤pT_2（局限

性前列腺肿瘤）和Gleason评分=3+3的供者，以及患有肿瘤体积较小的前列腺癌、Gleason评分=3+3、接受主动监测的随访方法的供者被认为是传播风险最低的供者，在确诊后的任何时间均可进行器官捐献（前提是定期接受随访，且无可疑发现）。

有前列腺癌根治性治疗史、肿瘤病理分期≤pT_2（局限性前列腺肿瘤）、Gleason评分<7分且无癌生存期>5年的供者被认为是传播风险最低的供者。

如果供者的肿瘤分期/分级较高和（或）无癌生存期较短，则需对其进行个人风险评估。发生前列腺外肿瘤扩散的供者具有很高的肿瘤传播风险。

在这些既往有前列腺癌病史的病例中，应获取其当前的PSA水平，然后与其既往的PSA水平进行比较，以便评估肿瘤播散的可能性。

9.4.25 肾细胞癌

RCC是遗体器官供者中最常见的恶性肿瘤。关于RCC和器官移植的文献综述包括以下4个一般性专题：

1）无意中移植了取肾时未被发现的患侧肾。

2）取肾时先切除肾脏内体积较小的RCC，再进行肾移植。

3）移植单侧单发肾癌供者的对侧健肾或其他器官。

4）供者有RCC病史。

9.4.25.1 移植时未发现供肾中有肾癌

1995年，Penn[3]发表了第一篇关于RCC供者传播肿瘤的报告，详述了2例受者接受RCC供者的患侧肾移植，8例受者接受RCC在移植前被广泛切除的供肾移植，14例受者接受RCC供者的对侧健肾移植，17例受者在肾移植术后不久被诊断出移植肾中有RCC。报告指出，接受患侧肾（活动性肿瘤未被切除）移植的2例受者均明确死于转移性疾病；在移植时未发现供肾中有RCC的17例受者中，有9例在移植后因出现其他并发症（8例RCC、1例尿路上皮肿瘤）或在供者尸检后发现播散性RCC（2例），而在早期接受了移植肾切除术；另有1例在移植2年后因患尿路上皮癌而接受了移植肾切除术，肾切除术后至少13个月未复发；其余7例受者在移植后3～47个月（平均12个月）内均死于转移性疾病。

OPTN/DTAC[5]报道了64例RCC供者病例，其中有7例受者被确诊罹患供者传播的肿瘤。而Desai等人[6]的报告详述了6例受者在常规活检或为明确

移植肾功能障碍而进行肾脏活检的过程中，被偶然发现罹患供者传播的 RCC。接受 RCC 供者其他器官的受者均未发生肿瘤传播。在最近的一篇关于供者恶性肿瘤经肾移植传播的系统综述中，Xiao 等人[71]发现了 20 例供者 RCC 传播的受者病例。每个病例的外科医生在移植时均未发现肿瘤的存在。

9.4.25.2　取肾时先切除肾脏内体积较小的 RCC，再进行肾移植

对于非移植 RCC 患者人群，保留肾单位手术是一种公认有效的治疗直径 4 cm 及以下肿瘤（pT_{1a} 期）的方法，术后的恶性肿瘤特异性生存率与根治性肾切除术后的生存率相当。然而应记住的是，术前的影像学检查有助于确定肿瘤患者的肿瘤分期，但该检查仅适用于活体供者，无法应用于遗体供者。

许多报告证实，如果在取肾时先切除肾脏内体积较小（肿瘤直径 ≤ 4 cm，pT_{1a} 期）、单侧单发、分化良好（Fuhrman Ⅰ/Ⅱ级）的 RCC 肿瘤，然后再将修整过的肾脏移植到受者体内，则移植受者的结局一般比较成功[3, 6, 8, 9]。Hevia 等人[144]在最近发表的关于此类病例的系统综述中，报道了 88 例在移植前先接受肿瘤切除的 RCC 供肾，包括 51 例肾透明细胞癌肾脏、8 例乳头状 RCC 肾脏和 3 例嫌色细胞癌肾脏，另有 26 例肾脏未提及 RCC 类型。肿瘤平均直径为 2 cm，93% 的肿瘤分级为 Fuhrman Ⅰ/Ⅱ级。有 1 例受者在移植 9 年后，在远离肿瘤切除部位的位置出现复发（更有可能是供者来源的恶性肿瘤，而不是供者传播的恶性肿瘤）。此篇文献综述中的大多数供者均为活体供者。2014 年，Yu 等人[145]发表了一篇系统综述，详述了在获取供者肾脏时发现的 20 例 RCC 供肾病例，这些肾脏中分化良好的肿瘤（和 1 例 Fuhrman Ⅲ级肿瘤）在移植前均被切除。其中一些病例与 Hevia 等人后来报告中的病例为相同病例。所切除的肿瘤直径大小从 0.5 ～ 4 cm 不等，随访时间长达 200 个月。接受这些供肾的移植受者均未发生肿瘤传播。

2019 年，Pavlakis 等人[146]回顾了 2008 ～ 2016 年间向 OPTN/DTAC 报告的所有 RCC 供肾病例。在 26 例移植前先接受肿瘤切除的供肾中，有 5 例取自活体供者。多数供肾的肿瘤分级为 Fuhrman Ⅰ/Ⅱ级（有 1 例为Ⅲ级），所有肿瘤直径均 ≤ 2.1 cm（pT_{1a} 期），报道的肿瘤类型包括 14 例肾透明细胞癌、7 例

乳头状 RCC、1 例肾透明细胞癌/乳头状 RCC 混合性肾癌。接受这些供肾的移植受者均未出现肿瘤复发。

UNOS 和 DTAC[8]于 2011 年回顾文献后得出结论：直径 ≤ 1 cm、分化良好（Fuhrman Ⅰ/Ⅱ级）的单侧单发 RCC 如果在移植前被完全切除，则修整后的供肾发生肿瘤传播的风险极低；肿瘤直径在 1 ～ 2.5 cm 的供肾在修整后发生肿瘤传播的风险较低；肿瘤直径在 2.5 ～ 7 cm 的供肾在修整后发生肿瘤传播的风险为中风险；肿瘤直径 ≥ 7 cm 的供肾在修整后发生肿瘤传播的风险为高风险。尽管 UNOS 和 DTAC 提出了上述建议，但尚无足够的数据能证实长有直径在 4 cm 以上肿瘤的供肾在肿瘤被切除后是可以安全使用的。

报道中的许多肾内肿瘤被切除的肾脏均来自活体供者，部分肾脏来自接受计划性捐献手术的活体供者[147]，另一些肾脏则来自为治疗恶性肿瘤而接受根治性肾切除术的患者[148, 149]。在这种情况下，人们对于治疗性肾切除术后的器官捐献问题提出了伦理方面的考量[150]。事实上，美国临床肿瘤学会发布的指南建议对接受这种治疗方法的肿瘤体积较小的肾癌患者实施肾部分切除术[151]。

9.4.25.3　移植单侧单发肾癌供者的对侧健肾或其他器官

肾癌的转移倾向与其大小和分级有关。Leibovich 等人[152]对 1 671 例因原发性肾透明细胞癌而接受根治性肾切除术的患者进行了研究，结果显示肿瘤的 Fuhrman 分级为Ⅲ级或以下、分期为 pT_a（直径 <4 cm）的肾癌患者其 5 年无复发生存率为 98.7%，而若肿瘤的 Fuhrman 分级为Ⅳ级、分期为 pT_{1a}，则患者的 5 年无复发生存率降至 78.6%；肿瘤的 Fuhrman 分级为Ⅰ/Ⅱ级、分期为 pT_{1b}（直径为 4 ～ 7 cm）的肾癌患者其 5 年无复发生存率为 95.3%，而若肿瘤的 Fuhrman 分级为Ⅲ级，则患者的 5 年无复发生存率降至 78.6%。

1995 年，Penn[3]报道了 14 例接受 RCC 患者对侧健肾移植的受者病例，无瘤生存期为 0.5 ～ 153 个月不等（平均 55 个月），但有 1 例受者是在移植 3 个月后因发生排斥反应被切除移植肾，从而发现了肾癌传播的证据。报告中未提及肿瘤类型。

在 OPTN 最新的登记数据报告中，有 47 例肾供者共捐献了 47 个对侧健肾和 198 个非肾脏器官，

所有接受器官的移植受者均未发生肿瘤传播[146]。

Serralta等人[153]和Carver等人[154]报道了5例RCC供者，与之相对应的5例肝移植受者和1例对侧健肾移植受者的中位无复发生存期为55个月（范围：14～68个月）。

在ONT的登记数据中，有47例RCC供者共捐献了15个肾脏、29个肝脏、7个心脏和5个肺脏，相对应的56例受者均未发生任何肿瘤传播。其中有9例肾移植受者、2例肝移植受者和1例心脏移植受者接受了预防性的移植物切除术。经过3年随访，所有病例均未发生肿瘤传播。如9.3.1.5所述，其中有2例受者接受了长有隐匿性肿瘤的肾脏。肿瘤是在肾移植术后进行活检时被偶然发现的，随后，受者接受了移植肾切除术。未观察到受者出现恶性肿瘤的症状。

德国MALORY研究[9]报道了6年间使用35例RCC供者（3例有RCC病史，20例在器官获取时被发现有RCC，12例在器官移植前被诊断出RCC）的器官进行移植的经验。这35例供者共捐献了28个肝脏、18个肾脏、13个心脏和13个肺脏，不过受累肾脏未被接受。经过2年随访，所有器官移植受者均未发生肿瘤传播。与此同时，另有3例隐匿性RCC供者是受者在移植6～46天后因非肿瘤疾病而接受移植肾切除术后，才被偶然诊断出来的。受者未表现出任何恶性肿瘤的症状。

与上述研究结果乐观的报告形成对比的是，Meyding-Lamade等人[155]和Sack等人[156]分别报道了RCC供者传播肿瘤的病例，供者的RCC均是在心脏移植器官获取过程中被发现的。2例受者均在移植1年后出现继发于颅内转移瘤的神经系统局灶性症状，随后死亡。这两份报道均未提及病例的肾肿瘤类型和分级。

Barrou等人[157]在报告中详述了1例RCC供者将肿瘤传播给1例心脏移植受者和1例对侧肾移植受者的病例。供者被发现一侧肾脏的肾周脂肪下长有一个17 mm的管状乳头状腺瘤，Fuhrman分级为Ⅰ/Ⅱ级（肿瘤按现行标准被归类为恶性肿瘤），不过在肿瘤被发现之前，供者的器官已经被移植给了受者。对侧肾移植受者在移植4个月后因发生肾脏肿瘤浸润而接受了移植肾切除术，而心脏移植受者在移植7个月后因转移性肾癌而死亡。报告称，移植后出现的肿瘤被确定为未分化肿瘤，提示该肿瘤

可能与初诊时发现的体积较小、分化良好的肿瘤的相关性不大。此外，该肿瘤呈浸润性生长，这在肾癌中并不常见。

Yu等人[145]回顾了21例RCC供者对侧健肾移植受者的病例报道。除了上述Barrou等人[157]报道的肿瘤传播病例外，并无其他肿瘤传播病例。

Buell等人[32]报道了2例在器官获取时已发生转移的RCC供者病例（器官移植后才发现），肿瘤被传播给了1例肺移植受者和1例心肺移植受者，2例受者均死于转移性疾病。另外还有3例供者也是在器官获取过程中被发现患有RCC（未发生转移），相应的对侧健肾移植受者在术后分别接受30、36和70个月的随访，均未发生肿瘤传播。

9.4.25.4　供者有肾癌病史（包括维尔姆斯瘤）

与获取供者器官时发现其患有肾癌的报道形成鲜明对比的是，很少有关于供者有肾癌病史的报道，尤其是没有关于供者在儿童时期患有维尔姆斯瘤（Wilms' tumor，又称肾母细胞瘤）的报道。在维尔姆斯瘤病例中，双侧发病者约有10%，通常在5岁之前发病。在接受肾切除术和化疗后，90%的患儿能存活5年，肿瘤通常会在术后前2年复发[158]。

9.4.25.5　肾脏肿块的评估和说明

器官获取时发现的肾脏肿块评估应包括组织学分析，因为在某些情况下，良性疾病（如嗜酸细胞瘤、肾上腺剩余瘤、肾血管平滑肌脂肪瘤）可能与RCC类似。除了提供诊断报告外，RCC病例的组织学报告还应对所切除的病变组织的大小（如果只进行活检，外科医生应提供病变组织的大小）、WHO/ISUP分级评估（取代Fuhrman分级），以及肿瘤切缘状态进行说明。除非能明确诊断出肾脏肿块为肾透明细胞癌或乳头状RCC，否则很难通过冰冻切片检查确定肾脏肿瘤的类型。因此，在可能的情况下，最好采用快速石蜡切片检查。快速石蜡切片检查也是确定透明细胞RCC分级所必需的一种病理诊断方法。

2016年WHO/ISUP的RCC分级系统[159, 160]是基于对细胞核核仁进行分级评估（1～4级）而提出的新分级系统，并已被证实在透明细胞和乳头状RCC的分级和临床预后判断方面，均优于Fuhrman分级系统[161, 162]。

根据2016年WHO/ISUP泌尿生殖系统肿瘤分类，直径<1.5 cm的乳头状肾肿瘤必须根据定义被视

为一种良性的乳头状腺瘤[163]，除非病理学专家发现恶性肿瘤相关的证据。应对交界性病例进行全面研究。

RCC患者可能会出现多病灶，双侧发病者约占5%[164]。对于切除后的双肾中的肿瘤，尤其是乳头状RCC，仔细检查和通过超声检查分析是比较理想的诊断方法。

9.4.25.5.1 嗜酸性细胞瘤

嗜酸性细胞瘤的鉴别诊断是非常困难的（即使在标准的组织学评估中），通常需要通过免疫组化来进行分型[160]。通过冰冻切片或快速石蜡切片检查法，它们最有可能被诊断为嗜酸性肾细胞瘤，包括良性的嗜酸性细胞瘤、混合瘤、嫌色RCC等一系列肿瘤。如果不借助免疫组化检查，很难诊断出嗜酸性细胞瘤是良性的。

9.4.25.5.2 肉瘤样/横纹肌样肾细胞癌

Llamas等人[165]报道了2例肾移植受者在移植后被传播肉瘤样RCC的病例，但移植时器官中并无任何肿瘤存在的证据。肉瘤样形态可见于不同类型的RCC且预后较差。肉瘤样RCC被归类为WHO/ISUP 4级[160]。这种罕见的纯肉瘤样肿瘤被列入2016年版WHO肾脏肿瘤分类中的"未分类"RCC类别。肉瘤样RCC比透明细胞RCC更具侵袭性，通常在确诊时已发生转移。横纹肌样形态的存在也同样提示预后不良，该肿瘤被归类为WHO/ISUP 4级[160]。如果在供者器官的获取过程中对肿瘤组织进行活检，结果显示有横纹肌样或肉瘤样组织学特征，则禁止使用此类供者的器官。

> **供者在器官获取期间被诊断出RCC**
> 需完全切除肿瘤（R_0）以获得有效的病理分期，从而决定是否接受供者的所有器官。此外，肿瘤切缘无反应性是供者的患肾能被移植的先决条件。在活检组织的病理学评估方面，石蜡切片优于冰冻切片。应检查对侧肾脏是否同时有RCC（5%的患者）。
> - RCC直径<1 cm（T_{1a}期，AJCC第8版癌症分期系统）和WHO/ISUP 1/2级（Fuhrman Ⅰ/Ⅱ级），其传播风险极低。
> - RCC直径为1～4 cm（T_{1a}期，AJCC第8版癌症分期

> 系统）和WHO/ISUP 1/2级（Fuhrman Ⅰ/Ⅱ级），其传播风险为低风险。
> - RCC直径<4～7 cm[①]（T_{1b}期，AJCC第8版癌症分期系统）和WHO/ISUP 1/2级（Fuhrman Ⅰ/Ⅱ级），其传播风险为中风险。
> - RCC直径>7 cm（T_2期，AJCC第8版癌症分期系统）和WHO/ISUP 1/2级（Fuhrman Ⅰ/Ⅱ级），其传播风险为高风险。
> - RCC出现外侵（T_3/T_4期，AJCC第8版癌症分期系统）被认为是移植禁忌证。
> - 所有WHO/ISUP 3/4级（Fuhrman Ⅲ/Ⅳ级）的RCC其传播风险均被视为高风险。
> - 如果受累肾脏中的RCC直径≤4 cm且WHO/ISUP分级为1/2级，则对侧肾脏和其他未见癌累及的器官经移植传播肿瘤的风险被认为是极低。
> - 肿瘤出现肉瘤样或横纹肌样组织学特征是使用供者器官的禁忌证。
>
> 不论何种情况，受者都应接受随访监测。

> **供者既往有RCC病史**
> 经过治疗的RCC其传播风险取决于肿瘤的组织学类型[163]，以及受者无复发随访期的长短。一般来说，在初诊后的前5年内，如果供者无肿瘤复发的证据，则肿瘤传播的风险等级与上述风险等级（供者在器官获取期间被诊断出RCC）相对应。供者无病生存5年后，受者发生晚期肿瘤的风险会降低。

9.4.26 肉瘤

尽管肉瘤种类繁多，但针对大多数肉瘤（少数肉瘤除外，如GIST，详见9.4.11）的诊疗指导是基于这样一个事实，即这类肿瘤往往表现出侵袭性，有复发和扩散的倾向。散发的病例报告显示，及早接受移植物切除术的受者其生存期得以延长[32, 166, 167]。然而，肉瘤一旦经移植传播给受者，通常会导致致命性结局[7, 168, 169]。因此，供者有肉瘤或既往有肉瘤病史目前被认为是器官或组织捐献的禁忌证。

与KSHV传播有关的卡波西肉瘤在其他章节中讨论。目前尚无关于骨肉瘤的器官移植报道。

> **供者在器官获取期间被诊断出肉瘤**
> 由于肉瘤极具侵袭性，因此无论肿瘤分期如何，均是器官捐献不可接受的风险。

译者注：①此处原著表达不规范，但尊重原著，未做修改。

供者既往有肉瘤病史

由于肉瘤极具侵袭性，因此通常被认为是器官捐献不可接受的风险。在供者接受根治性治疗和无复发生存期>5年后，肉瘤仍被认为具有很高的传播风险。

9.4.27　皮肤鳞状细胞癌

详见9.4.15。

9.4.28　睾丸癌

UNOS在登记报告1994～1996年间统计的病例[23, 24]中，援引了2例接受同一个睾丸癌供者器官的肾移植受者病例，该供者在器官捐献前5年内接受过睾丸癌治疗且未复发。报告未提供进一步详情。UNOS后续又发表了一份2000～2005年间的统计病例报告，报道了28例接受睾丸癌供者器官的移植受者，其中包括14例肾移植受者、9例肝移植受者、3例心脏移植受者和2例肺移植受者[26]。大多数供者已无癌生存超过10年，只有1例供者仍在5年治疗期。Oerlemans等人[170]报道了1例供者在器官获取过程中被诊断出睾丸畸胎瘤，其间发现肿瘤已扩散到腹膜后腔。当发现供者患癌时，心脏移植已经进展到了无法挽回的地步，因此只能继续进行移植手术。3个月后，受者死于被传播的恶性肿瘤。

几乎所有患有1期睾丸癌（肿瘤局限于睾丸内）的非移植男性患者最终都能被治愈，而临床治疗可能包括睾丸切除术、定期复查监测和复发治疗（而非预防性化疗）。约15%的1期精原细胞瘤患者和20%的伴有非精原细胞瘤的睾丸癌患者会复发[171]，甲胎蛋白（AFP）和βHCG肿瘤标志物被用于评估疾病状态。在器官捐献之前，应重新检测这两个肿瘤标志物。需对处于随访监测阶段的潜在供者进行仔细评估，并谨慎考虑是否接纳。

供者在器官获取期间被诊断出睾丸癌

供者在器官获取过程中被诊断出睾丸癌被认为是器官捐献的绝对禁忌证。

供者既往有睾丸癌病史

鉴于一般的睾丸肿瘤，特别是1期肿瘤的治疗反应良好，因此，初诊肿瘤1期且随访至少5年无复发的供者其传播

肿瘤的风险极低。对于其他肿瘤分期，应假定有较高的传播风险，但传播风险会随着肿瘤无复发时间的延长和治愈率的增加而降低。

9.4.29　甲状腺癌

尽管人们对分化型甲状腺癌（滤泡癌和乳头状癌）的遗传特性和预后有了更多的了解[172, 173]，但甲状腺癌与移植的相关性尚不明确。组织学检查见血管浸润与肿瘤发生转移扩散相关。相反，局限于甲状腺内而无血管浸润或包膜浸润的小肿瘤往往表现为良性。未分化型甲状腺癌（髓样癌和未分化癌）表现得更具侵袭性，可能是器官捐献的禁忌证。

并非所有可触及的甲状腺结节都是恶性肿瘤，在意大利艾米利亚-罗马涅大区公布的筛查报告中，在15例有甲状腺结节的潜在供者中只有2例被诊断出甲状腺癌，这两人均未成为器官供者[14]。在意大利的一项随访研究中，7 608例潜在供者中有5例（0.07%）因被诊断出甲状腺癌而被排除在器官捐献之外[15]。

Penn[4]在其研究报告中详述了唯一1例经证实的甲状腺癌传播病例，在受者接受移植肾切除术时，肿瘤局限于肾脏内，报告中未提及肿瘤类型和受者结局。OPTN在2011年发表的关于2005～2009年间潜在恶性肿瘤传播的病例报告中，援引了7例可能传播甲状腺癌的供者案例，但未得到证实[5]。2013年，一份同源数据库报告指出，还有6例可能传播甲状腺癌的供者病例[30]。相比之下，Fiascheti等人[40]报道了3例未指明类型的甲状腺癌供者向5例受者捐献器官的案例，所有受者均未发生肿瘤传播。此外，Benko等人[174]报道了2例甲状腺癌供者（无瘤生存期>5年）捐献肝脏的案例，受者均未发生肿瘤传播。意大利2019年发布的一份报告记录了2006～2015年间的28例甲状腺癌供者，没有肿瘤传播的病例报道[41]。

根据分化型甲状腺癌的组织学外观（滤泡型或乳头状）、肿瘤的大小和分级等组织学特征，相关机构提出了以下建议（见方框内容）[8, 11]。

供者在器官获取期间被诊断出甲状腺癌

单侧单发乳头状甲状腺癌的直径<0.5 cm，其传播风险最

低；而肿瘤直径为 0.5 ~ 2 cm，传播风险为低至中风险。甲状腺微浸润性滤泡癌的直径<1 cm，其传播风险最低；而肿瘤直径为 1 ~ 2 cm，传播风险为低至中风险。新诊断出的甲状腺髓样癌和甲状腺未分化癌对于器官捐献来说是不可接受的风险。

供者既往有甲状腺癌病史

如果分化型甲状腺癌（乳头状癌和滤泡癌）供者接受过治疗且初诊时肿瘤较小，则其器官可以被接受，相关风险等级的划分建议类似于上述建议（假设供者接受过根治性治疗和充分随访）。

目前尚无针对甲状腺髓样癌和未分化癌的风险等级划分建议，但由于这两种恶性肿瘤具有临床侵袭性，因此，如果要接受这类供者的器官，供者必须是长期随访无复发者，并且供器官必须极其谨慎地用于最合适的特定受者。

9.4.30 尿路上皮癌

有关尿路上皮癌传播的报道并不常见，且此类肿瘤通常由同种异体移植肾的肾盂或输尿管引起。

Huurman 等人[175] 报道的受者病例其首发症状为输尿管梗阻。Ferreira 等人[176] 报道的另 1 例受者在移植 3 个月后出现肉眼血尿（肿瘤的首发指征），后死于转移性疾病。Backes 等人[177] 单独报道了 1 例接受同一供者器官的肝移植受者，该受者因同种异体移植物中出现源自供者的转移性尿路上皮癌而需接受再移植。该例肝移植受者在接受再移植 4 年后仍然保持良好的健康状况。

Hevia 等人[178] 报道的 2 例受者中的其中 1 例在移植 14 个月后的常规超声检查中，被发现移植肾的肾盂部出现高度恶性的尿路上皮癌并伴有脂肪浸润。该受者接受了移植肾切除术，并在 14 个月的随访中未发现肿瘤。

Penn[3] 报道了 2 例未被查出移行细胞癌的供者将肿瘤传播给 2 例肾移植受者的病例，2 例受者均死于肿瘤。

Mannami 等人[179] 报道了 8 例因治疗移行细胞癌而接受肾切除术的活体肾供者病例，肿瘤分期分别是 pT_a（3 例）、pT_1（1 例）、pT_2（3 例）、pT_3（1 例），其中 3 例为乳头状癌，4 例为非乳头状癌，而最后 1 例未进行亚分类。供者患肾被获取后，先进行离体肿瘤切除，再将修整过的肾脏移植到受者体内，并通过永久切片检查确认切缘无反应性。1 例受

者（pT_3）在移植 15 个月后出现局部复发（接受了肿瘤切除术），后死于推定的原发性肺癌（伴肝转移），但不能排除转移性尿路上皮癌致死的可能性。2012 年的一份最新报告指出，又有 2 例受者死于非恶性肿瘤疾病，移植物 10 年存活率为 50%[180]。这种做法和发表的报告随后受到伦理和技术领域的批评，主要批评意见是，肿瘤切除应该在离体工作台上，而不是在术野内进行。此外，手术未获得供者的知情同意，且手术记录也是伪造的[181]。

尿路上皮癌的诊疗指南和预后评分将非肌层浸润性恶性肿瘤（pT_a、$pTis$、pT_1）与肌层浸润性恶性肿瘤（$>pT_2$）区分开来。

在意大利，关于器官供者适宜性的建议认为，新诊断出的单发、低分级和低分期（G1-2，pT_a/pT_1）的乳头状尿路上皮癌，以及高级别尿路上皮原位癌（$pTis$）的传播风险可忽略不计（相当于欧洲委员会风险等级划分建议中的最低风险）。相反，肿瘤多发（包括 pT_1）、高级别肌层浸润性膀胱、输尿管和肾盂浸润肾实质的尿路上皮癌在意大利均被认为是器官捐献不可接受的风险。然而，其他证据表明，高级别 $pTis$ 可能与侵袭性更强的肿瘤病灶相关（可能是多病灶性的），即使对其他器官移植受者的风险没那么大，但对肾移植受者来说必定具有更高的风险[182]。

一般来说，在风险-效益评估中必须考虑到这些肿瘤的高度侵袭性和潜在的多中心性。

供者在器官获取期间被诊断出尿路上皮癌

目前尚无关于被新诊断出尿路上皮癌的供者能否进行器官捐献的文献。因此，在评估个别供者的肿瘤传播风险时，建议高度谨慎，同时征求泌尿科医生的意见。应遵循本国的建议，因为各国在这类供者的接纳标准上存在一定差异。

供者既往有尿路上皮癌病史

由于这类肿瘤具有多中心性、易复发的特点，因此，供者必须在初诊后接受严密随访，反复接受膀胱镜检查和经尿道膀胱肿瘤电切除术（transurethral resection of bladder tumor, TUR-B），对肿瘤重新分期。接受这类供者器官的肾移植受者被传播肿瘤的风险会增加，但文献中尚未对此类肿瘤的风险等级进行划分。

如果供者的无病生存期>5 年，则浸润性尿路上皮癌的传

播风险取决于供者的治愈率。在接受潜在的器官供者之前，必须对其进行单独评估，文献中尚无具体的建议。非肌层浸润性尿路上皮癌、尿路上皮原位癌（pTis）和上皮内乳头状尿路上皮癌（pTa/G1-2）（参考AJCC第8版癌症分期系统[18]）对于非肾移植受者来说，传播风险最小；而对于肾移植受者来说，传播风险较高，因为移行细胞癌通常为多灶性，且受者患肾盂癌的风险更高。

9.4.31 子宫癌和子宫颈癌

除了与肿瘤传播无关的子宫颈非典型增生和原位癌[42]，文献中没有关于子宫癌和子宫颈癌传播的数据。

子宫颈原位癌也被称为宫颈上皮内瘤变（cervical intraepithelial neoplasia，CIN）Ⅲ级。轻度和中度子宫颈非典型增生相当于CIN Ⅰ级和Ⅱ级。子宫颈细胞学制片检查使用术语"低级别鳞状上皮内病变"对应CIN Ⅰ级，"高级别鳞状上皮内病变"对应CIN Ⅱ/Ⅲ级。所有形式的子宫颈非典型增生和原位癌，以及许多其他部位的肿瘤传播风险似乎可以忽略不计，没有肿瘤传播的报道。

供者在器官获取期间被诊断出子宫癌或子宫颈癌
浸润性子宫癌或子宫颈癌被认为是器官捐献不可接受的风险。

供者既往有子宫癌或子宫颈癌病史
如果供者的无病生存期>5年，则浸润性子宫癌或子宫颈癌的传播风险取决于供者的治愈率，在接受潜在供者之前，必须对其进行单独评估，文献中尚无具体的建议。子宫颈原位癌（CIN Ⅲ级）的传播风险被认为最小。

9.5 造血系统恶性肿瘤

9.5.1 白血病、淋巴瘤、浆细胞瘤和意义未明的单克隆抗体病

有淋巴瘤不慎传播的病例报道[183-186]。在一份关于肾移植受者被传播供者恶性肿瘤的系统综述中，Xiao等人[71]发现了15例在中位移植4个月后被传播淋巴瘤的病例，其中1例在发病时患有转移性疾病，后死于这种疾病。

较为罕见的是，供者未被发现的T细胞淋巴母

细胞性淋巴瘤在受者体内表现为急性淋巴细胞白血病（ALL）[187]；相反，供者所患白血病在器官移植受者体内表现为实体瘤（早幼粒细胞肉瘤）[188]。在器官捐献过程中，应极其谨慎地处理造血系统疾病。由于此类疾病呈全身系统性扩散，因此，患有此类疾病的供者通常不应被接受。

在德国，1例患有高级别淋巴瘤且在器官捐献前4年成功接受过干细胞移植的患者被接纳成为肝脏供者，受者移植后随访3年，未发现恶性肿瘤迹象[9]。

目前，关于接受过人体干细胞移植治疗的患者在短期和长期存活且无复发的情况下能否被接纳为器官供者，尚缺乏进一步的数据。不能排除缓解期患者和正在接受高级方案治疗（不进行干细胞移植）的患者传播恶性克隆细胞的可能性。

Sosin等人[189]报道了1例肝移植受者在移植3年后发生与供者相关的腹膜浆细胞瘤，显示为供受者来源的嵌合体。目前没有关于器官供者浆细胞瘤的进一步文献。

供者在器官获取期间被诊断出白血病、淋巴瘤、浆细胞瘤
此类疾病被归类为器官捐献不可接受的风险。

供者既往有白血病、淋巴瘤、浆细胞瘤病史
活动性（急性或慢性）白血病、淋巴瘤和浆细胞瘤是器官捐献不可接受的风险。如果供者有急性白血病和淋巴瘤治疗史，且无病生存期>10年，则可以考虑捐献器官，但假定的传播风险较高。

意义未明的单克隆丙种球蛋白血症（MGUS）在老年器官供者日益增加的情况下应引起关注[190]。尤其需要评估MGUS发展为多发性骨髓瘤或相关疾病的风险（1%/年）。发展为恶性肿瘤的风险因素包括非IgG型M蛋白、血清M蛋白浓度>15 g/L、血清游离轻链κ/λ比值异常和轻链蛋白尿。在这种情况下，电泳分析有助于诊断疑似病例[190]。还应与血液科医生讨论病例情况，可进行骨髓活检等进一步检查。MGUS供者的恶性肿瘤可能通过淋巴细胞或浆细胞传播给实体器官移植受者[191]。另一方面，曾有文献报道过已知患有MGUS的活体供者捐献肾

脏的病例，而受者在移植后分别接受 36 个月和 42 个月的随访，均未发现发展为恶性肿瘤的迹象[192]。

供者既往有 MGUS 病史

如果 MGUS 确诊供者在接受 5～10 年的随访后，仍保持无病生存（没有发展为多发性骨髓瘤或相关疾病），则可以考虑进行器官捐献，并可假定其传播风险较低。

接受被预诊为 MGUS 的器官供者可能是合理的，尤其是在数年前被确诊 MGUS 但病情无进展迹象的供者。

9.5.2 骨髓增殖性肿瘤

骨髓增殖性肿瘤（MPN）[193, 194] 是多能造血干细胞克隆性增殖所诱发的一组慢性恶性疾病，大多数初诊患者的年龄大于 50 岁，但也有约 20% 的患者其发病年龄在 40 岁以下。

在以下三种 MPN 疾病中，干细胞克隆性增殖使外周血中的血细胞数量增加，可引起血栓性或出血性并发症。

- 真性红细胞增多症（PV）：所有细胞系均可增生（以红细胞增生为主，伴有白细胞和血小板增多）。
- 原发性血小板增多症（ET）：血小板增多。
- 慢性粒细胞白血病（CML）：白细胞（功能性粒细胞）和血小板增多。

在第四种 MPN 疾病中，干细胞克隆性增殖导致骨髓纤维化，血细胞持续减少。

- 原发性骨髓纤维化（PMF）：早期表现为白细胞和（或）血小板增多，外周血中出现幼稚血细胞，随后出现贫血，晚期表现为全血细胞减少。

以上所有 MPN 疾病患者常伴有脾大/肝大的体征。这些疾病可转化为急性髓系白血病（急变期）或骨髓纤维化，从而导致患者死亡。对症治疗主要是为了控制病症和避免血栓性并发症[195]。唯一的根治性疗法是同种异体干细胞移植（主要用于治疗 PMF 患者，但很少用于治疗特定的 PV 和 ET 患者）。

MPN 疾病经对症治疗后，一般预后良好。然而，需记住这些慢性疾病通常无法得到根治，存在通过器官移植传播的风险。由于文献尚未就这一专题展开探讨，因此，没有证据可以有效地评估传播

风险。克隆性增殖的干细胞主要存在于骨髓中，但有些也存在于循环血液中，可在脾脏和肝脏中积聚（可通过肝移植发生传播）。即使是在器官获取过程中对器官进行灌注后，也不能排除恶变细胞黏附于血管壁的可能性。因此，在器官再灌注的过程中，恶变细胞有可能会在受者的血液中释放。由于缺乏报告和证据，无法评估肿瘤传播风险，也无法得知供者传播的 MPN 在免疫抑制受者体内会如何表现。

供者在器官获取期间被诊断出 MPN

由于目前缺乏关于 MPN 供者捐献器官的文献，因此无法评估肿瘤传播风险。

只有在咨询经验丰富的血液肿瘤科专家后，才能极其谨慎地将这类患者的器官用于最合适的特定受者。应仔细评估骨髓活检结果。

如果患者入院时有非特异性但疑似 MPN 的症状，如血小板/红细胞/白细胞大量增多，则应检测其血液和骨髓中的肿瘤特异性基因（CD34+ 细胞和 BCR-ABL、JAK-2、V617F、MPL、钙网蛋白等相关基因突变），以区分 MPN 和反应性细胞增生。由于此类检查需要 2～3 个工作日，因而其在器官捐献风险评估中未必合适。

供者既往有 MPN 病史

由于这类疾病具有全身系统性和慢性特征，且缺乏关于此类疾病在器官移植（及免疫抑制受者）中的生物学特性证据，因此，目前无法评估肿瘤的传播风险。对于接受 MPN 患者的器官应持以最谨慎的态度。

应对被预诊为 MPN 的患者进行以下实验室检查：全血细胞计数和分类计数，以及 LDH 等酶检测。骨髓活检有助于排除器官捐献时原始细胞增多的可能性。

需要特别注意脾大/肝大的患者，并由经验丰富的血液科医生对其进行评估。

将被预诊为 MPN 的供者，尤其是无须接受治疗的 MPN 确诊供者，或多年前被确诊 MPN 并取得良好治疗效果的供者的器官应用于特定受者可能是合理的。PMF 供者传播肿瘤的风险似乎更高，因为血液循环中原始细胞的比例更高，传播风险亦更高。

9.6 原发性中枢神经系统肿瘤

原发性 CNS 恶性肿瘤占器官供者死亡原因的 1.5%[36, 196]。虽然 CNS 肿瘤颅外转移比较罕见，但已有文献报道，最常见的转移部位包括颈部淋巴结、骨、肺、胸膜、肝脏和胸腹腔淋巴结[197, 198]。

CNS 恶性肿瘤一旦发生颅外转移（肿瘤细胞浸润软脑膜外组织），即意味着肿瘤细胞已经进入了血

液循环。以下几个因素与CNS恶性肿瘤颅外转移风险有关[199]：① 恶性肿瘤的特异性组织学分型和分级；② 肿瘤位于颅内边缘位置；③ 既往有开颅手术或脑立体定向手术史；④ 脑室-体循环分流或脑室-腹腔分流；⑤ 既往有化疗或放疗史；⑥ 疾病持续时间和手术治疗后的生存时间。

曾有过原发性CNS恶性肿瘤自发转移到头颈部淋巴结，甚至发生远处转移的病例[200]。据估计，有10%的肿瘤转移是在患者既往未曾接受过手术干预的情况下发生的，甚至是在肿瘤确诊后的3～6个月内发生的[200]。

就组织学分型而言，在颅腔外转移发生率最高的神经外胚层肿瘤是胶质母细胞瘤和髓母细胞瘤。除胶质母细胞瘤外，其他几种类型的神经胶质瘤（即各种分级的星形细胞瘤、室管膜瘤和少突胶质细胞瘤），以及良性、恶性脑膜瘤和生殖细胞瘤也有过颅外转移的报道。在116例CNS肿瘤颅外转移的病例系列研究报告中，最常见的原发性肿瘤是胶质母细胞瘤（41.4%），其次为髓母细胞瘤（26.7%）、室管膜瘤（16.4%）、较低级别星形细胞瘤（10.3%）和少突胶质细胞瘤（5.3%）[198]。

9.6.1　中枢神经系统肿瘤分类

WHO根据特定的细胞类型对CNS肿瘤进行了全面分类。2016年修订版CNS肿瘤分类根据每种类型肿瘤的生物学特性确立了分级系统（Ⅰ～Ⅳ级），并根据肿瘤分级确定了治疗方法并预测了预后[19, 201]。2016年修订版CNS肿瘤分类还包括与肿瘤特性相关的基因型信息。不过，大多数关于颅内肿瘤和器官移植的病例报告仅涉及之前的肿瘤分类，而没有关于肿瘤基因型的信息。在2016年修订版CNS肿瘤分类中，"多形性胶质母细胞瘤"一词被改为简单的"胶质母细胞瘤"，但增加了胶质母细胞瘤不同基因型的信息。不同基因型的肿瘤在器官捐献中的传播风险仍有待确定。

9.6.1.1　世界卫生组织中枢神经系统肿瘤分级的特征

WHO CNS肿瘤分级的主要特征如下：

- WHO Ⅰ级肿瘤适用于增殖活性较低的病变，仅通过手术切除即可治愈。
- WHO Ⅱ级肿瘤一般为浸润性肿瘤，尽管增

殖活性较低，但通常易复发且有发展为更高级别恶性肿瘤的倾向。例如，低级别弥漫性星形细胞瘤可转变为间变性星形细胞瘤和胶质母细胞瘤。少突胶质细胞瘤也会随着时间的推移而发生类似的转变。

- WHO Ⅲ级肿瘤通常专指有恶性肿瘤组织学依据的病变组织，包括细胞核不典型增生和有丝分裂活跃。WHO Ⅲ级肿瘤患者多数需接受辅助放疗和（或）化疗。
- WHO Ⅳ级肿瘤被归类为细胞学恶性、有丝分裂活跃、易发生坏死的肿瘤，通常会导致疾病在术前和术后进展快速，致死率较高。周围组织的广泛浸润和易发生颅脑-脊髓播散是部分WHO Ⅳ级恶性肿瘤（如髓母细胞瘤）的特征，但在胶质母细胞瘤等其他肿瘤病例中较为罕见。

9.6.1.2　评估中枢神经系统肿瘤传播风险

到目前为止，评估器官移植后CNS肿瘤传播风险的两个最重要的因素是：① 通过CNS肿瘤的组织学特征确定其WHO分级；② 对肿瘤所进行的干预措施（手术、分流、化疗和放疗）。

较高级别肿瘤（WHO Ⅲ/Ⅳ级）和更多的干预措施会导致传播风险增加。具体的肿瘤诊断增加了重要的详细说明，可用作补充信息。

9.6.2　登记处中枢神经系统肿瘤数据

有文献[5, 27, 32, 202-216]报道了几例CNS恶性肿瘤通过器官移植传播的临床病例。大多数报道的病例为高级别CNS肿瘤患者病例（通常与颅外转移的其他风险因素有关），这也是肿瘤会从供者传播给受者的原因所在。不过，在所报道的肿瘤传播病例中，除了高级别肿瘤外，目前尚未发现其他风险因素[217]。

有几个登记处提供了接受CNS恶性肿瘤供者器官的受者随访信息，显示肿瘤传播风险较低，因此应正确看待上述肿瘤传播病例。1999年，澳大利亚和新西兰器官捐献登记处公布了46例原发性CNS肿瘤供者的详细资料，其中28例供者所患肿瘤被归类为恶性肿瘤，包括4例神经胶质瘤、4例胶质母细胞瘤、10例星形细胞瘤、5例髓母细胞瘤、1例高级别脑膜瘤和4例组织学特征不明确的肿瘤。有7例供

者接受过开颅手术，其中 3 例接受过脑室-腹腔分流术，另外有 3 例供者在未开颅的情况下接受了脑室-腹腔分流术。接受这些供者器官的 96 例受者均未被传播肿瘤[218]。

据捷克共和国的报道，有 41 例 CNS 恶性肿瘤（13 例脑膜瘤、9 例胶质母细胞瘤、3 例星形细胞瘤、2 例髓母细胞瘤、1 例颅咽管瘤、1 例听神经瘤、2 例垂体腺瘤、1 例淋巴瘤和 8 例组织学特征不明确的肿瘤）供者捐献器官给 89 例受者（79 例肾移植受者、5 例肝移植受者、4 例心脏移植受者和 1 例肺移植受者），均未发生肿瘤传播病例[219]。

同样，UNOS 登记处于 2002 年公布了 397 例有 CNS 肿瘤病史的供者的详细资料，共有 1 220 例受者接受了这些供者的器官，包括 574 例肾移植受者、293 例肝移植受者、192 例心脏移植受者、76 例肺移植受者、60 例胰肾联合移植受者、16 例胰腺移植受者、6 例心肺联合移植受者和 3 例肠道移植受者[28]。由于在 1999 年之前，CNS 肿瘤类型未被常规报告给 UNOS 登记处，因此，大多数肿瘤的组织学类型是未知的。然而，据报道，这些供者中有 2 例患有髓母细胞瘤，17 例患有胶质母细胞瘤。此 19 例已知患有高级别肿瘤的供者所捐献的器官被提供给了 56 例受者，包括 26 例肾移植受者、2 例胰肾联合移植受者、15 例肝移植受者、10 例心脏移植受者和 3 例肺移植受者。经过平均 36 个月的随访，所有受者均未被传播肿瘤。

此后，又有一篇报道对 2000 ～ 2005 年间向 UNOS 登记处报告的既往有恶性肿瘤病史的供者病例进行了回顾性分析，该报道称共有 642 例受者移植了有 CNS 恶性肿瘤病史的供者的器官，其中有 175 例受者移植了有胶质母细胞瘤病史的供者的器官[26]。在这 175 例受者中，有 3 例受者（移植的肾脏、肝脏、肺脏来自同一供者）因发生肿瘤传播而死亡，这例供者在器官获取过程中被发现有一枚肺门淋巴结肿大，后检查发现其中含有转移性胶质母细胞瘤[26, 27]。

英国对 1985 ～ 2001 年间移植了 177 例 CNS 肿瘤供者器官（共捐献了 495 个器官）的 448 例受者病例进行了系列回顾性分析，得出的肿瘤传播率与上述几个登记处报告的较低的肿瘤传播率相一致[36]。根据 2007 年版 WHO 肿瘤分类，CNS 肿瘤的类型包

括星形细胞瘤（如细胞类型不确定的星形细胞瘤、毛细胞型星形细胞瘤、肥胖细胞型星形细胞瘤、纤维型星形细胞瘤）、大脑胶质瘤病、胶质母细胞瘤、巨细胞胶质母细胞瘤、少突胶质细胞瘤、室管膜瘤、细胞类型不确定的恶性胶质瘤、恶性胶质瘤-脑膜瘤混合瘤、髓母细胞瘤、尤因肉瘤、原始神经外胚层肿瘤、松果体母细胞瘤、恶性赘生物（无任何特异性、确定的形态）、伴恶变的皮样囊肿和血管母细胞瘤。供者生前被诊断出肿瘤的时间跨度很大。119 例在生前最后 30 d 内被确诊，23 例在生前 31 d 至 1 年内被确诊，16 例在生前 1 ～ 3 年内被确诊，19 例在生前 3 年以上的时间内被确诊。有 448 例受者移植了这些供者的器官，其中肾移植受者 279 例、双肾移植受者 1 例、肝移植受者 72 例、肝肾联合移植受者 1 例、心肺联合移植受者 12 例、双肺移植受者 13 例、心脏移植受者 51 例、单肺移植受者 10 例、胰肾联合移植受者 8 例、胰腺移植受者 1 例。在至少 5 年的随访期内，无一例受者发生供者传播的恶性肿瘤。

根据这一经验和对现有文献的回顾，英国 SaBTO 估计所有组织学类型的 CNS 恶性肿瘤（转移瘤和淋巴瘤除外）发生颅外转移的风险为 1.5%（95%CI 上限）。WHO Ⅳ 级肿瘤发生颅外转移的风险估计为 2.2%（95%CI 上限为 6.4%）[11, 220]。与脑室分流相关的颅外转移风险估计为 3.2%，而与既往手术、化疗和（或）放疗相关的颅外转移风险则存有不确定性。英国 SaBTO 建议，在向接受 CNS 恶性肿瘤供者器官的移植受者提供建议时，应提供这些肿瘤传播风险的估计值，并结合受者的生存获益信息进行综合考量。

最新的登记处报告出自韩国，详细报道了 28 例 CNS 肿瘤供者捐献器官给 91 例受者的病例情况。这些供者中有 3 例罹患 WHO Ⅳ 级肿瘤（髓母细胞瘤、胶质母细胞瘤和混合性生殖细胞瘤各 1 例），3 例罹患 WHO Ⅲ 级肿瘤（星形细胞瘤 2 例、中分化松果体实质肿瘤 1 例），11 例罹患 WHO Ⅱ 级肿瘤。没有肿瘤传播的病例报道。

建议谨慎参考上述登记处报告，因为大多数高级别肿瘤供者可能并未接受脑室-腹腔或脑室-心房分流术，或未接受广泛的手术切除。大多数登记处的病例报告均缺少关于供者在器官捐献前的治疗史

信息。

与那些报道肿瘤传播风险较低的研究数据相反，IPITTR公布的数据表明，原发性CNS肿瘤的传播风险很高[33]。IPITTR评估了一些原发性CNS恶性肿瘤传播的风险因素，包括高级别肿瘤，供者接受过脑室-腹腔或脑室-心房分流术，供者既往接受过开颅手术、全身化疗和放疗。IPITTR收到了62例受者的自愿性报告，这些受者在1970～2002年间共接受了36例原发性CNS恶性肿瘤（16例星形细胞瘤、15例神经胶质瘤或胶质母细胞瘤、3例髓母细胞瘤、2例小脑肿瘤）供者的器官。在这36例供者中，有24例在器官捐献前接受过某种形式的恶性肿瘤治疗，包括脑室-腹腔或脑室-心房分流术（12例）、开颅手术（6例）、放疗（4例）和化疗（2例）。有62例受者移植了这些供者的器官，包括35例肾移植受者、12例心脏移植受者、10例肝移植受者、2例胰腺移植受者和3例肺移植受者。

IPITTR根据其登记系统中的数据，估计在没有上述风险因素的情况下，CNS肿瘤的传播率为7%；如果存在至少1个风险因素，肿瘤传播率升至36%；如果存在2个风险因素，则肿瘤传播率升至43%。如果风险因素仅为高级别（WHO Ⅲ/Ⅳ级）恶性肿瘤，则肿瘤传播率可高达43%。有别于其他登记处所报道的数据，必须谨慎解读IPITTR所报道的CNS恶性肿瘤传播风险预估等级。由于这些罹患恶性肿瘤的受者病例是自愿向IPITTR报告的，因此存在报告偏倚。IPITTR并没有对未发生肿瘤传播的病例进行报道，也不会记录报道病例发生时的高危患者人数[221]。

2011年，美国DTAC恶性肿瘤小组委员会根据报告中掌握的信息，将WHO Ⅲ级和Ⅳ级CNS肿瘤，以及任何具有其他疾病传播风险因素的CNS肿瘤（无论级别高低）归入高风险传播类肿瘤（传播率>10%）[8]。不过，DTAC恶性肿瘤小组委员会指出，某些WHO Ⅳ级肿瘤可能是中风险传播类肿瘤，需以一种全面的、循证的方式来评估这个问题。小组委员会对风险估测进行量化的方法表明，未来可能会参考最新数据对风险等级进行修订，在某些情况下会降低估测的风险等级。英国SaBTO公布了相应的数据[11]，其中根据本国数据将WHO Ⅳ级肿瘤归

类为中风险传播类肿瘤。

9.6.3 中枢神经系统肿瘤的风险等级划分

依据现有信息和上述登记处公布的不同肿瘤传播风险的预估等级，被普遍认可的CNS恶性肿瘤传播风险的等级划分如下所示：

- WHO Ⅰ级和Ⅱ级肿瘤：肿瘤传播风险最低。
- WHO Ⅲ级肿瘤：这类肿瘤的传播风险在过去被划入高风险，但最近的分析表明，其传播风险或许被高估了，英国SaBTO将这类肿瘤的传播风险评定为低风险。在得到更多的文献证据支持之前，如果不存在任何风险因素（肿瘤切除、脑室-腹腔或脑室-心房分流术、化疗或放疗），这类恶性肿瘤的传播风险应被认为是低至中风险。一旦存在任何风险因素，则肿瘤传播风险升至为高风险。
- WHO Ⅳ级肿瘤：这类肿瘤的传播风险在过去被划入不可接受的风险。最近的分析表明，这类肿瘤的传播风险或许被高估了，因为曾有多例移植了这类肿瘤供者器官，但并未发生肿瘤传播的受者病例报道。英国SaBTO将这类肿瘤的传播风险评定为中风险。在得到更多的文献证据支持之前，这类恶性肿瘤的传播风险应被认为是中至高风险。必须根据具体情况，将这类肿瘤供者的器官谨慎用于特定受者。尤其是在供者既往接受过脑室-腹腔或脑室-心房分流术、肿瘤切除术、化疗或放疗的情况下，肿瘤传播风险会增加。
- 原发性脑淋巴瘤：这类肿瘤的传播风险不可接受。

除WHO肿瘤分级外，应将上述风险因素作为评估原发性恶性脑肿瘤发生颅外转移的附加风险因素。这项评估应包括准确记录供者接受过的所有干预措施（肿瘤切除术、脑室分流术、化疗和放疗）。在获取供者器官时，建议实施充分的经腹手术和开胸术，并检查供者的颈部淋巴结，以及肿瘤切除部位和脑室分流管处的头皮情况，以排除肿瘤颅外生长。

9.7 中枢神经系统特定肿瘤

9.7.1 神经外胚层肿瘤

9.7.1.1 髓母细胞瘤

髓母细胞瘤（WHO Ⅳ级）是最常见的原始神经外胚层肿瘤，占所有颅内神经胶质瘤的6%，占儿童神经胶质瘤的44%。髓母细胞瘤多发生于小脑蚓部或小脑半球，充填于第四脑室，容易引起脑积水，需通过脑室分流术进行处理。发生于儿童时期的髓母细胞瘤是最常通过脑脊液播散的肿瘤，可观察到7%的病例发生颅外转移，一些研究者认为该肿瘤的患病率可能更高。在一项较早期的病例系列研究中，77例髓母细胞瘤患儿中有8例（10%）发生肿瘤转移。无论患儿既往接受过（3/40）或未接受过（5/37）脑室-腹腔分流术[222]，肿瘤转移的发生率并无显著差异。所有转移性疾病患儿均接受了肿瘤全切或次全切，以及全脑放疗。

在另一项病例系列研究中，1 011例CNS肿瘤患者中有1%发生颅外转移，其中6例为髓母细胞瘤患儿[223]。在第三项病例系列研究中，有3.6%的髓母细胞瘤患儿发生了颅外转移[224]。最近的一项病例系列研究报道称，在292例髓母细胞瘤患者中有14例（4.8%）发生了颅外转移[225]。这四项病例系列研究均称，骨、骨髓和颈部淋巴腺是髓母细胞瘤转移的常见部位，胸腹腔转移则较少见。

髓母细胞瘤器官供者将恶性肿瘤传播给受者的病例已见诸报道。Lefrançois等人[202]记录了3例受者（心脏、肾脏和胰肾）在移植5个月后被传播肿瘤的详细情况。该供者曾接受过脑室-心房分流术，并接受过肿瘤切除术、放疗和化疗。IPITTR也曾公布过3例均接受过脑室-腹腔分流术的髓母细胞瘤供者捐献器官给7例受者的病例报道[33]。在7例受者中，有3例在移植后的5~7个月内发生了肿瘤传播。这3例受者中有2例死于转移性疾病，第三例在报告公布时患有弥漫性转移性疾病。基于这种情况，IPITTR提出禁用这类供者的器官，因为肿瘤被传播给受者的风险较高。目前，髓母细胞瘤患者在特殊情况下可被接纳为器官供者。合理的风险评估所需的有效数据尚待公布。

神经外胚层肿瘤的传播风险应被认为类似于髓母细胞瘤。

> **移植髓母细胞瘤供者器官的风险评估**
> 儿童髓母细胞瘤是一种原始CNS肿瘤，最常发生颅外转移。如果患儿既往接受过脑室-腹腔或脑室-心房分流术、肿瘤切除术、全脑化疗或放疗，则肿瘤传播风险可能会增加。
> 根据不同的国际建议，髓母细胞瘤（WHO Ⅳ级）潜在供者的器官发生肿瘤传播的风险为中至高风险，但风险等级会随着证据的增多而有所调整。此类供者的器官仅适用于死亡风险较大、迫切等待器官移植的受者。

9.7.1.2 神经胶质瘤

神经胶质瘤包括星形细胞瘤、少突胶质细胞瘤和室管膜瘤。据计算，神经胶质瘤颅外转移的发生率为0.4%~2.3%，主要是胶质母细胞瘤易发生颅外转移，常转移到肺、胸膜、淋巴结、骨骼和肝脏[197]。在阐明已公布的关于神经胶质瘤特性的数据时，存在一个混杂因素，即组织学诊断的准确性。在一项大型全国性研究中，通过对组织学检查结果进行回顾性分析，发现在258例室管膜瘤患者中只有59%被确诊，而脑膜瘤（2例）、胶质母细胞瘤（34例）等其他肿瘤患者被不同程度地误诊[226]。

9.7.1.2.1 星形细胞瘤

星形细胞瘤分为以下两种类型：① 低级别星形细胞瘤。毛细胞型星形细胞瘤（WHO Ⅰ级）和弥漫性星形细胞瘤（WHO Ⅱ级）分别占所有低级别颅内神经胶质瘤的20%和55%；② 恶性星形细胞瘤。包括间变性星形细胞瘤（WHO Ⅲ级）和胶质母细胞瘤（WHO Ⅳ级），其中胶质母细胞瘤是最常见的颅内神经胶质瘤。

毛细胞型星形细胞瘤（WHO Ⅰ级）和低级别星形细胞瘤（WHO Ⅱ级）

低级别星形细胞瘤常见于儿童和年轻人，很少通过脑脊液播散，不过可能会浸润软脑膜。如果肿瘤生长到达脑室室管膜，或发展为间变性神经胶质瘤（恶性肿瘤），则转移的发生率会更高。Pollack等人[227]回顾了76例低级别星形细胞瘤患者，其中有1例在接受了肿瘤切除术和脑室-腹腔分流术的2个月后出现腹膜转移和腹水。Arulrajah等人[228]报道了1例患有颈脊髓毛黏液型星形细胞瘤并伴有软脑膜转移的儿童，该名患儿在接受肿瘤切除术和脑室-腹腔分流术的2年后发生腹膜转移。Schroder等人[229]报道了1例曾在婴儿期接受过肿瘤切除术和放疗的脊髓毛细胞型星形细胞瘤女性患者，该患者在26年后出现转移瘤。

高达30%的低级别星形细胞瘤可能与有高侵袭性组织学分级相关。这些肿瘤具有一定的复发倾向，常表现为较高级别的肿瘤。

移植毛细胞型星形细胞瘤和低级别星形细胞瘤供者器官的风险评估

毛细胞型星形细胞瘤（WHO Ⅰ级）潜在供者可以捐献器官，且传播肿瘤的风险最小。

低级别星形细胞瘤（WHO Ⅱ级）极少会发生颅外转移，一般与肿瘤切除术和脑室-腹腔分流术有关。在不存在这些风险因素的情况下，供者传播肿瘤的风险最小。干预措施越多，风险越高。

应对肿瘤进行全面的组织学检查，以排除其转化为高侵袭性恶性肿瘤的可能性。由于星形细胞瘤在组织学恶性程度较高时具有复发倾向，因此，一旦肿瘤复发，应进行新的组织学检查以重新评定肿瘤分级。

如果肿瘤还同时存在组织学恶性程度更高的区域，或局部侵袭性较强，则应被视为高级别肿瘤，其传播风险会增加。

间变性星形细胞瘤（WHO Ⅲ级）和胶质母细胞瘤（WHO Ⅳ级）

至少80%的恶性胶质瘤为胶质母细胞瘤，是成人原发性CNS肿瘤中，在生物学上最具侵袭性的肿瘤类型。胶质母细胞瘤可位于大脑的任何部位，但通常累及大脑半球。间变性星形细胞瘤多见于三四十岁的成年人，而胶质母细胞瘤则多见于五六十岁的成年人。尽管在患者未曾接受过手术干预的情况下很少直接发生硬脑膜转移，但一旦患者接受过脑室-腹腔分流术或放疗，则肿瘤更容易侵及硬脑膜。

胶质母细胞瘤通过脑脊液播散并不罕见，通常是由脑室腔内浸润或破裂所致。尽管间变性星形细胞瘤和胶质母细胞瘤颅外转移在患者接受过手术或脑室-腹腔分流术之后的发生率较高[230]，但在患者既往无手术史的情况下也曾被观察到[198, 206]。当间变性星形细胞瘤和胶质母细胞瘤发生颅外转移时，最常见于骨（尤其是椎骨）、肝、肺和颈部淋巴结[231]。

胶质母细胞瘤供者传播恶性肿瘤已在个案病例报道中得到证实[5, 26, 27, 204-206, 208, 209]。所报道的受者病例通常是因为接受了既往有手术史和（或）恶性肿瘤治疗史的供者器官。受累者为肾、肝和肺移植受者。迄今为止，尚无关于胶质母细胞瘤被传播至心脏移植受者的病例报道[32, 232]。

Fecteau等人[233]报道了1例在接受脑室-腹腔分流术9个月后发生腹膜转移的供者病例，肿瘤是在器官获取过程中被发现的，从而导致移植终止。

IPITTR报道了1970～2002年间的16例星形细胞瘤供者捐献的25例器官，其中有14例器官存在肿瘤传播的风险因素：4例来自WHO Ⅲ/Ⅳ级星形细胞瘤供者，5例来自既往有开颅手术史的供者，4例来自有放疗史的供者，4例来自有化疗病史的供者[33]。有1例受者在移植20个月后发生肿瘤传播，而供者仅存在一种风险因素（WHO Ⅲ/Ⅳ级星形细胞瘤）。此外，有15例神经胶质瘤或胶质母细胞瘤供者捐献器官给26例受者，其中8例受者移植了WHO Ⅲ/Ⅳ级胶质母细胞瘤供者的器官，18例受者移植了其他神经胶质瘤供者的器官。15例移植器官存在肿瘤传播的风险因素（10例来自既往有开颅手术史的供者，9例来自WHO Ⅲ/Ⅳ级高级别神经胶质瘤供者），导致8例受者在移植后的2～15个月内发生肿瘤传播。有研究表明，70%的胶质母细胞瘤表现出某些生长因子［丝氨酸/苏氨酸激酶（serine/threoninekinase, Akt）和哺乳动物雷帕霉素靶蛋白（mammalian target of rapamycin, mTOR）］水平升高，从而促进了颅外转移的发生，并提示接受此类供者器官的受者可以使用mTOR抑制剂作为免疫抑制剂[209]。

胶质肉瘤是胶质母细胞瘤的一种亚型，也会导致颅外转移的发生[234]。

移植间变性星形细胞瘤和胶质母细胞瘤供者器官的风险评估

间变性星形细胞瘤和胶质母细胞瘤的自发性颅外转移比较罕见，但已有文献报道。颅外转移更多发生在供者既往接受过手术治疗、脑室-腹腔分流术、化疗或放疗的情况下。

患有间变性星形细胞瘤（WHO Ⅲ级）的潜在供者可以被接纳为器官供者。

对于不存在任何风险因素的供者，肿瘤的传播风险被认为是低至中风险。

根据不同国家的建议，胶质母细胞瘤（WHO Ⅳ级）潜在供者传播肿瘤的风险为中至高风险，但风险等级会随着证据的增多而有所调整。

所有既往接受过肿瘤切除术、脑室-腹腔或脑室-心房分流术、全脑化疗或放疗等干预措施的病例其传播肿瘤的风险均会增加（高风险）。

9.7.1.2.2 少突胶质细胞瘤

少突胶质细胞瘤约占原发性脑肿瘤的5%[235]，主要有两种类型：低级别少突胶质细胞瘤（WHO Ⅱ级）和间变性少突胶质细胞瘤（WHO Ⅲ级）。由于2016年修订版WHO CNS肿瘤分类引入了分子遗传学特征，因此可以通过证实*IDH*突变，染色体1p和19q共缺失的分子学特征来诊断少突胶质细胞瘤。与同等级别的星形细胞瘤相比，少突胶质细胞瘤对化疗更敏感[236]。

低级别少突胶质细胞瘤（WHO Ⅱ级）是最常见的形式，好发于二三十岁的成年人。它们生长缓慢，弥漫性地浸润脑白质、脑皮质，甚至软脑膜，通常会随着时间的推移发展为间变性少突胶质细胞瘤（WHO Ⅲ级）。这类肿瘤带有丰富的血供，偶尔会表现为自发性脑出血。

间变性少突胶质细胞瘤是一种高侵袭性肿瘤，其组织学特征类似于胶质母细胞瘤。在患者接受过多次开颅手术的情况下，可以观察到间变性少突胶质细胞瘤发生颅外转移[237]，典型的转移部位为头皮、淋巴结、骨和骨髓[238]。到目前为止，尚无少突胶质细胞瘤经器官移植传播给受者的病例报道。

> **移植少突胶质细胞瘤供者器官的风险评估**
> 低级别少突胶质细胞瘤（WHO Ⅱ级）供者传播肿瘤的风险最低。无任何风险因素的间变性少突胶质瘤（WHO Ⅲ级）供者传播肿瘤的风险为低至中风险。
> 如果间变性少突胶质细胞瘤（WHO Ⅲ级）供者既往接受过肿瘤切除术、脑室-腹腔或脑室-心房分流术、全脑化疗或放疗等干预措施，则其传播肿瘤的风险会增加（高风险）。

9.7.1.2.3 混合型神经胶质瘤

这类神经胶质瘤属于WHO Ⅱ/Ⅲ级肿瘤，同时具有少突胶质细胞瘤和星形细胞瘤的病理解剖学特征[209]。未来可以结合表型对肿瘤进行基因型分析（*IDH*突变，染色体1p和19q共缺失状态），将这些肿瘤明确归类为少突胶质细胞瘤或星形细胞瘤。

> **移植混合型神经胶质瘤供者器官的风险评估**
> 混合型神经胶质瘤供者传播肿瘤的风险与其他神经胶质瘤供者相当，可以根据WHO肿瘤分级标准对这类肿瘤进行分类。

9.7.1.2.4 室管膜瘤

室管膜瘤来源于脑室和脊髓中央管的室管膜细胞，约占所有颅内神经胶质瘤的6%，是第三大常见的儿童脑肿瘤。事实上，50% ～ 70%的室管膜瘤位于幕下，最好发于第四脑室，患者发病年龄多在20岁以内。幕上室管膜瘤可发生于任何年龄，在脑室腔内生长或浸润神经系统实质，尤其是顶枕叶区。室管膜瘤很少发生颅外转移，虽然已经观察到颅内室管膜瘤和脊髓室管膜瘤发生CNS外转移，但大多数是复发性肿瘤。CNS外转移是在肿瘤浸润邻近软组织后发生的，或是肿瘤细胞在术中经血行播散所致[239-241]。

Newton等人[242]对81例室管膜瘤患者进行了回顾性病例系列分析，其中有5例（6.2%）发生颅外播散。5例中有2例患间变性肿瘤，3例患良性肿瘤。其中，3例患者既往接受过肿瘤切除术，1例接受过肿瘤活检。第五例患者在初诊时就已经出现颅外转移。颅外转移的发生与患者既往接受过放疗或化疗无关，肿瘤转移到了肺、胸部淋巴结、胸膜、腹膜和肝脏。2例发生腹膜转移的患者均接受过脑室-腹腔分流术。颅外转移与肿瘤组织学分级或手术切除程度无关。另有1例间变性室管膜瘤患者在初诊时就已经发生颅外转移（骨转移）的病例报道[243]，但多数病例均有多次手术切除史、放疗和化疗史[244-248]。

到目前为止，尚无关于室管膜瘤经器官移植传播给受者的病例报道。

> **移植室管膜瘤供者器官的风险评估**
> 室管膜瘤发生CNS外转移与供者肿瘤复发或接受过放疗、化疗有关。
> 室管膜瘤供者传播肿瘤的风险取决于肿瘤的组织学分级，因此，低级别（WHO Ⅱ/Ⅲ级）室管膜瘤供者传播肿瘤的风险很小，间变性室管膜瘤（WHO Ⅲ级）供者传播肿瘤的风险为低至中风险。
> 如果供者既往接受过肿瘤切除术、脑室-腹腔或脑室-心房分流术、全脑化疗或放疗等干预措施，则其传播肿瘤的风险会增加（高风险）。

9.7.1.3 脉络丛肿瘤

脉络丛肿瘤占所有神经上皮肿瘤的不到1%[235]，其在儿童颅内多位于幕上，在成人颅内多位于第四脑室和桥小脑角。位于桥小脑角的肿瘤通常为良性。

脉络丛乳头状瘤是最常见的肿瘤，在组织学上是一种良性肿瘤。

脉络丛癌是一种具有侵袭性的恶性肿瘤（WHO Ⅲ级），可以转移到CNS之外[249]。

到目前为止，尚无关于脉络丛肿瘤被传播给器官移植受者的病例报道，但这可能反映了这类肿瘤的罕见性。

移植脉络丛肿瘤供者器官的风险评估
脉络丛乳头状瘤潜在供者传播肿瘤的风险最低。
如果脉络丛癌（WHO Ⅲ级）潜在供者不存在任何风险因素，则其传播肿瘤的风险为低至中风险。
如果脉络丛癌供者既往接受过肿瘤切除术、脑室-腹腔或脑室-心房分流术、全脑化疗或放疗等干预措施，则其传播肿瘤的风险会增加（高风险）。

9.7.1.4　松果体细胞瘤和松果体母细胞瘤

松果体实质肿瘤较罕见，包括松果体细胞瘤（WHO Ⅲ级）、松果体母细胞瘤（WHO Ⅳ级）和分化不确定的松果体实质瘤（WHO Ⅱ/Ⅲ级）。人们对松果体细胞瘤的组织学特征知之甚少，因为一些松果体细胞瘤边界清楚而无明显侵袭性，而另一些松果体细胞瘤则会随脑脊液转移，并表现出与松果体母细胞瘤相似的组织学特征。

松果体母细胞瘤是一种罕见的肿瘤，相当于一种更原始的松果体细胞瘤。此类肿瘤为高度恶性肿瘤，生物学行为与髓母细胞瘤表现类似，表现出明显的在脑脊髓中转移的趋势。已有骨转移等颅外转移的病例报道。肿瘤扩散与脑室-腹腔分流有关[250-253]。

仅有1例多脏器移植受者被传播松果体母细胞瘤的病例报道。供者是一名因DBI而昏迷的14个月大的幼儿（被认为是"摇晃综合征"患者）。尸检结果显示有松果体肿瘤伴脑膜扩散，但无其他可见扩散[210]。

移植松果体细胞瘤和松果体母细胞瘤供者器官的风险评估
松果体细胞瘤（WHO Ⅲ级）潜在供者传播肿瘤的风险最低。
根据国际建议，松果体母细胞瘤（WHO Ⅳ级）潜在供者传播肿瘤的风险为中至高风险，但风险等级会随着证据的增多而有所调整。
如果不能确定肿瘤分化程度，应根据WHO Ⅲ级标准接受分化不确定的，且无任何风险因素的松果体实质瘤（WHO Ⅱ/Ⅲ级）供者。

如果供者既往接受过肿瘤切除术、脑室-腹腔或脑室-心房分流术、全脑化疗或放疗等干预措施，则其传播肿瘤的风险会增加（高风险）。

9.7.2　其他颅内肿瘤

9.7.2.1　良性脑膜瘤、非典型脑膜瘤、间变性（或恶性）脑膜瘤

脑膜瘤约占所有颅内肿瘤的20%，可发生于任何年龄。常见于成年人，女性多于男性。其中不到10%为多发性脑膜瘤，可偶发性出现或与神经纤维瘤病Ⅱ型有关。

脑膜瘤通常是良性的。尽管可见邻近组织浸润，但很少会转移到受累器官以外的部位。不过，尽管多数脑膜瘤为良性肿瘤，但偶尔也会表现出侵袭性，其预后明显更差。大约5%的脑膜瘤是非典型的，2%为恶性肿瘤。

间变性（或恶性）脑膜瘤是一种侵袭性脑膜瘤，常会多次复发并发生颅外转移。Younis等人[254]报道了18例侵袭性脑膜瘤患者，其中12例为间变性（或恶性）脑膜瘤（WHO Ⅲ级），6例为非典型脑膜瘤（WHO Ⅱ级）。3例（16%）发生颅外转移（2例恶性脑膜瘤、1例非典型脑膜瘤），以肺转移和骨转移最常见。发生颅外转移的3例患者均接受了全切手术、放疗和化疗，分别在初诊后的26、96和108个月出现转移。其他研究者也报道了脑膜瘤颅外转移病例，有的出现局部头皮复发，有的出现肺、肝和骨转移[255-262]。一项研究表明，表达高水平CD90的脑膜瘤是非典型脑膜瘤，更易发生转移[259]。

Bosmans等人[207]报道了1例肾移植受者在术后被传播恶性脑膜瘤（初诊为Ⅱ级星形细胞瘤），并伴有腹膜浸润和肝转移的病例。患者在移植肾被切除和接受干扰素α治疗后，体内的肿瘤消退。

移植脑膜瘤供者器官的风险评估
由于组织学良性脑膜瘤的颅外转移罕见，因此，这类潜在供者传播肿瘤的风险最低。
间变性（或恶性）脑膜瘤（WHO Ⅲ级）是高侵袭性脑膜瘤，偶尔会伴有颅外转移。如果不存在风险因素，则这类潜在供者传播肿瘤的风险为低至中风险。
如果间变性（或恶性）脑膜瘤供者既往接受过肿瘤切除术、脑室-腹腔或脑室-心房分流术、全脑化疗或放疗等干预措施，则其传播肿瘤的风险会增加（高风险）。

9.7.2.2 恶性间质瘤：间变性血管外皮细胞瘤

间变性血管外皮细胞瘤（WHO Ⅲ级）是一种局部侵袭性脑膜肿瘤，常伴有多次复发和颅外转移[263]。Younis 等人[254]在一项关于侵袭性脑膜瘤的综述中，报道了 4 例血管外皮细胞瘤和 3 例脑膜肉瘤（现在重新被归类为间变性血管外皮细胞瘤或间变性脑膜瘤）。7 例中有 3 例发生颅外转移，其中 2 例血管外皮细胞瘤患者在初诊后的 96 个月和 102 个月内发生颅外转移，1 例脑膜肉瘤患者在初诊后的 3 个月内发生多器官转移。Kaneko 等人[264]回顾分析了 20 例伴有颅外转移的血管外皮细胞瘤患者，发现常见的转移部位为骨、肝、肺和淋巴结。此外，有报道称，1 例患者在明显治愈的颅骨切除术后的 22 年发生了晚期胰腺转移和骨转移[265]。需注意，即使是非间变性血管外皮细胞瘤（WHO Ⅱ级），也容易发生血源性转移。

到目前为止，关于间变性血管外皮细胞瘤从器官供者传播至受者的病例尚无文献报道。然而，并不能简单地认为此类肿瘤供者提供移植器官就是安全的。

> **移植间变性血管外皮细胞瘤供者器官的风险评估**
> 根据不同的国际建议，间变性血管外皮细胞瘤（WHO Ⅲ级）潜在供者传播肿瘤的风险是中至高风险，但风险等级会随着证据的增多而有所调整。
> 无任何风险因素的血管外皮细胞瘤（WHO Ⅱ级）潜在供者其传播肿瘤的风险是低至中风险。
> 如果血管外皮细胞瘤（无论哪种类型）供者既往接受过肿瘤切除术、脑室-腹腔或脑室-心房分流术、全脑化疗或放疗等干预措施，则其传播肿瘤的风险会进一步增加（高风险）。

9.7.2.3 血管母细胞瘤

血管母细胞瘤是一种良性血管瘤，多发生于小脑，极少会发生转移。不过，Hoffman 等人[266]观察到 2 例自发的颅外转移病例。

作为希佩尔-林道综合征（Von Hippel-Lindau syndrome）临床表现的一部分，20% 的血管母细胞瘤病例会伴发其他肿瘤疾病，与 RCC 的高发病率也有关联。

> **移植血管母细胞瘤供者器官的风险评估**
> 由于血管母细胞瘤的组织学特征通常是良性的，因此，血管母细胞瘤潜在供者传播肿瘤的风险被认为是最低的，但须排除偶发肿瘤和希佩尔-林道综合征的存在。
> 任何针对特定肿瘤的建议都必须结合偶发肿瘤来考虑。
> 对于患有希佩尔-林道综合征的病例，须注意可能存在的偶发肿瘤。

9.7.2.4 生殖细胞瘤

颅内生殖细胞瘤好发于松果体区，约有一半的松果体区肿瘤为生殖细胞瘤。松果体区肿瘤包括生殖细胞瘤、胚胎癌、卵黄囊瘤、绒毛膜癌、成熟型与未成熟型畸胎瘤，以及畸胎癌。许多为混合型生殖细胞瘤，含有不同的生殖细胞瘤成分。此类肿瘤的组织学表现为恶性的浸润性肿瘤，通常经第三脑室播散。非生殖细胞瘤性生殖细胞瘤可能与血清和脑脊液中 HCG、AFP 和胎盘碱性磷酸酶（PLAP）水平升高有关。研究者已观察到接受开颅手术、全脑全脊髓放疗或脑室-腹腔分流术后的患者发生颅外转移[266]。

性腺外绒毛膜癌是一种发生在松果体区的畸胎瘤，属于高度恶性的肿瘤，具有浸润邻近结构的倾向。已有发生肺转移的病例报道[267]。

> **移植生殖细胞瘤供者器官的风险评估**
> 成熟型畸胎瘤潜在供者传播肿瘤的风险最低。
> 根据不同的国际建议，其他生殖细胞瘤供者传播肿瘤的风险为中至高风险，但风险等级会随着证据的增多而有所调整。
> 如果供者既往接受过肿瘤切除术、脑室-腹腔或脑室-心房分流术、全脑化疗或放疗等干预措施，则其传播肿瘤的风险会进一步增加（高风险）。

9.7.2.5 脊索瘤

脊索瘤是由胚胎残留的脊索组织发展而成的、一种生长缓慢的局部侵袭性肿瘤，可导致颅外转移[268]。

> **移植脊索瘤供者器官的风险评估**
> 脊索瘤潜在供者传播肿瘤的风险为高风险，但目前尚无文献提供任何建议。

9.7.2.6 原发性脑淋巴瘤

原发性脑淋巴瘤在免疫抑制患者（如艾滋病患者）中的发生率较高，患者往往预后不佳，会进而发生颅外播散。有报道称，有1例原发性颅内非霍奇金淋巴瘤供者将肿瘤传播至2例肾移植受者[17]。肿瘤是在供者尸检时发现的，因未发生远处转移，故未向移植中心报告。2例受者在偶然被诊断出罹患传播性淋巴瘤后，均接受了移植肾切除术并停用免疫抑制剂。其中1例受者仅出现移植肾局部病变，在移植肾被切除10个月后随访无复发。另1例受者发生肾周组织弥漫性浸润传播，接受了放疗和联合化疗（因出现淋巴母细胞型腹水）。该受者虽处于完全缓解状态，但几周后死于肺炎和心包炎，尸检中并未发现复发肿瘤。

另一份报告证实，有1例疑似患有细菌性脑膜炎的间变性T细胞脑淋巴瘤供者将肿瘤传播至4例受者（肝脏、胰腺和2个肾脏）[269]。肾移植受者和胰腺移植受者在切除移植物和接受化疗后均存活下来，但肝移植受者尽管接受了治疗，仍死于肿瘤。

> **移植原发性脑淋巴瘤供者器官的风险评估**
> 原发性脑淋巴瘤供者具有不可接受的肿瘤传播风险，不考虑将其器官用于移植。

9.8 供者致癌病毒导致受者出现恶性肿瘤

无论是从供者处感染的病毒，还是因免疫抑制而在受者体内被重新激活的病毒，均会导致器官移植受者出现恶性肿瘤。这些病毒包括EBV（又称HHV-4）、KSHV（又称HHV-8）、HBV、HCV、HTLV-1、梅克尔细胞多瘤病毒（MCPyV）和人乳头状瘤病毒（HPV）[270]。在非免疫抑制人群中（尤其是在发展中国家），15%～20%的恶性肿瘤与感染这些致癌病毒有关[270, 271]。

加强恶性肿瘤监测对于器官移植受者来说非常重要，因为他们可能在移植前和（或）移植后感染其中一种致癌病毒。因感染其中一种病毒而患癌的可能性尚且未知，但一旦发生，往往是在移植后迅速出现，因为高强度免疫抑制会促进病毒快速复制。治疗方案往往有限，应考虑采取预防措施，如在有疫苗可用的情况下接种病毒疫苗（例如，若考虑接受子宫移植，则接种HPV疫苗）。

表9.4概述了目前已知具有致癌潜力的病毒及其对器官捐献的影响。供者恶性肿瘤筛查方案可以识别出这些恶性肿瘤。如果检测到恶性肿瘤，请参阅本章相应小节。

请注意，在器官捐献方面，目前仍在对病毒感染和恶性肿瘤有关的传播风险争议问题进行深入研究。对病毒肿瘤学的病理机理进行详细阐述已经超出了本指南的范围。有必要了解的是，由于某些病毒复制可能会导致宿主肿瘤细胞裂解，阻碍肿瘤的生长，因此会在肿瘤微环境中缺失。病毒能够以质粒或附加体形式的无衣壳核酸存在于宿主细胞内，或通过整合到宿主基因组进入宿主细胞。DNA病毒基因组可以直接整合到宿主基因组中，而RNA病毒基因组必须先进行逆转录。特定细胞内和细胞间的信号通路会出现下调或上调，以促进恶性肿瘤的生长。目前尚未明确的问题是，宿主同时感染具有致癌潜力的病毒，以及与宿主防御机制的上调和下调功能发生相互作用的病毒（如BK病毒、JK病毒、HPV、CMV、EBV、HSV等）时，上述肿瘤抑制病毒复制的情况是否会改变。其中一些病毒在全球范围内感染人群，而对于其他区域性或地方性病毒，则存在不同的感染率或高危型感染亚群[272]，这对供者筛查策略和减少移植受者伤害的策略均会产生影响。

9.9 有恶性肿瘤遗传倾向的器官供者

有一些遗传性疾病易发生癌变（表9.5）。对于已知有恶性肿瘤遗传倾向的供者，有两点注意事项。第一，仔细检查已知存在恶性肿瘤风险的器官，以确保没有活动性恶性肿瘤；第二，移植具有恶性肿瘤遗传风险的器官不太可能消除这种遗传倾向，因此不建议这样做。如有可能，应咨询当地恶性肿瘤遗传学专家。

9.10 器官移植受者发生肿瘤传播

9.10.1 提示肿瘤传播的受者特征

为了确保使用同一供者器官的其他移植受者的安全性，必须区分供者传播的肿瘤和供者来源的肿瘤，前者已存在于供者体内（已发现或未发现），并随移植器官一起传播给了受者；后者可在移植后的任何时候由供者的细胞发展而来，但在获取供者器官时肿瘤并不存在（例如，受者在移植8年后出现移植RCC，以及一些受者出现PTLD）。在某些情况下，这种区分可能是武断的（例如，受者在肾移植2年后出现移植RCC）。

应注意在移植后出现淋巴瘤的受者病例。虽然受者所患疾病被简单地归类为淋巴瘤，但实际上包括受者新发淋巴样肿瘤（如与EBV有关），或供者传播的淋巴瘤。出于上述原因，应予以说明。

移植后发生的几起事件可能会引起人们对供者肿瘤潜在传播性的担忧（表9.1），包括移植后通过最终病理检查或供者尸检诊断出供者患有恶性肿瘤、受者出现疑似表明被传播恶性肿瘤的体征或症状、已知或疑似已将恶性肿瘤传播给某位受者的供者器官被移植给了其他受者，或活体供者在捐献器官后不久被诊断出新发肿瘤。

当受者出现以下情况时，可以合理怀疑其罹患的可能是供者传播的肿瘤：

1）移植后2年内出现的恶性肿瘤（PTLD除外）。

2）受者体内的同种异体移植器官出现恶性肿瘤，而相应的原器官并无患癌史。

3）移植受者出现转移癌（尤其是在原发病灶无法确定的情况下）。

4）受者出现与移植类型有关的转移癌（如肾移植受者出现RCC），但既往无此类肿瘤病史。

5）受者在CNS以外的部位发现CNS来源的恶性肿瘤，但既往无CNS受累病史。

6）男性移植受者出现性别特异性恶性肿瘤（如绒毛膜癌）[126]。

7）与年龄不一致的恶性肿瘤（例如，成人移植受者出现儿童恶性肿瘤；反之亦然）。

8）明确怀疑受者出现的恶性肿瘤为供者来源（例如，使用已知有恶性肿瘤病史的供者的器官）。

虽然大多数转移癌出现在移植后24个月内，但这取决于特定肿瘤的独特倍增时间。有病例报道称，移植后无病生存期超过5年的受者被诊断出侵袭性肿瘤[120, 121]。

恶性肿瘤传播的临床症状和体征具有异质性，这取决于肿瘤和移植器官的类型。通常情况下，恶性肿瘤传播可通过移植物是否携带肿瘤来进行识别（可伴有或不伴有移植物以外的肿瘤转移）。在其他情况下，如果移植物没有显示出恶性浸润的证据，

则提示游离肿瘤细胞可能通过器官传播。

如果怀疑受者的原发疾病（如肝细胞癌）复发，也可能是供者肿瘤转移所致[274]。在这种情况下，应特别向病理学专家提出供者传播肿瘤的可能性。

对现有文献进行回顾往往可以深入了解供者传播肿瘤的预计发生率、受者最常见的临床表现，以及许多不同类型的转移性肿瘤治疗后的典型结局。意大利国家器官移植中心与加泰罗尼亚移植组织（Organització Catalana de Transplantaments, OCATT）/ONT和WHO共同收集并整理了一系列文献，可访问www.notifylibrary.org进行查阅。

9.10.2　肿瘤供者器官移植受者的治疗

移植了恶性肿瘤确诊供者的器官的受者应接受严格随访，以尽早发现肿瘤传播。对移植物功能障碍进行检查还应考虑到肿瘤传播的可能性。由于目前尚无关于移植后受者监测的循证指导，因此，需要在及早发现肿瘤的好处和因过度检查而给受者造成过度压力的害处之间进行艰难权衡（尤其是在肿瘤传播风险较低的情况下）。在同一供者捐献的另一个器官的移植受者被诊断出罹患供者传播的恶性肿瘤，或活体供者在捐献器官后被诊断出新发肿瘤的情况下，这种平衡会发生变化。

目前，尚无循证政策对受者在移植了有恶性肿瘤病史供者的器官后，其免疫抑制治疗方案（特别是基于mTOR抑制剂的方案）的修正提供支持。许多临床试验和流行病学研究发现，如果对受者使用基于mTOR抑制剂的免疫抑制治疗方案，则新发非黑色素瘤皮肤癌的发病率会降低[275-277]，而对其他恶性肿瘤的影响不太明确[278-280]。在一项大型国际前瞻性随机SiLVER（肝衰竭稳定性）试验中，未发现预防性mTOR治疗在降低肝移植后肝细胞癌复发率方面的长期益处[281]。

9.10.3　供者恶性肿瘤传播疑似病例的监管措施

恶性肿瘤的传播被认为是受者的SAR，疑似传播事件需向指定的国家卫生行政部门报告，并对此类病例展开调查。根据第2010/53/EU号指令[12]，这些报告和调查工作在欧盟国家是强制性的（详见第十六章）。

在恶性肿瘤疑似从供者传播给受者的情况下：

1）必须立即通知负责协调警戒工作的国家卫生行政部门，随即对病例开展进一步调查或确认，以便采取适当的预防行动，防止对同一供者的其他器官移植受者造成伤害（详见第十六章）。

2）负责协调警戒工作的国家卫生行政部门应提醒使用同一供者其他器官的受者移植中心，以及人体组织加工机构和OPO保持警惕，并开始对该病例进行检查和审查（如由特设或常设专家委员会执行）。如果没有这样的国家卫生行政部门，则应建立替代程序来提醒相关受者移植中心。

3）应对受者的肿瘤进行组织学检查，并结合供者的肿瘤组织和受者性染色体（在供受者性别不匹配的情况下）或其他遗传学/分子学特征，以区分供者和受者的肿瘤组织，从而证明或排除供者传播恶性肿瘤的可能性。在对人体组织进行任何DNA分析之前，应核对国家法律条文（如同意要求）。

各移植中心和协调机构/行政部门之间必须进行密切的沟通，这不仅是为了提醒其他移植团队应谨慎监测供者传播肿瘤的潜在风险，也是为了确定其他相关受者发生肿瘤传播的严重程度。

9.10.4　供受者的肿瘤组织学和遗传学检测

当发现恶性肿瘤时，组织学检查可以诊断出肿瘤的组织学分型。免疫组化分析有助于确定肿瘤可能的组织来源，分子分型则可以提供肿瘤是供者来源或是受者来源的信息。如果移植了同一供者的器官的一例或多例受者均出现了肿瘤，那么可以对供者肿瘤和受者体内新发肿瘤进行形态或免疫组化分析，甚至可以对不同受者出现的肿瘤进行对照分析。如果分析结果相同，那么即使缺乏肿瘤的分子分型检查，也可以强烈提示肿瘤为供者来源。

不同的分子细胞遗传学方法可用于确定供者是否为受者肿瘤的来源，主要是通过参照无瘤受者的DNA样本，将肿瘤活检材料与常规的同种异体移植物材料（含有供者DNA）进行比对[110]。如果供者材料与肿瘤材料之间明确匹配（或受者材料与肿瘤材料之间不匹配），则可以确认肿瘤为供者来源。分子细胞遗传学方法包括但不限于：

1）荧光原位杂交检测：在性别不匹配的受者病例中，该方法可以检出恶性组织活检中存在的XX或XY染色体对。可使用常规石蜡包埋组织切片进行检测。

2）微卫星等位基因分析：该方法允许根据重复性DNA序列的遗传多态性来区分不同个体。可使用常规石蜡包埋组织切片进行分析。

3）比较基因组杂交分析：该方法允许同时比较基因组中的所有染色体。可使用常规石蜡包埋组织切片进行分析。

9.10.5　肿瘤传播被证实后的有效处理手段

当肿瘤传播被证实后，医生必须讨论并决定干预方案，同时考虑到受者的意愿。

对于肾脏和胰腺等异位移植受者来说，停用免疫抑制剂，然后切除出现排斥反应的器官，回归透析治疗和（或）重新接受胰岛素替代治疗等处理手段，在某些情况下可以促进对残留肿瘤细胞的抑制[9, 57, 89, 207, 282]。

对于肝脏、心脏和肺脏等原位移植受者来说，在受者有望无瘤存活的情况下，可以考虑接受再移植[167, 283, 284]，尽管明知再移植并不能消除肿瘤传播的风险[112, 113]（即使是在意识到受者可能发生供者恶性肿瘤的几天内就实施了再移植[88]）。

在减少或完全停用免疫抑制剂后，免疫系统需要一段时间才能恢复，从而有可能抑制同种异体肿瘤细胞。其他形式的免疫调节已被证明是有效的。在一份研究报告中，受者先后接受了干扰素、结核菌素纯蛋白衍生物处理的同种异体细胞，以及针对供者HLA的细胞毒性T淋巴细胞免疫疗法的重复疗程，用来清除对移植肾切除和免疫抑制剂停用等干预措施耐受的残留的转移性黑色素瘤[108]。这些观察结果表明，嵌合抗原受体（chimeric antigen receptor, CAR）-T细胞和其他新型免疫调节治疗对于免疫抑制剂停用耐受的供者来源肿瘤，或者免疫抑制剂不能完全停用的再次异位移植能发挥一定的作用。如果无法进行免疫疗法，则可根据肿瘤类型，采用化疗或适当的靶向疗法来治疗受者体内肿瘤的全身扩散。

一旦发生供者肿瘤传播病例，必须立即通知移植了同一供者的器官的其他所有受者、相关OPO、器官分配和组织机构，以便相关机构能够启动诊断，并考虑进行预防性移植物切除、再移植或采取其他干预措施的可能性。对于是否应该切除目前未见肿

表9.4 已知具有致癌潜力的病毒

病　毒	基因组	病毒复制	传播途径	细胞趋向性	原发感染	感染筛查
EBV	双链DNA病毒，未整合到宿主基因组中；IARC 1级致癌病毒	病毒裂解期复制和潜伏期复制；病毒在宿主细胞核内，通过即时mRNA编码蛋白和DNA进行复制	唾液、血液	B淋巴细胞、上皮细胞	无症状感染；传染性单核细胞增多症	血清学检测
KSHV	双链DNA病毒；未整合到宿主基因组中；IARC 1级致癌病毒	病毒裂解期复制和潜伏期复制；病毒在宿主细胞核内，通过即时mRNA编码蛋白和DNA进行复制	男男性行为；其他传播途径尚不明确	B淋巴细胞、外周血单个核细胞	无症状感染	目前没有可靠的检测
HBV	双链环状DNA病毒；整合到宿主基因组中；IARC 1级致癌病毒	在细胞核中，病毒DNA和RNA聚合酶产生病毒，逆转录酶对病毒DNA进行编码	性接触、非肠道接触、垂直接触、血液接触	肝细胞	急性肝炎或慢性感染（10%）	血清学检测、NAT

预防措施	人群感染率和地区流行率	恶性肿瘤	肿瘤类型	致瘤病毒颗粒和其他机制	受者监测
无	全球人群感染率 >90%	B细胞淋巴瘤	H	EBNA-1（1型潜伏感染）	EBV监测，临床随访
		浆母细胞淋巴瘤	H		
		伯基特淋巴瘤	H		
		霍奇金淋巴瘤	H	EBNA C₃、LMP-1、LMP-2（2型潜伏感染）	
		T/NK细胞淋巴瘤	H	LMP-1、LMP-2（2型潜伏感染）	
		白血病/成人T细胞淋巴瘤	H		
		多形性PTLD	H	miR-155（3型潜伏感染）	
		鼻咽癌	E	EBNA-1（1型潜伏感染）	
		胃癌	E		
		淋巴上皮癌（如胃、食管、唾液腺、扁桃体、腮腺、肺、肝内胆管）	E	EBNA-1、LMP-1、LMP-2（1型和2型潜伏感染）	
		平滑肌肉瘤	M	EBNA-1	
		间质肿瘤	M		
		滤泡树突状细胞肉瘤	M		
无	全球人群感染率=10%。地中海地区、撒哈拉以南非洲、中国西北部	非霍奇金淋巴瘤	H	vCyC	识别高危人群（血清学反应性），临床随访
		卡波西肉瘤	M	LANA-1、Prox-1、vFlip、kaposins A、kaposins B、kaposins C、kaposins ORF K1、miR-K12-1、miR-K12-3、miR-K-12-7	
接种疫苗；如果病毒长期复制，则使用抗病毒药物治疗；保持卫生	全球人群感染率=5%。撒哈拉以南非洲、东南亚、因纽特人	肝细胞癌	E	前S2、删除突变蛋白、STAT、NF-κB、病毒蛋白HBx//炎症环境、氧化应激、microRNA控制失调、病毒产物	HBV-NAT，抗HBV治疗，临床随访

病　毒	基因组	病毒复制	传播途径	细胞趋向性	原发感染	感染筛查
HCV	RNA病毒；未整合到宿主基因组中；IARC 1级致癌病毒	在细胞质中：变性>多聚蛋白质中的转换>用于转录和复制的分散式聚合酶	性接触、非肠道接触、垂直接触、血液接触	肝细胞、B淋巴细胞、树突状细胞	急性肝炎或慢性感染（5%）；无症状感染	血清学检测、NAT
HTLV-1	RNA病毒、逆转录病毒；整合到宿主基因组中；IARC 1级致癌病毒	逆转录酶将RNA复制转录成双链DNA>整合到宿主基因组中>作为前病毒通过细胞复制	任何含有细胞的液体、垂直传播	T淋巴细胞	无症状感染	血清学检测
MCPyV	双链环状DNA病毒；整合到宿主基因组中；IARC 2A级致癌病毒	在细胞核内：病毒通过宿主的RNA聚合酶转录>合成病毒蛋白，宿主细胞死亡后，病毒释放	传播途径待定（可能会通过呼吸道飞沫、皮肤接触传播）	毛囊上皮细胞、梅尔克细胞	无症状感染	检测方法待定
HPV	双链DNA病毒；整合到宿主基因组中；IARC 1级致癌病毒	在细胞核内：病毒通过宿主细胞的DNA和RNA聚合酶转录	性传播（黏膜接触）、非性传播（皮肤接触）、垂直传播	复层上皮细胞	疣、尖锐湿疣；口腔/喉/肛门乳头状瘤病；宫颈非典型增生	皮肤/宫颈筛查等

注：① IARC，国际癌症研究机构（International Agency for Research on Cancer）。② 除非另有说明，否则提供的数据均为非免疫抑制人群的数据。临床随访：有针对性地监测受者是否出现此类肿瘤。肿瘤类型：H为血液肿瘤，E为上皮肿瘤，M为间质肿瘤。

（续表）

预防措施	人群感染率和地区流行率	恶性肿瘤	肿瘤类型	致瘤病毒颗粒和其他机制	受者监测
自发清除率为 10%～25%；其他：DAA；保持卫生	全球人群感染率=3%。北非、东南亚、东地中海地区、西太平洋地区。静脉注射吸毒者	B细胞淋巴瘤	H	E2	HCV-NAT，抗HCV治疗，临床随访
		边缘区淋巴瘤	H	未知或NS3、E7	
		黏膜相关淋巴组织淋巴瘤	H	NS3、E7	
		肝细胞癌	E	FNDC38	
无	全球人群感染率 <1%。日本西南部、撒哈拉以南非洲、南美洲、加勒比海地区	成人T细胞白血病	H	Tax HBz	
无	全球人群感染率：60%～90%	梅克尔细胞癌	E	大T抗原、小T抗原	临床随访
疫苗接种（4价：HPV-6、HPV-11、HPV-16、HPV-18，或9价：HPV-6、HPV-11、HPV-16、HPV-18、HPV-31、HPV-33、HPV-45、HPV-52、HPV-58）；保持卫生	全球人群感染率=15%。撒哈拉以南非洲、东亚、南美	宫颈癌	E	E6，基因型16、基因型18	临床随访
		皮肤：基底细胞癌和鳞状细胞癌	E	E7	
		口咽鳞状细胞癌	E	E7，基因型16、基因型18，以及基因型6、基因型11	
		眼表鳞状肿瘤	E	E7，许多问题尚未解决	

表9.5　常见恶性肿瘤易感基因的恶性肿瘤发病部位和发病率

易感基因	遗 传 病	恶性肿瘤发病部位和发病率（如已知）
BAP_1	BAP_1肿瘤易感综合征	黑色素瘤；间皮瘤；葡萄膜黑色素瘤；RCC
$BRCA_1$		乳腺癌（50%～80%）；卵巢癌（30%～50%）；胰腺癌；结肠直肠癌；前列腺癌
$BRCA_2$		黑色素瘤；乳腺癌（50%～80%）；胰腺癌（3%～6%）；前列腺（65 岁前为15%）；卵巢癌（10%～25%）
	卡尼综合征	乳腺黏液癌；恶性砂粒体型黑色素性神经鞘瘤；垂体和肾上腺良性肿瘤
	卡尼三联征	GIST；食管平滑肌瘤；肺软骨瘤；肾上腺皮质腺瘤；PGL
	卡尼-斯特拉塔基斯综合征	GIST；PGL
CDH_1		乳腺癌（55%，乳腺小叶癌）；胃癌（50%～80%）；结直肠癌
$CDKN_2A$		黑色素瘤（50%～80%）；胃癌；肺癌
	考登综合征	黑色素瘤；乳腺癌（70%～95%）；结直肠癌；滤泡状甲状腺癌、子宫癌、RCC（17%～50%）
$DICER_1$	$DICER_1$综合征	宫颈原始神经外胚叶肿瘤；葡萄状肉瘤；卵巢支持-间质细胞瘤；胸膜肺母细胞瘤（10%～20%）；多结节性甲状腺肿；垂体母细胞瘤；胚胎性横纹肌肉瘤；肾母细胞瘤
FAP	家族性腺瘤性息肉病	结直肠癌（100%）；肝母细胞瘤；十二指肠息肉和十二指肠癌；乳头状甲状腺癌（1%～12%）；硬纤维瘤
$FLCN$	伯特-霍格-迪贝综合征	良性肺囊肿；肾嗜酸细胞瘤；RCC
$Gorlin$	痣样基底细胞癌综合征	基底细胞癌；儿童髓母细胞瘤
$HLRCC$	遗传性平滑肌瘤病和RCC综合征（又称里德综合征）	皮肤平滑肌瘤；良性子宫肌瘤；乳头状肾癌（10%～16%）
	甲状旁腺功能亢进-颌骨肿瘤综合征	甲状旁腺癌（10%～15%）；肾母细胞瘤；肾囊肿和肾错构瘤
JPS	幼年性息肉病综合征	黑色素瘤（2%～9%）；胃癌（21%）
MAX		PCC；PGL
MEN_1	多发性内分泌肿瘤综合征Ⅰ型	胰腺内分泌肿瘤（胃泌素瘤、血管活性肠肽瘤；胰高血糖素瘤）；肺类癌；肾上腺皮质癌（1%）；良性垂体瘤、甲状旁腺瘤、脑膜瘤
MEN_2	多发性内分泌肿瘤综合征Ⅱ型	甲状腺髓样癌（95%～100%）；甲状旁腺腺瘤；肾上腺PCC（50%）
MLH_1/MSH_2	林奇综合征	皮肤皮脂腺癌；结直肠癌、胃癌、胰腺癌、肝胆癌、小肠癌、子宫和卵巢癌、肾上腺皮质癌、CNS肿瘤、尿路上皮癌；白血病、淋巴瘤
MSH_6	林奇综合征	同上
$MUTYH$	$MUTYH$相关性息肉病	胃癌；息肉病、结直肠癌（43%～100%）；十二指肠息肉、十二指肠癌（3%～4%）

（续表）

易感基因	遗传病	恶性肿瘤发病部位和发病率（如已知）
NF_1	神经纤维瘤病Ⅰ型	乳腺癌（50岁前为8%）；恶性神经鞘瘤；脑胶质瘤；白血病
NF_2	神经纤维瘤病Ⅱ型	良性纤维瘤；前庭神经鞘瘤；脑膜瘤；室管膜瘤
$PALB_2$		乳腺癌（33%～58%）；胰腺癌（外分泌型或内分泌型）；卵巢癌
	黑斑息肉综合征	胃肠道肿瘤、胰腺癌、子宫癌、宫颈癌、卵巢癌、乳腺癌、睾丸癌（支持细胞瘤）
PMS_2	林奇综合征	皮肤皮脂腺瘤；结直肠癌、胃癌、胰腺癌、肝胆癌、小肠癌、子宫和卵巢癌、肾上腺皮质癌、CNS肿瘤、尿路上皮癌；白血病、淋巴瘤
$RAD_{51}C$	家族性乳腺-卵巢癌易感性3型	乳腺癌；卵巢癌（10%）
$RAD_{51}D$		卵巢癌（10%）
RB_1		黑色素瘤；肺癌；视网膜母细胞瘤（90%）；骨肉瘤
SDHA	琥珀酸脱氢酶复合体A亚基	PCC；PGL
SDHB	琥珀酸脱氢酶复合体B亚基	GIST、甲状腺癌、PCC、PGL、RCC（70岁前为14%）
SDHC	琥珀酸脱氢酶复合体C亚基	PCC；PGL
SDHD	琥珀酸脱氢酶复合体D亚基	PCC（60岁前为71%）；PGL（60岁前为29%）；RCC（70岁前为8%）
TP_{53}		黑色素瘤；鳞状皮肤癌；乳腺癌（50%）；胰腺癌；子宫癌；卵巢癌；肺癌、肾上腺皮质癌；骨和软组织肉瘤；RCC；白血病、淋巴瘤
VHL	希佩尔-林道综合征	胰腺NET（5%～17%）；PCC（10%～20%）；良性视网膜血管母细胞瘤、脑和脊髓血管母细胞瘤；RCC

注：经许可改自HV Firth和JA Hurst合著的牛津案头参考手册《临床遗传学和基因组学》第2版（牛津大学出版社2017年版）。

瘤累及的来自同一供者的其他移植器官，需经过仔细评估才能做出判断，具体取决于恶性肿瘤的类型和受者的临床状况。

9.10.6 数据报告和记录视角

应设立国家专家委员会，对肿瘤传播的疑似病例报道进行审查[5]。在欧盟国家，必须在3个月的规定期限内完成每个病例的最终报道[12]（详见第十六章）。由于3个月的恶性肿瘤随访期非常短，因此，最好对有风险的受者进行至少期5年的长期监测。

为了更好地为有恶性肿瘤病史的供者其器官的应用提供决策依据，并为患传播性恶性肿瘤的受者提供治疗策略，必须记录所有的肿瘤传播病例。应

在每个国家或器官分配网络（如欧洲器官移植分配系统）建立器官移植肿瘤登记系统，以作为移植管理的一部分，并就需要记录的数据寻求国际共识，以期最终促进不同国家的登记处之间建立相互关联。

9.11 结论

潜在供者有恶性肿瘤病史或在某些情况下患有活动性恶性疾病，不应成为器官捐献的必然否决因素。对于指定的受者，肿瘤转移的预估风险应与移植益处相平衡。现有文献包括背景信息有限的回顾性病例系列研究和大量病例报道。总体而言，报道的肿瘤传播率较低（尽管某些侵袭性肿瘤和晚期肿瘤的传播率较高），显示出可喜的研究结果，不过这

些结果呈现出高度选择性。为了使决策过程更加有据可依，有必要收集详细的国际数据，包括可靠的肿瘤传播病例报道。建立一个全面的可追溯系统，对不良事件进行监控和处理是必不可少的。个人接受这类器官的先决条件应是审查供者的恶性肿瘤病史及治疗史，并获得器官移植受者的知情同意。器官移植往往比较紧急，因此不可能获得所有需要的信息，医生必须权衡现有的临床数据和已发表的经验，并考虑到患者的身体状况和意愿，以做出最佳决策。尽管在许多情况下，这类供者仍存在一定的肿瘤传播风险，但在器官短缺时，等待名单上的特定患者可以从这类供者捐献的器官中获益。

研究议题

从文献和对现有证据的讨论中，我们发现了几个证据不一致、不充分或不存在的主题。本指南的作者建议，在可能的情况下，应通过精心设计的随机临床试验对以下领域开展研究：

1. 向国家卫生服务机构统一报告肿瘤传播事件、病例的治疗情况和结局，以便整理不同类型的恶性肿瘤发病率和结局。
2. 在受者移植了有恶性肿瘤病史的供者的器官后，应对纳入 mTOR 抑制剂的免疫抑制改良方案进行评估。
3. 对移植了有恶性肿瘤病史供者器官的受者进行观察等待与积极随访监测的策略评估，然后比较受者术后肿瘤发生情况。
4. 探讨 CAR-T 细胞等免疫疗法在转移性肿瘤治疗中的应用。

本章参考文献

第九章参考文献

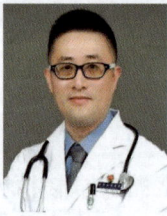

林 俊
首都医科大学附属北京友谊医院泌尿外科主任医师，副教授，硕士研究生导师。中华医学会器官移植分会委员，北京医学会器官移植分会副主任委员，中华医学会器官移植学分会围手术期学组委员，中华医学会器官移植学分会器官再生与工程学组委员，中国医药生物技术协会移植技术分会委员会委员，中国康复医学会器官移植康复专业委员会科普工作组副组长，中国生物医学工程学会透析移植分会委员。《中华医学杂志（英文版）》同行评议专家，《中华器官移植杂志》通讯编委，《器官移植》编委，《中华移植杂志（电子版）》编委。近年来，以第一作者或通讯作者发表专业文章 26 篇，其中 SCI 论文 9 篇。

第十章　使用有其他状况和疾病的供者器官的相关风险

10.1　引言

除了感染性疾病（详见第八章）和恶性肿瘤（详见第九章）外，供者的一些既往疾病也会影响移植器官功能，或经供者器官传播给移植受者。在对供者进行评估和特征收集后，可对特定受者进行风险-效益评估。本章就评估中毒供者和确诊患有不同遗传性及其他疾病的供者时应遵循的原则方法提出了一般性建议。在单独的一章中回顾种类繁多的罕见病是难以实现的。目前记述的罕见病已超过3 500种，基因研究和分析的任何快速变化都会改变我们对罕见病的认识。因此，建议查阅特定的门户网站——罕见病数据库Orphanet（www.orpha.net），以获悉最新信息。该法国机构还将指南翻译成了其他国际语言。

该门户网站包括一个有关器官捐献的简短部分，其中的紧急指南适用于某些罕见病，但并非所有罕见病。在Orphanet网站上还可以找到专家的详细联系方式和基本信息。

10.2　中毒

据报道，英国每年有3 000多例中毒或醉酒死亡的病例。各国之间的中毒发生率和中毒情况差异很大，但大多数中毒病例在送往医院时仍然存活，他们代表了一个可以考虑进行器官捐献的供者群体[1]。阿片类药物滥用也是困扰美国的一个特殊问题。已公布的数据不足以确定这些病例的死亡是否发生在容易诊断出BD并随后进行器官功能恢复的情况下，这主要是因为法律限制，具体取决于中毒、脑缺氧和死亡之间的时间间隔。患者可能因意外、自杀或第三方故意投毒而摄入毒物。既定的最佳做法是与法律调查机构（警方、检方和司法鉴定部门）合作，以满足法律要求并等待解毒治疗，以便对病例进行适当的BD诊断。

因中毒而直接导致BD的病例数量在各登记处有所不同，但发生率较低。在美国，由于药物中毒而导致BD的比例在不断上升，2014年时高达6%[2]，

在2016年为13%。发展为BD的主要原因是缺氧或脑水肿。由心肌缺血、致命性心律失常（如吸食可卡因）或呼吸抑制（如巴比妥类药物中毒）引起的心脏停搏可造成缺氧性脑损伤。而急性肝功能衰竭（如对乙酰氨基酚服用过量）、低钠血症（如吸食摇头丸）或不明机制（如甲醇中毒）可能会引发脑水肿。出血性和缺血性脑损伤是较罕见的导致中毒患者BD的原因。

阿片类药物、一氧化碳、镇痛药和抗抑郁药均为导致患者发生致命性中毒的主要原因[3]。关于各种中毒所致BD的供者其多个器官成功移植的报道不胜枚举。然而，目前尚无系统性综述，可以预见的是，只有正面结局才会被报道。

Hantson早在1999年就对这一领域的病例报道、专家意见和其他知识进行了总结，最近也有相关综述[4, 5]。此外，ISHLT发表了一份关于药物毒性和同种异体心脏移植物应用的共识文件[6, 7]。这些文件的总体结论如下：

1）因药物或其他物质中毒致死的患者应被视为潜在的器官供者。随着阿片类药物的滥用情况加剧，因药物过量致死的器官供者（overdose-death donor，ODD）的数量也在增加。目前认为，接受因药物过量而缺氧致死的供者移植物的受者与接受其他移植物的受者在5年后发生移植物功能衰竭的风险相似[3]。在对移植物进行常规生物学和形态学评估后，可考虑进行器官移植。除非证实存在不可逆的器官损伤，否则中毒并非器官移植的绝对排除标准。在UNOS数据库中，死于药物中毒的供者的心脏移植结局与死于其他机制的供者相似[4]。

2）与毒理学或药理学专家进行讨论有助于评估不同器官的移植适宜性，但这在紧急情况下或夜间可能难以进行。由于这些专业人员可能并非移植领域的专家，因此必须遵循具体问题具体分析的原则，根据器官功能障碍的风险和移植等待名单上患者的具体情况，多方共同做出决定，并保存相关数据、积累合作经验。

3）应向当地的器官DC提供一份网站和电话号

码清单，以提供 24 h 的中毒咨询服务。

4）特定的药物或毒物会直接或暂时影响脑细胞及其功能，从而增加 BD 诊断的复杂性（详见第三章）。此外，在重症监护治疗期间使用的一些镇静药物也会干扰大脑活动。在确定造成不可逆脑损伤的病因（如阿片类药物中毒导致的缺氧性脑损伤）后，仍有可能对中毒患者做出合理的 BD 判定。在进行 BD 检查之前，必须先纠正中毒后继发的并发症所导致的原发性低体温。建议进行辅助检查（如 TCD、脑血管造影、脑灌注闪烁显像或脑 CTA）以证明脑灌注停止，因为有些毒物会干扰某些电生理检查结果的解读（如巴比妥类药物会影响 EEG 结果）。通常情况下，对于 ICU 收治的中毒患者，在开始进行 BD 诊断之前，大部分（或全部）毒物都可以被清除。毒物代谢物或迟发性毒作用也应考虑在内，并建议进行特定的毒物剂量检测或药代动力学检测。如果无法确认毒物已完全清除，或者在毒物仍能影响 CNS 细胞功能的情况下，毒物对电生理检查的干扰会是一个主要问题，而确认脑灌注停止则是不受这种相互作用影响的检查方法。

5）在供者的器官功能评估期间，持续给予解毒治疗可进一步降低毒物经器官传播给受者的风险。

6）在这种情况下，了解药物摄入时间的长短等信息（无论是长期摄入还是单次摄入）很有用，目的是确定并获得与潜在传播性感染有关的共存行为风险因素（例如，长期静脉注射吸毒者新近感染 HCV 的概率更高，详见 8.2）。

10.2.1 基本考量

一般来说，如果没有证据表明供者器官的功能或结构受损，就可以进行器官捐献。对于中毒导致 BD 的供者，需根据其病史和具体的毒物信息对其器官进行评估。对于中毒的潜在供者，应考虑以下几点：

1）鉴别出导致中毒的毒物。不应忽视多种毒物导致的中毒。

2）急性中毒应与慢性中毒或急性过量滥用药物区分开来。

3）应将毒物清除治疗的类型和有效性考虑在内。在毒物清除期间，观察患者的身体状况有助于排除不可逆的器官损伤或毒物传播风险。不应忽视

毒物从血液中清除后，可能从脂肪组织和血管外间隙重新分布的情况。毒理学专家可提供有关组织浓度、毒物清除方法和时间的数据。

4）应排除特定器官不可逆损伤的可能性，并评估中毒后器官功能恢复的程度。

5）特定器官中未完全清除的毒物可能会在移植过程中传播给受者，从而引起不良反应（如溶剂），也可能不会产生任何严重不良后果（如某些麻醉剂）。在对 BD 判定的先决条件（包括给予充分的解毒治疗）进行适当评估后，中毒风险可被忽略不计。

6）应根据可接受的风险水平来选择适当的受者。

7）在根据神经系统标准进行死亡判定时，必须排除镇静剂或麻醉药物 / 物质中毒的可能性，并确认脑循环停止。

8）在某些中毒病例中，由于取样不当、取样前毒物已被快速清除或没有有效的检测手段（例如，血检或尿检可能无法检出短效娱乐性特制药物），而可能无法鉴别出毒物。在这种情况下，即使检测过程耗时（数天）或没有有效的检测手段，也应尽可能通过色谱筛查法排除最常见的毒剂。如仍有疑问，则只能在风险水平增加的情况下使用供器官。

9）中毒并非自然死亡的原因。因此，任何器官捐献程序都应与执行法医鉴定的行政部门进行适当的前瞻性合作，以确保不妨碍刑事调查。

10）在长期滥用药物的情况下，应考虑第八章和第九章中讨论的风险。

11）在吸入毒物的情况下，必须对急性或慢性肺损伤进行适当评估。应考虑使用无损伤的肺脏进行移植。

12）必须对照其他现有病症和合并症来检查器官的生存能力，尤其是在器官复苏、ECMO 支持或中毒引起的缺氧之后[2-9]。

10.2.2 毒物

以下是可能导致 BD，并成为潜在器官供者死亡的根本原因的毒物清单（非详尽）。不同国家和不同时期的中毒患病率可能会有所不同[2]。

1）毒鹅膏：由于肝脏是毒鹅膏和其他蘑菇中毒的直接靶器官，因此，显而易见，这类患者的肝脏不在器官捐献的考虑范围内。急性肾功能衰竭是脱水导致的常见并发症，而并非由毒物直接引起。在

对器官进行标准的常规生物学和形态学评估后，这类患者也可以考虑捐献其他器官。

2）抗抑郁药/TCA（如阿米替林）：自新一代抗抑郁药，即选择性5-羟色胺再摄取抑制剂（SSRI）问世以来，急性TCA过量致死的情况越来越少。死亡原因主要是致命性心律失常、休克或癫痫持续状态。

应严格评估心脏捐献，尤其是ECG结果异常或血清TCA浓度过高（>2 000 ng/mL）的患者。根据常规实验室检查结果，这类患者仍有可能捐献肝脏、肾脏或肺脏。建议检测器官移植受者体内的TCA浓度，尽管文献中并无明确的证据表明TCA传播给受者的风险很高。

3）化学溶剂：需根据具体情况来决定中毒患者是否可以捐献器官。大多数溶剂会引起患者心律失常，并导致心脏停搏，而这类溶剂的种类繁多。应考虑溶剂对脂质的黏附性、其亲水效应，以及破坏组织和发生继发性损害的可能性（如溶剂在肝组织中积聚、肠道破裂导致腹膜炎）。

4）可卡因：这种麻醉剂会导致早期动脉粥样硬化病变，长期滥用还会导致扩张型心肌病。动脉粥样硬化病变多在早期阶段发生于冠状动脉。因此，应特别注意长期吸食可卡因的潜在心脏供者是否发生动脉粥样硬化，并应讨论是否对其进行冠状动脉造影。然而，多变量分析显示，接受有可卡因吸食史供者器官的移植受者与接受无可卡因吸食史供者器官的移植受者，在术后1年和5年其CAD的病死率或患病率方面并无差异。有许多关于这类供者的心脏、肺脏、肝脏和肾脏被成功移植的报道，特别是在潜在供者因急性中毒而导致大面积脑损伤（如脑出血）之后。如果供者吸食可卡因，则必须对急性或慢性肺损伤进行适当评估。可考虑使用无损伤的肺脏进行移植。

滥用可卡因可能会增加窗口期病毒感染的风险（例如，鼻吸可卡因后易感染HCV）。同时服用可卡因和酒精会形成代谢物古柯乙烯，其心脏毒性比单独吸食可卡因更强。

相比之下，目前尚无任何研究大麻滥用相关风险的报告。

5）氰化物：氰化物可经皮肤快速吸收，并可导致线粒体细胞色素氧化酶受到不可逆的抑制。氰化物的毒性可通过特异性疗法（羟钴胺素）迅速逆转。氰化物中毒患者在心脏停搏后可使用羟钴胺素进行复苏，解毒之后心脏被成功移植的病例不在少数。在供者发生氰化物中毒后，只要接受了有效的解毒剂治疗，且血液中不再检测到氰化物，那么所有的器官均有可能被成功移植。

6）乙二醇（另见甲醇）：乙二醇（EG）在体内通过醇脱氢酶代谢为草酸、乙醇酸和乙醛酸，从而导致患者发生代谢性酸中毒。可使用乙醇或4-甲基吡唑来抑制醇脱氢酶，有时也可以通过血液透析来救治患者。虽然肾脏（EG的靶器官）可能会因肾小管坏死或草酸盐沉积而受损，但在并发症康复后可以考虑使用这类肾脏进行移植，还可以考虑使用这类患者捐献的心脏、肺脏或肝脏进行移植。EG中毒可能与甲醇中毒同时发生。

7）摇头丸（3，4-亚甲二氧基甲基苯丙胺）：服用摇头丸可能会引起继发性并发症，最终导致BD（不管是过量服用，还是首次或单次服用）。有报道称，摇头丸中毒供者捐献的器官（心脏、肺脏、肾脏、胰腺、肝脏）已成功用于移植，未发现毒物经器官传播给受者[5]。然而，在某些情况下，由于不明原因或可能的免疫原因，服用摇头丸会导致暴发性肝功能衰竭，中毒患者急需接受肝移植。在评估中毒患者心脏时，应排除缺血或心肌坏死的可能性，因为根据病例报告所述，摇头丸中毒患者曾出现过与冠状动脉痉挛和心律失常有关的并发症。

8）乙醇：乙醇中毒患者的所有器官均可使用，但不包括那些因患者长期酗酒而确认已损伤的器官。大量饮酒不会对心脏移植产生不良影响，也没有明确证据表明肺移植后会产生不良结局。大麻或可卡因对心脏或肺移植后的移植物存活率没有总体影响[5]。

9）胰岛素：胰岛素中毒患者没有器官捐献禁忌证，但电解质和葡萄糖代谢正常者优先[2]。监测葡萄糖和电解质是标准做法。

10）甲醇（另见EG）：在某些国家，由于政府未对人们私自酿造烈性酒的行为进行严格管控，因此，甲醇中毒现象并不少见。有报道称，曾发生过有人在品牌烈酒和酒精饮料中掺兑甲醇而导致饮酒者中毒的事件。甲醇会迅速被胃肠道吸收，并在醇脱氢酶的作用下代谢成甲酸，从而导致患者发生代谢性酸中毒。患者可接受乙醇和4-甲基吡唑治疗来抑制醇脱氢酶，有时还可以接受血液透析治疗。

虽然肾脏可能会因休克和多器官功能衰竭而受损（肾脏并非甲醇中毒的靶器官），但有许多报道称，致命性甲醇中毒患者的所有器官均可被成功移植，这取决于器官获取时血清中残留的甲醇浓度。如果血清中无甲醇残留，并且代谢性酸中毒得到完全纠正，则中毒患者的肝脏、心脏、肺脏、肾脏，以及某些情况下的胰腺均有可能用于移植。

11）阿片类药物和美沙酮：中毒患者除了在终末期脑干功能衰竭前，可能出现暂时性呼吸困难外，不存在任何器官捐献障碍。由于静脉注射吸毒或接受美沙酮替代疗法会增加获得性感染的风险，因此必须谨慎评估中毒患者的器官。尽管ODD的丙型肝炎发病率较高，但与非ODD相比，同种异体心脏移植物的QI良好，受者结局也差不多[5, 6]。

至于接受美沙酮替代疗法的患者，尤其是长期接受大剂量维持治疗的患者，应慎重考虑心脏捐献。从理论上讲，美沙酮在许多组织内蓄积的风险也是存在的。对于单次过量服用美沙酮的患者来说，这种风险很小。

12）有机磷农药：由于中毒患者存在毒物蓄积和心律失常的风险，因此需谨慎评估供者。重要的是鉴别出毒物，并确保在器官获取前，毒物代谢已超过最大终末清除半衰期（例如，对硫磷的清除半衰期>140 h）[8]。

13）对乙酰氨基酚：对乙酰氨基酚中毒所致急性肝功能衰竭的病例可能存在不可逆的肝损伤。不过，在中毒患者出现BD的情况下，除肝脏外的所有其他器官均可以恢复功能并用于移植。急性肾损伤可能会发生，但通常是可逆的。

14）杀鼠剂（双香豆素）和其他抗凝血剂：杀鼠剂和其他抗凝血剂中毒会导致患者持续缺乏维生素K而引起凝血功能障碍，应给予维生素K治疗，直到肝脏功能恢复。肝脏本身会继续正常发挥功能。但目前尚无移植报道。

15）SSRI：与TCA相比，SSRI过量致死的情况较少出现。患者通常会在脑功能衰竭（癫痫发作）后死亡，如果患者出现5-羟色胺综合征并伴严重高热，可能会在多器官功能衰竭后死亡。只要器官功能得以保留，就有可能进行器官获取。心脏毒性属于例外情况，但应通过常规检测（ECG、超声心动图和肌钙蛋白检测）进行评估。

16）其他药物或毒药：如果患者因服用罕见药物或毒物而中毒，则重症监护医生、DC、临床毒理学专家和器官移植团队必须联合对病例进行仔细检查。对病例进行仔细分析和记录有助于对未来的病例做出治疗决策。

表10.1总结了已报道的BD后器官被成功用于移植的中毒病例及供者评估注意事项[1, 7-9]。

10.2.3 异常情况

以下异常情况或环境危害需要考虑多种因素和事件的影响。

1）烧伤和烟雾吸入：在最严重的情况下，烧伤患者可能会合并中毒（吸入烟雾、一氧化碳和氰化物）。不排除接受适当治疗的患者在被确诊BD的情况下捐献器官的可能性。

烟雾是一氧化碳、颗粒物和其他气体的混合物，其中可能包括氰化物。需详细了解患者吸入烟雾的情况。如果氰化物和一氧化碳中毒患者得到适当治疗，吸入烟雾并不妨碍器官捐献（参见个别毒物）。建议对患者进行支气管镜检查和肺灌洗术。某些病例还可以接受肺移植手术[10]。关于长期使用香烟替代品对肾脏的毒性，一直存在争议[11]。

2）一氧化碳：有关一氧化碳中毒的文献提到了几例成功移植一氧化碳中毒供者的心脏、肺脏、肾脏和肝脏的病例[12, 13]。目前仅有11例相关的病例报道。一般而言，肾移植的适宜性（如肌酐、尿生成和肾移植后活检）可以适用于一氧化碳中毒的器官供者，以评估肾脏的缺血性损伤是否可以恢复。一氧化碳中毒患者和烧伤患者捐献的所有器官在随访期间均存活了下来。由于大脑和心脏似乎对缺氧特别敏感，因此，在接受捐献的心脏之前必须仔细检查心脏功能。至少必须遵守以下标准：无心脏停搏或心脏停搏时间很短、复苏迅速成功和超声心动图正常。

3）溺水：溺水和窒息（drowning and asphyxia, A/D）是相继发生的关联事件，溺水后的心脏停搏和窒息本身并不是器官获取的禁忌证。在可能的器官供者在ICU病情稳定之后，必须满足能准确无误证明死亡的要求。在筛选供者和器官时，必须评估与窒息有关的并发症。最近的研究表明，使用A/D

表 10.1 已报道的 BD 后器官被成功用于移植的中毒病例及供者评估注意事项

毒 物	心	肺	肝	胰	腺	肾	注 释
巴比妥类	是，谨慎评估	是	是	是	是	是	
苯二氮䓬类	是	是	是	是	是	是	
TCA	是，谨慎评估	是	是	是	是	是	
镇静剂	是，谨慎评估	是，谨慎评估	是，谨慎评估	是，谨慎评估	是	是，谨慎评估	排除多器官衰竭；等待神经安定剂综合征恢复
可卡因	是，谨慎评估	是	是	是	是	是	
摇头丸	是	是	是	是	是	是	排除多器官衰竭或败血症；检查是否长期滥用药物；检查是否存在 HCV、HIV 传播的高风险；检查长期使用者的肝脏
阿片类药物	是	是，谨慎评估	是	是	是	是	是否滥用其他药物；美沙酮可在长期使用者中蓄积
美沙酮	是	是	是	是	是	是	
乙醇	是	是	是	是	是	是	长期滥用会导致肝/胰损伤
甲醇	是，谨慎评估	是	是	是，谨慎评估	是	横纹肌溶解综合征风险	纠正酸中毒，直至 0 mg/L
EG	是，谨慎评估	是	是	是	是	草酸风险	纠正酸中毒
钙拮抗剂	是，谨慎评估	是	是	是	是	急性肾损伤风险	
文拉法辛（二环类非典型抗抑郁药）	是	是	是	是	是	是	等待血清素综合征恢复
乙酰水杨酸	是	是	是	是	是	是	
对乙酰氨基酚	是	是	急性肝衰竭	是	是	是	
胰岛素	是	是	是	是	是	是，谨慎评估	
氧化物	是	是	是	是	是	是	

（续表）

毒物	心	肺	肝	胰腺	肾	注释
秋水仙碱	是，谨慎评估	若患有 ARDS，则不适合用于移植	是，谨慎评估	是，谨慎评估	是，谨慎评估	多器官衰竭
溴鼠灵（天鼠剂）	是	是	是	是	是	
杀虫剂	是，谨慎评估	若患有 ARDS，则不适合用于移植	是，谨慎评估	是，谨慎评估	是，谨慎评估	多器官衰竭
马拉硫磷（杀虫剂）			是	是	是	
一氧化碳	是，谨慎评估	是	是	是	是	

注：① ARDS，急性呼吸窘迫综合征（acute respiratory distress syndrome）。② 是，即为根据文献资料进行适当评估后，可以捐献器官；是，谨慎评估，即为对于这些供者，谨慎评估后考虑捐献。空白处为目前尚无数据。除此之外，表中所列的风险因素中，中毒可能会不可逆转地损害器官功能。

致死供者和其他原因致死供者的肺脏进行移植的结局差不多[14, 15]。这里唯一要注意的问题是，必须对器官进行仔细评估，包括气管内气道暴露于淡水或盐水的问题、各种病原体污染肺部的问题（包括引发全身性感染的风险）[15]，以及排除组织损伤可能性的问题。

10.3 遗传性或先天性疾病

患有遗传性疾病的潜在器官供者可能遭遇与其病情无关的致命事故。在这种情况下，必须考虑器官捐献问题。然而，一些遗传性疾病会引起各种与肝脏中不同代谢通路相关的酶缺陷症，其中一些酶缺陷遗传病可能是致命的，因为除了经肝组织代谢的通路外，没有其他代谢通路可供选择，因此，酶缺陷遗传病是导致这类供肝不能用于移植的主要原因。在最新的综述中可以查到遗传性肾脏疾病和肝脏疾病的详细列表，这些疾病列表对于器官的特异性筛选标准非常重要[16, 17]。其他基因缺陷可导致结缔组织病、造血功能障碍或恶性肿瘤倾向，也可能导致其他终末器官损伤。

下文概述的基本考量和策略有助于评估被确诊患有遗传性疾病的器官供者，也可用于评估患有非遗传性疾病和其他先天性疾病的器官供者。

10.3.1 基本考量

使用患有遗传性疾病的供者的器官进行移植的经验十分有限。迄今为止，尚未建立与罕见病相关的器官捐献登记系统，尽管在所有的器官捐献病例中仅约有 1% 存在这个问题。应对每个病例进行具体的分析，再做出相应的决策。各国对罕见病的定义存在一定差异，但在欧洲，发病率为 0.05% 的疾病就被定义为罕见病。罕见病的诊断过程可能很漫长，包括广泛的临床筛查、家族遗传病检查和最后的特定基因检测等，但这不符合临床器官移植的紧急情况。这些检测越来越多地用于确定致病基因突变的特征（通常是不公开的）。

欧洲数据库 Orphanet（www.orpha.net）定期更新有关罕见病的信息。应急指南部分简要提及了每种特定罕见病的器官捐献。针对不计其数的罕见病，器官捐献指南一直在更新总结。

某些遗传性疾病在欧洲的一些地区更为常见

如家族性淀粉样多发性神经病（FAP）、常染色体显性遗传多囊肾病（ADPKD）和血色素沉着病，这些遗传病患者的器官均被成功获取过。有16例ADPKD供者捐献过器官，供者年龄中位数为24岁。如果ADPKD供者的肾脏接受过全面评估，则可被提供给预期寿命≤10年且完全知情的受者[18]。

在某些情况下，应根据医学常识来决定是否将遗传病供者的器官移植给特定受者。例如，如果使用先天性凝血功能障碍（如凝血因子V基因*Leiden*突变、蛋白S或蛋白C缺乏症）供者的肝脏进行移植，则受者需接受抗凝治疗。许多国家的法律不允许进行尸检和基因分析。如今，基因分析（外显子组分析）发展迅速，为保证受者的利益，以及在供者的同意之下，医学辅助生殖期间通常允许进行基因分析。如果发现供者有遗传性疾病，其家族也会间接受益，这些信息可由遗传学家从伦理角度进行讨论。但有时无法发现隐性遗传病或代谢缺陷，如迟发型鸟氨酸氨甲酰基转移酶（OTC）缺乏症。如果受者移植了未被发现遗传病的供者捐献的器官，则移植物的功能有可能受损或衰竭，受者可能需要接受再次移植。如果供者为杂合子缺陷者，则疾病可能仅在受者身上表现出来，如蛋白S缺乏[19]。在对已知患有血小板减少症、血色素沉着病、线粒体缺乏症和（或）与感染、中毒、恶性肿瘤无关的精神障碍的供者进行评估时，应考虑到遗传性疾病[19-22]。另一个例子是一些非洲裔美国人的*APO L₁*基因异常，这对肾移植受者的寿命造成了影响，暴露出供者风险评估的问题[20]。

一些文献作者强调，有必要将血浆氨测定作为所有BD供者常规评估的一部分。BD患者单纯出现高氨血症提示尿素循环紊乱，如OTC缺乏症[22]。虽然这种缺乏症是肝脏捐献的禁忌证，但不会影响肾脏等其他器官的捐献，因为这些器官不受这种疾病的影响。直到不久前，有肾结石病史或在影像学检查中被发现有结石的供者还不被认为是理想的器官供者，但最近的指南对有结石风险的潜在供者采用了更为宽松的评价标准[23]。

对于选定的需接受肝脏移植的遗传性纯合子代谢紊乱患者，除了使用遗体供者的供肝，也可以使用亲缘性杂合子活体供者捐献的肝节段进行移植[20]。

只要怀疑潜在供者患有遗传性或先天性疾病，就应遵循以下步骤，以明确每个器官或组织是否适合移植：
1. 通过收集所有可用的数据，以及咨询负责治疗供者的医学专家来明确诊断结果。这可能需要专业中心（国家参考中心）进行特定的取样检查。
2. 必须对考虑用于移植的每个器官或组织的功能和受损程度进行检查。功能不全或受损的器官不应用于移植。在某些情况下，存在不同的代谢通路可能会解决问题。例如，糖原贮积症V型（glycogen storage disease type V，又称麦卡德尔病）患者的酶缺乏症会影响所有细胞（尤其是肌细胞），但由于另一种不同基因编码的酶可以发挥同样的代谢功能，因此，这种缺陷在肝细胞中得到了成功缓解。
3. 需谨慎考虑患有遗传性疾病的供者将遗传缺陷经器官传播给受者的风险。需将这一风险评估与受者接受移植后治疗的可能性及其相关风险，或受者的紧急需求进行权衡。
4. 所有参与移植的团队都必须意识到，这一评估程序非常耗时，且需采用跨学科的方法。
有关疾病、专家联系方式和应急指南的更多信息，请参阅：
- www.orpha.net
- www.rarediseases.org
- http://ghr.nlm.nih.gov/BrowseConditions/

10.3.2 患有遗传性疾病的供者的器官捐献实例

1）酶异常与FAP：影响移植物使用的遗传性疾病中的一个典型例子就是FAP[21]。在葡萄牙、西班牙和瑞典，某些特定人群的FAP患病率极高。对于某些患者来说，肝移植可能是唯一的治疗选择。FAP的特征是神经（和其他组织）持续受到破坏，下肢开始出现感觉运动多发性神经病。由于甲状腺素转运蛋白或前白蛋白基因发生点突变，导致患者在30～50岁之间出现神经内淀粉样蛋白沉积，除非通过肝移植引入功能正常的酶代谢通路，否则淀粉样蛋白聚集体会造成不可逆的损害。FAP患者原本健康的肝脏可用于等待肝移植的非FAP患者（甚至可以将肝脏劈分给2名受者），这就是所谓的多米诺肝移植手术[24, 25]。然而，FAP最终会无一例外地被传播给这些多米诺肝移植受者，并且受者出现临床症状的时间长短不一。如果考虑到肝细胞癌患者的风险和收益，则FAP的传播可能会延迟5～10年不等。

另一方面，高草酸尿症、急性间歇性卟啉症、载脂蛋白A1型淀粉样变性、溶菌酶淀粉样变性病例均出现过严重不良结局。

2）ADPKD：ADPKD并非器官捐献的禁忌证，甚至多囊肝和多囊肾也可考虑用于移植。如果其他器官出现相关并发症（如多囊肝病），建议在获取器官时评估移植物的质量，并将其移植给经过适当筛选的受者。一些基因携带者在脑动脉瘤破裂后发生蛛网膜下腔出血的风险较高。已发表的文献令人鼓舞，其支持使用较年轻的遗体供者的多囊肾。因此，我们认为，如果ADPKD供者的肾脏可供使用，则应对其进行全面评估，并考虑将其捐献给预期寿命可能≤10年、完全知情并有能力同意接受多囊肾移植的受者[18]。相比之下，如果年轻供者（<30岁）的肾功能正常但肾脏肿大（ADPKD的典型表现），肾功能恶化和其他并发症很可能在不可预测的时间内发生，则有理由不使用这类供体肾脏。

目前，尚无ADPKD患者发生肝功能衰竭的病例报道。一些文献作者认为，有选择性地使用含有小囊肿但肝功能保存完好的多囊肝是安全的。心血管异常是ADPKD最重要的非囊性表现。在考虑将ADPKD供者捐献的心脏用于移植之前，必须通过常规检测手段对心脏功能进行仔细的临床评估。

3）先天性凝血功能障碍：先天性凝血功能障碍通常是凝血因子V基因Leiden突变导致的疾病。受累患者会反复出现血栓形成，需接受抗凝治疗，因此会面临颅内出血的风险。这类患者捐献器官是可能的，但如果使用其肝脏进行移植，这种缺陷会传播给受者，受者也需接受抗凝治疗，从而给受者的生命带来很高，甚至不可接受的风险。

血友病是一种由先天性凝血功能障碍引起的出血性疾病。必须确定血友病的类型，从而指出缺陷

基因的定位。如果某个器官（如肝脏）出现基因缺陷，则可以使用其他器官，而不会增加移植风险。但是，移植受累器官会将所有与血友病类型相关的并发症传播给受者。一些文献作者认为不应排除血友病供者捐献器官的可能性。然而，器官获取前供者体内高浓度的因子Ⅷ抑制剂是肝脏捐献的绝对禁忌证[26]。

4）三体综合征：三体综合征有几种类型。如果器官功能本身不受影响，则可用作移植器官。

5）结缔组织缺损（如马方综合征）：虽然器官在细胞层面的功能良好，但由于血管壁遭到破坏，移植医生不愿意使用这类患者的器官或组织（如心脏、心脏瓣膜、动脉）。在做出最终决定之前，应咨询专家的意见。移植此类患者的器官存在传播疾病的风险，但血管壁在移植后是否会遭受进一步破坏，目前尚无相关数据。

6）斑痣性错构瘤病和神经纤维瘤病：根据遗传学和临床学的不同，神经纤维瘤病分成四种主要类型。就神经纤维瘤病Ⅰ型而言，如果适当考虑到发生其他恶性肿瘤（如视神经胶质瘤、星形细胞瘤、PCC、GIST）的风险增加（5%），则可以进行器官捐献。神经纤维瘤病Ⅱ型与起源于第八对颅神经的双侧神经鞘瘤（WHO Ⅰ级）有关。辐照会增加器官内血栓形成的风险。应排除结节性硬化症。

根据第九章的指导，如果排除了与RCC和其他恶性肿瘤相关的风险，则可以考虑使用希佩尔-林道综合征患者的器官（最好使用肺脏、心脏和肝脏）。

7）其他实例：表10.2非详尽地列出了患有遗传性、先天性或其他后天性疾病的患者成功实现器官捐献的实例，以及单器官移植未取得成功结局的实例[26-32]。

表10.2　患有遗传性、先天性或其他后天性疾病的患者成功/未成功实现器官捐献的实例

疾 病	器 官	注 释
郎-奥-韦综合征（遗传性出血性毛细血管扩张症）	肾	有成功移植的报道[27]
HELLP综合征	肾	有成功移植的报道[28]
IgA肾病	肾	由于免疫抑制疗法可能是对原发病的治疗，因此可根据肾脏受损程度使用移植肾[29]
	其他器官	可用于移植

（续表）

疾　病	器　官	注　释
烟雾病	心、肾、肝、肺	在排除因血管缺损而造成的其他器官缺损后，可以进行移植[30]
吉尔伯特综合征	肝	基因缺陷导致非结合高胆红素血症；未观察到移植物的长期结局受损[31]
出血性疾病	肝	在短期内出现孤立的因子XII、VII、XI缺乏症的病例中，未观察到不良事件（应排除A型血友病）[32]
	其他器官	可用于移植
血栓性疾病	肝	如果供者存在未知的蛋白C、蛋白S或凝血因子V基因 *Leiden* 突变缺乏症，那么使用其移植物会导致严重的血栓事件 对于已知存在蛋白C、蛋白S或凝血因子V基因 *Leiden* 突变缺乏症的供者，必须谨慎选择受者；受者应能够并愿意在移植后接受适当的抗凝治疗，但血栓事件的风险仍会增加[18, 33]
	其他器官	可用于移植
遗传性血色素沉积症	肝	如果杂合子受者接受了杂合子或纯合子供者的移植物，会出现疾病，需接受铁过载治疗（没有关于长期成功的数据）；也考虑过使用镰状细胞病供者的器官用于移植[34]
OTC缺乏症	肝	致死后果
	其他器官	可用于移植
α 1-抗胰蛋白酶缺乏症	肝	一段时间后很可能发展为肝硬化或肝纤维化，在这种情况下需要再次移植；无长期随访数据

注：HELLP，溶血肝功能异常血小板减少（hemolysis elevated liver function and low platelet count）；IgA，免疫球蛋白A（immunoglobulin A）。

10.4　自身免疫缺陷和免疫反应

众所周知，自身免疫性疾病可通过造血细胞移植，从供者传播给未受累的受者。但在实体器官移植中，新发的自身免疫性疾病极少是供者来源。通常情况下，这些自身免疫性疾病会通过肝移植从明确患有这类疾病（如免疫性溶血性贫血和自身免疫性血小板减少症）的供者传播给受者（表10.3）[32]。因此，移植后自身免疫性疾病的病因在大多数情况下可以用移植物抗宿主反应来解释，只有在特殊情况下才可以用移植过程中从供者直接转移给受者的抗体来解释。幸运的是，在大多数情况下受者并不会出现不良反应，因为免疫抑制也是自身免疫性疾病治疗的一部分。

这种罕见并发症的一个实例是供者过客淋巴细胞引起的免疫介导性溶血。这种供者来源的淋巴细胞在供者对其他次要ABO血型抗原产生过免疫反应

后，以及在受者接受HLA相容但ABO血型不同的移植物（如将O型移植物移植给A型或B型受者）后，均会产生抗红细胞抗体[35]。

在可以排除任何相关器官损伤的情况下，患有自身免疫性疾病的供者其器官可以用于移植。必须单独评估各器官的损伤情况，受者在移植后很少会发生一过性的自身免疫性疾病并发症，但对于有风险的患者来说，了解器官损伤情况、及早识别和适当治疗非常重要。受者的风险-效益评估可由这一领域的专家进行，相关文献仅限于病例报道，并由Orphanet等罕见病数据库中心收录病例资料。

由于机体对感染的免疫反应可能会引起自身免疫反应与体内抗原发生交叉反应，因此，在已知供者患有自身免疫性疾病的情况下，应考虑此类感染的风险。可从www.orpha.net提供的应急指南，或表6.3提供的算法（详见6.2）中获取有用信息。

表10.3 　自身免疫性疾病和全身性疾病：对供者或特定器官进行评估与选择时应考虑的因素

自身免疫性疾病和全身性疾病	供者（全面评估）	特 定 器 官				
		心	肺	肝	肾	胰 腺
PSC	考虑胆管癌和（或）炎症性肠病引起的并发症	Ev	Ev	N	Ev	Ev
心内膜心肌纤维化	可捐献	N	Ev	Ev	Ev	Ev
特发性肺纤维化	可捐献，需评估	Ev	N	Ev	Ev	Ev
自身免疫性肝炎	可捐献，需评估	Ev	Ev	N	Ev	Ev
皮肤型红斑狼疮	可捐献	Y	Y	Y	Y	Y
系统性红斑狼疮	可捐献（50%有肾病）[44]	Ev	Y	Y	Y	Y
小儿乳糜泻或乳糜泻	可捐献	Y	Y	Y	Y	Y
天疱疮	评估后可捐献（可的松，恶性肿瘤）	Y	Y	Y	Y	Y
过敏性紫癜（又称亨诺-许兰综合征）	可捐献	Ev	Ev	Ev	Ev	N
硬皮病	取决于全身受累程度	Ev	Ev	Y	Ev	Y
严重抗磷脂综合征	如果严重，则排除捐献的可能性（可对轻症病例进行评估）	Ev	Ev	Ev	Ev	Ev
CREST综合征	可捐献	Y	Ev	Y	Y	Y
肺出血肾炎综合征	可捐献	Y	N	Y	N	N
古格罗-干燥综合征	排除淋巴瘤	Y	Ev	Y	Y	Y
FMF	检查是否有淀粉样变性病（FMF病例的 $M694V$ 突变）	Y	Ev	Y	Ev	Ev

注：PSC，原发性硬化性胆管炎；FMF，家族性地中海热。Y为可捐献；N为不可捐献；Ev为需评估并与专家讨论。

总结如下：
1. 如果供者患有自身免疫性疾病，建议对受者进行监测。
2. 在排除终末期器官损伤，以及与自身免疫性疾病的免疫抑制剂治疗相关的感染后，患有自身免疫性疾病的供者其器官可用于移植。
3. 供者来源的过客淋巴细胞活性对受者造成不良影响的潜在风险并不妨碍供者的器官捐献。
4. 在供者有红细胞抗体的情况下，对受者进行前瞻性监测有助于及早发现并适当治疗抗体所引起的免疫介导性溶血。

10.5 　过敏反应

在肝脏、肺脏、肠道、肾脏和心脏移植中，均出现过供者的 Ⅰ 型超敏反应被动转移给受者的病例报道[36-41]。如果器官供者死于花生/坚果引发的过敏反应，或已知器官供者既往有花生/坚果过敏病史，则受者在接受这类供者的器官后通常会对花生/坚果产生过敏反应。肝移植受者会出现全身性反应，肺移植受者会出现呼吸困难。

受者出现这些反应的原因可能是，表面有供者来源的食物特异性免疫球蛋白E（immunoglobulin E, IgE）的肥大细胞在接触过敏原后，与肝脏或肺组织结合发生脱颗粒，也可能是保留在肝窦中的IgE被动转移给受者，随后与肥大细胞结合产生同样的效果（两者均持续数月）。此外，能分泌特异性IgE的B细胞、过敏原特异性Th2淋巴细胞、干细胞或诱导IgE分泌的树突状细胞也可能与移植物一起转移，从而引起受者的过敏反应（长期持续）。

引发这种过敏反应转移的确切机制尚不明确，人们既不了解为什么这种情况会发生在某些受者而不是所有受者身上，也不了解为什么这种情况或多或少更常见于使用含有较多免疫反应性供者细胞的移植物（如肺、肝、肠）的受者，而不是使用其他移植物（心、肾、胰腺）的受者。在有进一步证据之前，必须将自身免疫性疾病和（主要是由食物过敏原引发的）过敏反应作为供者健康评估的一部分。由于存在将过敏反应转移给受者的残余风险，因此应将这些信息传递给受者所在的移植中心，尤其是在进行肝、肺和肠道移植的情况下。

由于受者在移植后需接受免疫抑制治疗，因此可能会患上与移植物和所服用的免疫抑制剂（如他克莫司、环孢素）有关的新发过敏反应，但与移植物中含有的供者淋巴细胞或肥大细胞从供者被动转移给受者的问题无关。一些研究表明，移植后使用他克莫司进行免疫抑制治疗，会使IgE介导的致敏反应的发生率和过敏性疾病的临床表现增加。据报道，小儿肝移植受者发生食物过敏的风险从5%～38%不等[42, 43]。

总结如下：
1. 如果已知器官供者既往有过敏病史，则必须将此信息纳入供者的特征描述中（有关自身免疫性疾病的部分）。
2. 应指导肺、肝和肠道移植受者避免接触过敏原（尤其要避免接触供者的食物过敏原）。

10.6 神经系统变性疾病和脱髓鞘性病变

神经系统变性疾病和脱髓鞘性病变是由多种不同致病因子（如衰老、遗传、自身免疫反应、感染、所接触的环境因素或未知因素）引发的疾病。多种因素共同作用使这些疾病的进展更加复杂。

如果此类疾病是由基因缺陷或代谢紊乱导致的，则疾病传播风险与特定器官无关，除非该基因缺陷还会导致器官受损。关于器官受累的更多信息，可查阅www.orpha.net和（或）咨询网站上列出的各国专家。如果这种神经系统变性疾病和脱髓鞘性病变是由自身免疫缺陷引发，则不能明确排除自身免疫反应性转移这一罕见事件。

新的移植方案认为，肌萎缩侧索硬化（amyotrophic lateral sclerosis，ALS）患者的器官是一种可用的移植组织来源[47]。然而，多种证据表明，许多神经系统变性疾病（包括ALS）恶化的原因可能是由于蛋白质聚集体在神经元之间发生跨细胞传播。在ALS患者的移植物可能是唯一可用的救命材料的情况下，有关ALS传播风险的讨论则变得毫无意义。

总之，对于患有神经系统变性疾病或脱髓鞘性病变的潜在器官供者，必须确保其所患疾病：
1. 不是由会排除器官捐献可能性的感染（如与vCJD有关的朊病毒病、与HIV有关的神经认知障碍）所引起的（详见第八章）。
2. 与疾病的特异性治疗相关的感染性并发症无关（例如，多发性硬化症患者在接受那他珠单抗治疗后发生由JC病毒引起的PML），或与会排除器官捐献可能性的进一步病程无关（详见第八章）。
3. 得到正确诊断。

10.7 实体器官移植受者成为器官供者

既往有过实体器官移植病史的供者捐献器官的情况非常少见，临床证据也很少。

尽管经验和接受度在稳步提升，但这类供者捐献的器官仍被视为边缘器官。这种谨慎的观点是由于合并症导致患者自身需要接受原发性实体器官移植，并且免疫抑制治疗的副作用导致恶性肿瘤、传染性疾病和肾毒性副作用的风险增加。对既往有器官移植病史的供者进行的初步评估与标准评估并无不同。不过，尽管证据水平较低，但仍应考虑在器官移植前进行活检以评估器官质量。这尤其适用于可能的肾移植，需要密切关注器官是否有慢性毒性损伤的迹象。

既往有移植病史的供者其捐献的器官的移植结局会因从既往的器官移植受者到成为器官供者的时间间隔，以及移植物受者的类型而有所不同。

正如Lee等人[48]所述，肾移植受者成为器官供者的时间间隔往往比非肾移植受者更长（>1年），年龄也更大，死亡的主要原因是脑血管疾病。

肾移植受者最终成为器官供者的这一时间间隔，与那些既往接受过心脏、肺或肝移植的受者成为器官供者的时间间隔会有所不同。这些器官供者往往更年轻，从移植受者到成为器官供者的存活时间往往较短（数周到数月）。这些器官供者死亡的主要原因是心血管疾病。

事实证明，既往有过移植病史且存活时间超过1年的供者所捐献的肾脏和肝脏移植物的5年存活率明显低于常规移植物的5年存活率。不过，多变量分析表明，如果供者在移植后的存活时间少于1年，则这类供者所捐献的器官移植物的5年存活率与常规移植物的5年存活率差不多。这类供者所捐献的心肺移植物的5年存活率与常规心肺移植物的5年存活率也没有太大差异。至于既往有过移植病史的供者所捐献的胰腺情况，目前还缺乏相关数据。

总之，由于可用器官与等待救命移植的患者之间存在数量上的不一致，因此，接受既往有过移植病史的供者捐献的器官是可以接受的。然而，临床证据大多基于单中心经验和（或）病例报道。

10.8　结论

有多种疾病或状况可能会被视为器官捐献的禁忌证，因为它们可能会给器官移植受者带来额外的风险。本章并未详尽地列出这些疾病，而是就如何使用患有各种疾病的供者的器官提出了一些建议。在拒绝任何可能的供者之前，有必要对每个病例进行单独评估，如果文献或参考网站无法提供所需的全部信息，则应联系该领域的专家。

研究议题

从文献和对现有证据的讨论中，我们发现了几个证据不一致、不充分甚至缺失的主题。本指南的作者建议，今后的研究应重点关注以下研究缺口：
1. 对器官供者和受者进行基因检测。
2. 应对接受了有其他风险病症的供者所捐献的器官的移植受者进行随访，以便更好地确定这些供者器官的安全限度。

本章参考文献

第十章参考文献

相关资料
附录十八　罕见病和中毒报告表（法国，英文版）

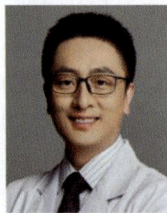

华　燚
儿科学博士，重庆医科大学附属儿童医院主任医师、泌尿外科副主任、肾移植病区负责人，硕士研究生导师。中华医学会器官移植分会儿童移植学组委员，重庆市医学会器官移植分会副主任委员，重庆市医师协会器官移植分会委员，中国生物医学工程学会免疫治疗工程分会移植免疫专业委员会委员，中国康复医学会器官移植专业委员会青年工作组委员，中国重庆市专病临床诊疗专家组成员，美国加州大学旧金山分校（UCSF）访问学者。主持国家自然科学基金1项，省部级重点课题1项。发表高质量论文30余篇。参编《小儿外科学》等教材。擅长儿童肾移植、小儿泌尿系先天畸形、肿瘤的诊治及腹腔镜微创治疗技术。

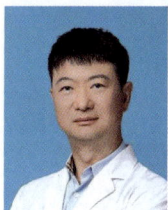

陈小松

上海交通大学医学院附属仁济医院肝脏外科主任医师，硕士研究生导师。中华医学会器官移植分会感染学组委员，中华医学会器官移植分会器官捐献学组委员，中国医师协会器官移植医师分会移植管理专业委员会委员，中国医院协会器官获取与分配管理工作委员会委员，中国医院协会器官获取与分配管理工作委员会青年学组委员。获上海市医学科技奖一等奖，华夏医学科技奖一等奖，高等学校科学研究优秀成果奖科学技术进步一等奖，均为第三完成人；获得上海市科学技术进步奖一等奖（第四完成人）。主持国家自然科学基金面上项目 1 项，中国医疗手牵手工程委员会及北京医学奖励基金会项目 1 项。

第十一章　器官的获取、保存和运输

11.1　引言

器官获取是移植过程的基本组成部分。任何移植手术的成功都依赖于对供者信息的仔细评估、手术过程的顺利进行（确保获取的器官完好无损），以及对捐献器官的深入评估。

尽管器官获取的原则始终如一，但在临床实践和术语（"procurement""retrieval""recovery"均为"获取"之义）方面存在差异。我们认为"器官摘取（organ harvesting）"是一个不恰当的术语，它没有反映出生命的馈赠，而且在公众眼中具有不受欢迎的隐含意义。在本章中，我们使用"procurement"一词表示"获取"，不过"retrieval"和"recovery"也是可以接受的。

11.2　器官获取团队结构和后勤工作

器官获取的先决条件是，获取团队必须完全熟悉在该国器官获取所适用的法律环境。器官获取团队的结构可包括：主刀医生，接受过腹腔和（或）胸腔器官获取各个方面的全面培训；手术助手；手术室护士；手术室医生，负责器官灌注。

一旦识别出供者，DC应与器官获取团队的协调员联系，以调动团队的力量。在许多情况下，腹腔多器官获取团队隶属于肝脏移植中心，因此，团队调动的后勤工作由一名协调员负责。当地协调员负责：安排往返捐献医院的交通；将供者的详细信息转发给器官获取团队；通知所有团队成员出发时间、交通方式、目的地和获取类型。

器官获取旅行具有重大风险[1]。因此，当地团队和NTO有责任确保为器官获取团队成员提供安全和标准化的旅行安排（陆路或空路），以及适当标准的人寿保险[2]。鉴于器官获取旅行的风险较高，应为获取团队提供最佳的旅行安排和保险。

11.3　器官获取前检查

抵达供者所在医院后，器官获取团队应直接前往手术室，向当地医疗团队介绍自己，并熟悉手术室的设置。器官获取团队应意识到，他们是器官移植的形象大使，因此，行为应该符合供者所在医院的规定要求。

主刀医生应与DC联络，以确保所有必要的文书工作和相关的供者数据可供查阅。信息核对应成为手术安全核对表的一部分，即在开始手术之前，必须核对与供者、捐献同意书和待获取器官相关的所有信息。这些信息包括：

- 供者病例记录中的相关病史。
- BD检查证明文件（如可以提供）。
- 捐献同意书和特定器官获取同意书。
- 血型（必须有明确的证明文件）。
- 供者数据：血液学检查、生化检验和微生物检验结果；正性肌力药物支持治疗剂量和机械通气量；血气分析结果和胸片检查结果（心胸器官）。

应仔细回顾供者的病历记录，了解相关病史，并确认供者特征表中数据的准确性。

完成术前检查后，主刀医生应组织简短的团队简报，讨论手术方法和每个团队成员的职责。

如果有胸外科团队在场，则应就常见手术方法（尤其是切口顺序、腔静脉引流和器官获取顺序）达成一致意见，以确保器官获取过程顺利进行。如果是在DCD后获取心脏，则应在团队简报中强调额外步骤。

当供者来到手术室时，外科医生必须核实供者的身份。

供者管理应遵循各国既定的供者管理规程。在一些国家（如西班牙），一旦根据神经系统标准宣告供者死亡（即BD），DC就会在ICU负责供者的治疗，这种床旁管理会一直延续到手术室。麻醉师应确保采取适当的保护性通气策略、最佳体液平衡，或在高级心脏监测的指导下使用血管加压药物。

目前尚无证据表明抗生素疗法可专门用于器官捐献，应仔细考虑其益处，但这种疗法可能因移植器官的不同而有所差异（详见附录十九）。

长时间的低血压不利于器官质量（如果在器官获取过程中发生低血压）。如果出现这种情况，团队必须准备好进行快速获取（插管和冷灌注），以确保成功取出所有计划要获取的器官。

器官获取主刀医生还要负责将所有相关的临床发现告知所有接受移植用器官的外科医生，并且每个器官都要随附书面文件，同时口头告知任何异常或可疑病变。

11.4 器官获取

11.4.1 脑死亡器官捐献

11.4.1.1 技术差异

有几种不同的器官获取技术。虽然原理相似，但也有一些明显的不同之处。

11.4.1.1.1 热缺血期器官游离与冷缺血期器官游离

器官获取手术包括两个阶段：在主动脉插管前游离胸腹腔器官（热缺血阶段），以及在循环停止和冷灌注后进一步游离并获取器官（冷缺血阶段）。在器官移植的最初几年，普遍采用在热缺血阶段进行器官的游离和鉴别。尽管游离过程较为烦琐[3]，但这样可以缩短冷缺血的时间，潜在地降低器官复温的风险。然而，在热缺血阶段游离器官的过程中，动脉血供受损或血管痉挛会损伤器官，并有可能导致器官无法用于移植。

采用快速获取方法（原位灌注后进行冷缺血阶段游离器官）[4]缩短了获取器官的时间，似乎也降低了器官损伤的发生率，并提高了器官功能。然而，在冷缺血阶段正确识别血管解剖结构需要医生具备更高水平的经验。事实证明，在冷缺血阶段游离器官的时间过长会对肝脏和肾脏造成损伤。手术入路的选择不仅要注重能够快速取出器官，更要注重术者的专业水平和处理这些严重并发症的能力。

11.4.1.1.2 单通路灌注与双通路灌注

有大量证据表明，在DBD供者多器官获取手术中，与主动脉和门静脉（PV）双通路灌注相比，仅单独进行主动脉灌注可为肝脏移植物提供类似的，甚至更好的结局[5]，对胰腺移植物[6]和肠移植物的质量也具有明显好处。不过，双通路灌注仍是获取DCD供者器官的标准做法，目的是快速冷却肝脏，将移植肝的原发性无功能风险降至最低。

11.4.1.1.3 原位肝脏劈离与离体肝脏劈离

可以对肝脏进行原位劈离，也可以进行离体劈离。两种技术各有利弊，目前尚未确立统一的方法。有人担心实施原位肝脏劈离时，会影响要获取的其他器官的质量。然而，常规采用这种方法的医疗中心所提供的数据并未显示出较差的结果[7]。无论采用哪种方法，都应大力鼓励对合适的肝脏进行劈离。

11.4.1.1.4 肝胰分开获取与整块获取

习惯上，器官是按照一定顺序（胸腔器官、肝脏、胰腺、肾脏）逐个取出的。冷灌注后获取器官的时间过长会增加器官复温的风险[8]，并可能导致移植后器官功能障碍。此外，有证据表明，尽管进行了血管内冷却和局部冷却，器官温度的下降速度并不像之前认为的那样快。因此，有人主张采用整块获取的方法，缩短游离和获取器官的时间，从而减少手术相关性损伤，并可能改善器官的初始功能[9]。目前还没有证据证明这两种方法中哪种能带来更好的结局（详见附录二十）。

11.4.1.2 获取方法

无论器官的获取方法之间存在何种差异，所采用的方法必须确保快速、成功地取出器官，并将损伤风险降至最低。获取的腹腔多器官包括肝脏、胰腺和肾脏。本文介绍的获取方法是适用于多器官获取的多种选择之一。儿童器官获取和多脏器获取（包括小肠）并不常见，应由受者中心移植团队实施，除非获取团队熟悉这些程序。

完成术前检查后，准备术野，从胸骨上切迹至耻骨处铺上无菌手术巾。然后，自剑突至耻骨联合做一个中线切口。离断镰状韧带和肝圆韧带，放置腹部牵开器，仔细进行腹部探查，以确定是否存在病变。腹腔探查完成后，镰状韧带完全离断，然后在肝脏上放置纱布垫，以便在胸骨切开术中保护肝脏。

切开胸骨上韧带，注意避开胸骨上静脉。采用手指钝性分离法，经胸骨上段和下段联合入路，在紧靠胸骨后方的前纵隔建立一条隧道。实施胸骨正中切开术，确保在胸骨切开术前断开呼吸机，使肺部塌陷，以免造成任何潜在的医源性损伤。胸骨切开术完成后，重新连接呼吸机，使肺膨胀。此时，应采用钝性分离法轻轻游离胸膜切缘，以便放置Finochietto牵开器。胸骨切缘采用骨蜡涂封和电灼止血。

将Finochietto牵开器放置在手术切口处并逐步撑开。打开胸膜，暴露出肺部。先用手术剪（不要用高频电刀）打开心包，然后用湿纱布保护心脏。可以切开膈肌前侧，以便进一步打开牵开器。

11.4.1.2.1 内脏游离和血管暴露

将纱布置于肝左叶外侧段下方以保护内脏，然后在靠近肝脏的地方离断左侧三角韧带，注意避免损伤肝左静脉和膈静脉。这样一来就可以全面探查肝脏是否存在异常解剖结构[10]，触摸探查肝十二指肠韧带右侧是否存在变异的肝右动脉，抬起肝左叶外侧段探查小网膜囊是否存在变异的肝左动脉。打开小网膜囊，保留变异动脉。

手术助手沿头侧方向牵开整个小肠和盲肠，这样就可以看到标志着正确解剖平面的Toldt白线。对于肥胖患者来说，这条解剖线可能比较难找，但应该花时间确定正确的解剖平面，因为这有助于暴露大血管。

游离结肠和小肠，注意避免损伤右侧输尿管和性腺血管。以去旋转手法（又称Cattel-Braasch手法）暴露出下腔静脉（IVC）、主动脉、右肾、输尿管和左肾静脉。游离内脏，直到可以通过触摸探查确定SMA的起源（紧靠左肾静脉与主动脉交叉处的头侧位置）。

SMA可以在其主动脉干起源处游离，并套带牵引。这是一种很有用的操作方法，尤其是在游离后期发现肝右动脉变异的情况下。这种手法有利于在冷缺血阶段指导血管离断。SMA周围有大量淋巴组织，必须离断这些淋巴组织，以便仔细辨认出动脉并进行套带牵引。

此时，最好离断肝右叶下侧的腹膜附着物，以防手术助手过度牵拉而造成囊膜撕裂。

离断主动脉周围淋巴组织，暴露主动脉和髂总动脉。在主动脉分叉处上方，绕周游离主动脉远端，注意避免损伤腰动脉。腹主动脉套带牵引。

如果肾下极动脉起源于主动脉远端或髂总动脉，则可经对侧髂总动脉进行插管，在此阶段，对侧髂总动脉已被分离出来。

可在胸腔内进行静脉引流，因为这样不会影响胸腔器官的获取。不过，腹部IVC也可用于引流。在这种情况下，应在髂血管分叉处上方对其进行游离和控制，方法与主动脉类似。

11.4.1.2.2 肝门游离

牵开肝脏，暴露肝十二指肠韧带。在十二指肠上缘上方约0.5 cm处切开腹膜，从外侧向内侧横向切开。在此处会遇到多条小静脉，应予以结扎和离断。

在十二指肠上方游离、结扎和离断胆总管（common bile duct, CBD）。打开胆囊，用保存液冲洗胆囊，直到CBD离断端的流出液清澈为止。胆汁是有毒的，应仔细冲洗干净。

一些欧洲医疗中心，在热缺血期或是在冷缺血期/离体肝脏修整期，在靠近胆囊漏斗部的位置结扎胆囊管，目的是防止胆汁从胆囊中流出。如果采用这种方法，必须检查并确保肝门结构的完整性。

离断CBD后，继续从内侧游离肝门，找到肝总动脉（CHA）。接着向右侧进行游离，找到胃十二指肠动脉（GDA），然后向胰腺方向游离GDA。必须在肝动脉（HA）上保留5 mm的GDA残端，以便在存在变异血管的情况下进行血管重建。

接着向腹腔干方向游离CHA，停留在胰腺上缘上方，由手术助手轻轻牵开。找到脾动脉的起源，然后在5 mm处游离出脾动脉，不要误入胰腺，并保留任何胰背动脉（偶尔可能起源于此处）。

在肝门游离过程中，必须确定是否存在变异肝血管。文献中记录了几种不同的肝血管变异类型。在PV的侧后方会遇到变异的肝右动脉。在CBD离断后游离肝门的过程中，如果首先遇到PV［而不是CHA和（或）GDA］，则应怀疑是否存在起源于SMA的HA。在打开小网膜囊时，应确定是否存在副肝左动脉或变异的肝左动脉。

11.4.1.2.3 胰腺游离

进入小网膜囊，离断胃网膜血管。分离胃窦，在其周围环置血管标记带，标记近端胃肠道横断位部位，以便切除胰腺。

将胃大弯游离到合适的长度，以便对整个胰腺进行详细探查和触诊。然后探查空肠近端，环置一个血管标记带来标记远端横断位。

沿Toldt白线游离降结肠，以暴露左肾，然后放置冰块进行局部降温。

11.4.1.2.4 腹主动脉准备

将左肝外侧段横向牵开，穿过小网膜囊触摸探查腹主动脉。用高频电刀在腹主动脉上方纵向切开膈肌脚。用夹持钳牵拉离断的膈肌脚，并将主动脉游离至合适的长度，以便放置血管钳。无须环绕游离主动脉，但主动脉侧壁的游离应一直延伸到脊柱，以便准确钳闭血管。

11.4.1.2.5　血管插管和钳闭

完成以上所有步骤后，经与心胸外科团队讨论，静脉给药肝素（300 IU/kg）。5 min后，向头侧牵开小肠，暴露远端主动脉，在主动脉干分叉处结扎。

提起近端阻断带，以便外科医生夹紧并控制主动脉。这一操作必须轻柔，尤其是在主动脉粥样硬化的情况下。切开一个小切口，将适当大小的导管（通常为22 Fr）插入主动脉。插管前，应提前准备好导管并清除管路中的气泡。

外科医生夹住主动脉和导管，以防移位和大量失血，手术助手则将导管固定在适当的位置并打结。导管近端应位于动脉切口上方2～3 cm处，外科医生必须确保导管尖端低于肾动脉开口处。确认导管尖端位置合适后，再次套带，并在导管周围打结固定，以防意外移位。

虽然仅单独进行主动脉灌注是目前DBD供者多器官获取的标准做法，但对于边缘肝脏供者或在考虑对肝脏进行离体劈离的情况下，也可以采用PV灌注。

PV插管可通过如下多种方法实现：

1）肠系膜下静脉插管：提起横结肠，肠系膜下静脉（inferior mesenteric vein, IMV）暴露在Treitz韧带（又称十二指肠悬韧带）的左侧。切开腹膜，将静脉游离几厘米。然而，鉴于静脉较细，在这一位置进行插管可能比较困难。此外，导管可能会不慎插入脾静脉。因此，应熟练、灵巧地进行插管，直到导管尖端进入PV主干。

注意：取胰腺时不应采用IMV插管，因为插管会造成脾静脉压力升高并向后传导，从而引起胰腺水肿。

2）肠系膜上静脉插管：提起横结肠，同时向下牵拉小肠系膜。切开横结肠系膜和小肠系膜交界处上方的腹膜。触摸探查SMA，并将肠系膜上静脉（superior mesenteric vein, SMV）游离至动脉右侧。如果有大量肠系膜脂肪，这种方法可能比较困难。

注意：经SMV灌注会造成脾静脉压力过高和胰腺水肿，在取胰腺时不应采用这种方法。

3）PV插管：这种方法优于其他两种方法。如果要获取胰腺用于移植，必须采用这种方法，因为它可以避免胰腺淤血。在肝门处找到PV，然后在十二指肠上缘上方约1 cm处环绕游离PV。在PV周围套带，确保插管方向朝向肝脏。一旦开始灌注，就必须完全离断PV，使胰腺的静脉回流不受限制，避免静脉淤血。

主动脉插管完成后，腹腔内脏应回归解剖位置，以避免动脉闭塞或痉挛，同时确保均匀的冷灌注。因此，如果在GDA和脾动脉周围环置血管标记带，要确保其松弛且不影响血流。

与心外科团队协商后，商定好钳闭血管的时间。

用左手将左肝外叶向右牵开，然后将长血管钳放置在之前游离的腹主动脉附近，尖端抵住脊柱，使主动脉完全钳闭。

钳闭主动脉，并记录时间。心外科团队若钳闭了胸主动脉，也应钳闭腹主动脉。抬起心脏，锐性切开上腔静脉与右心房的上壁交界，并开始放血，同时开始主动脉灌注。

在肝脏周围、胰腺顶部的小网膜囊内、肾脏周围和肠系膜根部周围放置碎冰。在肝上腔静脉主干放置吸引器，以保持胸腔视野清晰。还应在右胸腔（膈肌上方）放置一些碎冰，以确保肝脏均匀冷却，避免肝脏因右侧胸腔引流而复温。

必须不断对器官进行评估，并检查腔内流出物，以确保充分灌注。如果灌注回路和流量出现问题，手术室医生必须告知外科医生。如果发现问题，应检查主动脉，确保插管位置正确无误，没有绑得太紧，没有管路扭结。

11.4.1.2.6　冷缺血期器官游离

获取胸腔器官后，可单独或整块（如肝胰脏）获取腹腔器官。

11.4.1.2.7　肝脏和胰腺整块获取

获取肝脏和胰腺的最佳方法是整块获取。在等待胸外科团队完成其器官获取工作的同时，应使用线性闭合器在先前标记的部位离断胃窦和空肠。

获取胸腔器官后，沿着胃小弯和胃大弯将胃完全游离，并离断胃短动脉。将完全游离的胃提至胸腔，以暴露胰腺和腹主动脉。

然后完成横结肠和脾曲的游离，当主动脉灌注快结束时，闭合小肠系膜。缝合线必须远离钩突，以避免损伤胰腺及其血供。将小肠和结肠牵拉至患者的左髂窝附近，这样就暴露出整个腹膜后腔。游离IVC，并在肾静脉起源上方离断。

此时，在与IVC齐平的位置离断左肾静脉（尽管习惯上会在静脉上取一小襻），然后游离到主动脉左侧，以避免在离断主动脉时伤及左肾静脉。

拔出主动脉导管，切开主动脉前壁，一直切至SMA起源处（在热缺血期游离过程中确认悬吊）。

找到肾动脉后，在靠近主动脉后壁的位置做一个斜切口，包括主动脉襻上的SMA，并将其与肾动脉分开。

此时，利用脾脏游离胰腺尾部。离断脾肾韧带，并在距离胰腺上下缘约1 cm处进行游离，以避免血管包膜受损。在患者较瘦弱的情况下，如果不是一直在术野范围内进行游离，则可能会碰到左肾上腺而伤及肾脏。

游离胰腺，直至找到主动脉左外侧和用于分离SMA或肾动脉的主动脉横切平面。沿头侧方向游离主动脉后壁。

此时，肝脏胰腺器官段下端被完全分离，接着游离腹主动脉。离断左侧膈肌以便进入主动脉，并在之前放置血管钳的下方离断主动脉。然后完成主动脉后壁的游离，建立一个带有腹腔干和SMA的主动脉管。

在完全离断肝上IVC后，外科医生应将一根手指放在肝上IVC中，以引导接下来的游离步骤。

向右侧游离位于IVC后方的膈肌。手术助手牵开肝脏，以便离断右侧膈肌。在此阶段必须轻柔牵拉，以避免肝包膜受损。

然后将肝右叶与右肾分离（由手术助手向下牵拉），最佳解剖平面是经肾上腺。

获取肝脏胰腺器官段，离断残留的后方附着物，然后将其置于工作台上的冰盐水中。

11.4.1.2.8　肝脏和胰腺分开获取

肝脏和胰腺也可以分开获取。在这种情况下，游离的第一步是原位分离肝脏和胰腺。在热缺血期游离的过程中，已经找到了GDA和脾动脉（套带牵引）。手术助手牵开肝脏以暴露肝门，然后离断GDA，在HA上留下5 mm的残端。GDA靠近胰腺的一侧用细线缝合标记，并保持开放。此时，PV显露出来，在十二指肠上缘上方约10 mm处将其离断，

标记出静脉的胰腺端。小心游离PV后方的组织，以排除变异肝右动脉（aberrant right hepatic artery，ARHA）的存在。

将CHA向腹腔干方向游离，离断脾动脉，留下与HA相似的长度，同时标记出胰腺末端，以便在体外再建术中更容易识别。

离断胃左动脉。如果存在变异肝左动脉，则从胃小弯处进行游离。

然后，朝主动脉方向垂直向下游离至腹腔干左侧。这里有大量的淋巴组织，必须将其离断以暴露腹腔干根部。做主动脉补片时，要注意避开SMA，因为SMA有时会非常接近腹腔干根部。

在多数情况下，ARHA起源于SMA，靠近其主动脉根部，可在热缺血阶段被找到，尤其是在游离SMA并将其置于套带标记的情况下。在这种情况下，应在ARHA起源上方朝胰腺方向离断SMA，以便做成带有SMA和腹腔干的主动脉补片，留给供肝一侧。第七章介绍了处理变异HA的方法（详见7.2.2的第5点、7.2.3的第6点）。

离断膈肌和肝上IVC，并按照前述方法游离肝脏。此时，再离断肝下IVC。离断腹膜后附着物，然后取出肝脏。

接下来，按照上述步骤取出胰腺。闭合胃窦、空肠和小肠系膜。在肾动脉上方离断主动脉，向内侧游离胰腺尾部。用手指插入主动脉并向内侧旋转胰腺尾部，游离主动脉后壁，离断剩余的腹膜后附着物。然后，将胰腺转移到工作台上，置于冰盐水中。

11.4.1.2.9　肾脏获取

肾脏可以单独获取，也可以整块获取。

整块获取肝脏胰腺器官段后，在远端系带上方离断主动脉，在腰动脉之间切开后壁。在这一步骤中必须小心谨慎，避免损伤潜在的主动脉后型左肾静脉，还要留意起源于髂总动脉的任何变异肾下极动脉。此时，两个肾脏的血管蒂已完全分离。

向内侧游离右肾后侧，注意避免损伤血管襻，游离靠近椎旁肌，肾脏被完全分离，只保留连接的输尿管。

在游离输尿管时，要保留足够的输尿管周围组织以保护多血管，并尽可能向下（低于骨盆缘水平）离断输尿管。以类似的方式游离左肾。

两个肾脏被分别置于工作台上盛有冰盐水的医

用盘中。应以某种方式做记号，标明肾脏是左肾还是右肾，以免在移至转运箱或灌注机之前弄混。

11.4.1.2.10　其他血管和组织获取

由于胰腺移植需要使用额外的血管，肝脏移植也可能需要，因此需要获取髂血管。游离全部髂动脉，包括完整的髂内动脉和髂外动脉，并注意在此过程中避免造成锐器伤或牵拉伤。有时，这部分手术会委派给初级外科医生完成，而主刀医生则在器官被装入容器前对其进行处理。必须向初级外科医生说明小心获取血管和细致技术的重要性。

同样，游离全部髂静脉，注意类似的细节，然后在工作台上进行分离。如果髂血管不合适，则应获取其他血管，如颈动脉及其分叉、SMA及其第一分支或无名血管。

应从肠系膜上游离几个淋巴结，因为组织配型需要用到这些淋巴结，并且所有获取的器官必须共享淋巴结和脾脏样本。

注意：获取胰腺时，应从凸面获取部分脾脏用于配型，以免影响胰腺尾部的完整性。

11.4.1.2.11　关腹

手术完成后，必须完全擦干术野皮肤并吸干液体。用人字形缝线法缝合创面，以达到良好的美容效果。

11.4.1.3　原位灌注

灌注液和灌注通路（PV和主动脉双通路灌注，或主动脉单通路灌注）有多种选择。目前的证据似乎表明，对于多器官获取，首选使用UW溶液或类似的多器官保存溶液进行主动脉单通路灌注[5, 6]。在肝脏-胰腺-肾脏获取过程中，大约使用3～4 L保存液。初始的3 L溶液在压力下灌注，剩余的1 L溶液缓慢灌注，以便在冷缺血游离阶段保持血管内低温环境。不过，这些容量必须被视为指示性参数，术中静脉流出物的测定结果会指导灌注液的实际使用量。

人们普遍认为，主动脉应加压灌注，以实现合理的终末器官灌注。有证据表明，动脉加压灌注（如100～150 mmHg）与肝脏缺血性胆道并发症和移植器官原发性无功能事件的减少有关[11, 12]。相反，PV加压灌注会产生不利影响[13]。因此，如果使用PV灌注，则应在重力作用下进行。

一旦所有器官被放置在工作台上，就必须进行额外的灌注。这对肝脏尤为重要，因为PV灌注是在离体工作台上（而不是在原位）进行的。在工作台上进行的胆管灌注必须确保流出物中没有胆汁。

必须通过脾动脉和SMA对胰腺进行缓慢灌注（不能加压），以确认是否存在交通支，以及PV系统是否通畅，并确保在缝合小肠系膜时没有损伤。另外，还要冲洗肾脏，直到肾静脉流出物中没有任何残留血液。

11.4.1.4　工作台修整手术

进行工作台修整手术的目的是，如果肝脏和胰腺是一起获取的，则需进行分离。检查灌注情况，检查器官有无损伤和任何其他未被发现的病变。

11.4.1.4.1　分离肝脏胰腺器官段

按解剖方位将肝脏胰腺器官段置于低温保存液中。在热缺血阶段找到GDA和脾动脉，以便进行游离。

从主动脉补片上游离腹腔干，依次找到脾动脉和GDA。按上述方法离断这两条动脉并做标记，保留足够的HA残端。然后游离PV，在暴露PV右侧时必须特别注意，确保没有变异动脉的存在。

离断PV，肝脏和胰腺共用其长度，再离断其余的PV周围组织，以完成肝脏和胰腺的分离。

肝脏和胰腺分离后，按上述方法分别进行灌注。对器官进行检查，任何损伤都必须予以充分记录。

如果发现任何需要重建的严重损伤，必须告知移植团队。

11.4.1.4.2　离体肾脏修整手术

应对每个肾脏进行评估。部分切开肾周脂肪，检查整个肾脏的灌注情况，并检查是否存在肾脏病变。过多的肾周脂肪会形成隔热层，妨碍肾脏在运输箱中充分冷却，并增加随后在受者移植中心进行工作台手术的难度，因此应将其去除。在此阶段，不需要对肾脏进行植入准备。

有时，肾脏脂肪黏附非常紧密。在这种情况下，不应将其去除，因为在器官获取手术室的催促下可能会对肾脏造成损伤。不过，应向受者移植团队传达这个情况，提醒他们注意这个问题。

11.4.1.5　打包和运输

应将每个器官放入大小合适的无菌袋中，并浸没在保存液中。对袋子进行抽真空和结扎，然后放入一个合适的盆中，以便在运输过程中提供额外保护。将盆放入另外两个真空袋中，周围放上碎冰，再放入运输箱内。运输箱必须足够大，以便将装有器官的盆水平放置，并使其完全浸没在冰块中。

11.4.1.5.1 附加样本

分离髂血管，将髂动脉和髂静脉各一根装入装有保存液的容器中，分别与肝脏和胰腺一起运送。在运输箱中，每个器官都要随附装有 6 ~ 7 个淋巴结和 1 ~ 2 cm² 脾脏样本的盐水罐，以及血液样本。

11.4.1.5.2 文书工作和证明文件

主刀医生有责任确保书写的手术记录和填写的所有器官随附相关文件准确无误。部分任务可以委托他人完成，但适当的签字仍是主刀医生的职责。以下是所需文书工作的指示性清单，但各辖区的要求可能有所不同。

1）OPO 要求器官获取团队填写的器官专用表格。该表格要求详细说明器官获取的时间和地点、取出的器官名称、各个器官的外观和损伤情况，以及灌注质量。每一个器官在运抵目的地移植中心时都应随附一份专用表格复印件。在这种情况下，最佳做法是在器官运抵后重新进行评估，然后再进行移植，并且移植团队和器官获取团队之间应交流这些信息。

2）器官获取团队信息表（审核所需）。

3）手术记录。必须由主刀医生写在器官供者的病例记录中。手术记录应包括切口类型、开腹手术发现、获取的器官名称、获取的其他血管和组织，以及缝合情况。

11.4.2 可控型心死亡器官捐献

本节从运输、技术和实际角度介绍了 cDCD 需要考虑的工作。有关 cDCD 的更多详情，请参阅 12.3。

11.4.2.1 WLST 前的准备工作

外科团队应在计划的撤除时间之前，提前足够的时间到达供者所在的医院，以便审查器官供者的详细信息、病史、同意书和所有其他文件。这样也使得外科团队能够为常温局部灌注（NRP）或低温冲洗，以及保存液灌注做好必要的准备。现对准备步骤进行说明。

11.4.2.1.1 安装器官灌注装置

将灌注装置管道连接至一根 18 Fr 导管（如 William Harvey 动脉灌注导管），或任何尺寸合适的主动脉插管。

灌注的第一升保存液中含有 20 000 IU 肝素。通常经静脉灌注四袋 1 L 的保存液。灌注液加压袋仅用于对主动脉灌注液的输注施加压力。

同样，将灌注装置管道连接至一根 16 Fr 导管，以进行 PV 插管，该灌注装置已预先注入保存液。第一升保存液中含有 20 000 IU 肝素。钳夹两条灌注管道，以便对术野冲洗进行控制。

有证据表明，在允许使用肝素的国家，供者生前使用肝素可减少 DCD 肝移植的并发症（详见附录二十一）。

11.4.2.1.2 离体工作台设置

工作台应被设置成可以接收肝脏。在一个单独的盆中装入 2 L 无菌生理盐水碎冰和 1 L 保存液，用于器官局部冷却。

可以准备一个双气囊三腔（double-balloon triple-lumen, DBTL）导管，作为主动脉插管的替代方法。DBTL 导管可用于供者既往有胸外科手术史、预计胸骨切开术时间较长的情况，或家属不希望捐献胸腔器官的罕见情况。

11.4.2.1.3 手术台设置

手术室护士应按照快速开腹手术和主动脉插管手术流程准备所需的器械（手术刀、手术剪、腹部牵开器、主动脉导管、Lahey 型夹持钳和导管固定带、电动胸骨锯、部分打开的 Finochetto 胸骨牵开器、Roberts 长钳），以尽量缩短从心脏停搏到冷灌注所需的时间。

11.4.2.1.4 团队简报

外科医生应与团队其他成员讨论器官获取流程的具体步骤，并且由于供者本身存在特有的问题（如有主动脉瘤、既往接受过胸外科手术），实际获取流程与标准的 DCD 器官获取流程可能存在偏差。

如果胸外科团队在场，腹部外科团队应与其讨论器官获取流程的具体步骤，并商定共同策略，以确保快速、安全地取出所有器官。

11.4.2.2 缺血时间的定义

热缺血时间（WIT）的长短对 cDCD 供者器官移植的结局有重大影响。在 WLST 后，有几个时间段已被明确定义。

1）撤除时间（濒死期）：从 WLST 到循环停止的时间。

2）WIT（心搏停止时间）：从循环停止到原位灌注的时间。

3）功能性热缺血时间（FWIT）：从第一次出现明显灌注不足到原位灌注的时间[14]。

4）总WIT：撤除时间 + WIT。

FWIT的定义尚未得到普遍认同，但一般而言，欧洲和美国均认为收缩压持续下降至≤50或60 mmHg①标志着器官灌注明显不足[15, 16]。此外，美国指南将供者总WIT定义为从WLST到原位灌注的时间。

目前，不同器官可耐受的FWIT各不相同，从肝脏和胰腺可耐受30 min，到肾脏和肺脏可耐受60 min不等[17]。目前尚缺乏证据支持这些FWIT和阈值，但一些报告表明，FWIT越长，可移植器官的数量越多[18, 19]。采用NRP进行原位灌注评估或体外机械灌注评估的能力，很可能会消除根据FWIT做出决策的必要性。

在WLST之后，DC必须每5 min向器官获取团队通报一次生命体征（血压、MAP和脉搏）。

11.4.2.3　超快速器官获取方法

将器官供者置于仰卧位，用消毒液快速备皮，通常使用一次性大号轻薄手术巾，以节省时间。在胸腹部上方铺上透明的粘贴型无菌手术巾，以确保为手术提供无菌操作环境，并将手术巾固定住。

标准的器官获取手术源自最初由Casavilla等人[20]报道的超快速技术。该手术始于腹中线开腹术，切口从胸骨切迹延伸至耻骨。使用手术刀做切口，因为在患者没有血液循环的情况下，无须使用高频电刀。抬起腹壁有助于快速进入腹膜腔，这也最大限度地降低了这一步骤中腹腔内器官受损的风险。使用半开的大型腹部自动牵开器保持腹腔开放，以便快速插入。

在切开回肠末端和盲肠的腹膜反射后，将小肠反射到上部。仅暴露出主髂动脉分叉处，足以快速找到主动脉末端或右髂动脉并进行插管。

主动脉插管后，立即开始使用含有20 000 IU肝素的保存液进行冷灌注。应将导管固定在适当的位置，以避免移位。可在腹腔或胸腔进行IVC引流。

在胸腔进行IVC引流更可取，可通过打开膈肌或开胸术完成。

静脉引流应与主动脉灌注同时开始，以避免腹腔器官淤血。在腹腔（结肠旁沟、小网膜囊和肝脏上方）和胸腔放置大量生理盐水冰泥，以对器官进行局部降温。

使用Gigli锯或电动胸骨锯，通过胸骨切开术进入胸腔。用Finochietto牵开器将胸骨和肋骨分开。半开牵开器，以加快打开胸腔的速度。切开心包，部分离断右心房以改善静脉引流。打开两侧胸膜，使右心房血液流入大胸膜腔，在大胸膜腔内放置两根吸引管，以收集流出的血液或灌注液。

提起左肺，露出胸降主动脉，并用Roberts长钳夹住。由于灌注液不会在胸腔内浪费，因此，应在加压的情况下灌注保存液，以提高主动脉的灌注压。采用重力流灌注法进行主动脉灌注，只能在HA中分别达到19 mmHg和16 mmHg的次优灌注压[21]。

经SMV进行PV插管，然后灌注1 L含有20 000 IU肝素的保存液。在肠系膜根部暴露SMV，以便在胰头下方、横结肠系膜和小肠第一袢肠系膜之间的沟槽内插管。应避免进行IMV插管，因为导管口径小，灌注速度慢，可能导致胰腺水肿。有限的数据并未显示出单通路灌注和双通路灌注之间的差异，目前的临床做法主要是主动脉和PV双通路灌注（详见附录二十二）。

在同时进行胰腺获取的情况下，需在离断CBD后直接分离PV，并在距离十二指肠边缘约1 cm处插管。应离断PV以确保引流通畅，避免胰腺淤血。

切开胆囊底，注意不要将胆囊中的胆汁挤入CBD。吸出胆囊内容物，使用膀胱冲洗器，用大量冰生理盐水冲洗管腔。使用带有肝素针头的10 mL冲洗器，用冷灌注液直接冲洗离断的CBD。

cDCD供者器官获取手术的后续步骤，与用于内环境稳态失调的DBD供者的器官快速获取方法中冷缺血阶段的器官游离步骤并无区别。首先取出肝脏，然后取出胰腺和肾脏。一些团队主张先整体取出肝脏和胰腺，然后在离体工作台上将其分离，尽管这样做并没有明显的优势。

译者注：① 此处原著表达不规范，但尊重原著，未做修改。

如前所述，必须在第一升 PV 灌注液和第一升主动脉灌注液中分别加入 20 000 IU 的肝素。主动脉灌注液中无须添加任何药物。PV 灌注液的流速通常在灌注 800 mL 后减慢，以完成经 PV 原位灌注 1 L 灌注液。

通常在第二袋灌注液经主动脉灌注后就会停止加压，随后采用重力灌注法进行灌注，以便在整个器官获取手术过程中进行主动脉冷灌注，直到器官被取出。不过，这些步骤必须与获取器官的外科医生进行确认。

有几种获取 cDCD 适配供者肺脏的方法已见诸报道。一般来说，由于肺脏对热缺血的耐受性较强，胸外科团队会允许肝脏获取团队对供者重新插管并使其肺部膨胀，同时进行腹主动脉和 PV 系统插管。

鉴于肺脏在氧灌注后对缺血的耐受性更强，人们普遍认为应在取肺之前取出腹腔器官（肝脏和胰腺），以尽量缩短缺血时间。接下来，腹部外科医生可以在取肾的同时取肺。

11.4.2.4 超快速器官获取法的改良步骤

超快速器官获取法的改进方法是，首先进行快速开胸术，然后进行右心房引流，以减少腹部 IVC 淤血，尤其是减少肝淤血的发生率。这一步骤可将主动脉插管时间延迟 2 ~ 3 min。开腹术后，进行主动脉或髂动脉插管和主动脉灌注。在第一升冷灌注液快速冲洗后，夹住膈上主动脉并开始加压灌注。

这种改良的早期胸骨切开术有以下两个优点：

1）它既能避免加重肝脏和腹腔器官淤血，又能避免在腹腔内进行 IVC 引流，并保持腹腔清洁，避免静脉流出的温热血液进入腹腔。

2）进入胸降主动脉并迅速钳夹，可以更快地对腹腔器官进行压力灌注，而不会将冷灌注浪费在胸腔内。

总之，对器官获取程序进行改进可减少肝淤血的发生率，改善器官灌注，方便进行外科游离，从而进一步减少供者热缺血时间（donor warm ischemic time, DWIT）。

对 Casavilla 器官获取法做出的其他微小改动也已见诸报道，该方法采用不同的主动脉固定技术，旨在加快主动脉插管速度。

11.4.2.5 器官获取手术——胸腔器官

到达手术室后，应为供者重新插上气管插管，并进行彻底的气道洗涤（如果正在取肺）。可通过单次呼吸操作（如 25 mmHg 压力持续 40 s）对肺膨胀不全的肺进行肺复张，最好使用麻醉机，可将 CPAP 维持在 5 cmH_2O 并持续输送氧气。应留意膨肺时间，但周期性通气应推迟到胸腔打开和主动脉被钳夹后进行。这些早期操作可减轻热缺血过程对器官造成的损伤，并留出时间获取对热缺血高度敏感的肝脏。

迅速打开胸腔，检查肺部是否有塌陷、肺实变、病灶和胸膜粘连。如果怀疑供者有气道疾病，则应检查肺部情况，注意供者与呼吸机断开后肺部的塌陷程度。然后，进行肺动脉插管，打开右心室以取出血凝块。应按照器官获取团队的实际操作开始顺行性灌注。应广泛打开左心房或左心耳，将血凝块冲出肺静脉。顺行性灌注完成后，应进行肺静脉插管并实施逆行性灌注，直到肺动脉流出液清澈为止。可在肺塌陷或肺膨胀的情况下取肺。取肺后重新检查肺部情况，然后根据需要重新膨肺，以便在工作台上进行离体保存。

ISHLT 开展的一项大型登记研究发现，使用 cDCD 与 DBD 供肺进行移植后，受者的 5 年存活率并无差异[22]。尽管 DCD 供者心脏的使用仍然有限，但悉尼团队提出了快速获取心脏，然后进行体外常温机械灌注（NMP）的建议[23]。

11.4.2.6 采用常温局部灌注技术的器官获取手术

继西班牙在 uDCD 方面取得相当多的经验后，一些国家利用类似技术（热交换器、氧合器和电动泵）探索了 NRP 在 cDCD 中的可行性。在死亡判定后和器官获取前，NRP 技术使得需要移植的器官能够用含氧血液进行原位保存。

根据临床前研究和临床研究数据，NRP 似乎能逆转热缺血引起的代谢紊乱，在细胞能量耗竭后重建细胞生理学机能，并清除代谢物。NRP 的这种预处理效应可减轻 IRI。NRP 将 DCD 器官的紧急获取手术转变为择期获取手术，与 DBD 器官的获取手术类似。如前所述，在 NRP 期间，可根据某些生化参数特性来评估器官的生存能力。NRP 的这些优势应转化为更好的移植后结果。然而直到最近，有关这些优势的证据还很少。

最近发表的两篇多中心回顾性经验报告显示，NRP 在 cDCD 供肝移植中能发挥益处。Hessheimer 等人[24]对 2012 年 6 月至 2016 年 12 月在西班牙进行的cDCD肝移植的结果进行了分析，供者年龄中位数为56岁。文献作者对95例对供肝进行NRP的cDCD肝移植受者与117例采用标准器官获取法获取肝脏的cDCD肝移植受者的结局演变情况进行了比较，发现NRP明显降低了以下情况的发生率。

• 总体胆道并发症［比值比（OR）=0.14，95% CI：0.06 ~ 0.35，P<0.001］。

• ITBL（OR=0.11，95% CI：0.02 ~ 0.57，P=0.008）。

• 移植物丢失［风险比（HR）=0.39，95% CI：0.20 ~ 0.78，P=0.008］。

该研究表明，正如其他文献作者所建议的那样，可以采用NRP技术毫无风险地扩大cDCD供肝者的年龄范围。英国对11例接受NRP后cDCD供肝的移植受者进行了初始系列研究，其中报告了1例移植肝PNF病例，早期移植物功能障碍（early allograft dysfunction，EAD）的发生率为36%，没有病例发生ITBL[25]。

随后英国的一项双中心研究显示，与对照组的常规静态冷保存（SCS）供肝（185例）相比，实验组的NRP后cDCD供肝（44例）的EAD发生率（12% vs 32%，P=0.008）和吻合口狭窄发生率（7% vs 27%，P≤0.0001）均显著降低，NRP组无ITBL病例（0 vs 27%，P≤0.0001）。据报道，NRP组的30 d移植物丢失率较低（2% vs 12%，P=0.06）[26]。在多变量分析中对其他因素进行调整后，NRP与受者不发生ITBL仍有显著相关性（P≤0.0001）。美国威斯康星大学分别对5例和13例接受NRP后cDCD供肝的移植受者进行了研究，两项研究结果显示，1年移植物存活率为86%，2年移植物存活率为71%，PNF和胆道狭窄的发生率为14%[27, 28]。在意大利，一项针对20例接受NRP后DCD供肝的移植受者进行的系列研究报告称，尽管在供者心脏停搏后将观察期延长了20 min，但与DBD器官移植受者相比，患者的1年存活率（95% vs 94%，P=0.94）或移植物存活率（85% vs 91%，P=0.20）并无显著差异。ITBL的发生率为10%，但没有受者因胆道并发症而再次接受移植手术[29]。

尽管尚未进行前瞻性随机试验来证实这些观察结果，但这两项研究表明，与传统的器官获取手术相比，在cDCD供者的器官获取过程中进行NRP可

带来更好的肝移植结果。

有关NRP对cDCD肾移植影响的信息很少。西班牙未发表的数据显示，在1 582例接受cDCD供肾的移植受者中，有485例供肾接受过NRP，其余的1 097例供肾则是通过标准器官获取法获取的。研究数据表明，NRP与DGF发生率（32% vs 48.6%）的显著降低密切相关，DGF是指受者在移植术后第一周内需要接受透析治疗。不过，在PNF和移植物存活率方面，短期内未观察到NRP有明显的益处。

另有三项研究报告了NRP后cDCD供肾的移植结局，DGF的发生率分别为18%[30]、31%[25]和40%[26]。还有三项拓展研究报告了与DBD供肾对照组相比，cDCD供肾在接受NRP后的肾移植结局[27, 31, 32]。在美国威斯康星大学的一项研究中，与DBD供肾（100例）相比，NRP后cDCD供肾（24例）的DGF发生率（8% vs 24%，P=0.1）并无显著的统计学差异[27]。第二项来自西班牙的研究也显示，与DBD供肾（36例）相比，NRP后cDCD供肾（37例）的DGF发生率（27% vs 33%，P=0.56）和1年移植物存活率（92% vs 97%，P=0.32）并无显著的统计学差异[31]。迄今为止规模最大的一项研究报告称，法国根据国家方案对cDCD供肾（92例）进行NRP，然后进行低温机械灌注（HMP），并将移植结局与DBD供肾（5 176例）的移植结局进行了比较[32]。该研究报告称，与DBD供肾相比，经过NRP处理的cDCD供肾的DGF发生率明显较低（9% vs 19%，P≤0.05）[32]。在意大利，宣告循环死亡的依据是无电活动，并且需要至少20 min的观察期[33]。一项针对10例接受NRP和低温氧合机械灌注（hypothermic oxygenated perfusion，HOPE）的cDCD供肾所进行的系列研究报告称，DGF发生率为30%，且无PNF病例[34]。

可对上述器官获取流程进行修改，以便启动NRP。

部分欧洲国家允许实施某些EOL干预[35]。在当地法律允许实施这些干预措施的国家，可在WLST之前给予肝素，或在NRP预充液中加入25 000 ~ 50 000 IU的肝素。有些国家还允许对EOL患者的股动脉进行插管或插入套管鞘，以便在死亡判定后立即启动NRP。例如，在西班牙的指南中，若未发现患者有禁忌证（例如，如果有出血病灶，

则不允许进行肝素化处理），并且获得了明确的知情同意，则允许在患者 EOL 前对其进行肝素化处理和血管插管[36]。美国也制定了类似的方案[28]。尽管临床上认为这两种干预措施都能为移植提供数量更多和质量更好的器官，但目前仍无明确的证据证明使用这些 EOL 干预措施的优越性。

如果对 EOL 供者进行股血管插管（详见12.2.4.1.1），通常会使用主动脉球囊将保存范围限制在腹腔内[37]。必须在 WLST 之前，通过放射学检查确定主动脉球囊的正确位置。应在死亡判定后，对球囊进行充气，从而启动 NRP。在 NRP 期间应监测两条动脉灌注导管，一条经股动脉入路插管，另一条经左桡动脉入路插管，以确保充分阻断主动脉。在正确阻断主动脉的情况下，来自左桡动脉的动脉压会消失，而来自股动脉导管的压力会保持为连续的非搏动性压力，因为该压力是由 ECMO 循环支持装置提供的[38]。

如果不对 EOL 供者进行股血管插管，那么一旦确认供者死亡，就会将其送往手术室，然后进行中线切口（自剑突至耻骨）。游离肾下 IVC，使用血管紧固器进行环绕。夹闭或结扎远端血管，将静脉导管插入 IVC。导管尖端应刚好位于膈肌下方，以便在不影响回路静脉回流的情况下阻断肝上 IVC。然后，将导管连接到回路静脉分支上。找到肾下主动脉远端，并使用血管紧固器将其固定。夹闭或结扎远端主动脉。将导管插入主动脉，检查导管尖端的近端位置。用血管紧固器将导管固定住，然后连接到回路动脉分支。使用电动胸骨锯或 Gigli 锯进行快速胸骨切开术。在左锁骨下动脉干下方，夹闭胸主动脉。另一种方法是在胸降主动脉插入主动脉内膜夹闭钳，并在进行胸骨切开术之前启动 NRP。这种方法便于心胸外科团队实施胸骨切开术、游离肺组织和夹闭降主动脉（如果同时获取肺组织）。

此时，在升主动脉上进行插管，若监测到没有血流流向大脑，那就可以启动 NRP 循环。

一旦建立了 NRP，就必须确保对腹部伤口边缘、胸骨切口，以及在主动脉和 IVC 插管过程中被破坏的腹膜后组织进行细致的止血。胸外科团队在避免失血方面也必须做到一丝不苟。

对 cDCD 供者器官的 NRP 通常持续 2 h，但最佳持续时间仍有待确定。灌注泵的参数尚未完全确定，但英国的经验建议泵流量为 2～3 L/min（如果是胸腹腔器官灌注泵，则流量可达 5 L/min）、灌注液温度在 35.5～37.5 ℃、空气流量为 2 L/min（或根据需要使用空气-氧气混合气体，以维持静脉氧合血红蛋白饱和度在 60%～80%）、pH 为 7.35～7.45（根据需要使用碳酸氢盐）、血细胞比容 >20%[25]。

在此期间，要连续采集血液样本，以评估肝脏和胰腺的功能及细胞损伤情况。可以按照与 DBD 供者器官获取手术相同的步骤来进行器官游离，并为冷缺血阶段做准备。

一旦完成 NRP，就开始进行原位冷灌注，然后如上所述继续进行器官获取手术。

如果计划获取接受 NRP 的供者胸腔器官（肺）[37]，则在上腔静脉与右心房交界处夹闭肝上 IVC。夹闭升主动脉，插管至肺动脉主干以进行低温冲洗液灌注，并对左心耳进行广泛引流。

在半潮气量、PEEP 值 =5 cmH$_2$O，以及 FiO$_2$=0.4 的条件下启动通气，并用冷 Perfadex 溶液冲洗肺。广泛打开胸膜，检查并触摸探查肺部，确保充分输送冲洗液，并用大量 4 ℃生理盐水进行局部降温。在等待向肺脏输送冲洗液的同时，在奇静脉开口处正下方结扎并离断上腔静脉，然后切断心脏的体循环连接，夹闭心包内 IVC。在夹钳近端离断主支血管可确保无失血情况，避免影响 NRP 流量。

完成肺部低温冲洗后，在肺动脉主干分叉处近端离断肺动脉主干。在此阶段，允许肺塌陷。离断左心房，留下长度足够的袖带供肺使用，取出切除的心脏，以便后续获取心脏瓣膜。切开膈肌上方的心包，离断肺下韧带，展开气管前后的平面。在上腔静脉和主动脉之间的间隙环绕钝性游离气管，然后向下拉拽，以获得尽可能长的气管。拔出气管导管，以半潮气量送气，并且用支气管吻合器吻合气管，然后在吻合线上方离断气管。取出整块肺，并应确保纵隔完全止血。接着，在离体工作台上，用 1 000 mL 保存液进行肺静脉逆行冲洗[39]。然后，按照上述时长进行腹腔器官 NRP。

目前，人们正在研究另一种方法，将 NRP 扩展到胸腹腔（即胸腹腔常温局部灌注，TA-NRP），但不包括脑循环。采用这种方法既可以获取肺脏，也可以获取心脏[40, 41]。TA-NRP 在英国、比利时，以及最近在西班牙都被用作一种能验证和保存 cDCD

供者心脏的策略。根据英国的经验，大多数采用TA-NRP策略获取的心脏后续都接受了体外机械灌注。据我们所知，世界上已有5例心脏移植手术在采用TA-NRP策略而未进行体外机械灌注的情况下，取得了良好的移植效果。鉴于体外机械灌注的成本高昂，在许多情况下难以负担，因此，在某些国家，TA-NRP可以成为一种使用cDCD供者心脏进行移植的经济可行的方法。

Manara等人回顾了目前的TA-NRP规程，并提出了以下逻辑模型[42]。如果：

1）在日常临床实践中，DCD中死亡的定义为脑循环永久性停止。

2）在确认DCD供者死亡后和开始NRP前，进行TA-NRP时结扎或离断主动脉弓血管，或进行腹腔常温局部灌注（A-NRP）时结扎胸降主动脉的手术行为在医学和伦理上是可以接受的。

3）为了遵守死亡永久性原则，本文概述的改进措施可确保无脑灌注的可能性。

那么：

1）在供者死亡后重启其胸腔和（或）腹腔器官的血液循环，并不会使DCD器官获取中的死亡定义失效。

2）在排除脑灌注的情况下，在供者死亡后重启其体内的心脏并不会使死亡定义失效。

3）TA-NRP可被认为是允许的。

在帕普沃斯的一项研究中，人们将12例使用TA-NRP联合体外NMP技术获取心脏的DCD心脏移植病例与14例使用直接获取和灌注（DPP）法联合体外NMP技术获取心脏的DCD心脏移植病例，以及26例DBD心脏移植病例进行了比较。研究发现，采用两种不同方法获取心脏的DCD心脏移植结局之间并无明显差异，与DBD心脏移植结局相比也无显著差异[43]。在最近的一篇综述文章中，使用这些技术进行DCD心脏移植的病例增至39例，受者出院后存活率为93%[44]。最近，又有几例接受TA-NRP后进行低温保存，但未采用体外NMP技术的器官的移植病例报道，移植结局均良好[41, 45]。

用于uDCD的双温（低温或常温）灌注技术也可用于cDCD，但经验有限（详见12.2.4.1.1）[46]。

11.4.2.7　器官保存：原位低温保存

有多种保存液可用于器官保存。尽管目前尚无

针对cDCD供者器官保存液的RCT，但有几种保存液可以最大限度地减少冷缺血和再灌注对器官造成的有害影响。常用的腹腔器官保存液有UW液、HTK液、Celsior液和IGL-1液。人们已经开展了不同的研究来分析这些保存液在保存不同器官方面的性能差异（器官冷却、DGF）[47, 48]。在腹腔多器官获取期间，需要使用的保存液参考总量为4～5 L，具体使用量根据制造商说明书和临床情况进行调整[49, 50]。

重要的是，刚开始使用的几袋灌注液中必须含有肝素（20 000 IU/L灌注量），如果使用双通路灌注（如肝脏），则两种通路使用的灌注液中都必须含有肝素。

供肺的原位保存可使用低钾右旋糖酐葡萄糖溶液（每升溶液添加3.3 mL 3.6%氨丁三醇、0.6 mL氯化钙和2.5 mL前列环素），或Celsior液（灌注量至少为60 mL/kg）。

11.4.2.8　器官保存：原位常温局部灌注

NRP的最佳预充液尚未完全确定。典型的预充液组成包括[25]：

- 8.4%碳酸氢盐（1 mL/kg）。
- 复方乳酸钠溶液1 000 mL。
- 肝素50 000 IU。
- 氟康唑200 mg。
- 美罗培南500 mg。
- 万古霉素1 g。
- 甲泼尼龙1 g。
- 泮库溴铵12 mg。

11.4.3　不可控型心死亡器官捐献

有关适用于原位器官保存（包括腹腔器官保存和肺保存）与器官获取的uDCD程序，请参阅12.2.4。

11.4.4　器官获取过程中的器官评估

11.4.4.1　DBD器官评估

可通过回顾潜在供者的既往病史、现病史和风险行为，以及通过体格检查和辅助检查，对供者和器官进行评估。必须仔细回顾供者的现有医疗记录和病历。在评估供者是否适合捐献器官时，应始终与其亲属进行专门的、有指导性的面谈。

此外，捐献前的生化检验报告走势图也应作为

是否接受器官的决定依据。DBD供者捐献器官的优势在于，外科医生能够在夹闭血管前和冷灌注阶段评估器官的灌注情况。两者都是评估器官是否合适的有效辅助手段（详见第七章）。

11.4.4.2 cDCD器官评估

评估cDCD供者时，DC应先从所有相关信息来源处（病历档案，与主治医生、家属和全科医生等面谈）获悉供者详细的病史和社会人口史。年龄、住院天数、ICU住院天数、是否使用大剂量血管加压药，以及是否存在感染等因素与决定是否使用器官密切相关。

根据这些特征，理想的cDCD供者可被定义为年龄 <50 岁、体重 <100 kg、ICU入住时间短（<5 d）和 WIT<20 min 的供者[52]。

DCD与DBD的绝对禁忌证相同（详见第六章），如侵袭性或血液系统恶性肿瘤、未经治疗的全身性感染、朊病毒病和艾滋病。

必须在器官捐献前采集生化样本，如有必要，与入院时采集的其他样本进行比较（尤其是对于有院外心脏停搏史或有缢吊史的供者）。

器官获取外科医生必须在原位和离体工作台上，评估器官的灌注质量、外观和解剖结构。与DBD评估（包括血液循环期）不同的是，cDCD评估要困难得多，而且取决于术者经验。

在决定是否使用cDCD器官时，还应考虑到器官获取因素（如WIT）。

NRP的另一个好处是可以对器官外观进行深入的原位宏观评估，包括小肠和胆囊黏膜（两者对缺血性损伤都非常敏感）。NRP还提供了评估器官功能的可能性，评估依据是手术过程中（每30 min）进行的连续生化和血气分析结果。鉴于经验有限，需要进一步明确重要因素。

11.4.4.3 cDCD的特定器官评估标准

一旦确定了患者是否适合捐献器官，就需要将特定器官的其他评估标准纳入考虑之中。12.3.9讨论了所有与特定器官有关的问题。这些问题可能与供者的年龄、器官获取时间（如WIT、濒死期持续时间或预测的CIT）和具体的既存共病（如心血管疾病、高血压、糖尿病或肝病）有关。

11.4.4.4 uDCD器官评估

应根据器官捐献的一般纳入标准和每个器官的具体选择标准，对uDCD供者进行评估和确认（详见第六和七章）。此外，还必须考虑uDCD的特定标准，如表12.3（详见12.2.1）所述。有关特定器官的评估标准，请参阅12.2.7。

11.5 运输过程中的保存

目前，公认的体外器官保存方法是SCS。人们正在研究基于离体器官体外机械灌注的新方法，其中一些方法已经付诸实践[53]。虽然没有通用的术语，但在遗体器官捐献中，"离体（ex situ）"是优于"体外（ex vivo）"的术语，因为机械灌注是在器官从遗体器官供者体内取出后进行的[54]。此外，人们还在研究一系列灌注变量，包括温度（常温、亚常温或低温）、供氧和灌注液（以血液为基础的血液类似物或专门制造的介质）[55]。

11.5.1 肾移植

肾移植术后的关键性能指标包括移植物利用率，移植肾功能即刻恢复（immediate graft function, IGF）、DGF或PNF，移植肾存活率，患者存活率和1年移植肾功能（eGFR、肌酐）[56]。在绝大多数中心，肾脏保存的标准方法仍然是SCS。

11.5.1.1 低温灌注策略

标准的HMP保存是将肾脏连接到灌注装置上，并在1～10 ℃的温度范围内，通过肾血管持续泵入低温无细胞保存液[57]。已发表的一些meta分析比较了HMP与SCS对ECD[58]、DCD供者[59, 60]和所有类型供者[60-65]的肾脏保存效果。所有这些meta分析均指出，HMP后DGF的OR或相对危险度（risk ratio, RR）显著降低[效应值（包括OR、RR）从0.6～0.8不等]，但没有一项meta分析报告称PNF的发生率显著降低[58-65]。只有一项针对ECD的meta分析报告称，与SCS相比，HMP后的移植肾1年存活率有所提高（OR=1.12, 95% CI：1.03～1.21, P=0.005）[58]。同样，有一项meta分析报告称，所有类型供者的移植肾3年存活率均有所提高（RR=1.06, 95% CI：1.02～1.11, P=0.009）[65]。最近的一份考克兰综述报告得出结论，无论是在DBD肾移植，还是在DCD肾移植中，即使只评估过去十年间发表的研究，HMP保存法均优于SCS保存法。不过，由于DCD供肾发生DGF的风险增加，因此，每应用7.26次HMP就可以减少DCD供肾发生1次DGF，而DBD供肾发生DGF的风险较小，每应用13.6次HMP就可以减少1次DGF[62]。

一项大型RCT对欧洲移植地区的336例相继死亡的供者进行了研究，该试验采用随机配对设计，将每例供者的一个肾脏随机分配至HMP组或SCS组。结果显示，HMP可显著降低DGF的发生率（调整后OR=0.57，95% CI：0.36～0.88，P=0.01）和术后1年移植肾失功率（调整后OR=0.52，95% CI：0.29～0.93，P=0.03）。HMP可降低DGF发生率，这一点在该RCT针对82例DCD供者和164例肾移植受者进行的一项独立扩展研究（调整后OR=0.43，95% CI：0.20～0.89，P=0.025）[66]，以及另一项针对91例扩大标准DBD供者和182例肾移植受者进行的独立研究（调整后OR=0.46，95% CI：0.21～0.99，P=0.047）中均得到了证实[67]。针对扩大标准DBD供者进行的亚分析报告还称，与SCS组相比，HMP组术后1年死亡删失移植肾存活率明显更高（92% vs 80%，P=0.02；术后1年移植肾丢失率的调整后HR=0.35，95% CI：0.15～0.86，P=0.02）[67]。在所有参与试验的DCD供肾中，HMP组的DGF发生率显著降低（54% vs 70%，P=0.007），但HMP组和SCS组的术后1年移植肾存活率并无明显差异（94% vs 95%）[66]。

与欧洲移植地区开展的DCD供肾研究不同，英国开展了一项比较HMP组和SCS组DCD供肾保存效果的RCT，该对照试验采用序贯分析法进行分析，但最终因无效而终止［DGF发生率：HMP组（58%）vs SCS组（56%）][68]。这些RCT之间存在许多差异，其中最明显的是，在英国的试验中，肾脏从获取时就未采用HMP法进行保存，而是从一开始就经历时间长短不一的SCS期。在英国的试验中，SCS组还使用了固定的对照保存液，而在欧洲的试验中，SCS组既使用了HTK溶液（76%），也使用了UW溶液（22%）[69]。此外，在英国的试验中，SCS组DCD供肾的DGF发生率低于欧洲的DCD供肾扩展研究结果（56% vs 70%），但两项研究中HMP组供肾的DGF发生率相似（58% vs 54%）[84]。

最近一项针对2007～2015年英国NHSBT数据库进行的分析结果显示，与SCS组相比，HMP组肾脏的DGF发生率明显较低（34% vs 42%，

P≤0.001；调整后OR=0.65，95% CI：0.53～0.80，P≤0.001），但移植物存活率没有差异（调整后HR=0.88，95% CI：0.70～1.10，P=0.263）[70]。西伦敦肾移植中心最近进行的一项单中心回顾性研究显示，与单独的SCS组（33例）肾脏相比，先进行SCS，植入前再进行HMP组（33例）的肾脏其DGF发生率更低（24% vs 48%，P=0.04）[71]。德国的另一项移植肾配对分析报告称，与SCS法（43例）相比，植入前使用HMP保存法（66例）降低了DGF的发生率（12% vs 21%，P=0.38；调整后OR=0.28，95% CI：0.07～0.94，P≤0.04）[72]。目前，英国正在进行一项复制欧洲移植方法的试验［国际标准随机对照试验编号（International Standard Randomized Controlled Trial Number, ISRCTN）50082383]。

COPE在欧盟第七框架计划的资助下，最近又完成了两项RCT的招募工作，对标准HMP法与氧合HMP法进行了评估。其中一项RCT将扩大标准DBD供者的肾脏随机分配给了SCS后又进行氧合HMP组与单独的SCS组，以术后1年移植物存活率作为主要终点，目前正在进行分析（COPE-POMP，ISRCTN 63852508）。COPE的第二项RCT采用配对设计，将50岁以上cDCD供者的肾脏随机分配给了氧合HMP组（106例）或标准HMP组（106例），以eGFR作为主要终点（COPE-COMPARE，ISRCTN 32967929）。COPE-COMPARE研究结果已在2019年5月的美国移植大会上公布，经活检证实的结果显示，与标准HMP组相比，氧合HMP组的急性排斥反应发生率显著降低（14% vs 28%，P=0.01），移植物丢失率降低（3% vs 10%，P=0.021）。敏感性分析显示，与标准HMP组相比，接受了经氧合HMP法保存的肾脏的移植受者在术后1年随访时，eGFR显著升高［47.6 mL/（min·1.73 m^2）vs 42.6 mL/（min·1.73 m^2），P=0.035]。在这些大型的老年DCD供者群体中，两种低温灌注法的DGF和PNF发生率在统计学上没有明显差异［DGF发生率：氧合HMP组（38%）vs 标准HMP组（38%）；PNF发生率：氧合HMP组（3%）vs 标准HMP组（5%）][73]。

11.5.1.2 离体常温灌注策略

对肾脏进行离体NMP是指使用以含氧红细胞为基础的无血浆灌注液对肾脏进行灌注。一项使用

小儿体外循环技术对ECD肾脏（18例）进行移植前离体NMP的研究显示，与使用SCS法保存的匹配对照组肾脏（47例）相比，离体NMP组的DGF发生率显著降低（6% vs 36%，$P=0.01$），而离体NMP组和SCS组的术后1年移植物存活率无差异（100% vs 98%，$P=0.51$）[74]。离体NMP具有技术挑战性。剑桥大学研究小组报告了对10个DCD弃用肾脏进行离体NMP的评估结果，其中5个被移植，4个具有初始移植物功能[75]。

最近，伦敦盖伊医院和纽卡斯尔弗里曼医院报告了他们对来自12例供者的14个肾脏进行离体NMP的初步经验，其中12个肾脏被移植给了10例受者（其中2例为双肾移植受者）。无PNF病例，有3例受者（30%）发生了DGF，术后1年移植物存活率为100%。有7例供者，每例供者的其中一个肾脏接受了SCS和离体NMP保存，另一个肾脏仅接受了SCS保存。虽然离体NMP组肾脏的DGF和PNF发生率呈下降趋势，但未达到统计学意义[76]。鹿特丹伊拉斯姆斯大学医学中心的一个荷兰研究小组也报告了他们对来自DCD供者的11个肾脏进行NMP，并移植给欧洲高龄移植计划受者的经验。无PNF病例，有4例患者（36%）发生DGF，术后1年死亡删失移植物存活率为91%。与历史对照组相比，NMP组肾脏的PNF和DGF发生率均呈下降趋势，但不明显[77]。一项多中心RCT（ISRCTN 15821205）目前正在英国招募cDCD供者的肾脏，将植入前进行60 min的离体NMP组（200例）与SCS组（200例）进行比较，预计将于2020年完成[78]。

11.5.2 肝移植

肝移植术后的关键性能指标包括移植物利用率，即刻移植物功能障碍、EAD或PNF，HA血栓形成，胆道并发症（包括ITBL），移植物存活率，患者存活率和再移植率。在绝大多数中心，肝脏保存的标准技术仍然是SCS。

11.5.2.1 低温灌注策略

肝脏低温灌注既可以单独通过PV完成，也可以通过PV和HA完成（双通路灌注）。作为一种策略，HMP在肾移植中得到了广泛的研究。

在肝移植中，与SCS组供肝（20例）相比，通过对使用HMP法保存的DBD供肝（20例）进行配对病例系列研究，证明了使用改良式体外循环装置进行终末器官缺血双通路HMP的可行性[79]。两组中均无PNF病例，但HMP组受者的AST峰值较低（1 154 IU/mL vs 3 339 IU/mL，$P=0.011$），住院天数较短（11 d vs 15 d，$P=0.006$），EAD发生率较低（5% vs 25%，$P=0.08$）。同一研究小组随后进行了配对病例系列研究，比较了接受HMP的弃用肝脏（31例）和使用SCS法保存的扩大标准肝脏移植物（50例），结果显示，HMP组肝移植受者的术后1年胆道并发症（包括胆管狭窄和胆漏）发生率较低（13% vs 43%，$P=0.02$），住院天数缩短（16 d vs 20 d，$P=0.001$），但在PNF发生率（3% vs 7%，$P=0.61$）、EAD发生率（19% vs 30%，$P=0.38$）和术后1年患者存活率（84% vs 80%，$P=0.76$）方面没有任何差异[80]。

HOPE旨在通过对标准机械灌注液进行氧合来延长HMP的时间，从而仅通过PV进行灌注以恢复线粒体功能。相比之下，双通路低温氧合机械灌注（dual flow hypothermic oxygenated perfusion，D-HOPE）是通过PV和HA将HMP保存液泵入肝脏，据推测可优化胆道系统的DO_2，但目前尚无证据表明双通路灌注效果更佳[81]。一项针对DCD肝脏的配对病例系列研究（来自苏黎世的25例接受HOPE法保存的肝脏与来自鹿特丹和伯明翰的50例接受SCS法保存的肝脏）报告称，HOPE组肝移植受者的ALT峰值明显较低（1 239 U/L vs 2 065 U/L，$P=0.02$），胆道并发症的发生率较低（20% vs 46%，$P=0.04$），ITBL的发生率较低（0 vs 22%，$P=0.02$），术后1年移植物存活率较高（90% vs 69%，$P=0.04$），但CIT较短（3 h vs 6.5 h，$P=0.01$）[82]。随访5年后，HOPE组的移植物存活率明显高于SCS组（94% vs 78%，$P=0.024$）[83]。

另一项前瞻性病例对照研究比较了接受D-HOPE法保存的DCD肝脏（10例）和接受SCS法保存的肝脏（32例）[81]。该研究表明，D-HOPE组肝移植受者的ALT峰值较低（966 U/L vs 1 858 U/L，$P=0.006$），胆红素峰值较低（1.0 mg/dL vs 2.6 mg/dL，$P=0.04$），但术后1年移植物存活率（100% vs 67%，$P=0.052$）和术后1年患者存活率（100% vs 85%，$P=0.21$）无显著统计学差异。

DO_2的另一种替代方法是氧灌注，即在SCS过程中，将氧气直接通过脉管系统输送到器官内。在德国，氧灌注已应用于少量边缘移植物（5例），随访2年后，移植物和患者的存活率均为100%。目前，该方法正在一项旨在招募116例患者的单中心RCT（ISRCTN 00167887）研究中与SCS法进行比较[84]。

11.5.2.2　离体常温灌注策略

离体肝脏NMP的标准缩写为"*ex situ* NMP"[54]。这项技术要求进行双通路灌注，以模拟正常的肝脏生理功能并满足代谢需求。可在供者中心获取肝脏后或肝脏移植物抵达受者中心后，开始建立NMP系统。

一些先导性研究初步证明了将NMP应用于DBD、DCD和弃肝的可行性[85-87]。一项双中心I期研究证明了将NMP应用于个别ECD肝脏的可行性、安全性和潜在益处[81]。对20个肝脏中的6个进行的亚组分析表明，再灌注后的血流动力学参数更加稳定，再灌注期间正性肌力药物的使用量减少[88]。作为COPE的一部分，随后进行的一项关于NMP（从开始获取器官起，就将NMP应用于DBD和DCD肝脏）的大型国际多中心RCT报告称，与SCS组（101例）相比，NMP组（121例）肝移植受者的AST峰值较低（485 U/L vs 974 U/L，$P \leqslant 0.000\,1$）、EAD发生率明显较低（10% vs 49%，$P \leqslant 0.001$）、移植肝的丢弃率较低（12% vs 24%，$P=0.008$）、保存时间明显较长（714 min vs 465 min，$P \leqslant 0.001$）。不过，NMP组和SCS组在非吻合口胆道狭窄（ITBL）（DBD：7.4% vs 5.4%，$P=0.68$；DCD：11.1% vs 26.3%，$P=0.18$）、吻合口胆道狭窄（DBD：40.7% vs 41.8%，$P=0.91$；DCD：48.1% vs 57.9%，$P=0.52$）、术后1年移植物存活率（95% vs 96%，$P=0.71$）和术后1年患者存活率（95% vs 96%，$P=0.67$）方面没有明显差异[89]。

另一种在后勤方面难度较低的方法是在移植物抵达移植中心后进行移植前NMP。伯明翰的一项研究报告称，经过一段时间的NMP后，5个弃用肝脏被成功移植；同时，该研究根据灌注液pH、乳酸、胆汁分泌、血流和移植物灌注情况，提出了几项关于器官活力的标准。据报告，所有5名弃肝移植受者在中位随访7个月（6～19个月）时，肝功能检查均恢复正常。因此，这些器官生存力标准可用于识别能被安全使用的ECD移植物，从而有可能消除PNF风险[85]。最初的器官生存力标准后来进行了修改，增加了肝脏在NMP装置上时胆汁pH的检测

结果[90]。不过，这些标准需要在更大规模的试验中进行验证。

在剑桥大学的一项研究中，12个弃用肝脏在经过一段时间的NMP后被移植。其中6个肝脏是在高氧张力下灌注的，受者出现了再灌注后综合征和血管麻痹等并发症，而当氧张力降低到生理水平时，这些并发症就不复存在了[91]。将NMP组肝脏的移植结局与同时进行的其他24个SCS组肝脏队列研究进行比较，发现NMP组和SCS组在术后1年移植物存活率（83% vs 88%）、术后1年患者存活率（92% vs 96%）和ITBL发病率（27% vs 29%）方面相似。在剑桥大学随后进行的一项研究中，22个弃用或高风险肝脏在经过NMP后被移植，ITBL发病率为18%。虽然移植前进行NMP提高了器官利用率，并挽救了本来会被丢弃的器官，但对ITBL的发生率没有影响[90]。

有人提出，在90 min内将肝脏从10℃控制性氧合复温到20℃，可以逐渐复温肝脏，从而减轻生理应激。一项针对6例DBD肝移植受者和106例DBD历史对照者的研究发现，控制性氧合复温与移植受者较低的AST峰值（564 U/L vs 1 204 U/L，$P=0.02$）相关[92]。采用器官复苏和生存力检测联合方案（序贯D-HOPE、控制性氧合复温和使用新型血红蛋白氧载体灌注液进行NMP），7个DCD弃用肝脏中有5个被移植，术后3个月移植物存活率为100%。在终末器官缺血NMP中使用合成氧载体的潜在优势是可以在逐步复温的情况下进行NMP，而如果使用血液作为灌注液，则无法做到这一点[93]。

11.5.2.3　*胰腺移植*

胰腺移植术后的关键性能指标包括移植物利用率、移植物血栓形成、移植物胰腺炎、早期移植物功能衰竭、移植物存活率和患者存活率。胰腺保存的标准技术是SCS。

胰腺是一个低血流量器官，血管解剖结构复杂，很难获得最佳灌注参数[94]。因此，在应用于临床实践之前，胰腺灌注方面的实验工作仍在进行中。最近的一项研究报告称，通过肠系膜动脉和脾动脉双灌注系统持续进行一段时间的HMP后，10个弃用胰腺（5个DBD胰腺和5个DCD胰腺）中有2个被成功分离出功能性胰岛[95]。帝国理工学院的另一项研究将弃用胰腺置于常温灌注回路中（以模拟移植），

经过一段时间的HMP后，发现3个弃用胰腺中有2个可以分泌胰岛素[96]。在法国的一项研究中，7个弃用胰腺经过24 h的HMP，在前12 h内阻力指数下降，随后灌注压力稳定，且未出现水肿。灌注后的活检样本显示胰岛素、胰高血糖素和生长抑素染色正常[97]。

将通过氧灌注联合SCS法保存的胰腺（13例）与单独的SCS法保存的胰腺（11例）进行比较，结果显示，胰岛细胞分离后的β细胞功能得到了改善[98]。在另一项研究中，研究人员使用温热的氧合浓缩红细胞对弃用胰腺（5例）进行了1～2 h的离体NMP（使用小儿体外循环技术），大多数灌注器官（其中4个）都分泌了胰岛素，证明了这种方法是可行的[99]。除了在NRP后成功实现实体器官胰腺和胰岛移植外[25, 28, 31]，迄今为止，还没有关于采用新型保存策略将胰腺移植给受者的报道。胰腺保存的致命弱点是外分泌细胞受损，释放消化酶和蛋白酶，从而导致移植后发生胰腺炎，这一点尚未解决。

11.5.2.4 心脏移植

心脏移植术后的关键性能指标包括移植物利用率、PNF、机械循环支持需求、移植物存活率和患者存活率。对于DBD供者，心脏保存的标准技术是SCS，而对于DCD供者，则是离体NMP。

虽然心脏的离体HMP仍在开发中[100]，但离体NMP已在临床上实施。PROCEED Ⅱ（NCT00855712）是一项多中心RCT，将67例符合标准的经离体NMP法保存的DBD心脏与经SCS法保存的心脏（63例）的移植结局进行了比较，报告显示，离体NMP组和SCS组在术后30 d患者或移植物存活率（94% vs 97%，P=0.45），以及心脏相关SAE发生率（13% vs 14%，P=0.90）方面的结果相似。离体NMP组中有5例心脏因乳酸值异常而未被移植[101]。Harefield团队的一项单中心研究（26例）显示，离体NMP有助于将最初被认为不适合移植的心脏用于移植，或用于风险较高的受者。研究称，仅有1例死亡报告（3.8%），92%的患者其体内的异体移植物功能得以维持[102]。DCD心脏移植是近年来最重要的医学发展之一，有极大地增加心脏移植数量的潜力，且能大幅降低移植等待名单上患者的死亡率[103]。2015年首次报道了使用离体NMP技术成功进行DCD心脏移植的病例[41]，随后又出现了更多的DCD心脏移植病例系列报道[104, 105]。目前，人们正在研究两种心脏获取方法：一种方法是DPP，这种方法需要快速降温和获取心脏，并从供者处采集血液来准备离体器官保存系统；另一种方法是TA-NRP。

11.5.2.5 肺移植

肺移植术后的关键性能指标包括移植物利用率、原发性移植物功能良好或原发性移植物功能障碍、计划外的ECMO支持系统、移植物存活率和患者存活率。在绝大多数中心，肺保存的标准技术仍然是SCS。

在肺移植中，主要有两种灌注系统用于离体NMP。目前，有许多固定式或便携式灌注装置应用于临床[106]。瑞典隆德的Steen研究团队成功实现了世界首例DCD肺移植。在最初被拒绝用于移植的9例供肺中，有6例供肺经离体NMP后被移植给了受者。6例受者在术后3个月均存活，其中4例受者在术后1年仍然存活[107]。在对Steen最初的离体NMP方案进行修改后，多伦多的一项配对对照研究将20例经离体NMP法保存的高风险肺与常规风险的经SCS法保存的肺（116例）进行了比较，结果显示，在移植术后72 h原发性移植物功能障碍发生率（15% vs 30%，P=0.11）等主要终点，或术后30 d死亡率、支气管并发症发生率、机械通气持续时间、ICU住院天数、住院天数等次要终点方面，两者没有统计学意义上的显著差异[108]。

在一项后续研究中，将离体NMP组（50例）与SCS组（235例）进行了比较，结果显示，离体NMP组在术后72 h内3级原发性移植物功能障碍发生率较低（2% vs 9%，P=0.14），而两组术后30 d患者死亡率（4% vs 3.5%，P=1.0）和1年存活率（87% vs 86%，P=1.0）相似[109]。多伦多团队的另一项研究将使用离体NMP法保存（28例）与使用SCS法保存的DCD肺的患者（27例）进行了比较，结果显示，离体NMP组和SCS组的患者存活率相似（86% vs 92%，P=0.68），但离体NMP组患者的中位住院天数更短（18 d vs 23 d，P=0.047），机械通气时间更短（2 d vs 3 d，P=0.059）[110]。在英国Harefield团队进行的一项回顾性研究中，最初被认为不能用于移植的肺（13例）经过离体NMP后（采用多伦多团队方案），其中46%的肺（6例）被移植，术后3个月存活率为100%[111]。据报道，与瑞典（67%）和多伦多（87%）研究团队的经验相比，Harefield研究团队的经验显示从离体NMP到移植的转化率较低，为46%[111]。对英国、瑞典和多伦多研究团队的经验进行综合分析后发现，在超过65例离体NMP肺移植受者中，仅有2例在术后90 d内死亡[112]。

研究团队对最初被认为不适合用于移植的供肺实施NMP（32例），并与SCS对照组（81例）进行比较，研究发现，NMP组和SCS组的术后72 h PNF发生率（9.5% vs 8.5%，P=1）、患者30 d死亡率（3.3% vs 3.7%，P=0.69）和1年存活率（93% vs 91%，P=0.8）相似[113]。在维也纳研究团队进行的一项单中心RCT中，符合标准的供肺被随机分配到离体NMP组（39例）和SCS组（41例），研究发现，两组在PNF发生率（6% vs 20%，P=0.10）、术后需要延长ECMO支持治疗的比率（6% vs 12%，P=0.44）、30 d患者存活率（97% vs 100%，P=0.46）、插管时间、ICU住院天数，以及住院天数方面没有显著差异。此外，由于灌注过程中存在技术问题，一些符合标准的供肺也会丢失，因此，将NMP应用于所有供肺的想法并不实际[114]。在最大的多中心RCT（INSPIRE，NCT01630434）中，研究人员将离体NMP组（151例）与SCS组（169例）进行比较后发现，两组的术后30 d患者存活率（96% vs 100%）和72 h内3级原发性移植物功能障碍发生率（18% vs 30%，P=0.015）的复合终点（70% vs 79%，P=0.068）并无统计学上的显著差异，在移植术后1年患者存活率方面也差不多（89% vs 88%）[115]。

DEVELOP-UK是一项多中心（5例）观察性研究，该研究对接受离体NMP的扩大标准供肺（评估了53例，移植了18例）与标准供肺（184例）进行了比较。由于与标准组相比，离体NMP组出现极早期3级原发性移植物功能障碍的比例较高（44% vs 18%），且需要实施计划外ECMO支持治疗的比率较高（39% vs 3%）和成本增加（高出约35 000英镑），因此，该研究提前结束。研究发现，离体NMP组和标准组的术后30 d移植物存活率相似（94% vs 97%），但随

访12个月后，离体NMP组相对于标准组的患者死亡率HR为1.96（95% CI：0.83 ～ 4.67）[112]。EXPAND I（NCT01963780）[116]和II肺试验（NCT03343535）目前仍在评估离体NMP在扩大标准供肺移植中的应用，初步数据显示供肺的利用率良好[106]。尽管离体NMP被应用于最初被认为不适合移植的肺，但使用离体NMP法处理的供肺其总体临床结局似乎与SCS法相当[117-121]。

11.6　结论

在过去十年中，器官获取和保存技术发生了重大演变，以适应不断变化的供者特征。技术的飞速发展支持了器官保存技术的发展，使器官移植前的质量和功能得到了更好的保存与评估。器官保存技术的发展速度非常快，未来几年可能会在提高器官利用率和改善移植器官功能方面产生重大影响。

研究议题

从文献和对现有证据的讨论中，我们发现了几个证据不一致、不充分或不存在的主题。为了接受移植手术的患者的利益，本指南的作者建议，在可能的情况下，应通过精心设计的随机临床试验对以下领域开展研究：

1. 确定离体机械灌注的作用，并根据捐献器官的具体情况，优化灌注技术的使用。
2. 单通路原位冷灌注与双通路原位冷灌注在DCD供者器官中的作用。
3. 生前注射肝素的益处及其对DCD供者器官利用率和结局的影响。
4. 整体切除肝脏和胰腺的作用，以及对移植物功能的影响。

本章参考文献

第十一章参考文献

ℹ️ **相关资料**

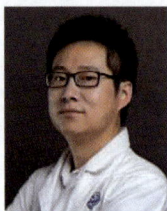

赵　杰

外科学博士，上海交通大学医学院附属仁济医院肝脏外科主治医师、器官获取组织办公室主任。中国医院协会器官获取与分配管理委员会副秘书长，中欧 KeTLOD 器官捐献与获取培训中国团讲师。2021 年度被评选为上海市优秀器官捐献协调员，带领仁济医院器官捐献团队连续 5 年取得上海市器官捐献第一名，获得上海交通大学医工交叉青年项目及上海市卫生健康委员会面上项目各 1 项，发表中英文学术论文 7 篇。

蒋继贫

医学博士，主任医师，华中科技大学同济医学院附属同济医院器官移植研究所临床部副主任、医务处 OPO 主任。中国人体健康科技促进会人体器官与组织捐献专业委员会主任委员，中华医学会器官移植学分会委员，中国医院协会器官获取与分配工作委员会常务委员，中国医疗保健国际交流促进会肾脏移植分会器官捐献协调学组委员兼秘书长，中国医疗保健国际交流促进会肝脏移植分会委员，中国器官移植发展基金会 OPO 人员职业发展与关爱专项基金专家委员会委员，湖北省心理卫生协会常务理事，湖北省医学会器官移植专业委员会委员，武汉医学会器官移植分会委员。《器官移植》杂志编委。

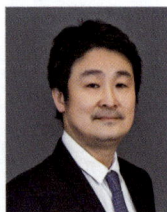

第十二章 心死亡器官捐献

12.1 引言

大多数可供移植的器官均来自脑功能不可逆丧失而导致死亡的器官供者，即DBD供者。然而，移植器官的短缺和移植需求之间的严重失衡重新燃起了人们对心跳停止死亡患者器官捐献的兴趣，即DCD（按循环系统标准判定死亡）。

1995年在荷兰马斯特里赫特举办的第一届"无心跳器官捐献"国际研讨会上，首次对DCD捐献进行了分类[1]。根据死亡前心脏停搏的情况，DCD捐献被分为四类。2013年2月在法国巴黎举办的专门会议上，对马斯特里赫特DCD供者分类标准进行了更新（表12.1），描述如下[2]：

- Ⅰ类：指心脏停搏且未进行CPR尝试而死亡的捐献。目前，该类型只适用于组织捐献。
- Ⅱ类：指心脏停搏且CPR抢救不成功而死亡的捐献。这类捐献包括两个子类别：
  ① ⅡA类：指心脏停搏发生在医院外。意识丧失时间可明确，且心脏停搏的持续时间

可预估。急救人员已对患者进行CPR尝试，但根据国际标准（美国心脏协会、欧洲复苏委员会和国际复苏联络委员会[3-5]），心脏停搏被视为不可逆转。② ⅡB类：心脏停搏发生在医院就诊的患者中（如ED、病房），其他情况与ⅡA类相似。由于高龄和（或）其他伴随疾病的存在，该类供者成功实施捐献的可能性较小。

- Ⅲ类：指有计划WLST后，发生心脏停搏而死亡的患者的捐献（LST不再符合该类患者的最佳利益）。
- Ⅳ类：指达到BD诊断标准，但突发心脏停搏而死亡的患者的捐献。在最初的马斯特里赫特分类中，此类型指的是供者BD过程进展中，由于血流动力学急剧波动诱发心脏停搏而死亡，并按照DCD程序执行捐献。该捐献类型较少见，因为适当的重症监护治疗通常能够预防此类事件的发生（详见第五章）。不过，Ⅳ类亦包括那些达到BD诊断标

表12.1 巴黎会议修订的马斯特里赫特DCD供者分类标准（2013年2月），新增第Ⅴ类（为本章新增）

马斯特里赫特分类和DCD类型	观 察 结 果
Ⅰ类：发现患者死亡（uDCD）	
ⅠA类：医院外	突发性心脏停搏，未进行CPR尝试
ⅠB类：医院内	
Ⅱ类：见证患者心脏停搏（uDCD）	
ⅡA类：医院外	不可逆的突发性心脏停搏，CPR失败
ⅡB类：医院内	
Ⅲ类：WLST（cDCD）*	有计划实施WLST后，发生可预期的心脏停搏
Ⅳ类：BD后的心脏停搏（uDCD或cDCD）	突发性或可预见的心脏停搏（在BD确诊后，器官获取前）
Ⅴ类：安乐死后的心脏停搏†	安乐死（MAID）后的可预期的心脏停搏

*这一类主要适用于决定WLST的患者。
†这一类不是马斯特里赫特分类，但有些国家的立法允许安乐死（MAID）。死亡是预料之中的，但与第Ⅲ类不同的是，死亡并不是发生在WLST之后，因此被归为附加类（即第Ⅴ类）。

准，但无法开展DBD（如家属希望在供者心跳停止时陪伴在旁，或供者身处文化上难以接受DBD的国家），按计划撤除机械通气和器官支持系统，在心脏停搏后器官捐献的患者。

Ⅱ类和Ⅲ类是最常见的DCD供者类型。在Ⅱ类中，导致供者死亡的心脏停搏发生在非监护状态下，本章使用术语uDCD来特指心脏停搏后CPR不成功，并宣告死亡者的器官捐献。同样，在Ⅲ类中，心脏停搏死亡是发生在可控的和受监护的环境下，使用术语cDCD来特指按计划实施WLST后，心脏停搏宣告死亡者的器官捐献。Ⅳ类DCD主要在中国实行，即患者被确认为BD，然后按计划实施WLST。

请注意，根据器官捐献过程中所处的不同阶段，cDCD和uDCD供者分为可能的、潜在的、合格的、实际的和已利用的这五种类型，详见2.3。

尽管DCD供者占全球器官供者的20%[6]，但迄今为止，只有少数国家开展DCD[7, 8]。法律和伦理问题、缺乏专业技术或组织能力，以及对DCD供者器官移植的预后缺乏信心[7]，是DCD开展的主要障碍。在欧洲，实施DCD的国家越来越多。目前，11个欧洲国家开展了cDCD，14个国家开展了uDCD，8个国家同时开展了这两种类型的捐献计划[7]（表12.2）。国家层面对某一种特定类型DCD的侧重，与不同国家在立法、伦理考量、EOL关怀的实施（在某些情况下，因治疗无效而实施的WLST是一种有限的惯例做法），以及院外心脏停搏救治的组织方式等方面存在的差异有关。

在比利时、加拿大和荷兰，安乐死［在加拿大被称为MAID］之后也可以进行cDCD。世界其他地区也在计划立法允许这种做法。该项活动需在医院内进行，并且必须根据国家法规或指南对安乐死的动机进行全面评估[9-11]。参与这些活动的国家需要讨论各种法律和保障问题，如患者入院、确定责任医生，以及如何并由谁进行死亡判定等。

充分发挥DCD的潜力可为进一步扩大遗体器官供者池做出重大贡献[12]。DCD的实施必须以健全的监管体系为基础，国家层面应颁布相关法律，应制定执行方案或指南，卫生行政部门负责对捐献活动和结果进行持续评估。目前，开展DCD的所有欧洲国家都有规范DCD实践的法律指导和（或）专业指导[7]。

本章概述了uDCD和cDCD流程，强调了不同流程中每个实施阶段的关键要素。

12.2　不可控型心死亡器官捐献

uDCD指的是非预期心脏停搏，且复苏不成功死亡者的捐献。虽然这种捐献类型可以大大增加潜在供者的数量[13]，但只有少数几个国家能够克服与之有关的法律、伦理和保障等方面的障碍[14]。法国、俄罗斯和西班牙在uDCD方面的经验最丰富[7]。

与DBD肾移植相比，uDCD肾移植的术后DGF和早期移植肾功能衰竭的发生率有所增加，但有报道称uDCD肾移植术后移植肾的长期存活率良好[15-20]。使用原位NRP可以改善这些结果[19-21]，体外机械灌注的作用仍有待阐明[22-24]。最新数据表明，在DCD肾移植患者中，cDCD肾移植患者术后的结局优于uDCD肾移植患者[7]。

虽然NRP的应用也为uDCD肝移植带来了可喜的结果，但这些结果仍然参差不齐。与DBD肝移植相比，uDCD肝移植存在较高的原发性移植肝功能不全、移植肝无功能和胆道并发症发生率[25-33]。uDCD肝移植也与受者术后严重的血流动力学和凝血功能异常有关，需要采取积极的管理策略，以避免灾难性后果[34]。虽然uDCD肺移植的经验仍有限，但报告的结果令人鼓舞[35-40]。

如果采用严格的选择标准，ⅡA类uDCD供者可捐献出优质器官。首先，在猝死发生前，uDCD供者多是正常生活状态下的健康个体；其次，没有ICU住院经历，因而没有院内感染的风险；最重要的是，没有经历BD和与之伴随的神经内分泌及血流动力学的剧变过程，而这些剧变会对器官产生不良影响（详见第五章）。相反，uDCD供者所固有的热缺血危害；在uDCD过程中，往往无法在短时间内获得供者的详细病史，对捐献安全性的评估提出了严峻的挑战。在这种情况下，捐献流程的安排不仅要尽量缩短WIT及其对捐献器官活力的影响，还要尽最大可能确保捐献器官的安全性[41]。

uDCD（尤其是ⅡA类uDCD）流程的关键步骤如图12.1所示，并在下文进行了总结[15]。从技术上讲，ⅡB类流程与ⅡA类流程相同，只是没有院外阶段和供者转运步骤。图12.2补充概述了WIT和CIT的限度。

表12.2　2008～2016年欧洲国家的器官捐献和移植活动 [7]

国家	DCD 供者数			DCD 供者占遗体供者总数的百分比/%	用于移植的 DCD 供者器官数					
	uDCD	cDCD	DCD 供者数		肾	肝	肺	胰腺	心	合计
奥地利	14	20	34	1.9	63	5	4	0	0	72
比利时	16	633	649	23.7	870	440	326	37	0	1 673
捷克共和国	—	23	23	1.2	40	1	0	0	0	41
法国	457	62	519	3.5	716	48	0	0	0	764
爱尔兰	—	21	21	3.0	42	0	3	0	0	45
以色列	8	—	8	1.2	11	0	0	0	0	11
意大利	29	9	38	0.3	45	14	4	0	0	63
拉脱维亚	115	—	115	37.6	71	0	0	0	0	71
立陶宛	2	—	2	0.5	3	0	0	0	0	3
荷兰	47	1 048	1 095	49.1	1 785	336	418	29	0	2 568
挪威	—	10	10	1.0	18	4	0	0	0	22
波兰	10	—	10	0.2	18	0	0	0	0	18
葡萄牙	10	—	10	0.4	12	0	0	0	0	12
俄罗斯	1 280	—	1 280	32.1	2 171	0	0	0	0	2 171
西班牙	997	757	1 754	11.5	2 348	339	164	3	0	2 854
瑞士	1	70	71	7.3	96	45	21	3	0	165
英国	3	4 060	4 063	39.1	6 630	1 268	441	401	32	8 772
合计	2 989	6 713	9 702	12.7	14 939	2 500	1 381	473	32	19 325

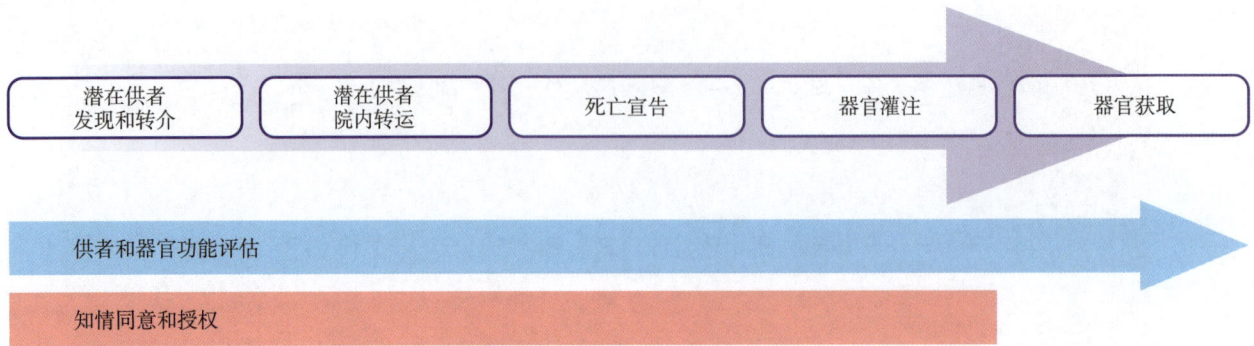

图 12.1 uDCD 流程的关键步骤

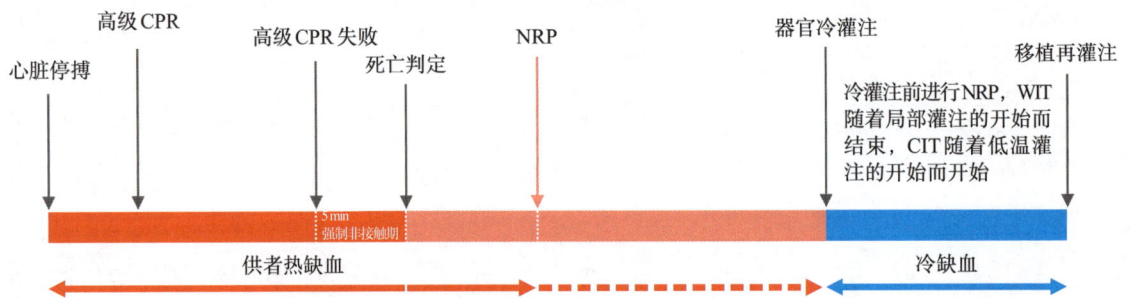

图 12.2 uDCD 流程（规定了 WIT 和 CIT 的限度）
注：5 min 是最常采用的强制非接触时间，但在某些司法管辖区可能有所不同

12.2.1 潜在供者的发现与转介

在决定停止 CPR 或高级生命支持复苏技术［如体外生命支持（ECLS）治疗，又称 ECMO］与考虑患者是否适合作为潜在 uDCD 供者之间，不得存在利益冲突[42]。整合 ECLS 治疗与 uDCD 的计划，有助于将不符合 ECLS 治疗条件的患者转介至 uDCD 路径[43]。

潜在的 uDCD 供者是指心脏停搏时间明确，且按照国际标准已经实施高级 CPR 但不成功的患者，包括新型高级 CPR 技术[3-5, 42]。潜在的 uDCD 供者除了应符合与 DBD 供者相似的医学适用标准之外，还需要满足一些特定的选择标准（表 12.3），而且从心脏停搏到启动器官原位保存之间的时间（习惯上被称为总 WIT）也有限制（图 12.2）。

当发现有人突然在街上或家中猝死，打完急救电话之后，应按以下顺序处理：

1）对心脏停搏进行评估，并启动高级 CPR 措施，其唯一目的是挽救患者的生命。

2）根据目击者的叙述，记录心脏停搏的时间。

3）根据美国心脏协会、欧洲复苏委员会和国际复苏联络委员会的现行指南与国家/地区立法，在对

非体温过低的患者至少实施高级 CPR 措施 30 min 后，若自主循环仍未恢复，则可认为复苏尝试未成功，然后可根据表 12.3 中 uDCD 供者的一般及特定选择标准，评估该患者是否可以成为潜在的 uDCD 供者。

表 12.3 uDCD 供者的一般及特定选择标准

在目击供者意识丧失或心脏停搏后，应在 15 min 内开始高级 CPR［部分移植方案（肾脏捐献）允许在最多 30 min 内开始高级 CPR］
年龄为 18～60 岁（部分移植方案接受 60 岁以上的供者）
已知供者死因（或疑似死因）。潜在供者若死因可疑，可能干扰司法调查，依然能够考虑进行器官捐献（在征询主管司法机关的意见，并征得其同意后）
胸部或腹部无创伤性出血
体表外观无异常（有高风险体征，如药物成瘾者不应被选为潜在供者）
从心脏停搏到开始器官原位灌注之间的时间应小于 150 min

4）在一些国家（如西班牙和法国），可将 CPR 失败而死亡的院外心脏停搏患者转移到医院内，其

目的是将器官捐献纳入患者的 EOL 关怀程序中。这种情况下，潜在供者将继续保持机械通气和心脏按压，但不进行补液或药物治疗。由参与 CPR 的医务人员负责联系捐献接收医院，通知其潜在供者的具体情况和预计送达时间。而接收医院一旦接到通知后，应立即启动 uDCD 程序，并做好接收潜在供者和器官获取的准备。

5）在其他国家（如荷兰），只有当患者被送至医院，并在医院内明确心跳停止的不可逆性时，才考虑启动 uDCD 程序。

有关 uDCD 供者识别的更多详情，请参阅第二章。

12.2.2 供者转运

将心脏停搏死亡患者以器官捐献为目的的医院内转运，应由急救医疗中心转运至医院。uDCD 潜在供者将被置于具备重症监护条件的救护车上，保留输液通道但不使用任何药物治疗（不使用血管活性药物、肾上腺素、抗心律失常药物）。一旦根据现行国际复苏指南宣告心脏停搏不可逆，且没有必要使用体外 WLST，则任何形式的 LST 都将被视为无效。维持心脏按压和机械通气以确保器官的活力，直到送达目标医院，并开始器官冷灌注和获取手术。

转运过程中，无论人工或使用机械装置进行胸外心脏按压都是允许的。虽然没有证据表明使用机械装置可提高器官存活率，但机械胸外按压的质量已被证明优于徒手胸外按压[38]。

为达到快速转运供者的目的，必要时院外急救中心可在供者转运的过程中，寻求警方或其他机构的帮助。

为保存 uDCD 供者的器官，最好能提供有关这些急救操作质量的完整信息。有条件下，记录呼气末二氧化碳值、转运初始和过程中的 pH、乳酸值等。这些数据将有助于移植团队评估器官保存措施和器官质量。

12.2.3 死亡判定

现有的 uDCD 计划将两个先决条件作为死亡判定的基础：一个是已充分实施符合国际标准的高级 CPR（包括至少 30 min 的高级 CPR）；另一个是自主循环停止（ECG 显示无电活动，超声心动图显示无主动脉血流或无脉搏）的最短观察时间。各国观察时间不尽相同，但临床实践建议中最常见的时间间隔为 5 min。侧重于 uDCD 的国家其死亡判定标准不同于侧重于 cDCD 的国家所制定的标准。后者在进行死亡诊断时，使用的术语是"永久性循环停止（不会恢复）"，而不是"不可逆转的循环停止（无法恢复）"[44-47]。两者的区别在于，在 uDCD 中，CPR 已经实施但不成功；而在 cDCD 中，LST 已停止。国际上对这些不同的死亡判定方法进行了讨论[48-51]。

死亡的判定应由不属于器官获取或移植团队的专业人员进行确认。在实践中，通常由负责接收院外 CPR 转送患者的急诊团队来完成。因此，即使 CPR 在户外被认为不成功，死亡也是在医院里进行判定的。

12.2.4 器官灌注和获取

确认患者死亡后，各国在维持器官存活能力的方法上各不相同。在部分国家，医疗团队会重新开始心脏按压和机械通气，直到供者被转移到手术室，手术团队会制定明确的器官原位保存策略。而在另一些国家，则不允许恢复心脏按压和机械通气[14, 20, 41]。如果在确认供者死亡后重新开始心脏按压和机械通气，还建议在启动器官原位保存策略之前，给予 500 IU/kg 的肝素钠静脉推注。其他抗凝策略正在探索，但目前尚无数据支持其益处。

12.2.4.1 腹腔器官灌注方法

在 uDCD 中，有两种不同的腹腔器官原位保存策略：一种是基于 ECMO 设备对器官进行低温局部灌注（HRP）或 NRP；另一种是对器官进行原位降温。下文将对这两种方法进行介绍。

12.2.4.1.1 HRP 或 NRP

这种通过膜肺氧合技术，建立股骨-股骨旁路体外循环的方法包括以下过程（图 12.3）：

1）对单侧股静脉和股动脉进行置管，以连接体外循环系统（包括膜氧合器和温度交换器）。

2）经对侧股动脉将主动脉内球囊导管置于降胸主动脉内。

3）股动静脉置管结束前，在体外循环泵中同时注入预充液和预用药。

4）影像学检查确认导管的正确位置后，在建立 HRP 或 NRP 之前，对主动脉内球囊进行充气。

根据现有经验，HRP 或 NRP 的最长持续时间为

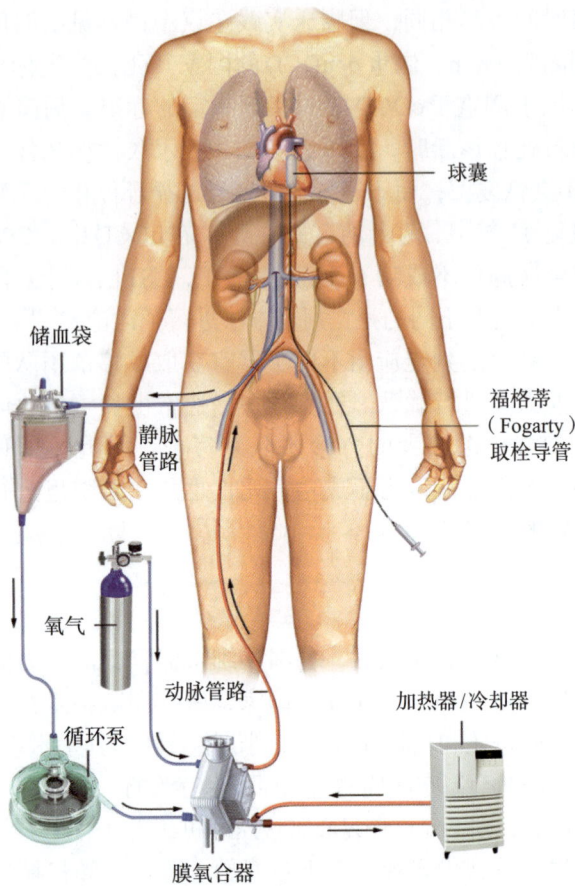

图 12.3　HRP 或 NRP 示意图

（标注）球囊、储血袋、静脉管路、福格蒂（Fogarty）取栓导管、氧气、动脉管路、加热器/冷却器、循环泵、膜氧合器

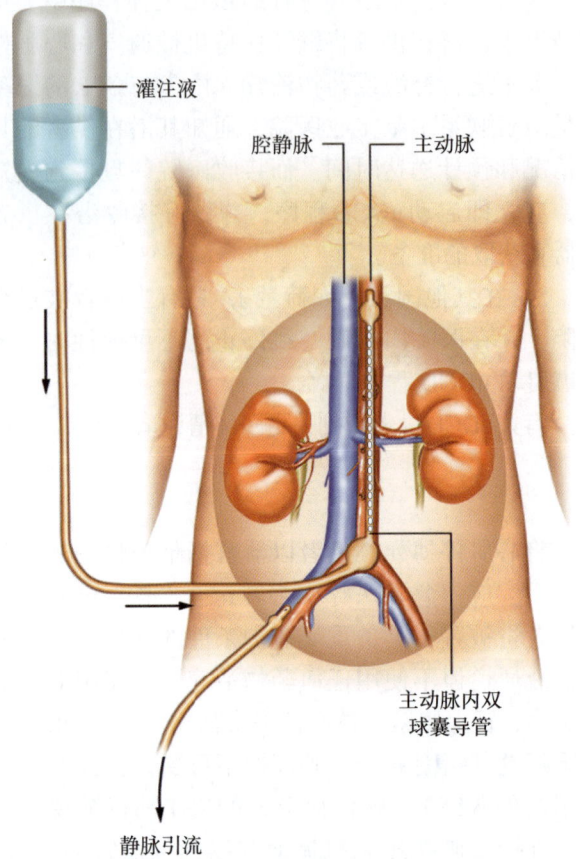

图 12.4　双球囊导管原位肾脏冷灌注示意图

（标注）灌注液、腔静脉、主动脉、主动脉内双球囊导管、静脉引流

240 min。目前，实验证据也证实了这一点[52]。如果计划获取肝脏，则应建立 NRP，而不是 HRP。如果计划获取肺脏，则首选 HRP，以避免胸腔升温。采用双温灌注法（对胸腔器官进行 HRP，对腹腔器官进行 NRP）是可行的，有利于获取更多器官，但使用该方法进行肺移植和肝移植的结果信息有限[37, 53]。现有证据表明，HRP 和 NRP 均可用于肾脏的获取。

在以下情况下，应停止基于 HRP 或 NRP 的器官原位灌注策略。

1）未取得获取器官所需的同意和授权。

2）如果经过 240 min 的 HRP 或 NRP 后，仍未满足获取器官的必要条件（即同意和授权）。

12.2.4.1.2　双球囊导管原位冷灌注

该方法是在主动脉内放置一个双球囊导管，其中上球囊置于横膈膜上方（肾动脉水平上方），下球囊置于腹主动脉分叉处（图 12.4）。球囊充气后，对肾血管树进行放血，然后用 4℃保存液对肾脏进行高流量灌注。这种方法不适用于肝脏的获取，但可用

于肾脏和肺脏的获取，并能将肾脏的获取时间延长至 2 h。通过上述任何一种方法完成了肾脏和（或）肝脏灌注，就可以使用常规外科技术进行器官获取。从这一刻起，DCD 器官获取程序与 DBD 器官获取程序无异（详见第十一章）。应尽可能缩短 CIT。

uDCD 供者肾脏的原位降温保存取得了可接受的结果，但与 HRP 或 NRP 相比，发生 PNF 和 DGF 的风险有所增加，而且对于 uDCD 肝脏来说，原位降温保存被认为是一种不可接受的策略，而 NRP 被认为是至关重要的[20-22]。通过采用 NRP，以及仔细选择供者和受者，uDCD 肝脏的保存取得了可喜的结果，但不如 DBD 肝脏[26-28, 30, 54]。

法国南特和昂热的一项研究比较了 NRP 组（19 例）与 SCS 组（31 例）不同的保存手段对 II 类 uDCD 供者肾脏移植效果的影响。所有肾脏在 NRP 后都接受了至少 2 h 的 HMP。两组在 PNF 发生率，以及患者和移植物存活率方面并无差异。但是，与 SCS 组相比，NRP 组发生 DGF 的风险显著

降低（53% vs 81%，*P*=0.036），这种情况在多变量模型中持续存在（调整后的 OR=0.17，95% CI：0.03 ～ 0.87，*P*=0.034）。此外，使用 NRP 是与移植后第一年 eGFR>40 mL/（min·1.73 m^2）的可能性相关的唯一重要因素（调整后的 OR=3.68，95% CI：1.06 ～ 12.8，*P*=0.04）[17, 55]。

在俄罗斯，在长达 60 min 的无接触期开始进行亚低温（27 ～ 32℃）局部灌注（包括去白细胞和溶栓），取得了与 DBD 供者相似的肾移植结局[56]。

12.2.4.2　肺脏灌注方法

目前，已有 uDCD 肺脏获取和移植的成功经验。西班牙开发出了一种基于局部低温的特殊方法，以保存 uDCD 供肺[35, 36]。目前，双温灌注法（膈肌上方低温和膈肌下方常温）是可行的，但经验仍然有限[37, 40]，还需要进一步研究，以便同时获取腹腔和胸腔器官。肺脏灌注方法如下：

1）在启动转流泵之前，通过静脉插管将 300 mL 的静脉血收集到含肝素的储存袋中。

2）在手术室对潜在供者进行支气管镜检查，并在建立体外灌注回路及主动脉内球囊充气后，停止机械通气。

3）在双侧前胸膜腔插入两根引流管（第二肋间，MCL 处），灌注 4℃ 的保存液，直到胸膜腔被完全灌满（每侧 5 ～ 6 L），肺部塌陷。另于双侧第五肋间、腋中线处再放置两根引流管，使灌注液通过热交换器再循环，以保持肺脏较低的温度。在开始获取肺脏之前，引流管最久可留置 3 h。

4）必须放置食管温度探头，以监测胸腔温度。

通常，上述方法可使胸腔内温度稳定在 10 ～ 15℃ 之间，此温度区间可在肺获取前提供最大程度的肺功能保护。

一旦手术团队获得了同意或授权，则肺脏获取程序如下：

1）经胸腔引流管排空胸膜腔后，重启机械通气，将 FiO$_2$ 调至 1.0，PEEP 值调至 5 cmH$_2$O。由于肺部温度已下降，为避免血管受损，初始通气应设定较低的呼吸频率，潮气量应设定为 3 mL/kg；随后，略微增加潮气量。建立正常通气后，胸外科医生进行支气管镜评估，并计算呼吸机顺应性。开胸后，对肺脏进行大体评估，注意肺脏的形态和重量，然后断开气管插管与呼吸机的连接，进行塌陷试验。

在肺动脉放置灌注管并开始灌注，切开左侧心房引流血液，直到引流液清亮为止。

2）将之前抽取的静脉血经肺动脉灌注到肺脏内。在 FiO$_2$=1.0 和 PEEP 值 = 5 cmH$_2$O 的通气条件下，从双侧肺静脉（自左心耳）抽取血液样本进行肺静脉血气测定（pvO$_2$），以评估每侧肺功能情况。使用一次性食管温度探头测量胸腔内温度，对 pvO$_2$/FiO$_2$ 比值进行温度校正。

3）如果 PaO$_2$ 和 pvO$_2$ 之间的氧分压差（梯度）大于 350 mmHg，则认为该侧肺脏适用于移植。

4）uDCD 供肺获取程序与 DBD 供肺获取程序一样，采用类似的手术方法（通过胸骨正中切口进行）。

加拿大开发出一种无须局部降温，即可在 CPR 失败后 3 h 内获取肺脏的方法。该方法采用俯卧位通气，使用 CPAP 重新膨肺，并保持肺部膨胀直至取出后进行体外肺灌注，以进行进一步评估[57]。最近，意大利推出了一种用于 cDCD 的新技术，该技术可实现腹腔器官和肺脏的同步获取，而无须对肺脏进行降温[58]。

12.2.5　知情同意和授权过程

uDCD 器官获取的知情同意和授权（必要时含器官灌注）必须符合当地的法律要求和该法律框架下的临床适用性，包括现有知情同意制度的类型（详见第四章）[14]。

在实行推定同意捐献制度的国家，征询器官捐献知情同意的重点是确定潜在捐献者生前对器官捐献是否有过明确的反对意见。为此，要与亲属面谈，并查阅现有的登记系统。该法律框架有利于潜在捐献者的产生。在 uDCD 中，可在以下时间段内获得知情同意：急救中心确定心脏停搏不可逆转时，或原位器官灌注措施开始时。在获得同意之前，绝不能进行器官获取。

在实行知情同意捐献制度的国家，首先应评估该患者生前是否表达过关于器官捐献的意愿，如必须咨询国家器官捐献注册登记管理机构，以确定患者的意愿。在 uDCD 中，一旦急诊中心宣告潜在捐献者将被转运至医院，便可咨询器官捐献注册登记管理机构。如果潜在捐献者登记了反对捐献的意见，则终止捐献程序；若注册为同意器官捐献，则启动器官捐献和获取程序。若患者生前没有明确表达过捐献器官的相关意愿，而家属又不在现场，则可先进行血管置管和在体器官冷灌注处理，然后等待家属到达，并咨询其器官捐献的意愿。若家属同意器官捐献，则启动随后的器官获取程序；若家属拒绝器官捐献或在体器官冷灌注保存时间已超过2 h，则放弃器官捐献和获取。

12.2.5.1 家属沟通

在uDCD中，与家属的沟通尤其具有挑战性。虽然心脏停搏死亡较BD更容易被大众理解，但心脏停搏死亡的突发性，无论对患者家属还是医务人员，都会营造一个紧张和不安的氛围。

就患者家属而言，既要在毫无准备的情况下接受亲人已死亡的残酷现实，随后还需要他们做出是否同意亲人逝世后器官捐献的选择。因而，在与家属进行沟通的整个过程中，除了循序渐进地提供相关信息，以及适应家属的情感和其他需求之外，最重要的是保证沟通的透明度[59, 60]。

此时的家属沟通类似于危机干预过程，应立足于寻求并解决由紧张环境所引发的家属情绪反应问题。对于处在危机中的人来说，关键问题在于他觉得自己不能做出正确的抉择，而良好的情感支持可以帮助家属进行情绪管理和决策判断。必须认识到，悲痛中的家属由于痛苦和信息缺乏而丧失决策能力是家属沟通环节中所面临的最大困难。通过积极倾听和提供帮助，DC应寻求并建立和家属之间信息交流的关系，帮助家属做出明智的决定。

例如，DC必须在家属到达医院的第一时间给予陪同和帮助；为家属提供一个安静而独立的沟通环境，确保沟通环境的舒适性和保护他们的隐私；沟通中的整个信息传递过程必须是透明的，任何有关他们亲人死亡的问题都必须给予回答。一旦家属同意捐献，DC就会确定一个追踪期，在此期间，会定期追踪和照顾到供者家属的需求。

有关家属沟通的更多详情，请参阅第四章。

12.2.5.2 司法授权

uDCD器官捐献往往会遇到司法或法医调查，如交通意外、职业伤害或死亡原因不明等，DC有必要了解相关的保险赔付政策，排除可能的刑事犯罪案件。鉴于uDCD时间上的紧迫性，应当谋求建立司法或法医的预授权机制，以便在司法或法医调查完成前进行在体器官灌注和器官获取。

12.2.6 捐献评估

uDCD供者的评估和确认是根据器官捐献一般医学纳入标准、各个器官的特定评估标准（详见第六和七章）和uDCD供者的特定选择标准（表12.3）进行的。与DBD一样，uDCD供者和器官功能的评估是基于供者的既往病史与现病史、是否存在高危行为，以及体格检查和辅助检查结果。必须仔细回顾供者的病案和病历。在评估供者是否适合进行捐献时，应始终与其家属进行专门的导向式面谈。

院外急救中心可以通过几种方式协助完成供者评估。通常情况下，一旦判定患者死亡，就会采集其血液样本。然而，当潜在uDCD供者在院外发生心脏停搏并随后被转入医院后，其血液通常会被稀释。为确保提供非稀释样本用于供者评估（如血清学检查），一些地区已将uDCD程序启动后采集血液样本的要求整合到了院外急救服务规程当中。

12.2.7 特定器官评估标准（详见第七章）

12.2.7.1 肾脏评估标准

对于肾脏而言，供者的病史是评估其能否捐献的基础，肾脏病史是捐献的禁忌证（有关特定器官禁忌证的更多详情，请参阅第七章）。次要评估标准是供者送达医院时的生化测定（主要是血清肌酐值和尿素氮值）。目前，许多uDCD计划都使用体外低温无氧合脉冲式灌注机来保存肾脏。使用脉冲式灌注机保存肾脏时，如果肾脏血管阻力指数$<0.4 \text{ mmHg}/(\text{mL} \cdot \text{min} \cdot 100 \text{ g})$、血流量$>70 \text{ mL}/\text{min}$，则表明可以使用该肾脏。这一阻力指数必须与其他肾脏评估标准（包括生化、解剖学和组织学评估标准）一起考虑。

12.2.7.2 肝脏评估标准

肝脏对缺血非常敏感，是最难获取的uDCD供者器官。NRP除了有助于器官的缺血预处理，还有助于评估ALT和AST这两种肝酶的变化。ALT和AST是反映器官损伤程度的指标。西班牙的经验表明，在腹腔器官NRP期间，如果灌注泵流量$>1.7 \text{ L}/\text{min}$，同时ALT和AST水平在NRP开始时低于正常上限值的3倍，在NRP结束时低于正常上限值的4倍，则表明肝脏可以获取并成功用于移植[28]。目前，虽然已有可用于肝脏的体外灌注装置，但是至今尚无足够的证据来支持并建立该装置下评估肝脏活力的指标或监测值。器官功能的评定应基于一般和特定的选择参数，以及器官功能和组织学的宏观评估。

12.2.7.3 肺脏评估标准

首先，入院时气管插管吸引无血液和脓性分泌物，且无支气管误吸的证据。胸片清晰，无肿块或浸润。基于气体交换的肺功能评定已在12.2.4.2中概述。目前已有肺脏的体外灌注设备，可用于评估肺脏的氧合能力和满足较长CIT的需要。

除上述器官外，在uDCD中目前尚没有其他器官的移植经验，但有必要将组织捐献纳入uDCD中并作特别考虑。

12.3 可控型心死亡器官捐献

cDCD是指已确定并证实继续进行有创性器官支持治疗已不再符合危重患者的最佳利益，也不符合患者的个人优先选择和价值观，在实施计划性WLST后，患者发生心脏停搏而宣告死亡并进行器官捐献[61]。与uDCD不同的是，cDCD供者的心脏停搏是预计会发生且在意料之中的，这使得捐献程序可以有计划地进行。需要注意的是，在组织和安排cDCD过程时，患者仍然活着。因而，必须在专业机构和立法的支持下制定明确和健全的政策，以实现在满足患者EOL关怀及姑息治疗需求的基础上将WIT最小化。cDCD实践中的难点不仅在于要识别出适合作为潜在供者的患者，还在于必须支持和维护悲痛中的家属与社会大众所给予的信任，以及决定如何以一种专业上、伦理上和法律上均可接受的方式，将热缺血造成的不良影响降至最低。

在已开展cDCD的国家中，cDCD供者已成为器官移植中越来越重要的器官来源[7]（表12.2、图1.1）。cDCD的发展潜力因国家而异，最大的决定因素是危重患者中做出支持WLST决策的频率。21世纪初进行的Ethicus研究强调了欧洲各国在EOL关怀实践方面的差异，荷兰和英国等北欧国家做出实施WLST的决策频率是意大利和西班牙等南欧国家的近3倍[62]。研究还发现，这些南欧国家的BD发生率是北欧国家的近4倍。最近，Ethicus研究再次开展。尽管欧洲各地区在EOL关怀实践方面仍存在差异，但停止和撤销LST的情况似乎越来越频繁，包括在南欧国家[63]。

对捐献行为产生影响的不仅有实施WLST决策的频率，还有患者入住ICU后做出实施WLST决策的时间。人们普遍认为，DBD是遗体器官捐献的首选路径，因为与cDCD供者相比，DBD供者可以捐献更多的器官用于移植，包括更多的心胸器官[7]。实施WLST意味着一些DBI患者的病情将不会恶化至BD，从而排除了DBD的可能性，虽然DBD供者并没有因为采用cDCD方案而流失[64]。然而，一项研究估计，如果WLST再延迟36 h实施，则有30%的实际cDCD供者有可能发展为BD并进行DBD捐献[65]。这也凸显了在适当的法律和伦理框架内改变EOL关怀的做法有可能改善器官捐献。部分国家试图通过采用DBI路径来延迟实施WLST，这为采用这种路径进入ICU的31%患者留出了发展至BD的时间[66]。这样做的好处是增加了器官供者的总数和提高了DBD供者的比例[66]，并有可能增加遗体器官供者的总数[12]。

在奥地利、澳大利亚、法国、加拿大、比利时、荷兰、西班牙、英国和美国等国家，cDCD已成为越来越重要的移植器官来源。例如，2011～2018年间，英国每年实际的DCD供者人数从405例增加到了636例[67]，法国在过去5年中使用了409例cDCD供者的器官用于移植。2019年，在荷兰，59%的遗体器官供者是cDCD供者；在西班牙，cDCD供者占2019年遗体器官供者总数的32%；在奥地利，DCD供者人数从2017年到2019年增加了2倍。

由于热缺血和冷缺血的客观存在，从cDCD供者中获取的器官是否在质量上等同于DBD供者是一个关键问题。DGF在cDCD移植肾中更为常见，但就长期存活率和肾功能而言，其结果与DBD供肾相似[68, 69]。此外，英国最近的一项登记研究表明，扩大标准的cDCD肾移植与扩大标准的DBD肾移植在结果上大致相似[70]。通过缩短供肾的CIT[71]，以及使用NRP进行供肾原位灌注或对供肾进行体外机械灌注[20]，可降低cDCD肾移植后的DGF发生率。对11 102例DCD肾移植的泛欧数据显示，cDCD肾移植结局比uDCD供肾更好。cDCD肾移植受者的PNF发生率为2.8%，DGF发生率为30.7%，1年移植物存活率为90.1%，而uDCD肾移植受者的PNF发生率、DGF发生率和1年移植物存活率分别为7.4%、52.6%和88.1%[7]。

cDCD肝移植结局也被认为是可以接受的，受者的3年存活率为63%，而DBD肝移植受者的3年存活率为72%。然而，根据英国NHSBT数据，在移植后第一年，10%～15%的cDCD肝移植发生移植物失功（患者死亡或重新被列入移植等待名单）。事实上，大量数据已确定DCD是肝移植后移植物失功的独立风险因素[72-74]。在接受cDCD供肝的受者中，原发性移植物功能障碍的发生率增至4%，而接受DBD供者肝脏的受者中，原发性移植物功能障碍的发生率仅为0.8%。使用cDCD肝脏的主要问题是胆道并发症的发生率明显较高，尤其是ITBL，这与较长的WIT有关[75-79]，其中许多患者需再次接受移植。比利时和荷兰对cDCD肝移植的长期随访也显示了类似的结果。在一项对欧洲126例cDCD肝移植数据进行的早期分析中，cDCD供肝的存活率低于DBD供肝，不过移植物存活率曲线在10年后似乎趋于一致。尽管cDCD肝移植受者再次移植的风险较高，但患者存活率差不多[80]。这可能是由于DCD肝移植的供者和受者的选择标准严格，以及为减少这些并发症和优化移植结局而对其他风险因素给予了重视。最近在西班牙和英国进行的两项大型多中心研究显示，使用原位NRP可减少cDCD肝移植后的移植物失功、胆道并发症和ITBL[81-83]。肝脏的体外HMP[84]或NMP[85, 86]在减轻IRI方面也显示出非常好的效果，短期结局似乎与DBD肝脏的结局相似。

虽然DCD是胰腺移植后结局不佳的独立风险因素[87]，但如果其他风险因素保持在较低水平，移植结果也会很好。英国一项关于cDCD和DBD供者胰腺移植的短期比较研究结果显示，cDCD和DBD供者胰腺移植后1年的移植物存活率和受者存活率相似；如果进行胰肾联合移植，则cDCD队列胰腺的移植后存活率明显更高[87]，该研究结果与OPTN/

UNOS注册中心发布的数据相似[88]。最近的一项荟萃分析也显示，cDCD和DBD胰腺移植的移植物和患者存活率相当[89]。

尽管从理论上讲，cDCD肺移植有其优势，因为它们没有遭受到BD前与脑干疝伴发的交感神经风暴及其所造成的有害心肺效应的影响（详见第五章）。不断积累的动物和人类数据表明，这种情况在治疗停止期间仍然会发生[90]。但是，只要使用空氧混合气体保持肺部膨胀，肺脏似乎比其他器官更能耐受热缺血[91]。同时，使用体外肺灌注技术可进一步减轻热缺血和冷缺血带来的不良后果。事实上，美国的初步研究结果表明，cDCD肺移植受者的存活率高于DBD肺移植受者，2年存活率分别为87%和69%[92]。不过，两者在供者和受者选择标准，以及手术方法上的差异可能会影响移植结局的对比。最近，一项来自北美、欧洲和澳大利亚22个中心的大型登记研究报告了11 516例肺移植的结局，其中1 090例为DCD供肺（94%为cDCD）。多变量分析显示DBD肺移植受者与cDCD肺移植受者的5年存活率并无差异[93]。联合获取cDCD供者的肺和肝脏、使用NRP技术获取腹腔器官，以及采用降温和快速获取方法取肺已被安全、成功地应用[94]。

最近，澳大利亚[95]、英国[96]和比利时[97]已成功移植了cDCD供者捐献的心脏。在中短期随访中，采用DPP法、TA-NRP技术和（或）体外NMP法进行cDCD心脏移植的结果与DBD心脏移植结果相当。截至2019年3月，在全球范围内，英国共开展了90例cDCD心脏移植（NHSBT数据）、澳大利亚30例[98]、比利时2例[97]、美国科罗拉多州5例小儿cDCD心脏移植。我们热切期待这一令人鼓舞的举措取得长期成果。

图12.5概述了cDCD流程的关键步骤[99]。图12.6

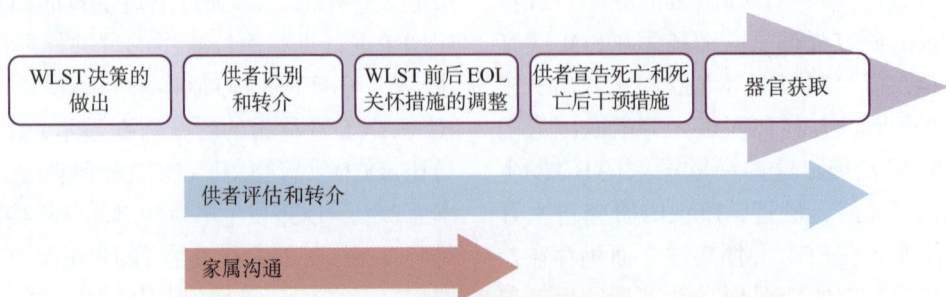

图12.5　cDCD流程的关键步骤

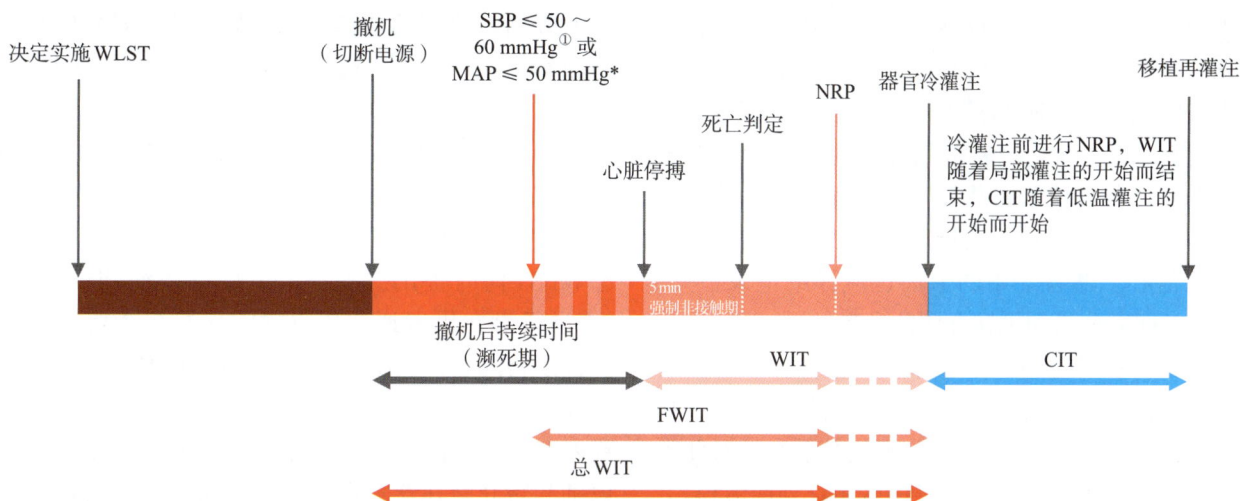

图12.6　cDCD流程（规定了WIT和CIT限度）

注：SBP，收缩压（systolic blood pressure）；5 min是最常采用的强制非接触时间，但欧洲各国采用的非接触时间可能从 5～30 min 不等[7]

* FWIT的起始临界值尚未达成普遍共识。目前，该值大多在收缩压或MAP的显示值范围内，但理想的测量值尚未确定

显示了cDCD流程中从决定实施WLST到移植再灌注的各个步骤。

12.3.1　撤除生命支持治疗

WLST的决定应始终建立在国家有关EOL关怀治疗指导原则的基础上。这一切都基于一项基本原则，即WLST的决定必须符合患者的最佳利益，同时决定的做出与随后的器官捐献并无内在关联。器官捐献与获取小组的任何成员都不得参与这一决策。例如，英国的成功做法是，无论何时做出实施WLST的决定，尤其是在可能进行cDCD的情况下，须由两名资深医生独立核实，并在病历中记录进一步的积极治疗不再符合患者的最佳利益[100]。即使并不存在任何利益冲突，在国家层面的EOL关怀指导原则中将器官捐献纳入并视为EOL关怀的常规部分[101]，将有助于减少对利益冲突的看法。该指南还应向执业医师明确指出，他们有义务遵循国家规范，识别出潜在的器官供者并将其转介给DC。

医院应在国家指导原则基础上，制定相应的EOL关怀治疗程序或流程。所有EOL关怀决定的做出均需遵从该程序或流程，尤其是在开展DCD的医院更应保持该程序的一致性和透明性。这些规程不仅应阐明如何做出终止治疗的决策，还应就如何管理治疗撤除提供实际指导，尤其是在气道管理，以及镇静和镇痛药物的使用方面。虽然在这些问题上，各医院目前的重症监护惯例可能存在差异，但EOL关怀的做法（如拔管）可以更好地服务于捐献器官的患者的利益，使器官捐献更有可能实现，并且重要的是，不会对患者或其亲属造成实际伤害[102]。移植团队不得就如何撤除治疗提出建议。

如果家属同意捐献，必须延迟实施WLST，直到器官获取团队在手术室准备就绪。负责器官分配和获取的人员应尽其所能缩短延迟实施WLST的时间，同时综合考虑患者及其家属此时的需求和实施WLST的地点。在综合手术室里实施WLST，可避免在供者逝世后将其从ICU转移到手术室的过程，从而缩短WIT，且对cDCD心脏获取至关重要[102]。这种做法不会影响EOL关怀服务，选择在手术室实施WLST的单位应确保由经过适当培训的专业医护人员提供连续性的EOL关怀服务，而不是由缺乏经验的手术室医护人员，以满足供者家庭、朋友和供者在宗教或精神上的需要[103]。

本着死亡后器官捐献的基本原则和减轻WIT的影响，cDCD仅限于WLST后短时间内心跳呼吸停止

译者注：① 此处原著表达不规范，但尊重原著，未做修改。

并宣告死亡的供者，这个时间限制通常在 2～4 h。虽然 84%～90% 的 cDCD 供者会在实施 WLST 后 2 h 内死亡[104, 105]，但只要 FWIT 在可接受的情况下，实施 WLST 后死亡时间超过 4 h 的供者的肾脏也可以被成功获取[106]。登记表范例详见附录二十三和附录二十四。器官获取团队需要按照国家统一的标准开展工作，避免不必要的器官弃用，同时维护转介单位的信心。器官弃用的原因也应详细记录在案，以便进行回顾分析和供转介团队参考。

对于 WLST 至心跳呼吸停止而宣告死亡之间的时间超过允许范围而最终放弃器官捐献的供者（特别是在 ICU 外实施 WLST 时），医院必须有针对此类患者如何落实连续性 EOL 关怀的既定计划或流程。

12.3.2　接受体外生命支持治疗的患者

ECLS 治疗的应用越来越多，尤其是在难治性心脏停搏的治疗上，越来越多的 ICU 或急诊患者将接受 ECLS 治疗作为持续治疗的一部分。在这种情况下，患者需停止接受机械通气，并开始接受 ECLS 治疗。对于无法存活的患者，要么发展为 BD，要么需决定是否实施 WLST。在这些情况下，遵循上述国家及地方指南实施计划性 WLST 且预计会出现死亡，因此，可将这类供者归类为马斯特里赫特Ⅲ类 DCD 供者。唯一的额外步骤是停止 ECLS 治疗，并以常规方式确认死亡。如果患者是潜在的 cDCD 供者，则应保留 ECLS 动静脉插管，以便在确认死亡并采取措施排除脑灌注后，迅速启动 HRP 或 NRP（如果需要的话）。

12.3.3　识别潜在供者

任何做出 WLST 决定的危重患者都应被视为 cDCD 潜在供者（详见第二章）。类似 DBD 供者，大多数 cDCD 潜在供者均存在着急性严重脑损伤，但 cDCD 供者发生缺氧性脑损伤的比例更高。在将此类患者确定为潜在的 cDCD 供者时，重要的是，要评估在维持患者心肺功能稳定和延迟实施 WLST 的情况下，该患者是否会进一步发展为 BD。如果 BD 有可能在短时间内发生，则应考虑维持 LST，以便能够根据神经系统标准判定死亡[62, 107]。尽管大多数实际的 cDCD 供者死于急性脑损伤，但西班牙和英国的数据表明，4%～15% 的 cDCD 供者死于其他疾病，如终末期呼吸衰竭或神经肌肉疾病[22]。

应制定明确的如何识别和转介潜在 cDCD 供者的操作指南，例如，哪些患者可以成为潜在供者、何时应转介该潜在供者的相关信息，以及如何进行供者器官功能的维护（尤其在初始捐献评估期间）等。该指南应确保临床医生在进行识别和转介时，不会感到存在潜在的利益冲突。理想的情况是，无论 WLST 何时提出，医务人员应立即通知 DC，为 DC 进行潜在供者评估赢得时间，并有计划地开展供者家属沟通，从而避免因捐献而延误实施 WLST，并缓解由此对供者家属造成的压力。有关如何在实践中实现这一目标，可参阅英国 NHSBT 关于《及时识别和转介潜在器官供者：最佳做法实施策略》的文件[108]，详见第二章。

开发一种准确可靠的预测评分系统，评估实施 WLST 后患者是否会在符合 cDCD 判定标准的时间段内死亡的可能性，将有助于降低 cDCD 的放弃率、避免家属陷入痛苦、提高器官获取团队的工作效率，并减轻重症监护服务的负担。个别捐献医院和移植中心在决定转介或接受个别潜在 cDCD 供者时，选择使用威斯康星大学和 UNOS 评分[109, 110]等系统。然而，目前还无法通过这些系统可靠地识别出会在实施 WLST 后 2 h 内死亡的潜在 cDCD 供者[111]。因此，中心可能会选择对每一位潜在供者启动捐献程序。

12.3.4　知情同意和授权

在 ICU 或 ED 接受治疗的潜在 cDCD 捐献者通常无自主决策能力。在极少数情况下，如刚撤除机械通气支持的终末期神经肌肉疾病或呼吸衰竭患者，或在安乐死后进行 cDCD，医务人员有可能直接与患者讨论捐献事宜而获得本人同意。在大多数情况下，患者逝世后器官捐献的讨论是在医务人员与患者亲属之间进行的。国家 EOL 关怀指南应明确指出，如果患者濒临死亡而其意见无法确定，医务人员应与其亲属探讨患者生前是否表达过任何有关器官或组织捐献的意见和（或）捐献是否符合其道德价值观。与潜在 cDCD 捐献者家属面谈可分三个阶段进行（图 12.7）[112]。

首先，与潜在捐献者家属接触前，DC 应先咨询患者主管医护人员、了解患者基本情况和做好与

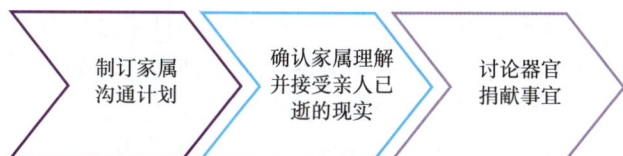

图12.7　与潜在cDCD捐献者家属面谈的三个不同阶段
资料来源：2013年NHSBT；与潜在器官捐献者的家属面谈；最佳实践指南[112]

患者家属的沟通前准备，如掌握患者病情、识别关键家庭成员、了解患者家庭当前存在的主要问题、寻找患者事先同意捐献器官的证据（如核实患者的捐献登记信息）、拟定家属沟通的时间地点和参与人员等。其次，器官捐献的家属沟通只能在临床医师确认家属理解并接受WLST的原因和此后死亡的不可避免性之后，方可进行。为确保这一点，有关WLST的谈话应与器官捐献的沟通分开。这将有助于减轻患者家属就决定WLST和随后的捐献器官之间存在任何利益关联的不良感受。然而，在实践中并不总是能够将有关WLST的讨论与有关捐献的讨论完全分开，尤其是当患者家属首先提出捐献器官的需求时。

捐献沟通应放在最后一个阶段进行，最好由在器官捐献方面经验丰富且接受过家属沟通方面培训的人员（通常是DC[113]）负责。DC负责与家属进行器官捐献选择的讨论、提供知识和专业技能、识别可变因素、扭转误解、为家属提供情感支持及陪伴。DC还负责收集任何可用于评估该患者器官捐献适宜性的有用信息，并与家属商量是否可以接受某些在患者生前和（或）死后进行的干预手段[114]，更多详情请参阅第四章。

12.3.5　撤除治疗前后的护理

只有对患者在实施WLST之前和之后所接受的治疗措施进行调整，才有可能实现cDCD。EOL关怀措施的调整必须以患者的最佳利益为出发点，并符合国家、法律和专业准则。任何以促进cDCD实现而调整常规EOL关怀措施的做法，实际上都是一种生前干预，且大多数都是为了减少器官的冷热缺血损伤，而各国对于可接受的调整存在差异[115]。

就伦理和法律而言，如果生前干预有助于实现患者的捐献意愿，并且对患者或其亲属造成的潜在伤害或痛苦在可控范围内，则在出于患者最佳利益

的考虑下，这种生前干预是合理的[116, 117]。一般来说，某项干预措施能改善捐献或移植结局的证据越充分，造成危害的风险越小，就越容易被接受。反之，如果干预措施改善捐献或移植结局的证据不足，且造成危害的概率较大，则不太可能被认为是合理的[117]。在评估时，患者亲属的意见也很重要。每个国家都需要确立明确的法律和（或）专业指南，说明哪些生前干预措施是可以接受的，哪些干预措施是必须在获得家属明确的知情同意后方可实施的。同时，指南应具体说明DC在cDCD中的作用。在DBD中，DC在供者管理和器官功能维护过程中发挥着重要作用，但与DBD不同，DC不能参与到潜在cDCD供者管理中，否则将存在严重的伦理冲突风险。因此，多数指南不允许DC参与到潜在cDCD供者的治疗或WLST过程中。

供者宣告死亡后，在获取手术之前或期间应迅速采取进一步的干预措施，以缩短缺血时间或达到移植前器官功能最佳化的目的。需注意的是，cDCD规程中某些干预措施可能存在潜在风险（例如，使用氧合血灌注保存器官可能会导致脑灌注恢复）。大多数cDCD规程允许在确认患者死亡后（有证据表明患者持续无循环和呼吸功能的建议时间之后），立即进行器官获取手术，并使用低温晶体或胶体溶液进行器官灌注。在取出器官前，采用NRP程序可将氧合血再循环至胸腹腔器官，从而减轻可移植器官的热缺血损伤。该方法在确认供者死亡后重新恢复其含氧血液循环，并以主动脉夹闭或主动脉内球囊阻断的方式阻断了含氧血对脑循环的影响[117-121]。cDCD肺脏的获取需要在确认供者死亡后重新进行气管插管和机械通气，这些干预措施同样应考虑对脑循环恢复的可能性，以及如何预防这种可能性的发生。

12.3.6　死亡判定

所有类型的逝世后器官捐献都必须遵循供者已死亡的这一基本准则，即器官捐献与获取不能成为导致供者死亡的原因。各国就供者心跳呼吸停止并持续多长时间后方可宣布死亡，仍然存有广泛的争议。欧洲各国规定的5～30 min无接触期就突出说明了这一点[7]。为使DCD与移植能够取得成功，需要在供者心跳呼吸停止后最短的时间

内进行器官获取，从而将器官热缺血损伤最小化。心脏呼吸停止作为死亡标准已经被几个世纪的医生广泛使用，并为公众很好地理解和接受。然而，伴随DCD的深入开展，在其实施过程中出现了供者心跳自主恢复的相关报道。这就迫切需要建立一个在科学、伦理和专业上都可接受的死亡判定标准，以便能在有限的时间内做出准确的死亡判定。因而，在实施DCD的任何国家或地区，都必须建立法律或专业上权威的实施指导原则。

越来越多的国际共识认为，心肺功能持续停止至少5 min后即可确认死亡（随后方可开始器官灌注及获取），因为该时间段后循环自主恢复的可能性几乎为零[122]。如果患者在这5 min内出现任何循环或呼吸活动，则应在下一个心跳呼吸停止的时间点重新开始计时。在极少数情况下，必须通过动脉管路无搏动性血流，或通过经食管超声心动图检查确认无血液流经主动脉瓣，来证实患者的循环停止。这种情况下触诊脉搏是不够的，如果仅使用ECG来评定循环停止，则必须观察心脏停搏至少5 min。此外，死亡的判定必须由不参与器官获取或移植的有经验的临床医生完成。

5 min强制非接触期是基于循环"永久"停止的概念，即不存在循环自主恢复的可能，而不是"不可逆性"的概念，后者更具可变性且取决于现有技术[46]。人类的所有死亡都可被视为BD。循环停止后，大脑功能很快就会丧失。因此，循环停

止可以简单地被看作是一种预示，一旦错过了自主复苏的时间，所有脑功能就会永久性丧失。如果不采取任何能够恢复脑灌注的干预措施，那么同一时间点将标志着所有脑功能不可逆转地丧失[123]。因此，患者循环停止5 min后判定其死亡的条件是，在宣告患者死亡后，不会重新开始实施CPR，或采取可能恢复脑灌注的干预措施（图12.8）。这种情况并不妨碍器官再灌注技术的应用，因为这些技术是在切断脑循环后使用的。最近有报道称，在坚持死亡宣告永久性原则的同时，可对胸腹腔器官进行原位NRP[121]。

在死亡判定、器官灌注及获取的过程中，必须确保尊重供者及其家属。在每一个步骤中，都必须维护他们的隐私和尊严，并尽可能尊重供者的EOL愿望及其家属的心愿。所有相关人员都应努力在规定的时间内提供个性化的措施。

12.3.7 器官灌注及获取

12.3.7.1 获取前的准备工作

器官获取手术团队应在实施WLST前到达捐献医院。抵达后，主刀医生应与DC核对相关文件（血型、相关既往病史、病毒学资料和遗体器官捐献同意书），并确认实施WLST的时间。这样就能为离体器官工作台和手术台准备工作预留足够的时间，以便迅速实施手术。器官获取手术前应进行团队简报，尤其是需胸、腹外科团队同时工作时，以便拟定共

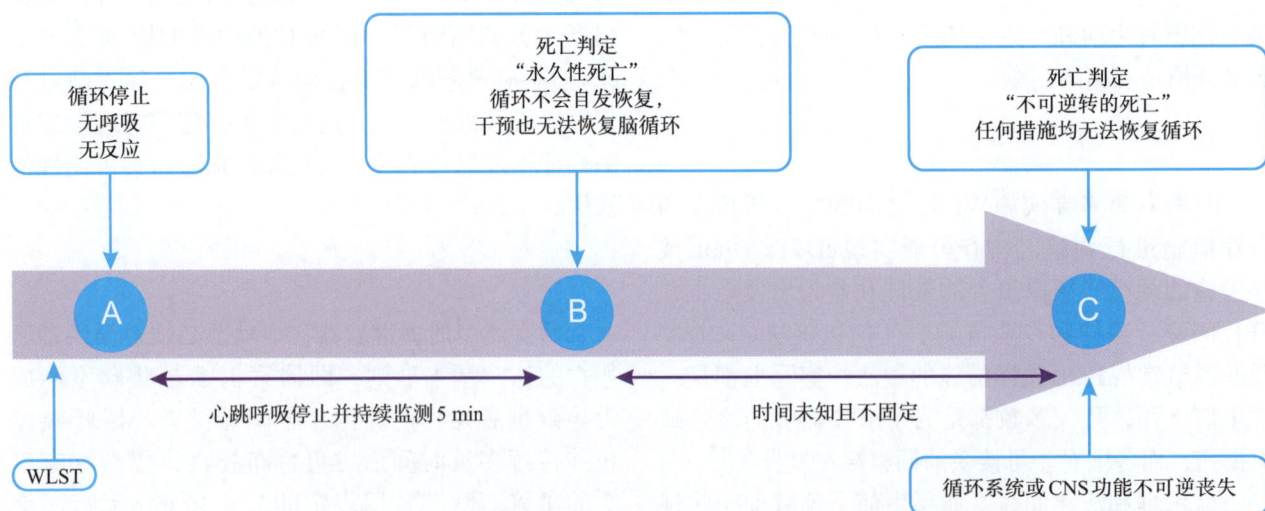

图12.8　cDCD供者的死亡判定

注：A点为心跳呼吸停止开始，B点为永久性循环停止，C点为不可逆转的循环功能丧失

同的获取策略来确保获取手术的安全实施。在实施WLST时，手术团队应在手术室做好洗手和待命的准备。

12.3.7.2　热缺血时间的定义

WIT的长短决定了cDCD器官移植的预后。WLST后的时间段定义如下（图12.6）。请注意，受者的血管吻合时间不包括在内。

1）撤机时间（濒死期）：从实施WLST到循环停止的时间。

2）心搏停止时间（第一次WIT）：从循环停止到器官原位灌注开始的时间。

3）FWIT：从器官出现显著的持续性低灌注（开始时间取决于国家指南）到器官原位灌注开始的时间[124]。

4）总WIT：撤机时间（濒死期）+ 心搏停止时间（第一次WIT）。

有关功能性热缺血（显著低灌注）起始时间的界定尚未达成普遍共识，但一般而言，欧洲认为收缩压持续下降至≤50或60 mmHg①，而美国认为收缩压下降至<80 mmHg 和（或）血氧饱和度<80%时，则FWIT已经开始[46, 125]。此外，在美国，"供者WIT"一词指的是从撤机至器官灌注的时间（总WIT），而在英国和荷兰，"供者WIT"指的是心搏停止时间（第一次WIT）。由于WIT的定义各不相同，因此，在比较文献时必须核实准确的定义。

不同器官可接受的FWIT各不相同，肝脏和心脏为30 min，胰腺和肺为60 min，肾脏可达120 min[8]。该时间上限缺乏相应的证据支持，文献报道更长的时间仍可产出可供移植的器官，尤其是肾脏[114, 126]和胰腺[127]。而在肝移植中，缺血时间（心搏停止后的WIT）每增加一分钟，移植物的存活率就会相应下降，同时胆道并发症的发生率也会显著增加[128]。因此，当心搏停止后的WIT超过25 min时，应谨慎处理[74]。这些时间的上限可能会随着NRP或体外机械灌注的应用而发生变化。

WLST开始后，DC必须通报患者的生命体征变化（血氧饱和度、脉搏和血压），并在达到特定值或时间点时通知器官获取团队。

12.3.8　器官的动态连续性评估

cDCD供者评估始于详细的病史和社会史采集，DC应从所有相关信息来源（病历，以及与主治医生、全科医生、家属等进行面谈）获取这些资料，如年龄、住院和ICU住院天数、是否使用大剂量血管加压药，以及是否存在感染等因素，这些评估要素与判断供者器官利用与否高度相关。

理想的cDCD供者可定义为年龄<50 岁、体重<100 kg、ICU入住时间短（<5 d）且 WIT<20 min的供者[46]。

cDCD与DBD的绝对禁忌证相同（详见第七章），如侵袭性或血液系统恶性肿瘤、未经治疗的全身性感染和朊病毒病。

各项生化检验结果必须在获取手术开始前得到，并与入院前或住院期间采集的其他样本进行比较（如果相关）。主刀医生必须在原位和体外工作台上评估器官灌注质量，以及器官的外观和解剖结构。与DBD评估不同，DCD评估包括循环停止前的一段时间，因而更加困难和主观，且取决于外科医生的经验。决定是否使用cDCD器官还应考虑获取因素，如WIT的持续时间（撤机时间、心搏停止时间、FWIT、从撤机至器官灌注的时间）。

NRP的另一个好处是可以对器官外观进行全面的原位宏观评估，包括小肠和胆囊黏膜的外观（两者对缺血性损伤都非常敏感）。为评估器官功能而每20 ～ 30 min进行一次生化系列分析和血气分析的结果也证实了这一点。鉴于现有数据有限，还需要进一步研究以明确哪些因素是重要的。

使用新型器官灌注法和阻断缺血灌注损伤的策略可为器官功能评估提供更多选择，尤其是在常温灌注的情况下。不过，器官评估标准还需要进一步完善和验证。

12.3.9　特定器官评估标准

一旦确定患者适合捐献器官，就需要考虑特定器官的其他评估标准。这些标准可能与供者的年龄、器官获取的相关时间要素（如濒死期持续时间、第

译者注：① 此处原著表达不规范，但尊重原著，未做修改。

一次 WIT 的持续时间、预测 CIT 的持续时间），以及原有的伴随疾病（如心血管疾病、高血压、糖尿病、肝病）等相关。

12.3.9.1　肾脏评估标准

cDCD 肾移植的绝对禁忌证是 ESRD（慢性肾病5期，eGFR<15 mL/min）、慢性肾病4期（eGFR在15～30 mL/min）、移植前肾活检发现急性肾皮质坏死[46]。

急性肾损伤（即使患者需要接受透析治疗）并不排除捐献的可能性，但与肾移植后 DGF 发生率较高相关（详见7.2.1）。

除了供者肾脏本身和获取因素外，高血压和心血管疾病等伴随疾病也可能会影响 cDCD 肾移植的预后。对于这些供者，移植前活检有助于确定哪些器官在作为单器官移植时预后不良，从而考虑进行双器官移植[129, 130]。

对于 FWIT 持续超过2 h 的肾脏，应仅限于具备体外灌注技术的中心使用，这种技术可进一步评估肾脏的存活能力[131]，但评估标准仍有待确定。体外 HMP 的应用促进了器官存活能力评估标准的发展，这些评估标准包括机械灌注流速，以及谷胱甘肽 S 转移酶、ALT、脂肪酸结合蛋白等胞内酶水平[131]。但即使是诸如机械灌注压的动力学特征、灌注液的生化分析或肾脏活检评分系统等评估标准，无论是单独还是联合应用，其在预测供者肾脏弃用与否的方面仍需进一步研究[132]。

12.3.9.2　肝脏评估标准

cDCD 供者肝脏的绝对禁忌证包括终末期肝病、急性肝功能衰竭（病毒性或药物性肝功能衰竭）、无法恢复的急性肝损伤。评估 cDCD 肝脏时应考虑以下特定因素：

1）供者年龄：尽管年龄较大的 cDCD 供者利用率越来越高，但有报告显示，供者年龄与移植物功能丧失，以及 ITBL 等并发症发生风险的增加有关[74, 133]。事实上，除 DCD 本身外，年龄是最重要的预测肝移植术后预后的因素[72, 75]。有研究表明，NRP 和（或）体外机械灌注有助于提高可接受的 cDCD 供者年龄，并取得良好的肝移植结果[86]。

2）供者 BMI：供者 BMI 增高与受者死亡率和移植物功能丧失率的增加相关[134, 135]。

3）FWIT：有证据表明，FWIT 超过20 min 与较差的移植预后有关，尤其是 ITBL 的发生[136]。

4）心搏停止时间：较短的心搏停止时间（<10 min）有利于移植物功能[137, 138]。除非考虑使用 NRP，否则心搏停止时间超过25 min 时应谨慎[76]。

5）CIT：cDCD 肝脏首选 CIT 较短的（最好少于6～8 h①）。CIT 较长与移植物功能衰竭、受者死亡，以及 ITBL 发生风险的增加有关[139]。

6）基于上述考虑因素，2013年英国指南提出了标准 cDCD 肝脏和扩大标准 cDCD 肝脏的分类和使用建议（表12.4[46]）。

表12.4　cDCD 肝脏供者的分类和使用建议

	标准 cDCD 供者	扩大标准 cDCD 供者
年龄/岁	<50	>50
体重/kg	<100	>100
ICU 住院时间/d	<5	>5
WIT/min	≤20	20～30
CIT/h	≤8	>8～12①
脂肪变性/%	≤15	>15
使用建议	所有符合上述标准的潜在肝脏供者都应得到利用	应选择性地使用这些移植物

目前，尚无明确的标准来评估移植物质量，但除了上述因素外，大泡性脂肪变性（>60%）可能是反映供肝质量较差的最佳指标，尤其是当 FWIT 和 CIT 超过12 h 时，因为肝脏对冷热缺血性损伤更敏感。

使用 NRP 和（或）体外机械灌注有利于更详细地评估供肝的功能和质量。评估指标包括 NRP 灌注前和灌注过程中肝脏的大体外观，低温灌注后的肝脏外观、胆汁分泌水平、乳酸水平，以及肝功能的

译者注：①此处原著表达不规范，但尊重原著，未做修改。

动态变化等。ALT 或 AST 值急剧升高可能是肝脏弃用的指征，但需明确说明排除移植可能性的肝功能检测值范围。根据在 uDCD 评估标准方面的初步经验[25, 28]，西班牙提出在 NRP 初始时 ALT 或 AST 的值应小于正常值上限的 3 倍，NRP 结束时不应升至正常值上限的 4 倍以上。然而，这种在 uDCD 方面的经验并不一定能推广至 cDCD 实践中。例如，英国各中心将 ALT 或 AST 值升高至小于正常值上限的 10 倍和 ALT 或 AST 值呈快速升高的趋势同时视为移植的禁忌证。

12.3.9.3　胰腺评估标准

与 cDCD 肝脏移植物类似，cDCD 胰腺的应用更为严格，要求供者的年龄和 BMI 更低（<28 kg/m^2）。虽然文献中并没有关于 FWIT 确切限制的强烈建议，但缺血时间最好尽可能短。目前，描述胰腺移植物质量的最佳方法是 PDRI，该指数已在英国[140]和欧洲其他地区[141]得到验证。不过，胰腺评估和移植评估在很大程度上还依赖于灌注质量、脂肪浸润程度、移植物质地和可能的手术损伤[142]。然而，灌注质量，尤其是对脂肪浸润程度的判读具有很强的主观性，应由胰腺移植外科医生做出最终决定。

英国 cDCD 指南[46]提出了 cDCD 胰腺供者的分类和使用建议（表 12.5）。

经评估后，不能用于实体移植的供者胰腺仍可考虑用于胰岛移植，尤其是当 CIT<8h 且 BMI 较高时。cDCD 胰岛移植后的早期结果令人鼓舞，似乎与 DBD 胰岛移植结局相当[143-145]。更多详情请参阅欧洲委员会最新版的《人体组织和细胞临床应用质量与安全指南》。

12.3.9.4　肺脏评估标准

cDCD 供者肺脏的评估标准包括年龄<65 岁、既往无外伤、无肺部疾病或胸膜疾病。大多数 cDCD 供肺无须单独进行体外评估即可移植。下列情况应考虑对供肺进行体外 NMP：氧合功能受损［在 FiO$_2$=1.0 和 PEEP=5 cmH$_2$O 的条件下，体循环 PaO$_2$<300 mmHg（40 kPa）］；支气管镜检查显示气道有炎症或污物；气道峰压持续>30 cmH$_2$O。

使用体外常温灌注的其他适应证包括吸烟指数>20 包年、在 ICU 住院时间>5d、胸片检查结果异常、cDCD 供者从撤机至器官灌注的时间>60～90 min①；供者肺不张难以复张；拔除气管插管时的球囊放气试验不理想；肺部触诊结果不理想，发现不明包块、结节或严重水肿；保存液冲洗肺部后的检查结果不理想；供肺的持续缺血时间>10～12 h①[46]。体外常温灌注可评估肺脏灌注液氧合的能力，以及在给定潮气量情况下的肺顺应性、气道阻力和气道峰压。

12.3.9.5　心脏评估标准

cDCD 供者心脏的评估因获取方式而异。

1）DPP：在实施 WLST 前进行经胸超声心动图检查，了解心室和心脏瓣膜功能。然后，在灌注仪上检查心脏，并连续测量灌注液乳酸水平。一般认

表12.5　cDCD 胰腺供者的分类和使用建议

	标准 cDCD 供者	扩大标准 cDCD 供者
年龄/岁	<45	45～60
BMI/（kg/m^2）	<28	28～30
WIT/min	≤30	>30
CIT/h	≤9	>9
脂肪变性/%	无	轻度到中度
使用建议	所有符合上述标准的潜在胰腺供者都应得到利用 所有符合上述标准的潜在肝脏供者都应得到利用	应选择性地使用这些供者提供的移植物

译者注：① 此处原著表达不规范，但尊重原著，未做修改。

为，动脉和静脉血乳酸水平呈下降趋势并有所降低，表明心脏功能良好。

2）TA-NRP：停用 NRP 后，cDCD 供者恢复窦性心律，然后检查其心脏，依靠心脏灌注胸腹腔器官。供者现在实际上是一个心脏跳动的供者，可以通过肺动脉导管检查（CO 和心房充盈压）、经食管超声心动图检查和目视检查对供者心脏进行临床评估。此外，还需要评估供者心脏能否支撑受限的胸腹腔器官灌注回路。

12.4　安乐死心死亡器官捐献和医疗协助死亡心死亡器官捐献

出于法律原因，世界上只有极少数国家允许在安乐死后实施 DCD。本节肯定了这些国家在安乐死后实施 DCD 的潜能，以及在其他一些国家推行 DCD 的可能性，并简要介绍其管理方式。比利时和荷兰都制定了关于安乐死 DCD 的法律和国家指南[146-148]。2018 年，安乐死 DCD 供者占比利时所有 DCD 供者的 9%，占荷兰所有 DCD 供者的 7%。在比利时，安乐死供者占当年所有安乐死病例的 0.3%[149]。加拿大称之为 MAID 器官捐献，并发布了政策指导[11]。截至 2019 年 1 月，已有 30 人在加拿大成功进行了MAID 器官捐献，共捐献了 74 个器官[150]。

全科医生、其他内科医生或器官捐献管理中心绝不允许向要求安乐死的个人提出器官捐献。器官捐献的请求必须由心智健全的个人本人提出。安乐死获得批准后，方可提供有关器官捐献的信息。全科医生会联系捐献管理中心，以便 DC 与当事人会面，讨论安乐死与器官捐献结合实施的事宜，并解答当事人的所有问题。应核对器官供者的登记信息，如果登记了反对意见，可以通过由个人签署的有见证人在场的书面同意书予以推翻。主治医生必须要向患者解释，直到安乐死前的最后一秒，他们都可以改变自己关于器官捐献的决定。在某些国家，安乐死不被视为自然死亡原因，因此可能还需要司法同意才能进行器官捐献。

在个人同意器官捐献后，通常会在 ICU 实施安乐死流程。应在患者临死前建立动脉内监测，便于以常规方式确认死亡，同时遵守相关司法管辖区的无接触期规定。宣告死亡后，器官获取过程与 cDCD（Ⅲ类）相同。使用安乐死供者器官进行移植的结局

数据有限。比利时的初步数据显示，安乐死供者肝脏或肺脏移植后的器官功能良好，移植受者的早期结局良好[151, 152]。

12.5　儿童心死亡器官捐献

第十四章"儿童器官捐献"阐述了儿童 DCD 与成人 DCD 的不同之处。

12.6　制定医院可控型心死亡器官捐献计划

在医院内推行 cDCD 需要精心策划，以确保解决预计会发生和可能会遇到的各种问题和潜在障碍。每家医院都应制定自己的规程，该规程不仅要以国家法律、伦理和专业指导原则为基础，还要考虑到影响 cDCD 后勤保障和可行性的当地情况[103, 124, 153]。规程制定人员需要时刻注意 ICU 和手术室临床工作人员的接受度，他们中的许多人处于 EOL 关怀和器官捐献之间的中间地带，尤其会对规程感到不适应[151]。制定医院 cDCD 规程的关键步骤可归纳如下[152]：

1）成立一个小组，规划和监督 cDCD 规程的实施。组员应包括 ICU 和 ED 的医护人员、当地移植中心、DC、手术室人员和神经科学团队的代表。

2）ICU 必须制定实施 WLST 的规范。规范应由 ICU 团队与更广泛的多学科团队合作制定并实施，同时遵守国家相关指导方针或法律。

3）制定将患者转介至捐献管理中心的准则。无论初步诊断是否为神经系统疾病，每当考虑做出实施 WLST 的决定时，都要参照转介准则执行。建议采用全院识别并转介器官供者的方法，因为有些潜在 DCD 供者在 ICU 以外的病房[12]。

4）判断在医院内实施 cDCD 的可能性。重点关注那些接受 WLST、有可能在 cDCD 时限内死亡且无捐献禁忌证的患者。这样一来，各部门就可以对工作量进行规划。

5）讨论与实际操作、道德和伦理相关的问题。只有在这些问题得到处理和解决之后，才能制定当地的实施规程。

6）制定当地实施规程。规程的制定应基于小组讨论，讨论的内容包括做出 WLST 决定的过程，转介的触发条件，何时通知司法部门，如何及何时与

家属沟通，哪些EOL前干预措施是可接受的，实施WLST的时间、方法和地点，手术室组织管理，器官获取团队的退出标准，如何及由谁确认死亡，确认死亡后如何对家属进行关怀，在器官捐献终止或失败的情况下如何安排患者及其家属，以及哪些逝世后干预措施是可接受的。

7）确保EOL关怀不受影响。在cDCD规程的所有步骤中，无论患者在何种情况下接受护理，EOL关怀和缓和照顾的质量都必须是重中之重。

8）在新的cDCD开始时，及时回顾早期病例，这样可以解决实施过程中的疑虑或问题，不定期地进行事后检视是很有用的，并能在必要时进行规程的更新。

9）对参与cDCD规程的所有医护人员开展定期培训。

12.7　结论

随着越来越多国家的参与，DCD领域正在经历着快速发展和演变。在不断扩大供者选择标准的同时，DCD移植的结果也越来越好。原位和体外器官灌注技术的进步，有助于每位供者能够捐献出更多的可供利用的器官，提供更好的器官质量和更优的移植结果。

鉴于世界范围内持续存在的器官短缺问题，以及各国实现器官移植自给自足的需求，DCD是对DBD非常重要的补充。此外，从死亡患者整体的最佳意愿考虑，DCD程序的建立使器官捐献能够在所有死亡情况下得以实施。然而，DCD并不能取代DBD，因为DCD移植后出现严重并发症的概率仍然较高，这可能是由于供者体内器官的WIT较长，以及每位供者捐献的器官较少。

考虑推行DCD规程的国家，必须建立健全的法律、伦理和专业框架，以保护患者、公众和参与DCD工作的专业人员。现有的实施方案应根据该领域最新的发展和实践经验不断进行优化。

研究议题

从文献和对现有证据的讨论中，我们发现了几个证据不一致、不充分或不存在的主题。为了接受移植手术的患者的利益，本指南的作者建议，在可能的情况下，应通过精心设计的随机临床试验对以下领域开展研究：

1. 定义可预测重要移植结局（移植物功能和存活率、器官丢弃率）的循证"WIT"。
2. 继续寻找预测实施WLST后死亡时间的准确模型。
3. 比较原位器官灌注技术与体外器官灌注技术的适应证、结局和成本效益。
4. 确定准确且可重复的生化指标和其他指标，以用于指导特定器官是使用还是丢弃。
5. 记录哪些EOL前干预措施与各器官较好的移植结局相关。

本章参考文献

第十二章参考文献

ℹ **相关资料**

附录二十三　心死亡器官捐献报告表格（比利时，英文版）

附录二十四　心死亡器官捐献报告表格（荷兰，英文版）

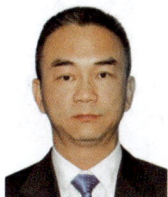

李　超

主任医师，教授，享受云南省政府特殊津贴，昆明市第一人民医院副院长，云南省医院协会副会长，云南省卫生科技教育管理协会副会长。从事重症医学领域临床、科研、教学工作二十余年，主要专业领域为实体器官移植的围术期管理、重症感染、严重创伤、多器官功能不全的综合救治和公民逝世后器官捐献与维护等。发表论文40余篇，SCI 2篇，参编专著3部。获云南省科技进步一等奖1项、三等奖2项，昆明市科技进步一等奖1项、二等奖1项、三等奖2项。

第十三章　活体器官捐献

13.1　引言

2010年,《马德里决议》敦促各国追求移植的自给自足,即通过利用本国患者群体的器官资源来满足本国患者的移植需求。实现自给自足的关键在于促进器官捐献、最大化每位供者的器官利用率和优化移植结果,从而最大限度地发挥遗体器官捐献的治疗潜力。然而,要实现自给自足,活体器官捐献也是必要补充,欧洲正在越来越多地开展活体器官捐献。因此,遗体器官捐献和活体器官捐献应被视为移植器官的互补来源[1]。

需要注意的是,活体器官捐献在伦理、医学、社会心理学和外科手术方面均有其独特性。

1)活体供者不是患者,是没有疾病的健康人,只是根据其健康状况被选中捐献器官。因为普通人群并非理想对照,捐献器官对供者终身的长期影响难以评估[2, 3]。

2)手术切除的不是功能障碍、受感染或癌变的器官,而是功能良好的器官。

3)社会医疗保险系统并未覆盖活体器官捐献。

在全球范围内,36%的肾移植和19%的肝移植是活体移植[4, 5]。除肝、肾移植外,肺、小肠、子宫和胰段移植也可来自活体器官捐献[6-8]。活体器官捐献率因国家而异。在欧洲,活体肾脏捐献被越来越多的人所接受,但各国在捐献数量、流程和供受者的关系界定等方面存在很大差异(表13.1)。其中,荷兰、挪威、土耳其和英国等较早开展活体器官捐献,并取得了较好的结果[4, 5]。

活体肾移植是ESRD患者的最佳疗法,与遗体肾移植相比具有如下优势[9]:

1)活体肾移植的移植物存活时间明显更长。

2)DGF的发生率较低。

3)活体器官捐献便于及时移植,甚至使受者能够在透析前接受肾脏移植。这对儿童患者来说尤为重要。抢先移植可以提高患者存活率,同时还具有医疗、后勤和经济方面的效益。

4)活体器官捐献使受者预处理成为可能(如HLA致敏或ABOi的患者)。

在肝移植中,活体器官捐献有其自身的优势和难点。

表13.1　根据供受者关系界定的活体器官捐献类别

类　别	子类别	定　义
A:亲属关系	供者与受者是血缘和(或)情感关系	
	A1:血缘关系	供者与受者之间是血缘关系(如兄弟/姐妹、父母/子女)。因此,也存在一定的免疫相容性
	A2:情感关系	供者是受者的非血缘关系家属(如配偶)或朋友(可被视为家属)
B:非亲属关系	供者与受者无血缘或情感关系。供者与受者之间的关系必须通过子规范进一步概述。免疫相容性只是偶然存在	
	B1:配对交换或交叉配对	通过一项可控计划,多对无亲属关系的供者与受者超越情感或血缘关系进行移植物交换,目的是解决免疫学限制问题
	B2:非定向利他或匿名供者	通过一项可控计划,供者可以向社会提供移植物,而社会则按照既定规则将该移植物分配给之前未被确认的受者
	B3:定向利他供者	通过一项可控计划,供者可以向自己选定的受者提供移植物

资料来源:WHO全球捐献和移植术语与定义词汇表(改编),网址:www.who.int/transplantation/activities/GlobalGlossaryonDonationTransplantation.pdf?ua=1。

1）在日本、韩国、土耳其和美国，活体器官捐献可立即为早期死亡风险较高的患者提供移植机会，是降低移植等待者死亡率的重要途径。在情况紧急，如急性肝衰竭、慢加急性肝衰竭或移植肝原发性无功能时，活体器官捐献的好处显而易见。

2）此外，通过活体器官供者为儿童受者寻找大小匹配的肝脏，比等待匹配儿童供肝或劈离式肝脏要更为容易。

3）随着腹腔镜肝左外叶切除术的逐渐普及，即使是遗体器官捐献率很高的国家，活体器官捐献的数量也可能增加。

负责移植的卫生行政部门和专业人员应当推动遗体器官捐献，最大限度地发挥其治疗潜力。但在目前和可以预见的将来，供肾仍远不能满足需求，各成员国应根据公认的伦理和专业标准，开展并优化活体肾脏捐献，以此实现移植的自给自足。肝脏的活体器官捐献则主要用于时间紧迫且没有替代方案的情况。

13.2　活体器官捐献的伦理和法律问题

对任何活体器官移植，供者的安全性和对其的保护都至关重要，必须以适当的监管框架、伦理原则和循证临床路径为基础。活体器官捐献必须根据最佳实践和已公布的证据进行，并遵循科学机构和协会的国际建议，如关于活体肾脏供者医疗服务的阿姆斯特丹论坛[10]、关于活体器官（肺、肝、胰腺和肠）供者医疗服务的温哥华论坛[11]，以及关于活体肾脏供者评估与医疗服务的KDIGO临床实践指南[12]。

活体器官捐献必须遵循《世界卫生组织人体细胞、组织和器官移植指导原则》[13]与旨在反对器官贩运和移植旅游的《伊斯坦布尔宣言》[14]的相应原则，只能在卫生行政部门授权的中心进行，并遵循严格的伦理标准和法规，以最大限度地减少器官捐献对医疗和社会心理的影响，避免器官贩运和人口买卖。欧洲委员会的《禁止贩卖人体器官公约》[15]和《打击贩运人口行动公约》[16]也应考虑在内。后两项法律文书将违反活体器官捐献基本原则的行为定为刑事犯罪，特别是未经有效同意，或为换取经济利益及类似好处而摘取器官的行为。活体器官捐献国际伦理和法律框架的其他标准还包括欧洲委员会的《人权与生物医学公约》[17]及其《移植附加议定书》[18]，以及欧洲议会和欧洲委员会关于移植用人体器官质量与安全标准的第2010/53/EU号指令[19]。

活体器官捐献必须满足以下保障措施：供者提供知情同意书，严格执行并监督供者的选择标准，确保提供专业的医疗服务，以及保证医疗和社会心理方面的终身随访。必须告知供者活体器官捐献在医疗和心理方面的短、长期潜在风险。要确保供者在接受评估前了解这些信息。此外，必须以完整和易懂的方式告知捐献带来的经济、职业和社会后果。

供者应当有能力接收和权衡信息，必须自愿，必须没有受到任何不当影响或胁迫。所有活体器官供者病例和所有活体器官供者肾切除术的结局都必须进行登记，以确保活体器官捐献的可追溯性、安全性和透明度。

欧盟资助了多个项目（ACCORD、ELIPSY、EULID、EULOD、ODEQUS），旨在就活体器官移植的各个方面达成共识并确定高质量实践，包括建立国家和国际登记系统（图13.1）[19]。

要将利他主义作为活体器官捐献的最基本的伦理原则，体现在四个方面，即获益原则（行善）、不伤害原则（避免造成伤害）、尊重自主原则和尊重正义原则（促进公平）[20]。

如果要进行供肾切除手术，必须获得供者的同意，但仅有同意是不够的。供者的自主权绝不能影响医学判断和决策。不过，在特定情况下也可综合考量。为确保供者的自主权，必须：提供大量的具体信息；留出考虑时间；将未成年人和无法做出决定的人排除在活体器官供者之外[21]。

良好的做法是，让活体器官捐献倡导者或独立评估员参与进来[22]。活体器官捐献倡导者被定义为独立的医疗、社会心理和法律顾问，既不受时间限制，也不与他方共享利益，以确保对活体器官供者的保护及其安全[23]。候选供者的知情同意需要在意向受者、家属和其他可能影响捐献决定的人不在场的情况下获得。重要的是，供者的个人和医疗信息对于受者也是保密的。同样重要的是，预期受者应了解供者所面临的风险。此外，候选供者在评估过程的任何阶段均可退出，并应得到尊重和支持。在告知预期受者供者的退出决定时，可能需要供者的协助。

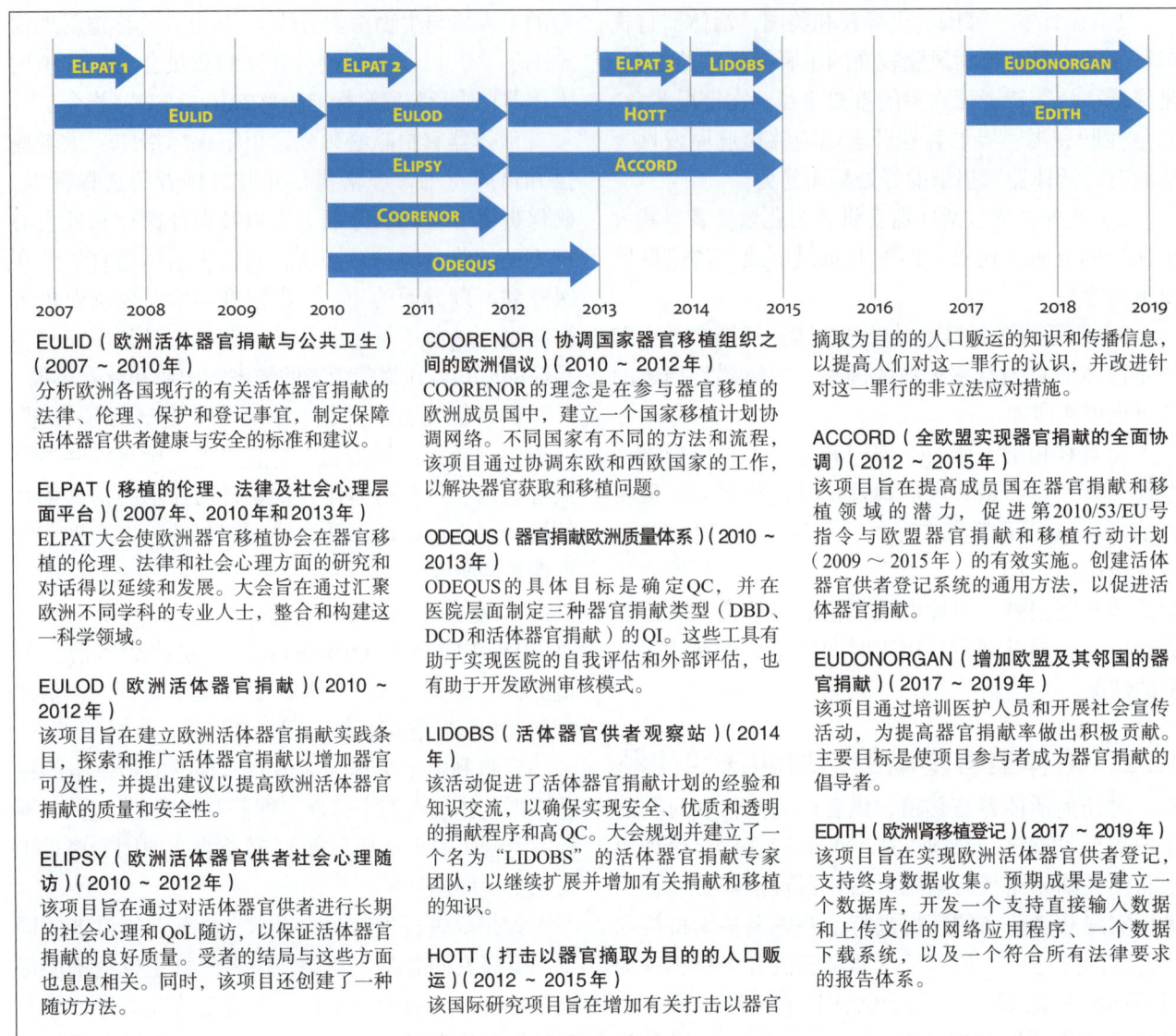

图13.1　欧盟资助的活体器官捐献项目摘要

资料来源：改自 LIDOBS 大会建议书[20]和终版宣传册

EULID（欧洲活体器官捐献与公共卫生）（2007～2010年）

分析欧洲各国现行的有关活体器官捐献的法律、伦理、保护和登记事宜，制定保障活体器官供者健康与安全的标准和建议。

ELPAT（移植的伦理、法律及社会心理层面平台）（2007年、2010年和2013年）

ELPAT 大会使欧洲器官移植协会在器官移植的伦理、法律和社会心理方面的研究和对话得以延续和发展。大会旨在通过汇聚欧洲不同学科的专业人士，整合和构建这一科学领域。

EULOD（欧洲活体器官捐献）（2010～2012年）

该项目旨在建立欧洲活体器官捐献实践条目，探索和推广活体器官捐献以增加器官可及性，并提出建议以提高欧洲活体器官捐献的质量和安全性。

ELIPSY（欧洲活体器官供者社会心理随访）（2010～2012年）

该项目旨在通过对活体器官供者进行长期的社会心理和 QoL 随访，以保证活体器官捐献的良好质量。受者的结局与这些方面也息息相关。同时，该项目还创建了一种随访方法。

COORENOR（协调国家器官移植组织之间的欧洲倡议）（2010～2012年）

COORENOR 的理念是在参与器官移植的欧洲成员国中，建立一个国家移植计划协调网络。不同国家有不同的方法和流程，该项目通过协调东欧和西欧国家的工作，以解决器官获取和移植问题。

ODEQUS（器官捐献欧洲质量体系）（2010～2013年）

ODEQUS 的具体目标是确定 QC，并在医院层面制定三种器官捐献类型（DBD、DCD 和活体器官捐献）的 QI。这些工具有助于实现医院的自我评估和外部评估，也有助于开发欧洲审核模式。

LIDOBS（活体器官供者观察站）（2014年）

该活动促进了活体器官捐献计划的经验和知识交流，以确保实现安全、优质和透明的捐献程序和高 QC。大会规划并建立了一个名为"LIDOBS"的活体器官捐献专家团队，以继续扩展并增加有关捐献和移植的知识。

HOTT（打击以器官摘取为目的的人口贩运）（2012～2015年）

该国际研究项目旨在增加有关打击以器官摘取为目的的人口贩运的知识和传播信息，以提高人们对这一罪行的认识，并改进针对这一罪行的非立法应对措施。

ACCORD（全欧盟实现器官捐献的全面协调）（2012～2015年）

该项目旨在提高成员国在器官捐献和移植领域的潜力，促进第2010/53/EU号指令与欧盟器官捐献和移植行动计划（2009～2015年）的有效实施。创建活体器官供者登记系统的通用方法，以促进活体器官捐献。

EUDONORGAN（增加欧盟及其邻国的器官捐献）（2017～2019年）

该项目通过培训医护人员和开展社会宣传活动，为提高器官捐献率做出积极贡献。主要目标是使项目参与者成为器官捐献的倡导者。

EDITH（欧洲肾移植登记）（2017～2019年）

该项目旨在实现欧洲活体器官供者登记，支持终身数据收集。预期成果是建立一个数据库，开发一个支持直接输入数据和上传文件的网络应用程序、一个数据下载系统，以及一个符合所有法律要求的报告体系。

为保护供者，美国移植学会活体器官捐献实践社区最近发布了一份指导文件[23]。为确保执行上述原则，法规必须包括：

1）明确禁止未成年人和无法提供有效同意的人进行捐献。

2）禁止以摘取器官为目的的人口贩运和器官贩运，并将其定为刑事犯罪。

3）需由国家卫生行政部门授权移植中心进行活体器官获取。

4）保护非居民活体器官供者的具体规定，这些规定应与不同国家卫生行政部门之间密切合作的政策挂钩，以实施非居民活体器官供者的转诊和捐献后随访。

5）由一个不参与器官获取或后续移植手术的医护人员组成的独立委员会（专门的伦理委员会），根据国家法规对活体器官捐献流程（评估、信息和批准）进行监督。

6）实施捐献相关费用报销模式，以抵消器官捐献对供者及其家属造成的任何负面经济影响。

13.2.1　活体器官捐献的同意和授权

活体器官捐献的各个方面，包括同意、授权、获取、随访、透明度、质量安全体系，以及移植机构的认证和医务人员的资格，都必须遵守国家法规（详见第十七章）。本节特别强调了与活体器官捐献的有效同意和活体器官捐献程序的授权有关的问题。

移植中心与捐献者接触的方式各不相同。最常见的方式是，潜在捐献者在从预期受者处获得相关信息后，自己与中心联系。这也是一种初步筛选测试，因为只有那些有足够积极性的捐献者才会与移植团队联系。此外，还应考虑向公众宣传活体器官捐献的可能性和重要性。为避免利益冲突，良好的做法是由负责受者的医生以外的其他人对潜在捐献者进行评估。然而，这在许多医院并不可行。

虽然大多数活体器官捐献（尤其是肾脏捐献）都是捐献给亲属，但各中心根据供受者之间的关系类型，会采取不同的做法（表13.1）。在过去的二十年里，出现了非定向和定向利他器官捐献的做法。欧洲没有统一的做法。不过，来自此类捐献者的器官移植数量正在增加。非定向利他器官捐献者在一些国家备受争议，而在另一些国家则是重要的器官来源。在欧洲，目前以英国和荷兰最为普遍[24]。除了对捐献者进行常规评估外，通常还要进行更全面的心理评估[25, 26]。定向利他捐献的做法较少。英国移植协会制定了评估定向利他捐献者的指南，并建议由独立评估员进行强化评估[27, 28]。

为确保捐献者的同意有效，必须遵守以下要求：

1）在评估过程开始时，潜在活体捐献者必须获知与器官捐献有关的医疗和手术方面的短期和长期潜在风险信息。应以供者的母语提供口头和书面信息。在提供初步信息后，应给予供者时间考虑和决定，然后再进行评估。医护人员应核实并记录供者充分理解信息的证据。

2）应由经验丰富的外科医生解释手术过程及其风险。信息必须包括医疗和社会心理方面的短、长期可能并发症，也包括供者的个人风险。第十九章将进一步介绍告知捐献者潜在风险和获得知情同意的情况。

3）应由在潜在捐献者风险告知方面有经验，并受过培训的移植医生来解释可能的长期风险。

4）捐献的决定必须是自愿的，没有任何压力。

5）活体捐献者不得向器官移植受者或第三方索要或收受任何可被视为胁迫或奖赏的物质/经济利益。

6）潜在活体捐献者必须被告知，在手术之前的评估过程中的任何时候，他们都有机会撤销同意，而无须专门的正式程序。

7）潜在活体捐献者还必须被告知器官移植受者可能出现的不良结局，包括器官排斥风险、内外科并发症，以及器官衰竭的可能性。

8）在最终被接受为活体捐献者之前，捐献者必须出具书面知情同意书。

9）在一些国家，在潜在活体捐献者同意后，还需要伦理委员会的批准。这些委员会必须独立于器官获取和移植团队。而在另一些国家，只有非亲属捐献需要伦理委员会的参与。还有些国家要求由法院确认批准。

13.2.2　活体器官捐献程序的授权

在授权进行任何活体器官捐献程序之前，除须征得捐献者的同意外，还须考虑其他一些方面。

1）器官捐献前必须进行必要的医学检查[29]（表13.2、表13.3），以确保捐献者的风险是可以接受的。

2）应由在器官捐献方面有经验和资格的医生记录潜在供者健康状况的医学评估结果，结论必须是"没有器官捐献禁忌证"，并提供相应文件。

3）应由多学科团队决定是否接受潜在活体捐献者。

4）如果捐献者面临的风险不可接受，对捐献者做出知情同意的能力存在疑问，或者怀疑存在胁迫行为，则不得进行器官捐献。这与潜在捐献者是否同意捐献无关。

5）在一些国家，潜在的器官移植受者在移植之前仍保留在等待名单上。在此之前，受者可以接受遗体捐献者的器官。在另一些国家，一旦完成了对潜在活体捐献者的评估，并且移植手术有可能进行，则患者就会从移植等待名单中暂时移除。

6）必须为每个活体捐献者提供与器官捐献有关的永久性终身随访医疗服务。这种服务应该是免费的。如果捐献者拒绝接受随访服务，则必须根据捐献者的个人情况慎重考虑捐献事宜。

7）有关捐献者捐献时和随访期间健康状况的信息，均应记录在专门的登记系统中。

8）对捐献者而言，活体器官捐献不应产生任何费用，捐献者捐献和恢复期的相关费用应予报销。实施捐献的机构应确保活体捐献者有适当的保

表13.2　潜在活体肾脏供者的常规基本筛查

肾功能评估和尿常规	心肺检查
• GFR测定 • 尿蛋白、尿潜血和尿葡萄糖测定 • 尿液镜检、尿培养和药敏试验 • 尿蛋白排泄率测定	• 胸片 • ECG • 应激试验 • 超声心动图
免疫学筛查	病毒学和感染筛查 *
• 血型 • HLA分型 • 交叉配型	• 布鲁氏菌属（如有指征） • CMV • EBV • HBV和HCV • HEV（如有指征） • KSHV和HSV（如有指征） • HIV和HTLV-1/2 • 结核分枝杆菌（如有指征） • 疟原虫属（如有指征） • 血吸虫属（如有指征） • 类圆线虫属（如有指征） • 梅毒螺旋体 • 弓形体 • 克氏锥虫（如有指征） • 伤寒（如有指征）
肾脏解剖学评估	血液检测
适当的影像学检查应能确认两个肾脏大小正常，并能发现集合系统的任何异常，以及尿道钙化或尿路结石，同时还能显示肾血管的解剖学结构 • 肾脏多普勒超声检查 • 泌尿系统CT扫描	• 血液学标志物检测 • 全血细胞计数 • 血红蛋白病检查（如有指征） • 凝血筛查（PT和APTT） • G6PD缺乏症检查（如有指征） • 生化检查 • 肌酐、尿素和电解质测定 • 肝功能检查 • 尿酸测定 • 空腹血糖 • 葡萄糖耐量试验（如果空腹血糖为6～7 mmol/L） • 骨相关标志物检测 • 血脂测定 • 甲状腺功能检测（如有指征） • 妊娠试验（如有指征） • PSA检查（如有指征）

注：G6PD，葡萄糖-6-磷酸脱氢酶（glucose-6-phosphate dehydrogenase）；GFR，肾小球滤过率。
* 有关病毒学和感染筛查的更多详情，请参阅13.6.1、8.4.1。

表13.3　潜在活体肝脏供者的常规基本筛查

肝功能评估和尿常规	心肺检查
• AST、ALT、胆红素、ALP、白蛋白、γGT • PT、INR	• 胸片 • ECG • 应激试验 • 超声心动图
免疫学筛查	病毒学和感染筛查 *
• 血型 • HLA分型（可选） • 交叉配型	• 布鲁氏菌属（如有指征） • CMV • EBV • HBV和HCV • HEV（如有指征） • KSHV和HSV（如有指征） • HIV和HTLV-1/2 • 结核分枝杆菌（如有指征） • 疟原虫属（如有指征） • 血吸虫属（如有指征） • 类圆线虫属（如有指征） • 梅毒螺旋体 • 弓形体 • 克氏锥虫（如有指征） • 伤寒（如有指征）
肝脏解剖学结构评估	血液检测
适当的影像学检查可以确认肝脏大小，发现胆管异常、脂肪肝、肝硬化或肝纤维化，同时还能显示肝血管的解剖学结构 • 肝脏多普勒超声检查 • Fibroscan肝纤维化扫描（可选） • 薄层三相CT扫描 • MRI胆管造影	• 血液学标志物检测 • 全血细胞计数 • 血红蛋白病检查（如有指征） • 生化检查 • 肌酐、尿素和电解质测定 • 蛋白质谱检测 • 血脂测定 • 甲状腺功能检测 • AFP检测 • βHCG检查 • NSE测定 • CEA测定 • 妊娠试验（如有指征） • PSA检查（如有指征）

注：CEA，癌胚抗原；NSE，神经元特异性烯醇化酶。
* 有关病毒学和感染筛查的更多详情，请参阅13.6.1、8.4.1。

险（个人保险或受者的保险），以应对可能出现的并发症。

9）活体器官捐献行为不应妨碍捐献者得到就业机会、保险，或获得信贷、贷款、抵押贷款。

10）活体捐献者的器官只能在授权中心获取，并由获得正式许可和具有适当资格的医务人员执行。

13.2.3 非居民活体器官捐献的授权

非居民活体捐献者的器官捐献授权必须根据捐献地所在国的现行法律进行。除非保证完全遵守13.1和13.2中的所有建议，否则不能进行这类捐献。非居民活体捐献者尤其容易受到伤害。由于语言障碍和文化差异，可能难以评估捐献者与受者之间的关系，以及捐献者的动机。医疗数据也可能不完整。因此，此类移植手术最好只限于一级、二级亲属或配偶。

在对潜在的非居民活体捐献者进行评估时，必须意识到可能存在以多种形式出现的器官贩运风险。在欧洲委员会于2017年6月14日通过的CM/Res（2017）1号决议的附录[30]中，有关于潜在非居民活体捐献者的评估、诊断检查、同意和随访的建议。其中特别指出，"应制定程序，核实潜在捐献者与受者之间声称的关系，如果无法证实，则不应进行捐献"。此外，建议还指出，"各国应确保活体器官捐献的捐献者评估和倡导应独立于移植团队之外。这对于非居民捐献者尤为重要"，由此来确认捐献者在知情的情况下同意捐献，而没有受到胁迫。非居民捐献者的定向利他捐献尤其具有器官贩运的高风险[28]。

器官获取中心必须告知潜在捐献者接受终身定期随访的必要性。此外，器官获取中心必须确保捐献者在其居住国或其他地方可以获得必要的随访服务。正如2016年CD-P-TO关于活体肾脏捐献长期结局的意见书所述，如果没有安排适当的终身随访，则不应接受捐献者[31]。有关捐献者捐献时和捐献后长期健康状况的信息，必须记录在器官获取国家的登记系统中。

最后，CM/Res（2017）1号决议还指出，当怀疑存在器官贩运时，"国家规程应明确规定应采取的行动"。虽然各国采取的行动可能不同，但决议进一步指出，这些行动可包括"向国家监管机构和（或）执法机构上报案件"，并提到了国际数据共享可能带来的益处。

13.3 活体捐献肾脏的内外科问题

13.3.1 活体捐献肾脏的风险

供者肾切除术的风险可能与肾切除术本身直接相关，也可能在中长期内出现。

根据大部分开放性肾切除术的大型系列报告，围手术期的死亡率通常为0.03%～0.05%[9, 32]。围手术期的直接风险包括出血、深静脉血栓、肺栓塞、伤口并发症、UTI、肺炎、肺不张、肠道并发症、气胸，以及需要进一步手术。

近年来，腹腔镜或后腔镜微创活体供者肾切除术在术后疼痛和住院时间方面优于开放性手术，并发症的发生率与开放性手术相当，不过可能存在学习曲线[33]。移植外科医生最好至少掌握两种微创技术，以便为供者量身定制首选的手术入路。

以往的研究将肾脏供者的长期结局与普通人群进行比较。这种比较是不恰当的，因为肾脏供者在捐献时是健康的，而普通人群包括已经有疾病的人。在过去二十年中，捐肾后不良结局的文献已有报道。一些研究发现，捐肾与高血压和蛋白尿的发生率增加有关[30, 31, 34-37]。捐肾者的高血压患病率增长缓慢。美国的一项研究发现，捐肾后每年的发病率约为1%[38]。英国的一项研究发现，供者在捐肾1年后左心室质量增加[39]。捐献肾脏的女性在随后的妊娠中患先兆子痫的风险增加[40]。最令人不安的是，挪威一项中位随访15年的研究发现，供者在捐肾后的10年其心血管病死亡率和全因死亡率明显增加[41]。虽然另外两项研究没有证实这一发现，但其随访时间较短，约为6年。一些研究发现，捐肾后ESRD的患病率有所增加[2, 3, 42-45]。

重要的是，每位供者在被适当告知捐献风险后，都能做出有效的捐献同意[42]。年轻的供者和不同族裔的供者必须根据其个人终身捐献风险进行仔细考虑，并应利用现有的最佳证据为其提供适当的咨询。年轻的非裔美国人作为潜在供者的风险较高，其一生中高血压、糖尿病、肾病和心血管疾病的患病率较高。

术前应尽量减少风险因素，优化供者的身心状况，包括体育锻炼、营养护理和心理支持。捐献后，必须建议供者保持健康的生活方式，控制体重，促进体育活动，并根据年龄和性别遵循预防控制建议。

潜在的活体肾脏供者虽然有高血压、糖耐量受损或肾功能临界状态等轻微并发症，但仍被接受的情况比较常见。大多数移植中心都有现行的指导方针，详细说明了如何处理这些轻度异常[26, 46]。然而，很多时候移植中心需要对供者的不同并发症制定个体化方案，且方案的制定是根据临床经验，而非文献证据。在评估共病（非绝对禁忌证）供者时，应考虑几个方面。首先，捐献肾脏是否会使原有疾病恶化。其次，原有疾病是否会使剩余肾脏的肾功能恶化。

不过，在评估这类供者时，最重要的因素是捐献时的年龄。由于肾脏供者在捐献时已接受过评估，因此被认为是健康的，但大多数长期风险只有在经过较长时间的观察后才会显现出来。从现有文献来看，高血压和ESRD似乎都要经过较长时间的观察才会发生[2, 3, 37, 38]。供者评估在年长供者中的筛选效果很好，也就是说，只有最健康的供者才会被认为合格，但在年轻供者中的筛选效果较差，因为很大一部分年轻供者会被认为符合条件。最重要的是，年轻供者的预期寿命更长。因此，20岁的肾脏供者在捐献后60年中，长期风险很可能高于60岁供者在捐献后20年中的发生率。高血压在60岁的供者中相当常见。因此，如果移植中心选择接受健康的20岁捐肾者，那么不接受高血压治疗效果良好的60岁捐肾者是不合理的[42, 47, 48]。

13.3.2 活体捐献肾脏的医学评估和排除标准

对供者进行评估的目的是确保潜在供者的健康状况良好，没有不可接受的风险（注意捐献标准和捐献后可接受的风险），并且没有受到胁迫，能够做出自由和知情的决定。

我们建议负责供者评估的医生不要参与受者的治疗，因为这可能会造成利益冲突。完整的既往病史和体格检查，以及实验室和影像学检查，均应按照既定的国家和国际指南进行。表13.2提供了示例。

以下列出了可被视为活体肾脏捐献禁忌证的医学标准：

1）重大慢性疾病（心血管、肺、肝、神经或自身免疫性疾病）。如有疑问，应在与相关专家讨论后，根据具体情况做出决定。

2）肥胖（即使是可以改变的）。应计算BMI。应根据各移植中心的可接受风险阈值，因人而异地决定是否同意肥胖且BMI>30 kg/m²的候选供者进行捐献[12]。

3）高血压被认为是器官捐献禁忌证。单药治疗无并发症的高血压在年长供者中是可以接受的。

4）糖尿病被认为是器官捐献禁忌证。糖耐量受损在年长供者中是可以接受的。

5）需要抗凝治疗的疾病（具体取决于基础疾病）。

6）慢性病毒感染（HIV、HBV、HCV、HTLV），详见13.6.1。

7）活动性恶性肿瘤或恶性肿瘤病史。有恶性肿瘤病史的供者如已完成治疗，且转移和（或）复发的风险较低，在某些条件下（如非黑色素瘤皮肤癌）可被接受，详见13.6.2。

8）蛋白尿（如>300 mg/d）。微量白蛋白尿在年长供者中是可以接受的。

9）血尿。如果没有相关的泌尿系统或肾脏疾病，可以接受有血尿的潜在供者。这需要进行膀胱镜检查、影像学检查和肾活检等。

10）右肾和左肾的估测肾功能存在较大差异。应始终将功能较好的肾脏留给供者。建议进行分侧肾功能检查，以确定每个肾脏的功能。

11）肾钙盐沉着症、双肾结石或复发性肾结石。既往史中有单侧肾结石病史的单个病例，经额外检查和评估后，可考虑捐献。最好获取受累肾脏用于移植。在某些情况下，可在移植前的修肾过程中取出肾结石。

12）GFR偏低。该指标与年龄有关。

13.3.3 供者肾小球滤过率评估

评估肾脏候选供者的GFR是活体供者评估的基础。根据外源性标志物的清除率直接测量GFR是评估肾功能的黄金标准，在活体供者评估中应首选这一方法。基于血清肌酐的GFR估算方程在供者评估方面缺乏准确性[49]。

关于允许捐献的阈值，KDIGO指南推荐了固定的GFR绝对阈值，超过该阈值可进行捐献[GFR>90 mL/（min·1.73 m²）]，或低于该阈值不适合进行捐献[GFR<60 mL/（min·1.73 m²）][46]。此外，KDIGO指南建议，对于GFR在60 ～ 90 mL/（min·1.73 m²）的供者，中心应根据自身的风险阈值做出决定。可使用基于网络的计算器[50]估算供者在不捐献的情况下终身罹患ESRD的风险，如果

风险足够低且符合本中心的风险阈值，则可进行捐献[51]。有多位学者[43, 44, 52]对这个网络计算器提出了批评，用于构建该计算公式的人群其随访时间不足10年，因此无法评估糖尿病和高血压等晚期事件导致的ESRD风险。基于这些顾虑，我们不建议常规使用该网络计算器。另一方面，许多人主张使用与年龄匹配的GFR来决定是否适合捐献[26, 53, 54]。这种新的观念在生理学上有其合理性，一方面，年龄与GFR之间的关系已得到广泛认可[55]，另一方面，与年龄相关的GFR下降的实际致病性尚不确定[56]。

总之，由于GFR会随着年龄的增长而自然下降，因此，老年人的GFR接受限值可以低一些，而年轻人则可以高一些。英国移植协会的指南已将此付诸实践[26]。

13.4　活体捐献肝脏的内外科问题

13.4.1　活体捐献肝脏的风险

大多数活体肝脏捐献采用开放手术以获取器官，然而，越来越多的证据显示，可以采用微创手术进行活体肝切除，且不影响活体供者的安全性。

活体肝切除术的短期安全性问题不同于活体肾切除术，因为围手术期风险更高，尤其是成人对成人的活体肝移植（LDLT）。与活体肾切除术相比，活体肝切除术的死亡风险更高，因此，术前对供者风险和捐献动机进行评估非常重要。此外，还需要考虑的因素包括移植中心实施活体肝切除术和肝胆外科手术的能力水平、受者状况，以及获得遗体供者器官的可能性。即使是在活体肝切除能力较强的移植中心，也应仔细考虑适应证。

据估计，围手术期死亡率为0.1% ～ 0.4%，手术并发症或发病率据报道为5% ～ 40%，大多数并发症属于Clavien-Dindo Ⅰ/Ⅱ级[57-59]。右侧肝脏切除的风险较高。据报道，1990 ～ 2000年期间进行的供者右肝切除手术（包括Ⅴ、Ⅵ、Ⅶ和Ⅷ肝段）的死亡率约为2%。多年来，这一比率已下降到0.4% ～ 0.5%[60]。在一项包括21个开展LDLT的国家的国际调查中，148个中心的11 553例肝脏供者的发病率和死亡率分别为24%和0.2%。最近的一篇系统评价纳入了63篇有关LDLT发病率和死亡率的文章，结果显示，1999 ～ 2017年间，共有23例供者在围手术期死亡[61]。死亡的主要原因是术后败血症，占30%。另一项对登记系统的分析纳入了在美国和欧洲进行的4 598例LDLT，7例供者死亡病例与供者手术明确相关，供者死亡率为0.15%[62]。美国的一项研究发现，供者的长期死亡率并不比健康对照组高[63]。

现报道的供者并发症发生率的差异很大，从9% ～ 78%不等[61]。最常见的并发症与胆道系统有关。胆瘘可能导致离断面附近形成胆汁积液，通常通过保守治疗即可缓解，但偶尔也需要经皮穿刺引流。供者残余胆管系统狭窄较少见，发生率约为1%[64]。由于现有数据缺乏统一性，很难评估肝脏捐献后并发症的发生率。尽管单中心公布的总体并发症发生率存在很大差异，但大多数累积系列数据显示，活体供者的总体发病率较低。捐献后最常见的内科并发症是发烧、肺炎和UTI。与手术有关的并发症包括出血、伤口感染、切口疝、PV血栓或狭窄、胆漏或胆管狭窄。胆漏会导致切缘附近形成胆汁积液，通常可保守治疗，但有时需要经皮穿刺引流或内镜逆行胰胆管造影（endoscopic retrograde cholangio-pancreatography, ERCP）。供者胆管系统狭窄较少见，约占1%。人们根据肝切除术的类型分析并发症时，发现与左叶供肝者相比，右叶供肝者的并发症发生率更高（20% ～ 60%，总体约为35%），并发症也更严重[59, 60]。

13.4.2　活体捐献肝脏的医学评估和排除标准

对于许多等待移植的患者来说，LDLT是一项值得考虑的重要策略，已被证明能为受者带来极佳的疗效。其评估需遵循双重均衡原则，即受者获益与供者风险相匹配。然而，移植团队最关心的仍应是供者的安全，而非受者的获益。完善供者选择标准、充分利用外科团队在肝胆手术和移植手术方面的经验，以及制定谨慎的术后管理方案，对于降低供者并发症发生率至关重要。

表13.3概述了对潜在活体肝脏供者的常规基本筛查。

一旦被列入肝脏移植等待名单，患者就可以在实施肝移植手术的中心接受LDLT。对可能供者的评估始于他们自愿要求了解有关器官捐献流程的信息。一般来说，建议年龄不超过55岁、健康状况良好的供者接受评估。供者和受者之间血型相容并非必要。

脱敏方案的发展，特别是利妥昔单抗[65]在预防抗体介导排斥反应方面的成功应用，使ABOi的肝移植受者和移植物的存活率显著提高。根据最新文献，ABOi的肝移植受者其术后1年和5年生存率分别为91.8%和88.4%，而ABO血型相同的肝移植受者其术后1年和5年生存率分别为91.5%和86.7%[66]。

如果符合伦理和法律标准，就可以开始评估流程。供者评估需要肝病专家、外科医生和心理医生的参与。必须对潜在供者的健康状况进行全面评估，以尽量减少腹部大手术的影响。必须排除供者患有肝病、感染性疾病或肿瘤疾病。此外，还必须进行心理评估。

对活体供者肝脏本身的评估包括两个方面：一是确保获取到足够大小的肝脏移植物；二是确保供者体内剩余的肝脏不受影响，并能维持足够的肝功能。

在这方面，精确分析肝脏体积及其详细的血管和胆管解剖结构，对于确定供者是否适合进行捐献至关重要。在获取移植物之前，了解这些情况对于保证供者和受者手术的成功与安全非常重要。

详细的影像学评估是供者手术成功与否的先决条件。供者肝脏总体积评估、受者需要接受的移植肝重量，以及供者剩余肝实质量都要计算在内。移植肝重量与受者体重之比小于0.8可能会导致令人担忧的"小肝综合征"，但更重要的是，要确保剩余足够量的肝实质（足够的剩余肝体积），以避免供者在术后出现肝功能不全。

影像学评估的第二个方面是对胆管血管的解剖结构进行全面评估。随着经验的积累，捐献的绝对解剖禁忌证已大大减少。尽管如此，识别这些禁忌证并针对预期的解剖难点做好手术准备，对于维持成功的LDLT计划所需的高安全标准至关重要。应评估HA、PV和肝静脉回流方式是否适合可能的器官捐献。术前必须对肝静脉回流的变异进行评估，以便制定手术方案，防止移植肝前段淤血。MRI胆管造影检查是术前胆管解剖结构评估的主要手段。胆管是解剖变异最多的结构，但这通常不是器官捐献禁忌证。

评估供者是否存在肝脏脂肪变性及其纤维化程度也必不可少。非侵入性方法，如利用平扫CT图像测算肝脏衰减指数，或利用肝纤维化扫描检查测量肝脏硬度，可以相当准确地评估肝脏脂肪变性及其纤维化程度。

必须根据每个具体病例的不同情况来决定是选择肝右叶还是肝左叶进行切除或移植手术，并根据供者和受者的具体特征选择最佳手术方法。

13.5 活体肺移植、胰腺移植、小肠移植和子宫移植

为了增加合适的肺供者数量，主要是为年幼患者和危重患者提供合适的肺供者，从20世纪90年代就开始使用活体供者的肺叶。活体肺叶移植受者的存活率与遗体肺叶移植受者的存活率相近，即使是危重患者也是如此。手术方法通常包括对受者进行双侧肺切除术，然后植入一名供者的右肺下叶和另一名供者的左肺下叶。供者风险一直被认为是可以接受的[67]。然而，在2014年美国的一份报告中[68]，18%的供者出现了严重并发症。在实施遗体器官捐献计划的国家，活体肺捐献已较为罕见。

活体胰腺捐献是另一种罕见的手术。手术并发症包括脾破裂和胰漏。目前尚无关于存活率的数据。Lam等人发现供者患糖尿病的风险增加，27%的供者在捐献后平均16年内需服用降糖药[69]。

小肠捐献是一种罕见的手术，仅在全球少数几个中心实施[70]。

活体子宫捐献是一种罕见的手术。移植后成功妊娠的报道很少，主要来自瑞典，也有来自印度和美国的报道[71]。

13.6 活体供者疾病传播风险的医学评估

在活体器官捐献中，疾病可能从供者传播至受者。与遗体供者的情况不同，在不太紧急的情况下，有足够的时间对活体供者进行适当的检查，并提前予以可能的治疗。因此，应进行更全面的诊断性检查，以实施更安全的风险评估。一般来说，建议对遗体供者进行的检查和手术也应对活体供者实施（详见第六和十章），但对可能的供者-受者的风险-效益评估可以不受时间限制。

13.6.1 感染性疾病的传播风险

对活体供者传播感染性疾病的风险进行评估时，应遵循适用于遗体器官捐献的相同原则（详见第八章）。就活体供者而言，在筛检和器官获取之间的任

何时候均可能出现感染性疾病。因此，活体供者在初次咨询时就必须接受筛检试验，并在末次咨询时和（或）获取器官前再次接受筛检。在获取器官用于移植之前，必须得到筛检结果。应告知供受者，从初次筛检到末次筛检，以及从咨询到移植之日的这段时间内，他们均有可能出现感染性疾病。因此，尽管对活体供者进行了适当的筛检，但传播风险仍然存在，而且这种疾病传播确实发生过。

以下一些特别注意事项可能有助于降低感染性疾病通过活体供者传播的风险：

1）活体供者应在器官捐献前不久（1周）接受HIV、HBV、HCV和HEV血清学筛查，以尽量减少因未被披露的危险行为而造成的风险。NAT应专门用于高危供者。HEV-NAT只用于HEV感染高发地区或不明原因的肝功能异常者。

2）在接种活疫苗的情况下，必要时可将移植时间推迟4周，以避免疫苗源性病原体的传播（详见8.2.4）。对于活体供者，建议无免疫保护的供者在捐献前接种HAV和HBV疫苗（详见8.6.2.10、8.6.2.11），并按照当地医疗卫生服务体系的建议完成疫苗接种。

3）在针对EBV的D^+/R^-情况下，受者在移植后出现淋巴增殖性疾病的风险很高，最好予以避免。对于EBV的D^+/R^-移植，密切监测这类受者移植后是否出现淋巴增殖性疾病可有助于实现及早诊断（详见8.6.2.7）。

4）对感染了HBV或HCV的供者，应遵循8.6.2.11、8.6.2.12中概述的原则。HCV感染和病毒血症的活体肾脏供者应在捐献前接受新的DAA治疗。如果他们获得持续的病毒学应答，则在HCV转阴后进行捐献。获得持续病毒学应答的活体肾脏供者不太可能通过移植物传播HCV，但这一点尚未得到证实。无论如何，对供者和受者进行适当的随访（HCV-RNA测定）将有助于确定是否需要进行干预。除这一层面的随访外，还可根据个案决定，将针对遗体供者所讨论的路径应用于活体供者（详见8.6.2.12）。

5）供者到受者的KSHV传播已通过血清阳转和分子流行病学研究得到证实（详见8.6.2.8）。虽然最佳的血清学检测方法尚未确定，但应结合使用完整病毒粒子ELISA和裂解免疫荧光试验，以提高血清

学检测的灵敏度和特异性。目前，不建议KSHV较低流行水平的国家对供者和受者进行筛检。但在流行水平较高的国家，建议进行筛检。KSHV血清学呈反应性的供者应被排除在器官捐献之外，因为受者罹患KSHV相关疾病的风险会增加。病毒感染受者可能会出现发热、脾肿大、淋巴细胞增生、全血细胞减少等症状，偶尔还会出现快速发病的皮肤或内脏卡波西肉瘤。在肾移植和肝移植受者中观察到，原发性KSHV感染会导致非常严重的临床症状和很高的死亡率。对KSHV反应性受者，如果能接受移植后罹患KSHV相关疾病的风险，并且清楚这与供者的KSHV反应性无关，则可以使用KSHV反应性供者的器官。

6）应考虑使用NAT对WNV或其他季节性传染病进行季节性筛检，至少在WNV流行区域应当如此。在实验室筛检方面，活体供者应在捐献前7～14 d内接受WNV-NAT筛检。使用血清学检测是筛检潜在活体供者是否感染WNV的另一种潜在策略，但这种方法在性能和解释方面存在很大的局限性。在蚊虫季节，应指导潜在活体供者采取个人防护措施以防止蚊虫叮咬，如使用驱虫剂和避免在黄昏至黎明期间进行户外活动。这些做法旨在降低从诊断试验到器官捐献的这段时间内感染WNV的风险。

7）对于来自HTLV-1/2感染高发地区的供者，应考虑进行抗HTLV-1/2筛检（详见8.6.2.16）。D^+/R^-组合通常不被接受，尽管尚无循证政策。

8）作为最起码的要求，活体供者有急性/慢性持续性细菌感染，或待移植器官有微生物定植时需要治疗。MDR菌定植或感染者应在器官捐献前证明病原体已被根除。该做法不适用于单纯的粪便携带MDR病原体的供者。

9）已经治愈的结核供者可被接受，但需对受者进行一定的护理和随访。需要考虑隐匿性结核的传播风险；在活体器官捐献中，对供者和受者进行IGRA检测是有帮助的。TST或IGRA检测呈反应性的活体供者应在捐献前，根据当地或国家指南，按隐匿性结核予以治疗。由于完成治疗可能会导致移植推迟并对受者产生不利影响，专家认为应根据具体情况而定，治疗不必在移植前完成。关于在这种情况下隐匿性TB治疗的最佳持续时间，目前尚不清楚。这些TB状况和治疗史的信息应在器官移植受者

的病历中予以记录。对于供者TB筛检试验（TST或IGRA）呈反应性的受者，如果供者未接受过任何或充分的化学预防，则应考虑对其进行化学预防。必须权衡异烟肼对受者的毒副作用与供者来源性TB传播风险。在移植后，还应仔细评估移植药物与利福霉素类药物（利福平、利福布汀、利福喷汀）的相互作用。临床医生在制定有效的化学预防方案时，应考虑当地耐药率的影响，并应参考当地或国家指南。

10）播散性真菌感染（或真菌血症）必须在捐献前彻底根除。对于局部感染，则需要个体化考虑（详见8.6）。

11）供者患有活动性寄生虫病是捐献禁忌证。如果移植传染病专家排除了其对受者造成的不可接受风险，则可以例外（详见8.7）。

12）克氏锥虫是导致美洲锥虫病的寄生虫，主要寄生于肌肉、心脏和神经细胞。对流行地区（拉丁美洲和南美洲，详见8.7.3）的居民、移民或旅行者来说，筛检非常重要。

13）类圆线虫病通常只发生在特定环境暴露的情况下，因此，不需要对所有潜在活体供者进行筛检。对以下潜在器官供者进行筛检是合理的：①出生或生活在卫生条件不达标的热带或亚热带国家的人，包括曾在流行地区服过兵役的候选者。除加拿大、日本和北欧外，大多数国家都发生过类圆线虫病。②原因不明的嗜酸性粒细胞增多症患者和曾到访过该病流行地区的人。③在美国出生，曾大量接触阿巴拉契亚或美国东南部土壤的人。④报告显示既往有过类圆线虫属感染史的人[72]。许多参考实验室都可提供类圆线虫属IgG抗体检测。检测灵敏度各不相同，假阴性结果时有发生，包括早期感染和免疫力低下的宿主。IFA的灵敏度有所提高，但一般只能在研究性的实验室进行检测。对抗体反应性的样本，目前尚无标准的商业化确证试验；假阳性检测结果并不常见。有类圆线虫属感染治疗史的人可能会有持续的抗体反应，因此，这些供者应接受传染病专家的进一步评估。

14）如8.10所述，还应根据生活方式、居住环境、卫生条件、垂直传播等因素来考虑感染风险。对传播疾病的病媒生物进行监测，也有助于发现活体供者新的传播风险。

15）8.12概述了可最大限度地降低潜在受者感染供者来源性疾病风险的预防策略。

16）在欧洲，关于正在接受HIV感染治疗的患者能否作为供者的数据尚不充分，目前难以定论或推荐。将这类活体供者的器官移植给HIV感染受者是可能的（详见8.6.2.15）。已有感染HIV的活体供者捐献器官的报道，但必须考虑到供者患HIV相关肾病的风险，以及捐献后罹患ESRD的风险会增加[73]。

17）移民和经常出国旅行的人可能会有感染某些地域性感染性疾病的风险，这取决于特定感染在其原籍国或旅行国的流行程度、其本人的疫苗接种情况、旅行期间到访过的国家，以及所经历的情况。因此，在作为器官供者时，应在进行移植前考虑到这一点，以降低地域性感染性疾病的传播风险，尽管这些疾病在实施移植的国家可能很少见。同样，受者在接受免疫抑制治疗的情况下，也可能再次感染相应的病原体。建议参考原籍国或旅行国的卫生机构公布的传染病的流行病学数据。此外，还应评估供受者的免疫状况，如不确定，则应将潜在供受者视为未接种疫苗者[13, 74, 75]。

13.6.2 恶性肿瘤和其他疾病的传播风险

必须遵守第九和十章概述的适用于遗体供者恶性肿瘤和其他疾病的原则。在对活体供者进行检查时，必须排除任何活动性恶性肿瘤。重要的是核实潜在供者是否参加过全国疾病筛查计划。作为供者评估的一部分，应进行基本的恶性肿瘤筛查试验。在极少数情况下，有恶性肿瘤既往史且传播风险较低的患者也可捐献，但必须核实其治愈情况和无病生存期的长短。不过，对于传播风险极低的患者，有时也会根据具体情况做出例外处理。

有关特定恶性肿瘤的供者传播风险，请参阅第九章。

13.7 活体器官捐献的社会心理问题

13.7.1 对活体供者的潜在影响

活体器官捐献和移植对供者也有潜在的好处（如提高自尊、改善QoL、改善社会和家庭状况）。然而，活体器官捐献期间或之后可能出现的潜在心理问题也需要考虑。在2013年的RELIVE研究中，

9%的活体供者表现出身体健康相关的QoL受损，另有9%的供者其心理健康相关的QoL明显受损[76]。在多达14%的病例中观察到供者与受者关系恶化[77]。

13.7.2　活体供者的心理评估

许多移植中心都是由DC、护士、社工、精神科医生或心理学家进行某种形式的心理评估。器官捐献前对活体供者进行社会心理评估，旨在防止有重大心理健康疾病风险的个人进行捐献，或确定是否应采取预防措施。因此，心理评估的目的应包括能力评估，供者对捐献风险和益处的认识和理解程度的评估，心理功能、动机和期望评估，供者与受者的关系评估，以及社会支持方面的评估（表13.4）[78, 79]。

表13.4　社会心理学评估期间可发现的活体器官捐献绝对禁忌证和风险因素

1. 绝对禁忌证	
胁迫	除了公然胁迫的情况外，任何来自家属或供受者关系的压力都不得对供者造成不可接受的医疗、心理或社会风险，也不得缩短从同意捐献到手术之间的时间，以便供者重新考虑是否决定捐献
经济利益或类似好处	
滥用或依赖药物，但不愿意接受适当的治疗	
精神失常或心理不稳定，影响供者自由做出知情同意的能力 根据心理健康专家的临床判断，供者的精神疾病或心理不稳定可能会因捐献过程而恶化 需要药物治疗的精神疾病，在捐献术中或术后不能保持稳定	
有认知障碍，无法自由做出知情同意	供者必须证明有能力理解知情同意书中包含的信息（知情同意书必须易于理解）
2. 风险因素	
极端和适应不良的个性特征	例如，自觉性和强迫性（最低：对医疗保健建议的依从性差；最高：对受者的健康行为过于严格）、冲动性、自恋、癔症、情绪失调
了解捐献的风险和益处，存在矛盾心理	包括意识到捐献后出现肾衰竭的可能性，或无法捐献器官给配偶、伴侣、其他重要的人 有强烈自主决策意识的供者在术后过程中表现较好 矛盾心理会使身体和精神状况恶化[80]，而决定捐献所带来的心理安慰则会保护精神健康的QoL[76]
动机	核实供者是否存在潜在的医源性动机，或表明需对供者进行捐献前干预和捐献后密切监测（如供者有妄想症或妄自尊大、觉得受者亏欠于他、通过捐献补偿过去的错误或恢复其在家庭中的地位、将捐献作为一种道德义务[81]、渴望得到认可、利用捐献进行宣传）
期望	发现并改变不切实际或理想化的期望（如改善与受者的关系[68]、解决心理问题和家庭矛盾[82]、从人际交往中获益、期望康复时间比预期短[76]） 发现并改变对移植需求可控性低的预期。从患者的角度来看，期望决定了移植成功与否[83]
供者与受者的关系	在所有病例中，有20%出现了未解决的问题（如单方面依赖关系），而这20%的病例中有一半放弃了活体器官捐献[82]。总的来说，捐献会提升原有关系的质量，无论原有关系是好是坏

（续表）

家庭和社会支持有限，包括医疗卫生服务提供者	术后感到被忽视和关注度下降会降低供者的QoL，而强烈的支持感则具有保护作用[84] 缺乏伴侣预示着供者在捐献后的心理健康状况更差，而普遍较低的社会支持则会使供者一直维持捐献前较低的心理健康水平
未向可能受活体器官捐献影响的其他人披露情况	家属了解可能发生的捐献是影响结局的保护性因素 有其他可能的器官捐献备选方案（如有其他供者）会导致家属对活体器官捐献产生犹豫，并减少对其的支持
担心发生肾衰竭	约有13%的活体肾脏供者对捐献后出现与肾脏相关的健康问题表示中度或高度担忧[82, 85]
压力管理和当前的应对资源（乐观态度、应对策略和复原力）	对生活压力事件适应不良的情绪反应和处理记录 供者乐观程度越高，则预期捐献越有利；乐观程度越低，则预期捐献会带来负面影响[76] 回避型应对方式预示着捐献后的心理健康状况较差

捐献前的心理评估应通过半结构化面谈进行，并辅以可靠有效的心理测试，以适应供者的文化特点。面谈应由专业人员进行，该专业人员负责确保供者了解其捐献决定可能带来的后果（身体、精神和心理后果，以及个人、家庭和职业后果）。

必须与活体供者进行面谈，以便：了解决策过程是如何进行的；评估家庭和社会环境，以及社会支持；审查就业情况，包括合同类型、捐献决定对经济和劳动力的影响，以及为应对任何不利情况而采取的措施。

特别是应了解活体供者的家庭环境，以发现是否存在任何家庭矛盾，并了解谁将负责捐献后的护理工作，以及在供者出现任何并发症的情况下，如何保障此人的福利。

重要的是，受者在面谈时不能在场，以确保供者能够畅所欲言，表达自己的担忧和疑虑。

同样重要的是，要评估供者的生物学风险行为（如性乱交、吸毒、前往热带疾病流行地区），并确保已进行相关血清学检测，且检测结果为无反应性。

此外，还应评估供者对受者的疾病和其他潜在治疗方法的了解程度。对许多供者来说，做出知情决定的一部分就是了解受者的潜在益处和风险。然而，这种讨论不应透露受者疾病的细节。这可能是个难题，因为在某些情况下，供者必须知道原发性肾病是否有复发的高风险。在另一些情况下，供者有必要了解进一步透析治疗的预后，或者如果特定受者在移植等待名单上等待遗体器官供者捐献的器

官会有什么后果。这些情况往往相互矛盾，但重要的是要帮助确保供者在决定是否捐献器官之前，掌握所需的所有相关信息。

13.8　活体器官捐献登记系统：监管审计

为了进行质量和安全控制、提高实践的透明度，以及促进对器官捐献后果的评估，需要进行器官捐献登记。通过系统化地收集数据，可以获得足够的信息以确定和促进长期随访，记录结局并调查捐献前风险因素与未来可能的结局之间的因果关系，包括心血管事件、肾/肝功能衰竭和死亡。因此，欧洲委员会所有成员国都必须确保根据CM/Res（2015）11号决议[86]建立和维护统一的国家活体供者登记系统。该决议的附录提供了建立国家/国际活体供者登记系统的一般指南，而解释性备忘录则详细说明了需要收集的数据参数（强制参数和可选参数）。

在欧盟，关于移植用人体器官质量与安全标准的第2010/53/EU号指令规定了欧盟国家建立"活体供者登记系统或记录"的法律要求[19]。

2004年活体肾脏供者护理国际论坛[10]和KDIGO指南[12]公布的国际专业标准也建议对活体供者进行定期、终身的随访和监测，并建立专门的活体供者登记系统。

卫生行政部门必须对获得活体供者评估和移植授权的中心进行定期的审核和检查。

LIDOBS会议（2014年）首次促成了活体器官

捐献计划的经验和知识交流，以确保实现安全、优质和透明的捐献程序和高QC。会议旨在建立一个名为LIDOBS[87]的活体器官捐献计划专家社区，通过网络（http://lidobs.eulivingdonor.eu/）继续扩大和增加有关器官捐献和移植程序的知识。EDITH项目（https://edith-project.eu）旨在根据ACCORD项目的建议，建立欧洲活体供者登记处。

13.9　ABO血型和人类白细胞抗原不相容移植

在过去的30年里，ABOi移植作为一种扩大活体器官移植供者池（主要是肾移植供者池）的策略在全球范围内推行。进行ABOi移植的中心之所以能取得成功，与严格遵守正在进行的结构化计划中的规程有关。这种规程考虑到了与抗体不相容移植相关的所有受者和供者方面的障碍，包括有效的脱敏方案、随后调整的免疫抑制治疗方案，以及对免疫性疾病的发病机制的了解。ABOi移植的关键问题包括：

1）移植前通过血浆置换、级联过滤，以及非选择性或选择性免疫吸附清除抗体，以防止超急性排斥反应。

2）静脉注射免疫球蛋白。

3）使用利妥昔单抗清除B细胞。

4）为患者量身定制维持性免疫抑制治疗。

将个体化免疫抑制治疗与监测相结合，以便及早发现抗体滴度的再次升高（主要是在移植后的头两周）。此后，即使抗体再次出现高水平，似乎也不会对肾移植造成损害，这种现象被称为"适应"。

自2000年以来，ABOi的肾移植受者和移植物的总体存活率与ABO血型相容的肾移植的数据相当。不过，其感染并发症的风险有所增加，这可能是由于免疫抑制增加所致[86, 88-91]。因此，一些中心现在建议ABOi的供者参加活体配对肾脏交换移植计划（kidney paired exchange programmes, KEP）。

越来越多的高致敏患者体内存在针对供者的供者特异性抗HLA抗体（DSA）。因此，一些脱敏方案应运而生，这些方案一般采用血浆置换，同时静脉注射免疫球蛋白和利妥昔单抗，目的是消除或降低体内的抗HLA抗体水平，将阳性交叉配型转化为阴性交叉配型，以便进行移植。受者的抗体介导的

排斥反应发生率很高；移植前的DSA水平越高，抗体介导的排斥反应发生率的增幅就越大[92]。跨越HLA屏障移植后的长期存活率会受到影响[93, 94]。

13.10　配对肾脏交换移植计划

30年前，人们首次推行KEP或肾脏共享计划战略。当同一国家的多个移植中心将其登记系统合并在一起时，就能实现更多供受者的匹配。一些欧洲国家，以及澳大利亚、加拿大和美国均已实现了这一目标。除了大型多中心计划或全国性KEP登记系统取得成功外，也有成功实现的单中心计划。单中心计划较为简单，但缺乏更大规模供者池的优势。不过，鉴于在大型KEP计划中有更多对供受者可以进行匹配，因此，更多国家之间正在拓展合作[95]。欧洲不同国家的KEP之间存在很大差异[24]。

多对供受者进入KEP的主要原因是HLA免疫不相容［如交叉配型阳性和（或）较高的供者特异性抗体滴度］和（或）ABOi。此外，肾脏共享计划在克服ABOi问题的同时，往往有利于HLA高致敏受者的移植。在这种情况下，ABOi供受者可以参加KEP计划，以避免HLA屏障。此外，将肾脏交换与各种脱敏策略结合起来，还能增加找到相容供者的可能性。勉强相容的供受者配对也可以实现更好的HLA匹配。其他可通过肾脏交换解决的供受者不相容问题包括年龄和肾脏大小[96]。

最后，使用利他供者启动连续或多米诺移植链，也被称为非同步（或同步）延伸利他捐献链，是提高KEP成功率的另一种选择[97]。通过向KEP捐献器官并启动多米诺移植链，利他捐献的影响会成倍增加。还有人建议使用遗体供者的肾脏来帮助启动捐献链[98]。

关于肾脏共享计划的结果，在一个拥有1 000多对供受者的大型登记系统中，总体匹配率为50%～60%。不过，高致敏受者［群体反应性抗体（panel reactive antibodies, PRA）＞95%］和O型血受者的匹配率仅为15%[96]。

13.11　结论

规范进行的活体器官捐献和移植是遗体器官捐献和移植的重要补充。必须考虑到法律、伦理、社会心理和医疗方面的要求，因为健康个体是为了他

人的利益而面临风险。活体供者移植必须遵循科学机构和协会的国际建议，以证据为依据。为了实现可追溯性、安全性和透明度，必须对活体供者进行登记和随访。在治疗终末期器官衰竭的幼儿（具体未包括在内）时，参与编写本章的专家一致认为活体器官捐献是首选方案。

研究议题

从文献和对现有证据的讨论中，我们发现了几个证据不一致、不充分或不存在的主题。为了接受移植手术的患者的利益，本指南的作者建议，在可能的情况下，应通过精心设计的随机临床试验对以下领域开展研究：

在过去十年间，对活体肾脏供者的研究表明，与健康对照组相比，肾脏捐献后活体供者的血压升高[34, 36, 37]、先兆子痫风险增加[40]、左心室质量增加[39]、蛋白尿增加[35]，以及 ESRD 发病率增加[2, 3, 50]。一项研究显示，活体供者的长期死亡率增加[3]，这一发现需要在今后的研究中加以证实。

针对活体肝脏供者的研究较少，大多数研究都集中在围手术期的结局上。对活体供者肝脏捐献后的长期结局，尤其是对死亡率和长期肝功能进行更多研究非常重要。目前，我们还没有活体肝脏供者在捐献后 7 年以上的长期存活数据[63]。

为了能够发现活体器官捐献的任何不利影响，必须进行足够久的随访研究，并有正确的对照。根据以往的研究，随访时间至少应为 10 年。活体供者在捐献器官时是健康的，因此，对照组也应是类似时间点的健康人群。对照组应该在捐献时从与供者相同的人群中招募，并应经过全面的体格评估和生化评估。理想的情况是，他们本身的健康状况足以捐献器官。如果对照组在基线时不够健康，可能会降低发现与捐献有关的短期和长期风险的可能性。

在进行横断面研究时，找到合适的对照组尤其困难。纳入研究的对照组应该是与供者评估同时期的健康人群，而不一定是在研究时。例如，如果我们今天要进行一项横断面研究，评估一组 2003 年捐肾者的血压，我们希望纳入 2003 年健康状况类似的对照组。如果将现在健康的对照组包括在内，就会使捐肾者看起来比实际情况更容易患高血压；如果非选择性地纳入普通人群作为对照，就会掩盖捐肾与后来血压升高之间的潜在联系。今后，重中之重应该是进行大型研究，并且随访时间足够长，以便发现活体器官捐献后的死亡率或其他重要结果是否增加。

本章参考文献

第十三章参考文献

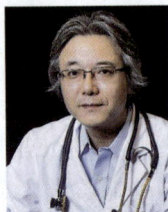

林　涛

四川大学华西医院器官移植中心副主任，肾移植中心主任，泌尿外科副主任，博士研究生导师。现任中华医学会器官移植学分会常务委员、肾脏移植学组副组长，四川省器官移植学会主任委员，四川省医师协会器官移植分会侯任会长等。致力于肾移植供受者的微创手术创新、肾移植后免疫抑制剂的合理使用，以及长期存活的改善。在活体肾移植、血型不合移植、机器人辅助肾移植及排斥反应的防治等方面有较深造诣。

第十四章　儿童器官捐献

14.1　引言

孩子的离世是一场悲剧的结局，这使得父母在面对失去最珍贵的礼物（他们的孩子）时痛苦不堪、脆弱无助[1]。在悲痛的过程中，父母可能会紧紧抓住他们与逝世孩子的关系不放[2]。对一些父母来说，捐献孩子的器官能给他们带来极大的抚慰，并有助于他们接受失去孩子这个事实。医疗服务提供者（HCP）提议将器官捐献作为体恤计划中的一部分，旨在帮助父母在新的现实中重建生活，并为他们的孩子留下永恒的遗产。然而，儿科医生在面对自己治疗的孩子逝世时，可能会感到不安。情绪因素，以及对儿童器官捐献和移植程序的不熟悉往往会阻碍医生转介可能的器官供者，从而失去帮助悲痛的父母和帮助迫切需要挽救生命或提高 QoL 的器官移植患者的机会。

由西班牙 ONT 负责管理的全球器官捐献与移植观察站（作为 WHO 的合作中心[3]）报告了各国儿童遗体器官供者（18岁以下）在数量和比例方面的重大差异（图14.1）。

在遗体器官供者中，儿童确实只占少数。儿童器官供者在遗体器官供者池中虽只占了很小一部分，但却极为珍贵，在一些遗体捐献率最高的组织（西班牙[4]、美国[5]、法国[6]、英国[7]、澳大利亚[8]和欧洲移植组织成员国[9]）中，儿童器官供者占遗体器官供者的 2%～8%。相比之下，在美国和欧洲移植国家的器官移植等待名单中，儿童约占 1.5%，这一占比在英国约为 2%，在澳大利亚约为 3%，在西班牙约为 6%。

在界定儿童器官供者的年龄方面，国际上尚未达成共识，导致各国公布的器官捐献率会存在差异。在美国、英国和法国，儿童供者的年龄范围为 0～17岁；在西班牙和欧洲移植组织成员国，儿童供者年龄为 16岁以下；而在澳大利亚，儿童供者的年龄范围为 0～14岁不等[4-9]。由于未对儿童供者的年龄进行标准定义，因而限制了数据的获取，也限制了研究人员和利益相关者清楚了解如何进行儿

童遗体器官捐献的能力[11]。

本章旨在阐明儿童（0～18岁）遗体器官捐献的一些方面，重点讨论了：

1）儿童遗体器官捐献的重要性。

2）儿童 DBD 器官捐献（pDBD）。

3）儿童 DCD 器官捐献（pDCD）。

4）特殊情况下的儿童器官捐献（无脑畸形新生儿、接受 NRP 的患儿等）。

5）移植取自儿童供者的器官。

本章面向直接参与儿童遗体器官捐献流程的儿科医生和 HCP，旨在加强或提高医疗团队的参与度，并帮助父母为其子女完成器官捐献[12]。

14.2　儿童遗体器官捐献的重要性和特定特征

美国儿科学会[13]和移植学会[10]等医学协会鼓励医生（特别是儿科医生和新生儿重症监护专科医生）认识到器官捐献的重要性，并确立和遵循器官捐献规程及最佳实践，以从潜在儿童供者中识别、医学管理和获取器官。政策制定者、利益相关者和内科医生应携手合作，共同为儿童和成人患者建立公平分配器官的实践和程序。

讨论儿童器官捐献事宜对许多 HCP 来说都是一个挑战。父母丧子带来的情感伤害、医疗团队的责任感及其对患者最大利益的看法，可能会导致他们对丧子父母出于利他主义而想要或考虑帮助其他家庭所做的决定产生误解。这种情况可能会导致 HCP 对器官捐献的态度受到干扰，影响其识别可能的供者，以及未能及时通知 DC 或 OPO 的工作人员。器官捐献程序可能会因供者数量减少和获取器官用于移植的机会减少而受到影响[10, 14]。

儿童器官捐献有其独特的挑战和复杂性。

1）每年有成千上万的儿童和成人接受遗体供者的器官[15]，但患儿获得的移植机会相对更少，主要是因为儿童供者数量更少、供者与受者的体重（器官大小比例）不匹配，以及小器官移植存在技术难点。这些因素会导致儿童器官移植受者的死亡率高

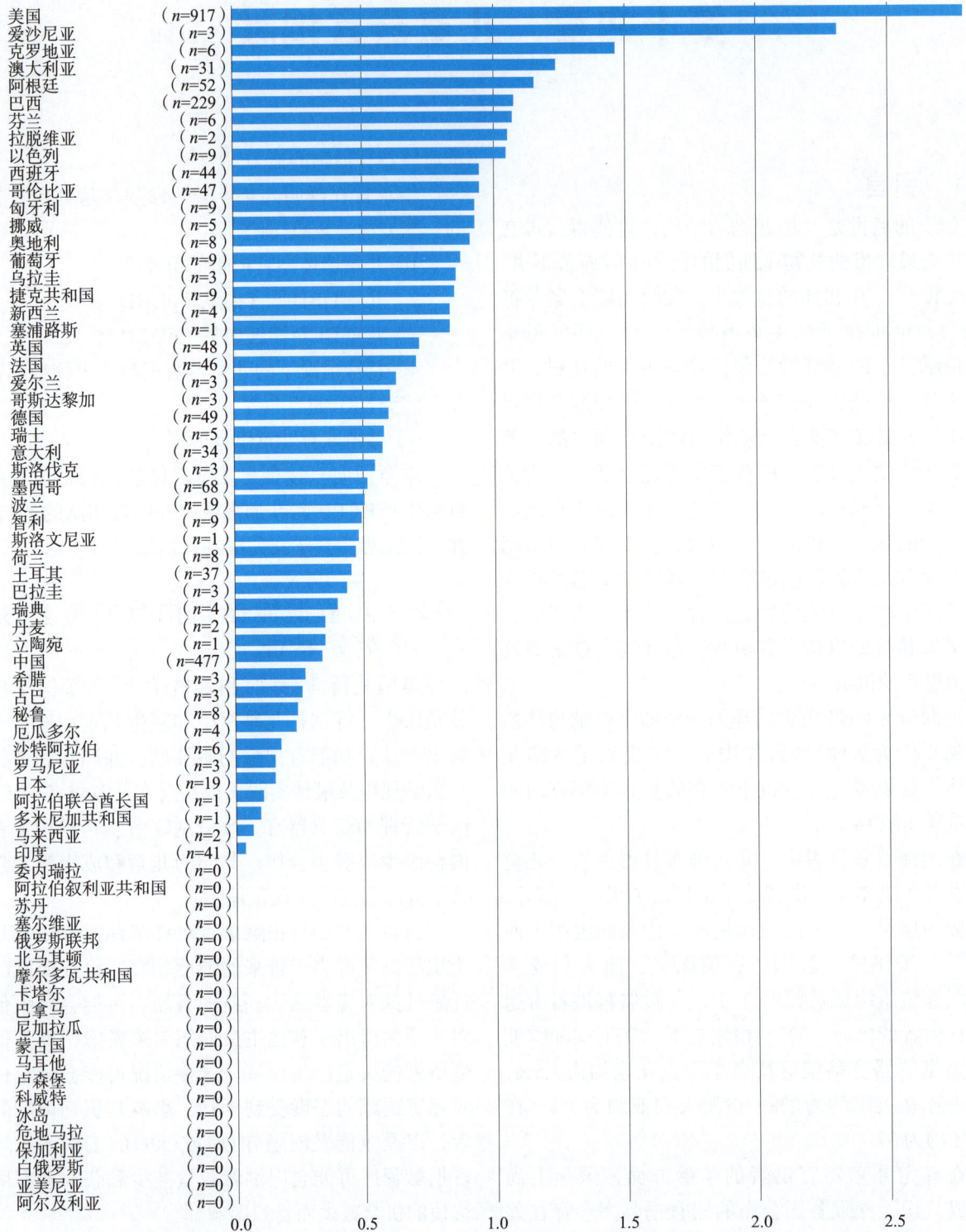

图 14.1 2019 年实际儿童遗体器官供者（18 岁以下）的绝对数量（括号内）和每百万人口捐献率

资料来源：全球器官捐献与移植观察站，可访问 www.transplant-observatory.org/（根据直接要求提供的数据）

于成人群体[10]。由于缺乏国际记录和界定不符合移植条件的患儿临床状况的标准，儿童器官捐献的相关数据仍未被准确量化或得到确认[5, 8, 11, 12, 14]。

2）儿童的总体死亡率较低[16, 17]。自21世纪初以来，由于医疗手段的改进、危及生命的传染病得以根治，以及机动车乘客安全约束系统的使用和完善，儿童死亡率一直在下降。此外，现代儿科重症监护室（PICU）提供的护理显著提高了患有危及生命疾病的儿童的存活率[18]。这意味着儿童器官捐献的潜力预计将是有限的。

3）在过去十年中，pDBD供者的数量保持相对稳定。尽管DBD供者继续为移植提供绝大多数器官，但这些器官似乎不足以满足目前日益增长的儿童和成人的移植需求。此外，潜在pDBD供者的识别与转诊方面存在缺陷，表明很多捐献机会被错失[19]。这就强调了有必要向HCP和非HCP提供持续教育，使其能够在患儿面对EOL问题时考虑器官捐献事宜[20]。

4）对于患有限制或危及生命的疾病的患儿，决定是否暂停、撤除或限制其LST可能是比较困难和有争议的，并且会引起家属强烈的情绪反应。HCP可能需要接受专门的培训，并需要了解家庭在面对和接受孩子死亡时的宗教和文化信仰。

5）及早将供者转介给DC或OPO的工作人员是提高器官捐献潜力的最佳做法，因为这样可以及时评估潜在供者[20]。儿童可能患有如先天性代谢缺陷、染色体异常或解剖结构缺陷等罕见疾病，这可能需要儿科领域的专家与DC或OPO工作人员合作，并确定患儿是否适合捐献[21, 22]。

6）在考虑对患儿或新生儿进行DCD流程判定时，DC或OPO工作人员和医疗团队应共同评估患者捐献器官的潜力，以及在WLST后的特定时间内循环停止的可能性[23]。

7）供受者体重（器官大小比例）匹配可能比较困难，特别是对于年龄很小或体重较轻的供者，这也是儿童器官应用较少的一个常见原因[23]。对于那些等待胸腔脏器移植的儿童来说尤其如此。器官在获取过程中受损会导致器官不适合用于移植。法医和验尸官拒绝授权儿童器官捐献的情况也有存在。这些情况都限制了获取患儿的器官用于移植[21]。

8）许多移植团队可能不会考虑使用新生儿器官，因为它们体积小，发育不全，可能会导致移植物功能障碍或无功能。虽然有关新生儿DCD供者的器官移植经验非常有限，但已有器官捐献并成功用于移植的报道[20, 21]。

尽管在儿童器官捐献流程中遇到了很多挑战，但通过应用儿童供者的器官，许多人的生命得以挽救。在pDBD和pDCD方面仍有改进空间。

14.3 将器官捐献纳入儿童临终关怀的一部分：伦理因素

鉴于EOL患者及其家属的整体最佳利益，将器官和组织捐献作为EOL关怀计划中的一个选项，是几个医学协会推荐的临床做法[12, 24-28]。儿童器官捐献有其独特性，因为儿童无法做出捐献决定，必须依赖父母或监护人授权进行器官和组织捐献（"以家庭为中心的护理模式"）。

一旦排除了医学禁忌证，HCP和DC或OPO工作人员应共同努力，与面对EOL问题的儿童的监护人或父母讨论器官捐献事宜。虽然孩子可能无法从器官捐献中获益，但以生命馈赠的方式，让孩子捐献的器官作为"遗赠物"在另一个人的体内延续存在，有助于父母的心灵治愈。

在提供EOL护理时，必须将儿童的最大利益放在首位，并适当考虑行善原则（促进社会福利）和不伤害原则（将伤害降至最低）。这些利益包括尊重患儿先前表达的关于器官捐献的任何偏好（如果已知的话）[29]，以及在患儿EOL前给予最佳护理。这些都是HCP护理EOL患者的道德义务。尽管儿童作为器官捐献第一人的意向往往不为人知，但一些司法管辖区允许未成年人在捐献意向登记簿中，签署不具约束力的捐献同意书。在患者生命末期提供的最佳护理还包括一项义务，即不提供或不实施无效的干预措施，并在干预措施无效时予以撤回，必须就所有相关事宜与父母进行讨论，由他们最终决定是否同意或授权器官捐献程序。应向家属保证，停止或撤除被认为不再有助于延长生命的干预措施，并不意味着停止护理患儿。EOL关怀必须包括缓解儿童的症状（包括疼痛和痛苦），以及为儿童和家属提供情感和精神上的支持[30, 31]。器官捐献不能凌驾于高质量的EOL关怀。

14.4 实际与潜在的儿童器官捐献

少数已发表的研究结果评估了新生儿和儿童捐献器官的潜力[18, 21, 23, 32-39]。PICU的死亡率平均占所有住院患者人数的2%～4%。大多数在ICU中死亡的患者（儿童和成人）都是在WLST后死亡的，因为LST被认为不再对患者有益。最近的PICU研究显示，10%～20%的EOL患者符合BD标准，有50%～70%的患者在WLST后死亡[18, 32, 36-39]。

14.4.1 根据神经系统标准判定死亡后的器官捐献

大多数用于移植的儿童器官均来自DBD供者[4-9]。不同国家、地区和医院因各自情况不同，而在根据神经系统标准判定死亡后的器官捐献方面存在较大差异。美国在不同地区（设有儿科创伤中心的三级医院、7家附属医院、一个包括150个机构和15 344名死于PICU的患者在内的多中心数据库）开展的四项研究表明，符合BD标准的患者比例从10%～20%不等，转化为实际器官供者的比例为45%～78%[18, 32, 36, 37]。正如预期的那样，PICU的规模（规模较小的PICU<500名患者/年，规模较大的PICU为2 000～4 000名患者/年）与每年BD患者的数量（规模较小的PICU每年产生5例，规模较大的PICU每年产生10例）呈线性关系[37]。

在西班牙[38, 39]、澳大利亚[40]和荷兰[33]，PICU中适合进行DBD的死亡病例估算占比为11%～15%。在西班牙，ONT开展的质量评估计划（数据收集于1999～2011年）发现，PICU儿童死亡病例中有11.3%的病例符合BD的临床症状，其中有42%的病例转化为实际供者。这一转化率与成人潜在DBD供者56%的转化率形成了对比[39]。潜在pDBD供者转化率较成人低，而器官丢弃率更高的原因是医疗不适宜（28.1% vs 22.5%，$P<0.001$）、潜在供者在治疗期间发生血流动力学不稳定或心肺骤停（5.7% vs 2.6%，$P<0.001$）、缺乏合适的受者（2.3% vs 0.6%，$P<0.0001$），以及后勤问题（1% vs 0.4%，$P=0.003$）。而因家属拒绝捐献或司法拒绝授权捐献而造成的器官丢弃率并无显著差异。此外，仅有2例儿童病例因无法完成BD诊断，而造成器官弃用。

英国国家医疗服务中心每年都会对所有PICU进行潜在供者的审核，以确定患儿捐献器官的潜力。2015～2016年的审核报告显示，尽管有明确的标准规定（如果患者疑似发生BD，则应进行BD检查），但在PICU中，按照神经系统标准判定死亡的病例比例为71.7%，而总体的比例（包括成人和儿童）为84.5%，这表明PICU中根据神经系统标准判定死亡的比例仍有提高空间。尽管有一些PICU的BD检查实施率与标准相符，但另一些PICU却从未实施过神经系统检查[21]。

14.4.2 根据循环系统标准判定死亡后的器官捐献

在过去十年中，pDBD的捐献率基本停滞不前。然而，有证据表明，美国[5]、澳大利亚[8]和一些西欧国家[15]的DCD实践越来越多，这表明遗体器官捐献模式的变化也影响到了儿童遗体器官捐献。

据估计，在儿童死亡率相近的国家，DCD模式可使儿童遗体器官捐献率增加20%～58%[41]。尽管根据研究人员制定的标准，潜在供者的定义会有所不同，但在Weiss等人的研究中，据估计，pDCD潜力在PICU中约为9%～20%，在新生儿重症监护室（NICU）约为8%～36%[41]。

一项已发表的文献综述表示，在一家设有一级创伤中心的儿童医院里，当供者的医学适宜性（供者符合器官捐献标准，即没有恶性肿瘤和全身性感染）和WLST后的死亡时间由OPO负责评估时，则潜在pDCD供者的预估数量超过潜在pDBD供者。在已决定WLST的病例中，参与研究的临床医生未能将23%的病例（可能的器官供者）转介给当地OPO，其中1周至1个月大的新生儿的未转介率为39%。pDCD模式使移植中心的供者数量增加了67%，适合用于移植的器官数量增加了42%[32]。

Hawkins等人发表的关于英国儿童和新生儿器官捐献的综述显示，PICU中潜在pDCD供者的转介率为72%，而所有年龄段潜在供者的转介率为83%。研究发现，导致转介机会错失的影响因素有很多，包括未能识别出可能的供者、供受者被认为医学上不适配，以及导致死亡的病程不明[21]。

一项在西班牙医院进行的前瞻性多中心研究记录了在18家PICU中儿童的死亡情况，其中包括在2

年内（2017～2018年）入院的14 051名儿童，共记录了250例死亡病例。其中122人（49%）在WLST决策后死亡，71人（28%）在提供儿科高级生命支持后死亡，57人（23%）符合BD标准。最常见的WLST形式是终止机械通气（52例，23%）。只有极少数的病例（占所有WLST病例的15%）是在WLST完成后，被请求做出捐献器官的决定[38]。在西班牙，成人ICU已确立了完善的DCD流程，但PICU尚未确立。根据ONT的数据，从2010～2020年，共报告了478例儿童供者（年龄<18岁），其中449例为潜在pDBD供者（94%），29例为潜在pDCD供者（6%）。92%的潜在pDBD供者转变为实际器官供者，而只有39%的潜在pDCD供者转变为实际器官供者（其中有51%的病例因缺乏合适的受者，而无法转变为实际供者）[4]。鉴于需要进一步发展pDCD，西班牙最近发布了关于优化儿童器官捐献（包括pDCD）的指南[42]。

在澳大利亚和新西兰进行的一项为期15年（2000～2015年）的回顾性研究中，共有267例儿童器官供者，占所有实际器官供者的5%。儿童器官供者占ICU死亡人数的比例，与成人器官供者相差无几（6% vs 5%）。在整个研究期间，pDBD占91%，pDCD占9%。研究人员注意到，在两个时间段（2000～2007年 vs 2008～2015年）之间，pDCD从0.7%升至17%。2岁以下儿童的器官捐献率低于普通儿童队列（1.2% vs 6%）[40]。

英国、西班牙和美国的一份报告记录了2011～2015年（包括2015年）的儿童器官捐献国家数据，报告显示了各国在儿童器官捐献率和做法方面存在很大差异，强调有很大的提升空间。毫无疑问，制定严格的儿童器官捐献临床实践指南将是有益的[11, 24]。

14.4.3 新生儿器官捐献

就器官捐献的潜力而言，新生儿捐献是一个日益引起关注的潜力领域[21, 23, 34, 43]。尽管根据神经系统标准判定足月新生儿死亡的标准已经确立[44, 45]，但器官和组织捐献很少发生在这类人群中。

尽管许多危重症新生儿在WLST干预后死于NICU[46]，但很少考虑器官捐献，导致错失了实现pDCD的机会。根据胎龄和体重，通常不考虑1周至1个月大的婴儿在WLST后进行pDCD。在所有捐献的人体器官或组织中，只有不到1%来自新生儿供者[32]。

最近有两项研究观察到，NICU死亡病例中有8%～10%符合pDCD候选条件[23, 43]。pDCD为不符合BD标准的新生儿提供了进行器官捐献的机会[5, 10, 15, 23, 32, 34, 43]。

已发表的病例报告显示，2个月及以下的婴儿可以成为pDBD和pDCD供者，但他们对器官捐献潜力的真正贡献还远未达到[34]。

正如之前所提到的，许多移植团队可能会因为新生儿器官的体积太小且发育不全，而排除其捐献的可能性。尽管新生儿DCD供者器官的移植经验非常有限，但使用整块双肾进行移植的效果很成功[20, 21, 47]。其他器官的获取则更具争议性。取自新生儿DCD供者的心脏已成功用于移植且结局良好[24, 49, 50]。新生儿供肝正被用来制成肝细胞悬液，用于治疗代谢性肝脏疾病的患儿[51, 52]。

14.5 儿童器官捐献流程

对于在PICU死亡的儿童来说，器官捐献仍然是罕见事件[11]。想要有机会实现器官捐献，需要就涉及家属、患者、临床医生、医院行政主任和DC或OPO工作人员相关的医疗、法律、伦理和后勤因素进行复杂的协调。

尽管通过器官移植挽救生命和提高QoL的价值得到了广泛认可，但在EOL关怀期间，家属和HCP可能会认为捐献流程中的一些步骤存在伦理质疑。这些伦理质疑会发生在患者治疗的过程中，尤其在pDCD的情况下[30, 53]。父母对孩子的康复和存活抱有虚幻的希望，担心停止无效的干预可能会导致其子女被实施WLST，这可能是他们不愿考虑器官捐献的原因[30, 54]。由于担心讨论器官捐献事宜、使用干预措施保留器官捐献机会，或在宣告孩子死亡后获取其器官等做法会伤害潜在捐献者或其家属，因此，专业医护人员可能会打消促成捐献机会的念头[53]。潜在捐献者及其家属的利益与器官捐献预期会带来的效益之间的这些明显冲突，可能是工作人员与家属之间沟通不足而造成的[10]。

器官捐献流程依赖于识别可能的捐献者、将捐献者转介给DC或OPO工作人员、死亡判定、签署捐献同意书或授权书、供者管理和器官获取。每一个阶段都需要对前一项任务给予最充分的关注。在每个阶段的执行过程中遇到的问题和不可避免的争议都可能导致错失可能的供者[21]。捐献者和（或）其家属对器官捐献完全知情同意或授权、重症监护团队了解捐献流程中每一步，以及 DC 或 OPO 工作人员参与捐献流程，都是消除不确定因素的关键所在，这些不确定因素最终可能会扰乱或影响器官捐献和获取，并破坏儿童和（或）其父母表达的意愿。

获取捐献者器官的障碍包括：

1）家属或习俗上反对器官捐献。

2）与家属同意或授权捐献有关的争议（包括时机不当和对子女的死亡存有疑惑）。

3）医务人员对器官捐献的认知不够和不理解。

4）错失捐献机会（包括法医拒绝授权虐童案受害者捐献器官）。

5）捐献者管理不善，导致错失可用于移植的器官[20]。

14.5.1 识别和例行转介可能的捐献者

与成人 ICU 相比，PICU 和 NICU 极少提供器官捐献案例（详见 14.4）。

识别可能的捐献者是器官捐献流程的第一阶段，也是最重要的阶段。无论床旁临床医生是否认为患者符合捐献条件，HCP 都应提高警觉，及时识别并将 ICU 中的所有患儿都转介给 DC 或 OPO 工作人员。常见的临床触发因素包括患儿伴有可能会发展为 BD 的神经系统损伤，或在做出 WLST 的决定之后。在 PICU 的 WLST 期间，器官捐献机会经常会被错失，主要是因为通知 DC 或 OPO 工作人员的时间较晚。

未能识别可能的捐献者的原因包括：

1）缺乏通用的临床标准来识别所有潜在的遗体器官捐献者。

2）缺乏关于识别供者的最佳临床触发因素的信息[22]。

3）未考虑捐献，且未记录原因。

4）供受者被认为在医学上不匹配。

5）捐献者未被确诊为 BD。

6）家属在患儿被确诊 BD 后或决定 WLST 后，拒绝捐献。

7）捐献者存在医学禁忌证（感染、恶性肿瘤、器官功能障碍、遗传性综合征、体重 <2 kg、血流动力学状态不稳定）[55]。

根据英国和西班牙的儿童器官捐献指南，"在器官捐献有可能实现的情况下，护理 EOL 患者时应充分考虑器官捐献事宜"。错失捐献机会可能会违背父母的意愿，并使等待名单上的患者失去移植机会[42, 55]。

应根据已确立的指南来评估患者的捐献潜力，并与 DC 或 OPO 工作人员进行协调。使用临床触发因素或其他方法来促进迅速识别所有可能的捐献者，并结合规定的转介政策，将有助于提高儿童器官捐献流程中的执行力[22]（详见第二章）。

为了估算儿童遗体器官捐献的潜力，并评估捐献流程中的执行情况，还应对 PICU 和 NICU 的所有潜在捐献者进行系统化审查，以确保对所有参与器官捐献流程的 HCP 都实施问责制和责任制[10, 21, 33, 39, 56]。

14.5.2 与家属接洽：向家属提出器官捐献

对潜在儿童捐献者进行评估可能比较复杂，应系统地规划与家属的接洽[10]。

一般来说，有关 WLST 的谈话必须事先由患儿的直接责任医生独立进行，以确保预后信息与器官捐献脱钩[25]。然而，严格的分离在某些情况下可能是不必要的。根据加拿大的指南，"在患儿存活的可能性极低且父母倾向于捐献器官的情况下，继续予以患儿 LST 可能会以 CPR 失败而告终，而 WLST 可能会成功实现 pDCD"[57]。

虽然 DC 或 OPO 工作人员在与患儿家属接洽时，作为主导者所发挥的积极影响尚未在随机临床试验中得到证实[58]，但几项观察性研究表明，在由受过专门训练的专业人员完成家属接洽的情况下，患儿家属的响应率会有所提高。因此，当需要接触家属，讨论器官捐献的可能性时，DC 或 OPO 工作人员应与医疗团队合作[59-63]（详见第四章）。

根据全球各移植系统的特点，DC 的背景和专业资历会有所不同。然而，每个系统都应致力于培训 HCP，使其能够富有同情心地积极处理每一个器官捐献流程，并遵循患儿家庭的文化根源和宗教信仰。

应确保尊重父母在捐献决策方面的自主权。HCP 不应因为自己认为患儿的父母会感觉更糟或拒绝捐献，而不与父母接洽。

14.5.3 同意或授权

幼儿无法作为第一人来授权器官捐献，因此，父母或法定监护人必须为其子女成为器官捐献者提供授权[57, 64]。在实行推定同意捐献制度的国家，父母将其子女列入非器官捐献登记册，将排除其子女成为捐献者的可能性。

"最佳利益"标准不适用于儿童器官捐献，因为大多数儿童从未对器官捐献发表过意见，一旦死亡，不会因器官捐献而获益或利益受损[12]。

儿童器官捐献的"替代判断"标准存在一些细微差别，因为在以家庭为中心的最佳利益模式中，父母将决定整个家庭的价值观和福祉。成人捐献器官的益处是基于他们自己的信仰和医疗福利来看待的，而儿童捐献器官的益处则是由父母认为对家庭福祉最有利的要素构成的（社会、情感和宗教）[25]。作为家庭成员，潜在供者在成长过程中会遵循父母共同一致的价值观，并可能会将这些价值观视为其教育的一部分。

然而，如果儿童对器官捐献表达关注，即使他们没有能力提供捐献授权，也必须尊重他们的意见[12]。

14.6　根据神经系统标准判定儿童死亡

在任何PICU或NICU中，根据神经系统标准判定儿童死亡都是罕见事件。很少有诊断程序会产生如此重要的结局。对每个人来说（尤其是父母），做出这一判定意味着患儿疑似死亡已成为现实。除非获得器官捐献的授权，否则已不再适合继续进行有创LST。

BD后的器官捐献仍然是主要的捐献，尽管近十年来，成人DCD和许多国家的pDCD的数量有所增加。不过在有些欧洲国家，由于各种原因，DCD还无法实现，因此，患儿BD之后的器官捐献是唯一的器官捐献模式。

医学文献帮助专业人士和公众广泛接受使用神经系统标准来验证人类死亡[65]，但在如何根据神经系统标准判定死亡方面存在国际多样性[66-71]。在欧洲和其他地区，单独制定的国家指南导致了死亡判定的临床多样性（在儿童死亡判定中尤为明显，在婴儿死亡判定中最为明显）。这种临床差异包括"脑死亡"的哲学基础、允许使用神经系统标准进行死亡验证的年龄、BD判定的实际流程、辅助检查的要求和类型，以及验证死亡前所需检查的次数和时间间隔。

尽管存在这些差异，但也有观点认为，在BD

判定的辅助检查和检查间隔方面，各国/各地区的一致性远远超过概念上的差异和实际差异（证据不足）。事实上，即使"全脑死亡"概念和"脑干死亡"概念在哲学基础上存在根本差异，但在实际床旁临床死亡判定过程中却非常相似[66, 72]。众所周知，除了英国采用"脑干死亡"概念之外，"全脑死亡"概念在欧洲国家几乎被一致接受[71-73]（详见第三章）。

儿童BD与成人BD一样，是基于已知脑损伤原因的昏迷或持续性无意识、脑干反射消失和呼吸暂停（对严重高碳酸血症无反应）三联征的临床诊断，且患者在无混杂因素的情况下，仍需接受有创机械通气。辅助检查因司法管辖区而异，可以协助BD判定。

目前尚未发表的研究数据强调了欧洲各国在根据神经系统标准判定死亡方面存在差异，在不同的年龄阈值下判定BD都是可行的。西班牙指南认为从早产儿（孕龄<37周）开始；比利时、德国、法国、波兰和英国指南认为从足月新生儿（孕龄≥37周）开始；奥地利指南认为从7日龄初生儿开始；瑞士指南认为从新生儿期（>1个月）开始；丹麦指南认为从满1周岁开始（如果有定义的话）[74-84]（详见附录四），均可根据神经系统标准进行死亡判定。美国儿童BD指南中，列出了对孕龄37周新生儿至18岁青少年进行死亡判定的神经系统标准[85]。

除新生儿期外，还可对矫正月龄1个月或2个月的小婴儿（英国、法国、波兰指南）至1周岁（比利时、瑞士、丹麦指南）或2周岁（奥地利、德国、西班牙指南），甚至3周岁（匈牙利指南）的幼儿进行神经系统死亡判定（对成人和大龄儿童的诊断程序进行相关修订）[74-84]。

根据神经系统标准判定患儿死亡的一组临床特征包括对刺激无反应（深度昏迷）、瞳孔对光反射消失、无眼球运动、无角膜反射、无呕吐和咳嗽反射、无婴儿原始反射，以及在严重高碳酸血症情况下，表现出持续性呼吸暂停。

在所有国家/地区，根据神经系统标准判定死亡的严格的先决条件是：

• 已知潜在脑损伤病因。

• 无任何可逆的意识丧失原因，包括镇静剂、麻醉剂、代谢紊乱、中毒等，但需要进行不同程度的确认（例如，在参与评估的10个欧洲国家中，有3个国家要求必须获悉药物浓度水平；详见附录四）。

- 终末期器官功能衰竭。
- 血压正常。
- 轻度低体温至体温正常（34～36℃，但在比利时为＞32℃）。

临床检查和确认试验几乎统一由两名（或两名以上）临床医生执行（一般是重症监护专科医生执行，在参与评估的10个欧洲国家中，有4个国家强制性要求儿科医生参与执行，有6个国家强制性要求神经内科/神经外科专家参与执行；详见附录四）[71, 74-84]。

对于新生儿和新生儿期之后的婴儿，必须重复进行临床检查。在连续临床检查之间存在一段观察期，根据不同国家的标准和（或）脑损伤的类型，观察期从12～72h不等。在9个欧洲国家中，仅有7个国家建议对特定病例（如无法得出临床诊断结论、幕下病变）进行辅助检查或确认性试验，但在德国和法国是强制性要求进行确认性试验（详见附录四）[71, 74-84]。

辅助检查（如果应用的话）可以是功能性检查（EEG、诱发电位），也可以是基于CBF灌注停止的检查［TCD、冠状动脉计算机体层扫描（coronary computed tomography, CCT）血管造影、心脏大血管磁共振成像（cardiovascular magnetic resonance imaging, CMRI）血管造影、放射性核素脑灌注成像或有创性脑血管造影］。法国指南要求，无论患儿年龄大小，都必须进行EEG或脑血管造影等确认性试验（建议用于2月龄以下婴儿），而瑞士指南只认可CBF灌注检查。德国指南要求对幼儿（<2周岁）重复进行临床检查，并通过辅助检查进行确认（选择何种辅助检查与脑损伤有关，或由机构和个人偏好决定）。其他国家指南则认为辅助检查是缩短观察期的适当替代手段（图14.2；详见附录四）[74-84]。美国指南中关于根据神经系统标准判定死亡的建议明确指出，辅助检查不是必要手段，也不应被视为神经系统检查的替代手段。辅助检查用于对临床检查进行补充，并继续强调BD是一种临床诊断。通常在无法完成全面的临床检查和呼吸暂停试验的情况下，以及在根据神经系统标准，患者实际上很有可能已经死亡的情况下，使用辅助检查[71, 85]。在广泛地检

索文献后，英国最近对相关指南进行了修订。修订后的指南认为，"由于特异性和灵敏度不够"，对于2月龄以下的"新生儿"，既不强制要求也不推荐进行辅助检查（除非无法实现临床诊断）[84]。对于接受ECMO（详见14.7.3.10）[71]的LST的婴幼儿和儿童，可以判定其BD。

有关伦理问题和规范全球BD判定标准的更多详情，请参阅第三章。

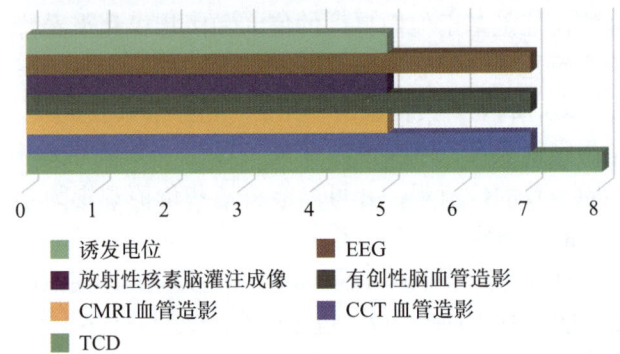

图14.2 用于神经系统死亡判定的辅助检查（强制性或选择性）在10个欧洲国家的应用情况

资料来源：改自 Petry A, Lücking KM, Krüger M 提供的未发表数据

14.7 潜在儿童器官供者的重症监护管理

由于某些疾病或严重外伤而发展为BD的情况会发生在各个年龄段的患者身上，入院后在ICU的治疗时间也长短不一[19, 38]。BD引起的复杂的全身并发症包括炎症、血流动力学和内分泌改变。关于成人BD的治疗方案已在许多出版物中发表（详见第五章），而关于儿童BD群体治疗方案的相关文章则少得多。因此，针对如何管理潜在器官供者危害性的生理变化的建议和指南主要与成人监护有关，对患儿监护的指导意义比较有限[86-89]。

对成人和儿童BD引发的全身性功能障碍及早进行积极管理，增加了器官获取的数量，并提高了移植质量[90-92]。儿童器官捐献的可能性至关重要，应与DC或OPO工作人员共同探讨，同时严格应用最佳原则对潜在器官供者进行医疗管理，并遵守BD的伦理和法律指令[93]。

为了最大限度地减少由BD所致的病理生理紊乱而引发的器质性和代谢性障碍（通常起病迅速且严重），根据神经系统标准判定死亡的医学确认应发

出信号，以提醒人们应从失败的神经功能复苏治疗，向维持内环境稳定和器官保护性治疗转变[94]。应精准执行以成人BD治疗主要原则为基础，并经过验证的儿童BD治疗建议[86-89]，执行的同时做好EOL关怀护理[89,93]。经验不足的临床医生可能很难及时识别出改变目标导向疗法的医疗决策[95]。由于BD在病理生理学上与脓毒血症相似，也会导致相关器官出现功能障碍，因此，在患儿发生BD后维护其相关器官生存能力至关重要[96]。

最后，由于可供移植的器官稀缺，因此需要迅速识别出儿童供者，并为其提供医学治疗，以恢复其正常的生理功能和器官功能，从而最大限度地提高移植器官的数量和质量[20,92]。未能识别出供者，或供者器官功能维护不佳可被视为最佳医疗实践的失败。

14.7.1　小儿脑死亡的病理生理学变化

无论最初导致儿童发生BD的严重脑损伤的病因是什么，初期出现的全身炎症反应会改变组织内稳态，随后在确诊BD的状态下，患儿会出现自主神经功能失调，这些病理生理学变化对所有器官的功能都是有害的（详见第五章）。

BD后发生的自主神经功能失调是心血管系统、呼吸中枢、体温调节中枢、压力感受器和化学感受器，以及下丘脑-垂体轴的中枢传入神经功能丧失的结果。无论年龄大小，BD后的临床表现都会导致患儿出现多因素血流动力学不稳定（类似脓毒血症）。BD发生后，患儿除出现低体温和二氧化碳生成减少外，DI也是常见症状。

脑损伤后初期给予的渗透疗法、血管加压药和强心剂，并存的心脏病并发症，以及BD发生前的血流动力学状态不稳定和给予的治疗，都会进一步加重潜在供者的循环不稳定。

所有这些影响生命特征重要参数的生理机制，其改变的最终结果均会危及潜在供者的器官功能。这就要求临床医生在器官供者于ICU中接受LST的整个过程中，都要进行预见性护理并启动积极的治疗措施，直到可以进行器官获取。

在Tsai等人的研究中，在父母同意捐献器官的潜在儿童供者中，有四分之一的供者因在器官获取前的供者管理期间，其血流动力学和内环境不稳定，而无法完成器官捐献流程[97]。

14.7.2　监测与目标参数

应优先对出现循环障碍的潜在BD供者进行有创和无创监测，以确保器官得到持续充分的灌注并发挥功能。无论患儿年龄大小，基本监测应包括外周动脉血氧饱和度监测、体核温度监测、有创MAP和CVP测量，以及尿量监测（表14.1）。连续的超声心动图检查可评估心脏功能，应密切随访。为了进一步监测供者的胸腔脏器功能，或在其血流动力学不稳定的情况下，可进行高级血流动力学监测（包括CO/心脏指数、全身血管阻力和中心静脉血氧饱和度监测），也可以采用连续的和经食管超声心动图检查、有创每搏输出量指数监测和肺导管检查。

表14.1　基本监测参数

体核温度
有创MAP
心率
尿量
CVP
外周动脉血氧饱和度
pH（动脉血气分析）
动脉血乳酸（每次血气分析都要检测）
血钠
血钾
血糖
钙含量
血红蛋白
血小板
PT/APTT

保存器官用于移植的供者管理目标应侧重于恢复和维持血流动力学稳定、维持氧合和通气，以及维持体液和电解质平衡，直到可以进行器官获取（表14.2）。

表 14.2 目标参数

血流动力学支持		
血压正常化		
• 收缩压与年龄相符		
• 如果乳酸等生物标志物正常，收缩压较低也是可以接受的		
CVP<12 mmHg		
多巴胺<10 μg/（kg·min）		
血清乳酸值正常		
血 压	收缩压 /mmHg	舒张压 /mmHg
新生儿	60 ～ 90	35 ～ 60
婴儿（6 个月）	80 ～ 95	50 ～ 65
幼儿（2 岁）	85 ～ 100	50 ～ 65
学龄儿童（7 岁）	90 ～ 115	60 ～ 70
青少年（15 岁）	110 ～ 130	65 ～ 80
液体和电解质		
血清钠	130 ～ 150 mEq/L	
血清钾	3 ～ 5 mEq/L	
血糖	60 ～ 150 mg/dL	
血清钙*	0.8 ～ 1.2 mmol/L	
氧合和通气		
维持 PaO_2>100 mmHg		
FiO_2=0.40		
使 $PaCO_2$ 正常化：35 ～ 45 mmHg		
动脉血 pH：7.30 ～ 7.45		
潮气量：8 ～ 10 mL/kg		
PEEP 值=5 cmH_2O		
热调节		
体核温度：36 ～ 38℃		
尿量		
保持尿量>0.5 ～ 2.0 mL/（kg·h）①		

*钙可改善新生儿和婴儿的血压。
资料来源：经许可改自Nakagawa TA，《北美移植协调员捐献者管理和药品剂量指南》，见www.organdonationalliance.org/toolbox/pediatric-donor-management-goals-and-dosing-guidelines/（2021 年 7 月 14 日访问）。

译者注：①此处原著表达不规范，但尊重原著，未做修改。

14.7.3 儿童器官供者的一般管理

许多儿科中心和参与器官获取的DC或OPO工作人员都提倡使用剂量最少的血管活性药物，在维持血压和正常血容量的同时优化CO[86-89]。尽管在成人和儿童患者中均缺乏支持性证据（详见第五章），但在北美，HRT通常用于治疗初期，以在供者管理期间平衡正性肌力药物和液体，从而维持器官功能的活力[86-89, 98]。

14.7.3.1 低血容量/低血压

中枢自主神经刺激的停止导致血管扩张，加上使用促炎剂和脱水剂治疗脑水肿对心血管造成严重的不良影响，从而导致BD后出现低血压（绝对或相对）。处理方法包括补充血容量（平均59.5 mL/kg），以维持血流动力学状态稳定和终末器官灌注[92]。均衡血容量并结合血管活性药物支持治疗，以维持获取供肺并移植的可能性。

14.7.3.1.1 液体管理

治疗低血压需要使用晶体或胶体溶液进行容量补充，以补充血管内液体的不足。儿科不推荐使用合成的血容量扩充剂进行血容量补充[99]。初期的液体复苏可能需要在第一个小时内补充20 ～ 60 mL/kg的容量，并根据CO的临床参考指标进行调整，其中可能还包括使用血管活性药物来维持血压。容量补充过多会导致液体超负荷，而影响终末器官功能，应予以密切监测。动脉压按年龄恢复正常后，应根据血清钠浓度和血糖水平计算补液的溶质含量（如2.5%葡萄糖电解质溶液）。监测CVP（8 ～ 10 mmHg）和目标尿量有助于了解血管内容量状态，目的是维持正常血容量，避免过度补液而导致肺水肿[86-89]。重要的是，如果患儿有DI，使用尿量评估血容量情况可能不可靠。

14.7.3.1.2 中枢性尿崩症

尽管并非所有患儿都会在BD后发生DI（但一些报告中，78%的病例都会发生）[92]，但一旦发生且未得到迅速控制［尿量>4 mL/（kg·h）］，则经常会引起严重的液体平衡失调和电解质紊乱。DI表现为排出稀释性尿液（尿渗透压<200 mOsm/

kg·H$_2$O）和高钠血症。控制DI的药物必须与容量补充疗法结合使用，以维持正常血容量，防止出现低血容量症、血流动力学不稳定、高钠血症（血清钠浓度>145 mmol/L）和血渗透压增高（>300 mOsm/kg·H$_2$O）[98]。为了维持正常的生理参数，作为供者管理的一部分，应连续静脉滴注或单次静脉注射去氨加压素，或连续输注血管升压素来控制尿量和电解质平衡。

14.7.3.1.3 其他方案

在美国的实践中，主要通过单独使用血管升压素，或与皮质类固醇疗法和甲状腺HRT联用，来启动儿童供者管理，这样可在器官获取前改善移植物的功能，并维持供者的血流动力学稳定和内环境稳定[87, 100]。目前尚无发表的报告指出，儿童使用HRT会产生有害影响，而成人使用外源性补充激素似乎存在争议（详见附录七和附录八）。基于这一前提，在获得前瞻性确证性研究结果之前，不建议提早启动HRT，但实际上可以对接受最佳血流动力学护理的不稳定患者进行完全或部分HRT[20, 87, 101, 102]。

14.7.3.2 持续性低血压

必须达到并维持不同年龄的儿童MAP或收缩压（取决于年龄）（表14.2），同时将目标尿量维持到0.5～2 mL/（kg·h）之间，并将血清乳酸作为组织灌注的标志物。可通过管理输注晶体或胶体溶液的容量和使用血管活性药物来治疗低血压，并将CVP维持在4～12 mmHg（潜在肺供者的CVP<8 mmHg）[103]。

对于血红蛋白水平低或有凝血功能障碍的患者，可输注血液制品（FFP或浓缩红细胞）来治疗低血压。

如果无法通过补液使患者的动脉压达到与其年龄相符的数值，或使其血清乳酸恢复正常，则应使用血管升压药。如果患者的血流动力学持续不稳定，可以考虑使用HRT来帮助BD供者建立正常的生理参数[87, 89]。

14.7.3.2.1 血管升压药

半数儿童供者会出现持续性低血压[92]。补液后，应根据患儿的血流动力学情况来决定是否使用血管升压药。如果患儿出现多器官功能障碍，应进行扩展多方面的血流动力学监测，如连续超声心动图检查、微创CO测量（PICCO®或类似监护仪），极少数情况下还应进行肺导管检查[103]。

在美国，多巴胺一直被认为是治疗儿童感染性休克[99]和供者管理实践中的一线血管活性药物[89, 104]。《儿童脓毒症治疗国际指南》未能就感染性休克的一线血管活性药物治疗发布推荐方案，但建议使用去甲肾上腺素或肾上腺素，而不是多巴胺[102]。去甲肾上腺素是一种常用药物，且无血管收缩引起严重并发症的报道。建议使用0.2～0.5 μg/（kg·min）的维持剂量来维持目标动脉压。

针对成人和儿童的研究表明，在供者管理中，使用低剂量的多巴胺可降低器官血管扩张或功能障碍的风险[105, 106]，且对移植物功能无短期或长期影响[107]。然而，较大剂量的多巴胺［>10 μg/（kg·min）］和过量的肾上腺素或去甲肾上腺素均会表现出 α 受体激动剂的激活作用，可能会引起血管过度收缩，而导致器官灌注减少[86, 87, 108]。

血管升压素常作为HRT，用于治疗儿童器官供者的DI。血管升压素的血管收缩作用可使血压升高。在一项回顾性研究中，低剂量持续输注血管升压素（0.04 ± 0.069）U/（kg·h）可改善血流动力学参数而不影响器官功能，并降低其他儿茶酚胺（主要是肾上腺素和多巴酚丁胺）的输注速率[109]。

14.7.3.2.2 心肌功能障碍

在脑疝濒死期所观察到的自主神经风暴，是BD发生后，收缩性或舒张性心肌功能障碍的常见潜在病理生理路径。在发展为BD的供者中，心肌功能障碍的发生率很高。据报道，有10%～40%的成人供者[110]和40%～57%的儿童供者[111, 112]均会出现心肌功能障碍。大多数儿童供者（73%）的心脏功能随着时间的推移都有所改善，使得器官有可能被获取用于移植[113]。

通过多普勒超声心动图，可较为容易地评估和量化心肌功能障碍的严重程度。对心功能不全患者进行的连续经胸超声心动图检查显示，大多数患者的心脏功能都得到了改善，这表明是否获取患儿心脏的初步判定不应仅仅依赖于经胸超声心动图的初步检查结果[113, 114]。如果在患儿有心肌功能障碍的情况下，没有RCT研究儿茶酚胺优化方案，则建议使用正性肌力药物支持疗法[20]，如对脓毒症患儿使用肾上腺素（或多巴酚丁胺）[102]，同时合理使用去甲肾上腺素并进行补液[103]，以优化患儿的整体血流动力学状态，从而最大限度地提高成功进行移植的机会。

使用 β 肾上腺素能拮抗剂（如艾司洛尔）可减轻自主神经风暴对心脏功能造成的有害影响（包括心动过速和心肌耗氧量增加），至少在成人患者中是如此[115, 116]。

14.7.3.3 内分泌因素

多条涉及神经激素信号的通路负责维持血液动力学、代谢，以及炎症或免疫稳态。BD 后，下丘脑和垂体功能的丧失引起内分泌失调，从而造成终末器官损伤。BD 后，除了甲状腺激素和皮质醇受到更严重的影响外，因垂体后叶功能障碍而导致精氨酸加压素（arginine vasopressin, AVP）分泌减少也是常见现象。内分泌功能的改变可通过外源性 HRT 进行补充。然而，由于在成人供者研究中存在相互矛盾的证据，并且在儿童供者管理方面缺少具体的研究，因此，一些临床医生仍然认为对 BD 后神经内分泌功能改变的患儿进行 HRT 治疗是一个有争议的问题（详见附录八）。

14.7.3.3.1 精氨酸加压素

AVP 具有双重作用，可促进肾集合管中的血管收缩和对水的重吸收。器官获取和移植网络登记处对超过 10 431 例 BD 供者使用 AVP 和 HRT 的情况进行了评估，发现 HRT 与成人器官获取率的增加呈独立相关[100]。UNOS 发表的一项针对 1 903 例接受 HRT 的儿童供者的综述显示，HRT 与供肝、供肾（至少一个），以及供肺的获取率的显著增加具有相关性[117]。

BD 患儿 DI 的发生率为 40%[118] ～ 78%[92]。如果不进行治疗，DI 将导致潜在可用于移植的器官其功能严重受损。多尿引起的低血容量会导致血液动力学不稳定，随后渗透压升高，引起细胞内液失衡，从而导致患儿出现高钠血症。纠正低血容量和高钠血症对于保护供者的器官功能都是必不可少的。高钠血症会影响移植器官的功能，尤其是肝脏。两项回顾性儿科研究报告了与供肝相关的并发症，但未发现与移植物功能不良和高钠血症相关[119, 120]。可每隔 6 h 或 12 h 对患有 DI 的儿童器官供者静脉注射一次去氨加压素，或持续静脉滴注去氨加压素。在

使用 AVP 或去氨加压素治疗的同时，根据尿量进行低渗溶液补液或使用肠内补水，可能有助于使血清钠浓度恢复正常[87]。供者管理目标建议将血清钠浓度维持在 155 ～ 160 mmol/L 以下①，较大剂量输注 AVP 可用于治疗血管扩张性休克危重患儿[121]。Katz 等人发表的回顾性研究表明，低剂量给予 AVP 对血流动力学极其不稳定的 BD 供者具有血管加压药保留效应，同时内脏血管收缩和器官毒性风险较低[109]。

14.7.3.3.2 甲状腺激素

甲状腺激素耗竭会导致细胞呼吸功能受损，并导致有氧代谢向无氧代谢转变，出现乳酸堆积[98]。尽管将甲状腺激素用于 BD 患儿已被证明可以减少该人群对正性肌力药物的需求[122]，但加拿大最新的指南建议中并不推荐这种做法，除非患儿的血流动力学不稳定，而大多数欧洲和美国的 BD 供者指南广泛认可这种做法[108]（详见附录八）。

14.7.3.3.3 类固醇

脑垂体前叶分泌的 ACTH 可诱导肾上腺释放皮质醇。用类固醇替代肾上腺功能不全的 BD 患者的皮质醇，以及通过调节供者对脑肽的免疫反应来调节炎症级联反应[96]，是皮质醇给药最重要的作用。此外，皮质类固醇给药还可上调 β 受体，并可减少供者肺部的自由水[87, 89]。尽管无证据表明潜在成人或儿童供者体内皮质醇水平的降低与较差的移植结果有关[98]，但在患者肾上腺功能不全，或临床上怀疑其肾上腺功能不全的情况下，应考虑皮质类固醇给药。Dupuis 等人对 11 项随机研究进行的系统性回顾显示，没有证据支持类固醇给药，其中 14 项观察性研究的结果表明，类固醇可能与改善移植受者结果相关[123]。目前，建议将甲泼尼龙用于对最佳血流动力学护理无反应的血流动力学不稳定的潜在供者，作为与血管升压素和甲状腺激素一起应用的抢救疗法（详见附录七）。

14.7.3.3.4 胰岛素

据报道，48% 的 5 岁以下婴幼儿供者和 28% 的 5 ～ 12 岁儿童供者出现高血糖（葡萄糖 >180 mg/dL）[124]。导致供者血糖高的因素有很多，包括内源性或外源性儿茶酚胺循环障碍、皮质类固醇给药、

译者注：① 此处原著表达不规范，但尊重原著，未做修改。

葡萄糖输注、儿茶酚胺诱导的胰岛素抵抗和BD后代谢降低，而且可能与遗体供者的肾功能下降有关[98]。

14.7.3.3.5　激素替代疗法

美国的器官供者指南建议，提早启动HRT可能是有益的，应在儿童供者管理中予以认真考虑。然而，皮质类固醇和甲状腺激素对儿童供者的益处仍未进行前瞻性试验，只有有限的证据表明AVP对患儿血流动力学状态的改善有益。重要的是，没有任何已发表的报告显示HRT对儿童存在有害影响[87]。

14.7.3.4　低体温和体温调节障碍

体温调节机制会在BD后停止，热量持续通过对流和辐射散失。血管扩张严重并伴有热损失，以及静脉滴注未加温的静脉注射液和血液制品，也会导致患者出现体温过低的情况。体温过低会导致严重的全身系统性并发症，如直接抑制心肌收缩力、加重低血压、冷利尿、凝血功能障碍，并且会使血红蛋白氧解离曲线发生变化，从而可能导致组织供氧量减少[125]。无论何种情况，患儿的体温都应保持在35℃以上，以保护器官功能，并减少低体温引起的并发症。

14.7.3.5　呼吸系统保护注意事项

由于儿童供者数量有限，因而极大地影响了供肺的获取。每一位供者都应作为潜在供肺者进行管理。BD供者肺脏的获取和移植仍然是供者管理中最有难度的方面之一。肺脏易受多种因素的损伤，包括外伤性肺挫伤或气道损伤、CPR操作、肺炎、神经源性肺水肿、SIRS、容量复苏过量和机械通气支持治疗未达最佳标准。胸部CT扫描可能有助于确定肺部解剖结构和病理情况，指导重症监护人员进行供者管理，并判定供者的器官是否适合移植。

强烈建议采用尽可能低的平台压和适度的PEEP值，以达到血氧饱和度>92%和动脉血pH在7.35～7.45的肺保护性通气策略[20, 108, 126]。一项涉及118例潜在成人供者的多中心RCT发现，采用潮气量为6 mL/kg（理想体重）、PEEP值>8～10 cmH₂O①和肺复张手法的肺保护性通气策略，可将肺移植率提高1倍，从27%提升至54%[127]。儿科文献缺乏关于BD供者肺部管理的重要证据。美国器官移植突破合

作组织强调的最佳实践表明，高达50%的潜在供者可以提供肺脏用于移植，具体取决于供者的体重大小（器官大小比例）和年龄[126]。使用带套囊的气管内导管保护气道的做法，以及采用肺复张手法以预防呼吸功能衰退的重要性，已得到普遍认可。肺保护性通气策略包括呼吸机管理、定期复位和吸痰，目标是使PaO_2/FiO_2>300 mmHg和胸片结果正常。

置入中心静脉导管测量CVP等有创血流动力学监测可以协助进行肺部管理，并有助于减少因过度输液或补液所造成的肺水肿（包括神经源性肺水肿）。

可根据胸片检查结果、气管或支气管培养结果的变化、氧合和通气情况的恶化，以及血流中的炎症标志物，来判断患者是否发生肺炎。肺炎必须得到及时诊断和积极治疗。应根据培养结果和微生物对抗生素的敏感性来制定治疗方案。

14.7.3.6　脊髓运动

可观察到BD患儿存在大量的脊髓反射或自发性自主运动（通常无同步EEG信号），有时与高血压和（或）心动过速有关。在器官获取过程中，建议使用阿片类药物和神经肌肉松弛剂，以避免供者出现手术刺激引起的脊髓反射和高血压，并减少出血[128]。

14.7.3.7　营养支持

一些移植团队建议给予供者肠内营养，以维护要移植的小肠绒毛状黏膜[87]。在考虑给予供者肠内营养时，建议与DC或OPO工作人员和移植团队合作。

14.7.3.8　止血和采血

应监测供者的血液学参数，并将其维持在正常范围内。具体注意事项包括：

1）根据年龄和血流动力学状态，维持足够的血红蛋白浓度，以保持器官供氧。对于血流动力学稳定、血红蛋白浓度>7 g/dL的1周岁以上的危重症患儿或有危重疾病风险的患儿，不建议输血。对于血红蛋白浓度>9 g/dL的1周岁以下患儿，可考虑暂时不输血[129]。

2）由于可能存在稀释效应，输血过多和血液制品输注过量会导致难以完成器官获取前的血清学检测。在输血前提早采集血液样本可以避免出现这一

译者注：①此处原著表达不规范，但尊重原著，未做修改。

难题。

3）如果供者在管理过程中或器官获取前出现凝血功能障碍，则需要纠正凝血因子和血小板水平（$>50 \times 10^9$/L）[87]。

14.7.3.9 感染性疾病注意事项

全身性细菌感染患者可能仍然适合进行器官捐献。对细菌感染者进行充分的抗感染治疗，器官可用于移植[20]。由于轻症或无症状供者仍有可能传播感染性疾病，因此必须预见到潜在的供者–受者感染性疾病的传播，并且必须在器官获取和移植之前对供者进行全面的常规筛查[130]（详见第八章）。

既往报告表明，儿童供者传播病毒感染的可能性（46%）远高于成人供者（19%）[131]。到目前为止，儿童供者向受者所传播的疾病主要类型就是感染性疾病[131]。幼儿供者的父母通常都很了解孩子的既往史，但青少年供者的父母普遍不了解情况，因为孩子可能不会向父母透露其社交活动。对于潜在的免疫抑制移植受者来说，在考虑可医治的感染性疾病的传播风险同时，还应权衡拒绝罕见器官供者的风险，因为这可能是一个挽救生命的机会。关于特定供者和器官获取情况的最终决策，通常是根据病例的具体情况做出的。这类决策需要移植团队、传染病专家、免疫学专家和 DC 或 OPO 工作人员之间进行常规合作[132]。

14.7.3.10 体外膜肺氧合

BD 供者通过持续接受 ECMO 和连续性肾脏替代治疗，可以保持循环稳定，纠正水电解质紊乱，进而提高器官捐献的成功率。

另一方面，一旦确诊患者 BD 并获得器官捐献同意书，ECMO 就被用作维持血流动力学持续不稳定的患者其器官灌注的过渡衔接桥梁。这类患者需要持续接受心血管支持或复苏，直到可以进行器官获取[133]。

14.7.3.11 脑死亡患儿的优化管理

14.7.3.11.1 优化及时管理

器官捐献是 EOL 关怀的一部分。在 ICU 中，应为那些不得不直面孩子 EOL 问题的家属提供器官捐献的机会。患者优化管理在伦理上也是合理的，在对患者进行死亡判定，或与家属就是否提供持续性治疗问题做出决定之前，应维持最佳的患者管理模式。持续性护理必须保留器官捐献的选项，这一过程需要 ICU 中所有专业人员进行合作。提早识别可能的器官供者并通知捐献工作人员，被认为是增加器官捐献数量的最佳做法[20]。应由经验丰富的重症监护专家负责确定是否提供持续性患者管理，并判定 BD 的进展情况[134-136]。

应及时进行 BD 判定并将信息传达给家属，以便就器官捐献和其他 EOL 事宜的决策进行讨论。对成为捐献者的患者持续给予支持性治疗可以实现高质量的器官管理，从而提高移植用器官的获取率。重症监护专家在 ICU 通过与 DC 或 OPO 工作人员，以及器官获取团队之间的互动和协调，而在捐献流程中发挥关键作用[20, 137]。

14.7.3.11.2 优化儿童供者管理，直至器官获取

关于儿童器官供者的医疗方案或具体管理办法的循证研究很少有报道。根据 2015 年 Kotloff 等人发表的重症监护医学会共识声明[87]，美国所有 OPO（58 家）都参与了 Robert Ream 关于《儿科器官供者管理指南和常规做法》应用情况的评估研究[104]。研究结论显示，所有 OPO 都采用了不同形式的 HRT。大多数 OPO 在血流动力学调控、体温调节、水电解质紊乱的纠正方面，都采用了《儿科器官供者管理指南和常规做法》的书面指导，但在血糖控制和使用机械通气的肺部管理方面存在较大差异[104]。

影响所有器官系统的内环境稳态失衡在儿童供者中很常见。虽然每个供者表现出的失衡症状可能有所不同，但低血压和 DI 是常见现象，其次是贫血和高血糖[124]。在缺血性脑损伤发展为 BD 的过程中，供者随时都会出现内环境稳态失衡。对供者的血流动力学、呼吸功能、水电解质和体温调节变化进行的密切监测结果表明，从供者出现 BD 到其父母授权器官捐献，以及器官获取的整个过程中，有必要进行密集监测，以发现并纠正这些生理变化。

1997 年，Finfer 等人[92]所发表的研究报告称，在早期发现并治疗与 DI 相关的低血容量症和高钠血症的情况下，同种异体移植物的功能会更好。这份报告强调了在供者出现 BD 后对其进行早期和周密的管理，使其生理参数恢复正常的重要性。2005 年，一份关于 93 例儿童心脏移植的研究报告显示，由于对供者进行早期管理和供者医疗管理方案的应用，使从确诊 BD 到器官获取之间，间隔时间更长的心脏移植受者无排斥反应的存活率有所提高[138]。

儿童器官捐献的最佳做法包括在宣告死亡之前和之后，为所有符合条件的潜在供者保留捐献器官的选择权[20, 86, 87]。从入院到死亡，再到器官获取的整个过程中，都需要予以患者持续性护理，应由一群经验丰富的儿科医务人员对患者BD过程中出现的众多生理变化进行管理。

14.8　儿童心死亡器官捐献

无论是死于病程较长的慢性疾病还是意外事故，儿童的逝世对家属和专业医护人员都会造成情感上的冲击。在所有相关人员充满悲痛与伤感的艰难时期，医护人员必须与家属和代理决策者讨论包括器官捐献在内的EOL关怀事宜。在pDCD中，HCP可能会感受到将器官捐献纳入EOL关怀的额外压力，因为这一过程改变了常规WLST的某些操作。出于各种原因，pDCD在大多数国家仍不常见[15]。想要成功开展pDCD，需要精心规划并建立一个专门向所有可能符合条件的供者提供器官捐献机会的系统。有些欧洲国家（英国、荷兰和西班牙）已经建立了这一系统，但尚有许多其他国家未建立这样的器官捐献系统。究其原因，至少部分是因为整个欧洲的EOL关怀实践存在明显的差异，对此我们将在后面的伦理问题章节中进行讨论（详见14.8.3）[139]。

pDCD与成人DCD有许多相似之处，但有一点显著的不同之处在于，所有报道的pDCD病例都是cDCD（马斯特里赫特Ⅲ类供者）。据我们所知，目前尚无司法管辖区实施不可控型pDCD（马斯特里赫特Ⅱ类供者）程序。因此，几乎所有的pDCD都发生在WLST（通常是撤除机械通气）之后。第十二章概述了典型的可控型pDCD流程，与成人DCD流程类似。与任何cDCD流程一样，代理决策者必须在讨论器官捐献的可能性之前，先敲定继续执行WLST的一致决定。在某些情况下，由于患儿血流动力学不稳定，或家属要求陪伴孩子直到其心脏停止跳动，DBD供者会转变为DCD供者。

本节将侧重于讨论pDCD实践，包括导致全球pDCD活动开展率相对较低的因素、pDCD在儿科特定人群（如新生儿或出生时患有无脑畸形的婴儿）中的应用，以及针对儿科人群特有的伦理事宜。

14.8.1　流行病学和移植结局

与成人DCD相比，pDCD并不常见，大多数国家对与pDCD相关的流行病学情况知之甚少[11]。各国在定义儿科患者时使用不同的标准（如儿科患者的年龄在15岁以下，或18岁以下），而且在许多国家，pDCD活动的报告不是常规或标准的报告。尽管存在这些局限性，但仍可从少数几个国家报告的详细数据中得出一些概括性结论[21]。

图14.3显示了2019年向全球器官捐献与移植观察站报告的开展pDCD活动的国家中，各国18岁以下的实际儿童器官供者的绝对数量（包括pDBD和pDCD路径），以及pDCD数量占儿童器官捐献总数的比例。正如预期的那样，国家间的差异也反映在各国成人cDCD的相对表现上。例如，西班牙于2009年才在成人群体中试行cDCD，而pDCD直到2012年才开始实施[4, 140]。与之相比的是，英国、美国和澳大利亚的cDCD在成人和儿童群体中已经建立得非常成熟[5, 7, 8]。这些数据表明，成功实施pDCD的一个关键因素就是建立一个健全的成人cDCD系统。事实上，在一些积极开展DCD程序的欧洲国家，pDCD虽然合法，但仍未付诸实施。

即使在开展pDCD程序的国家，儿童器官捐献仍是稀少。2020年，美国18岁以下的pDCD

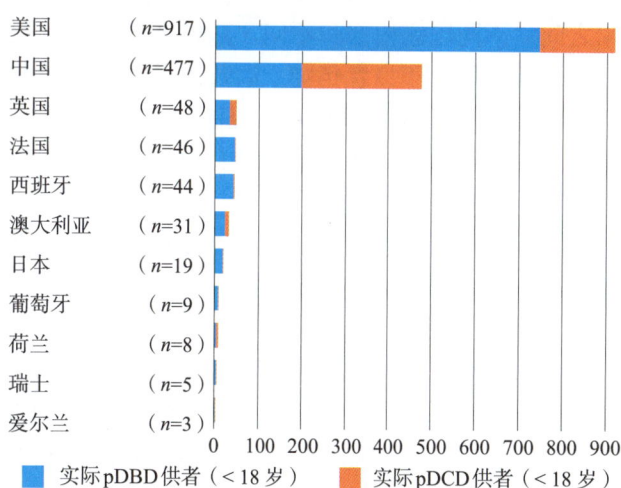

图14.3　2019年实际儿童器官供者（18岁以下）的绝对数量（总数、pDBD供者数量和pDCD供者数量）

注：数据包括2019年向全球器官捐献与移植观察站报告的，开展pDCD活动的国家中所有儿童遗体器官供者的数量

资料来源：全球器官捐献与移植观察站，可访问www.transplant-observatory.org/（根据直接要求提供的数据）[3]

实际供者有176人，即每百万人口器官捐献率为0.55（pmp=0.55）。同年，有3 048名成人DCD供者（pmp=9.5）[5]。造成这种差异的原因可能是多方面的，包括年龄限制、供者入选标准的不确定性、与家属和代理决策者的接洽率较低，以及患儿的死亡率较低[92]。美国目前的DCD统计数据显示，pDCD人数持续增长，占DCD供者池的8% ~ 9%[5]。

pDCD供者器官的移植结果数据主要局限于单中心研究系列或少数数据库报告。正如2016年一篇关于移植结果的范围综述所总结的那样，除了部分肝移植受者术后胆道并发症的发生率增加[41]，pDCD供者的器官移植结果通常与pDBD供者的器官移植结果相似。目前，符合条件的pDCD供者的最小体重尚不清楚，一些移植中心报告称，已成功从体重仅为1.9 kg的新生儿体内获取了整块双肾并用于移植[141]。对儿童器官移植的长期结果缺乏了解，很可能是许多器官捐献程序不愿将婴幼儿作为潜在DCD供者的一个影响因素。

14.8.2 死亡判定

人类的死亡判定必须要有确凿的证据，且真实可信。大多数国家常用的两种方法是根据神经系统标准和循环系统标准进行死亡判定。根据神经系统标准判定死亡已在前面的章节讨论过（详见第三章，以及专门针对儿童群体的14.6）。BD判定在不同国家之间、不同国家内部和不同司法辖区内均会有所不同，具体取决于患者年龄，以及患者或其家属的宗教信仰[70, 71]。而根据循环系统标准进行死亡判定则不存在这种差异，每个国家都会实施这种死亡判定，判定流程几乎没有实际差别，但各国的观察期或无接触期（以确定供者是否会恢复自主循环）之间会存在一定差异（详见第十二章）。

大多数人的死亡都是通过内源性心肺功能的丧失来证实的，有时还伴有某些神经系统功能的丧失。循环死亡的判定依赖于临床检测，无须进行复杂的确证性检查，并且前提条件极少（最主要是患者未出现深低温）。在无器官捐献的情况下，如果患者无明显的脉搏和自主呼吸，对深度刺激无反应，双侧瞳孔散大固定，则可以进行临床评估，根据循环系统标准判定患者是否死亡。没有器官捐献的可能性时，通常并不急于进行死亡判定，但建议在尝试

CPR后的合理时间内进行判定。虽然也有过在长时间后自主循环恢复的病例报道，但在未尝试CPR的情况下，5 min后再次出现自主循环恢复的情况尚未得到证实[142, 143]。在WLST后未进行CPR操作的情况下，没有患儿恢复自主循环的病例报道。仅观察到3例患儿在CPR抢救失败2 min后恢复自主循环的情况[143]。

根据循环系统标准判定死亡必须根据预先定义的客观标准进行。尽管一些医疗中心可能仍然通过脉搏触诊来判定循环是否停止，但复苏文献指出，脉搏触诊法存在这样一种隐忧，即在患者血流量较低的状态下，这种检查法可能并不准确[144]。大多数文献建议都推荐采用更客观的标准，最好是通过留置动脉导管进行确认检查，但ECG、超声心动图或动脉多普勒超声也是可以接受的[24, 25]。重要的是，循环停止是指脉压消失，而不是电活动消失（详见第十二章）。

理论上，年轻的心肌可能对缺氧缺血性损伤更加耐受，因此，明确规定死亡判定的方法和时间限制对pDCD尤为重要。然而，即使患儿的观察期超过5min，也没有经过证实的患儿自主复苏的报道。不过，更重要的是，明确规定死亡判定的方法和时间限制可以维持公众对临床医生无争议地确认患儿死亡的信心，而无争议地确认死亡是遗体供者器官移植环节中的关键[143]。

14.8.3 伦理争议

随着DCD的再次兴起，需要平衡在更短的时间内无争议地确认患儿死亡的必要性，与减少热缺血对可移植器官造成潜在损害的必要性之间的冲突。对遗体供者器官移植的伦理关切产生了对生与死的定义的根本性思考[145]。在pDCD中，一些临床医生对供者是否真的死亡提出了明确担忧，虽然其中的许多关切引发的是哲学领域的辩论，而非临床领域的讨论[146]。

这种讨论的实际意义体现在，缩短了循环停止后可以无争议地确认死亡的时间。对于有些人来说，美国医学研究中心所建议的对所有患者进行的10 min观察期（主要基于成人患者数据）意味着供者器官要经历不必要的WIT，因此，应缩短观察期[147, 148]。对于另一些人来说，即使观察患者

10 min也不能确保死亡判定证据就确凿无疑，因此，绝不允许进行DCD[147]。在机构审查委员会批准的一项研究中，一群临床医生将潜在DCD婴幼儿供者的观察期缩短至75 s，进行了当代首例DCD心脏移植术[49]。这项研究引发了伦理方面的争议，有人呼吁暂停DCD[147]。没有任何其他移植中心采用过时间如此短的、少于2 min的无接触期（观察期），国际共识认为5 min为无争议的合理观察期，不过也有其他国家主张观察期为10 min[68]。对儿童患者和成人患者进行的前瞻性和回顾性研究都证实了这种观察时长的安全性。研究表明，在选择性停止LST且近期未实施CPR的情况下，患者不会出现自主循环恢复（自主复苏），这被称为拉撒路现象[149]。此外，医疗组织对DCD进行了广泛的审查，发现如果在特定的指导原则下进行这种类型的捐献，并不存在任何伦理争议[26, 27, 150]。

在pDCD过程中有许多伦理方面的考量，不过有些应被更准确地归纳为在父母面对孩子死亡时产生强烈情绪的心理层面的担忧。事实上，欧洲各国之间在DCD的许可或实施方面的差异，更多的是与儿童WLST的国家标准有关，而不是与器官捐献的实施有关。例如，DCD在德国是非法的；尽管瑞士和法国开展了成人DCD，但目前尚未开展pDCD；荷兰、英国和西班牙均开展了pDCD。

在开展pDCD的几个国家中，除了在实施方面存在差异外，主要的伦理问题包括WLST决策、父母/孩子对DCD流程给予有效同意或授权的能力、上文讨论的死亡确认是否毫无争议且真实可信，以及用于改善器官移植结局的干预措施。

1）通常在考虑器官捐献之前，必须做出WLST的决定。这样可以确保在考虑濒死或可能濒死的患儿其最佳利益的过程中，不会产生不当影响或利益冲突。在决定WLST时，讨论器官捐献事宜并不有违伦理，丧亲父母和非丧亲父母都支持这一观点[137]。如果父母提出这个话题，关于捐献的讨论可能会引发WLST的决定。

2）在pDCD流程中，那些能够提供同意或授权（包括WLST）的患者/父母/监护人必须要能在充分了解DCD流程的情况下，给予同意或授权。这显然不同于成人DCD流程，成人可以根据司法管辖区域的规定，选择同意或退出器官捐献流程。

3）最后一个主要的伦理考量因素是，在DCD流程中为了提高所获取的、可能用于移植的器官的质量，而对供者实施的医疗干预措施（表14.3）[151]。与DBD不同，DCD被认为是在享有法律保护的活体儿童身上所实施的方案。由于并非所有的DCD潜在供者都会在WLST后死亡，因此，必须主要从危害计算的角度来考虑为提高器官生存能力而允许的干预程度。这种医疗干预对供者本身没有任何医疗益处，但考虑到了对患儿和家属的"遗产"（捐献的器官）的尊重，干预的目的是尽可能创造最好的捐献条件，并给予供者最好的EOL关怀。潜在供者可能承受的伤害风险不应有别于PICU中的任何患儿为治疗目的而接受的风险。其原因在于，潜在供者不会从这些干预措施中直接受益，而且成为器官供者的可能性也并不确定。许多干预措施都是PICU中使用的标准措施，因此可能更容易被接受，因为这些措施的伤害概率极小或可以降低，并且这些标准措施的设计本身旨在帮助患儿[151]。

另一个重要问题是，给予潜在pDCD供者及其家属的专业EOL支持性护理的质量不能降低。实际上，成人DCD的实践证明，探讨DCD可以改善EOL关怀。

或许，pDCD最大的伦理问题是，医疗团队未能将儿童器官捐献作为以儿童为中心的整体EOL关怀的一部分，各国政府未能认识到挽救公民生命的重要性，以及我们的社会是否提供了文化、精神或实施惯例方面的支持机制，以帮助丧亲父母挽救其他患儿的生命[21]。必须加强针对儿科医生需求的教育工作和培训重点，使他们有信心与悲痛的父母就器官捐献事宜进行对话，并理解DC的重要作用。

14.8.4　特殊考量

由于根据神经系统标准判定死亡在伦理和实际执行方面颇具复杂性，因此，无脑畸形婴幼儿的BD器官捐献不再为国际所接受[152]。不过，pDCD是可行的，但需要在产妇分娩时有移植团队在场（这点很难实现），或者出于器官捐献目的而给予患儿选择性LST（如插管和呼吸支持），这也带来了伦理质疑[27, 153]。成功获取无脑畸形婴幼儿器官进行移植的pDCD病例已有记录，但鲜有报道[154]。

从伦理角度看，尽管人们最初对DCD供者心肺

表14.3 为优化器官捐献而对EOL儿童进行的生前干预分析

干预措施	过程	等效应用
延迟WLST	实现器官捐献	访客参与（进行或不进行宗教活动）
转运至手术室	尽量减少热缺血	进行手术干预
使用肝素	预防器官血栓	DVT抗凝治疗
动脉管路	死亡核实	血流动力学监测
支气管镜检查	评估移植前后的肺部情况	清洗气道
血液化验	匹配、感染筛查	持续监测
正性肌力药物/输液	维持器官活力	LST
ECMO	器官稳定的可能性	LST
活检	确保移植安全性	诊断

注：DVT，深静脉血栓（deep venous thrombosis）。
资料来源：Brierley J, Shaw D. Premortem interventions in dying children to optimise organ donation: an ethical analysis. J Med Ethics 2016; 42(7): 424-428[151]。

死亡的验证持保留意见，但大多数人对死亡的理解是一致的，这意味着患者被宣告死亡后允许获取其大多数器官（包括肺、肝脏、肾脏、胰腺和肠道）。在美国，已有在未使用体外循环支持的情况下进行pDCD心脏移植的报道[49]，但由于技术和伦理方面的限制，该技术尚未扩展到其他移植中心。最近，国际上已有采用离体器官灌注策略成功进行成人DCD心脏移植的报道，偶尔也有青少年DCD器官移植的报道[155]。我们非常期待将离体器官灌注支持系统用于维护婴幼儿DCD供者的器官功能，从而使更多患儿能够从这种挽救生命的干预措施中受益。

在使用ECMO设备的基础上，NRP技术的应用在增加cDCD供者器官数量，以及提高器官质量方面具有潜在优势（详见第十一和十二章）。在死亡判定后和器官获取前，使用NRP技术可以实现器官原位氧合血灌注保存。医疗团队需要采取措施，仅对用于移植的器官（胸腹腔脏器）进行氧合血灌注保存，并避免CBF再灌注，因为这将推翻之前根据循环系统标准做出的死亡诊断。由于儿童可能存在更发达的侧支循环，不能完全确定脑循环的独立性，因此，在得到更加安全的数据之前，不推荐对pDCD供者应用原位器官灌注。Manara等人对现有的pDCD方案进行了细化，从而有助于监测和排除

原位NRP期间发生CBF再灌注[156]。

14.8.5 理论与实践的差距

与所有形式的捐献一样，pDCD的一个主要障碍就是识别出潜在供者，并将其转介给器官获取专家。由于很少有国家对潜在供者进行有效的全国性审核，因此，在各国或各司法管辖区之间，甚至在各国国内或各司法管辖区内进行比较时，识别率和转介率之间的差异并不总是很明显。现有的儿科特定数据表明，在pDCD潜在供者的识别与转介方面尚有很大的改进机会。英国2018年的一份报告发现，在符合器官捐献转介标准的儿童患者中，实际上仅有40%的患儿被转介；在符合捐献条件的潜在儿童供者中，仅有33%的患儿家属被接洽[93]。如果没有针对潜在供者的系统化审核流程，来确保所有的潜在供者（包括pDCD供者）都被识别出来，以及确保潜在供者的代理决策者或家属被接洽，那么会有更多的器官捐献机会被错失。

在器官捐献的实施惯例方面，需要改进的其他方面包括规范器官捐献资格标准、在使用体积较小的pDCD器官的移植程序方面增加经验，以及遵守公认的最佳做法，以确保pDCD成为EOL关怀的常规部分。大家为此已经做出了一番努力，包括编写

儿科器官捐献与移植的国家指南，并将针对儿科的建议纳入其他国家的全球DCD工作[12, 24]。最近召开的一次以儿科为重点的器官捐献会议，明确提出了在国际范围内创建和分享最佳实践的目标[10]。然而，只要人们对pDCD某些基本方面的了解不够充分，这些指南就会受到限制。该领域的研究人员和政策制定者认为大家迫切地需要填补知识缺口，包括更好地了解pDCD器官的结果、WLST后患儿在EOL关怀模式下的生理机能情况、FWIT和绝对WIT对pDCD器官的影响、原位和离体器官灌注支持技术（包括心脏）的应用，以及确保所有潜在供者都被转介以考虑器官捐献的最佳方法。

成人DCD极大地增加了挽救生命的移植器官的数量，并为家属提供了通过捐献器官的方式来纪念亲人的机会。通过改进和规范pDCD的实施惯例，也可以将捐献作为一个选项，主动提供给EOL患儿的家属们[157]。

14.9 婴幼儿及儿童的器官获取和移植

尽管有很多关于ICU儿童器官供者管理的文献（临床、药理学和社会心理学方面）[10, 33, 101, 111, 118, 124, 137]，但迄今为止，几乎没有关于儿童供者的器官获取操作技术方面的文献报道[158]。

在本节中，我们报告了儿童供者器官获取的特殊性，这些特殊性可能会影响移植结果。之后，我们简要报告了器官获取技术和儿童器官移植的长期结果。

14.9.1 儿童遗体供者的器官获取总则

成人供者的器官获取总则和技术原则[159]也同样适用于儿童供者。应特别注意以下与儿童器官捐献有关的独特规则。

1）儿童（尤其是1岁以下婴儿）的血管通常较细，器官体积较小。器官获取外科医生必须精通小儿外科手术和小儿器官移植，强烈建议在器官获取术中使用放大镜。必须由精通小儿外科手术的医生主导获取器官，以优化器官功能。获取过程中造成的器官损伤可能会导致器官无法被移植。

2）血管解剖结构：器官获取外科医生应牢记，儿童的腹腔干、SMA和肾动脉之间的距离很近（<5 mm）。如果上述血管提供的每个器官（即肝、

肾、肠）都需要主动脉补片，则必须考虑这一方面。

3）在钳闭血管前，对供者进行全身肝素化处理（肝素推荐剂量：300 IU/kg）。

4）经腹主动脉远端插管进行原位器官灌注：建议在腹主动脉与髂血管分叉处的正上方，对远端腹主动脉进行插管。儿童的主动脉内径通常<10 mm，大多<5 mm。器官灌注前应准备专用的较小的套管以进行插管。应避免在髂血管上插管，因为这会影响髂血管的可用长度，而血管重建或延长可能需要髂血管。SMA和肠系膜下动脉应保持完整，而不应像Muiesan等人建议的那样进行结扎和离断。在复杂的动脉吻合中需要血管重建或延长时，这些血管可能是必不可少的，其主要优点是能够更好地匹配血管管腔大小[160]。

5）主动脉钳闭后，应避免器官保存液经远端腹主动脉过度灌注腹腔脏器。建议遵守器官保存液制造商的使用说明（如每公斤体重可使用的最大容量，以及持续冲洗时间）。

6）尤其是先天性心脏缺损患儿，可能需要使用较长的血管袖带（保留较长的血管），这可能会影响肺脏的获取。在协调器官获取时必须考虑到这种情况，以避免移植团队之间产生误解。

7）应精细化缝合胸腹部切口。使用皮内缝合法时应注意美观问题。必须无比尊重供者及其家属，并对其表示无尽的感激之情。

14.9.2 儿童遗体供者肾脏的获取和移植

小儿肾脏可单个获取（标准技术），或整块双肾获取。获取过程中，应特别注意保留足够长度的主动脉，以及肾上段和肾下段IVC，同时要注意不损伤肝移植中通常需要的腹腔干和肝下IVC。有一个重大的技术问题在于，如果供者的体型非常小，主动脉和IVC的肾上残端非常短，则不能简单地进行体外缝合，否则会造成动脉流入或静脉流出道狭窄。如果供者的肾上段IVC和主动脉残端太短，则建议多获取一些动脉和静脉管道（即胸主动脉和上腔静脉），对上述肾上段IVC和主动脉残端进行延长，或在其近侧残端上"加帽"。

遗憾的是，大多数体重 < 10 kg的婴幼儿供者其肾脏通常都是整块获取的，双肾均被提供给一位受者（通常是成人）。考虑到这类供者比较稀缺，并且

供受者之间存在体重不匹配的问题，因此，当向体重较轻的儿童受者提供体积较大的肾脏时，应牢记，体重较轻（即体重 <10 kg）的儿童供者的肾脏可被单个移植给体重较轻的儿童受者。这就要求外科医生在进行微血管外科手术时具备高超的技术[161, 162]。

根据移植类型（单个或整块移植）、供受者年龄（儿童或成人）[161]、KDRI、HLA 错配率、供者特异性抗体和潜在的肾脏疾病等情况，移植肾的结果会有所不同。尽管儿童肾移植后患者的存活率很高（术后 10 年的存活率为 90%～95%），但儿童移植肾的半衰期估计只有 9～15 年。因此，患有 ESRD 的儿童一生中往往需要接受不止一次肾脏移植[163, 164]。尤其是在儿科肾移植等待名单中的青少年受者（11～17 岁）占 50% 以上，其 5 年移植物存活率低于 11 岁以下的儿童受者[164]。据报道，遗体供肾移植后 10 年的移植物丢失率约为 52%。儿童肾移植受者免疫抑制治疗（和其他治疗）依从性差，仍然是一个严重的问题。据估计，儿童患者的不依从率为 30%～70% 不等。研究表明，治疗依从率每下降 10%，移植物功能衰竭和死亡率的风险就会增加 8%[165]。

Naderi 等人发表的研究报告称，1 年、5 年、10 年和 20 年的移植物平均存活率分别为 90%、81%、62% 和 62%，相应的患者存活率分别为 100%、99.4%、97.8% 和 96.5%[166]。

最相关的手术并发症是反流性肾病（如果长期存在，则可能会影响移植肾的质量）和血管并发症。这些并发症主要发生在接受体重较轻（即体重 <10 kg）的供者的单肾，移植给体重较轻（即体重 <10 kg）的受者病例中。

14.9.3 儿童遗体供者肝脏的获取和移植

用于成人的取肝技术同样也可用于儿童[159]。应记住，8 岁以上儿童的供肝通常可被劈离成两部分，因此，应根据当地的肝脏劈离政策、后勤和设施情况，认真考虑实施原位和离体肝脏劈离术的机会[159, 167, 168]。

儿童可以接受全肝移植或劈离式肝移植。移植结果可能会在移植物存活率方面有所不同，这与移植类型、供者年龄和供者风险指数所固有的特定并发症有关。将儿童供者的全肝移植给体重较轻的受者，血管并发症的发生率很高，从而影响移植物的

存活率[167, 169, 170]。

一般来说，在儿童遗体供肝移植术后，1 年、5 年和 10 年的患者存活率分别为 94%、90% 和 87%，移植物存活率分别为 90%、85% 和 80%。主要并发症包括 HA 血栓形成（5%～15%）、PV 血栓形成（1%～5%）和胆道并发症（5%～15%）[169-174]。如果体重较轻的受者接受了体积较小的移植物，则更容易发生血管并发症。胆道并发症多见于劈离式肝移植，多表现为后期胆道吻合口狭窄，可能是由供肝 CIT 过长和劈离术中肝门板的血流阻断所致。

14.9.4 儿童遗体供者胰腺的获取和移植

应根据 Nadalin 等人报告的标准来获取胰腺[159]。儿童胰腺移植应考虑以下几个方面：

1）接受儿童供胰无年龄下限，但应考虑将年龄下限定为 6 岁[175]。

2）获取胰腺不应影响移植肝脏的能力（如避免直接在 CHA 上离断 GDA）。

儿童胰腺移植非常少见。不过，从儿童身上获取的胰腺已越来越多地被移植给年轻的成年受者，且移植结果极佳，器官也会随着时间的推移而生长[175-177]。Spaggiari 等人的研究报道了 63 例儿童供胰移植病例（28 例胰肾联合移植、17 例单独胰腺移植、18 例肾移植后胰腺移植）。其中，59 例（93.6%）患者在出院时和 5 年随访过程中的代谢控制良好。根据供者年龄，受者的总体存活率为 87%～94%（中位随访时间为 37.07 个月），移植物的总体存活率为 85.7%[177]。

14.9.5 儿童遗体供者肠道及多脏器的获取和移植

成人肠道及多脏器获取的标准技术也可用于儿童[159]。应注意的是，在当代的腹腔脏器移植中，我们指的是肠移植，而不是小肠移植。只要有可能，肠移植应包括回盲部，也可能包括右半结肠。为此，还应获取中结肠动脉。这样做可能会破坏胰十二指肠下动脉的完整性，从而可能改变胰头动脉的血流灌注。换言之，这意味着在扩大肠移植物获取的情况下，胰腺（头部）的血管解剖结构可能会受到破坏。接受胰腺移植的医学中心在开始器官获取之前，应知悉这一解剖难点[159]。

实际上，小儿肠移植（包括单独肠移植，或与肝脏/多脏器联合移植）的远期移植结局相当差。Raghu 等人的研究报告了国际肠移植登记处的结果数据，（总体）术后 1 年和 5 年的移植物存活率分别为 66.1% 和 47.8%。总体而言，受者术后 1 年和 5 年的存活率分别为 72.7% 和 57.2%。死亡原因主要有脓毒症、移植物功能衰竭、移植后淋巴细胞增生性疾病或淋巴瘤，以及移植物抗宿主病[178]。因此，儿童肠功能衰竭的主要治疗方法是与长期肠外营养相关的肠康复及肠适应性治疗[179]。

14.9.6　儿童遗体供者心脏的获取和移植

尽管成人心脏获取的规范细则和程序可能适用于儿童[180]，但有相当数量的受者（39%）患有先天性心脏病[181]，这意味着在移植过程中需要进行复杂的血管重建[182]。在获取心脏时，建议不仅要切断上腔静脉，还要游离结扎奇静脉，并获取无名静脉。同样，复杂的动脉重建可能需要使用部分或全部主动脉弓及所有弓上分支。如不计划获取供肺，则应将肺动脉游离至其第一个肺叶分叉处，之后再使用（如果受者的肺动脉已被植入支架的话）。在切断 IVC 时，应在心包和膈肌的实际限度内轻柔而稳固地牵拉，以获取尽可能长的血管。最后，可切取一大块心包补片，以备进一步重建血管时使用。

由于年龄较小的心脏供者比较短缺，因此，世界各地均制定了 ABOi 的心脏移植程序。因受者体内存在 ABO 血型抗体，因此，儿童捐献的心脏仅供 14 个月以下的婴幼儿使用[183]。

儿童心脏的远期移植结果现已有据可查[181]。移植结果数据显示，院内死亡率为 12%；受者 1 年、5 年和 10 年的存活率分别为 90%、83% 和 76%；使用机械心脏辅助装置的人数呈上升趋势（高达 38% 的受者使用这种装置）；既往接受过胸外科手术的患者（70%）也越来越多[181]。心脏移植受者的病程记录表明，对于情况更为复杂的患者，可能需要在移植前使用某种循环辅助装置。

关于供者特征如何影响移植后原发性移植物功能障碍的发生率，研究发现，供者年龄<1 岁和心脏缺血时间>4 h 均与较高的移植物功能障碍发生率有关，而供者的 LV-EF<45% 和供者接受多种正性肌力药物支持治疗并不会使移植物功能障碍的发生率增加[184]。

14.9.7　儿童遗体供者肺脏的获取和移植

用于成人的供者筛选标准同样适用于儿童。成人供者和儿童供者之间的主要区别在于供者体重和移植物体积大小。成人的总肺活量预测值是供受者匹配的最佳参考值，而儿童的身高是更准确的参考值。总肺活量不会随身高的增加呈线性变化。儿童随着胸廓顺应性的增加，可以适应更多肺容积的变化[185-187]。为优化儿童肺供者池，人们采用了不同的策略，包括使用带套囊的气管内导管以避免误吸、HRT、在可能的情况下提早进行支气管镜检查、肺复张手法、谨慎的液体治疗管理和肺保护性通气策略[126]。在获取供肺时，成人术前的基本步骤之一是纤维支气管镜探查。由于气管内导管的尺寸较小或患者的临床情况不稳定，这种技术通常难以实现（尤其是获取小婴儿的肺）。在这种情况下，外科医生必须特别注意供者肺部和气道的状况，以此作为开放手术的第一阶段。儿童供肺获取手术的术中步骤与成人患者几乎相同。在整块双肺移植的情况下，支气管动脉需要与降主动脉补片一起解剖[188]。

ISHLT 的国际胸腔脏器移植登记数据显示，成人肺移植术后的平均存活期为 6.2 年，存活率约为 50%；儿童肺移植术后的平均存活期为 5.7 年，存活率约为 50%。因囊性纤维化而接受心肺移植的儿童，其术后的平均存活期为 4 年，存活率为 50%；因特发性肺动脉高压而接受心肺移植的儿童，其术后的平均存活期为 6 年，存活率为 50%[189]。

14.10　结论

对于因自身疾病特征而有特殊困难的患者群体，迫切需要提高其获得移植机会的可能性。儿科患者尤其如此。

儿童接受移植的概率较低，使得其死亡率高于成人，尤其是 1 岁以下的婴儿。儿童器官捐献不仅是为了满足儿童及成人患者的移植需求，也是在儿童生命末期，为其本人及家属提供一个独特的机会。

儿童器官捐献引发了特有的挑战，但它在国际上仍是一个未得到应有的关注和研究的话题。这导致政策制定者、专业医护人员和公众对建立或改进器官捐献程序的机会缺乏意识。应培养和提升儿科医学专家和儿科器官移植外科医生在儿童器官捐献程序中的参与度，与 DC 和 OPO 共同合作。

尽管大多数用于移植的器官均取自成人和儿童 DBD 供者，但 DCD 供者比例的增加表明了器官供者模式正在不断发展（尤其是儿童）。pDCD 供者可以扩大器官捐献来源，增加器官的数量，从而有助于增加和改善许多儿童和成人的移植选择。

国际数据表明，如果未能识别出 EOL 患儿捐献器官的可能性，则会导致错失供者转介和器官捐献的机会。有必要最大限度地获取所有潜在供者的器官，以增加现有的供者池。保留 EOL 患儿的器官捐献选择权是优先要考虑的事，也是持续性护理的一部分，应成为一种标准做法，而非例外做法。在患儿的整个 EOL 阶段（包括必要时进行器官捐献），为其本人及家属提供专业医疗护理和精神支持的重要性，符合基于伦理原则和共识的循证指南和政策。

要及早发现潜在的、合格的遗体器官供者，必须实施严格的医疗管理和保护策略，以保留器官捐献选择权。将供者的生理指标恢复正常可提高器官的生存能力，获取质量更佳的器官，并改善移植结果。

器官移植仍然是公认的治疗终末期器官功能衰竭的方法。由于供受者体重和移植物体积不匹配，以及儿童特有的特定适应证（包括因先天性肾脏和尿路畸形而接受肾移植、因胆道闭锁而接受肝移植，以及因先天性心脏病而接受心脏移植），婴幼儿和儿童的器官移植需要加以特别考虑。

医疗团队获取 pDCD 供者器官，并移植给患儿的经验在不断增加。pDCD 肾移植结果持续显示出良好的移植物短期和长期功能，pDCD 肝脏移植物的短期存活情况良好。不过，还需要收集更多关于移植物长期存活情况的信息，这强调了详细合作研究的重要性。扩大 pDCD 心脏和肺脏供者池，同时进行原

位和离体器官灌注，可从这类群体中获取更多功能得到改善的器官。在儿童器官捐献和移植领域，其他一些令人振奋的研究方向也在不断发展，包括 VCA 移植（包括儿童肢体和腹壁移植）[190]。

研究议题

从文献和对现有证据的讨论中，我们发现了一些证据不一致、不充分或不存在的主题。本指南的作者建议，在可能的情况下，应通过精心设计的随机临床试验对以下领域开展研究：

1. 查明儿科重症监护专业人员和医疗团队在识别器官捐献机会方面的障碍。
2. 确定和评估儿童供者和新生儿供者识别与转介的最佳临床触发因素。
3. 确定最佳做法，以确保将所有可能成为 pDBD 和 pDCD 供者的患者转介给 DC 或 OPO 工作人员，供其考虑是否进行器官捐献。
4. 确定培训儿科专业医护人员主动积极参与儿童器官捐献程序的最佳方式。
5. 在地方、区域和国家各级，建立儿科器官捐献质量管理系统，包括质量改进标准、QI，以及系统化的内部和外部供者审核，以监测器官捐献潜力和捐献流程。
6. 检查患儿 WLST 后的 EOL 生理指标。
7. 研究儿童供者治疗过程中，类固醇、血管升压素和（或）甲状腺激素的使用情况。
8. 通过一个基于移植结局的多中心合作研究项目来加强研究工作，以增加器官捐献数据。
9. 研究 FWIT 和绝对 WIT 对 pDCD 器官功能的影响，包括 pDCD 器官的功能结局。
10. 研究原位和离体器官灌注支持技术在儿童器官捐献中的应用。

本章参考文献

第十四章参考文献

相关资料

附录四　欧洲 10 国婴幼儿神经系统死亡判定国家代码概要
附录七　类固醇在遗体供者管理中的应用
附录八　甲状腺激素在遗体供者管理中的应用

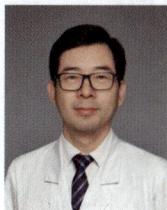

刘 锋

　　复旦大学附属儿科医院肾移植主任，主任医师。现任中国研究型医院学会移植医学专业委员，中国医药生物技术协会移植技术分会委员，解放军器官移植专业委员会委员，湖北省器官移植专业委员会常委，武汉器官移植专业委员会委员。从事泌尿外科及肾移植工作近30年，经历了器官移植发展的各个阶段，熟悉器官移植的各项法律法规、各项制度和流程。在肾移植围手术期管理和并发症诊治方面积累了丰富的临床经验。擅长儿童肾移植和亲属活体供肾腹腔镜获取。

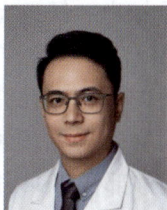

陈 瑞

　　医学博士，复旦大学附属儿科医院移植管理办公室主任、肾移植科副主任。现任中国医疗保健与国际交流促进会肾移植学分会委员，中国医药生物技术协会移植技术分会委员，中国康复医学会器官移植康复专委会青年工作组委员，上海市医学会器官移植专科分会青年委员会委员，国家人体捐献器官获取质量控制中心专家委员会干事。长期从事器官移植临床与基础工作，具有肾脏移植和肝脏移植医师资质。

第十五章　带血管复合组织移植物的捐献

15.1　带血管复合组织移植物的概念

VCA又称复合组织移植物，在移植领域已有二十余年的发展历史，并不断取得进展。VCA的目标是"一比一"地修复严重的解剖缺陷，以治疗严重残疾，且无法通过传统整形外科手术进行修复的患者。VCA的首要目标是改善患者的QoL，而实体器官移植则是公认的终末期器官衰竭患者的救命手段。

继20世纪60年代的一些尝试之后，法国于1998年成功进行了世界首例单侧手移植[1]，随后于2005年又进行了世界首例面部移植[2]。现如今，VCA主要应用于上肢和面部移植，近年来又应用于子宫移植。除此之外，VCA还应用于人体其他部位的组织缺陷治疗，如腹壁、下肢、喉、气管和阴茎移植，但开展例数较少（表15.1）。

第2010/53/EU号指令[13]将器官定义为由不同组织构成的人体特定部分，该部分能够维持其结构和血供的稳定，并发挥生理功能，具有相当高的自主性。如果器官某部分可以发挥与整体器官相同的功能，则该部分也被视为器官，同时需满足维持结构和血供稳定的需求。

VCA应该被视为器官，因其是人体的一部分，包括不同类型的组织，如皮肤、肌肉、骨骼、肌腱和血管，这些组织需要通过血管吻合来发挥功能。移植后，VCA会自主维持其结构和血供的稳定，并发挥生理功能。由于VCA难以耐受缺血、缺乏备选方案，以及受者必须接受免疫抑制疗法，因而VCA与器官移植一样要考虑到缺血时间的问题。在许多欧洲国家，VCA移植仍属于临床研究，需要按照研究方案进行，而美国卫生与公众服务部于2011年宣布VCA属于器官移植的范畴。美国已正式通过一项监管定义，将VCA移植视为"标准护理程序"，纳入自2014年7月3日起生效的联邦法规（OPTN最终规则）并立法（国家器官移植法案）[14]。

15.2　上肢和面部移植供者捐献

15.2.1　上肢移植和面部移植

现有信息显示，全球共有28个移植中心实施了113例上肢移植（upper extremity transplantation，

表15.1　开展例数较少的VCA移植手术

VCA 种类	附　　注
腹　壁	腹壁移植（部分厚度或全厚）始于2003年。其适应证是在旨在挽救生命的肠移植和（或）多脏器移植术后，覆盖筋膜缺损（在其他技术失败的情况下）。迄今为止，已进行了38例全厚带血管腹壁移植、6例部分厚度带血管腹壁移植和17例部分厚度不带血管腹直肌筋膜移植[3]（详见7.2.4）
股关节和膝关节（下肢）	与上肢VCA一样，下肢移植的功能效果取决于离断平面（股骨或胫骨近端、中段和远端），离断部位越远，恢复越快，并发症越少。目前，4例下肢移植结果显示效果有限[4-6]
喉和气管	喉移植的适应证包括严重外伤或狭窄性损伤导致的喉功能丧失；巨大良性肿瘤或低度恶性肿瘤，患者已接受全喉切除术治疗。目前，由于免疫抑制是喉肿瘤的禁忌证，因此无法建议局部晚期喉癌患者进行喉移植。使用假体或生物替代物［如异体移植物或自体移植物（气管、食管、肠、皮肤、膀胱、主动脉段）］进行气管置换非常复杂，关键问题是如何设法完成异体移植物的血流重建[7-9]
舌	除面部移植外，在没有其他禁忌证的情况下，舌移植的可能适应证是头颈部恶性肿瘤患者在舌组织，以及可移植的舌下神经和舌神经完全或部分缺失后出现的功能障碍。首例也是唯一的一例舌移植手术于2003年实施[10]
阴　茎	阴茎移植手术已实施了5例。尽管阴茎成形术似乎是当今最佳、最有效的治疗方案，但一些研究团队仍希望制定这样一项VCA移植计划。跨性别者表示对该手术感兴趣[11, 12]

UET）（43.1%为单侧UET，56.9%为双侧UET），在22个移植中心实施了44例整体或部分面部移植（face transplantation，FT）[15]。由于各个国家没有强制要求各移植中心上报UET和FT病例，因此难以获得准确数据。自2002年以来，国际手移植和复合组织移植登记处（IRHCTT）在各移植中心自愿的基础上，进行信息收集。IRHCTT收集了包括全球91%的UET和81%的FT数据（暂未包括中国移植受者数据）[15]。

15.2.1.1　上肢移植

UET手术通常由整形外科医生实施，手术方式与再植手术类似。造成上肢离断的主要原因有爆炸伤、挤压伤、电击伤、切割伤和脓毒症[15, 16]。上肢离断的种类通常包括掌远部离断、腕部远端离断和前臂远端离断，但也有过几例手臂离断患者接受移植手术[15-19]。考虑到单侧上肢离断患者克服残障的可能程度，以及当患者观察到自体肢体和移植肢体之间的差异时可能产生的负面心理影响，一些国家正式通过相关法律法规，仅允许开展双侧UET手术[20, 21]。

尽管持续接受免疫抑制治疗，大多数受者（87.8%）在6个月至18年的随访期间仍会出现皮肤的急性排斥反应（0～12次，中位数为3次）。迄今为止，有13.4%的UET患者发生了肉眼可见的慢性排斥反应，或移植物血管病变[15, 22]。免疫抑制不足应是主要原因，主要是由于移植受者对免疫抑制疗法的依从性较差[23]。然而，与实体器官移植一样，尽管采用最佳的免疫抑制方案，移植物远期功能恶化或功能丧失的风险仍会持续存在[24]。已有的数据显示，有手部移植受者发生代谢紊乱、机会性感染和恶性肿瘤的案例[18, 25]。但需要更多数据才能与实体器官移植并发症进行比较。IRHCTT报告称，此类患者的术后10年存活率为96.7%。目前，上肢移植物的10年存活率为86.6%[15]。由于受者出现严重感染与手术失败，到目前为止，重建大面积身体缺损（如面部与手部联合移植，或四肢移植）的尝试均未获得成功[26, 27]。

为了实现功能恢复，受者需要接受长期康复理疗，这还受到截肢断离平面和随访时间节点的影响。所有移植患者均可以恢复保护性知觉，其中91%的患者可以恢复触觉，82%的患者可恢复一定程度的

辨别能力。患者在穿衣、剃须、驾驶、骑摩托车和书写等日常活动中恢复生活自理，部分患者已重返工作岗位[15, 28]。

15.2.1.2　面部移植

FT等待患者有严重的毁容，损毁部分包括不同的功能性面部美学分区，特别是面部中心区（鼻子、上下唇、下巴和舌头）。与面部分区损毁相关的功能障碍包括失明、吞咽障碍或无法吞咽、经口饮食困难，以及发音含糊不清或发出的声音令人难以领会。多数患者通过气管造口呼吸，经胃造口或空肠造口进食[29, 30]。当毁容对患者的影响超过两个面部或头皮功能单位，或者在传统整形手术效果不佳时，可以考虑进行部分或整体FT[31]。

移植术后，72.7%的FT受者在15个月至10年的随访期间，经历了1～9次皮肤急性排斥反应（中位数为3次）[15, 30]。据报道，有2例FT手术后发生慢性排斥反应的病例[15, 22]。自2004年以来，登记处共收到7例FT后的死亡病例[30]。据IRHCTT报告，患者的术后10年存活率为83.3%[15]。

FT的目标是通过面部美学和功能的恢复以改善患者QoL，90%的患者表示QoL有所改善，但仍有50%的受者因并发症而需要接受其他治疗[15]。受者的身体恢复情况与移植后是否接受进一步手术，以及受者在恢复阶段其移植物功能状态（如进食、呼吸）的进展有关。患者接受移植物后恢复自身形象的水平也会影响他们重新融入社会的能力[26]。功能恢复的评估基于辨别感觉的恢复（90%的受者都能恢复）和肌肉张力的恢复，以及后续面部表情的恢复[15]。移植1年后，患者能够不同程度地完成大多数基本动作和日常活动，如眼睑开合、饮食、吞咽、咀嚼、说话、微笑、亲吻和吹气[21]。

受者的心理状况很复杂，他们在移植前不得不面对毁容所带来的痛苦，移植后要面对适应新的自身形象，并承受对他人如何看待自己而产生的焦虑[29, 32, 33]。FT受者的心理因素比UET受者更应得到重视。这类患者有严重毁容，存在美学和功能缺陷，在大多数情况下会导致患者抑郁、社交孤立、酗酒，并且还会增加自杀的风险。患者对"新"面孔的主观接受程度和重新融入社会的决心，是移植是否算最终成功的决定性因素[34]。然而，能够判定手术价值的心理结局和患者QoL的改善情况记录并

不详尽，因此还需要制定评估方案，以便更好地确认移植手术对患者QoL的改善，是否值得患者承担手术和免疫抑制疗法带来的死亡风险。应当注意的是，FT不仅可以改善患者的QoL，还可以为他们提供新的社会身份[35, 36]。目前的国际经验表明，对这类患者而言，FT是一种有价值的治疗选择。

15.2.2 受者筛选和知情同意

重建外科中心和康复中心会对符合UET和FT条件的等待患者进行跟踪随访。所有截肢患者和严重毁容患者分别是UET和FT的潜在受者，但只有少数患者适合接受这种移植，因此必须对潜在移植受者进行谨慎的评估和筛选。这类移植需要采用多学科讨论的方法，对复杂的医疗、心理和社会问题进行评估和管理。潜在受者必须接受重建手术评估，并同时接受移植手术评估。由于患者既往和目前存在的严重残疾，因此，心理社会评估至关重要[21]。就UET而言，在决定移植前应考虑假肢管理的治疗手段，而在UET后受者需要密集且长期的康复计划。FT等待者不仅应全面了解治疗面部畸形或缺陷的所有手术备选方案，还应充分了解患者要面临的心理问题。

在长达数月，甚至数年的漫长康复期内，患者的积极配合是不可或缺的。在后续治疗中，患者必须接受免疫抑制疗法，当发生急性和慢性排斥反应时，需要进一步干预。患者对免疫抑制疗法和康复计划的依从是成功实现移植物功能恢复的关键。确定患者有能力签署有效的VCA移植手术同意书，是心理评估的关键步骤。由于无法确定同种异体移植物重建手术中客观的风险与收益比例，移植团队有伦理责任为患者提供全面的知情同意文件，以协助其做出决策。

15.2.3 供者筛选

大多数移植物都取自按照神经系统标准判定死亡的供者，即DBD供者，较少取自DCD供者。由于等待者的数量有限，无论是在现有的移植等待名单上登记的，还是在临床研究方案中被纳入的，所有参与VCA移植程序的协调团队均应了解所有潜在受者。对于每个拟进行VCA移植的受者，在由负责器官移植的卫生管理部门批准后，VCA外科团队或

临床研究发起人应完成一份关于潜在供者标准的技术清单，其中包括实现供受者最佳匹配的预期供者标准（主要是形态学标准）（表15.2）。清单中还应提供其他信息，以便寻找供者并进行筛选。

表15.2 供者筛选标准（协调中心须知）

根据以下标准选择供者：

- 供者类型为DBD或DCD

- 既往外伤、颌面部手术的详细情况；面部恶性肿瘤是FT的禁忌证

- 年龄范围；性别；身高和体重范围；肤色（皮肤光型）、发型、文身

- 血型；HLA分型，预期交叉配型

- 人体测量标准（主要匹配标准）：

1）上肢：照片、离断平面、上肢X线片（前、后、侧视图）及测量结果（长度、周长）、皮肤检查（无伤口/损伤）、动脉（桡动脉、肘部动脉、掌弓动脉等）和静脉（贵要静脉和头静脉）超声检查结果。需要注意的是，桡动脉导管置入曾导致移植物血栓形成[23]。根据人体测量结果制备美容假体

2）面部：照片、面部X线片（前、后、侧视图）及测量结果（针对面部各区域）、皮肤检查（无伤口/损伤）、CT检查（三维重建）、血管造影（根据肾毒性与移植团队讨论）。根据人体测量结果制备面具

15.2.4 捐献同意书

不论是临床研究项目还是标准护理，获得捐献者直系亲属同意的过程应遵守国家现行的法律法规。目前，公众和潜在捐献者的亲属也许并不了解什么是VCA，也不知道他们能够捐献。在美国，VCA移植已成为标准护理的一部分，一旦OPO识别出匹配的捐献者，就必须通过独立于实体器官捐献的同意程序，以获得明确的VCA捐献同意书，并记录保存[37]。

对于不熟悉VCA获取的医院，VCA移植中心应提供支持，以确保医院正确获得VCA捐献同意，并已询问所有必要的问题。最佳做法是，执行VCA捐献的人员应完全熟悉VCA的获取步骤，且接受过培训，能够很好地考虑15.2.5.1中讨论的所有问题。

15.2.5　协调团队

部分潜在VCA供者或其亲属对此类捐献态度消极，可能与公众对VCA存有负面看法和对移植效果缺乏了解有关。因此，需要由受过培训且有能力的专职DC与家属面谈，进行充分的专业沟通。

作为先决条件，参与DBD或DCD供者器官获取的协调团队应主动参与VCA移植项目。他们应了解移植等待名单上的潜在受者，以及每个受者所对应的供者情况。获取中心应根据供者筛选标准的技术说明书，了解所有相关信息（表15.2）。一旦协调团队确定潜在的VCA供者，就必须迅速通知负责器官分配的卫生行政部门，以便与VCA（和实体器官）移植团队一起着手寻找等待名单中的最佳匹配者。目前，在欧洲大多是根据潜在受者对移植物形态特征匹配的需求，在当地寻找VCA供者并进行分配。

VCA移植中心的协调团队应帮助所有不熟悉VCA获取的医院进行组织与准备工作。

15.2.5.1　面谈

劝说获取供者的肢体或面部的一部分，与劝说获取供者的心脏等救命器官是有区别的，因为肢体与面部是影响仪容、被高度重视的身体部位，获取这些部位会引发家属的抵触情绪。目前，DC会在面谈开始时，先提出捐献实体器官的请求，然后再提出其他请求。最理想的情况是，在DC提出捐献VCA的请求后，家属自发地表示潜在供者"愿意捐献所有器官"，并表示他们对VCA捐献持支持态度。

在家属同意捐献的情况下，DC应向家属提供有关VCA的操作、获取方式和移植后结果（整体美观和功能结果）的适当信息。因为脸型是由面部骨骼及软骨基质决定的，受者的面部会与供者不一样，这一点与手部移植或UET是不同的。DC应该表达清楚，面部捐献首先是为了使受者恢复呼吸、吞咽、饮食和说话等基本功能，其次才是实现"可接受的"外貌。就UET而言，由于供者的个体特征更加直观可见，因此在筛选供者时，身体匹配标准（肢体尺寸和长度、皮肤和毛发、性别）更为重要。

此外，还应向供者家属解释清楚有可能获取供者的造血干细胞、皮肤或骨组织等其他生物材料。这些捐献的人体材料会用于免疫抑制疗法和进一步的手术治疗，因此最好从移植物未使用的部分获取。

VCA移植项目有义务将供者的遗体恢复原貌后再交还给家属，其目的是维持绝对信任的状态，不仅为了家属，也为了医学界。必须向供者家属介绍恢复遗体原貌的政策和做法（即使用美容假体，以修复供者遗容和身体完整性），在面谈中必须强调这一点。

DC应告知供者家属，尽管医院在任何情况下都会尽全力且谨慎地行使专业自由裁量权，但有关供者信息的保密条款并非总能得到应有的遵守。移植受者通常会接受在公开场合或科学会议上出席的请求，而这可能会无意中泄露供者身份。

15.2.5.2　移植物的获取

在手术室中，DC的作用至关重要，他需要协调进行多器官获取的顺序和相应的辅助工作，同时调配不同的专业团队（如经验丰富的器官获取团队和缺乏经验的整形外科医生）。DC应了解VCA或器官获取的计划顺序，以保证整个过程协调有序，并在必要时加快器官的获取。对于面部组织的获取，由于手术时间较长，应加强团队间的配合。

> VCA移植中心的协调团队和医疗中心的获取团队必须为不熟悉VCA获取的医院，提供现场支持和明确规定的核对表。核对表应涵盖整个程序的每一个步骤。两个团队应充分尊重这个事实，即供者所在医院的医疗团队并不熟悉VCA的获取程序，并且需要对他们进行专门的培训、详细解说和适当指导。移植物获取完成后，VCA移植团队必须召开汇报会议。

15.2.5.3　特定的培训

根据第2010/53/EU号指令[13]，卫生监管部门应制定具体的培训计划，但至今尚无通行的国际标准或指导共识。VCA移植的成功取决于外科医生是否愿意定期与协调中心沟通交流。外科医生越能参与其中并了解VCA移植的需求和进展情况，就越能更好地推动VCA移植项目，并满怀信心地与供者亲属交流。

如果医院的协调团队和捐献团队不属于VCA移植中心，则很可能不熟悉任何类型VCA移植的详细情况。而在VCA移植中心，一个专门的核心团队往往会熟悉在该中心开展的所有类型的VCA移植活动。如果是这样的话，医院必须在VCA移植中心的团队指导下制定培训方案，使协调团队和捐献团队能够执行VCA捐献程序，而不会对相关人员和医疗系统中的其他利益方造成伤害。尽管VCA移植中心的团队可能提前很长时间就开始为VCA的捐献和移植程序做准备工作，但我们必须意识到，其他协调团队和捐献团队如果第一次参与VCA移植，可能会遭受严重的"心理打击"。

15.2.6　带血管复合组织移植物获取

15.2.6.1　带血管复合组织移植物的获取流程

一般来说，VCA的获取不应影响多器官的获取。目前，尚无因VCA获取而对实体器官移植造成影响的报道。虽然至今尚未制定VCA获取的标准化流程，但已有大量的经验描述文献[38-40]。超过三分之二的肢体和面部获取工作是先进行VCA获取，随后在VCA修复后，同时或立即进行多器官获取。实体器官移植的结果似乎并未受到影响[31]。事实上，供者血液流体动力学的稳定性是决定获取VCA最佳时机的关键因素。由于VCA获取手术与多器官获取手术一起实施增加了手术的复杂程度，因此需在获取前，针对每个病例制定详细的获取方案，界定每个团队的职责，确定各团队执行顺序。应描述同时进行面部/肢体获取团队、胸腹腔脏器获取团队的工作站位，并在手术室布局示意图中标注出来[39, 40]。在术前和术中，所有获取团队之间的沟通至关重要，以确保高效、安全地取出所有器官，并使其具有最佳存活率。

15.2.6.2　带血管复合组织移植物获取阶段

15.2.6.2.1　上肢

对于上肢来说，判定供受者是否匹配的最重要的标准就是肢体尺寸。离断上肢是一种简单快速的获取手术，出血量极少，使供者血流动力学状态不稳定的风险也极低。手术平均耗时为1 h。在获取实体器官前，应先在止血带的控制下实施上肢离断，随后在离体工作台上，使用预先准备好的保存液对移植物进行灌注。在少数情况下，VCA的获取是在重要器官获取后进行的，这主要是供者的血流动力学不稳定所致。在可能的情况下，采用特定的近端血管（如头颈静脉或锁骨下静脉）插管，同时保持静脉回流的保存技术，可以提高上肢的存活率（建议在供者血流动力学不稳定的情况下使用）。在对

VCA受者进行术前准备的同时，对上肢进行移植准备，并将其保存在冰袋中。将移植物装入贴有标签的袋子中，在干燥低温的条件下用等温容器运输。在供者遗体的修复过程中，应为其安装定制的美容假体。

15.2.6.2.2　面部

面部获取的时间长短不一（4～15 h），这取决于获取顺序（依次或同时获取）和需要获取的美学分区的数量和类型。这个复杂的手术可能导致供者失血过多和循环系统失调。根据DBD供者的面部获取经验，可在ICU进行术前气管造口（首选气管插管）和面罩模具制作[40]。通常，器官获取的顺序是先取心肺，后取肝脏、胰腺和小肠，最后再获取肾脏和面部。在某些情况下，还要同时从供者髂嵴中抽吸骨髓采集造血细胞，以诱导嵌合耐受状态。可以切取供者的皮肤，最好从未被切取的部位取皮，进一步冷冻保存。从供者未被切取的部位获取的骨组织送至人体组织库。获取的面部移植物在离体工作台上进行预处理，清洗后装在贴有标签的袋子中，在干燥低温的条件下用等温容器运输。

15.2.6.2.3　遗体修复

遗体修复是任何器官或组织获取过程中常规且必要的步骤，而且在任何情况下都是最重要的。应使用精心设计的假体和面具来代替被获取的肢体或面部，以确保完全修复遗体外观。

15.2.6.2.4　时间

由于大多数VCA获取都是在供者所在医院进行的，因此，缺血时间一般为4 h左右[38, 40]。UET术的中位CIT约为356 min（30～365 min），FT术的中位CIT约为132 min（20～540 min）[25, 41]。尽管目前尚无临床研究证据，仍应尽量缩短缺血时间。随着外科手术领域的扩展，潜在受者的人数不断增加，尽量减小缺血时间所造成的影响更加重要[38, 42]。

15.3　子宫移植供者捐献

15.3.1　子宫移植：一项快速发展的移植项目

自2014年以来，子宫移植（uterus transplantation, UTx）已成为领养或代孕①的替代方案，适用于患有

译者注：①我国目前不允许代孕行为。

绝对子宫性不孕症（absolute uterine factor infertility, AUFI）的女性。在现有的各种生殖医学策略方案中，UTx提供了全套基因遗传和妊娠孕产的可能。AUFI的病因可能是先天性的，多表现为先天性子宫阴道缺如（Mayer-Rokitansky-Küster-Hauser, MRKH）综合征，或是在子宫切除术后获得的疾病（恶性肿瘤、良性疾病等）。迄今为止，大多数UTx的适应证为MRKH综合征。

根据2019年9月在美国克利夫兰举行的国际子宫移植学会（International Society of Uterus Transplantation, ISUTx）年会数据，全球已开展70余例UTx手术，并成功诞生超20余名婴儿，而2018年10月在比利时根特举办的大会上所报告的全球UTx数量只有52例[43]。其中仅有不到一半的案例被报道，并发表文章[44]。2012年，瑞典哥德堡首次启动了9例UTx病例系列研究[45]。2014年，世界首例活产婴儿诞生[46]，自此UTx领域开始飞速发展。与全球其他国家（沙特阿拉伯、美国、中国、德国、塞尔维亚、捷克、印度、法国）的大多数病例一样，首批UTx的移植物来自活体供者。2017年，巴西报道了首例移植了遗体供者子宫，并诞下活产婴儿的案例[47]。由于大多数UTx病例的随访时间相对较短，因此尚未统计总体活产率，但根据年会上披露的未公开数据，在有经验的移植中心，活产率可能超过80%。

所有的妊娠都需要通过体外受精（*in vitro fertilization*, IVF）实现，并辅以医学辅助生殖和生殖细胞调节。初次胚胎移植的最佳时间仍然存在争议（6～18个月），大多数活产婴儿在胚胎移植后12个月出生[48]。迄今为止，在所有大型病例系列研究中，均有早期移植失败的病例报道，主要是由于血管并发症[44]。在受者诞下一到两个健康的婴儿后，抑或未能在有限的时间内实现孕产，移植的子宫都会被切除，免疫抑制药物也随即停止。因为子宫是唯一可以暂时移植并在生育后切除的器官，除非子宫是由同卵双胞胎捐献的（参照塞尔维亚贝尔格莱德著名的睾丸移植病例）。一些文献作者提出了多米诺UTx的可能性[49]。

活体捐献的一般伦理原则在第十三章中已作

阐述。在英国、日本和美国进行的公众态度调查显示，公众接受UTx并持积极态度，在不孕不育的情况下，女性更愿意选择UTx，而不是选择领养或代孕①[50, 51]。而特定的伦理争议还涉及活体供者（子宫切除）和受者（移植、剖宫产、子宫切除）的手术风险。此外，免疫抑制剂带来的长期影响（即使是暂时的）应通过对这些儿童的长期随访来确定。

在过去，UTx曾被纳入VCA移植范畴，被视为一种非重要器官移植，处于实验阶段。但从技术角度来看，子宫获取与其他腹腔实体器官的获取非常相似，移植依赖于血管吻合和静脉回流，这是实体器官移植共有的关键步骤。与其他VCA移植一样，UTx需要多个科室团队协同进行，主要因为该手术需将移植手术、妇产科护理与辅助生殖结合在一起，而这些项目自身的法律框架将由国家卫生行政部门予以明确。与UET或FT手术一样，在全球范围内大多数UTx手术的开展仍依据现有的临床研究方案。基于可靠的学习曲线（有成功的手术、严格的协议，并对活体供者和儿童进行长期随访），瑞典和美国的团队接下来将着手推进UTx成为一项标准护理。瑞典Brännström团队是在进行了十余年的动物研究后才成功开展人类UTx手术的，也就是说，必须攻克了特定的手术难点后才能开展UTx[49, 52]。

15.3.2 活体器官捐献

15.3.2.1 供者筛选标准

活体器官捐献作为一种计划性程序，医疗机构应对供者子宫的存活能力、妊娠潜力、血管，以及是否存在癌前病变等方面进行详尽筛查，而对遗体捐献，因有时间限制难以详尽筛查。

供者应有自己的家庭。除了达拉斯试验外，大多数供者都是利他供者[53]，供者与受者要么是亲缘关系，要么是朋友关系。在进一步了解并发症的发生率之前，只有经验丰富的移植中心才能接受利他供者。由于存在子宫动脉萎缩的生理现象，供者不应处于绝经数年的状态，否则会影响最终结果，这是我们从早期病例中吸取的经验教训。如果供者已绝经，则必须接受HRT，以便对子宫内膜情况进行

译者注：① 我国目前不允许代孕行为。

评估。应根据国家活体供者检查指南来评估供者的健康状况，扩大筛查范围，以防供者因手术时间过长而面临血栓形成的风险[44]。必须对供者的妊娠史、分娩史和妇科健康状况进行全面评估，包括筛查宫颈发育异常和检查子宫血供情况。血管成像是非常重要的检查手段。

15.3.2.2 知情同意

根据现有的活体捐献伦理指南和立法，包括同意研究方案（详见第十三章），必须获得捐献者的完全知情同意。多学科团队还应包括一名社会工作者和一名心理学家，以便对活体供者和期望实现妊娠的受者进行严格评估。供受者均须了解手术风险、潜在的并发症、免疫抑制疗法和自身风险，以及直至实现预期活产的整个过程中的失败风险。

15.3.2.3 子宫获取与随访

活体供者的子宫获取术是通过开腹手术实现的，最初手术持续时间为 10～13 h，主要耗时部分是在输尿管附近深部各纤细血管的游离。随着手术方法的不断改进，手术时间已缩短至 5～7 h，而为了进一步缩短子宫切除手术的时间并尽可能减少失血量（平均失血量<1 L），人们又提出了一种新的方法（即机器人辅助腹腔镜手术）[55, 56]。为了发现任何与复杂手术相关的晚期并发症，应对供者进行至少为期 1 年的随访。发现输尿管损伤的迟发性临床表现尤为重要，因其会影响肾脏。由于 UTx 手术的独特性，受者应像所有活体供者一样接受终身随访（详见第十三章）。随访应包括肾脏超声检查、实验室检验、临床评估和社会心理问题咨询。

15.3.3 遗体器官捐献

15.3.3.1 供者筛选标准

自 2011 年在土耳其首次进行遗体供者捐献的 UTx 以来，经数次尝试，迄今为止只在巴西和美国（克利夫兰）报道了 2 例移植了遗体供者的子宫后成功实现活产的病例[57]。最近发生的其他成功实现活产的病例的详细情况将陆续公布[58]。目前，人们尚未对遗体捐献子宫的供者筛选标准进行充分探讨。不应该接受高风险供者（如 60 岁以上的女性和绝经期女性），因为 UTx 并非救命的手术。到目前为止，尚未有中心接受 DCD 供者的子宫进行移植。

遗体供者年龄的标准在不同的移植中心、在未

产妇与经产妇之间有所不同。对于瑞典团队来说，理想的遗体供者标准应接近活体供者标准，但年龄必须低于活体供者的年龄上限，以避免绝经期延长（表 15.3）。供者最大年龄为 45 岁[47, 58]。布拉格报道过 1 例使用未产妇遗体捐献的子宫进行 UTx 的成功病例。最低限度的筛查应包括性行为评估、HPV 感染状况检查和子宫超声检查（或其他成像检查）。一些文献作者建议在获取子宫的过程中进行阴道镜检查（甚至对离体子宫进行宫腔镜检查），以排除任何潜在的宫颈非典型增生或息肉[58, 59]。

表 15.3 DBD 供者捐献子宫的具体纳入标准[59]

年龄：18～45 岁
无恶性肿瘤病史（包括子宫内膜非典型增生）
无重大腹部或盆腔手术（包括剖宫产或人工流产）
宫颈涂片检查结果正常（如有）
无活动性感染，淋病、衣原体、梅毒、HIV、HBV、HCV 筛查结果均为无反应性
HPV 无反应性或曾接种过 HPV 疫苗
无吸毒或酗酒史；性行为安全
超声检查或其他影像学检查结果显示子宫形态或血供正常

15.3.3.2 知情同意

与其他器官一样，同意捐献的程序应遵守有关器官捐献的法律法规（详见第四章），并签署子宫捐献同意书（与其他器官捐献同意书分开签署）。在某些国家，UTx 并不与 VCA 移植一同被视为器官移植，而被视为一种临床研究。

15.3.3.3 子宫获取

子宫应与其他腹腔器官同时按顺序获取。与其他腹腔器官一样，获取的子宫也必须用器官保存液进行灌注。因此，动脉插管的位置必须能够便于对双侧髂内动脉进行灌注。目前已开发出不同的技术，可以在获取其他实体器官之前或之后获取子宫。2 个成功案例的获取顺序为，先获取其他器官，然后再获取子宫。一些文献作者认为子宫是盆腔内的器官，最好在钳闭主动脉前先取出子宫。目前，尚无任何关于因获取子宫而导致其他重要器官受损的报道。子宫获取术需 1～2 h，而且遗体供者的血管游离

比活体供者更容易，主要因为血管与远端输尿管已分离。

首先，在协调团队组织协调子宫获取之前，必须将子宫获取的准确顺序（主动脉钳闭的时间、每个实体器官获取的时间）传达给所有相关团队[59]。根据动物研究，子宫可以耐受较长时间（长达24 h）的缺血[60]。据报道，首例成功病例的缺血时间为8 h，CIT为380 min，WIT为90 min[47]。子宫获取方案应准确规定并详细说明在活体捐献和遗体捐献过程中，子宫移植物可耐受的不同缺血时间（WIT和CIT）[61]。

15.4　结论

综上所述，基于目前为数不多的数据所得出的研究结果，上肢、面部和子宫移植是可行的。能否将这类移植从创新治疗转变为标准治疗是一个应当慎重考虑的问题。就UTx而言，许多专业人士都对其从实验性治疗转为标准治疗寄予厚望。UET和FT成功的关键在于选择合适的受者，以及专业移植中心在这一领域建立完善的、跨学科的综合方法。临床研究除了需要合作结果、数据、透明度，以及标准化和共享的方案外，还需要灵活变通的策略，以减轻免疫抑制带来的负面影响。

UTx在全球范围内发展迅速，遗体器官捐献是这一领域的新挑战。然而，由于目前为止VCA移植数量有限，因此需要考虑两个问题：

1）需要更多数据来证明每一例VCA移植都让受者长期受益，同时推动了社会发展。

2）需要对专业医护人员（尤其是参与器官捐献的人员）进行培训，使其了解如何在不影响其他器官和组织捐献的情况下，妥善管理VCA捐献。

研究议题

从对文献和现有证据的讨论中，我们发现了几个证据不一致、不充分或不存在的主题。本指南的作者建议，在可能的情况下，应通过精心设计的随机临床试验对以下领域开展研究：

1. 使用活体供者或遗体供者子宫进行移植的最佳方法。
2. 免疫抑制疗法对母婴的长期不良影响。

本章参考文献

第十五章参考文献

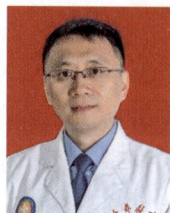

张　更

医学博士，副主任医师，空军军医大学唐都医院泌尿外科主任。中华医学会器官移植分会肾移植学组委员，中国医师协会陕西省医师协会器官移植医师分会副主任委员，中国医药生物技术协会移植技术分会副秘书长，全军器官移植学专业委员会青年委员。《中华器官移植杂志》第九届编辑委员会特约编委，《中华泌尿外科杂志》第十一届编委。主持国家自然科学基金1项、陕西省科技攻关项目2项，发表SCI文章7篇、核心期刊收录论文20余篇。擅长肾移植术前评估、手术、围手术期治疗及长期随访，肾移植术后并发症手术及药物治疗，泌尿外科疾病的腔镜及微创手术。

第十六章　生物警戒和监管

16.1　引言

生物警戒是检测、收集、分析与使用MPHO相关的意外和不测事件信息的框架。适用于MPHO的警戒和监管（vigilance and surveillance, V&S）是生物V&S总体系统的重要组成部分，通过这一系统可以监测不良事件，从而实施预防和纠正措施。

建立适用于器官捐献和移植的警戒系统，其实际上是欧洲议会和理事会关于移植用人体器官质量与安全标准的第2010/53/EU号指令的一项要求[1]。

从事器官捐献和移植各方面工作的专业人员应熟悉生物警戒的概念及其实际应用，因为他们有责任识别和监测对患者造成的伤害和风险。我们都有责任报告此类事件，协助调查，实施必要的改革，并促进信息传播，以改进实践。

本章概述了高效的生物警戒程序的基本要素，并逐步介绍了如何以系统和说教的方式处理严重事件。

总之，本章的目的是以实用的方式概述这一重要主题，将医务工作者、管理人员和卫生行政部门联合在一起，以实现一个共同的目标，即不断提高流程质量，保证器官供者、供者家属和器官移植受者的安全，并提供良好结局。

16.2　警戒和监管的术语与示例

在本章中，"生物警戒"与"警戒和监管（V&S）"这两个术语可以互换使用。与其他国际通用的系统一样，V&S中也有一套预先确定的常用术语。使用这些术语有助于统一各机构的做法，并比较不同V&S系统的发展趋势。更多详情请参阅欧洲移植器官评估框架（European Framework for the Evaluation of Organs for Transplant, EFRETOS）的报告[2]。我们承认，在实践中应用严格的术语并非总是简单明了，可能会有一定程度的地方性解释。报告事件的专业人员通常并不负责对事件进行分类，因此没有必要深入了解质量体系的定义。不过，熟悉这些通用术语有助于识别意外事件，因此鼓励使用这些术语。

发生哪种类型的事会构成"事件"或"反应"？性质是否严重？据此进行相应的分类，通常可用于指导专业人员是否有必要报告不良事件，用于确定生物警戒办公室是否有必要将不良事件上报卫生行政部门，以及应如何处理该事件。但在实际操作中，并非一开始就有明确的分类。因此，重要的是，要记住应系统地识别和及时报告严重事件，绝不能因为无法对事件类型进行分类而延误或妨碍报告。考虑到这些重要概念，在此对生物警戒中常用的一些术语进行定义，以便参考。

16.2.1　严重不良事件

SAE一词是指从器官捐献到器官移植的全过程中，任何阶段发生的、尚未造成危害但有可能造成危害的、任何不希望发生的意外事件。第2010/53/EU号指令将SAE明确定义为"有可能导致传染病传播、患者死亡/有生命危险、致残/失能的事件，或有可能导致患者住院治疗、患病、延长患者住院治疗时间/患病时间的事件"[1]。SAE还包括通常所说的"险情"，指的是在未造成伤害的情况下发现并纠正的错误或过失，但有可能对活体供者或器官受者造成严重伤害。

16.2.2　严重不良反应

SAR是指对活体供者或器官受者造成实际伤害的事件。第2010/53/EU号指令将SAR定义为"活体供者或器官受者在从器官捐献到器官移植的全过程的任何阶段中可能出现的意外反应，这种意外反应会给患者带来致命性、危及生命、致残性、失能的伤害，或者导致患者住院治疗、患病、延长住院治疗时间/患病时间"[1]。

16.2.3　不良事件

非SAE可以是对活体供者或受者造成轻微影响或无影响的事件或反应。不良事件（AE）通常是由于实际操作轻微偏离标准操作程序和规程而引起的。不良反应（AR）与临床并发症有关，其性质轻微，易于处理和解决。如果不加以识别和纠正，最初被认为是轻微的事件就可能演变成SARE。同样，严重事件和非严重事件之间的区别可能从一开始就不太明显。因此，必须始终及时、适当地进行报告，除非相关部门非常清楚所发生的事件能够有把握地在当地质量管理体系内得到解决（详见第十七章）。

SARE示例见表16.1。如前所述，不同国家或地区可能会根据当地的规程在分类上略有不同。最重要的是，只要建立了适当处理此类事件的机制，就可以采取措施以解决所有相关问题。

表16.1　SARE示例

1. AE 示例

事　件	器　官	事件描述和造成的影响	AE 类型
器官包装错误	肾	运输箱中的器官（右肾与左肾）混淆。手术时发现血管解剖结构不匹配，但进行了手术调整	混淆→用错MPHO→伤害风险→未造成伤害
传递错误的供者筛查结果	多脏器（心胸和腹腔器官）捐献	向DC口头传达了错误的供者微生物学检验结果。及时发现并纠正错误，递交结果正确的化验报告复印件	偏离程序→伤害风险→未造成伤害
器官保存液被污染	肾、胰腺、肝	在腹腔多器官获取过程中，器官表面受到供者胃肠道微生物群的污染；从器官保存液中分离出完全敏感的大肠杆菌。无须改变针对受者的治疗方法，围手术期未出现任何感染性并发症	未偏离程序→伤害风险→未造成伤害

2. SAE 示例

事　件	器　官	事件描述和造成的影响	SAE 类型
器官保存液被真菌污染	肾、胰腺	在获取腹腔多器官后，从器官保存液中分离出白念珠菌。各中心对受者的治疗方法各不相同，可能包括抗真菌预防性治疗和（或）对并发症体征进行密切随访（肾动脉真菌性动脉瘤）	未偏离程序→伤害风险→SAE（受者出现并发症时的SAR）
器官在获取过程中受损	肺、心、肝、胰腺、肾	可移植器官在获取过程中受损，移植器官丢失	手术操作失误→丢失合适的器官
供者死后被发现罹患肺癌	腹腔多脏器	供者在捐献器官后被发现罹患恶性肿瘤，但器官已被移植。经过3年随访，受者未被诊断出恶性肿瘤	未发生供者疾病传播（SAE）

3. 受者 SAR 示例

受者 SAR	器　官	病例情况说明	SAR 类型
转移性乳腺癌	肝、肾	供者在捐献时患有未知乳腺癌。4例受者中有3名在移植后16个月至5年内，被确诊为供者来源的转移性恶性肿瘤	对受者造成伤害→恶性肿瘤传播→恶性肿瘤（通知记录编号：n.1959）
因发现供者罹患淋巴瘤而切除移植物	肾	为评估脂肪变性而在移植前进行的肝活检中发现结节外非霍奇金淋巴瘤。其中一个肾脏已被移植，在接到通知后立即进行了移除。取出的移植物组织学检查结果显示未发现肾脏受累	对受者造成伤害→多种并发症→移植物丢失
供者过客淋巴细胞导致的严重同种免疫性血小板减少症	肝、肾	HPA-1a不匹配供者的移植物（肝和肾）中存在的过客B细胞产生的抗体，导致严重的同种免疫性血小板减少症。每位患者都选择了接受HPA-1a无反应性血小板输注、脾切除术和抗胸腺细胞球蛋白治疗	对受者造成伤害→非感染性、非恶性传播→同种免疫反应（通知记录编号：n.1656）

（续表）

受者 SAR	器 官	病例情况说明	SAR 类型
TBEV	肝、肾	供者在道路交通事故中头部受创，未发现TBEV感染。3例受者（肾和肝）均死于TBEV引起的脑膜脑炎	对受者造成伤害→感染→病毒感染性疾病（通知记录编号：n.1795）
HTLV-1	肝、肾	器官供者是一名无风险因素的HTLV-1型无症状感染者（捐献前未接受血清学检查），3例实体器官移植受者在感染HTLV-1型后2年内出现了亚急性脊髓病	对受者造成的伤害→感染→病毒感染性疾病（通知记录编号：n.430、n.431）
粪类圆线虫	心、肾、胰肾联合	对来自地方病流行地区的无症状供者进行回顾性检测，发现其血清中的粪圆线虫属抗体呈反应性。受者血清转换后出现症状。心脏受者出现过度感染综合征并死亡	对受者造成伤害→感染→寄生虫感染性疾病（通知记录编号：n.935、n.936）

4. 活体供者 SAR 示例

活体供者 SAR	器 官	病例情况说明	SAR 类型
活体肾切除术后发生围手术期并发症	肾	对美国28个中心的3 074例活体肾脏供者进行的回顾性分析表明，总体并发症发生率为10.6%，Clavien-Dindo并发症分级≥3级的主要并发症发生率为4.2%。这些并发症包括膀胱、肠道、横膈膜、脾脏损伤	对供者造成伤害→多种并发症→手术部位（通知记录编号：n.807、n.808、n.809）
活体肺（肺叶切除术）捐献后发生围手术期并发症	肺（肺叶）	回顾性队列研究对美国2个中心的活体肺（肺叶切除术）供者的结局进行了评估。结果显示，18%的供者出现了严重并发症，2.2%的供者再次接受手术，6.5%的供者在术后早期再次住院接受治疗。评估报告中列出了部分并发症：气胸、肺炎、心包炎、胸腔积液、心律失常、脓胸、大出血、液气胸、肺不张、支气管胸膜瘘、咯血	对供者造成伤害→多种并发症→手术部位（通知记录编号：n.1096）
活体肝（肝叶切除术）捐献后发生围手术期并发症	肝（肝右叶）	对392例供者进行回顾性分析发现，并发症分级如下：1级（轻度，27%）、2级（可能危及生命，26%）、3级（危及生命，2%）和4级（致死，0.8%）。这些并发症包括术后7天之后发生的胆漏、细菌感染、切口疝、需要采取干预措施的胸腔积液、神经失用、再次手术、伤口感染和腹腔内脓肿	对供者造成伤害→多种并发症→手术部位（通知记录编号：n. 903）

注：HPA-1a，人类血小板抗原1a（human platelet antigen-1a）；TBEV，蜱传脑炎病毒（Tick-borne encephalitis virus）。

16.2.4 警戒和监管

在器官移植方面，V&S是一个监测AE的系统，必须采取预防和纠正措施以避免发生SARE，从而保护器官受者和活体供者的健康。

对临床结局进行例行监测是监测系统中不可或缺的一部分。临床医护团队应建立登记册，对移植物功能和受者结局，以及活体供者的结局进行随访，以监测移植物功能和供受者术后健康状况的变化趋势，并发现新的安全风险。例如，对SARE进行监管可以揭示AE再次发生的系统性原因和频率，从而进行有针对性的干预。

16.2.4.1 新发风险监管（地平线扫描）

对威胁MPHO安全性的潜在风险和新兴风险进行地平线扫描是风险监管的一个组成部分。地平线扫描是通过对信息进行系统性检查来完成的，应包括新风险预警（风险识别和监测）、不断变化的流行病学状况的管理（风险管理），以及与利益相关方的沟通过程（风险沟通）[3]。

例如，可通过监测流行病学变化趋势，来识别新发或再发的传染性疾病（风险识别）。此类风险的管理可包括对供受者进行有针对性的检查，或基于个人风险的评估。新风险也可能与器官捐献和移植过程中,任何阶段所使用的新技术、新医疗设备或新试剂有关。

ECDC负责监测欧洲的疾病流行情况,并每周发布一份欧洲疾病监管报告,为供者的筛选提供有用的数据。ECDC还负责对特定流行病的病原体和其他传染性疾病进行风险评估,并在需要时发布快速风险评估或报告(详见www.ecdc.europa.eu/en/threats-and-outbreaks/reports-and-data/risk-assessments)。

16.3　建立有效的警戒和监管系统

第2010/53/EU号指令[1]规定,欧盟成员国的生物警戒程序必须包括向有关卫生行政部门报告所有SARE事件。必须建立有效的系统和流程,以履行这一监管义务,并满足本章所述生物警戒程序的所有需求和目标。预计世界其他地区的器官获取和移植机构也应遵循类似的地方监管要求。

在规划如何设计和实施有效的V&S系统时,需要考虑以下重要方面:应由谁上报AE;应在何时、以何种方式、向何人通报所发生的情况;如何对AE进行处理、分类,并按要求向卫生行政部门报告。

在本节中,我们将介绍在规划V&S系统时需要考虑的一般组织问题。

16.3.1　总体结构

健全的结构和适当的资源对生物警戒程序的效率至关重要。在发生传染性疾病的情况下,对其他器官或组织移植受者和更广泛的社区造成伤害的风险也可能会扩大。SARE可能涉及最初并不明显的疾病,只有在捐献和移植后才会显现出来。并非所有这些事件都能达到SAR或SAE的界定标准,但为了使系统尽可能有效,必须对最初未被归类为SARE的事件进行通报,以便对这类事件进行整理,找出反复出现的主题或问题,并采取相应措施。最重要的是,收到AE信息通报的团队应遵守通报规定,将AE的相关情况上报卫生行政部门。

最好指定一个特定的机构或权威部门来管理特定管辖范围内的生物警戒程序[1]。这种管辖权可以是国家级或地区级的,将根据成员国特定的因素来确定。该权威机构应是联系相关各方的纽带,并应通过协调流程中的所有步骤,负责建立、维护和监管生物警戒系统。

成员国应采用适合其器官捐献和移植基础设施类型与结构的V&S报告系统。在考虑什么是最合适的系统时,应评估单一的国家系统,并向中央办公室报告AE的区域系统的益处、容量和可持续性。如果采用区域V&S报告系统,则需要明确界定关联关系和职责,以确保无缝流程。

在地方(医疗中心)一级和卫生行政部门一级,各种警戒系统(如组织和细胞警戒、医疗器械警戒、药物警戒)之间也应进行协调与沟通。

16.3.2　人力资源、教育和培训

负责生物警戒的机构必须拥有适当的资源,以有效履行其职能。参与生物警戒程序的工作人员必须接受过适当的培训,熟悉器官移植V&S的核心概念,充分了解所在国家或地区的器官获取、捐献和移植的全部途径,并熟悉所有标准操作程序和流程说明。他们还必须有能力配合运用致因分析、进行严重程度分级,以及将事件分类为SAR或SAE。作为协调人,他们应能够与有关各方建立联系,并在必要时寻求适当的专家建议。

所有的利益相关方、卫生行政部门、OPO,以及捐献医院和移植中心的医务工作者都应提倡和遵守鼓励报告的文化,保持透明和非惩罚性的环境,以造福受者和供者。

教育应侧重于培养各方提升对生物警戒原则的了解及实际应用。应告知利益相关方如何使用通报系统、如何报告,以及如何从警戒系统输出的信息中获益。生物警戒程序必须致力于分享从AE中吸取的经验教训,这种经验教训包括编写AE报告、案例研究和定期公告,并始终遵守保密原则,避免公布可识别的信息。

16.3.3　质量管理基础设施

健全的质量管理基础设施是在地方、地区、国家或国际层面报告和调查SARE的关键。本章会提及一些方面,但第十七章将详细介绍这一主题。

16.3.4　技术资源(包括不良事件通报系统)

电子质量管理软件系统是高效运行生物警戒程

序的重要工具。AE的电子报告对于沟通的一致性、准确性和速度至关重要，同时也便于审计追踪和数据分析。理想的情况是，建立一个网络化的、由中央集中管理的全国性生物警戒联络网，并和其他与器官捐献和移植有关的登记处（如包括遗体供者、移植等待名单和移植受者数据在内的移植登记处）整合在一起。无法使用这些附加功能不应妨碍建立V&S程序，但应将附加功能的应用作为发展和扩展器官捐献和移植计划的一部分。应尽可能使用这些信息技术工具，因为它们能够全面提高效率、质量与安全。

16.3.5 供者和受者的血清与血浆存档

虽然欧盟指令并未对供者血清或血浆的长期储存做出规定，但许多国家的指导原则中都规定了这一要求，并将其作为基本做法广为接受。卫生行政部门最好要求各医疗中心将此类材料进行存档，以便进行专门的警戒调查（详见第六章）。受者移植前的血液也应存档。在疑似发生供者来源性疾病传播的情况下，提供供者和受者的血液样本有助于为AE的调查和可归因性评估提供信息[2,4]（有关供者来源的恶性肿瘤传播的分析，请参阅第九章）。实验室必须在考虑到需要进行血清学和分子检测的情况下，考虑首选的分析物质进行储存。

16.3.6 不良事件调查数据的存档和可追溯性

所有SARE病例，以及随附的数据集和报告都必须妥善记录、归档和保存，以便查阅和审查。这些文件是OPO、移植中心和卫生行政部门或其授权机构的质量管理与质量控制文件的一部分。存档文件还必须符合国家关于保护个人和医疗数据的规定。

16.3.7 流程和移植结局的审查

负责MPHO生物警戒的权威机构应针对移植后相关信息的收集发布适当的指导，以评估移植器官的质量与安全。应在广泛的质量与安全框架下，监测结局数据、AE的模式和发展趋势，以及其他可审计的参数。这些数据应与活体供者和受者有关。

16.3.8 国际警戒和监管的合作与交流

在任何V&S系统中，国家间的快速沟通、数据交换与合作都是至关重要的，尤其是从其他国家输入器官和向其他国家输出器官时更是如此。为此，必须建立适当的基础设施和流程。

16.4 生物警戒的实际步骤

AE可能在不同的时间点以不同的形式出现，也可能是多种因素综合作用的结果。这些意外事件可能在移植后很久（数月至数年）才被发现或显现出来，因此与捐献路径和移植路径之间的联系可能不易建立。以疾病传播为例，对疾病的发病机制和流行病学缺乏了解可能会妨碍识别潜在供者来源性疾病的能力。只要有疑问，向适合的专家咨询总是明智的。

本节介绍了在发现意外事件后，通报、调查和采取一切必要行动的简化流程（图16.1）。

16.4.1 发现病例

在供者和受者安全的各个方面，保持对良好做法的认识及推广是一项集体责任。所有参与捐献和移植过程的专业人员，包括参与移植后护理的人员，都必须时刻关注罕见事件、意外结果或结局、错误和险情。一旦发现此类情况，必须立即按照当地或国家的规程进行通报。

16.4.2 向生物预警办公室通报不良事件

负责生物警戒的权威机构应提供标准化的报告表格，必须创建一个用于AE初步报告的最小数据集，这组数据集必须由当地权威机构确定，以便与各系统和流程相适应。附录二十五至二十七举例说明了一些例子。所有情况通报都应提供AE的书面说明，并符合当地质量管理系统的要求。通过安全门户网站在线提交或使用其他电子提交形式是AE通报的首选方案，应尽可能使用。必须遵守当地的规程，在进行初步口头联系以确保快速行动的情况下，随后必须始终进行书面通报。

在国际器官交流的情况下，应以英语提供通报表格、所有其他数据和任何检测结果。

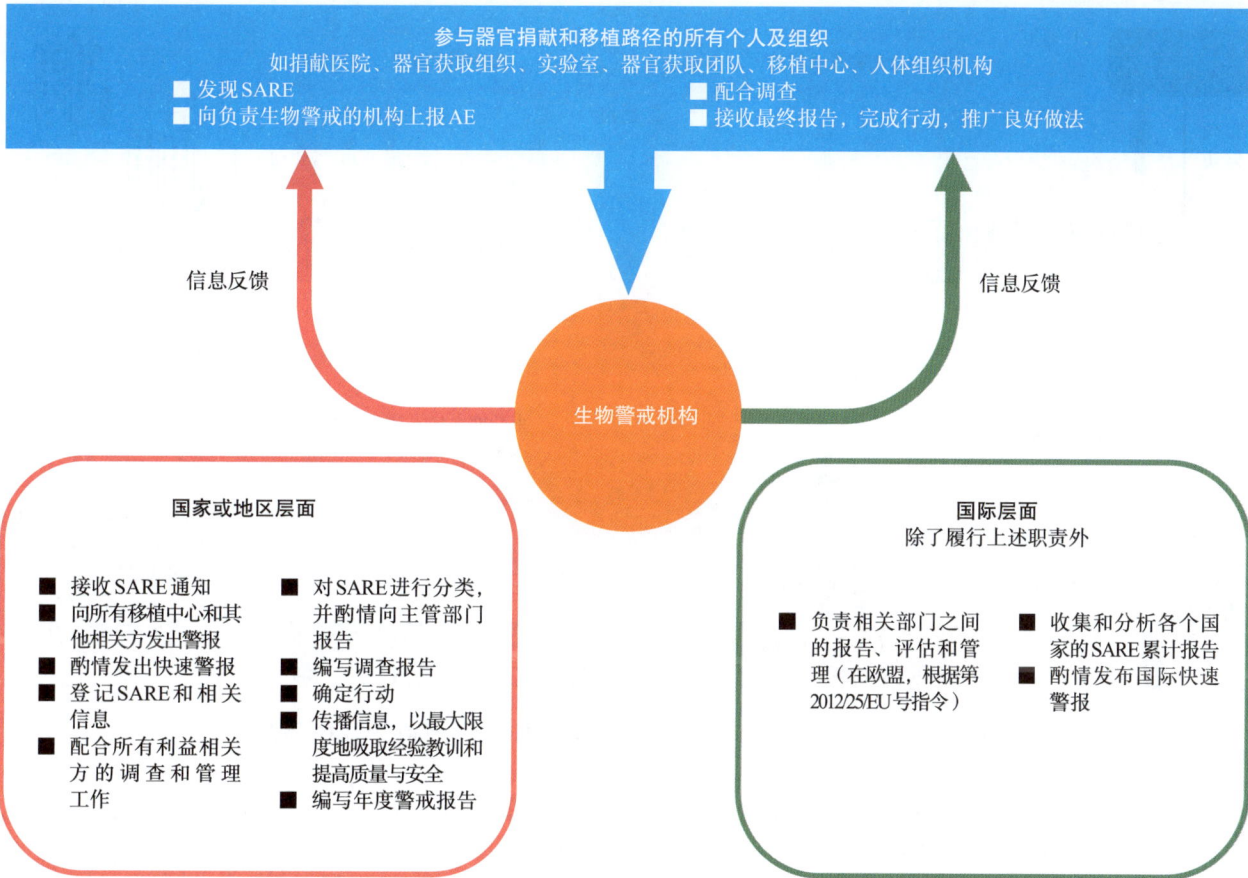

图 16.1　发现和报告 ARE 的说明性流程

注：ARE，不良反应和（或）事件

16.4.3　不良事件通报和快速警报系统

16.4.3.1　共享不良事件的初步通报信息

负责生物警戒的权威机构在收到 AE 通报后，应负责评估并及时地继续向相关的移植中心和其他机构传递信息。必须制定规程，以明确、客观的方式描述此类流程。规程必须包含 AE 通报的标准，并说明通报的机制、速度和范围。这一流程必须包含全天候的路径，以确保妥善处理紧急医疗信息。图 16.2 举例说明了生物警戒办公室收到 SAR 通报后触发的通信级联。

复杂病例需要多向行动流程，需要迅速采取行动、广泛联网和专家投入。所举的例子是一种罕见的传染病，但更常见的疾病也可能具有同样的复杂性。

16.4.3.2　快速警报

快速警报是生物警戒办公室在可能需要立即采取行动，以减轻对器官和组织移植受者的伤害时，向利益相关方发出的实时通信（例如，肺移植受者在移植后早期发生 HSV 原发感染后，出现暴发性肝功能衰竭的通报）。一旦接收到 AE 通报，生物警戒办公室就会立即采取行动，发出快速警报，并致电所有移植了同一供者其他器官的中心。及早评估和开始抗病毒治疗是改善这种高死亡率疾病治疗效果的关键因素。

欧盟委员会运行着一个安全平台，负责在发生具有潜在跨境影响的 SARE 时将成员国联系起来。该平台还有助于提醒相关组织注意传染性疾病的暴发，以及诊断设备或检测方法的问题。该平台的目标是确保快速传播紧急信息，并立即采取措施以确保患者安全。

在某些特殊情况下，特定的 SARE 可能需要在国内或国际范围内进行快速通报，以便在有可能造

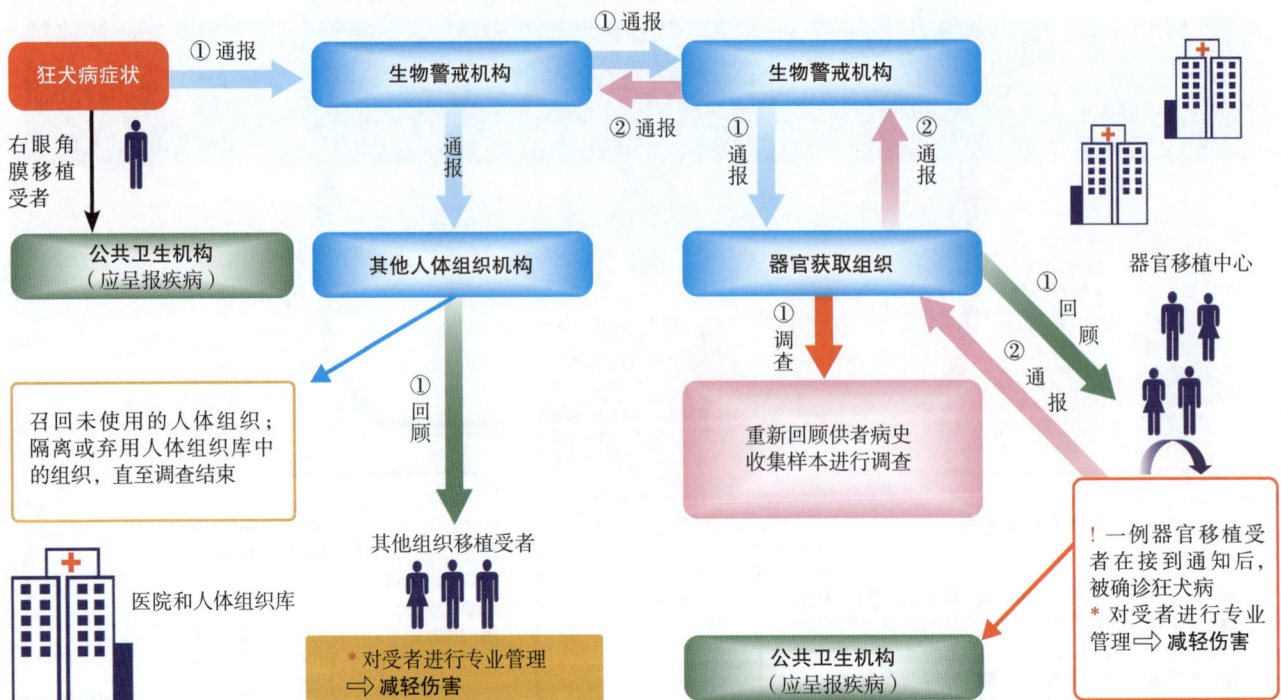

图16.2 移植受者意外受到严重感染时后续采取的必要行动的说明性案例

成更广泛的公共卫生影响时采取紧急行动，如召回产品或关键材料（例如，器官保存液受微生物污染，正在对生产过程中的故障进行调查）。SoHO V&S项目[4]列举了一些此类情况的实例。

16.4.4 不良事件调查

AE调查是生物警戒流程中的一个基本步骤。在通报AE后，负责接收报告的V&S机构应及时收集关键信息、绘制AE原因分析图、处理和分析事实，并最终编写一份有意义的AE调查报告。必须详细阐述调查结果、正式建议和行动方案。这一流程需要训练有素、具备合适技能的员工来履行本节所述的所有职能。在发挥协调作用时，工作人员必须根据事件的性质来征求专家的意见，还必须具备联系相关各方的能力，以确保高效的协作工作。

16.4.4.1 根本原因分析

需要采取有条理的方法，调查对供者和（或）受者造成伤害或有可能造成伤害的AE，以找出导致AE发生的因素。

根本原因分析（RCA）流程的目的是了解AE发生的来龙去脉，找出原因和造成不良后果的因素，弥补不足之处，并学习如何防止类似AE再次发生。

这项工作应由一个指定的小组和一名协调员负责，他们应接受培训，以满足临床管理和质量要求，客观、高效地开展调查。

需要考虑以下基本步骤：

1）收集信息（包括所发生事件的全部细节，以及相关政策和程序）。强烈建议使用电子表格或设定模板，以系统地收集数据。

一般来说，尤其是在疾病传播事件中，组织详细和系统的信息收集以进行适当的评估非常重要。指示性清单如下所示，也可以复制通报文库[5]报告中使用的格式，或将其用作指导性文件：① 何时、如何，以及为何发现这种情况？② 指示病例的流行病学特征、体征、症状、干预措施和结局；③ 移植前供者或受者的疾病或感染证据；④ 其他受者的结局；⑤ 提供供者和受者的样本、微生物菌株，以进行适当分析。

2）绘制信息图（时间轴、流程图、事件链）。这样可以更容易地发现信息缺口，揭示造成不良后果的因素，突出流程中的缺陷。

3）找出造成不良后果的重要因素。根据AE的具体情况，和参与事件发生活动的人员进行面对面的会谈也可能是有用的，特别是在如果认为事件的发生是由流程或沟通中断而造成的情况下。这有助于了解事件发生的环境，以确定可能对降低事件再次发生的可能性产生最大影响的参数。

4）阐述因果分析、正式建议和行动方案。在就因果关系达成一致意见，并了解相互影响的因素后，必须提出正式建议并制定行动方案，随后应落实解决方案。

5）撰写AE调查的最终报告。这是整个调查过程的基本组成部分，调查报告必须以清晰易懂的语言和格式概述调查情况、主要事实和发现、结论和建议。根据当地指定机构所规定的要求，这种报告的格式和结构可能会有所不同，主要报告的简化版本可用于不同用途。重要的是，这应该是一份得到所有参与方和利益相关方支持的共识文件。需要酌情遵守针对患者、专业人员和机构的保密规定。

16.4.5　不良事件和反应的评估与分级

EUSTITE项目介绍了一种评估AE再次发生的严重性和影响的工具——影响矩阵。该工具最初是为人体组织和细胞开发的，但一些器官移植的V&S程序也使用影响矩阵，以客观地记录个别SARE的应对措施是否成比例。在器官捐献和移植领域，使用影响矩阵绝非法律要求，事实上，许多成熟的V&S程序都选择不使用影响矩阵。使用该工具的目的是促进对AE的管理和分析，并确定要采取的应对措施的规模和性质。通过以标准化格式表示警戒系统的输出结果，可以对不同登记处和V&S程序进行趋势分析和比较。

ARE的评估有五个步骤，下文将对其进行讨论。这些步骤部分基于美国DTAC的决策树[6]（一种评估可归因性的综合工具，见第二步），部分基于EUSTITE项目介绍的影响评估工具。这五个步骤包括：

1）AE严重性分析。

2）评估SAR的可归因性，或导致SAE发生的原因。

3）预估AE再次发生的可能性。

4）在个人、系统和器官供应层面，评估AE再次发生的后果和影响。

5）决定应对措施的规模和性质。

16.4.5.1　严重程度等级

EUSTITE项目和SoHO V&S项目推荐的严重程度量表最初是为人体组织制定的，可用于对所通报的、与器官相关的ARE进行分级（表16.2）。在欧洲，法定要求是必须将所有非常严重的AE（严重的、危及生命的或致死性AE）上报给负责管理器官V&S程序的权威机构。非SAE可根据当地规程作为质量AE进行处理。

16.4.5.2　可归因性或原因

所有SAR都应根据可归因性进行分级。EUSTITE项目和SoHO V&S项目分别提供的分级方法可以作为指导性建议进行参考[4, 7]。表16.3

表16.2　ARE的严重程度量表

严重程度	注　释
无	无伤害，无风险（因无伤害风险，故未告知患者）
不严重	轻微的临床或心理不良后果（无须住院治疗，也不会造成长期不良后果或残疾）
严重*	• 入住医院或住院时间延长 • 持续/严重残疾或丧失行为（工作）能力 • 为避免永久性伤害而进行医疗或手术干预 • 传播严重疾病或病程延长
危及生命*	• 需对活体供者或移植受者进行重大干预（血管活性药物、插管/机械通气、入住ICU），以防止死亡 • 传播危及生命的疾病
死亡*	活体供者或移植受者死亡

*根据欧盟国家规定，必须作为SARE向卫生行政部门报告。
资料来源：改自EUSTITE项目和SoHO V&S项目[4, 7]。

319

是这两个分级系统的改编版，其中还包括美国 DTAC 制定的分级标准[8]。此外，还有其他评估可归因性的方法[6]，在如何得出最终结论方面存在重叠部分。

所有方法的共同点是，可归因性的评估必须以精确、循证的临床、流行病学和科学事实为基础。正在进行的 NOTIFY 项目[9] 提供了 AR 的示例，并系统地解决了可归因性分级问题。在考虑供者来源性疾病是否已传播给实体器官移植受者时，考虑当地流行病学和相关疾病的自然史，以及了解疾病的发病机制是非常重要的。在传染病传播中，在确定共同传染源和传播联系时，确定所涉及的生物体的特征至关重要。这一点同样适用于恶性肿瘤。随着

技术的进步，如今可以更详细地进行病原菌株对照，这就更加说明除非是在某些特定情况下，否则在供者和受者身上发现相同的病原体可能不足以将病原体归因于供者。

16.4.5.3 不良事件再次发生的可能性

对于每个 SARE，都应考虑其再次发生的可能性，并可根据类似于 EUSTITE 项目和 SoHO V&S 项目的方案进行分级（表16.4[4, 7]）。

16.4.5.4 不良事件再次发生的影响和不良后果

如表16.5所示，可对 SARE 再次发生的影响进行评估。该表旨在帮助从业人员和监管人员规划针对特定 SARE 的应对措施，同时考虑到除受累或可能受累的个别患者之外的广泛后果。可在三个不同

表16.3　SAR可归因性分级

分　　级	改自 EUSTITE 项目和 SoHO V&S 项目[4, 5, 7]	感染性疾病和恶性肿瘤传播的标准（改自美国 DTAC[6]）
无法评估	可归因性评估数据不足	可归因性评估数据不足
无疾病传播的干预措施		• 对受者采取干预措施，目的是防止疾病传播 • 接受干预者未发生疾病传播
0. 排除可能性	将 AR 归因于其他原因的证据确凿（排除合理怀疑） 有明确的证据支持将 AR 归因于流程或移植器官以外的原因	疑似发生传播，并至少满足以下条件之一： • 有明确证据表明存在其他原因 • 所进行的适当诊断试验未能证明使用同一供者其他器官的移植受者感染了相同的病原体 • 有实验室证据表明受者在移植前感染了相同的病原体或患有肿瘤
1. 可能	没有明确证据表明 AR 是由流程或移植器官引起的，或是由其他原因引起的	疑似发生传播，并至少满足以下条件之一： • 有实验室证据表明个别受者体内存在病原体或肿瘤 • 数据表明存在传播，但不足以证实
2. 很有可能	有明显证据表明 AR 与流程或移植器官有关	应满足以下两个条件： • 疑似发生传播 • 有实验室证据表明个别受者体内存在病原体或肿瘤 至少满足以下条件之一： • 实验室证据显示使用同一供者其他器官的移植受者体内存在相同的病原体或肿瘤 • 实验室证据显示供者体内有相同的病原体或肿瘤 如果有移植前的实验室证据，这些证据必须表明同一受者移植前的相关病原体检测结果呈无反应性
3. 确定	将 AR 归因于流程或移植器官的证据确凿（排除合理怀疑）	必须满足以下所有条件： • 疑似发生传播 • 有实验室证据表明个别受者体内存在病原体或肿瘤 • 有实验室证据表明使用同一供者其他器官的移植受者（如有多个受者）体内存在相同的病原体或肿瘤 • 有实验室证据表明供者体内有相同的病原体或肿瘤 如果有移植前的实验室证据，这些证据必须表明同一受者移植前的相关病原体检测结果呈无反应性

表16.4 评估SARE再次发生的可能性

1. 罕见：难以相信会再次发生
2. 不大可能：预计不会再次发生
3. 可能性较小：可能偶尔发生
4. 可能性较大：预计会再次发生，但不会持续发生
5. 可能性很大：预计会多次重复发生

注：应在表16.6影响矩阵中输入再次发生的可能性的评分。

层面，对SARE造成的影响进行评分，即个人层面、V&S系统层面和器官供应层面。

SARE再次发生的可能性，以及再次发生所造成的影响被视为相互影响的因素，可为应对措施的性质和规模提供信息。应对措施的性质和规模应与SARE的严重程度、再次发生的可能性，以及再次发生引发的不良后果成比例。可以通过采取预防措施，以降低SARE再次发生的可能性或减少再次发生所造成的影响，从而减少对未来造成的影响。例如，可以通过改善现有的治疗方案来减少再次发生SARE所造成的影响。

16.4.5.5 响应程度

由EUSTITE项目和SoHO V&S项目开发的二维影响矩阵旨在帮助负责生物警戒的组织决定可能适合的响应程度，可能包括实施纠正、治疗或预防措施的紧迫性和规模（表16.6）。

如前所述，不同的官方机构在使用影响矩阵对器官移植SARE进行评估时会有所不同。影响矩阵的应用并非强制性，而是作为一种补充工具，帮助确定SARE发生后所需采取的应对措施的性质。它是一种对SARE进行全面调查的补充工具，而非替代工具（详见16.4.4）。

表16.5 评估SARE再次发生的影响

影响程度	对个人的影响	对 V&S 系统的影响	对器官供应的影响
0. 可忽视影响	无影响	无影响	可忽视影响
1. 较小影响	非严重影响	较小影响	一些移植手术被推迟
2. 中等影响	严重影响	短期影响	许多移植手术被取消或推迟
3. 较大影响	危及生命	系统严重受损，修复系统的时间严重滞后	大量移植手术被取消
4. 严重影响	死亡	系统被破坏，需重建	所有移植手术被取消

注：应在表16.6影响矩阵中输入影响程度的评分。
资料来源：改自EUSTITE项目和SoHO V&S项目[4,7]。

表16.6 影响矩阵

SARE 再次发生的影响	SARE 再次发生的可能性				
	1. 罕见	2. 不大可能	3. 可能性较小	4. 可能性较大	5. 可能性很大
0. 可忽视影响	0	0	0	0	0
1. 较小影响	1	2	3	4	5
2. 中等影响	2	4	6	8	10
3. 较大影响	3	6	9	12	15
4. 严重影响	4	8	12	16	20

资料来源：改自EUSTITE项目和SoHO V&S项目[4,7]。

16.4.6 不良事件调查报告

16.4.4也提到了"不良事件调查"这一点。

撰写最终报告是卫生行政部门的一项要求，但所有参与 AE 调查的利益相关方也必须收到负责生物警戒团队的结论性反馈意见。这是负责生物警戒的机构承认 AE 报告重要性的重要方式，从而使参与器官捐献和移植的每个人都保持良好的参与度。应对这些信息进行传播，以防止 AE 再次发生，并将这些信息作为一种学习经验。

报告的格式通常遵循 AE 调查期间所采取步骤的顺序。必须根据报告分发列表，对可识别的信息（如患者、供者、移植中心、捐献医院、相关专业人员）进行编辑。

根据 AE 的性质，可能需要进行法律监督。在媒体和公众高度关注的某些案例中，可能需要宣传团队的参与。调查小组应遵循现有规程来解决这些问题。

16.5 与供者家属、活体供者和受者沟通

在"不责备文化"的背景下进行有效和及时的沟通是生物警戒的基础，在任何时候都应加以推广和实践[10]。保持有效沟通的机制已在本章前几节中阐述。

本指南第十九章专门讨论了与供者家属、活体供者和受者沟通这一非常重要的主题。任何沟通都应符合既定的规程。如在英国，"坦诚义务（DoC）"这一专业义务规定，当出现看似已造成（或将来可能导致）重大伤害的错误时，医疗机构有法定和道德责任对患者、患者家属和服务使用者开诚布公。所有沟通都应由充分了解 AE 的医疗团队成员，以体恤和清晰易懂的方式进行。应以口头和书面形式解释所发生的事件及其对个人健康的重要性，并提供有关病情（如发生感染或恶性肿瘤传播）或可能的干预措施（如检查和治疗）的信息。应酌情安排快速联系其他专业人员，并转介给其他专家。

相关组织的新闻办公室和法律团队应适度参与，以便专业、适当地处理所有必要的外部沟通。

16.6 结论

与所有健康干预措施一样，实体器官移植也存在风险，必须始终将这种风险与移植手术本身的预期救命或保命效益相平衡。我们希望本章能够说明，健全有效的 V&S 系统能够提供一种机制用以识别任何可能的风险，并在出现问题时提供一种有序的管理方法，从而最大限度地减少进一步的伤害。生物警戒为供者、患者、医务工作者和卫生行政部门提供了一个强有力的保障工具，以促进良好的实践和医疗服务的持续改进。任何生物警戒系统的目标都是通过降低风险和纠正缺陷来优化受者的整体利益，从而促进其获得安全的器官和高质量的移植。

研究议题

从文献和对现有证据的讨论中，我们发现了几个证据不一致、不充分或不存在的主题。本章的作者建议，生物警戒领域的未来研究应包括或考虑以下研究缺口：

1. 开展行为科学研究，以了解人们对警戒系统的态度、对受到谴责的恐惧、分享错误的障碍，以及影响发现和报告 AE 的其他因素。
2. 根据 DoC 的原则，制定扩展框架，为参与警戒程序的专业人员，以及所有其他受 AE 影响的个人（包括供者、患者及其家属）提供支持。
3. 开发有效的工具或模块并将其纳入质量体系计划，使器官警戒程序能够有效运行。
4. 建立传播知识的教育计划和平台，包括调查 AE 和分享经验教训的方法。
5. 制定生物警戒调查和确定可归因性的共识指南，应特别关注恶性肿瘤和感染性疾病的传播。
6. 为了防备会对未来造成重要影响的威胁因素，有必要开展正式和相互配合的国际合作，以促进可能对 MPHO 的安全性和可用性造成威胁的数据共享，特别是与新病原体、疾病暴发和流行病有关的数据共享。
7. 如果存在经移植物传播疾病的理论风险，则必须对传播机制和决定因素进行研究，如 SARS-CoV2 的传播病例。

本章参考文献

第十六章参考文献

相关资料

附录二十五　不良事件和反应的生物警戒标准通报表（法国，英文版）

附录二十六　德国不良事件通报表（英文版）

附录二十七　英国不良事件通报表

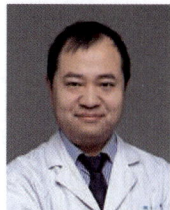

屠振华

　　医学博士，主任医师，浙江大学医学院附属第一医院医务部副主任。中华医学会器官移植学分会第八届青委，中国医院协会器官获取与分配管理委员会常委，中国人体健康科学促进会人体器官和组织捐献专委会常委。长期从事肝移植、器官捐献和医务管理工作。2013 年作为大陆首批学员，赴巴塞罗那大学进修器官捐献，获 TPM 国际培训证书，任欧盟 - 中国 KeTLOD 计划之特聘讲师。在 *Liver Transplant*、*Liver Int*、*Infect Drug Resist* 等权威杂志发表 SCI 论文多篇，参译欧盟版《移植器官质量与安全指南》，参编人卫版《肝移植》《外科学》等多部专著及教材。

第十七章　实现与衡量器官捐献和移植的质量

17.1　引言

本章概述了器官捐献和移植质量管理体系（quality management system, QMS）的一般原则。本章面向卫生行政部门、直接参与器官捐献和移植过程的管理人员和医护人员，特别强调DC，因为他们是核心参与者，参与了从器官捐献到移植链中的许多步骤。此外，由于捐献/获取和移植活动涉及不同的方面、不同的组织和不同的医护人员，因此，本章对这两类活动的质量管理分别进行了研究。

本章首先介绍了质量管理的一般情况，特别是应用于器官捐献和移植的质量管理，然后分别评述了政府与卫生行政部门的职责、器官捐献的质量管理，以及器官移植的质量管理。

17.2　质量管理概论

医疗质量一直是医护人员的主要关注点，即使没有使用任何特定或公认的方法，他们也会以各种方式努力在工作中做到精益求精。这种对医疗质量的保证是其工作的一部分。

开发能够衡量质量的工具是解决这个问题的重要方式。一旦可以对质量进行衡量或评估，工作重点就从质量控制转向质量保证，并自20世纪90年代以来转向持续质量改进。

持续质量改进除了需要方法，还需要追求卓越的决心，其目标是持续改进医疗机构的流程，以达到甚至超越［内部和（或）外部］"顾客"（或患者）的期望和要求。可以通过QMS来实现持续质量改进，因为这种体系可以帮助医疗机构获得良好的、可衡量的结果所需的方法、职责、资源和活动。

医疗服务业使用的确立已久的质量管理模型包括国际标准化组织（International Organization for Standardization, ISO）、国际医疗卫生机构认证联合委员会（Joint Commission on Accreditation of Healthcare Organization, JCAHO）、欧洲质量管理基金会（European Foundation for Quality Management, EFQM）和德国医疗透明管理制度与标准委员会（Cooperation for Transparency and Quality in Healthcare, KTQ）模型[1-4]。对这些模型进行比较，可以发现以下几点：

1）在理念上几乎没有区别。所有模型都将"顾客"（或患者）作为医疗机构和质量的关注焦点。

2）在实际应用方面，这四种模型都需要制定监测计划。将实际情况与预先确立的规范（ISO和JCAHO模型）或准则（EFQM和KTQ模型）进行比较，以确定在各自模型所评估的方面需要改进的地方。然后，如果这些模型要在质量改进的动态过程中真正发挥作用，就必须对问题进行循环改进。

3）虽然JCAHO和KTQ模型是专门针对医疗服务的模型，但其他两个模型（要么针对一般服务，要么针对工业服务）都试图对医疗服务业做出特定调整。事实上，自2012年起，ISO专门针对医疗服务的QMS制定了一项新标准（EN ISO 15224：2012）。

这四种模型都可以促进医疗质量的保障工作，并可用于医疗服务业。然而，ISO和JCAHO在国际上更为广泛的传播及其针对医疗服务的特殊设计，使其成为最常用的两种模式。尽管许多医院对捐献和移植的某些重要方面进行了认证（如免疫学、血液学或生化实验室、病理学的认证），但在某些欧洲国家，许多捐献和移植项目已经通过了全球认证（如西班牙：通过ISO 9001认证）。

17.3　质量管理在器官捐献和移植中的应用

与其他医疗活动一样，必须认真关注整个过程中的所有质量环节，即从捐献到移植和随访，以确保其安全性和有效性，并保持公众和专业人士的信任。有几种不同的QMS（如前面回顾的几种体系）可被应用于移植链的不同方面或环节（从器官供者的识别到器官的分配、移植或处理，包括适当随访）。

建立和维护QMS是参与捐献和移植过程的医护人员的职责，也是负责整个医疗服务体系，特别是移植管理体系的政府与卫生行政部门的职责。

在欧盟，2010年7月通过的关于移植用人体器官质量与安全标准的第2010/53/EU号指令[5]确认了卫生行政部门和医务工作者的共同职责。事实上，欧盟成员国"应确保建立一个质量与安全管理框架，涵盖从器官捐献到移植或处置的所有阶段"（第4条）。为此，第17条规定，"成员国应指定一个或多个主管部门"来建立质量与安全管理框架，确保对OPO和移植中心进行授权和控制，或定期进行审计，并采取下文所述的其他措施。关于医务工作者，第12条规定，"成员国应确保直接参与从器官捐献到移植或处置整个过程的医务人员具备适当的资格或接受过适当的培训，能够胜任其工作，并被提供相应的培训"。

旨在加强成员国之间合作的《欧盟器官捐献和移植行动计划》（2009～2015年）[6]也明确规定了质量改进计划（quality improvement programme，QIP）方面的共同行动，其优先行动2为"在所有可能实现器官捐献的医院推广QIP"，而其他九项优先行动亦提及"交流最佳做法""结对项目和同行评审"，以及开发常用工具，从而达到完全符合持续质量改进逻辑的目的。

OPO或移植中心的QMS必须有完整的文件记录，必须确保对所有关键流程都有适当的说明，并按照相关标准和规范执行。管理层应定期审查QMS，以核实其有效性，并在必要时采取纠正措施。

在这种情况下，采用系统化质量管理方法需要分别审查政府与卫生行政部门的职责、器官捐献的质量管理、器官移植的质量管理。

17.4 政府与卫生行政部门在器官捐献和移植方面的职责：建立质量与安全管理框架

欧洲委员会成员国若要降低移植风险，以及最大限度地提高移植效益，就必须确保建立一个质量与安全管理框架，涵盖从器官捐献到移植或处置的所有阶段。该框架的作用是整合所有器官获取和移植中心，以及负责器官分配/配送的机构所开展的活动，以确保这一过程的质量、安全性和透明度最高，同时增加可用器官的数量。

必须对器官的获取和分配进行适当监管。国家卫生行政部门必须建立法律框架和组织结构，以确

保器官在捐献和移植过程中的质量与安全，并在患者术后恢复和后续随访的整个过程中，评估器官的质量与安全方面发挥关键作用。根据第2010/53/EU号指令[5]，以及器官捐献和移植领域的其他主要建议[6-13]，质量与安全管理框架应包括：

1）对器官获取和移植组织实行授权和审核/审查的制度，以确保受者和活体供者的器官质量与安全。这些组织和机构应建立适当的体系、配备具备适当资格或训练有素的称职人员，以及配套的设施和物料[7]。

2）指定一个国家或国际非营利性机构负责器官的分配和配送。欧洲委员会部长委员会在向成员国发出的关于NTO的背景、职能和责任的建议书中强调，最好由一个官方认可的非营利性机构全面负责捐献、分配、配送、追踪和问责[9]。

3）建立一个在公平和效率方面都有强有力保障的器官分配系统，以确保器官在移植方面的应用最优化，特别是考虑到器官获取、运输和质量维护方面固有的技术要求。该分配系统应能够为决策的透明度、可追溯性和外部审计提供支持。应明确规定各器官的分配规则，并提供给医护人员、患者和公众。应和参与器官移植的专家组协商，制定并实施适用于器官分配规则和配送的指南。必须考虑到技术的进步，定期对这些规则进行重新评估[8]。

4）要求为以下全过程建立一个全面的质量与安全管理框架，采用和实施标准操作规程（standard operating procedure，SOP），并将其与规范性文件（规程）结合起来[5]：① 核实供者身份；② 根据器官捐献和获取所在地适用的国家规定，核实供者或其家属同意/授权（或无任何反对意见）的详细情况；③ 核实器官和供者特征信息收集的完成情况；④ 器官的获取、保存、包装和标签；⑤ 器官运输；⑥ 保证可追溯性；⑦ 对SARE进行准确、快速和可核查的报告及管理；⑧ 建立一个追溯系统，使捐献的每个器官（和组织）都能从供者和捐献过程追溯到每位受者；反之亦然。该系统必须能够追踪到捐献材料的来源或去向。应为每个供者/人体组成部分（欧盟委员会决议中使用的术语，指供者的器官、器官的组成部分和任何生物材料）分配一个唯一的标识符，用于将供者与所有检查、记录、移植和其他材料联系起来，以及出于追踪目的，将供者与受

者联系起来。

5）建立一个由国家和（或）超国家机构管理的警戒系统，为供者和受者提供安全机制。该系统应确保迅速报告、调查与捐献和移植服务有关的任何 AE（如非预期或非故意供者来源的感染性疾病、恶性肿瘤），以便立即采取纠正和（或）预防措施。器官移植受者出现的任何被怀疑源于供者或与捐献过程有关的 SAR，都必须立即报告给接受同一供者其他器官或组织的所有机构。该系统的警戒范围应涵盖从捐献到移植的整个过程，以及随访期间（包括根据法律要求收集数据的过程）的所有步骤。如果组织和（或）细胞来自同一供者，该警戒系统还必须通知所有人体组织库[5]。

6）必要时，建立一个与其他国家和（或）国际/欧洲器官交换组织交换器官的系统，由卫生行政部门管理和监督，以便为情况特殊的患者提高器官供应率，这类患者在本国找到匹配器官的可能性较低（如需接受肝脏、肠道或心脏移植的幼儿，有生命危险或病情危重而急需接受器官移植手术的患者，难以匹配的 HLA 高致敏受者）。只有在达到同等质量和安全标准的情况下，才能与其他国家或器官分配机构之间实现器官交换[10]。

7）建立一个系统（包括追溯系统和警戒系统），确保在器官捐献和移植过程中的各个阶段制定严格的保密规定与安全措施，以保护供者和受者的个人资料。卫生行政部门亦可征询国家数据保护监管局的意见，制定向其他国家出口和从其他国家进口器官的数据传输框架[5]。

8）建立一个系统，确保直接参与从器官捐献到移植或处置的整个过程中各个阶段的医护人员具备适当的资格或接受过适当的培训，且能够胜任工作，并为这些人员制定继续教育和具体的培训计划，以最大限度地提高他们的必备技能。应认识到在医院层面任命的 DC 或协调团队的重要作用，他们不仅对提高捐献和移植过程的有效性至关重要，而且对提高待移植器官的质量与安全也至关重要。同样，OPO 的某些医疗活动（如供者的选择和评估）应在合格的医学专家/顾问的建议和（或）指导下进行[11]。

9）建立一个可对受者和活体供者结局进行评估的随访系统。这是质量改进的必备条件，也是激发和激励相关专业人员的手段。在任何情况下，（地方、区域、国家）评估系统和基本随访系统指标都应包括 PNF、DGF、再次移植和相关死亡率/调整后生存率（移植物和患者）[5]。

10）在遗体器官捐献过程中实施质量保证计划（quality assurance programme, QAP）或 QIP，以设法改善工作完成情况，并找出可以改进的地方。欧洲委员会和欧盟委员会等国际组织建议，在有器官捐献潜力的每所医院制定并推广 QAP 或 QIP。这些计划应包括使用 QIP 的具体方法和相关培训，最好还能在国家或国际层面上兼容，以便充分比较所取得的成果，并采取最适当的措施来改进器官捐献[12]。

11）应在全球范围内制定统一的监管规则和控制措施，以提高移植的安全性和质量。

有关捐献和移植领域的国际建议与法规，请参阅 1.5。

请注意，随着第 2010/53/EU 号指令转化为国家法律，其中一些原则现已成为欧盟成员国和欧洲经济区国家的强制性要求，而其他一些原则仍完全属于成员国的权限范围。不过，所有这些原则仍然是至关重要的建议。

17.5 器官捐献的质量管理

在 OPO 中实施质量体系将有助于实现以下四个关键目标：

1）确保待获取和待移植器官的质量与安全，将疾病从供者传播给受者的风险降至最低，确保在移植前了解所有可能的风险并对其进行评估，以便进行风险-效益最佳分析。

2）保证整个过程合乎伦理和法律，符合最佳医疗服务做法，以及遵守法规法典和伦理规范（包括保护活体供者和防止商业滥用）。

3）确保真实完整地记录从捐献到移植的整个过程且全过程透明化，实现全过程记录完整且可追溯。

4）建立一个持续改进系统，通过增加被识别出的潜在器官供者（并将其转变为器官被利用的供者）和移植器官的数量，通过提高活体供者和受者的 QoL/生存率，以及通过达到其他明确规定的标准，来改善结局。

在器官捐献方面，已确定需要在许多方面开展工作以提高质量，如制定、实施和评估 QAP 或 QIP[12, 13]、最佳做法[14]、QI[15, 16]。QC 也被称为

"最佳临床实践"或"良好临床实践",它规定了医疗常规做法若要被视为优质实践就必须达到的标准。

如前所述,欧洲委员会建议所有HCP(以医院、地区或国家管理机构为代表)建立QAP或QIP系统,以便对每个组织层面的质量参数进行监测,并采取最适当的措施来改进器官捐献(如分配资源、任命计划执行人、激励主要参与者的积极性)[12]。必须在每个层面明确规定适当的标准,以便将结果与其他地区或国家的结果进行比较,并确定需要改进的方面[13, 15, 16]。

欧盟委员会资助的DOPKI和ODEQUS两个项目重点关注器官捐献的质量管理(详见17.5.2.2)。DOPKI(改进器官捐献的认识和实践,2006～2009年)项目由12个欧洲器官移植组织联合开展,旨在提高器官捐献率。该项目制定了用于衡量器官捐献潜力的指标,并提供了一些通用性建议,可供欧洲医疗服务政策制定者用作在遗体器官捐献过程中制定QAP的基础。这种方案是各国必不可少的内部管理工具,用于确定共同定义,并适用于进行国际对照[13]。ODEQUS(欧洲器官捐献质量体系,2010～2013年)项目由来自16个欧洲国家的专家参与,为捐献过程开发了一个质量体系,该体系定义了一种可在医院层面使用的、用于评估器官获取工作完成情况的方法[15]。该项目针对DBD、DCD和活体供者这三种器官捐献类型确立了123项QC,并制定了31项相关QI,涉及捐献工作的三个方面,即架构、流程和结果[16]。

如果将本章开头提到的任何一种质量管理模型应用于医院或OPO的器官捐献过程中,都有助于实现上述四个关键目标。

为了便于详细介绍本节的内容,我们采用ISO模型大纲,因为该模型在国际上得到广泛传播。ISO模型是一种基于流程的QMS。组织中的不同流程必须加以识别,并分为三大类:策略流程、操作(或关键)流程和支持流程。我们以结构化的方式,分析了捐献过程中不同关键活动应满足的质量条件。

17.5.1　策略流程

策略流程使我们能够定义并部署OPO的政策、策略和目标。这些流程帮助我们明确我们在做什么、为什么要做,以及如何做。这一类别包括以下两个主要方面:

1)组织管理问题:法律框架、职能机构和工作人员。

2)专业问题:教育、持续专业发展、培训和研究。

17.5.1.1　组织管理问题:法律框架、职能机构和工作人员

从事活体器官捐献或遗体器官捐献的OPO必须获得卫生行政部门的授权和(或)认可,方可进行相关活动[5, 16]。

遗体器官捐献过程中的一些步骤(如宣告死亡、与家属和组织层面接触)必须根据有关国家的法律实施,并妥善记录[5]。

必须为识别可能的器官供者和整个捐献过程提供充足的资源。必须由足够的、具备适当资格的人员完成所有指定工作。负责组织捐献过程的每个捐献团队应由足够的成员组成,以确保捐献活动能够全天候进行[5, 14, 16]。

所有OPO都应包括一名DC(又称移植协调员、捐献关键人或捐献专家)和一名医学专家/顾问,后者可以是,也可以不是捐献关键人[5]。DC应负责制定积极主动的供者识别计划,并负责组织和监督医院的整个捐献过程与捐献计划,同时在其缺席时由一名记录在案的代理人接替其职责(详见13.6)[5, 11]。DC的理想素质包括积极性、奉献精神、工作能力和良好的沟通技巧[14]。DC应直接向其所在机构的负责人或主任报告[16]。

OPO应绘制组织结构图,显示组织的层级结构,明确划分任务和职责。应重点说明DC和代理人、捐献活动中的质量部门,以及参与提供医疗服务的所有工作人员的岗位职责。

所有工作人员(包括DC和代理人)都应被赋予具体的职责(包括参考法律规定中需要被书面记录的内容),并被充分授权以履行其职责。职务说明应由任职者签字,并注明日期。分配给个人的任务和职责应被明确界定、充分理解,并以书面形式记录。

每家捐献医院都应设立捐献团队专用办公室。办公室应有标识,安全可靠,并配备通信工具(电话、传真、互联网)[16]。

此外,OPO应包括一名独立的质量管理负责人,其独立性在于此人不直接参与器官捐献项目[1-4]。

根据每个国家医疗卫生服务体系的组织情况，这一捐献计划可能需要在当地进行调整，但不会明显偏离上述建议的关键问题。

重要的是，器官捐献活动必须得到 HCP 和（或）区域管理部门的支持，并接受相关质量检查。

17.5.1.2 专业问题：教育、持续专业发展、培训和研究

参与器官获取的人员应按照由相应的国家/欧洲机构、组织或专业协会（例如，与欧洲器官移植协会密切合作开展工作的 UEMS 移植协调认证委员会的器官移植部门*）认证的培训项目，接受专门的入门培训，培训内容应与其岗位职责相适应，他们应定期参加与捐献特定主题相关的继续医学培训课程[11, 14, 16]。

有关器官获取手术方面的培训内容包括评估供者适宜性的能力和获取多器官的能力，建议参与获取手术的外科医生应获得移植专家认证（例如，经 UEMS、欧洲移植外科委员会**认证）。同等的国家培训系统也可以实现这一建议。

应通过定期评估人员的工作能力，来监督所有培训项目的有效性。培训内容应形成文件，并保存培训记录。必须为每个工作人员制定包括入职培训、进修培训和继续培训在内的培训计划，并且必须对相关人员实施明确的持续能力评估计划。

工作人员还必须接受与其职责相关的质量管理原则，以及与其工作相关的广泛伦理监管框架方面的培训。

每个器官捐献团队还应确定与捐献有关的研究项目、会议交流和科学出版物的目标[16]。

17.5.2 操作（或关键）流程

操作流程与捐献工作的实现直接相关，它们构成了捐献活动的运作核心，并且提升了捐献活动的价值。在我们的案例中，这些操作流程代表了与有效获取供者和移植器官（及组织）有关的所有流程，包括工作指引、过程检查表和规程、提升流程、病例回顾讨论会、评估流程、变更管理流程和数据收集流程。

17.5.2.1 捐献流程：规程落实及执行情况检查表

捐献流程的以下方面应纳入规程，并加以监控[5, 16, 17]：

1）器官供者的识别和转介，包括在每个 EOL 关怀路径（DBD 或 DCD）中采用系统方法评估器官捐献的可能性，以及将所有可能的供者转介至捐献团队的必要性，无论其医疗状况如何（年龄、既往病史等）。捐献团队还应每天监测 ICU 中每位可能的供者的病情进展情况[18, 19]（详见第二章）。

2）供者评估和供者选择。捐献团队应审慎评估所有潜在供者，以确定他们是否适合捐献器官。应根据同意原则和（或）国家法规，对供者进行评估和选择（详见第六和七章）。

3）根据神经系统和循环系统标准进行死亡判定。每家医院都应制定并落实 SOP 和规范性文件（规程），以便根据法律框架，准许并规范成人及儿童的 BD 和心脏死亡宣告。应按照全面、准确和记录在案的方法，对每一位潜在供者进行及时诊断（详见第三和十二章）。

4）根据最佳临床实践，应在配备充足设备的 ICU 及在重症监护专科医师的监督下，进行供者治疗或管理。应提供并定期更新供者管理指南和执行情况检查表[20]（详见第五章）。

5）根据相关成员国的规定，给予家属支持并征得其同意/授权[19]（详见第四章）。

6）手术室配置、器官获取和器官共享。应制定明确的器官获取规程（包括规定性文件编制），每家医院都应遵守区域或国家层面既定的器官共享规则（详见第十一章）。

7）器官保存、包装、标签、（院内/院际）器官转运和后勤管理工作。此外，还应制定器官包装程序，包括将器官连同必要的生物样本和文件一起装入运输容器（如第 2010/53/EU 号指令的第 8 条），以及制定器官和生物样本运输程序；应保证可追溯性和供者匿名性；应确保全天候提供运输器官和生物样本的后勤保障服务及辅助服务（必要时包括空运）；在整个过程中，所有容器都应贴上清晰的

---

*　https://uemssurg.org/divisions/transplantation/transplant-coordination.

**　https://uemssurg.org/divisions/transplantation/transplant-surgery.

标签，并应提供有关标签类型和贴标签方法的说明（详见第十一章）。

8）应建立与国家或地区协调系统之间的沟通程序，捐献团队应实时通报每例潜在供者。

9）应针对医务工作者、捐献机构人员（医生和护士）、社区开展培训、宣传与教育活动（如学校活动、公开会议和大众媒体），以传播捐献和移植文化。

10）根据国家法规，对文件进行归档。

每次捐献活动结束后，捐献团队和所有参与人员（从供者识别到器官的获取、包装和运送）都应进行汇报，以提高过程的质量[16]。

17.5.2.2　质量指标（或关键绩效指标）

质量体系应通过QI定期测量和评估医疗卫生服务的相关方面。QI是显示某种现象或事件的存在及其强度的测量值。监测的目的是发现可以改进的，或偏离标准做法的问题或情况。指标起到警示作用，提醒我们可能出现的异常情况[21]。

理想情况下，任何一组指标都应包括以下三类指标的评估组合：

• 结构性指标：医疗卫生服务的资源和组织结构（如规程、流程）。

• 过程性指标：提供医疗卫生服务的方式（如是否遵守规程、是否有效）。

• 结果性指标：目标达成情况（如死亡率、ARE、院内感染）。

为了获得足够的信息来确定服务质量水平，必须对一组选定的指标进行监测。

与器官捐献有关的指标有两组，虽然它们互为补充，但在基本原理、目标和方法上却大相径庭。其中一组指标由DOPKI项目制定，并发布在《遗体器官捐献过程质量保证计划建议指南》中[13]，另一组指标则由ODEQUS项目制定[15, 16]。

17.5.2.2.1　DOPKI项目制定的质量指标

这些关于QI的建议是基于在DOPKI项目中获得的经验和认识，特别是基于各参与国在遗体器官捐献过程中QAP的最新进展[22-26]。该项目包括就具体方面进行小组讨论，以及在12个欧洲国家的30家志愿医院进行试点，目的是验证预先商定的方法。

DOPKI项目制定的QI分类[13]，包括遗体器官捐献潜力指标、与遗体器官捐献流程改进有关的指标、遗体器官捐献流程的整体有效性指标。

表17.1列出了在DOPKI项目试点期间制定的指标。在这些指标中，确定了六项关键指标（表中以粗体突出显示）。

DOPKI项目指出，在将这组指标应用于特定医院时，需要考虑到某些医院变量或因素。这些变量或因素可能是医院之间存在差异的理由，至少从表面上看，这些医院具有相似的特征。在这些因素中，必须考虑到以下几点：相关疾病的流行病学情况，以及医院或ICU内因DBI而死亡的人数；医院内是否有神经外科设备；医院和ICU的床位数；ICU的工作量（ICU的工作量越大，遗体器官捐献的可能性就越小）；不同人群之间的年龄和种族差异，这种差异可能会对某些方面（如捐献同意率）产生影响。

遗体器官捐献过程的QAP主要是对器官捐献的整个过程进行自我评估，由每家医院的重症监护专科医生和DC共同实施。QAP包括定期对ICU和其他同类病房死亡患者的所有病案进行系统回顾，以分析任何未被发现的潜在供者，并建立完善手段。在实施自我评估后，该计划应辅以其他医院、地区或国家的专家定期进行的外部审计，从而进一步改进捐献过程，并提高透明度。

在临床使用这组指标时，必须注意以下几点[13]：

1）DOPKI项目建议只关注DBD过程。

2）这些指标是在国家或地区层面实施的QAP的一部分，通常由相应的移植机构管理，因此在一定程度上可能是强制性的。

3）应提供（国家或地区）参考值，以便将执行指标后取得的结果与其进行对比，特别是要考虑到各地区的社会人口学特征、经济状况和现有医疗卫生服务结构。

4）从质量行动计划的性质来看，其适用范围几乎完全集中在个人行动和结果上，对过程的分析和评估，以及对QIP的实施关注较少。

17.5.2.2.2　ODEQUS项目制定的质量指标

ODEQUS项目开发了一个QMS，以评估医院一级的器官获取工作完成情况。具体目标是确定三种类型器官捐献（DBD、DCD和活体供者）的最佳做法，并制定QI来评估组织结构、临床处理和结果。所制定的指标在12个欧洲国家的选定医院进行了测试，以评估其可行性和实用性。医护人员事先接受

表 17.1　DOPKI 项目试点采用的最重要指标（关键指标以粗体突出显示）

1）　遗体器官捐献潜力指标
关于死亡人数：
（可能和确诊的）BD 人数 ÷ 医院死亡人数 × 100
（可能和确诊的）BD 人数 ÷ ICU 死亡人数 × 100
（可能和确诊的）BD 人数 ÷ 医院内死亡人数［死亡病例的主要诊断和（或）其他诊断 ICD 疾病编码中，至少包括一种可能发展为 BD 的疾病[11]］× 100
（可能和确诊的）BD 人数 ÷ ICU 内死亡人数［死亡病例的主要诊断和（或）其他诊断 ICD 疾病编码中，至少包括一种可能发展为 BD 的疾病[11]］× 100
2）　与遗体器官捐献流程改进有关的指标
关于（可能和确诊的）BD 人数：
未转介的 BD 人数 ÷ BD 人数 × 100
由于器官捐献禁忌证而丢失的 BD 人数 ÷ BD 人数 × 100
由于维护问题而丢失的 BD 人数 ÷ BD 人数 × 100
由于拒绝器官捐献而丢失的 BD 人数 ÷ BD 人数 × 100
由于法医驳回器官捐献申请而丢失的 BD 人数 ÷ BD 人数 × 100
由于组织问题而丢失的 BD 人数 ÷ BD 人数 × 100
由于其他问题而丢失的 BD 人数 ÷ BD 人数 × 100
关于请求家属和司法申请进行器官捐献的总数：
拒绝捐献器官的家属人数 ÷ 被请求捐献器官的家属人数 × 100
法医驳回的器官捐献数量 ÷ 司法申请的器官捐献数量 × 100
3）　遗体器官捐献流程的整体有效性指标
关于死亡人数：
实际供者人数 ÷ 医院死亡人数 × 100
实际供者人数 ÷ ICU 死亡人数 × 100
实际供者人数 ÷（可能和确诊的）BD 人数 × 100
其他
多器官供者人数 ÷ 实际供者人数 × 100
器官被使用的供者人数 ÷ 实际供者人数 × 100
获取的器官数量 ÷ 实际供者人数 × 100
被使用的器官数量 ÷ 实际供者人数 × 100
被使用的器官数量 ÷ 器官被使用的供者人数 × 100

注：实际供者为出于移植目的，至少有一个器官被获取的供者；器官被使用的供者为至少有一个器官被移植的实际供者。
资料来源：参考文献［13］。

了如何使用QI、检查表和审核程序的培训[15]。

在评估组织结构时，要考虑的主要方面包括：法律框架、认可和认证、组织、人力和物力资源、教育、研究。

在临床处理和结果方面，评估的主要方面包括：确定供者、临床评估、死亡诊断、供者管理、家属/个人同意、器官存活能力、手术获取器官/保存器官、供者/器官/移植数量。

16位器官捐献专家对器官捐献的最佳做法进行了分析。在专家意见、文献综述和证据研究的基础上，一份包含123项QI的清单编制而成。在接受了针对这项任务的专门培训后，同一组专家根据之前确定的最重要的QI，制定了一份包含31项关键QI的清单[16]。表17.2列出了ODEQUS项目制定的QI清单，具体说明了适用的器官捐献类型［活体供者、

DBD和（或）DCD］、指标类型（结构性指标、过程性指标或结果性指标）和标准等级。

所有制定的指标都具有相同的结构。表17.3和表17.4举例说明了遗体器官捐献的两个QI：记录未捐献的原因，适用于DBD/DCD人群（表17.3），以及识别cDCD供者（表17.4）。每个QI包括以下数据[16]：

1）指标名称。

2）理由（为何该指标具有意义和实用性）。

3）证据推荐强度（A级：以患者为导向的、优质的一致性证据；B级：以患者为导向的、不一致的或质量有限的证据；C级：以疾病为导向的共识性证据、常规做法、专家意见，或用于诊疗、预防或筛查的病例系列研究）。

4）维度（被视为优质医疗卫生服务的特征，如有效性和适当性、效率等）。

表17.2 ODEQUS项目制定的QI清单

活体器官捐献	适用于	指标类型	标准等级
1. 委员会批准的活体器官捐献*	活体供者	过程	100%
2. 中心参与活体供者登记	活体供者	过程	100%
3. 识别潜在的活体肾脏供者	活体供者	结果	20%
4. 对活体供者进行长期随访	活体供者	过程	100%
5. 评估潜在活体供者	活体供者	结果	80%
遗体器官捐献	适用于	指标类型	标准等级
1. 捐献过程和程序	DBD/DCD	结构	100%
2. 主动识别供者规程	DBD/DCD	结构	100%
3. 全职捐献团队待命	DBD/DCD	结构	100%
4. 捐献团队成员有ICU工作经验	DBD/DCD	结构	50%
5. 专职的捐献负责人	DBD/DCD	结构	100%
6A. 记录捐献过程的关键点	DBD/DCD	结构	100%
6B. 记录未捐献的原因	DBD/DCD	过程	100%
7. 患者/家属知情同意	DBD/DCD	结果	90%
8. 识别ICU所有可能的供者	DBD	过程	75%
9. 识别院内uDCD供者	DCD	过程	100%

（续表）

遗体器官捐献	适用于	指标类型	标准等级
10. 识别cDCD供者	DCD	过程	100%
11. 现有cDCD捐献规程	DCD	结构	100%
12. 转介可能的DBD供者	DBD	过程	100%
13. 记录弃用的器官	DBD/DCD	过程	100%
14. DBD供者评估	DBD	过程	100%
15. 供者管理	DBD	过程	90%
16. 意外心脏停搏	DBD	结果	3%
17. DCD供者维护	DCD	过程	85%
18. 器官捐献研讨会	DBD/DCD	过程	≥1
19. 潜在供者评估文件	DBD/DCD	过程	100%
20. BD判定	DBD	结果	50%
21. DBD供者转化率	DBD	结果	75%
22. uDCD供者转化率	DCD	结果	85%
23. cDCD供者转化率	DCD	结果	90%
24. 从uDCD供者处移植的肾脏	DCD	结果	80%
25. 从cDCD供者处移植的肾脏	DCD	结果	90%

*委员会是一个特设的多学科团队，按照移植中心伦理委员会制定的原则，对活体供者进行评估，以确保安全性，并为供者和受者均带来最佳结局。
资料来源：ODEQUS项目[16]。

表17.3　ODEQUS项目中遗体器官捐献指标6B：记录未捐献的原因

指标名称	QI 6B：记录未捐献的原因
理由	充分记录未捐献的原因，确保日后能够回顾分析供者丢失问题。在此基础上才能不断改进工作
证据推荐强度	C级
维度	适当性
指标公式	未捐献原因被详细记录的转介失败的供者数量÷转介失败的供者数量×100
术语说明	供者转介：见术语表（附录二） 可能的供者：见术语表（附录二） 未成功实现供者：未成为实际供者的可能的供者 充分记录未捐献原因：记录患者未成为实际供者的原因
研究对象	所有被转介，但最终未成为实际供者的可能的供者
指标类型	过程性指标

（续表）

指 标 名 称	QI 6B：记录未捐献的原因
数据来源	捐献团队的记录
预期结果	100%
注　　释	为了使供者未成功实现捐献的原因评估标准化，建议执行可能的原因不公开清单

资料来源：ODEQUS项目[15]。

表17.4　ODEQUS项目中遗体器官捐献指标10：识别cDCD供者

指 标 名 称	QI 10：识别 cDCD 供者
理　　由	器官捐献是国家大多数卫生系统的优先计划。事实证明，DCD可为移植提供充足的器官供应，占可用器官总数的10%～20%。这些数据证实了识别所有在ICU接受WLST的患者，并将其作为DCD供者的重要性
证据推荐强度	C级
维　　度	有效性
指标公式	接受WLST、在医学上明显适合器官捐献且被正确识别和转介的患者人数÷接受WLST且在医学上明显适合器官捐献的患者人数×100
术语说明	WLST：撤除ICU患者的LST 识别和转介：在ICU医疗团队决定实施WLST后，立即向捐献团队（或移植中心）报告患者的情况 在医学上明显适合器官捐献：在决定实施WLST的那一刻，尚不清楚患者是否患有恶性肿瘤（详见第九章）、脓毒症伴多器官衰竭或有症状的HIV感染
研究对象	在研究期间入住ICU并接受WLST的所有患者 排除标准：仅考虑接受撤除（而非暂停）LST的患者
指标类型	过程性指标
数据来源	医疗记录和捐献团队转介登记
预期结果	100%
注　　释	为确保指标的可行性，建议准确记录决定实施WLST的时间、实施WLST的时间和患者的死亡时间 在关键路径中，"潜在DCD供者"的定义包括"预计循环和呼吸功能的停止将在能够实现器官获取的时间范围内发生"这一说明。由于不同系统预测此类事件的准确性较低，我们决定将这一点排除在QI之外，从而消除主观性，提高准确性

资料来源：ODEQUS项目[15]。

5）基于比率的指标公式。

6）术语说明（对公式中模棱两可的术语进行解释或定义）。

7）指标类型（结构性指标、过程性指标或结果性指标）。

8）数据来源（病案或其他临床文档、直接观察、问卷调查等）。

9）预期结果。

10）注释和资料来源（科学合理性、表面效度、可靠性、有关科学证据的参考文献等）。

实施QI的可行性应通过两种方式来进行评估，即内部审计（由同一医院的团队执行）和外部审计

[由（国内或国际）外部团队执行]。

ODEQUS 质量体系可概括如下：

1）ODEQUS 是作为 QMS 设计的，包括对一系列 QI 定期进行监测，使我们能够发现可以改进的问题或情况，保证在实际操作的评估结果低于标准结果时采取行动，并致力于讨论这些结果，分析原因，然后制定和实施改进计划 [例如，Shewhart 提出的 "计划-执行-检查-行动（PDCA）" 循环，有时也称为 "计划-执行-研究-行动（PDSA）" 循环]。

2）重点评估三种类型的器官捐献：活体供者、DBD 和 DCD。

3）它涵盖了器官捐献服务的所有三个方面：结构、过程和结果，因此，其评估范围更广。

4）这是一种积极改进医疗卫生服务过程和系统的方法，从而引导过程和结果的改善，而不仅仅是结果的改善。

在此应提及另一个由欧盟资助的项目，即 ACCORD 联合行动（2012～2015 年）项目。该项目建立了工作包，重点关注遗体器官捐献，更具体地说是侧重于 ICU 与 DC 之间的合作。该项目在全欧洲 15 个国家应用了 PDSA 方法，这是一种基于共同框架和参与医院自我评估的快速改进工具[27]。

17.5.3 支持流程

以下是为操作流程提供支持的流程。这些流程不会直接满足客户/患者的要求或需要，但会帮助操作流程实现这些要求或需要，其中包括：审核、质量评估和结果；文件记录和登记；溯源；调查和报告不合规情况（警戒系统）；风险评估和缓解策略；变更控制；投诉与召回；场所、设备、物料和合同安排。

下文的其余小节将逐一讨论这些支持流程。

17.5.3.1 审核、质量评估和结果

审核是对程序、记录、人员职能、设备、物料和设施进行书面审查，以评估其是否符合 QC 和国家/政府法律法规。在审核过程中，必须对工作完成情况进行检查，以确保质量管理方面应实施的项目正在执行中，并形成文件。如果情况并非如此，则会提供一个框架，以便进行改进。

审核是确保质量持续改进的重要工具，可以通过不同方式实施：

1）自我评估：捐献团队工作人员应检查流程中的每个步骤。

2）内部审计：由机构自己的质量管理人员执行，这些人员必须具备审核资格。

3）外部审计：由独立机构进行，通常是经批准的或由主管部门指定的机构；出于认可或许可目的，通常必须进行外部审计。

根据国际建议，作为自我评估的补充，各 OPO 应每年对器官捐献过程进行外部审计，并在必要时采取纠正措施[12, 14, 16]。

17.5.3.2 文件记录和登记

文件记录必须使影响器官质量与安全的所有步骤和所有数据，从供者到受者，都能得到检查和追踪；反之亦然。书面文件有助于器官捐献过程规范化，并防止因口头交流而导致的错误。在有必要进行口头交流的情况下，录音可能会有所帮助。

应对文件进行版本控制和定期审查，至少应包括以下内容：质量手册（一份概述 OPO 质量相关活动的文件）；SOP，包括影响器官、组织和细胞的质量与安全的所有活动的文件，其中又包括 QMS 本身（如文件控制、变更控制、召回、投诉、不合规项、合同安排；内部和外部审计）；工作完成情况记录（如供者选择、获取报告、器官分配）；规范要求；风险识别和风险缓解计划；其他程序（如设备验证、校准、清洁和维护）；人员培训和工作能力。

文件应由适当的授权人员批准。对记录的任何改动都应注明日期并签字。

根据第 2010/53/EU 号指令[5]，在欧盟成员国，与供者选择、准备工作和质量控制有关的文件应在捐献后至少保留 30 年。必须考虑到有关数据保护的国际和国内法规。数据也可以以软拷贝形式储存，如储存在计算机或缩微胶片上。用户只能访问经授权的数据类别，并用于授权目的。

计算机化的记录保存系统可确保所有记录的真实性、完整性和保密性，但保留生成真实纸质副本的能力。应定期检查计算机的硬件和软件，以确保其可靠性。计算机程序在使用前应经过验证。只有获得授权的人员才能对计算机系统进行更改，任何此类更改都应在使用前进行验证。此外，应配备适当的硬件和软件，以确保安全备份、数据保护和用户活动记录。医院等机构应有替代的记录保存系统，

确保在无法获得电脑资料的情况下，系统也能持续运行。

17.5.3.3　溯源

根据各国（或国际上适用的）执行的溯源体系，每个OPO均须保存记录，以便在从捐献到移植或处置的整个过程中的任何阶段，都能确定每个器官的位置和明确标识。该体系必须充分遵守供者和受者隐私保密原则，数据安全措施应符合EU和各国的规定。

必须为每位供者及相关器官、组织和细胞分配一个唯一的标识符，该标识符也可作为编号，使材料在从收集到分发和应用的所有阶段都能被识别。这个唯一编号可用于将供者与所有检验结果、记录、移植物和其他物料（如保存液、保存装置）相关联，以及出于追踪目的，与受者相关联。记录应包括供者的识别、临床评估和实验室检查，材料的获取、处理、检查和储存条件核实，以及捐献材料的最终目的地和受者。记录应注明参与每个重要操作步骤的人员身份，以及执行这些步骤的日期和时间[5]。

作为内部审计系统的一部分，应定期对溯源体系进行审计，以确保可追溯性。

17.5.3.4　调查和报告不合规情况（警戒系统）

不合规情况包括与器官捐献流程有关的偏差、AE、事故和SARE。

参与从捐献到移植整个过程的机构应记录AE，以及偏离既定程序与规范要求的情况。应制定相关程序，以确定需要纠正的问题，并根据国家警戒系统，酌情通知有关主管部门[5]。有关生物警戒系统的更多详情，请参阅第十六章。

应优先调查和报告那些具有明显或潜在风险、会引发SAR的事件，例如，感染性疾病或恶性肿瘤从供者意外传播给受者，或过程中可能导致受者出现问题的任何事件。必须立即报告受者发生的意外感染或恶性肿瘤，因为预警可能有助于采取干预或预防措施，从而减轻接受同一供者其他器官或组织的受者（可能在其他机构、地区或国家）的不良结局。因此，如果认为除了SAR或SAE以外的不合规情况可能会对其他获取组织或移植中心造成影响，则应将不合规情况的细节正式告知他们，以便他们进行必要的调查并采取必要的行动。

应认真讨论并分析所有报告和记录在案的事故、偏差、事件与反应，以确定可以改进的领域，避免重复发生。应根据质量风险管理原则，对纠正措施和（或）预防措施的有效性进行监测和评估。

应鼓励公开报告错误和AE，以便欧洲委员会所有成员国的所有相关机构共享改进做法。

17.5.3.5　风险评估和缓解策略

应对供者选择，以及器官的获取、处理和分配进行全面的风险评估[5]。在适当情况下，列出所有相关步骤（包括流程、试剂、检验和设备）的过程流程图可作为评估工作的基础。然后，应制定风险缓解策略（具体规程），以保护移植相关产物、患者、医护人员、流程本身，以及其他关联或相关流程。有关风险沟通的更多详情，请参阅第十九章。

例如，风险可能来源于供者的选择和筛查、器官获取手术、保存和运输、所获取的器官的生物学特性、缺乏规范化的质量对照试验或使用可能具有传染性的物料。

17.5.3.6　变更控制

应做出安排，对计划中的变更进行前瞻性评估，并在实施前予以批准，必要时应考虑报经监管部门批准。对可能影响器官质量与安全的流程、物料、设备和设施所做出的任何变更都应反映在文件中，并在必要时反映在书面程序中。应在实施变更后进行评估，以确认质量目标已实现，并且未产生意外的有害影响。

在实施临时变更和有时间限制的变更时，应制定相关规定，确保在适当时撤销变更并进行核实。

17.5.3.7　投诉与召回

在从捐献到移植的整个过程中，对于所有来自捐献医院、移植中心、患者、工作人员、第三方医务人员、其他司法管辖区的移植中心，以及第三方服务提供商（可能与供者或器官接触的物料，如药品、保存液、实验室试剂等）的有关任何方面的投诉和疑虑，如果这些投诉或疑虑可能会对受者造成潜在伤害，或者可能构成公共卫生问题，则都应记录在案，认真调查，及时处理，并按要求立即采取行动。

必须制定有效的书面程序，来召回不良品/潜在有害产物[28]。这些书面程序必须包括任何必要的审查程序。这些程序应告知最终用户。应建立对处理投诉的行动进行适当审查和评估的机制。

17.5.3.8　场所、设备、物料和合同安排

场所和设备的设计、选址、建造、改造与维护

必须适合待执行的工作。其布局和设计必须力求将出错的风险降至最低，使工作能按顺序有序进行，以及便于有效地清洁和维护，以避免对拟用于移植的器官的质量与安全造成任何不利影响。

1）场所：应明确规定移植过程中实施每个步骤的场所（如捐献过程实施地点、便于进行保密面谈的地点），并遵守现有的公认法规。

选择供者的工作应在实施捐献过程的捐献医院内进行。器官的获取和移植必须在按照适当标准与最佳医疗实践而设计、建造、维护、管理的手术室内进行。

所有实验室检查（如HLA的组织分型和交叉配型检查、感染性疾病筛查、病理检查）都应在经认证的实验室内进行，使用的方法和技术应通过内部和外部方法进行认证与质量控制。

在处理所有外包活动时，应注意确保对所有变更进行沟通和管理。

储存区应有充足的容量，以便有序地储存各类物料和部件。应有专门的、受监测的安全区域存放不同类型的器官。应管理、监测和检查器官与物料的储存条件。对于储存供进一步加工处理的捐献材料，应安装适当的警报器，在储存温度超出可接受水平时发出警报。应定期检查警报器。SOP应规定出现警报时应采取的行动。

2）设备：应编制一份OPO使用设备的管控清单。应对所有可能影响器官质量与安全的关键设备进行确认和验证。

应全天候为整个器官获取过程提供充足的标准化设备（手术设备、保存液、运输箱等）[15]。

所有可能影响移植相关产品的质量或安全的设备都应根据其预期用途进行设计、验证和维护，以尽量减少对供者、受者或操作者的危害。应将维护、监测、清洁和校准情况记录在案，并妥善保存这些记录。

3）物料：必须提供可能影响移植相关产品的质量或安全的试剂和其他物料的详细说明书。只能使用合格供应商提供的、符合书面要求的物料。制造商应为每批物料提供合规证书。

设备和物料应符合国际标准，以及欧洲和国家许可证交易制度（如有）。

应保存库存记录，以便追溯，并防止使用过期

物料。应及时调查并记录设备和物料的质量与性能偏差[28]。应及时向负责人报告调查结果，并采取纠正措施。对于重大偏差，应向制造商发出通知，并酌情上报卫生行政部门。

4）合同安排：如果将影响拟用于移植的器官其质量或安全的步骤（即规定的活动）外包给第三方，则应签订合同或协议，说明各方在维护质量链与所提供服务的质量要求方面的作用和职责。

与独立于获取中心、化验室、加工处理、储存、运输公司的获取服务有关的安排，以及由/为其他国家的机构提供的任何服务，均应记录在案，并确保所有相关方遵守专业标准。

17.6　器官移植的质量管理

无论器官类型如何，器官移植的特征使其成为多学科医疗服务的典范。移植的复杂性、不同专科的参与、服务水平和速度要求，使得协调与质量管理的结合在这一医疗卫生服务领域至关重要[29]。

影响器官移植的变量有很多（器官移植的类型、活体供者或遗体供者、紧急移植或选择性移植等），因此需要对移植过程采取整体方法。一般来说，"移植中心"一词指所有符合既定要求、经正式授权实施某些类型器官移植的医疗服务中心。

按照与上一节类似的模式，现在按以下标题用于概括器官移植的QI。

1）组织问题：法律框架、职能机构和工作人员。

2）教育和继续培训。

3）移植过程：规程落实及执行情况检查表。

4）QI［或关键绩效指标（key performance indicator, KPI）］。

5）审计和质量评估。

6）文件记录和登记、溯源、警戒系统、风险评估和预案、投诉和召回，以及资源管理。

17.6.1　组织问题：法律框架、职能机构和工作人员

使用活体供者和（或）遗体供者的器官进行任何类型器官移植的移植中心必须获得卫生行政部门的特别授权或认证，才能开展此类活动[7]。

作为多学科职能机构，移植中心必须确立组建

计划和组织架构，明确界定所有活动领域（内科、外科、麻醉科、护理科等）的职责和层级。在任何情况下，职能管理岗位都必须由专门从事其工作领域的医生、护士或其他医护人员担任。移植中心必须配备专门的合格人员且人数充足，以便全年（包括节假日）、全天候（一天24h，一周7d）执行移植过程的各个阶段。此外，必须对不同的职位进行组织和职责说明，其中应包括规定的职位概要和任职要求，以及每个职能团队相对应的活动内容[29]。

移植中心必须定期以会议的形式进行正式的内部交流，所有相关医护人员（必要时还包括行政人员）都应参加。在这些会议上，会对关键问题进行分析，例如：

1）对受者进行评估，并就移植适应证和患者优先顺序做出一致决定。

2）关于移植中心患者发病率的信息和评估。

3）决定待列入移植等待名单的患者的治疗策略。

4）跟进移植等待名单上患者的状况。

5）单独分析结果，并与其他组别或地区进行比较。

6）其他信息或组织问题。

应以会议记录的形式，保存每次会议所讨论问题的记录。应定期（通常是每年一次）公布项目取得的成果，并发表关于医疗卫生服务、教学和研究活动的报告。

移植中心应确保根据最佳医疗实践开展所有必要的研究和程序，以保证在中心内部或通过协调中心对移植等待者进行适当的评估和跟进。

此外，移植中心必须有足够的空间，以满足住院患者和门诊患者随访等不同区域的需求。

移植中心的人员最好还应包括一名独立的质量管理负责人，其独立性在于此人不直接参与器官捐献项目。

最后，根据第2010/53/EU号指令，欧盟成员国应确保卫生行政部门就OPO和移植中心的活动（包括获取和移植的器官类型与数量）编写年度报告，并向公众公布[5]。

17.6.2　教育和继续培训

所有参与移植活动的工作人员都必须具备适当的资格或接受过适当的培训，能够胜任其工作，并接受相关培训[5]。移植中心必须制定新员工融入计划，说明将要开展的活动、每个阶段负责培训和指导的人员、每个阶段的持续时间，以及负责验证新员工培训成效的人员。

应鼓励参与移植手术的外科医生接受由相关的国家/欧洲机构、组织或专业协会（如前面提到的欧洲移植外科委员会、UEMS）认证的专项培训。

应在适当确定培训要求（通过调查和分析AE、实施新疗法、新技术或新程序等）的基础上，为所有移植团队成员制定持续专业发展计划。所有培训活动都应适当记录在案，同时还应记录取得的培训成果，以及培训在实现预期目标方面的效果。

17.6.3　移植过程：规程落实及执行情况检查表

必须说明实施移植所需的医疗卫生服务活动及其质量特征。移植过程包括不同的阶段，应对这些阶段进行适当监控，并将其写入程序、规程和检查表[29-31]。

1）评估和达成共识，目的是评估和商定患者是否适合接受移植。如果适合，则需要确定紧急程度或优先顺序，以及优化结果的具体措施。移植中心应制定程序和规程，明确并规定对患者进行移植等待者评估的程序，以确保在尽可能短的时间内完成评估。随后，多学科委员会必须决定是否将患者列入相应的等待名单，并留下书面记录。

2）移植等待名单上患者的管理，包括：① 将患者列入移植中心等待名单和地区/国家登记系统（如适用）的临床、机构与管理标准；② 对等待名单上的患者进行临床监测，以优化患者的整体状况，使他们以最佳状态接受移植手术；③ 如有必要，确定移植优先级（根据预后评分）；④ 根据供受者资格，妥善分配移植物；⑤ 在沟通阶段，应以口头和书面形式适当告知患者（多数情况下还应告知其直系亲属）移植的必要性、移植过程的不同阶段与可能出现的并发症。同意接受移植的患者必须同意被列入等待名单，并在时机成熟时接受移植手术。应为患者和家属制定教育计划，使他们了解如何进行自我护理，尽可能使身体状况和心理状态达到最佳，以防止移植后出现早期和晚期并发症，并且使他们了解遵守治疗方案的重要性。

3）移植患者的围手术期管理。这一点应予以明确，并写入与以下方面有关的规程中：① 获取所有类型的捐献器官（不论是由中心内部员工获取，还是由其他中心获取的活体供者或院内/院外死亡供者的器官），并确保所获取器官的有效性；② 器官的运输，包括医疗团队、包装、标签、安全性与完整性、标识、实时温度监测，以及运输过程中器官的可追溯性；运输程序应经过验证，并由合格的配送公司执行；③ 将器官分配给合适的受者；④ 妥善完成患者术前准备；⑤ 优化手术开始时间和器官移植的即时效果；⑥ 根据受者的临床特征，移植合适的器官；⑦ 组织和协调不同的专业人员与相关机构，确保满足需要，并考虑到可能出现的意外情况。

4）移植术后的住院治疗。应在移植术后即刻和早期为患者提供必要的康复护理（在 ICU 接受监护治疗和随后在病房接受住院治疗）、并发症监测和治疗优化，防止其出现器官排斥反应和免疫抑制剂相关毒性反应。

5）移植后随访。应在患者出院后对其进行适当的临床随访，以提高其存活率和 QoL，并尽量减少和（或）预测移植后第一年内可能出现的并发症，如感染、急性药物中毒、免疫紊乱、基础病复发等。对于移植后的随访，应制定临床诊疗规范（如复诊、可能出现的并发症及其治疗方法）和药物治疗方案（如免疫抑制、抗生素的使用）。还应确保对移植患者进行中长期随访，并持续记录。随访不仅对患者及其移植物的存活至关重要，而且对整个科学界从过去的移植手术中吸取经验教训也至关重要。

17.6.4 质量指标（或关键绩效指标）

一些医学会和工作组通过选择不同的 QI，来定义其移植 QMS。这些 QI 在经过监测后，可用于定期测量和评估移植过程的相关方面[32-45]。这些监测系统至少应包括测量频率、信息收集系统和负责收集的人员（详见 18.4.2）。

一项非常全面的系统综述确定了实体器官移植（所有类型）的 317 项质量度量指标，并将其浓缩为 114 项详细的 QI，以便在实践中加以衡量。综述只探讨了肾脏、肝脏和心脏移植的特定器官 QI（即不能应用于其他器官的度量指标）[46]。图 17.1 对 QI 进行了总结，按质量领域（移植可及性、有效性、效率、公平公正性、以患者为中心、安全性）和医疗

卫生服务周期（转介和移植等待名单、住院移植手术、短期随访、长期随访、移植计划）进行了分组，将其与不同器官进行了对比，以便在今后的 QIP 中加以应用。

采用以指标为基础的监测系统需要移植中心做出承诺，一旦评估结果超出既定标准，就必须采取行动，分析得出的结果，找出原因，并酌情实施改进周期（如 PDCA 或 PDSA 循环）。所有参与评估的专业人员都必须牢记这一承诺，否则评估就会流于形式，对机构的管理毫无用处[21]。

为避免赘述，我们选择了一些指标，这些指标稍加修改即可用于评估 17.6.3 中所讨论的不同阶段的器官移植，而无须考虑器官移植的类型。重要的是，我们还可以将指标纳入风险沟通过程（详见第十九章）。

表 17.5 列出了选定的 QI 清单，具体说明了指标的定义、计算公式和类型（结构性指标、过程性指标或结果性指标）。由于每种器官移植的标准不同，因此没有列出应达到的目标，更多详情请参阅参考文献［32 ～ 46］。重要的是，QI 监测系统应通过定期提交质量与安全报告，向参与评估的专业人员提供反馈，从而促进基于数据的器官捐献和移植过程改进。

在过去十年中，患者报告结局指标（PROM）已被列为医疗 QI，监管机构、临床医生和患者越来越认识到它们是收集以患者为中心的数据的重要工具[47]。PROM 是患者的直接反应，无须临床医生进行修改或解释。此外，PROM 还能改善患者与医护人员之间的沟通，提高依从性，并改善临床结局。患者参与最关键的部分也许可以将患者的真实体验融入医疗服务中[48]。

PROM 也被用于移植领域，并从患者的角度提供有关疾病和（或）其治疗影响的重要信息[46, 49]。尽管移植计划可能会因为需要额外资源而对收集 PROM 有所犹豫，但有证据表明，将这些指标纳入实践可能会改善临床结局（详见第十八章）[48, 50]。

17.6.5 审计和质量评估

与捐献过程一样（详见 17.5.3.1），应通过内部和外部审计对 QI 监测系统的可行性进行评估，以便随后根据需要采取改进措施。

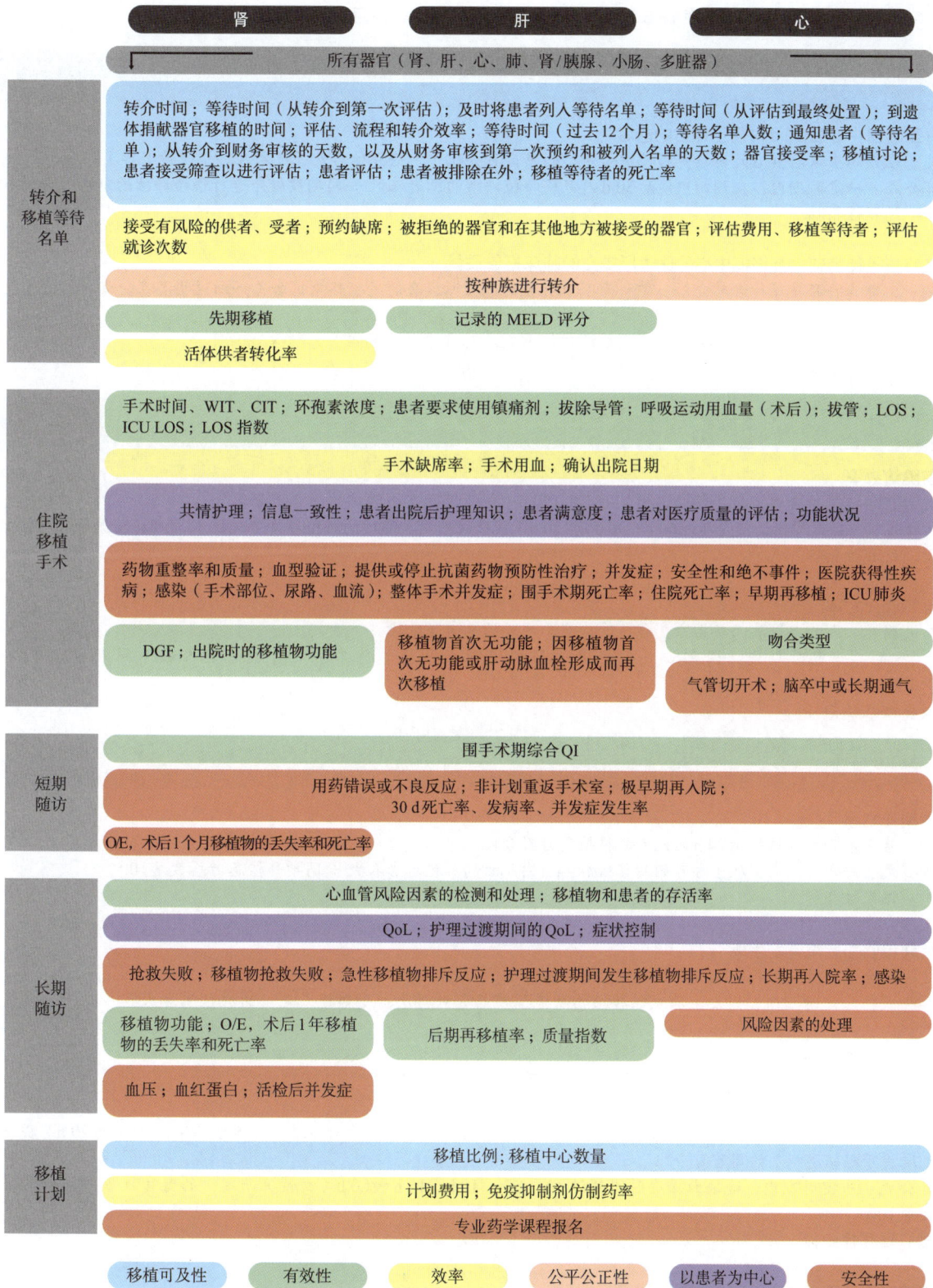

图 17.1 按质量领域和医疗卫生服务周期分组的单项 QI，并与指标适用的器官类型相对应

注：① 只有肾、肝和心有特定器官指标（即不能用于其他器官的指标）。② O/E，实际生存率和正常水平的比值（observed to expected）；LOS，住院时间（length of stay）；MELD，终末期肝病模型（model for end-stage liver disease）；药物重整为比较患者目前正在应用的所有药物方案与药物医嘱是否一致或合理，给出用药方案调整建议，并与医疗团队共同对不适宜用药进行调整的过程

资料来源：改自 Brett KE, et al. Quality Metrics in Solid Organ Transplantation: A Systematic Review, Transplantation (2018)[46]

表 17.5　可用于遗体器官移植的 QI（适用于所有器官）

评估指标和共识指标

在转介至移植中心后 30 d 内接受评估的患者
- 定义：在预约申请后 30 d 天内接受移植中心评估的患者百分比（无论评估后是否被列入移植等待名单）
- 计算公式：一定时期内，在预约申请后 30 d 内完成移植评估的患者人数 ÷ 同期被转介进行移植评估的患者人数 ×100
- 类型：过程性指标

负责将移植等待者转介至移植中心的医生所提交的临床报告质量
- 定义：由负责将移植等待者转介给多学科专家委员会的医生所提交的完整临床报告（详细说明潜在受者评估检查表中的所有信息）的百分比
- 计算公式：一定时期内，送交委员会的完整报告数 ÷ 同期送交委员会的报告总数 ×100
- 类型：过程性指标

移植等待者管理指标

移植前随访频率
- 定义：在移植等待者中，接受超过 60 d、90 d 或 120 d（视情况而定）随访的患者百分比
- 计算公式：一定时期内，接受超过 60 d、90 d 或 120 d（视情况而定）随访的移植等待者人数 ÷ 同期移植等待者总数 ×100
- 类型：过程性指标

移植等待者死亡率
- 定义：因死亡或疾病进展而被排除在移植等待名单之外的患者百分比
- 计算公式：一定时期内，因死亡或疾病进展而被排除在移植等待名单之外的患者人数 ÷ 同期移植等待者总数 ×100
- 类型：结果性指标

围手术期指标

围手术期死亡率
- 定义：从手术开始到移植后 24 h 内死亡的移植患者百分比
- 计算公式：一定时期内，从手术开始到移植后 24 h 内死亡的移植患者人数 ÷ 同期移植患者总数 ×100
- 类型：结果性指标

原发性移植物功能障碍发生率
- 定义：发生原发性移植物功能障碍的移植患者百分比
- 计算公式：一定时期内，因发生原发性移植物功能障碍而导致再次接受移植或死亡的移植患者人数 ÷ 同期移植患者总数 ×100
- 类型：结果性指标

CIT
- 定义：冷缺血（从供者器官停止供血到受者恢复供血之间的时间）保存时间超过 3 h、5 h、10 h、15 h 和 20 h（视情况而定，取决于移植类型）的器官百分比
- 计算公式：一定时期内，冷缺血保存时间超过 3 h、5 h、10 h、15 h 和 20 h（视情况而定）的器官数量 ÷ 同期移植器官总数 ×100
- 类型：过程性指标

无正当客观原因而导致未被移植的器官比率
- 定义：初次评估可接受，后因无正当客观原因（最好是组织学检查结果表明无法使用）而导致未被移植的器官百分比
- 计算公式：一定时期内，被接受但未被移植的器官数量 ÷ 同期移植器官数量（根据适用的遗体供者的国家纳入标准）×100
- 类型：结果性指标

（续表）

移植术后住院指标
移植术后院内死亡率 • 定义：移植术后24 h至最长30 d内死亡的移植患者百分比 • 计算公式：移植后24 h至最长30 d内死亡的移植患者人数÷同期移植患者总数×100 • 类型：结果性指标
早期再手术率 • 定义：术后15 d内因并发症而需接受计划外二次手术的移植患者百分比 • 计算公式：一定时期内，术后15 d内接受二次手术的移植患者人数÷同期移植患者总数×100 • 类型：结果性指标
移植术后早期死亡率（器官功能正常） • 定义：移植患者术后住院期间的死亡百分比（术后移植器官功能正常） • 计算公式：移植术后住院期间死亡的移植患者人数（术后移植器官功能正常）÷同期移植患者总数×100 • 类型：结果性指标

移植术后随访指标
再移植率 • 定义：连续一组移植中的所有再移植百分比（不适用于肾移植） • 计算公式：一定时期内的再移植数量÷本组移植总数×100 • 类型：结果性指标
移植患者存活率 • 定义：连续一组移植术后1年、3年、5年和10年的移植患者存活率 • 计算公式：每个时间节点或分析时（1年、3年、5年和10年）存活的移植患者人数÷同期初始移植患者总数 精算生存曲线（Kaplan-Meier法） • 类型：结果性指标
移植物存活率 • 定义：连续一组移植术后1年、3年、5年和10年的移植物总体存活率 • 计算公式：每个时间节点或分析时（1年、3年、5年和10年）存活的移植物数量÷同期初始移植物总数 精算生存曲线（Kaplan-Meier法） • 类型：结果性指标
移植术后死亡率（器官功能正常） • 定义：移植患者死亡百分比（移植器官功能良好） • 计算公式：移植器官功能正常情况下死亡的移植患者人数÷同期移植患者总数×100 • 类型：结果性指标
移植患者满意度 • 定义：通过满意度调查评估移植患者的总体满意度 • 计算公式：在对调查表中的每个项目进行评分后，就能全面衡量用户满意度 • 类型：结果性指标

资料来源：参考文献［32～46］。

17.6.6　文件记录和登记、溯源、警戒系统、风险评估和预案、投诉和召回，以及资源管理

整个过程（从接收器官开始，到移植和术后护理）都应清楚地记录在案，并确定每个环节的标准。

由于缺少移植前的文件记录，而发生错误的情况并不少见。临床医生应非常注意记录接受移植器官后的每一步。

为了发现数据收集中可能存在的不一致之处，必须建立数据控制系统。相关数据应在移植中心一级和器官分配办公室进行审查，作为自动控制数据

可信度的一项措施（例如，血肌酐值正常而尿素值很高的化验值是不可信的）。

与所有这些支持流程相关的 QC 可与有关器官捐献质量管理的各章节中提及的标准相叠加，因此建议读者查阅 17.5.3.2 至 17.5.3.8。

17.7 结论

虽然在器官捐献和移植过程中实施 QMS 似乎是一个复杂的过程，可能会增加医护人员的工作量，但这样做有诸多好处。其中一些优点如下：

1）使日常活动的任务系统化和标准规范化。

2）支持工作流程可视化，以及工作流程的分析和改进。

3）鼓励员工参与日常质量管理活动，从而加强团队合作。

4）定义、衡量和分析 QI，使基于结果的决策更加容易。

5）增加透明度，提高患者和医护人员的满意度，从而提高对移植系统的信任度（这反过来可能有利于器官捐献）。

6）是一种有效的管理工具，能够提高医护人员的积极性。

7）促进质量的持续改进。

研究议题

从文献和对现有证据的讨论中，我们发现了几个证据不一致、不充分或不存在的主题。本指南的作者建议，在可能的情况下，通过精心设计的随机临床试验开展的未来研究应重点关注以下研究缺口：

1. 如何在地方、地区或国家层面制定和实施器官捐献与移植 QMS，其中包括质量改进标准、QI，以及针对供者的、全面的内部和外部审计，以监测医疗服务质量水平。
2. 确定最佳做法，确保所有潜在的 DBD 和 DCD 供者都能转化为实际供者。
3. 确定培训医护人员积极主动参与捐献计划的最佳方式。
4. 制定在器官捐献和移植领域被认为是优质的医疗卫生服务常规做法所必须达到的标准。
5. 研究 KPI 在器官捐献和移植中的应用，以确定项目的质量水平。
6. 研究在移植领域使用 PROM 作为改善临床结局的工具。
7. 制定价值导向型医疗服务标准，用于评估器官捐献和移植计划。

本章参考文献

第十七章参考文献

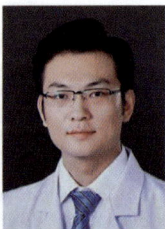

范晓礼

副主任医师，硕士研究生导师，牛津大学访问学者，武汉大学中南医院移植中心肝移植亚专科副主任。兼任国家人体捐献器官获取质控中心办公室常务主任、专委会秘书长，中国医院协会器官获取与分配工作委员会副秘书长，中华医学会器官移植分会器官捐献学组副组长、围手术期管理学组委员、移植质控学组委员，中国医疗保健国际交流促进会肝脏移植分会委员，COTRS 临床医学顾问、肝移植组委员，国际移植协会（TTS）Champion。长期从事肝移植、肾移植临床诊疗及器官质量研究。主持国家、省部级基金 8 项，参编专著 7 部、专家共识 6 项、国家卫健委管理办法 3 项。

第十八章　移植结局量化评估

18.1　引言

器官捐献和移植的目的是尽量为移植等待名单上的所有受者提供生存的机会，并保证适当的QoL。因此，器官移植最好在终末期器官衰竭危及生命，或严重影响预期寿命和QoL之前及时进行。

对于供者和（或）其亲属，我们有义务将器官用于最有可能在选定受者体内长期发挥功能的情况。对于因医学、生物学（如年龄）或移植因素而预期功能有限的器官，以及预期存活时间有限的受者，我们必须在如何使用这类器官，并将其成功移植给这类受者方面找到平衡。我们必须权衡这些因素，必须做出对受者和供者都最有利的决定。我们必须认识到，有时为了避免无效移植，最好不要选择等待名单上死亡概率最高或等待时间最长的患者。

用"受益评分"来描述这一概念可能最为恰当[1,2]。我们仍然面临着供者器官严重短缺的问题，因此，有时做出的决定并不符合特定患者的最佳利益，但做出决定时也应考虑到大多数需要器官的患者的最佳利益。为了监督这些决定是否正确，我们必须自问，是否充分考虑了所有因素。测量和分析结局将有助于正确权衡所有相关因素，从而实现质量与安全控制。

在器官移植中，我们面对的是供者、受者和移植因素的复杂组合，包括大量在产生结果时相互影响的混杂因素。在解读数据时也需要谨慎，因为利益相关方出于不同的利益考虑，对结果数据会有不同的看法。此外，研究对象的数量通常有限，结果可能会出现偏倚。

本章旨在指导如何测量移植后结局，以支持前几章关于提高质量与安全方面的指导，同时就如何以最佳方式处理当前器官分配或供应短缺的问题提供指导。

18.2　测量终点、替代结局指标、研究时间和混杂因素

与任何科学研究一样，终点应该明确定义。应说明要测量哪些结局（如患者存活率，或死亡删失/非死亡删失的移植物存活率），以及评估的是短期还是长期结果[3]。此外，说明研究的意图和研究结果可能的应用也很重要。

18.2.1　测量终点

结局通常通过生存分析来测量。生存分析测量的是从观察起点（如移植时间，或进入移植等待名单的时间）到事件（如移植物失功，或受者死亡）发生的时间，并在一定的研究期内进行分析。另一种测量结局的方法是对受者进行随访，直到某个固定的时间点，然后检查是否观察到某些事件或测量结果，如患者/移植物存活率、急性排斥反应发生率、重返工作岗位的比例，或移植后1年的GFR。每种方法都有其优点和局限性。

最常见的终点测量方法是生存分析[4-7]。

1）患者生存时间：受者从接受移植手术到死亡的时间间隔，不考虑移植物失功事件。因此，对患者生存期的观察应延长至移植物失功事件这一终点之后，或在记录中注明观察至此结束。

2）移植物存活时间：从移植手术完成到移植物失功的时间间隔，无论是移植物失功还是受者死亡，只要其中一个事件先发生，就算作移植物失功。

3）死亡删失移植物存活时间：从移植手术完成到移植物失功的时间间隔，若受者在移植物功能正常的情况下死亡，则受者死亡事件按删失处理。这可缓解竞争风险的问题，如带有功能性移植物的死亡与其他原因导致的移植物失功之间的竞争风险。但需要充分解释移植物功能正常的假设，因为不能排除因移植物功能不全或低下而导致死亡的情况。

每个终点都有其优缺点[5,6]。最佳做法是报告所有终点，或明确说明只使用一个特定终点（如移植物存活率）的理由，因为多种风险因素可以以组合方式导致移植物失功（如移植物功能不良和受者相关因素导致的死亡）。

第二个问题是移植物失功的定义，应清晰界定。

例如，在不考虑再次移植的情况下，移植物失功可定义为：

1）肾移植：重新恢复透析，或GFR低于某一阈值。

2）肝、心和肺移植：因移植物功能不良而重回移植等待名单，或再次移植的实际日期。

3）胰腺移植：根据WHO的糖尿病定义，受者需要使用外源性胰岛素（及其用量），或者HbA1c>48 mmol/mol（6.5%）。

显然，对于此类替代失功事件，应将最先发生的一种事件作为失功事件记录下来。

在肾移植中，可以考虑将GFR或eGFR作为终点。其他一些替代标志物也可以考虑（如白蛋白尿、DSA），但它们尚未得到批准或验证。其他复合替代早期终点也已被提出和研究，但尚未在临床试验中得到验证，如iBox（肾移植失败风险预测评分系统）[8]、总eGFR斜率[9]。研究人员之所以对替代终点感兴趣，是因为他们希望或需要利用某个代表性标志物作为指标来预测结局，通过这些标志物的变化来推断未来可能发生的失功事件，这一推断实际上可以基于当前测量到的标志物变化来进行假设。

18.2.2　替代结局指标

除了将存活率作为结局指标外，还可以具体关注其他结局指标，以更好地发现移植全过程中存在的潜在问题，并找出潜在改进措施可能影响最大的地方。例如，在国际上，外科医生使用Clavien-Dindo分级系统对围手术期并发症进行评分[10]。对于组间差异比较，综合并发症指数（一种基于Clavien-Dindo分级系统的指数）可能更适合[11]。

PROM可作为主要或次要终点被纳入研究，并日益被监管机构、临床医生和患者认可，成为收集以患者为中心的数据的重要工具[12]。PROM可被定义为"任何直接来自患者的健康状况报告，无须临床医生或其他任何人对患者的应答进行解读"（根据美国食品药品监督管理局的定义）。PROM可以是患者对以下方面的报告：疾病症状或副作用；功能结局变量；多维度概念，如健康相关生活质量（healthrelated quality of life, HR-QoL）。

PROM通常被列为重要的临床试验终点，应与其他类型的患者自我报告数据区分开来，如患者自我报告的就医体验指标（patient-reported experience measure, PREM）或患者自我报告的行为数据，后两者也可能被列为临床试验终点。

大多数情况下，PROM是采用问卷调查的方式进行评估的，通常称为PROM测量。应在临床试验中使用经过验证的PROM测量方法，而不是向问卷参与者提出有关其结局的开放式问题，以确保所有参与者的问题、回答选项和一般评估方法都是标准化的。

PROM从患者的角度提供了关于疾病和（或）治疗影响的重要信息。因此，应将PROM纳入研究和临床实践，以确保疾病或治疗的影响得到充分评估。在医学研究中应用PROM时，持续的方法学研究对于确定什么是最佳实践非常重要（详见17.6.4）。

18.2.3　研究时间

特定并发症的发生还可以根据从移植到出现并发症的时间区间来分析，如急性排斥反应或肝移植中的ITBL。此外，还应考虑竞争风险问题，如受者因其他原因死亡，或因其他原因再次接受移植。

还有一个关键问题是，如果研究对象因竞争性的失败事件退出研究或因不明原因失访，而导致研究者无法观察到事件的发生，该如何处理？在这种情况下，研究对象没有机会经历相关事件。处理这个问题的一个例子是，在进行以移植物失功为目标的生存分析时，对观察期内的死亡病例按删失处理。当在特定时间点进行固定测量时，如移植术后1年重返工作岗位的人数，如果一些受者在术后死于与移植无关的原因，那么同样的问题也会出现。

还应明确指出，结局是根据意向性治疗原则，还是根据实际发生的干预来测量的。在这两种情况下，都应说明对未接受干预的病例或偏离意向性治疗的病例是如何处理的。

18.2.4　混杂因素

18.2.2中的例子表明，如果不校正混杂因素，只考虑一个风险因素并不能得出正确的结论。另一方面，移植物失功事件或并发症可能是由一组共同的风险因素造成的。例如，移植物失功和（或）ITBL可能是由于缺血时间过长、器官和胆管在获取时冲洗不正确、吻合时间过长或动脉硬化造成的。

这就需要仔细分析所有个别因素及其对总体结果的影响。

生存分析通常采用以下方法：

1）精算生存曲线（Kaplan-Meier 分析法）。该方法反映了在未校正混杂因素的情况下，单一风险因素对移植后至发生失败事件的时间区间的影响。风险因素可以是二分类变量或一组类别，也可以是分为若干类别的连续变量。随着风险因素的风险增加，应该可以看到单调递增的曲线序列，而不会出现曲线交叉的情况。此外，处于风险中的病例数量会随着时间的推移而减少，因此，如果处于风险中的病例数太少，那么在得出有力结论时应小心谨慎。

2）在 Cox 回归模型中，可以考虑多个变量对结局的综合影响。这可以称为对混杂因素的校正。特定风险因素的风险用 HR 来描述。当 HR 和 95%CI 均大于 1 时，风险显著增加；当两者均小于 1 时，风险得到防范。当 95%CI 跨过 1 时，风险没有显著变化。不过，对于模型中未考虑的混杂因素，并未进行校正。因此，统计模型中变量的选择至关重要，并应适当进行说明。对于模型中的连续变量，HR 应被解释为与一个单位的增量或整个群体的增量有关。在这种多变量模型中，要得出单因素分析结论还需仔细评估所分析的混杂因素。为了正确分析竞争风险事件，可以使用 Fine-Gray 子分布风险模型，尤其是在长期分析中。此外，其他原则与 Cox 回归模型相同[13-18]。

建议与医学统计专家一起规划结局研究，并讨论研究结果，因为有效可靠的数据需要有精心的研究规划才能得到，生存分析的数据解读也存在陷阱。更多详情请参阅具体文献（如使用的进一步统计检验方法）。表 18.1 列出了一些生存分析的示例。此外，17.6.4 和图 17.1 提供了 QI 的良好示例。这些示例都是现成的指标，在得出最终结论之前，需要仔细研究本章概述的问题。

表 18.1　特定器官结局测量示例

指　　标	心	肺	肝	肾	胰腺	肠
患者存活率	时间间隔：死亡；明确死因					
移植物存活率（未删减受者死亡病例）	从移植到受者死亡（移植物功能正常）、接受再移植、重新使用辅助设备，或移植物被切除（以先发生者为准）的时间间隔	从移植到受者死亡（移植物功能正常）、接受再移植、移植物被切除，或重新使用 ECMO（以先发生者为准）的时间间隔	从移植到因受者接受再移植或死亡（以先发生者为准）而失去移植物的时间间隔	从移植到受者重新接受透析或死亡（以先发生者为准）的时间间隔；也可根据 GFR 的临界值确定重新透析的时间间隔	从移植到受者重新使用外源性胰岛素［如连续 90 d 以上 ≥0.5 IU/（kg·d）］、HbA1c>48 mmol/mol（6.5%）（根据 WHO 的糖尿病诊断标准），或死亡（以先发生者为准）的时间间隔	从移植到受者死亡（移植物功能正常）、接受再移植、移植物功能衰竭（重新接受肠内营养），或移植物被切除（以先发生者为准）的时间间隔
	目前使用了几种定义，因此需要明确该参数，包括移植物功能衰竭的原因					
移植物存活率（删减受者死亡病例）	存活率同上，但将移植物功能正常的受者死亡病例作为非移植物失功事件进行了删减。这是一个非常关键的问题，因为文献作者必须详细说明文中使用的确切定义，即何时他们认为移植物仍有功能或没有功能。在器官功能受损或边缘供者的情况下，无法排除受者死亡与移植物功能不良之间的相互作用					
移植物相关并发症	至于是否可将特定并发症的发生作为衡量结局的指标，以及如何认定移植与并发症发生之间的时间间隔，还存在争议。这一点必须在研究方案中加以明确					
	如冠心病	如闭塞性细支气管炎	如胆汁漏、ITBL	如蛋白尿	如胰腺炎、血栓形成	

（续表）

指　标	心	肺	肝	肾	胰腺	肠
功能参数	如 CO	如气体交换	如凝血功能、肝酶	如 GFR	如 HbA1c、胰岛素用量	
DGF	通常根据以下所列项目确定是否发生 DGF 事件，并在研究方案中进行概述					
DGF	如直至停用正性肌力药物或辅助设备	如直至脱离呼吸机或 ECMO	在肝移植中，DGF 被称为移植肝功能缓慢或中速恢复，因此需在研究方案中规定临界值	尽管肾移植中的 DGF 有多种定义，但 69% 的研究采用这一定义，即 DGF 是指受者在移植后第一周内需接受透析[10]	如直至停用胰岛素	
PNF	如从未停用正性肌力药物或辅助设备	如从未脱离呼吸机和（或）ECMO	如受者因移植物没有初始功能而接受再移植或死亡	如从未脱离透析	如从未停用胰岛素	
再灌注损伤						
ICU 住院时间	时间间隔					
住院时间	时间间隔					
QoL	从康复医学科提取参数					

注：时间间隔，可以是作为固定时间点（开始时间、结束时间）的两次测量，也可以是对移植持续时间或具体 AE 发生前的移植物实际发挥功能时间的单一测量值。本表并不详尽，上面提到的因素可以相互结合。文献中对移植物正常运转或功能衰竭使用了多种定义，这些定义在具体发表的研究中可能是合理的。

在结局分析中，静态终点需要确切的定义，这点需要在研究方案中明确规定。这些终点可以是分类测量值，也可以是与时间点相关的度量测量值。此外，定义的参数还必须包括检查该事件是否发生所需的时间（表 18.1）。在二分类因素和连续变量的分布中，病例的绝对数量及其百分比都是值得关注的。通过适当的回归模型对单一参数进行混杂因素校正是有帮助的。再次建议与医学统计专家讨论研究结果，因为在研究设计和数据解读方面存在陷阱。

18.3　协变量选择和校正及治疗偏倚

在选择纳入结果分析研究的变量时必须小心谨慎[5, 6, 19]。有足够的数据表明，移植结局不仅取决于供者器官的质量和受者的身体状况，还取决于移植中心的专业技术，以及器官保存和供者管理等其他移植因素。忽视重要的混杂因素会导致分析不准确。如果不适当考虑这一风险，研究将无法获得可靠的数据，结果也可能会受到质疑。

根据受调查人群的病例组合，可能会得出不同的结果。专门从事儿童移植的中心与专门从事成人移植的中心的数据自然不同，而使用 ECD 器官的机构与不使用该类供者来源器官的机构所实现的移植结局也可能会有所不同。对病例组合进行适当的校正必不可少。目前提倡使用倾向评分法，以补偿意料之外的混杂因素（例如，研究中由免疫抑制治疗的影响而导致的叠加效应）所造成的偏倚。然而，在使用倾向评分法等方法之前，必须充分识别可能的混杂因素，并对风险因素进行校正。

因此，在确认单一变量分析结果之前，通过多变量方法对协变量进行校正十分重要[5, 6, 19]。研究报告不仅应包括所考虑风险因素的详情，还应包括由于缺乏数据或样本量等原因而未被考虑的风险因素。当多个风险因素之间存在关联，而这些因素又都会对结局产生影响时，就必须谨慎使用单一风险因素，因为它的影响还取决于其他因素[20]。

在确定用于测量结局的终点和选择可能影响这些结局的风险因素时，必须牢记，所有相关的临床因素都应纳入统计模型[5, 6]。必须对这一过程进行清晰易懂的解释。最佳做法是，在独立研究小组中对研究进行外部验证[18]。建议随着时间的推移重复验证这些风险因素，因为它们造成的影响可能是偶然的，或者它们对预后的影响甚至可能已经过时（例如，由于受者可能接受DAA治疗，供者HCV血症风险因素的相关性会发生变化）。

两篇综述（关于实体器官移植的质量度量和移植中为改善风险预测而要收集的变量）总结了哪些风险因素应被视为预测结局的因素，以及这些因素的预期影响。在这种情况下，总是会出现如何处理缺失数据，以及如何正确报告这一问题[23]。

当结局预测模型要从一个医疗卫生服务系统导入另一个系统时，必须在该系统内使用具有代表性的研究人群重复其验证过程。然而，预测系统的区分度和校准度可能会明显变差，而预测评分系统的整个开发过程将不得不重复进行。有两个重要的局限性需要说明。当在许多人群中研究特定风险因素时，可能没有足够病例和（或）观察到的事件，因而无法通过适当的风险校正得出结论。此外，对于大多数研究群体来说，当风险因素取值在极值附近时，预测模型表现良好，而当风险因素取值处于中间范围时，大多数情况下模型无法达到可接受的区分度（如KDRI[24]）。这些问题必须解释清楚。

18.3.1　对比长期随访与短期随访

理想情况下，通过使用患者存活率、移植物存活率、死亡删失移植物存活率，以及受者在存活期间的QoL测定结果，我们可获得数十年移植物长期功能监测数据。那么，现有风险因素导致并发症的出现，或通过干预措施避免并发症的发生，其对短期和长期预后的影响都可以被准确监测。

遗憾的是，我们不能等上数十年才调整干预措施和决策，也不能停步不前，不为未来的受者寻求最佳的器官替代疗法。因此，科学界必须寻找预测移植物长期功能的替代标志物，借助这些标志物可以通过短期的观察，将假设的风险外推到未来。例如，利用较短时间内（如1年、2年、3年或5年）的患者存活率、移植物存活率、死亡删失移植物存活率和受者QoL的数据，来推测长期的功能和结果。在第二步，研究应通过长期随访来证实这些主要假设。

大多数并发症发生在移植后的早期（通常是头两年），但在这种风险首次急剧上升之后，并发症发生率会随着时间逐渐趋于稳定。然而，有些风险因素在移植后早期影响较大（例如，在强化免疫抑制治疗早期阶段发生感染或胰腺移植物血栓形成[25]），而其他风险因素的远期影响较大（例如，受者在多年免疫抑制后因恶性肿瘤死亡[26]）。这就需要调整测量结局的方法。很明显，早期并发症可以通过短期随访得到很好的记述，而长期并发症和结局则会在这样的研究中被遗漏。

此外，时间依赖性的协变量和竞争风险问题也应得到充分考虑。例如，在监测移植等待者的结局时，有必要了解未能接受移植的移植等待者，相比于等待一定时间后接受移植却经历移植物失功事件的移植等待者，两者之间的差别如何[26]。基于数据驱动的分析模型可能有助于做出复杂的决定，是接受当前提供的供者器官，还是放弃以期待日后接受质量更好的供者器官[27]。

18.3.2　反映移植物长期功能的替代标志物

长期存活率的替代标志物，或长期生存中可靠的假定预后指标应在研究者考虑其假定时加以说明。概念验证应该通过对硬终点的长期测量来提供（如通过生存分析或对患者QoL的描述）。例如，目前已有足够的数据支持测量GFR作为替代标志物，以预测肾移植术后移植肾的存活情况。另一方面，有几项研究表明，使用急性肾损伤供者的肾脏不影响结局，但同时也报告了受者术后需要透析的需求。显然，DGF不能作为此类研究的替代标志物，因为所有患者都符合DGF的定义。这就需要仔细解释研究的内容。

18.3.3　中心效应和研究持续时间

中心效应和研究持续时间的长短应得到充分考虑[29, 30]。根据所研究供者和受者人群的病例组合，研究会观察到不同的结果。在传达 17.6 建议的指标时，必须考虑到这一点。

有多种方法可用于分析或展示各中心的特定结局指标，并对各中心的不同风险状况进行校正。这些风险状况在很大程度上取决于能否获得合适的器官供者，以及所分析的特定中心等待名单上的患者数量。例如，中心结局可以通过与基准病例比较来分析，即是将参照供者器官移植给参照受者[31]。然而，由于目前器官短缺，大多数移植手术都是将 ECD 的器官移植给高危受者，而基准病例仅占所有移植手术的 25% 左右，且各中心之间差异很大（8% ～ 49%）。另一种方法是通过校正高危供者和受者参数，来校正病例组合[32]。

对于长期招募病例的研究，应考虑到医学变化造成的偏倚。可以根据医学界已知的里程碑来注明具体的研究时间，如果不适用，也可以加入研究时间作为连续变量来校正这种偏倚。

在小型系列研究中，由于研究兴趣和受试者招募的原因，存在偏倚的风险。试点研究承受着压力，必须催促患者在研究期内完成研究，以快速获得结果。上述偏倚问题需要通过监测研究数据在临床实践中的可用性来加以确认，这又需要独立的对照研究和对初始研究人群进行适当随访。

在对单中心进行分析时，应对所有混杂因素或相关风险因素进行校正，以消除因开放获取的外部控制而导致的避险行为策略的影响。由于存在器官短缺问题，如果单中心在使用风险较高的器官时能取得与其他中心相同的结果，则不应因此而受到惩罚。不过，应该提高透明度，因此必须展示或公布结果。当然，应根据供者的质量和受者的情况来展示结果，对相关风险（病例组合）进行充分校正也是至关重要的。这并不排除对单个机构中因其他问题而导致的累积失败趋势进行仔细监测。

此外，由于医疗卫生服务体系的政策不同，中心效应可能并不归因于供者、受者或手术相关风险因素，而是归因于特定医疗卫生服务体系概念的其他问题[33]。

18.3.4 发表压力

大多数研究都面临着快速发表的压力。苦苦等待长期结果可能不符合利益相关方的利益。此外，研究结果可能会被曲解，以更好地符合读者的兴趣。阴性结果对出版商的吸引力往往较小，但有时可能同样重要。

18.4 统计学难点

对于不熟悉所有统计细节的读者来说，解释数据和结论是很困难的。作者应该考虑到这一点。在讨论模型时，作者应始终明确说明其预后价值有多好，以及存在哪些局限性。

关于预测模型的质量，c 统计量（c statistics）可能会有所帮助。根据 Harrell 的观点，c 值等于 0.5 相当于随机抛硬币，而 c 值大于 0.7 表示模型预测是可以接受的，c 值大于 0.9 的预测则可以认为是非常准确。在移植的环境中，c 值很难达到 0.7 以上，因为要预测的器官移植结局总是会受到许多不可控因素和事件的影响，且病例数很少（请注意 c 值依赖时间和结局[35]）。这种不可控的因素应当充分考虑，特别是当这种模型是用于决定是否使用供者器官，而未对供者 - 受者组合进行进一步的个体风险 - 效益评估时。

18.4.1 风险因素概况随时间变化

用于讨论风险因素的已有模型必须定期重新评估其有效性，因为供者群体和受者群体的病例组合会随着时间的推移而发生变化（如供者年龄、死因、合并症、受者年龄、HLA 免疫、治疗理念、更有效的免疫抑制新药或其他新技术）。风险因素本身可能会发生变化，或者新的风险因素可能会显现出来。新的方法（如机械灌注、常温局部再灌注、微创手术）可能会改善结局，因而后续可能改变对供者风险的评估。因此，有必要不断重新检查使用中的模型及概念，确定是否发生变化，并对使用者进行再教育，以改变其对风险 - 效益评估的看法，确保评估得以正确实施。

18.4.2 监测表现变化趋势

虽然面临着资金和器官数量有限的问题，但必须确保每例移植手术都能实现适当和最佳的质量[5, 36]。在根据受者和供者移植物的病例组合对风险因素进行校正后，表现出高于平均水平的中心和（或）地区应受到监测，以帮助其他中心效仿其最佳做法。同时，对低于平均水平的异常值也应进行评估，以识别出可以解释较差结局的、已知或可能的新风险因素。必须牢记的是，不同的中心、地区和国家之间会不可避免地存在差异[33]。

在各中心和医疗卫生服务体系内部，也应监测结局数据的趋势，以便及早发现风险因素的变化[37]。无论是在单一机构，还是在整个医疗卫生服务体系中，在监测此类数据时，必须查明在选择移植受者和移植物时是否存在任何不适当的风险规避行为，其唯一目的只是让结局指标看起来更好。需要注意的是，对移植结局的监测应包括整个过程，从患者进入移植等待名单开始，到后来面临移植相关风险[26, 29, 30]。移植结局远低于平均水平可能是由于在选择受者或移植物时的风险规避或风险接受行为所导致的。

人们采用了不同的方法来监测这种趋势，每种方法都有自己的优缺点。尽管对数据进行了仔细解读，但每个移植机构的病例数较少可能是应用回归模型的一个限制因素。为了在登记系统中获得一组适当的原始数据，应利用所有可用的电子数据资源（如等待名单数据库、供者数据库、分配数据库），以避免重复记录现有数据，并将临床相关数据添加到登记系统中。在分析登记系统数据时，应确保个人资料得到保护。

出于研究目的，二次数据分析可能有助于监测整个医疗卫生服务体系的表现趋势。在主要监测方法中，一些QI已经存在并投入使用，有些是经过风险因素校正的，有些未进行校正（详见17.6，已公布的国家数据）。

18.5　欧洲移植登记系统

欧洲委员会成员国和国际上都有不同的移植登记系统。在欧盟，EDITH项目提议建立一个欧洲肾移植登记系统[38]。该项目将提供一个对研究有用的数据集。由此得出的结论是，我们需要就捐献和移植研究中，应前瞻性收集哪些数据以提高分析质量达成一致。从本指南的角度来看，该项目应扩展至所有器官，以确保器官移植的质量与安全，以及透明度。前几章就如何管理器官捐献和移植过程提供了指导。因此，可将用于跨境器官交换的标准化数据视为一组可用的数据。

18.6　结论

移植后的结局测量非常复杂。没有一种完美的方法能让使用者全面了解情况。相反，每种方法都有其局限性和优点。如果综合使用多种方法得出了易于理解的结果，那么无论所报告的结局是理想的还是不理想的，都应谨慎解释，有时还需要进一步研究。

特别是在对特定中心的表现进行质量保证分析时，必须尽一切努力教导所有工作人员，使其了解什么是不恰当的风险规避行为，从而使医疗人员和非医疗人员不会试图规避所有风险。另一方面，不能接受那些表现不佳的机构以各种借口（如数据保护、质量评估数据收集负担等）来掩盖事实。因此，中央数据收集、透明化、分析和质量评估对任何机构监测及进一步改善移植后结局都至关重要[38]。SONG（肾脏病标准化结局）项目的关键信息是，"报告重要和相关结果的临床试验可帮助患者及其临床医生做出治疗决策"[39]。因此，以适当的透明度，以及可重复的方法和标准来开展结局研究是有帮助的。

> **研究议题**
>
> 从文献和对现有证据的讨论中，我们发现了几个证据不一致、不充分或不存在的主题。本指南的作者建议，在可能的情况下，应通过精心设计的随机临床试验对以下领域开展研究：
>
> 1. 欧洲登记处在提供数据以确认本指南第六至十三章内容方面的合作有效性。
> 2. 排除与国家医疗卫生服务体系有关的偏倚。
> 3. 表18.1中建议的方法和终点是否真的有用，还是说它们基于未经证实的假设？
> 4. 是否存在可以在短时间观察的基础上，预测长期结局的其他终点？

本章参考文献

第十八章参考文献

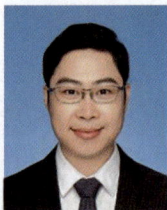

张桓熙

　　中山大学附属第一医院副研究员，硕士研究生导师。于中山大学中山医学院获得临床医学博士学位，在中山大学附属第一医院器官移植科完成博士后。中国药理学会治疗药物监测专委会青委。曾前往法国深造。以第一及通讯作者发表 SCI 文章 26 篇。主持国家及省市级基金 3 项。参编肾移植指南 7 部和专著 2 部。作为骨干获广东省医学科技奖二等奖、树兰卓越工程青年人才基金。主要研究方向为肾移植大数据研究及循证医学研究，抗体介导排斥反应机制和诊治策略优化。

第十九章 风险沟通和共同决策的制定

19.1 引言

患者安全，以及移植风险和益处的透明度是整个移植过程中的关键要素。安全和透明对于建立并保持移植医生、患者与活体供者（如适用）之间的信任，以及维护公众对移植的信任至关重要。随着外科技术、免疫抑制药物、供者相关风险评估，以及活体供者和移植受者的围手术期与术后管理等方面的进步，器官移植已经成为治疗终末期脏器疾病或器官衰竭的一种安全有效的方法。然而，移植并非没有风险。正如本指南前文所述，风险可能与手术过程、终身免疫抑制方案，以及感染性疾病（详见第八章）、恶性肿瘤（详见第九章）或其他疾病（详见第十章）的传播有关。同样，活体器官移植在活体供者的围手术期和术后阶段均存在潜在风险，与遗体器官移植一样，也存在将疾病传播给移植受者的风险（详见第十三章）。将这些风险降至最低是所有相关专家的基本职责之一。

除非患者明确要求并签署不披露同意书，否则告知移植受者和活体供者有关移植风险与益处的义务既是法律规定，也是伦理要求。从法律角度看，医生应披露对患者来说任何重要的信息和风险，以便患者做出知情决定。从伦理角度看，知情同意符合患者自主原则。然而，患者和医生对风险与益处的看法，以及对哪些信息是做出知情决定所必需的看法，可能是不同的。知情同意的过程在本质上是有利原则/不伤害原则与患者自主权之间的矛盾。这意味着，临床视角（包括基于既定方案的临床适应证）并不一定符合患者的偏好和个人主观考虑或具体的生活条件。"沟通"一词源于拉丁语 *communis*，意为"共同的"[1]。"进行沟通"（拉丁语 *commūnicāre*）在本质上与分享和共享的概念有关。在这种背景下，"沟通"可以与"交流"互换使用，从而突出了"同意"的内在关系本质。不能仅仅将其视为一个提供信息的过程。

此外，每当发生SARE，如移植导致的疾病传播或活体供者死亡、肾功能衰竭等事件时，与所有的利益相关方一起制定协调、及时和计划周密的沟通策略，对于维护公众信任和最大限度地减少对人们捐献意愿的间接负面影响至关重要。

本章有两个目的。首先，本章旨在为在各种情况下向移植等待者、受者和活体供者传达风险提供一些指导，其重点在于知情同意程序。其次，本章旨在说明在器官捐献或移植实践中发生严重风险事件后，需要采取哪些策略与利益相关方进行适当沟通。在这一过程中，本章确定了现有的不足之处，以便为今后的研究议题提供信息。

19.2 实体器官移植中的风险告知和同意

风险沟通需要考虑供者、受者和移植相关的多种因素，这些因素可能因具体病例情况而异。即使目前已有对供者和受者进行临床评估的工具与规程，对每位患者进行个体化治疗依旧不可或缺。这对于评估个体受者和活体供者的风险-效益比至关重要。同时，还要确保在做出移植或捐献决定时，患者或活体供者的意见和视角被充分考虑并纳入。移植等待者、受者和活体供者的生活目标、需求、价值观与偏好各不相同，可能与医生认为的最佳临床解决方案存在差异。

器官移植是一个终身过程，因此，在移植前评估的早期阶段和在整个持续护理过程中都应进行适当的沟通，以促进信任和医患共同决策（shared decision making, SDM）。医患之间维持终身关系至关重要，因为随访过程中可能会出现风险，并有可能影响移植和活体捐献的成功。SDM被广泛认为是医患关系中最理想、最合乎伦理的模式，它摒弃了早期家长式的护理模式[2]。SDM被定义为"临床医生和患者在面临决策任务时共享可用的最佳证据，并支持患者考虑各种选择，以实现知情偏好的一种方法"[3]。SDM包括两个核心要素，即风险沟通和明确患者的价值观。前者是指医护人员在规定的时间根据最佳的科学证据，与患者及其家属就医疗方案的利弊进行沟通。明确患者的价值观，即明确什么对患者及其家属是最重要的[4]。

因此，同意不仅仅是在纸上签字。正如联合国教科文组织（United Nations Educational, Scientific and Cultural Organization, UNESCO）国际生命伦理学委员会的报告所述，同意是一个关系过程，"在这个过程中，需要通过持续的对话，在随后的多个时间点与患者进行讨论"[5]。关于这一点，Brenner及其同事指出，知情同意书并不能取代对患者的宣教。相反，它的作用是证明已经和患者进行了讨论[6]。因此：

1）知情同意书应通俗易懂，知情同意程序应作为告知患者并确保其理解告知内容的一种手段，而不是防止诉讼的工具。

2）医生在处理不确定性时应避免家长式作风，应将不确定性转化为与患者建立治疗同盟的机会。

3）对患者进行适当的宣教并不意味着向患者提供一份全面的清单，列出所有可能出现的医疗并发症。相反，一个充分知情的患者应该积极参与对话，与医生讨论与其个人决策过程最相关的风险。

4）在患者的病历中附上一份简明易懂的说明，注明已与患者和（或）其家属进行了讨论，可能比已签字的、但冗长难读的同意书更有效。

当面对高风险、低确定性的治疗程序，以及存在两种或两种以上替代治疗方案时，知情同意流程和SDM流程存在共同之处[7]。一些研究表明，SDM有可能对多种患者结果产生积极影响。它经常与情感-认知结果（理解、满意、信任）相关，但较少与行为结果（依从性、治疗决策、健康行为）和健康结果（症状减轻、QoL、生理指标）相关[8]。其他研究显示，包含多个环节的SDM干预措施可改善患者的情感结果（如满意度）、行为结果（如依从性）和健康结果（如抑郁和幸福感），尤其是在做出长期决策时和面对慢性病的情况下。此外，在慢性病患者中，患者通过SDM积极参与决策，可增加坚持健康行为、参与促进或保持健康行为的可能性[9, 10]。在器官移植背景下，SDM的作用是将最佳循证医学方案的临床观点与患者的个人情况相结合，再由患者做出最终决定。此外，SDM还认可尊重患者的自主权，并通过与患者的互动，帮助医生认识到自己在选定最佳行动方案时存在的偏见[11]。

SDM的基本要素包括解释健康问题，介绍可供选择的方案并讨论其益处、风险和成本，评估患者的价值观和偏好，讨论患者"自我感知地执行某一特定行为或一系列行为的能力"并提供建议，核实并明确患者是否已经理解，做出决定或推迟做出决定，以及安排随访[12]。目前已开发出多种策略和工具来促进相辅相成的和谐医患关系，并提供医生咨询服务。然而，并非所有策略和工具都在器官捐献与移植的特定背景下进行过研究，如患者决策辅助工具（patient decision aid, PDA）。PDA通过向患者提供与其健康状况相关的方案选择和对应结果等信息，来帮助患者在不同方案（包括维持现状）之间做出具体而审慎的选择[13]。PDA已被证明能有效提高患者对现有治疗方案的了解，使他们更知情并更清楚什么对他们来说最重要，帮助他们对可选方案可能带来的益处和危害有更准确的预期，以及促进他们更积极地参与决策过程[14]。不过，为改善知情同意程序，人们还提出了许多其他策略和干预措施，本章稍后将对其进行介绍。

19.3　向移植等待者告知风险

在进行移植评估时，患者面临以下选择：是否进行移植、确定自己能否做到移植后的复杂要求、选择活体供者（如适用）还是遗体供者，以及考虑与移植物质量下降的可能性（详见第七章）和供者风险概况（详见6.1，第八至十章）有关的各种选择方案。

在登记接受移植时，应向移植等待者提供有关移植的信息，并应通过对可选方案的相关风险和益处进行多次讨论，来确定他们是否同意移植。最终要由移植等待者决定是否接受器官移植。研究表明，这些讨论应包括对患者目前和预期QoL的最佳估计，还应包括以下信息：基于血型的平均等待时间[15]、移植物或患者的平均预期寿命、免疫抑制治疗的必要性及其副作用和潜在不良后果（如恶性肿瘤或感染性疾病），以及其他相关因素。此外，还必须说明拒绝接受器官和继续等待的相关风险[16]（详见6.1）。

因此，在移植等待名单上登记前，患者不仅应了解外科移植手术的一般风险，还应了解疾病从供者传播至受者的可能性。应告知患者，只有在移植手术后，才可能获得明确的有关疾病传播风险的更多信息或检测结果。在这种情况下，必须向移植等待者保证，万一发生疾病传播，将提供适当的移植后检测、预防和（或）治疗，以降低疾病传播的风险或严重程度。此外，移植等待者还必须了解，在免疫抑制状态下可能存在潜在传染病再次暴发的风险，如CMV或其他疾病的再激活。有关免疫抑制治疗引起的并发症的讨论也至关重要，因为这些并发症可能会增多，特别是在使用强化免疫抑制方案（使用单克隆或多克隆抗体作为诱导治疗）的情况下。

19.3.1　关于器官质量和供者相关风险的沟通

器官移植供需之间的持续差异促使人们制定了旨在扩大供者库的战略。ECD（详见6.1.3）、非标准风险供者（详见6.1.2）和DCD供者（详见6.1，第十二章）就是其中的一些例子。以上都对知情同意程序提出了新的挑战。一些学者主张有必要对在移植过程中的不同时间点提供给患者的信息内容、沟通方式和信息量进行标准化，以便为移植等待者提供平等的移植机会[17-19]。

然而，知情同意的时间和内容普遍存在差异。一项覆盖欧洲35个肝移植中心的多中心研究发现，20个中心（65%）在移植等待者等待时向其提供了ECD信息，1个中心（3%）在ECD肝脏可用时提供了相关信息，10个中心（32%）在这两个时间段都提供了信息。其中，13个中心要求肝移植等待者提供特别同意书，20个中心向潜在受者提供了有关供者血清学的信息，6个中心向潜在受者提供了有关供者高危行为的信息[20]。荷兰一项针对肝移植等待者和受者的单中心研究发现，患者愿意承受的疾病传播风险为7%，而在获得有关移植等待者死亡率的信息后，这一比例上升至12%。这一结果在所有受访者中都是一致的，与人口统计特征或患者状况（即移植患者与移植等待者）无关。大多数（59.8%～74.8%）移植等待者希望在感染性疾病或恶性肿瘤传播风险增加时、胆管狭窄和（或）早期移植物衰竭时得到通知。至于何时是接受供者相关风险信息的首选时间，半数以上的患者希望移植中心在提供器官时告知相关信息；其中90%以上的患者希望参与SDM[17]。与此一致的是，之前的一项研究显示，绝大多数（83%）肝移植等待者希望

在器官接受决定中发挥同等或主导作用[21]。同样，一项针对肾病患者的研究发现，大多数（63%）患者愿意参与有关遗体供者肾脏质量的决策[22]。然而，研究表明，患者对不同的选择方案，以及与移植等待名单死亡率、移植可能性和器官质量有关的结局的了解往往有限[21, 23]。

根据之前的记录，在肾移植等待者中，有患者对器官质量问题与感染风险增加之间的区别感到困惑，并担心感染性疾病（即HIV、HBV、HCV）的传播，他们希望获得全面的信息，以便在充分知情的情况下做出决定[24]。有几项研究提出，需要通过对患者有意义且易于理解的方式来传达风险信息。一项针对美国75个移植中心的332份书面同意书的研究发现，绝大多数同意书都难以阅读。尽管建议以5～8年级（10～14岁）的平均阅读水平来撰写同意书，但大多数同意书都是以"大学新生"（18岁）的阅读水平撰写的[25]。

一些学者建议提供风险的实际量化数据，同时提供例证，以便为患者和HCP的决策提供支持[18, 26]。实证研究表明，在器官移植的不同环境中，PDA是提高患者的认知程度和决策水平的另一种有效方法。研究发现，接触过PDA的肾移植等待者对移植的了解程度明显更高（$P<0.001$）[27, 28]。此外，与常规治疗组相比，受益于PDA的肺移植等待者对治疗方案的了解明显更深（$P<0.001$），对风险和益处的预期更准确（$P<0.001$），决策冲突更少（$P=0.000\,7$），决策更持久（$P=0.06$）[29]。至于肝移植等待者，在接触过PDA后，他们对HBV和HIV传播的了解有了显著提高，从而更清楚地认识到他们可能会得到一个不完全符合标准的肝脏（$P=0.001$），并更愿意考虑接受这样的器官（$P<0.001$）[30]。在器官移植这一特定领域和其他临床实践领域，还实施了其他策略来提高移植等待者的宣教知晓率、了解程度和决策能力（表19.4）。

虽然SDM是医疗服务中最理想的决策模式，但有多种因素可能会阻碍其在器官移植临床实践中被采用[31]。在这些因素中，不同移植中心对ECD定义标准的差异[32, 33]，以及医生对供者风险的理解和态度被认为是SDM的潜在障碍[15, 16]。反对在器官质量和供者相关风险沟通中使用SDM的人认为，鉴于可用于决策的时间有限，在提供器官时讨论风险

和益处可能比较有难度。供者可能会表现出一些个人风险因素，这些因素可能难以及时评估，也难以以循证的方式向移植等待者解释。然而，单方面做出决定在伦理上是不可接受的。因此，通常提倡先期决策[11, 15, 31, 34]。

19.3.1.1 移植等待名单登记前的沟通

多项研究认为，应在移植评估过程的早期就开始讨论不同类型供者在器官质量与疾病传播风险方面的相关风险和益处，并定期重申。移植等待者可能会出现 QoL 下降或临床状况恶化的情况，与此同时，他们接受非标准风险供者或 ECD 的意愿可能会随着时间的推移而发生变化[11, 18, 24, 31]。因此，在将患者登记在器官移植等待名单上时，最好向其解释接受或不接受非标准风险供者或 ECD 的对应选择方案和潜在风险。在器官移植这个阶段，移植等待者必须签署知情同意书［以 5 ～ 8 年级（10 ～ 14 岁）的阅读水平撰写］[25]，并根据患者的偏好，签署针对 ECD、非标准风险供者（感染性疾病或恶性肿瘤风险）或 DCD 供者的其他特定知情同意书。为了确保全面告知移植的风险和益处，从而实现知情更加充分的同意过程，NHSBT 和英国移植协会（British Transplantation Society, BTS）联合制定了成年患者实体器官移植同意书指南[35]，建议向移植等待者提供表 19.1 所列各方面的信息。

表 19.1 在移植等待名单登记前应向移植等待者提供的信息

1. 筛查过程，包括在提供器官之前要求提供的信息和进行的检查（详见 6.2、6.3，表 6.4，第十二章）

2. 移植前或移植后可与受者共享的供者信息（表 19.3）

3. 与个人相关的供者和器官的类别和类型（详见 6.1、6.1.1、6.1.2、6.1.3，第十二章）

4. 与所有器官相关的风险，以及因供者的不同特征（如生活方式、死亡原因）、器官本身和移植的后勤工作而可能产生的风险

5. 移植的益处

6. 移植的短期、长期风险及影响

7. 长期随访和相关检测（可能包括酒精或非法药物的检测等）的重要性、遵从医嘱和免疫抑制治疗的必要性

8. 不进行移植的后果

9. 暂停移植或将患者从移植等待名单中删除的可能性和原因

10. 解释与以下方面有关的风险：
    1）器官移植：
    - 手术风险（如大出血）
    - 预示可能影响受者健康的、可传播的感染性疾病（包括 CMV）、恶性肿瘤或其他疾病风险的供者因素（详见 6.1.2，第八至十章）：
      - 既往静脉用药
      - 高危性行为
      - 恶性肿瘤史
      - 居住在某些流行病感染地区
    - 可能影响短期和长期移植物功能的供者因素（详见第七章）：
      - 供者年龄
      - 供者死因
      - 供者类型：DCD 与 DBD 相比，不同器官的风险性质不同（详见第六和十二章）
      - 供者的 BMI 较高
      - 捐献前在 ICU 的住院天数
      - 劈离式或减体积式肝脏
      - CIT/WIT 更长
    2）免疫抑制：

（续表）

• 类别特异性（如某些新发恶性肿瘤和感染的风险增加） • 药物特异性（如与钙调神经蛋白抑制剂相关的肾功能损害和糖尿病） 3）急性排斥反应的风险（但在大多数情况下，极有可能对治疗产生反应） 4）移植相关风险（如心血管疾病风险增加）
11. 必须告知移植等待者，明确说明供者器官不可接受的因素可避免使用该器官进行移植的相关风险，但可能会增加其在可接受的移植物出现之前死亡的风险（详见6.1.1）
12. 必须告知移植等待者，如果有证据表明移植物功能障碍或受者健康风险（如感染性疾病的传播）显著增加，他们有权拒绝接受所提供的器官
13. 必须告知移植等待者，在向其提供器官时，他们可能无法获得想要了解的供者的所有信息，但如果供者有较大的感染性疾病、恶性肿瘤的传播风险，或者如果存在移植物无功能风险、较大的技术性并发症风险，他们将被告知这些信息。移植等待者不会被告知风险增加的原因，在向其提供器官时，预计也不会提供以下供者信息： • 姓名（或首字母） • 职业或社会阶层 • 出生日期 • 捐献地点 • 族裔 以下供者信息只有在移植等待者提出要求时才可以提供： • 性史、酗酒史或吸毒史
14. 必须告知移植等待者，通常无法量化风险增加的程度
15. 移植等待者必须认识到，在决定接受或拒绝所提供的器官之前，可能无法获得想要了解的所有信息，有时只有在移植后才能获得相关信息
16. 必须告知移植等待者，任何器官、供者、移植都不可能没有风险

资料来源：改自 NHSBT/BTS. National Health Service Organ Donor Register. *Guidelines for consent for solid organ transplantation in adults*, 2015。

19.3.1.2　在移植等待名单期间保持同意

受多种因素影响，从移植等待名单登记到进行移植手术很可能需要一段时间。由于临床和（或）心理社会状况的变化，特定接受者接受器官的标准可能会随着时间而改变。因此，必须定期重新评估受者接受非标准风险供者、ECD和（或）DCD供者的意愿，尤其是当个人临床状况发生变化或QoL下降时。因此，移植等待者在移植等待名单上的停留时间并不是固定不变的[19]，建议遵循表19.2所示的NHSBT/BTS指南[35]。

19.3.1.3　提供器官时的沟通

在提供器官时，应在分配程序中考虑到受者的具体知情同意和偏好。特别建议与受者讨论表19.3所示的供者信息，同时避免透露任何可能使供者身份被识别的细节[34-36]。

移植后，如果发生可能性低但有潜在可能的感染性疾病和（或）恶性肿瘤传播的事件，应由医生团队和受者共同决定是否采取进一步措施［如移植物切除和（或）治疗］。关于SARE的沟通和报告，请参阅第十六章的生物警戒问题和19.5的与广大公众沟通的问题。

19.3.2　提高移植等待者的宣教知晓率和了解程度，并促成共同决策的沟通策略和工具

除了知情同意程序的时间、内容和细节外，建议在本章列出的整个移植过程的不同阶段中，移植计划应考虑实施沟通策略，以提高移植等待者的宣教知晓率和了解程度，并促进SDM[18, 25-31, 35, 37, 38]（表19.4）。

表19.2　在移植等待名单期间保持同意

1. 同意声明包括确认移植团队所告知的内容已涵盖之前概述的所有方面，且患者已理解相关内容，或者患者已同意移植，但明确要求不被告知风险

2. 临床医生应确保等待移植的患者始终了解移植的风险和益处，尤其是在患者的临床状况发生变化，风险平衡可能发生改变的情况下

3. 如果患者的病情恶化或希望被暂时从名单上删除，则应建议患者在正式复审期间，让主治医生和移植中心了解其对同意移植的态度是否发生重大变化

4. 应让患者有机会定期复审和修改他们的移植决定，并在适当情况下，复审和修改其不愿意接受的器官特征。复审的时间取决于患者的病情和移植的类型

5. 如果患者的情况发生任何非医疗方面的变化，并且这种变化对于患者的同意具有重要意义，则患者需要理解启动复审的重要性

资料来源：改自 NHSBT/BTS, *Guidelines for consent for solid organ transplantation in adults*, 2015[35]。

表19.3　最终同意和接受器官前的讨论

1. 供者信息（详见第六、七和十二章）：

 • 年龄范围（以十年为一个单位）

 • 性别

 • 死亡类型（如外伤或脑血管事件）

 • 供者类型（DCD 或 DBD）

2. 供者是否具有较大的感染性疾病或恶性肿瘤的传播风险。这适用于移植等待者之前表示愿意接受这些供者器官类型的情况

 其他研究强调，在这种情况下，在提供以下信息后，潜在受者必须签署一份特别同意书[34, 36]：

 • 可能传播的感染和可能的传播风险

 • 感染性疾病的潜在严重程度

 • 一旦发生传播，治疗感染性疾病的难易程度

 • 是否已完成对供者的所有检测

 • 此时不进行移植会有严重的发病率和死亡率风险

 • 此时接受该器官的益处[34]（详见第六和八章）

 在恶性肿瘤传播风险较大的情况下，也应采取同样的措施（详见6.1.2，第九章）

3. 供者器官是否有功能不良的特殊风险（如肾脏急性肾小管坏死、严重的肝脏脂肪变性），以及可能影响短期和长期移植物功能的其他因素（详见6.1.2，第七章）：

 • 供者年龄

 • 供者死因

 • 供者类型：DCD 与 DBD 相比，不同器官的风险性质不同（详见第六和十二章）

 • 供者的 BMI 较高

（续表）

- 捐献前在 ICU 的住院天数

- 劈离式或减体积式肝脏

- CIT/WIT 延长

4. 为遵守供者匿名性原则，在提供器官时或移植后都不应将以下供者信息告知受者：

- 姓名（或首字母）

- 职业或社会阶层

- 出生日期

- 捐献地点

- 族裔

以下供者信息只有在受者提出要求时才可以提供：

- 性史、酗酒史或吸毒史

资料来源：改自 NHSBT/BTS, *Guidelines for consent for solid organ transplantation in adults*, 2015[35]。

表19.4　提高移植等待者的宣教知晓率和了解程度，并促进SDM的沟通策略和工具

1. 使用核对表，确保移植团队在移植等待名单登记之前（附录二十八）和提供器官时（附录二十九）已涵盖前几节概述的所有方面

2. 应以受者最容易理解的方式解释风险，并可结合图表和数字加以说明

3. 应解释与特定移植手术或供者/器官类型相关的风险程度，并将其与留在移植等待名单上的风险和（或）放弃移植的风险进行对比说明。但应避免使用容易引起争论的移植物术语，如次优、边缘、高风险

4. 提出的风险应为现时风险，并与移植中心的经验相符；如果国家数据与本地数据一致，则可使用国家数据

5. 让受者的其他家人或朋友参与有关移植和风险的宣教通常很有帮助，尤其是在受者患有其他疾病可能影响理解的情况下

6. 让所有移植等待者及其家人和朋友见见那些已经接受过移植手术的人，这对他们很有帮助。虽然这种做法对移植程序的描述并不全面，但有助于让人们了解移植过程，从而获得更知情的同意

7. 应向潜在受者提供书面宣教材料（以5～8年级的阅读水平撰写），以便他们理解所提供的信息

8. 应使用图表、数字和示例来说明绝对风险估计值，避免使用描述性术语，如常见、罕见、可能、不太可能

9. 平衡相对风险与绝对风险和益处（不要孤立地引用相对风险）

10. 个体化风险（数据是针对群体得出的，但需要应用于个人）

11. 支持患者根据自己的目标、偏好和考量，来评估现有的选择方案

12. 应考虑使用电子通信方式（如电子邮件），来保证患者与HCP之间沟通的连续性

13. 在有条件的情况下，PDA可作为知情同意程序和促进SDM的有用辅助工具

14. 应使用视觉辅助工具（如描述移植等待者在移植评估过程中所处位置的图表），来加深理解

15. 应鼓励移植患者向其医生团队提问，并赋予他们提问的权利。为患者提供提示问题单可以帮助他们提出移植相关问题，并促进患者与医生之间的讨论（美国卫生与公众服务部[39]有一个很有价值的实例）

（续表）

16. 互动式知情同意干预（即有意促进患者积极参与和双向交流的干预），如测试/反馈和回授法，以及数字干预，可以有效提高患者的理解能力
17. 为健康知识水平有限、计算能力有限、语言能力有限，或者有视力/听力障碍的患者实施干预措施，并强调使用具备移植工作知识的、合格的医学口译员
18. 根据患者的文化和语言偏好，提供沟通工具和材料

19.4　向活体供者告知风险

活体供者是一群独特的健康个体，他们为了他人的利益而接受择期手术。伦理和法律方面的问题，以及与活体捐献的同意和授权有关的问题已在本指南前面的章节中讨论过（详见 13.2）。在评估肾脏或肝脏捐献时，必须告知活体供者，他们对捐献的同意将通过不只是一次，而是多次有关活体捐献的风险和益处的讨论，最终由候选活体供者决定是否最终确认其捐献意愿。此外，由于某些风险是不确定的或不断变化的，因此必须与活体供者建立长期关系，明确告知活体捐献过程并不会在活体供者手术完成后就结束[40]。

标准化的知情同意程序应包括以下信息：手术信息（死亡率和其他主要并发症）、医疗信息（轻微并发症、住院时间、筛查程序、捐献的长期影响）、社会心理信息（单肾存活的风险、随访、承受的压力、抑郁、益处、对生活方式可能产生的影响）、财务信息（供者需承担的费用、对获得人寿与健康保险能力的潜在影响、对今后就业能力的潜在影响）和其他信息（自愿性质、合法的退出途径、受者的利益、受者移植物失效的风险、其他捐献程序、病假时间）[41]。

19.4.1　关于活体器官捐献风险和益处的沟通

众所周知，同意必须是自愿的、不受胁迫的和充分知情的。研究表明，不同国家和移植中心向患者提供的书面和口头信息差别很大。一项研究收集了来自 14 个欧洲和非欧洲中心的、16 份用于告知活体肾移植（live donor kidney transplant, LDKT）候选者有关信息的手册，发现有些小册子达到了较高的标准，而另一些则被认为不够充分[42]。同样地，一

项针对 40 个国家中 177 个移植中心的移植专业人员进行的调查发现，不同国家和不同中心在与 LDKT 候选者进行风险沟通和知情同意程序方面存在相当大的差异。调查结果显示，虽然大多数受调查者告知潜在供者罹患 ESRD 的风险会增加，但有 42% 的受调查者表示风险不会增加，或完全回避讨论这一风险。至于经济和社会心理风险方面的信息，大多数医生或是淡化了这种风险的可能性，或是根本不主动讨论这些风险[43]。同样，一项针对荷兰移植外科医生进行的调查发现，不同中心，甚至同一中心的外科医生对 LDKT 的同意做法也不尽相同。对可能出现的并发症的告知并不一致，只有 50% 的受调查者始终披露死亡风险[44]。

在 LDLT 中也有类似的发现。一项针对美国研究的系统性评审显示，LDLT 的知情同意并不理想，因为供者没有充分理解在知情同意过程中获得的信息[45]。一项针对美国 132 个肾移植项目的供者同意程序进行的调查发现，在披露风险类型方面存在巨大差异。有一半的移植项目假定同意对供者进行评估[46]。对 LDLT 候选者进行的一项定性研究同样发现，尽管他们主观上认为已经获得了令人满意的信息，但他们对捐献的实际了解并不充分[47]。研究表明，可以通过使用理解评估工具、电子健康宣教工具，以及更易于理解的口头和书面信息披露来辅助知情同意程序，从而提高候选活体供者对所有信息的了解程度[25, 40, 41, 45, 47]。

鉴于活体供者库的异质性，以及各国政治、文化和宗教背景的差异，要获得标准化的同意书格式几乎是不可能的，但也有一些研究提倡采用标准化的知情同意程序，以提供平等的宣教和决策机会[41]、社会心理支持及具有文化敏感性的信息资料，从而防止移植中心之间的差异[48, 49]。必须向候选活体供者提供与活体捐献相关的短期和长期风险的个体化定

量评估，并以简单易懂的方式解释其相关不确定性[50]。Steiner等人建议向活体供者提供视觉辅助工具，以简单的方式描述绝对风险，并利用这些工具讨论可接受的风险水平[51]。自愿性、医学适宜性、LDKT对受者的益处、移植物失效的风险（以及对可能发生移植物失效的时间的评估和估计）、术后病程、捐献后预计住院时间、短期和长期的医疗风险与心理风险、病假时间、法律条件和财务条件已被提议作为书面同意书的关键要素，以便候选活体供者能够做出全面的知情决定[42]。

有些风险可能比其他风险更容易理解。移植中心通常都有术后并发症的数据，供者通常也非常了解手术过程和短期风险[52]。应鼓励移植中心在向患者提供咨询时使用自己的数据，而不是使用国际通用的术后并发症和短期风险数据。在同一项研究中，只有一半的供者了解长期医疗风险。高血压、先兆子痫和终末期肾功能衰竭等长期风险可能更难理解和量化，不仅对潜在供者而言如此，对为供者提供咨询的医疗专业人员而言也是如此。对于移植专业人员来说，成功告知这些风险也许是一项艰巨的任务，这可能需要相关的培训和技能，以及适当的书面信息[53]。在讨论风险时，区分相对风险和绝对风险对移植专业人员和潜在供者都尤为重要[54]。Steiner强调，在接受潜在肾脏供者之前，必须对供者进行全面宣教并征得其知情同意[55]。对于有某种孤立性医学异常的供者，或者来自高基线高血压或肾病风险人群的供者来说，这一点更为重要。在告知年轻供者风险时，必须说明长期结果的不确定性程度，因为正常的供者评估对年轻个体未来健康状况的预测性较低[56]。

19.4.1.1　在对候选活体供者进行评估之前，就活体捐献的风险和益处进行沟通

鉴于知情同意过程本身的复杂性，候选活体供者必须与有移植经验的医护人员进行多次讨论，以确保医护人员对其进行宣教和风险沟通，同时评估其捐献动机、对捐献可能造成的临床结果与社会心理结果的了解程度。这些讨论必须尽早开始，并由肾脏科主治医师发起。主治医师应提供宣教内容，并从非移植中心将移植等待者和潜在的活体供者转介到移植中心，以接受进一步的宣教和评估[57]。根据KDIGO关于活体肾脏供者评估和护理的临床实践指南[40]，建议这些讨论应包括表19.5所列出的信息（有关活体供者筛查、评估，以及与LDKT和LDLT特别相关的医疗与手术风险的更多详情，请参阅第十三章）。

表19.5　评估候选活体供者时建议披露的内容

披露信息的类型	向候选活体供者披露的信息
1. 处理候选活体供者的个人健康信息	• 在候选活体供者评估过程中收集的个人健康信息与其他个人健康信息一样，都是保密且受到隐私法保护的 • 只有在候选活体供者同意的情况下，移植计划才会向预期受者或其他方面披露候选活体供者的个人健康信息 • 可能会征求候选活体供者的同意，向其预期受者披露某些个人健康信息。这些信息可能包括供者的身份、免疫相容性和影响疾病传播风险的病史
2. 发现候选活体供者健康信息的风险	• 移植计划针对以下各种情况制定披露信息，以及安排随访服务的政策： 　－ 可能需要进一步医疗干预的健康状况 　－ 可能影响候选活体供者获得保险（如人寿保险、医疗保险、伤残保险）或保险费用的能力的健康状况 　－ 必须向公共卫生机构上报的感染性疾病 　－ 通过血型和免疫相容性检测，发现候选活体供者与预期受者之间错误的生物学关系（如父子关系中的父亲身份错误）
3. 捐献的风险和预期结局	• 捐献的预期医疗、手术、社会心理、经济风险和结局，以及估算风险与结局的不确定性
4. 移植等待者可选择的其他治疗方案	• 肾衰竭的治疗方案（包括血液透析和遗体供肾移植），以及与LDKT相比的平均预期结局

（续表）

披露信息的类型	向候选活体供者披露的信息
5. 移植等待者的选择过程，以及何时与候选活体供者共享预期受者的个人健康信息	• 移植等待者评估小组根据方案标准和临床判断确定接受肾移植的资格 • 在移植等待者评估过程中收集的个人健康信息是保密的，受隐私法保护，一般不与候选活体供者共享，除非： 　－ 移植计划确定候选活体供者需要此类信息，以便就是否继续捐献做出知情决定 　－ 预期受者允许与候选活体供者共享这些信息
6. 候选活体供者的评估、候选资格确定和随访流程	• 某些检测可能需要单独的同意书 • 可以帮助供者减轻捐献经济负担的方案和人员 • 接受任何有价值的捐献对价（金钱、财产）可能构成犯罪 • 说明如果候选活体供者决定不捐献会发生什么情况，强调候选活体供者有权在移植计划的全力支持下随时拒绝捐献 • 移植计划根据评估结果决定候选活体供者是否符合捐献条件 • 如果不符合捐献条件，则说明候选活体供者不符合移植计划捐献标准的原因，以及移植计划将如何为候选活体供者提供支持 • 移植计划对随访服务的建议，包括随访服务的时间安排和财务影响，以及持续地定期接受医疗保健维护和选择健康生活方式的必要性 • 移植计划需要在器官捐献后持续收集供者的个人健康信息，以便为受者的医疗服务提供信息，并为供者的医疗服务提供指导 • 移植计划关于在供者评估和捐献后向供者提供医疗服务的政策 • 制定国家和地区政策，确保出现肾衰竭的活体供者能够迅速获得透析治疗和移植手术

资料来源：KDIGO 2017[40]。

19.4.1.2　供者评估期间的沟通和行动

评估过程从候选活体供者被告知有机会进行活体捐赠的那一刻开始，到供体手术的时间结束。这段时间有多种作用，既能为评估活体供者对手术风险和益处的了解程度提供充足时间，又能证明其实际和持续的捐献动机。一项针对美国肾移植项目的内科和外科主任进行的调查发现，只有少数移植项目（11%）要求所有潜在活体供者行使所谓的"冷静期"权力，以处理在知情同意过程中收到的所有信息。大多数移植项目要么只在特定情况下（32%）要求潜在活体供者行使"冷静期"权利，要么根本不要求"冷静期"（57%）[46]。尽管如此，虽然这一过程的持续时间没有明确规定，而且可能因活体供者的个体特征而异，但它却是有效知情同意的基本要求。

研究表明，在LDKT和LDLT环境中，候选活体供者甚至在供者评估和宣教流程开始之前就决定捐献器官[47, 58, 59]。一项针对28名LDLT候选供者的定性研究显示，所有供者在收到与活体捐献相关的风险信息之前，最初都是基于情感而非逻辑推理做出同意捐献的决定。然而，在他们做出愿意捐献的第一反应之后，会出现以下两种情况中的一种：① 在获得有关捐献的潜在风险和结局的、更详细的资料后，他们又对最初的立场进行了修正；② 开始回避并重新考虑这些问题[60]。

同样，一项针对30名LDLT候选供者的定性研究发现，三分之一的受访者愿意接受全面信息，目的是让他们感觉对手术有更充分的准备，而不是对决策本身有更充分的准备[47]。活体供者通常是基于帮助受者的愿望而决定捐献，而不是基于对手术风险和益处的认识[52]。然而，其他研究表明，矛盾情绪（如犹豫不决或不确定）在活体供者中很常见，而且往往与他们的捐献意向同时存在，并且有可能在捐献后产生较差的社会心理结局[61, 62]。

此外，由于曾有过活体供者将感染性疾病传播给受者的案例[63, 64]，目前尚不清楚活体供者是否充分认识到他们有义务在捐献前避免发生可能使自己面临感染传染病风险的行为。因此，同样建议对活体供者进行宣教，使其了解可能导致感染性疾病传播给受者的行为风险因素（详见13.7.1）。

基于上述前提，活体供者接受多学科评估的这段时间对于候选活体供者获取所有相关信息，并与移植团队进行讨论至关重要。表19.6总结了一些特别重要的建议。

19.4.2　提升活体供者决策能力的沟通策略和工具

如表19.7所示（另见表19.4，附录三十二），与移植受者的风险沟通方式相同，建议对活体供者采用特定的沟通策略和工具，以提升活体供者移植计划决策过程的效率[40, 45, 47, 65-78]。

此外，Lentine 和 Segev[50]根据全科医学和恶性肿瘤文献中关于风险沟通的建议，提出了一系列可以在活体供者中试验的策略（表19.8）。

19.5　发生严重不良反应和（或）事件时的危机管理与沟通

本章和本指南的其他章节已广泛介绍了与遗体供者和活体供者器官移植相关的风险。在器官移植工作中，因移植而将疾病传播给受者的风险、受者或活体供者的死亡，以及其他SARE（关于SARE的定义和更多详情，请参阅第十六章）仍然非常少见，但却不可避免。这些方面具有在不可预测的时间点上引发危机的潜在可能。Coombs将危机描述为"无法预测但可以预料的不寻常事件"，并强调任何组织都无法完全避免此类事件的发生，即使在高度警惕

表19.6　活体供者评估过程中的建议行动

1. 主治医生应确保前面介绍的所有内容均已涵盖，并确保供者已经理解

2. 医生应确保潜在活体供者始终了解捐献的风险和益处

3. 应建议活体供者将其捐献意愿的任何变化告知主治医生

4. 应向活体供者保证，他们可以随时退出评估过程，移植计划将协助把这一决定通知给预期受者

5. 在实施活体器官捐献手术时，必须获得活体供者的书面知情同意书

表19.7　提升活体供者宣教效果与决策能力的沟通策略和工具

1. 使用直接、简化和重复的信息，可能有助于供者理解

2. 应利用成人学习理论和健康传播最佳实践，将风险和结局数据转化为易于理解的信息

3. 让潜在供者与过去自愿同意参与宣教的供者进行交谈，可能有助于加深其对捐献程序的了解

4. 提供一份声誉良好、内容全面的最新网站清单，或考虑开发自己的网站，对潜在供者进行有针对性的宣教

5. 使用理解能力评估工具或电子健康教育工具，会有所帮助

6. 在宣教中运用特定的文化和语言能力，可以增进少数族裔群体的理解

7. 在其他临床实践领域行之有效的"复述"（如要求潜在供者重新表述在知情同意过程中获得的信息）和其他健康知识普及方法，可以提高供者的理解能力，提升患者的信任感，以及增强医患间的合作关系

8. 应使用活体供者知情同意核对表，以确保在知情同意过程中涵盖19.4和第十三章中讨论的所有方面（附录三十）

9. 应向活体供者提供患者资料，以通俗的语言解释捐献过程。该资料最好以活体供者的母语提供（附录三十一）

10. 在整个评估过程中，考虑使用动机访谈法来支持与矛盾情绪做斗争的潜在供者

11. 与文化相适应的家访和其他家庭宣教干预措施，可提升弱势群体患者对器官捐献的了解程度并缩小差距

12. 基于网络的门户网站和工具

13. 家人和朋友们的支持

表19.8　值得正式研究的活体供者风险沟通建议

1. 向潜在供者提供口头和书面信息

2. 使用通俗易懂的语言，使书面和口头材料更易于理解

3. 使用绝对风险估值列报数据

4. 如果包含图表，则用统计图表展示信息

5. 使用发生率列报数据

6. 使用增量风险格式，突出说明捐献后的风险与之前存在的基线水平相比有何变化

7. 注意风险和益处的呈现顺序会影响供者对风险的认知

8. 考虑使用汇总表列出与捐献相关的所有风险和益处

9. 考虑只强调对候选供者决策最为关键的信息，即使以牺牲信息完整性为代价

10. 反复提醒候选供者注意风险发生的时间间隔

资料来源：Lentine KL, Segev DL 2017[50]。

的情况下也是如此[79]。此前关于LDLT的研究一致强调，在这一特定领域，问题不在于是否会发生活体肝供体的死亡，而在于何时会发生[80]。

"危机"一词可以有许多不同的定义。Heath认为，"危机通常被定义为对利益相关者的利益和组织的声誉，造成实际或潜在影响的、不合时宜但可预测的事件……这意味着危机会损害利益相关者的利益，破坏组织与他们的关系……应对得当，就能度过危机；应对不当，组织的声誉乃至组织自身或许就会毁于一旦"[81]。

这一定义强调了危机管理的重要性，它是维护与利益相关者的关系、组织声誉和对组织的信任的关键因素。

危机管理被定义为"旨在对抗危机和减少实际损害的一组因素"，以"预防或减少危机的负面结果，从而保护组织及其利益相关者……免受损害"[79]。鉴于危机在某些领域是预料之中的，人们普遍认为，为不可避免的危机做好准备的能力是任何成功组织的关键素质。因此，危机管理应该是一个持续的过程，而不是应对SARE的孤立措施[79, 80, 82]。Coombs认为，构成危机管理的一组因素可分为三个不同类别，与危机管理议程的实际阶段相对应，即：①危机发生前；②危机应对；③危机发生后[79]。危机发生前阶段的首要任务是预防和准备。危机应对阶段的

任务是在实际需要应对危机时，进行管理与沟通工作，而危机发生后阶段的任务则旨在确定改进要素，为下一次危机做好准备，并履行在危机阶段做出的承诺，包括提供后续信息（表19.9）。

在器官捐献和移植这一特定领域，有关危机管理计划（crisis management plan, CMP）的研究仍然很少。Van der Laan在FOEDUS项目[84]中提出了在器官捐献和移植过程中，发生意外事件时进行危机公关的一般指示，而其他作者则更多地关注活体器官捐献项目中的CMP[80, 85]。

19.5.1　关于器官捐献和移植过程中进行危机公关的一般指示

良好的危机公关是成功CMP的关键因素。在意外事件发生时，如果没有预先制定明确的危机公关政策和方法，就会增加事件的复杂性，变成组织需要应对的额外危机。研究表明，以专业方式应对危机的组织会得到利益相关者的回报和信任的维持，而那些毫无准备、反应迟缓和（或）向媒体提供不完整回应（如"无可奉告"）的组织则得不到回报和信任。因此，就器官捐献和移植的具体情况而言，危机前阶段应早在SARE实际发生之前就启动了。

发生危机时的沟通对一个组织来说是一项独特的挑战。它需要特殊的专业技能，应委派给组织结

表19.9　危机发生前、危机应对和危机发生后的最佳做法

危机发生前 危机预防 危机管理准备	1. 开发旨在发现、定位和追踪未来危机潜在风险的系统 2. 制定CMP，并至少每年更新一次 3. 指定一支经过适当培训的危机管理团队 4. 至少每年进行一次演习，以考验CMP和团队 5. 预先起草选定的危机管理信息，包括暗网的内容和危机声明模板。让法律部门审核，并预先批准这些信息
危机应对 应对确定事件	1. 动作要快，尽量在1 h内做出初始响应 2. 仔细核查所有事实，做到准确无误 3. 保持一致，随时向发言人通报危机事件和关键信息要点 4. 将公共安全作为第一要务 5. 使用所有可用的沟通渠道，包括互联网、内联网和群发通知系统 6. 表达对受害者的关注/同情（详见19.5.3） 7. 切记将员工纳入初始响应 8. 随时准备为危机受害者及其家人（包括员工）提供压力和心理创伤辅导
危机发生后 从危机事件中吸取教训	1. 一旦获知承诺提供给利益相关方的所有信息，立即提供 2. 随时向利益相关方通报恢复工作的最新进展情况，包括正在采取的任何纠正措施和调查进展情况 3. 分析危机管理工作的经验教训，并将这些经验教训纳入组织的危机管理系统

资料来源：改自公共关系研究所（Institute for Public Relations, IRP）报告，2007[83]。

构中一支训练有素的专业团队。

Van der Laan[84]提出了一个危机公关模型，分为三个不同的阶段，最终与利益相关者、媒体和公众进行沟通（表19.10）。

在第三阶段，建议采用以下指导原则[84]：

1）准确度优先于速度。

2）媒体的可用性很高，知情等待可减轻压力。

3）给记者提供支持，使他们与"合适"的人接触。

4）控制新闻发布的时间。

5）不断检查各个阶段：新信息，新决定？

6）与其他各方（如政府机构）合作。

7）随时向员工通报情况。

19.5.2　活体器官捐献中的危机管理计划

活体供者术后死亡风险极低，但并非为零。活体肝脏供者的死亡不仅对其家人，而且对受者、临床团队和移植计划来说都是一个悲惨和难以承受的事件。一项针对美国活体肾脏供体（living kidney donor, LKD）（76例）和活体肝脏供体（living liver donor, LLD）（17例）移植外科医生的调查（覆盖87个独立的移植项目）显示，大多数受访者都对LKD或LLD的死亡感到担忧。然而，大多数受调查者

表19.10　危机应对阶段中的各个阶段和要素

第一阶段：信息、情况、机构
• 描绘场景：这里发生了什么？
• 确定立场：在这种突发情况下，我们的角色/职责是什么？
• 任命专家团队（如专家、发言人等）
第二阶段：形象、评估、决策
• 就突发情况和期望（情况）达成充分共识
• 决定沟通战略：主动/被动和主要原则
第三阶段：与利益相关方、媒体和公众沟通
• 利用各种沟通工具：网络、社交媒体、电子邮件、电话
• 按照主要沟通原则行事
• 持续媒体监测：（TweetDeck）——关于该主题的言论/文章
• 为沟通时间制定一个时间表：注意"知情等待减轻压力"的原则

资料来源：改自 Van der Laan J. 2016[84]。

（68%）表示，发生活体供者死亡事件时他们所在的机构并没有CMP。作者根据早前一项关于发生LLD死亡时的危机管理的研究[80]，并结合已制定CMP的

移植项目的内容，制定了一份谈话要点大纲，以指导各个移植项目制定活体供者的CMP（表19.11）[85]。

Henderson等人[85]认为，CMP的第一部分应主要说明其目的和范围，包括明确职责、设计沟通计划和确定危机管理议程三个阶段的行动步骤。应提倡团队参与，并将机构高层领导纳入CMP。此外，CMP还应考虑到，如果发生供者危机，不同利益相关方的需求可能会在内部和外部响应及信息传递方面相互竞争。CMP也应每年修订一次。

危机发生前阶段的目标应是制定确保供者安全方面的实践做法并进行倡导，以便通过提请注意各种程序，有效预防可能发生的AE。供者安全保护措施应根据各移植计划的规程进行个体化设计。它们可能包括支持知情同意程序的独立活体器官捐献倡导者（independent living donor advocacy, ILDA）、围手术期检查清单、明确的人员配置和监控程序，以及沟通升级方案。

在危机应对阶段，准确界定团队职责和沟通任务对于成功管理危机至关重要。首先，应与内部和外部利益相关者进行快速、准确、一致的沟通。应明确团队成员、职责、层级和沟通路径，并且将ILDA纳入团队。建议使用模板化信息和训练有素的发言人。鉴于供者外科医生对供者家属的初步沟通至关重要，建议将其从危机管理中剥离。

危机发生后阶段的关注点是对移植项目的长期影响，目的是逐步恢复正常活动。在这一阶段，应指定临床医生与活体供者的家属和受者进行沟通。此外，还建议为临床医疗服务团队制定沟通计划，为捐献团队提供支持性医疗服务，并安排危机管理团队的会议时间。沟通项目的领导层应互相配合向国家卫生行政部门报告工作（有关报告工作的更多详情，请参阅16.4.2），进行RCA并制定纠正行动计划。还建议制定方案，落实在危机阶段向公众或受影响家庭做出的承诺（如公布最新情况）。

19.5.3 坦诚义务

医疗卫生服务的提供与风险相关联，有时会出现导致死亡或伤害的意外/突发事件。当这种情况发生时，人们希望被如实告知发生了什么、将采取什么应对措施，以及得到会进行整改以防止类似事件再次发生的承诺。

表19.11 活体供者的CMP，谈话要点

1. 引言	• 目的和范围说明
	– 定义危机事件（关于SARE的定义，详见16.2，表16.1）
	• 说明制定计划的过程
	– 将团队成员和机构高层领导纳入CMP
	– 考虑到利益相关方之间可能有相互竞争的需求
	– 年度审查或修订时间表
2. 危机发生前阶段	• 概述有助于防止供者发生灾难事件的安全基本要素
	– 详细描述健全的人员配置和监督程序
	– 说明沟通升级方案，并明确临床指挥链
	– 支持知情同意程序的ILDA（最好是一个器官捐献倡导团队）
3. 危机应对阶段	• 介绍危机管理团队
	– 确定关键人员的角色
	– 确定具体职责、指挥链和沟通链
	– 将机构高层领导纳入危机管理团队
	– 聘请ILDA
	• 制定快速、准确、一致的信息传递计划
	– 模板化信息
	– 培养发言人
	– 让供者外科医生不再参与危机管理
4. 危机发生后阶段	• 沟通计划
	– 指定临床医生与供者家属和受者沟通
	– 与临床医疗服务团队实施沟通计划
	– 为捐献团队提供支持性医疗服务
	• 消除后果，逐步恢复正常活动
	– 报告工作（详见16.4.2）
	– RCA
	– 制定纠正行动规划
	• 确定危机管理团队的会议日程安排（建议每天召开一次会议）

资料来源：改自Henderson *et al.* 2020[85]。

所有医务人员和医疗机构都应履行DoC，确保他们在护理和治疗过程中，以及在发生导致伤害或死亡的意外/突发事件时，对患者及其亲属开诚布公、坦诚相待，并给予支持。

触发DoC的事件可能属于以下任何一类：
- 死亡。
- 身体机能、感觉、运动、生理或智力功能永久性减退。
- 治疗增加。
- 身体结构发生改变。
- 预期寿命缩短。
- 感觉、运动或智力功能受损，并且已经持续或可能持续至少28 d。
- 遭受或可能遭受至少连续28 d的疼痛或心理伤害。
- 需要接受执业注册医护人员的治疗，以防止发生以下情况：① 死亡；② 任何如果不治疗将导致上述一种或多种结果的伤害。

DoC必须要求医疗机构和工作人员：将事件通知给受影响的人［如适用，和（或）其家属/亲属］；道歉；对导致事件发生的情况进行审查；提议并安排与当事人［如适用，和（或）其家属/亲属］会面；向受影响者说明事件经过；提供有关所采取的进一步措施的信息；为受意外/突发事件影响的人提供支持，或提供有关支持的信息；编写并发布有关DoC（机构）的年度报告。

19.5.3.1　识别触发坦诚义务的事件

在大多数情况下，会触发DoC程序的AE会作为管理AE的既定过程中的一部分被识别出来。它可能在事件发生时就已显现，也可能在进行审查后才显现出来。但也有少数AE可能是通过其他程序发现的，如投诉，或发病率和死亡率审查——在审查或调查中，发现在护理或治疗时对个人造成了伤害。医疗机构必须制定明确的流程来实施DoC，并与患者或其家属进行沟通。在事件发生后，必须及时行动。

19.5.3.2　为患者及其家属提供支持

发生AE后，首先要考虑的是必须照顾好患者，确保他们的健康与福祉，并降低进一步的风险。当患者死亡或受到严重伤害时，必须让患者家属参与进来。

当AE对患者产生直接影响时，临床团队中最合适的成员应尽快与患者进行讨论。应向患者及其家属提供信息和支持，包括有关现有支持系统的信息。在任何时候都应表现出同情和理解，并应与患者或其家属商定持续联系的安排，使他们随时了解审查和（或）改进计划的实施进展。

当患者及其家属受到AE的影响时，机构应表现出透明度和公开性，并给予道歉。道歉并不是承认责任，而是对患者及其家属所经历的痛苦或担忧表示理解。

医疗卫生服务改进研究所（Institute for Healthcare Improvement, IHI）[86]认为，AE并不一定会破坏患者与员工之间的信任；但是，组织在此类事件发生后的应对方式往往会破坏这种信任。

就AE进行公开交流是良好临床实践的一部分，而不是在AE发生时才单独发起的。"开放"是一个行动和行为的过程，其必须得到明显鼓励的关键行为包括：诚实；开放性；适当共享信息；愿意吸取经验教训，改变机构的运作方式。

19.6　结论

知情同意是器官捐献和移植工作领域的一项法律与伦理要求。这是一个复杂的过程，也是保证移植和活体捐献终身持续护理的安全与质量的关键因素。移植等待者、受者和活体供者的积极参与是SDM成为临床实践中最理想决策模式的基石。在向移植等待者和（或）候选活体供者告知风险和益处时，医生团队应确保制定适当的沟通策略和工具，从而加强医患之间的合作关系，开展全面的宣教干预，以提高人们对移植和（或）捐献的了解程度，并评估人们对移植固有的多种选择方案及相关方面的理解、动机、观点和偏好。为了防止不同的移植中心之间出现差异，为移植等待者、受者和活体供者提供信息及宣教的时间、内容、细节和方式应在一定程度上实现标准化，同时提供个体化的、以患者为中心的医疗服务路径。

研究议题

1. 研究表明，欧洲和其他地区的移植中心在向移植等待者、受者和活体供者提供信息及宣教的时间、内容、细节和方式方面存在差异。因此，需要开展研究来评估欧洲的移植中心目前是如何对移植等待者和候选供者实施知情同意程序的。此外，还需要进一步研究如何采取最有效的策略来加强医患之间的合作关系、提高受者和活体供者对移植或活体捐献的风险与益处的理解，并对此进行评估。

2. 尤其是，目前仍不清楚年轻的活体供者是否充分认识到活体捐献长期结局的不确定性程度，因为针对活体供者的定期评估对这部分患者未来预期结局的预测性较低。有必要对欧洲各移植计划向年轻的活体供者告知风险信息的工作实践进行评估，同时需要开展旨在制定有效沟通策略和测试理解能力的研究。

3. 此外，在欧洲范围内，还需要进一步调查向更多弱势患者群体或活体供者（即社会经济条件较差者、来自其他国家的移民、少数族裔或母语不同者、健康素养有限的患者、老年人和其他弱势群体）告知风险的执行情况。这将有助于确定是否需要采取有针对性的策略来满足这些弱势患者群体或活体供者，并确保在整个移植和（或）活体捐献过程中提供高质量的医疗服务。还需要更多的证据，以了解使用特定的沟通策略

和工具来补充并优化知情同意与宣教流程所产生的临床及社会心理结局。在其他临床实践领域，已经开发出多种解决方案，以补充并优化知情同意和患者宣教流程。为评估这些做法在移植和活体捐献这一特定领域的有效性，还需进行更多研究。

4. 目前还缺乏对恶性肿瘤和（或）感染性疾病传播情况下的沟通策略与行动决策的研究。

5. 研究还表明，欧洲对CMP和危机公关的研究仍然有限。未来的研究应制定更有力的指标，以指导欧洲全范围的移植中心为遗体供者和活体供者器官移植计划制定CMP。

本章参考文献

第十九章参考文献

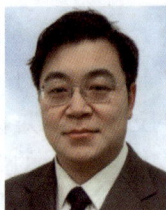

张玮晔

天津市第一中心医院副主任医师，就职于南开大学移植医学研究院，兼任中国人体健康科技促进会人体器官与组织捐献专业委员会副主任委员、秘书长。1998年起供职于天津市第一中心医院，开始器官移植工作，独立完成肝脏移植手术百余例。2014～2015年在威斯康星大学医学中心及器官获取组织进行访问学习，回国后负责天津市器官获取组织工作，2015～2020年任天津市第一中心医院重症监护二科主任。

附　录

附录一　缩写和简称

英 文 缩 写	英 文 全 称	中 文
ABO	ABO blood group system	ABO血型系统
ABOi	ABO-incompatible	ABO血型不相容
ABR	auditory brainstem response	听性脑干反应
ACLD	deaths with acute primary or secondary cerebral lesions	因急性原发性或继发性脑损伤而死亡
ACTH	adrenocorticotropic hormone	促肾上腺皮质激素
ADH	antidiuretic hormone	抗利尿激素
ADM	aggressive donor management	积极的供者管理
ADPKD	autosomal dominant polycystic kidney disease	常染色体显性遗传多囊肾病
AE	adverse event	不良事件
AFP	α-fetoprotein	甲胎蛋白
ALL	acute lymphoblastic leukemia	急性淋巴细胞白血病
ALT	alanine transaminase	丙氨酸转氨酶
A-NRP	abdominal normothermic regional perfusion	腹腔常温局部灌注
APTT	activated partial thromboplastin	活化部分凝血活酶时间
AR	adverse reaction	不良反应
ARE	adverse reaction and/or event	不良反应和（或）事件
AST	aspartate transaminase	天冬氨酸转氨酶
ATP	adenosine triphosphate	三磷酸腺苷
BAL	bronchoalveolar lavage	支气管肺泡灌洗
BCG	Bacille Calmette-Guérin	卡介苗
BD	brain death	脑死亡
BilIN	biliary intraepithelial neoplasia	胆管上皮内瘤变
BKPyV	BK polyomavirus	BK多瘤病毒
BMI	body mass index	体重指数
BNP	B-type natriuretic peptide	B型利尿钠肽
BoDV-1	Borna Disease Virus 1	博尔纳病毒1型

（续表）

英 文 缩 写	英 文 全 称	中 文
CAD	coronary artery disease	冠状动脉疾病
CALM	contact-appoint-look ahead-make a decision	接触-确定-向前看-做决定
CBF	cerebral blood flow	脑血流量
CDC	Center for Disease Control and Prevention（USA）	美国疾病控制和预防中心
cDCD	controlled donation after the circulatory determination of death	可控型心死亡器官捐献
CD-P-TO	Committee on Organ Transplantation of the Council of Europe	欧洲委员会器官移植委员会
CEA	carcinoembryonic antigen	癌胚抗原
CET	Center for Evidence in Transplantation	移植证据中心
CHA	common hepatic artery	肝总动脉
CHIKV	Chikungunya virus	基孔肯亚病毒
CI	confidence interval	置信区间
CIT	cold ischaemia time	冷缺血时间
CJD	Creutzfeldt-Jakob disease	克-雅病
CML	chronic myelocytic leukemia	慢性粒细胞白血病
CMV	*Cytomegalovirus*	巨细胞病毒
CNS	central nervous system	中枢神经系统
CNT	Centro Nazionale Trapianti（Italy）	意大利国家移植中心
CO	cardiac output	心输出量
COVID-19	corona virus disease 2019	新型冠状病毒肺炎
CPAP	continuous positive airway pressure	持续气道正压通气
CPK	creatine phosphokinase	肌酸磷酸激酶
CPK-MB	creatinine phosphokinase-muscle/brain fraction	肌酸磷酸激酶同工酶杂化型
CPR	cardiopulmonary resuscitation	心肺复苏
CR-KP	carbapenem-resistant *Klebsiella pneumoniae*	耐碳青霉烯类肺炎克雷伯菌
CRAB	carbapenem-resistant *Acinetobacter baumannii*	耐碳青霉烯类鲍曼不动杆菌
CRE	carbapenem-resistant *enterobacteriaceae*	耐碳青霉烯类肠杆菌科细菌
CT	computed tomography	计算机断层扫描
CTA	computed tomography angiograph	计算机体层成像血管造影

英 文 缩 写	英 文 全 称	中 文
CTC	circulating tumour cell	循环肿瘤细胞
CTP	computed tomography perfusion	计算机体层灌注
CVP	central venous pressure	中心静脉压
D^-/R^-	both donor and recipient are naive (not infected by the pathogen)	供者与受者均未感染病原体
D^-/R^+	donor is naive (not infected), recipient has been infected by the pathogen	供者未感染病原体，受者感染病原体
D^+/R^-	donor has been infected by the pathogen, recipient is naive (not infected)	供者感染病原体，受者未感染
D^+/R^+	both donor and recipient have been infected by the pathogen	供者与受者均感染病原体
DAA	direct-acting antiviral agent	直接抗病毒药物
DBD	donation after brain death	脑死亡器官捐献（或按神经系统标准判定死亡后的器官捐献）
DBI	devastating brain injury	特重型颅脑损伤
DC	donor coordinator	捐献协调员
DCD	donation after the circulatory determination of death	心死亡器官捐献（或按循环系统标准判定死亡后的器官捐献）
DENV	dengue virus	登革病毒
DGF	delayed graft function	移植物功能延迟恢复
DI	diabetes insipidus	尿崩症
DIC	disseminated intravascular coagulation	弥散性血管内凝血
DNA	deoxyribonucleic acid	脱氧核糖核酸
DO_2	oxygen delivery	氧输送
DoC	duty of candour	坦诚义务
DPP	direct procurement and perfusion	直接获取和灌注
DRE	digital rectal examination	直肠指诊
DSA	donor-specific anti-human leucocyte antigen antibodies	供者特异性抗人类白细胞抗原抗体
DTAC	Disease Transmission Advisory Committee	疾病传播咨询委员会
EBV	Epstein-Barr virus	EB病毒
ECD	expanded-criteria donor	扩大标准捐献者/供者
ECDC	European Centre for Disease Prevention and Control	欧洲疾病预防与控制中心

（续表）

英 文 缩 写	英 文 全 称	中 文
ECG	electrocardiogram	心电图
ECLS	extracorporeal life support	体外生命支持
ECMO	extracorporeal membrane oxygenation	体外膜肺氧合
ED	emergency department	急诊科
EEA	European Economic Area	欧洲经济区
EEG	electroencephalogram	脑电图
EF	ejection fraction	射血分数
EG	ethylene glycol	乙二醇
eGFR	estimated glomerular filtration rate	肾小球滤过率估算值
ELISA	enzyme linked immunosorbent assay	酶联免疫吸附试验
ENTV	elective non-therapeutic ventilation	选择性非治疗性通气
EOL	end of life	临终
ESBL	extended spectrum β lactamase	超广谱 β-内酰胺酶
ESOT	European Society for Organ Transplantation	欧洲器官移植学会
ESRD	end-stage renal disease	终末期肾病
ET	essential thrombocythemia	原发性血小板增多症
EU	European Union	欧盟
FAP	familial amyloid polyneuropathy	家族性淀粉样多发性神经病
FDG	fluorodeoxyglucose	氟代脱氧葡萄糖
FFP	fresh frozen plasma	新鲜冰冻血浆
FiO$_2$	fraction of inspired oxygen	吸入氧浓度
FMF	familial Mediterranean fever	家族性地中海热
FOUR	full outline of unresponsiveness（coma scale）	全面无反应性评定量表
FWIT	functional warm ischaemia time	功能性热缺血时间
GBS	Guillain-Barré syndrome	吉兰-巴雷综合征
GCS	Glasgow coma scale	格拉斯哥昏迷量表
GDA	gastroduodenal artery	胃十二指肠动脉
GFR	glomerular filtration rate	肾小球滤过率
GIST	gastrointestinal stromal tumor	胃肠道间质瘤
HA	hepatic artery	肝动脉

（续表）

英　文　缩　写	英　文　全　称	中　　文
HAV	hepatitis A virus	甲型肝炎病毒
HbA1c	glycosylated hemoglobin	糖化血红蛋白
HBsAg	hepatitis B surface antigen	乙型肝炎表面抗原
HBV	hepatitis B virus	乙型肝炎病毒
HCG	human chorionic gonadotropin	人绒毛膜促性腺激素
HCP	healthcare provider	医疗服务提供者
HCV	hepatitis C virus	丙型肝炎病毒
HDV	hepatitis D virus	丁型肝炎病毒
HEV	hepatitis E virus	戊型肝炎病毒
HHV	human herpes virus	人类疱疹病毒
HIV	human immunodeficiency virus	人类免疫缺陷病毒
HLA	human leucocyte antigen	人类白细胞抗原
HMP	hypothermic machine perfusion	低温机械灌注
HPV	human papilloma virus	人乳头状瘤病毒
HR	hazard ratio	风险比
HRP	hypothermic regional perfusion	低温局部灌注
HRT	hormonal replacement therapy	激素替代疗法
HSV	herpes simplex virus	单纯疱疹病毒
HTLV-1/2	human T-lymphotropic virus type 1/type 2	人类嗜 T 淋巴细胞病毒 1 型 /2 型
ICHS	intracerebral haemorrhage scale	脑出血量表
ICOD	intensive care to facilitate organ donation	促进器官捐献的重症监护
ICP	intracranial pressure	颅内压
ICU	intensive care unit	重症监护室
IFA	indirect immunofluorescence assay	间接免疫荧光试验
IgG	immunoglobulin G	免疫球蛋白 G
IgM	immunoglobulin M	免疫球蛋白 M
IGRA	interferon-γ release assay	γ 干扰素释放试验
INR	international normalized ratio	国际标准化比值
IPITTR	Israel Penn International Transplant Tumor Registry	以色列宾夕法尼亚大学国际移植肿瘤登记处

（续表）

英 文 缩 写	英 文 全 称	中 文
IRHCTT	International Registry on Hand and Composite Tissue Transplantation	国际手与复合组织移植登记处
IRI	ischaemia reperfusion injury	缺血再灌注损伤
ISHLT	International Society of Heart and Lung Transplantation	国际心肺移植学会
ISOL	intracranial space-occupying lesion	颅内占位性病变
ISUP	International Society of Urological Pathology	国际泌尿病理学会
ITBL	ischaemia-type biliary lesions	缺血性胆道病变
IVC	inferior vena cava	下腔静脉
IVSd	thickness of intraventricular septum in diastole	舒张期室间隔厚度
JCPyV	JC polyomavirus	JC 多瘤病毒
KDIGO	Kidney Disease Improving Global Outcomes	改善全球肾脏病预后组织
KDRI	kidney donor risk index	肾脏供者风险指数
KSHV	Kaposi sarcoma-associated herpes virus	卡波西肉瘤相关疱疹病毒
LCMV	lymphocytic choriomeningitis virus	淋巴细胞性脉络丛脑膜炎病毒
LDH	lactate dehydrogenase	乳酸脱氢酶
LDLT	living donor liver transplantation	活体肝移植
LDRI	liver donor risk index	肝脏供者风险指数
LST	life-sustaining therapy	生命支持治疗
LTBI	latent tuberculosis infection	结核潜伏感染
LVH	left ventricular hypertrophy	左心室肥厚
MAID	medical assistance in dying	医疗协助死亡
MALORY	MALignancy in Organ donors and Recipient safetY	恶性肿瘤供者和器官移植受者安全
MAP	mean arterial pressure	平均动脉压
MCL	midcalvicular line	锁骨中线
MCPyV	Merkel cell polyoma virus	梅克尔细胞多瘤病毒
MDR	multidrug resistant	多重耐药
MERS-CoV	Middle East respiratory syndrome coronavirus	中东呼吸综合征冠状病毒
MGUS	monoclonal gammopathy of undetermined significance	意义未明单克隆丙种球蛋白血症
MPHO	medical products of human origin	人源性医疗制品
MPN	myeloproliferative neoplasm	骨髓增殖性肿瘤

英文缩写	英文全称	中文
MRI	magnetic resonance imaging	磁共振成像
MRSA	methicillin resistant Staphylococcus aureus	耐甲氧西林金黄色葡萄球菌
MSM	men who have sex with men	男男性行为者
NAT	nucleic acid testing	核酸检测
NEC	neuroendocrine carcinoma	神经内分泌癌
NET	neuroendocrine tumour	神经内分泌肿瘤
NHSBT	National Health Service Blood and Transplant	国家医疗服务体系血液与移植中心
NICU	neonatal intensive care unit	新生儿重症监护室
NIHSS	National Institute for Health Stroke Severity scale	英国国立卫生研究院脑卒中严重程度量表
NMP	normothermic machine perfusion	常温机械灌注
NR	not reactive	无反应性
NRP	normothermic regional perfusion	常温局部灌注
NSE	neuron specific enolase	神经元特异性烯醇化酶
NTO	national transplant organisation	国家移植组织
NURSE	naming-understanding-respecting-supporting-exploring	命名-理解-尊重-支持-研究
ONT	Organización Nacional de Trasplantes	西班牙国家器官移植组织
OPO	organ procurement organisation	器官获取组织
OPTN	Organ Procurement and Transplantation Network（USA）	美国器官获取和移植网络
OTC	ornithine transcarbamoylase	鸟氨酸氨甲酰基转移酶
PaCO$_2$	partial pressure of carbon dioxide in arterial blood	动脉血二氧化碳分压
PanIN	pancreatic intraepithelial neoplasm	胰腺导管上皮内肿瘤
PaO$_2$	partial pressure of oxygen in arterial blood	动脉血氧分压
PASS	phaeochromocytoma of the adrenal gland: scaled score	肾上腺嗜铬细胞瘤评分量表
PCC	phaeochromocytoma	嗜铬细胞瘤
PCR	polymerase chain reaction	聚合酶链反应
pDBD	paediatric donation after the neurological determination of death	儿童脑死亡器官捐献
PDCA	plan-do-check-act	计划-执行-检查-行动
pDCD	paediatric donation after the circulatory determination of death	儿童心死亡器官捐献

（续表）

英 文 缩 写	英 文 全 称	中 文
PDRI	pancreas donor risk index	胰腺供者风险指数
PDSA	plan-do-study-act	计划–执行–研究–行动
PEEP	positive end expiratory pressure	呼气末正压通气
PET/CT	positron emission tomography and computed tomography	正电子发射计算机体层显像仪
PGL	paraganglioma	副神经节瘤
PHS	Public Health Service（USA）	美国公共卫生署
PICCO®	pulse indicative continuous cardiac output	脉搏指示连续心输出量监测
PICU	paediatric intensive care unit	儿科重症监护室
PLAP	placental alkaline phosphatase	胎盘碱性磷酸酶
PMF	primary myelofibrosis	原发性骨髓纤维化
PML	progressive multifocal leukoencephalopathy	进行性多灶性白质脑病
PNF	primary graft non-function	原发性移植物无功能
P–PASS	pre-procurement pancreas allocation suitability score	获取前胰腺分配适宜性评分
PROM	patient-reported outcome measure	患者报告结局指标
PSA	prostate-specific antigen	前列腺特异性抗原
PSC	primary sclerosing cholangitis	原发性硬化性胆管炎
PT	prothrombin time	凝血酶原时间
pTis	*in situ* cancer	原位肿瘤
PTLD	post-transplant lymphoproliferative disorder	移植后淋巴增殖性疾病
PV［a］	polycythemia vera	真性红细胞增多症
PV［b］	portal vein	门静脉
pvO$_2$	pulmonary vein blood-gas determination	肺静脉血气测定
QC	quality criterion	质量标准
QI	quality indicator	质量指标
QoL	quality of life	生活质量
R	reactive	有反应性
RCA	root cause analysis	根本原因分析
RCC	renal cell carcinoma	肾细胞癌
RCT	randomised controlled trial	随机对照试验

英 文 缩 写	英 文 全 称	中 文
ROI	region of interest	感兴趣区
SaBTO	Advisory Committee for the Safety of Blood, Tissues and Organs（UK）	英国血液、组织和器官安全咨询委员会
SAE	serious adverse event	严重不良事件
SAR	serious adverse reaction	严重不良反应
SARE	serious adverse reactions and/or event	严重不良反应和（或）事件
SARS-CoV-2	severe acute respiratory syndrome coronavirus 2	严重急性呼吸综合征冠状病毒2型
SCS	static cold storage	静态冷保存
SEP	somatosensory evoked potential	躯体感觉诱发电位
SIRS	systemic inflammatory response syndrome	全身炎症反应综合征
SMA	superior mesenteric artery	肠系膜上动脉
SOL	space-occupying lesion	占位性病变
SOT	solid organ transplantation	实体器官移植
SPECT	singlephoton emission computed tomography	单光子发射计算机断层成像
SPIKES	setting-perception-invitation-knowledge-emotions-strategy/summary	设定沟通场景-评估家属的认知-获得许可-医学专业信息告知-家属情绪-策略/总结
SRTR	Scientific Registry of Transplant Recipients	移植受者科学登记处
SSRI	selective serotonin reuptake inhibitor	选择性5-羟色胺再摄取抑制剂
TA-NRP	thoraco-abdominal normothermic regional perfusion	胸腹腔常温局部灌注
TB	tuberculosis	结核病
TCA	tricyclic antidepressant	三环类抗抑郁药
TCD	transcranial Doppler	经颅多普勒超声
^{99m}Tc-HMPAO	^{99m}Tc-hexamethylpropyleneamineoxime	锝标记的六甲基丙二胺肟
TST	tuberculin skin test	结核菌素皮肤试验
TTS	The Transplantation Society	国际移植学会
uDCD	uncontrolled donation after the circulatory determination of death	不可控型心死亡器官捐献
UEMS	European Union of Medical Specialists	欧洲医学专家联盟
UNOS	United Network for Organ Sharing（USA）	美国器官共享联合网络
UTI	urinary tract infection	尿路感染
V&S	Vigilance and Surveillance	警戒和监管

（续表）

英 文 缩 写	英 文 全 称	中 文
VCA	vascularised composite allograft	带血管复合组织移植物
vCJD	variant Creutzfeldt-Jakob disease	变异型克-雅病
VSBV-1	Variegated Squirrel Borna virus 1	斑松鼠博尔纳病毒1型
VZV	Varicella-Zoster virus	水痘-带状疱疹病毒
WHO	World Health Organization	世界卫生组织
WIT	warm ischaemia time	热缺血时间
WLST	withdrawal of life-sustaining therapy	撤除生命支持治疗
WNV	West Nile virus	西尼罗病毒
YF	yellow fever	黄热病
YFV	yellow fever virus	黄热病毒
ZIKV	Zika virus	寨卡病毒
β HCG	β human chorionic gonadotropin	β 人绒毛膜促性腺激素
γ GT	gamma-glutamyl transferase	γ-谷氨酰转移酶

附录二～附录三十四原文